Arzneimittelwechselwirkungen in der Anästhesie und Intensivtherapie

N. T. Smith, R. D. Miller und A. N. Corbascio

Arzneimittelwechselwirkungen in der Anästhesie und Intensivtherapie

Aus dem Amerikanischen übersetzt von
H. F. Poppelbaum

Mit einem Anhang von
C. Nemes

71 Abbildungen und 43 Tabellen

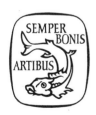

Gustav Fischer Verlag · Stuttgart · New York · 1985

Titel der amerikanischen Originalausgabe:
"Drug Interactions in Anesthesia"
© Verlag Lea & Febinger, Philadelphia, Pennsylvania, U.S.A.

Anschriften der Autoren:

N. Ty Smith, M.D., Professor of Anesthesia
Department of Anesthesia, Veterans Administration Hospital
University of California, San Diego, California, U.S.A.

Ronald D. Miller, M.D., Professor of Anesthesia and Pharmacology
School of Medicine, University of California, San Francisco, California, U.S.A.

Aldo N. Corbascio, M.D., Professor of Pharmacology
University of the Pacific, San Francisco, California, U.S.A.

Dr. Csaba Nemes
Krankenhausstr. 72, D-8068 Pfaffenhofen a.d. Ilm

Anschrift des Übersetzers:

Professor Dr. H.F. Poppelbaum, Dr.-Heim-Straße 23, DDR-1115 Berlin-Buch

Diejenigen Bezeichnungen, die zugleich eingetragene Warenzeichen sind, wurden nicht immer kenntlich gemacht. Es kann also aus der Bezeichnung einer Ware mit dem für diese eingetragenen Warenzeichen nicht in jedem Falle geschlossen werden, daß die Bezeichnung ein freier Warenname ist. Ebensowenig ist zu entnehmen, ob Patente oder Gebrauchsmuster vorliegen.

Wichtiger Hinweis
Die pharmakotherapeutischen Erkenntnisse in der Medizin unterliegen laufendem Wandel durch Forschung und klinische Erfahrungen. Autoren und Herausgeber dieses Werkes haben große Sorgfalt darauf verwendet, daß die in diesem Werk gemachten therapeutischen Angaben (insbesondere hinsichtlich Indikation, Dosierung und unerwünschten Wirkungen) dem derzeitigen Wissensstand entsprechen. Das entbindet den Benutzer dieses Werkes aber nicht von der Verpflichtung, anhand der Beipackzettel zu verschreibender Präparate zu überprüfen, ob die dort gemachten Angaben von denen in diesem Buch abweichen und seine Verordnung in eigener Verantwortung zu bestimmen.

CIP-Kurztitelaufnahme der Deutschen Bibliothek

Arzneimittelwechselwirkungen in der Anästhesie und Intensivtherapie/
N.T. Smith ... Aus d. Amerikan. übers. von H.F. Poppelbaum.
Mit e. Anh. von C. Nemes. – Stuttgart ; New York : Fischer, 1985.
  Einheitssacht.: Drug interactions in anaesthesia ‹dt.›
  ISBN 3-437-10938-3
NE: Smith, Norman T. [Mitverf.]; EST

Für die deutsche Ausgabe
© Gustav Fischer Verlag · Stuttgart · New York · 1985
Wollgrasweg 49, D-7000 Stuttgart 70 (Hohenheim)
Alle Rechte vorbehalten
Satz: Fotosatz Jovanović, Neuhaus-Vornbach
Druck und Einband: Graph. Großbetrieb Friedrich Pustet, Regensburg
Printed in Germany

ISBN 3-437-10938-3

Vorwort

Die praktische Ausübung der Anästhesie erfordert ein kühnes Eindringen in die menschliche Pharmakologie, die sich in Pharmakokinetik und Pharmakodynamik gliedert. Täglich führt der Anästhesist an Patienten komplizierte Experimente unter Verwendung von Medikamenten durch, die tiefgreifende Wirkungen auf lebenswichtige Funktionen wie Atmung und Herztätigkeit sowie neuromuskuläre Aktivitäten ausüben. Die rasche und wirksame Durchführung der Anästhesie erfordert oftmals den Einsatz mehrerer Mittel (durchschnittlich von 6 bis 10) bei Patienten, die oft bereits in der präoperativen Phase unter der Einwirkung von 20 oder noch mehr Mitteln gestanden hatten. Es gibt nur wenig andere Fachgebiete in der Medizin, in denen die gleichzeitige Anwendung vieler Mittel eine Notwendigkeit darstellt und damit Wechselwirkungen von Medikamenten eine ganz unvermeidbare Folge sind. Das während der beiden letzten Jahrzehnte zu verzeichnende Wachstum der Anzahl der verfügbaren Medikamente wurde jedoch durch die Erkenntnis beeinträchtigt, daß Pharmakodynamik und Pharmakokinetik eines Mittels durch die Gegenwart anderer Mittel auf bedrohliche Weise modifiziert werden können. Dies bewirkt zahlreiche Wechselwirkungen, von denen zwar einige willkommen sind, andere aber nicht. Die Wissenschaft von den Wechselwirkungen steckt noch immer in den Kinderschuhen, ist aber ein Gebiet von geradezu explosiven Entwicklungen, das vielen herkömmlichen therapeutischen Vorstellungen seinen Stempel aufdrücken wird. Gegenwärtig sieht sich der Anästhesist dem Problem der Wechselwirkungen der Medikamente gegenübergestellt, ohne über eine sowohl ins einzelne gehende als auch auf die Klinik ausgerichtete zweckdienliche Anleitung verfügen zu können.
Dieses Buch bezweckt, eine Einführung in dieses Gebiet zu geben, die ständig wiederkehrenden Probleme der Anästhesiepraxis mit Logik und Methodik zu durchdringen. In diesem Buch werden mindestens vier Bereiche der Wechselwirkung erkundet, nämlich deren Mechanismus, Nachweis, Verhütung und Behandlung, diktiert von vorwiegend klinischen und praktischen Gesichtspunkten. Somit wird sich der Anästhesist, der mit einem Patienten konfrontiert ist, der zum Beispiel Diuretika und Antihypertensiva erhält, auf einen systematisch entwickelten Lösungsweg stützen können und ist nicht mehr auf isolierte Fragmente pharmakologischen Wissens angewiesen. Wenn wir auch die klinisch wichtigen Wechselwirkungen von Medikamenten betont haben, besprechen wir auch die klinisch weniger relevanten, denen jedoch von anderer Seite eine übergroße Bedeutung zugeschrieben wurde.
Wir haben dieses Buch in zwei Abschnitte aufgeteilt. In den ersten fünf Kapiteln werden einige die Wechselwirkung von Medikamenten betreffende Grundlagen behandelt. Dieser Abschnitt ist für das Verständnis der folgenden Kapitel, in welchen Arzneimittel-Gruppen und deren Wechselwirkungen beschrieben werden, wichtige Voraussetzung. Die Anfangskapitel vermitteln dem Leser einen Einblick in die Mechanismen der Wechselwirkungen von Medikamenten und bereiten ihn auf die unvermeidliche Situation vor, die sich aus einer neuen Wechselwirkung – sei sie echt oder nur vermutet – ergibt.

Die folgenden Kapitel sind nach Arzneimittel-Gruppen angeordnet. Den Autoren der Einzelbeiträge war aufgegeben worden, beim Schreiben ihrer Kapitel einem einheitlichen Schema zu folgen. Zur Unterstreichung der klinischen Orientierung des Buches enthält jedes Kapitel Fallberichte, die eine Arzneimittel-Wechselwirkung beschreiben. Es erfolgt eine ins einzelne gehende Besprechung der Pharmakologie dieser besonderen Arzneimittel-Gruppe, insbesondere aber der die Arzneimittel-Wechselwirkung berührende Fakten. Danach vollzieht das Kapitel eine Synthese zwischen dem oder den Fallberichten, dem pharmakologischen Wissen und Therapievorschlägen für einen Patienten, der eines oder mehrere Medikamente dieser Gruppe erhält. Die Autoren der Einzelbeiträge haben diesen bescheidenen Anforderungen in unterschiedlicher Weise entsprochen, und Reihenfolge und Art der Darstellung zeigen ganz unvermeidlich Variationen innerhalb der einzelnen Kapitel. Es bleibt dem Leser überlassen, welcher Aufbau eines Kapitels didaktisch günstiger ist, und wir nehmen kritische Anregungen gern entgegen.

Um eine schnelle Übersicht beispielsweise am Vorabend der Operation zu erleichtern, entschieden wir uns, die klinischen Kapitel nach Arzneimittel-Gruppen aufzuteilen. Somit können im Falle des mit Antihypertonika und mit Diuretika behandelten Patienten die beiden einschlägigen Kapitel gelesen werden, um die möglichen Probleme zu ermitteln, die sich durch diese Mittel während der Anästhesie ergeben können. In ähnlicher Weise kann man oftmals die Zweckmäßigkeit der vorzunehmenden oder bereits getroffenen Wahl eines bestimmten Anästhetikums durch die Lektüre eines einzigen Kapitels feststellen.

Demgemäß dürfte das Format dieses Buches denjenigen, die es als Nachschlagewerk benutzen, entsprechen. Die es insgesamt lesenden Kollegen werden einige beabsichtigte Überschneidungen bemerken. Wir wollten damit vermeiden, den Leser zu zwingen, mehrere Kapitel durchzuarbeiten, um alle Informationen, die für ein einzelnes Mittel benötigt werden, aufzufinden.

Die Anzahl der möglichen Arzneimittel-Wechselwirkungen erscheint fast unbegrenzt. Wir beschränken uns auf diejenigen, die während der Anästhesie und Operation auftreten oder auf diejenigen, die für den Anästhesisten aus anderen Gründen bedeutungsvoll sind. Die letztere Gruppe berücksichtigt insbesondere die Rolle des Anästhesisten in außerhalb des Operationssaales liegenden Bereichen, wie z.B. auf der Intensivstation. Da es auf dem Gebiet der Arzneimittel-Wechselwirkung so viele falsche Alarme gegeben hat, haben wir, soweit dies möglich war, Angaben über die Häufigkeit und die Bedeutung einer Wechselwirkung gemacht, was nicht immer leicht war. Manche Wechselwirkungen wurden lediglich in Form von Anekdoten beschrieben, einige sind nur am Tier beobachtet worden.

Obwohl dieses Buch in erster Linie für den praktisch tätigen oder in der Ausbildung stehenden Anästhesisten bestimmt ist, enthält es doch soviel allgemeine Informationen über Wechselwirkungen von Medikamenten, die einem größeren Leserkreis zugute kommen können, z.B. Medizinstudenten, Pharmakologen sowie Internisten.

Den sorgfältig ausgewählten Autoren wurde genügend Spielraum eingeräumt, der soweit ging, nicht zwangsläufig miteinander übereinstimmen zu müssen. Auf dem Gebiet der Arzneimittel-Wechselwirkungen gibt es nichts, was absolut wäre, und der jetzige Wissensstand läßt unvermeidlich fehlende Übereinstimmung und Änderungen zu.

Es ist zwar eine höfliche Routine, seinem Verlag zu danken, doch besonderer Dank gebührt Mr. George Mundorff, der gewiß einer der geduldigsten Lektoren selbst während des überlangen Zeitraumes der Erstellung der Konzeption dieses Buches war. Wir danken unseren Mitautoren, die einwilligten, den Versuch einer von der üblichen Form abweichenden Darstellung zu unternehmen. Schließlich gebührt unser Dank den vielen Untersuchern, die auf diesem komplizierten, aber lebenswichtigen Gebiet echte Pionierarbeit geleistet haben. Wir hoffen, daß ihnen weitere auf diesem kritischen Wissensgebiet folgen werden, und sind zuversichtlich, daß sich dieses Buch als Wegbereiter und Ansporn erweisen möge.

N. Ty Smith, M.D.
Ronald D. Miller, M.D.
Aldo N. Corbascio, M.D.

Vorwort des Übersetzers zur 1. deutschen Auflage

Das ständig wachsende Sortiment von Arzneimitteln und die Einführung anderer Interaktionen auslösender Substanzen hat eine große Nachfrage für umfassende Informationen, insbesondere über Interaktionen von Arzneimitteln in der Anästhesie geweckt.

Ich bin dem Vorschlag, das Werk «Drug Interactions in Anästhesia» in deutscher Sprache herauszubringen gerne nachgekommen, um so mehr als die in ihm enthaltenen Informationen geeignet sind, drohende Gefahren von den uns Anästhesisten anvertrauten Patienten abzuwenden.

Herrn Dr. sc. med. Bernd Freitag, Facharzt für Pharmakologie und Toxikologie sowie Facharzt für Anästhesiologie, Oberarzt an der Klinik für Anästhesiologie und Intensivtherapie der Ernst-Moritz-Arndt-Universität Greifswald, bin ich für die kritische Durchsicht des Manuskriptes sowie viele wertvolle Anregungen und Lesen der Korrekturen sehr zu Dank verpflichtet. Auch mein Oberarzt, Herr. Dr. med. Hans Rost, II. Institut für Anästhesiologie und Kinderintensivtherapie am Städtischen Klinikum Berlin-Buch, hat mir wertvolle dankenswerte Hilfe geleistet, dies gilt auch für meine wissenschaftlichen Mitarbeiterinnen Frau Bärbel Poppe und Frau Margit Zimmermann. Last not least danke ich meiner wissenschaftlichen Mitarbeiterin, Frau Kai Briese, für die qualifizierte Niederschrift des Manuskriptes.

Berlin, im März 1985   H. F. Poppelbaum

Autorenverzeichnis

Milton H. Alper, M.D., Associate Professor of Anesthésia, Harvard Medical School; Anesthesiologist-in-Chief, Boston Hospital for Women, Boston, Massachusetts.

A. A. Anton, Ph.D., Professor of Anesthesiology and Pharmacology, Case Western Reserve University School of Medicine; Director, Biogenic Amine Laboratory, University Hospitals of Cleveland, Cleveland, Ohio.

John L. Atlee, III, M.D., Associate Professor of Anesthesiology, University of Wisconsin Medical School, Madison, Wisconsin.

R. Dennis Bastron, M.D., Associate Professor of Anesthesiology, University of Arizona School of Medicine; Chief of Anesthesiology Service, Veterans Administration Medical Center, Tucson, Arizona.

Leo D.H.J. Booij, M.D., Visiting Professor of Anesthesia, School of Medicine, University of California, San Francisco, California.

Burnell R. Brown, Jr., M.D., Ph.D., Professor and Head, Department of Anesthesiology, Professor, Department of Pharmacology, Arizona Health Sciences Center School of Medicine, Tucson, Arizona.

Helmut F. Cascorbi, M.D., Ph.D., Professor of Anesthesiology, Case Western Reserve University School of Medicine, Cleveland, Ohio.

David J. Cullen, M.D., Associate Professor of Anesthesia, Harvard Medical School; Associate Anesthetist, Director, Recovery Room – Acute Care Unit, Massachusetts General Hospital, Boston, Massachusetts.

Joan W. Flacke, M.D., Associate Professor of Anesthesiology, Center for the Health Scienses, University of California, Los Angeles, California.

Werner E. Flacke, M.D., Professor of Anesthesiology, Center for the Health Sciences, University of California, Los Angeles, California.

J.S. Gravenstein, M.D., Graduate Research Professor of Anesthesia, University of Florida, School of Medicine, Gainesville, Florida.

David S. Janowsky, M.D., Professor of Psychiatry, School of Medicine, University of California at San Diego, La Jolla, California; Staff Physician and Chief of Psychopharmacology, Veterans Administration Medical Center, San Diego, California.

Esther C. Janowsky, M.D., Assistant Clinical Professor of Anesthesiology, School of Medicine, University of California at San Diego; Attending Anesthesiologist, University Hospital, San Diego, California.

David E. Longnecker, M.D., Professor of Anesthesiology, University of Virginia Medical Center, Charlottesville, Virginia.
Edward Lowenstein, M.D., Anesthetist, Massachusetts General Hospital, Boston, Massachusetts.
George E. McLain, Jr., M.D., Research Associate, Department of Anesthesiology, Arizona Health Sciences Center College of Medicine, Tucson, Arizona.

Robert G. Merin, M.D., Professor of Anesthesiology and Associate Professor of Pharmacology, University of Rochester School of Medicine and Dentistry, Rochester, New York.

Ronald D. Miller, M.D., Professor of Anesthesia and Pharmacology, School of Medicine, University of California, San Francisco, California.

Edwin S. Munson, M.D., Professor of Anesthesiology, University of Florida College of Medicine; Chief, Anesthesiology Service, Veterans Administration Medical Center, Gainesville, Florida.

John L. Neigh, M.D., Associate Professor of Anesthesia, University of Pennsylvania; Director of Anesthesia, Presbyterian-University of Pennsylvania Medical Center, Philadelphia, Pennsylvania.

M.F. Rhoton, Ph.D., Associate Professor of Education in Anesthesiology, Case Western Reserve University School of Medicine, Cleveland, Ohio.

S. Craig Risch, M.D., Staff Psychiatrist, Clinical Neuropharmacology Branch, National Institute of Mental Health, National Institutes of Health Clinical Center, Bethesda, Maryland.

Ben F. Rusy, M.D., Professor of Anesthesiology, University of Wisconsin Medical School, Madison, Wisconsin.

N. Ty Smith, M.D., Professor of Anesthesia, University of California, San Diego; Professor of Anesthesia, Veterans Administration Hospital, San Diego, California.

Robert K. Stoelting, M.D., Professor and Chairman, Department of Anesthesia, Indiana University School of Medicine, Indianapolis, Indiana.

K.C. Wong, M.D., Ph.D., Professor and Chairman, Department of Anesthesiology, Professor of Anesthesiology, Professor of Pharmacology; University of Utah College of Medicine, Salt Lake City, Utah.

Inhalt

Kapitel 1 ·	Arzneimittel-Wechselwirkungen und deren Ursachen (N. Ty Smith)	1
Kapitel 2 ·	Formen und Mechanismen der Arzneimittel-Wechselwirkungen: Allgemeine Grundsätze (Werner E. Flacke und Joan W. Flacke)	14
Kapitel 3 ·	Die Rolle der Leber (Burnell R. Brown jun. und George E. McLain jun.)	39
Kapitel 4 ·	Die präoperative Visite (J. S. Gravenstein, M. F. Rhoton und H. F. Cascorbi)	49
Kapitel 5 ·	Der Einfluß des pH-Wertes (J. S. Gravenstein und A. H. Anton)	53
Kapitel 6 ·	Sympathikomimetika (K. C. Wong)	67
Kapitel 7 ·	Beta-adrenerge Blocker (Beta-Blocker) (E. Lowenstein)	103
Kapitel 8 ·	Antihypertonika und Alpha-Blocker (Robert K. Stoelting)	125
Kapitel 9 ·	Cholinergika und anticholinerge Mittel (Werner E. Flacke und Joan W. Flacke)	138
Kapitel 10 ·	Digitalis (John L. Atlee III und Ben F. Rusy)	158
Kapitel 11 ·	Diuretika (Robert G. Merin und R. Dennis Bastron)	179
Kapitel 12 ·	Antiarrhythmika (John L. Atlee III)	203
Kapitel 13 ·	Psychopharmaka (Ester C. Janowski, S. Craig Risch und David S. Janowski)	221
Kapitel 14 ·	Sedativa und Hypnotika (N. Ty Smith)	247
Kapitel 15 ·	Intravenöse Hypnotika (Ronald D. Miller und Leo D. H. J. Booij)	266
Kapitel 16 ·	Stark wirksame Analgetika (Narkoanalgetika, Opiate) und deren Antagonisten (David E. Longnecker)	279
Kapitel 17 ·	Inhalationsanästhetika (John L. Neigh)	290
Kapitel 18 ·	Muskelrelaxanzien (Ronald D. Miller)	312

Kapitel 19 · Lokalanästhetika
(Edwin S. Munson) 340
Kapitel 20 · Medikamente und Anästhesietiefe
(David J. Cullen) 360
Kapitel 21 · In der Geburtshilfe verwendete Medikamente und deren Wirkungen
auf Mutter, Fetus und Neugeborenes
(Milton H. Alper) 385
Kapitel 22 · Die klinisch wichtigsten Wechselwirkungen von Pharmaka
und Antibiotika in der Anästhesiologie und Intensivtherapie –
ein Tabellarium
(Csaba Nemes) 398
Sachregister 473

1. Kapitel

Arzneimittel-Wechselwirkungen und deren Ursachen

N. Ty Smith

Hätte es bereits Kenntnisse über Wechselwirkungen von Medikamenten gegeben, so hätte der erste Anästhesie-Todesfall verhindert werden können. Unsere Unkenntnis hierüber leistet noch immer einen Beitrag zur Morbidität und Mortalität. Andererseits haben die Wechselwirkungen zwischen Medikamenten zur Veränderung der Anästhesiedurchführung beigetragen, die sich gegenwärtig auf die fachmännische Verabreichung mehrerer Mittel an denselben Patienten stützt. Fernerhin sind die Kombinationstherapie und Wechselwirkungen von Medikamenten die Grundlage der «balanced anesthesia», der ausgewogenen Anästhesie. Demnach beruht die Kunst der Anästhesie darin, gefährliche Wechselwirkungen zu vermeiden und die zweckdienlichen Wechselwirkungen geschickt anzuwenden. In diesem einleitenden Kapitel wird die Bedeutung der Wechselwirkungen von Medikamenten in der Anästhesiepraxis untersucht. Die praktischen Auswirkungen der Probleme einschließlich der Beiträge der Forschung zum klinischen Verständnis der Wechselwirkungen von Medikamenten stehen dabei im Vordergrund.

Fallbericht

Im Jahre 1848 kam die 16 Jahre alte Hannah Greener zu Dr. Meggison, einem praktischen Landarzt in der Nähe von Newcastle, um sich einen Großzehennagel entfernen zu lassen. Sie hatte große Angst vor dem vorzunehmenden Eingriff und nahm dankbar das Angebot an, diesen mit der Hilfe des damals neuen Anästhetikums, Chloroform, vornehmen zu lassen. Dies beruhigte sie nur wenig, und sie sah der Operation mit großer Furcht entgegen. Die Geschichte von ihrem plötzlichen Tod bereits während der ersten Atemzüge Chloroform und den vergeblichen Versuchen, sie mit Brandy wiederzubeleben, ist zu bekannt, um hier noch einmal wiederholt zu werden. Heute besteht kaum ein Zweifel darüber, daß ihr Tod direkte Folge der Wechselwirkung zwischen dem Chloroform und dem vom Nebennierenmark im Überschuß abgegebenen Adrenalin war. Hätte Dr. Meggison Äther gewählt, hätte man sie wahrscheinlich am Leben erhalten können. Die Aufklärung der Ursache des mysteriösen Todes von Hannah Greener mußte ein halbes Jahrhundert auf die Untersuchungen von Goodman Levy warten, der eindeutig nachwies, daß Chloroform das Myokard gegenüber den rhythmusstörenden Wirkungen des Adrenalins sensibilisiert (1, 2).

Selbst heute noch warten wir auf dem Gebiet der Medizin oft, bis sich eine Wechselwirkung ereignet hat, und ermitteln sodann ihre Ursache, anstatt sie auf Grund theoretischer Erwägungen vorauszusagen. Der größte Unterschied ist in der Tatsache zu sehen, daß die Zeitskala dank der großen Erweiterung des pharmakologischen Wissens von einem Zeitraum von 60 Jahren wie im Falle des Chloroforms auf wenige Stunden oder Tage zusammengeschrumpft ist.

Eine zweckdienliche Wechselwirkung von Medikamenten

Die Wechselwirkungen von Medikamenten haben auf die Entwicklung der modernen Anästhesie einen tiefgreifenden Einfluß ausgeübt. Beispiele hierfür sind die Muskelrelaxanzien. Früher war eine angemessene Muskelerschlaffung nur mit dem primären Anästhetikum, gewöhnlich mit Äther, zu erreichen. Diese Muskelerschlaffung erzielte man auf Kosten einer starken Depression des Zentralnervensystems, des Kreislaufs und gelegentlich auch der Atmung. Die Einführung der Muskelrelaxanzien gestattete die Anwendung von niedrigeren Konzentrationen starker Inhalationsanästhetika oder sogar den Verzicht auf diese zugunsten der intravenösen Anästhetika. Dies führte zur Verwirklichung des Begriffes der ausgewogenen (balanced) Anästhesie, was das Auswägen der Dosierung von Mitteln unterschiedlicher Wirkungen bedeutet mit dem Ziel, ausreichende Schlaftiefe, Muskelerschlaffung, Analgesie und Reflexdämpfung hervorzurufen.

Die sichere Anwendung des Curare war wohl ein wesentliches Kennzeichen dieser Revolution in der Anästhesiepraxis. Die durch das Curare vollzogenen Veränderungen waren jedoch nicht die Folge der Neueinführung nur eines Mittels, sondern beruhten auf der sorgfältigen Erforschung der Wechselwirkungen zwischen drei Medikamenten, nämlich zwischen Curare, Neostigmin und Atropin. Es bedeutet keine Übertreibung zu behaupten, daß die rasche Entwicklung der modernen Chirurgie ganz eng mit der zweckmäßigen Anwendung von Arzneimittel-Wechselwirkungen verknüpft ist.

Gefahren und Möglichkeiten

Somit bestehen die Leitlinien der folgenden Kapitel darin, unerwünschte und gefährliche Arzneimittel-Wechselwirkungen zu vermeiden oder abzuschwächen, erwünschte und zweckdienliche Wechselwirkungen maximal auszunutzen und scheinbar unerwünschte Wechselwirkungen in zweckdienliche umzuwandeln.

Für die letztgenannte Möglichkeit mag ein Beispiel genügen. Vor mehr als 20 Jahren wurde die Kombination von Äther und Curare aus unserem Ausbildungsprogramm verbannt, und zwar auf Grund einer sehr bekannt gewordenen Untersuchung von Beecher und Todd (3), die nachgewiesen hatten, daß nach dieser Kombination eine Mortalität von 1 : 50 bestand. Danach stieß der Vorschlag meines Lehrers, bei einem Fall Äther und Curare zu verwenden auf meinen Widerstand. Er erklärte mir, daß die Grundlage für die Äther-Curare-Kombination ein deutlicher Synergismus war und die Lösung ganz einfach darin bestand, von jedem Mittel, insbesondere von Curare weniger zu nehmen. Heute richten wir uns nach dem Grundsatz, im Falle eines Synergismus oder einer Addition zwischen zwei Mitteln eines von ihnen oder vorzugsweise beide niedriger zu dosieren. Man sieht jedoch noch immer, daß Pancuronium ungeachtet des verwendeten Anästhetikums nach einem starren Schema gegeben wird. Das Ergebnis kann insbesondere bei Enfluran sehr unangenehm sein. Hier genügen kleine Teildosen des Pancuroniums und niedrige Konzentrationen des Inhalationsanästhetikums, wobei die Intensität der Muskelerschlaffung mittels der Konzentration des Inhalationsanästhetikums regelbar ist. Dieser Lösungsweg macht sich die Vorteile von Arzneimittel-Wechselwirkungen zunutze, anstatt von diesen beherrscht oder behindert zu werden.

Das «ideale» starkwirksame Analgetikum

Die Entwicklung der Anästhesie mit Hilfe starkwirksamer Analgetika und deren Antagonisten stellt nicht nur eine zweckdienliche Wechselwirkung von Medikamenten in den Vordergrund, sondern auch die Suche nach der «idealen» Wechselwirkung von Medikamenten. Im Idealfalle sollte ein Antagonist 1. selbst keine eigene Wirkung entfalten, 2. nur die unerwünschten Effekte des Agonisten aufheben und 3. länger als dieser wirksam sein. Das erste Ziel ist leicht erreichbar, das dritte ist sehr zweifelhaft, da sich die starkwirksamen Analgetika in dieser Hinsicht untereinander stark unterscheiden. Ist der im Aufwachraum verabreichte Antagonist von zu langer Wirkungsdauer, kann die Schmerzlinderung verzögert einsetzen. Das zweite Kriterium, der selektive Antagonismus, ist noch weniger gut definiert, da die Bedeutung der wünschenswerten Wirkung von den herrschenden Bedingungen abhängt. So haben die Amphetamine die Wirkung der Blutdrucksteigerung, Inappetenz und der Stimulation der Hirnrinde. Soll das Mittel zur Anhebung des Blutdrucks, Appetitminderung oder Besserung der Stimmung dienen, so kann jede einzelne dieser Eigenschaften erwünscht sein, wobei die anderen beiden automatisch zu Nebenwirkungen werden. Hiervon stellen die starkwirksamen Analgetika mit ihren vielgestaltigen Effekten keine Ausnahme dar. Bei Patienten, die sich der Beatmung widersetzen, bedienen wir uns häufig des unerwünschten Effektes der Atemdepression, und bei dauerbeatmeten Patienten wird die von einigen starkwirksamen Analgetika erzeugte Somnolenz als erwünscht betrachtet. Ich glaube, daß die Wirkungsspezifität in den Agonisten selbst, aber nicht in den Antagonisten verkörpert sein sollte.

Irregelaufene Wechselwirkung

Gelegentlich schießt eine zweckmäßige Wechselwirkung von Medikamenten über ihr ursprüngliches Ziel hinaus. Der Zusatz von Adrenalin bei Lokalanästhetika ist ein Beispiel hierfür. Seine Zweckdienlichkeit bei der Herabsetzung der Toxizität und der Verlängerung der Wirkungsdauer des Lokalanästhetikums ist gut gesichert. Gegenwärtig kann jedoch bei bestimmten Inhalationsanästhetika wie Halothan eine zusätzliche und zudem unerwünschte Wechselwirkung auftreten, nämlich die Herabsetzung der Reizschwelle für Rhythmusstörungen gegenüber dem Adrenalin. Wir wissen heute, daß in Gegenwart exogen zugeführten Adrenalins Enfluran und Isofluran die optimalen Mittel in der Anwendung sind. Halothan erlaubt eine begrenzte Adrenalinanwendung, Cyclopropan ist damit unvereinbar.
Eine weitere unerwartete Wechselwirkung besteht in einer der toxischen Reaktionen des Lokalanästhetikums vorausgehenden Warnung. Tritt nach der Injektion eine schnelle intravaskuläre Aufnahme der Testdosis ein, kann es schwierig sein, irgendwelche Zeichen des Lokalanästhetikums selbst festzustellen, während die Symptome des Adrenalins, wie Tachykardie und Kopfschmerzen, deutlich feststellbar sind. Bestehen derartige Symptome, so kann man annehmen, daß auch erhebliche Mengen des Lokalanästhetikums resorbiert wurden und daß man bei einer weiteren Injektion mit toxischen Reaktionen des Zentralnervensystems rechnen muß.
Andererseits kann bei langsamer Resorption des Adrenalins während einer Peridural-

anästhesie, soweit dies zutrifft, noch eine weitere Form der Wechselwirkung auftreten. Tatsächlich können Blutdruck und Gefäßwiderstand im großen Kreislauf bei Vorhandensein von Adrenalin in der analgesierenden Lösung stärker absinken als bei dessen Fehlen (4). Wie kommt es hierzu, wo doch die ursprüngliche Wechselwirkung auf den vasokonstriktorischen Eigenschaften des Adrenalins beruht? In hohen Konzentrationen, insbesondere im Extraduralraum, entfaltet das Adrenalin eine alpha-adrenerge (vasokonstriktorische) Wirkung. In niedrigen Konzentrationen – verdünnt im Blutstrom – wirkt es dagegen als beta-adrenerge Substanz. Vermutlich trägt dieser gefäßerweiternde Effekt zu den tonusdämpfenden Wirkungen des Lidokains bei, sowohl direkt als auch indirekt durch die Sympathikusblockade, mit dem Ergebnis einer noch stärker ausgeprägten Blutdrucksenkung. Somit ist eine zunächst einfache Wechselwirkung zu einer komplizierteren geworden.

Erforschung der Wechselwirkungen zwischen Arzneimitteln

Der verbleibende Anteil dieses Kapitels behandelt den Stand der Erforschung der Arzneimittel-Wechselwirkungen und deren Ausstrahlung auf die tägliche Praxis. Als Forschung wird hier jede konzertierte Bemühung zur Erweiterung unseres Wissens und zu dessen zweckmäßiger Weitergabe an den praktisch tätigen Arzt bezeichnet.

Definitionen

Die zur Beschreibung von Arzneimittel-Wechselwirkungen dienende Terminologie befindet sich in einem traurigen Zustand. Daß die Definitionen der Begriffe nicht standardisiert sind, hat in diesem Buch ein Problem dargestellt, da wir Begriffe verwenden mußten, wie sie auch von anderen Autoren verwendet wurden, deren Definitionen entweder unterschiedlich sind oder ganz fehlen. Der Vollständigkeit halber werde ich im folgenden einige der vorgeschlagenen Begriffsbestimmungen angeben und der Standardisierung wegen diejenigen wählen, denen ich den Vorzug gebe.
Gewöhnlich werden die Begriffe Synergismus, Antagonismus, Addition und Potenzierung verwendet. Bevor eine Begriffsbestimmung für Synergismus und Antagonismus erfolgen kann, bedarf es einer Verständigung über den Begriff der Addition oder der Art der Summation von Medikamentenwirkungen. Man bedient sich gewöhnlich zweier Begriffsbestimmungen der Addition: 1. *Addition der Dosis*, wenn z.B. die Hälfte der Dosis des Medikamentes A zuzüglich der Hälfte der gleichstark wirksamen Dosis des Medikamentes B denselben Effekt erzielt wie die gesamte Dosis des allein gegebenen Medikamentes A oder B; 2. *Wirkungsaddition* liegt vor, wenn die Intensität des kombinierten Effektes gleich der Summe der Intensitäten des Effektes ist, den jedes Mittel bei alleiniger Verabreichung ausübt. Die Effekt-Addition stellt tatsächlich ein additives Verhalten dar, wie man bei oberflächlicher Untersuchung erwarten kann. Ein jedes Medikament bringt einfach seinen eigenen Effekt in die Partnerschaft ein. Ich bevorzuge den Begriff der Dosen-Addition, obwohl hierbei der kombinierte Effekt der betreffenden Medikamente nicht so offenkundig ist. Dies ist angesichts eines einfachen Versuches leichter verständlich. Es können gleich starkwirksame Mengen von Medikament A und Medikament B ermittelt werden. Wird dann die Hälfte jeder dieser Mengen verabreicht und derselbe Effekt wie mit jedem allein in der vollen Menge gegebenen Medikament

erzielt, so liegt eine Dosen-Addition vor. Dasselbe gilt, wenn wir ein Drittel von Medikament A und zwei Drittel von Medikament B, ein Viertel von Medikament A und drei Viertel von Medikament B und ein Fünftel von Medikament A und vier Fünftel von Medikament B nehmen. Somit würde der eine Anteil des kombinierten Medikaments seine Effekte nicht zu dem des anderen Anteiles beitragen, jedoch den Effekt des letztgenannten zu jener Intensität beitragen, die durch die Summe der Teildosen erzielt würde, wenn beide Teildosen von entweder A oder B wären.

Unter *Synergismus* versteht man eine Art der Wechselwirkung, bei welcher der Effekt einer Kombination von Medikamenten größer ist als 1. der jedes einzeln gegebenen Medikamentes, 2. als der kombinierte Effekt der Medikamente oder 3. der Effekt der Summe der betreffenden Medikamente, d.h. größer als der Effekt der im vorangegangenen Abschnitt definierten Addition. Der dritten Möglichkeit könnte die Bezeichnung Dosierungs-Synergismus erteilt werden, und in Übereinstimmung mit der Annahme des Begriffes der Dosierungsaddition gebe ich ihr den Vorzug.

Die erste Begriffsbestimmung wird in Fallberichten und Krankengeschichten am häufigsten verwendet. Die gegebene logische Grundlage besteht im Wort «Synergismus», das buchstäblich «Zusammenarbeiten» bedeutet, und jede Kombination, welche einen größeren Effekt als jedes allein verabreichte Medikament ergibt, wirkt synergistisch.

Es wird jedoch offenbar, daß Medikamente, bei deren Kombination geringere Effekte auftreten, als der Summe der einzelnen Effekte entspräche, gegeneinander wirken. Wenn zum Beispiel zwei Holzfäller täglich 10 Bäume fällen können und wenn sie gemeinsam nur 12 Bäume zu fällen vermögen, wird offenbar, daß sie irgendwie einander entgegenarbeiten, möglicherweise gegenseitig behindern, so ist diese Beziehung ein Antagonismus.

Für die *Potenzierung* gab es mehrere Begriffsbestimmungen, wovon die meisten den oben angegebenen Definitionen für den Synergismus entsprechen. Ich bevorzuge die folgende Begriffsbestimmung: Unter Potenzierung versteht man die Verstärkung der Wirkung eines Medikaments durch ein zweites Medikament, welches selbst eine nachweisbare Wirkung entfaltet[1].

Einfach ausgedrückt versteht man unter *Antagonismus* die gegen ein anderes Medikament gerichtete Wirkung eines Medikaments. Üben Medikamente eine einander entgegengesetzte Wirkung aus, wie z.B. Natriumnitroprussid und Methoxamin oder setzt ein inaktives Medikament den Effekt eines aktiven Medikamentes herab (z.B. Naloxon und ein starkwirksames Analgetikum), ist die Bezeichnung physiologischer oder pharmakologischer Antagonismus berechtigt. Bewirken jedoch zwei Medikamente einen ähnlichen Effekt, können sie sich noch immer antagonisieren, wenn der kombinierte Effekt geringer ist als derjenige der Summe dieser Medikamente, wie es für die Dosis-Addition definiert ist.

Wir können somit die zuvor erwähnten Begriffsbestimmungen wie folgt zusammenfassen: Die additive Wechselwirkung ist durch den Ausdruck $2 + 2 = 4$ darstellbar, der Synergismus durch $2 + 2 = 5$, die Potenzierung durch $0 + 2 = 3$ und der Antagonismus durch $0 + 2 < 2$, $1 + 2 < 3$ oder $2 + 2 < 4$.

---

[1] Nach Scheler kann das 2. Mittel ebenfalls eine Wirkung entfalten.

Der gegenwärtige Stand der Forschung über die Wechselwirkung von Arzneimitteln

Quantifizierung der Wechselwirkung von Arzneimitteln. Das Quantifizieren von Wechselwirkungen zwischen Medikamenten stellt ein interessantes Gebiet der Pharmakologie dar, bei welchem man feststellt, daß z.B. ein Synergismus vorliegt, und nun versucht, dessen Ausmaß zu bestimmen. Dieses Gebiet zeichnet sich jedoch aus durch eine Fülle komplizierter Begriffe, große Mengen von auf demselben Blatt angeordneten Kurven und schwierige mathematische Berechnungen. Die Forschungsarbeiten erfolgen in vitro oder bestenfalls in Tierversuchen. Dies liegt daher außerhalb des Gesichtskreises dieses Buches. Es reicht aus festzustellen, daß sich die Erforschung der Quantifizierung von Wechselwirkungen der Medikamente noch immer in einem rudimentären Zustand befindet, der nur selten für den Kliniker von Nutzen ist.

Der Stand des Wissens über Wechselwirkungen zwischen mehr als zwei Medikamenten ist entmutigend. In einigen Arbeiten wird die Wechselwirkung zwischen drei Medikamenten nur semiquantitativ untersucht, und es ist nicht bekannt, ob überhaupt der Versuch unternommen worden ist, mehr als drei Medikamente zu untersuchen. Diese Versuche sind sehr langwierig, und die Darstellung der Daten muß mittels dreidimensionaler Aufzeichnungen erfolgen. Die Tatsache, daß auch die einfachste Technik für jedes Medikament eine Dimension erfordert (5), hat die meisten Untersucher entmutigt.

Auch die nur qualitative Beschreibung der Wechselwirkung mehrerer Medikamente kann unzumutbar sein. Wir fanden deshalb auch keinen Autor, der sich bereit gefunden hätte, ein Kapitel über dieses Thema zu schreiben. Dennoch muß man sich dieser Aufgabe stellen, weil dies die große Zahl von Medikamenten, die von Anästhesisten und anderen Medizinern benutzt werden, erfordert. Es ist nicht ungewöhnlich, daß der Anästhesist einschließlich der Prämedikation je Patient 6 bis 10 Medikamente verwendet. Präoperativ kann ein Patient gleichzeitig mehr als 40 Medikationen erhalten, wovon viele Präparate mehrere Komponenten enthalten (6)!

Diese Informationen über die Wechselwirkung von mehreren Medikamenten sind wichtig. Man kann schon intuitiv damit rechnen, daß die Wechselwirkung zwischen Chinidin, einem nichtdepolarisierenden Muskelrelaxans und einem Antibiotikum ernstere Auswirkungen haben dürfte als die Kombination zweier beliebiger Antibiotika.

Häufigkeit des Auftretens von Wechselwirkungen zwischen Arzneimitteln. Die Bestimmung der Häufigkeit von Wechselwirkungen der Arzneimittel bei Krankenhauspatienten im allgemeinen und nicht gerade derjenigen Patienten im besonderen, die sich einer Anästhesie und chirurgischen Eingriffen unterziehen, stellt noch eine weitere Erschwerung für die Erforschung der Wechselwirkungen von Arzneimitteln dar. Zu diesem Zwecke sind einige Untersuchungen erfolgt (6, 10), deren Ergebnisse jedoch stark voneinander abweichen. Probleme ergeben sich aus der unterschiedlichen Auslegung der Kriterien für die Häufigkeit und die klinische Bedeutung einer Arzneimittel-Wechselwirkung, daraus, ob eine Untersuchung pro- oder retrospektiv war, aus der Einstellung der Ärzte hierzu, die «schon wieder ein neues Formular ausfüllen sollen» und daraus, ob über eine Wechselwirkung oder nur über eine potentielle Wechselwirkung berichtet wurde. (Unter einer potentiellen Wechselwirkung versteht man, daß zwei oder drei Medikamente, die eine Wechselwirkung entfalten *könnten*, an denselben Patienten verabreicht wurden.)

Ein Versuch zur Schätzung der Häufigkeit von Arzneimittel-Wechselwirkungen hat darin bestanden, das Verhältnis zwischen der Anzahl der Reaktionen auf ein Medikament

Tab. 1.1: Zusammenhang zwischen Zahl der eingenommenen Medikamente und Nebenwirkungen.

Anzahl der verabreichten Medikamente	Prozentuale Häufigkeit von Reaktionen
0– 5	4,2
6–10	7,4
11–15	24,2
16–20	40,0
21 und mehr	45,0

(Nach Smith, J.W., Seidl, L.G. und Cluff, L.E.: Studies on the epidemiology of adverse drug reactions. V. Clinical factors influencing susceptibility. Ann. Intern. Med. 65: 629, 1966.)

zur Gesamtzahl der gegebenen Medikamente zu ermitteln. Es wird angenommen, daß diese Beziehung eine lineare ist, d.h. zweimal so viele Medikamente die doppelte Häufigkeit von Reaktionen hervorrufen dürften. Somit müßte jede größere Zunahme der Reaktionen auf Medikamente zum Teil durch Arzneimittel-Wechselwirkungen verursacht sein. Gemäß Tab. 1.1 wächst die Anzahl der Reaktionen auf Medikamente in einem mehr als proportionalen Ausmaß zur zunehmenden Anzahl der eingenommenen Medikamente. Man könnte jedoch argumentieren, daß eine größere Anzahl eingenommener Medikamente auf einen schwerer erkrankten Patienten hinweist und daß diese Reaktionen teilweise durch den Zustand des Patienten bedingt sind.

Information für den Arzt. Die Methodik und die genaue Auswertung von Arzneimittel-Wechselwirkungen sind für den praktizierenden Arzt weit weniger interessant als das Zusammentragen und Liefern einer beständigen Menge von genauen Informationen über gut dokumentierte Arzneimittel-Wechselwirkungen und eine Methode zu deren Verbreitung in einer der Klinik dienenden Weise. Dies ist noch schwieriger, als es sich anhört. Die weite Verbreitung ungenauer, schlecht belegter oder klinisch bedeutungsloser Informationen hat die allgemeine Würdigung der klinischen Bedeutung der Arzneimittel-Wechselwirkungen hinausgezögert. Obwohl bestimmte Beispiele von für Toxizitätssteigerung oder Antagonisierung günstigen Effekten nach der Anwendung spezifischer Kombinationen von Medikamenten den Ärzten weitgehend bekannt sind, stehen den meisten Anästhesisten bei der Verordnung einer Therapie oder Verabreichung einer Anästhesie keine ausreichenden Informationen über Arzneimittel-Wechselwirkungen zur Verfügung.

Über die Wechselwirkungen von Medikamenten stehen nur wenig zuverlässige Informationsquellen zur Verfügung. In keiner von ihnen werden die den Anästhesisten interessierenden Wechselwirkungen herausgehoben, wenn auch einige von diesen Informationen für diejenigen, die dieses Gebiet näher erkunden wollen, liefern. Hansten hat ein Buch verfaßt, welches eine große Zahl von Wechselwirkungen in einem bequemen und leicht lesbaren Format zusammengefaßt hat (11). Die American Pharmaceutical Association und die American Medical Association haben die Herausgabe eines Buches gefördert, das mehr ins einzelne geht (12). Es enthält kurze Darstellungen von Arzneimittel-Gruppen und die sich zwischen diesen Gruppen ergebenden Wechselwirkungen sowie eine Reihe von kurzgefaßten Beschreibungen von einzelnen Wechselbeziehungen zwischen zwei Medikamenten. Die «National Institutes of Health» haben drei große Bände veröffentlicht, in denen über alle Arzneimittel-Wechselwirkungen berichtet wird, die zwischen 1967 und 1974 veröffentlicht oder erforscht wurden (13). Diese Sammlung stellt für den ernsthaften Untersucher von Arzneimittel-Wechselwirkungen eine wertvolle Informationsquelle dar, doch kann man sie keinesfalls bei der Prämedikationsvisite mit sich führen. Im Gegensatz hierzu gibt es eine Drehscheibe für Arzneimittel-Nebenwirkungen (den Medisc von Excerpta Medica). Während dieses Gerät von Taschenformat wahrscheinlich vorwiegend für die Internisten von Interesse ist und keine weitere Information erteilt, als auf die Möglichkeit einer Wechselwirkung hinzuweisen, regt es den Arzt an, nach weiteren Informationen zu suchen.

Es würde jedoch nicht überraschen, wenn der Arzt sich vor schematischen Darstellungen hüten würde, die behaupten, die Arzneimittel-Wechselwirkungen im einzelnen wiederzugeben, da die Geschichte der Arzneimittel-Wechselwirkungen über viele falsche Alarme zu berichten weiß. Wir haben im Falle der Antihypertonika immer wieder angenommen, daß Reserpin, Guanethidin, Alpha-Methyl-Dopa sowie Propranolol gefährliche Medikamente für den anästhesierten Patienten sind und daß sie, soweit dies überhaupt möglich ist, vor der Operation abzusetzen sind. Wir haben diese Information sehr oft an unsere Kollegen weitergegeben, so daß es kein Wunder ist, daß sie uns keinen Glauben mehr schenken. Vielen Patienten wurde auf Grund dieser Hypothese eine rechtzeitige Operation verweigert. Im Verlauf der letzten Jahre hat sich die Einstellung zu verschiedenen Antihypertonika mehrfach geändert:

1. Glauben wir heute, daß viele der anfangs mitgeteilten nachteiligen Reaktionen nicht auf den Medikamenten beruhten, sondern auf der Erkrankung und auf der durch sie bedingten Labilität des arteriellen Blutdrucks. 2. Die derzeit herrschende Meinung besagt, daß das Absetzen einiger Antihypertonika (Clonidin oder Propranolol) gefährlich oder sogar tödlich sein kann. 3. Möglicherweise sollte bei Patienten mit nicht eingestelltem Hypertonus die antihypertone Therapie *vor der Anästhesie* eingeleitet werden. 4. Schließlich sind einige so weit gegangen zu empfehlen, vor der Einleitung der Anästhesie ein beta-adrenerg blockierendes Medikament jenen Patienten zu geben, bei denen es erwünscht ist, Hochdruck-Phasen zu vermeiden.

Ein weiterer Gesichtspunkt der zweckdienlichen Weiterleitung von Informationen über Arzneimittel-Wechselwirkungen an den Arzt besteht darin, diese so einzuteilen, daß sie als Richtlinie zu deren wirksamer Behandlung dienen kann. Obwohl man oft von Arzneimittel-Wechselwirkungen in absoluten Kategorien denkt, stellen sie doch nur einen von vielen Faktoren dar, welche die klinische Reaktion auf Medikamente beeinflussen. Darüber hinaus kann man die meisten Kombinationen von miteinander in Wechselwirkung stehenden Medikamenten gleichzeitig geben, wenn dem Arzt das Ausmaß dieser Wechselwirkung bekannt ist und wenn, wie dies im Falle von Äther und Curare gezeigt wurde, entsprechende Anpassungen der Dosierung und der Art der Verabreichung erfolgten.

Das Stanford MEDIPHOR-System und die von Cohen und Mitarb. entwickelte Klassifizierung für die Berichte liefert in ansprechender Weise sowohl die notwendigen Informationen als auch zweckmäßige Richtlinien (6). Diese Klassifizierung soll im folgenden kurz erläutert werden. Im allgemeinen enthält die 1. Klasse Wechselwirkungen, die klinisch bedeutsame Effekte besitzen, von denen zu erwarten ist, daß sie sich verhältnismäßig rasch nach Verabreichung der Arzneimittel-Kombination einstellen. In diesem Falle wird der Arzt des Patienten über die potentielle Wechselwirkung und ihre Folgen informiert, und es werden Empfehlungen gegeben, wie man sich hierauf vor der Gabe der ersten Dosis des an der Wechselwirkung teilhabenden Medikaments einstellen kann.

Z.B. gehören die Wechselwirkungen zwischen den Monoaminoxidase-Hemmern und bestimmten sympathikomimetischen Aminen in diese Klasse.

Zur 2. Klasse gehören Wechselwirkungen, die zwar nicht sofort auftreten, aber dennoch ernster Natur sind. In diesem Falle kann die erste Dosis des an der Wechselwirkung beteiligten Medikaments gegeben werden, doch wird der Arzt informiert, bevor die Arzneimittel-Kombination gemäß der Verordnung weitergeführt wird. Die Beeinflussung der blutdrucksenkenden Effekte des Guanethidins bei gleichzeitiger Gabe eines trizyklischen Antidepressivums ist ein Beispiel für eine der 2. Klasse zugehörige Wechselwirkung.

Zur 3. Klasse gehören Wechselwirkungen, die eine gut belegte klinische Bedeutung haben, aber gewöhnlich keine klinisch sichtbaren Folgen zeigen, wenn keine wiederholte Gabe dieser Arzneimittel-Kombination erfolgt. Die Information über eine derartige Wechselwirkung wird an gut sichtbarer Stelle auf der Kurve des Patienten vermerkt, doch werden die Medikamente gemäß der Verordnung gegeben, soweit der Arzt diese nicht ändert. Die Wechselwirkungen zwischen Phenobarbital und Cumarin-Antikoagulantien gehören in diese Klasse.

Zur 4. Klasse gehören Wechselwirkungen, die nicht ausreichend gut belegt sind, um hierüber Berichte an die Ärzte zu geben. Sie werden nur zu Forschungszwecken ausgewertet.

In jedem Fall bleibt dem Arzt das Recht vorbehalten, alle Entscheidungen über die Gabe von Wechselwirkungen hervorrufenden Arzneimittel-Kombinationen zu treffen. Der Bericht über die Wechselwirkung von Medikamenten ist ganz einfach als Information über einen Faktor zu betrachten, der die Reaktion eines Patienten beeinflussen kann und ist in diesem Zusammenhang mit anderen verfügbaren klinischen Informationen zu werten.

Vielleicht läßt sich dieses System auf die Bedürfnisse der Anästhesie zuschneiden. Der Leser kann sich jedoch von dem Umfang dieser Aufgabe eine Vorstellung machen. Wird sie die Dienste eines Computers erfordern? Wahrscheinlich. Die im Stanford-Berichtssystem verwendete Arzneimittel-Liste enthält mehr als 4000 pharmazeutische Präparate (6). Im Falle der aus vielen Bestandteilen bestehenden Präparate werden in deren Eintragung alle Grundbestandteile des Präparates sowie dessen Wechselwirkungsklasse gekennzeichnet. Damit kann der Computer nach Wechselwirkungen von Arzneimitteln suchen, die in verschiedenen Marken-Medikamenten und auch in anderen Vielkomponenten-Präparaten enthalten sind. Die Suche nach Wechselwirkungen, welche nach der Eintragung einer neuen Verordnung in die Fieberkurve des Patienten einsetzt, erfordert oft eine beachtlich lange Rechenzeit (die gelegentlich ein bis zwei Minuten beträgt), wenn der Patient viele andere Medikamente erhält. Der Computer muß jedes neue Präparat auf mögliche Wechselwirkungen mit den Bestandteilen einer jeden der zuvor verordneten Medikationen untersuchen. Im Falle eines Suchsystems auf Wechselwirkungen von Medikamenten zur Anästhesie würde diese Aufgabe noch komplizierter sein, da der Computer nach möglichen Wechselwirkungen nicht nur unter den gegenwärtigen Medikationen suchen muß, sondern auch unter den zur Anästhesie herangezogenen, und dies jedesmal, sobald sich der Anästhesist mit dem Gedanken trägt, im Verlauf der Anästhesie ein neues Medikament einzusetzen. Dieses Informationssystem würde Computer-Terminals auf den Krankenstationen für die Prämedikationsvisite und natürlich in den Operationssälen erfordern, von denen die notwendigen Angaben abgerufen werden könnten.

Was ist zu tun, bis wir über derartige Computer verfügen? Sobald der Anästhesist die

Information über eine potentielle Arzneimittel-Wechselwirkung erhalten hat, ist das Problem nur als teilweise gelöst zu betrachten. Nunmehr muß der Arzt noch wissen, auf welche Weise das Auftreten derartiger Arzneimittel-Wechselwirkungen zu minimieren ist. Um dies zu erreichen, gibt es viele Wege, wovon einige bekannt sind, andere aber nicht. Im Falle des computergestützten Stanford-Informationssystems wird die Aufgabe durch ein belehrendes Ausdrucken vereinfacht, das jede Warnung vor einer Arzneimittel-Wechselwirkung begleitet. Bevor jedoch eine derartige Dienstleistung allgemein zur Verfügung stehen wird, müssen wir eben an den alten Regeln festhalten:

1. Man erhebe bei jedem Patienten eine sorgfältige Anamnese. Beim Erfragen der Arzneimittel-Anamnese, gleichgültig, ob die Medikamente verschrieben oder auf eigene Faust genommen wurden, verwende man verständliche Ausdrücke, wie z.B. Schmerz, Fieber oder Mittel gegen Erkältung für Aspirin oder Blutdrucktabletten für Antihypertonika.
Wertvolle Informationen, die der Anamnese hinsichtlich der mit Arzneimitteln gemachten Erfahrungen zu entnehmen sind, dürfen nicht in den Wind geschlagen werden.
2. Man beschränke die Anzahl der Medikamente auf das notwendige Minimum. Dieser Rat ist dem Anästhesisten leichter zu erteilen als von diesem zu befolgen. Ich bin mir der Tatsache bewußt, daß es in der praktischen Arbeit der Anästhesisten üblich ist, viele Medikamente einzusetzen, und wie zuvor festgestellt, lassen sich Arzneimittel-Wechselwirkungen mit der notwendigen Sorgfalt zweckdienlich einsetzen. Auf der anderen Seite hat die Auffassung, wonach weniger Medikamente mit weniger Arzneimittel-Wechselwirkungen belastet sind, ihre Berechtigung.
3. Erfordert die Behandlung mehrere Medikamente, so sind jene zu vermeiden, die zu ernsten Wechselwirkungen neigen oder die Kontrolle der Behandlung erschweren. Einige Kombinationen von Medikamenten vermeide man am besten gänzlich. Auf jeden Fall sind Medikamente, die bedrohliche Reaktionen auslösen können (wie z.B. die Monoaminoxidase-Hemmer), wo dies möglich ist, ganz zu vermeiden. Mittel, die mit größerer Sicherheit zu applizieren sind, ziehe man anderen vor. So ziehe man bei oralen Cumarin-Antikoagulantien die Gabe von Indomethacin anstelle von Phenylbutazon in Betracht, anstelle von Aspirin das Paracetamol, anstelle von sedierenden Barbituraten das Diazepam und anstelle eines Barbiturat-Schlafmittels Flurazepam oder Nitrazepam. Bei Verwendung von Muskelrelaxanzien oder starkwirksamen Inhalationsanästhetika ist anstelle von Neomycin oder Streptomycin oder irgend einem der vielen Antibiotika, welche die neuromuskulär blockierenden Eigenschaften der in der Anästhesie verwendeten Präparate zu verstärken vermögen, dem Vancomycin oder dem Oleandomycin der Vorzug zu geben (Kap. 17). Müssen feststehende Arzneimittel-Kombinationen verwendet werden, so müssen deren Bestandteile und deren Gehalt bekannt sein.
4. Man denke stets an genetische Faktoren und damit in Zusammenhang stehende Erkrankungen oder pathophysiologische Zustände, die eine Wechselwirkung begünstigen können. Dabei denkt man sofort an Pseudocholinesterase-Mangel. Das Zusammentreffen dieses Zustandes mit der Gabe von Succinylcholin und einer Peritonealspülung mit bestimmten Antibiotika könnte ein Unglück heraufbeschwören. Wie im 11. und 17. Kapitel dargelegt wird, können Nierenerkrankungen viele Arzneimittel-Wechselwirkungen akzentuieren.

5. Änderungen der medikamentösen Therapie sind auf einem Minimum zu halten. Auch hier wieder könnte dem Anästhesisten dieser Rat wertlos erscheinen, der naturgemäß zur Verabreichung einer Anästhesie die medikamentöse Therapie vielmals ändern muß. Man muß jedoch auch die Rolle des Anästhesisten außerhalb des Operationssaales in der Langzeitbehandlung des Patienten sehen, wie z. B. auf der Intensivstation. Sind Änderungen notwendig und schließen diese bekannte Wechselwirkungen ein, so ist eine gewisse Änderung der Dosierung vorzusehen; doch sind Zeit, Verlauf und Ausmaß der Wechselwirkungen bei den einzelnen Medikamenten und Patienten unterschiedlich. Dosisanpassungen sollten nur auf der Grundlage von Ergebnissen erfolgen, die sich aus der engmaschigen Beobachtung der Therapie über einen Zeitraum nach Vornahme einer Änderung ergeben. Dieser Grundsatz ist in Verbindung mit den oralen Antikoagulantien der Cumarin-Reihe von besonderer Bedeutung.
6. Man achte insbesondere auf sogenannte problematische Arzneimittel, wie orale Antikoagulantien auf Cumarin-Basis, Sulfonylharnstoff, Antidiabetika, Digitalis, Antikonvulsiva, Antihypertonika, das Zentralnervensystem dämpfende Mittel oder Antipsychotika und Muskelrelaxanzien.
7. Man unterweise den Patienten und dessen behandelnden Arzt über den Umgang mit Medikamenten. Dies bedeutet, daß der Anästhesist als erster unterrichtet sein muß. Man warne sie vor den möglichen Gefahren, die sich im Gefolge von Veränderungen und dem Absetzen aller Medikationen ergeben, gleichgültig, ob sie ärztlich verordnet oder auf eigene Faust erfolgen.

Die zukünftige Erforschung der Wechselwirkungen von Arzneimitteln

Welche Notwendigkeiten ergeben sich für die Erforschung der Arzneimittel-Wechselwirkungen und das klinische Verständnis ihrer Kompliziertheit?

1. Wir benötigen bessere Methoden zur Quantifizierung der Arzneimittel-Nebenwirkungen. Diese Methoden müssen Bedeutung für die Klinik haben, die Ergebnisse sollten verständlich sein, den Klinikern und nicht nur einer kleinen Elite zur Verfügung gestellt werden.
2. Die Kompliziertheit der Wechselwirkungen zwischen mehr als zwei Medikamenten muß entwirrt werden. Dafür sind mathematische und statistische Methoden erforderlich, oder man muß sich, wie wir dies bei unserer früheren Arbeit taten, auf verfügbare Methoden stützen (5).
3. Ein System zur Aufzeichnung und Auswertung von Arzneimittel-Wechselwirkungen auf einer in die Zukunft weisenden Grundlage muß geschaffen werden. Eine großangelegte Untersuchung von vielen kooperierenden Krankenhäusern dürfte notwendig sein nach der Art, wie sie so beispielhaft von den Hospitälern der Veterans Administration betrieben werden.
4. Die gewonnenen Informationen sollten dem Arzt sofort zugänglich gemacht werden. Damit müßte jedes vor Arzneimittel-Wechselwirkungen warnende System, wie das in Stanford geschaffene, einen Mechanismus enthalten, der die gespeicherten Informationen ständig auf den neuesten Stand bringt – mit allen Verwicklungen, die dies mit sich bringt.
5. Eine Gruppe dieser Informationen könnte die Wahrscheinlichkeit einer klinisch bedeutsamen Wechselwirkung angeben, falls zwei oder mehr Medikamente verabreicht

werden. Danach erwägt der Arzt bei diagnostischen und therapeutischen Entscheidungen mehrere wahrscheinliche Möglichkeiten.

Welche Verantwortung trägt der Kliniker an dieser Problematik?

Der Anästhesist muß nicht nur sehr gut über Arzneimittel-Wechselwirkungen Bescheid wissen, er muß auch ständig nach ihnen fahnden, nicht nur bei den Prämedikationsvisiten, sondern auch jedesmal, wenn ein Medikament gegeben wird, sei es im Operationssaal oder im Aufwachraum. Dies ist nicht möglich, wenn er sich nicht auf die Lieferung aktueller Informationen stützen kann. Nur mit Hilfe der vom Kliniker gemachten Beobachtungen und durch Rückinformation von diesem über die Art und Leichtigkeit seiner Anwendung und mit der Einsicht des Klinikers vermag der forschende Wissenschaftler zu entscheiden, ob die Information von klinischem Nutzen ist.

Zusammengefaßt haben wir eine praktische Lebensweisheit der Arzneimittel-Wechselwirkungen vom Standpunkt des Anästhesisten entwickelt. Wir haben gezeigt, daß einige Arzneimittel-Wechselwirkungen sehr gefährlich sein können; andere können zweckdienlich sein, während weitere nur nach sorgfältiger Dosierung eine nützliche Wirkung entfalten. Es bedarf umfangreicher Kenntnisse, um störende Wechselwirkungen zu vermeiden und um sich nützlicher Wechselwirkungen zu bedienen. Leider wurden auf dem Gebiet der Erforschung von Arzneimittel-Wechselwirkungen nur langsame Fortschritte erzielt, und die Weitergabe von Kenntnissen hierüber an den Kliniker erfolgt noch immer verzögert. Wir benötigen weiterer Hilfe, um zwischen bedeutenden und unbedeutenden Wechselwirkungen unterscheiden und Zugang zu bereits zusammengetragenen Informationen gewinnen zu können. Hierzu bedarf es computergestützter Systeme und eines Systems ständiger Fortbildung der Ärzte.

Literatur

1. Levy, A.G.: Sudden death under light chloroform anaesthesia. J. Physiol. 42 (1911) III
2. Levy, A.G.: Chloroform Anaesthesia. London, John Bole & Sons & Danielsson, 1922
3. Beecher, H.K., D.P. Todd: A Study of Deaths Associated with Anesthesia and Surgery. Springfield, Ill., Charles C. Thomas, 1954
4. Bonica, J.J. u. Mitarb.: Circulatory effects of peridural block: II. Effects of epinephrine. Anesthesiology 34 (1971) 514
5. Gershwin, M.E., N. Ty Smith: Interaction between drugs using three-dimensional isobolographic interpretation. Arch. Int. Pharmacodyn. Ther. 201 (1973) 154
6. Cohen, S.N. u. Mitarb.: A computer-based system for the study and control of drug interactions in hospitalized patients. In: Drug Interactions. Hrsg. P.L. Morselli, S. Garattini und S.N. Cohen. New York, Raven Press Brooks, Ltd., 1974
7. Borda, L.T., D. Slone, H. Jick: Assessment of adverse reactions within a drug surveillance program. J.A.M.A. 205 (1968) 645
8. Ogilvie, R.I., J. Ruedy: Adverse reactions during hospitalization. Can. Med. Assoc. J. 97 (1967) 1445
9. Seidl, L.G. u. Mitarb.: Studies on the epidemiology of adverse drug reactions. Bull. Johns Hopkins Hosp. 119 (1966) 299
10. Stewart, R.B., L.E. Cluff: Studies on the epidemiology of adverse drug reactions VI: Utilization

and interactions of prescription and nonprescription drugs in outpatients. Johns Hopkins Med. J. **129** (1971) 319
11. Hansten, P.D.: Drug Interactions. 3. Aufl. Philadelphia, Lea & Febiger, 1975
12. Ascione, F.J.: Evaluations of Drug Interactions. 2. Aufl. Washington, D.C. American Pharmaceutical Association, 1976
13. Drug Interactions: an annotated bibliography with selected excerpts, 1967–1970. Vol. 1, 1972, HEW publication no. (NIH) 73–322; Vol. 2, 1974, (NIH) 75–322; Vol. 3, 1975, (NIH) 76–3004

2. Kapitel

Formen und Mechanismen der Arzneimittel-Wechselwirkungen: Allgemeine Grundsätze

Werner E. Flacke und Joan W. Flacke

Die moderne Anästhesie beruht auf der geplanten Anwendung von Wirkungen und Wechselwirkungen mehrerer, manchmal auch vieler Medikamente. Dies stellt eine wichtige Abkehr gegenüber früheren Zeiten dar, als ein einziges «vollwertiges» Anästhetikum zur Herstellung von Bedingungen diente, die zur Durchführung diagnostischer, chirurgischer sowie therapeutischer Verfahren erforderlich waren.
Unter den verschiedenen Gründen für diesen Wandel war der erste die Erkenntnis, daß die klinische Anästhesie unterschiedliche Zustände miteinander kombiniert wie Analgesie, Bewußtseins- und Gedächtnis-Verlust, Erschlaffung der Skelettmuskulatur und eine autonome, insbesondere kardiovaskuläre Stabilität angesichts größerer Streß-Situationen. Die nächstfolgende Erkenntnis besagt, daß die Allgemeinanästhetika toxisch sind, und schließlich hat die Einführung der sogenannten Adjuvanzien ermöglicht, mittels anderer Medikamente als den klassischen Allgemeinanästhetika mehrere der zuvor genannten Komponenten der Anästhesie zu erzielen. Es ist nicht nur möglich, mittels intravenöser Injektion neuromuskulär blockierender Mittel Muskelerschlaffung zu erzielen, sondern man kann auch durch hohe Dosen starkwirksamer Analgetika fast jede Analgesietiefe erzielen. Wir beginnen gerade damit, durch andere Medikamente als die klassischen Allgemeinanästhetika eine Trübung des Bewußtseins und retrograde Amnesie anzustreben. Obwohl jedes dieser Adjuvanzien zur Erzielung eines Teiles des Gesamtsyndroms der klinischen Anästhesie selbst Nachteile hat, sind die Nachteile der Anästhesie durch ein einziges Medikament derart groß, daß die Verfechter eines solchen Vorgehens fast verschwunden sind. Eine Rückkehr zum Prinzip der Mono-Anästhesie ist ganz unwahrscheinlich, falls nicht Anästhetika entwickelt werden, deren Sicherheit wesentlich gesteigert wäre. Diese ständigen Weiterentwicklungen erschweren den Anästhesisten das Verständnis der Arzneimittel-Wechselwirkungen sehr. Es ist hier nicht unsere Aufgabe, gut eingeführte Verfahren einer erneuten Beurteilung zu unterwerfen. Wenn wir hier auch die allgemeinen Grundlagen der Wechselbeziehungen von Medikamenten behandeln werden, die für die heutige Anästhesie von Bedeutung sind, wollen

wir unsere Aufmerksamkeit hauptsächlich auf die nicht absichtlich hervorgerufenen Wechselwirkungen konzentrieren, die oft widersprüchlich und unklar sind.

Die klinische Bedeutung vieler Arzneimittel-Wechselwirkungen ist häufig nicht klar festgelegt, und auf nur wenige der sich aufwerfenden Fragen konnte eine klare Antwort gegeben werden (1, 2). So erforderte die Beantwortung der Frage, ob die antihypertone Behandlung vor Anästhesie und Operation abzusetzen sei, nicht nur eine vorläufige Beantwortung, sondern vielmehr eine fundierte klinische Beobachtung und eine sorgfältige vergleichende Untersuchung (3–5). Im Hinblick auf die neueren Antihypertonika ist diese Antwort beta-adrenerger Rezeptorenblocker während der Anästhesie noch immer ungelöst und Gegenstand der Diskussion (6). Selbst über die Anwendung solch altbewährter Praktiken wie die Gabe von Anticholinergika ist noch nicht das letzte Wort gesprochen (6a). Die endgültige Entscheidung dieser und anderer Fragen erfordert noch weitere intensive Forschungsarbeit. Dies ist einer der Gründe dafür, in diesem Kapitel nicht nur Wechselwirkungen von unzweifelhafter Bedeutung zu behandeln, sondern auch solche, deren Bedeutung wir noch nicht kennen.

Die Besprechung der Arzneimittel-Wechselwirkungen unterliegt bestimmten allgemeinen Erschwernissen und Beschränkungen. Wir müssen zunächst *feststellen*, ob die Effekte eines Medikaments durch ein oder mehrere andere Mittel verändert werden, d.h., ob eine Wechselwirkung überhaupt stattgefunden hat oder nicht. Häufig ist die Antwort nicht so leicht zu ermitteln, wie es zunächst erscheint.

Die normale Variabilität

Ebenso wie viele andere biologische Variable lassen sich die Reaktionen auf bestimmte Medikamente nur mit den Mitteln der Statistik beschreiben. Im Idealfall konzentriert sich die Medikamentenwirkung auf einen Mittelwert mit einer Normalverteilung. Dies trifft sowohl für die «normale» als auch für die «abnorme» Reaktion zu. Eine Differenz ist nur dann statistisch signifikant, wenn zwei Reaktions-Mittelwerte zweier vergleichender Gruppen sich um mehr als das Doppelte des Standard-Fehlers unterscheiden. Man muß ständig davor auf der Hut sein, nicht durch zufällige im Normbereich liegende Abweichungen irregeleitet zu werden (7–9).

Genau gesagt muß eine Arzneimittel-Wechselwirkung mit den Mitteln der Statistik beschrieben worden sein, bevor sie als wissenschaftlich erwiesen gelten kann. Oft aber steht, wenigstens zu Beginn der Anästhesie, keine statistische Sicherung zur Verfügung. Dies ist die logische Berechtigung für Fallberichte, die dazu dienen sollen, die Berufskollegen aufmerksam zu machen und Bestätigungen oder Gegenstimmen zu derartigen Beobachtungen einzuholen.

Weitere die Wirkung von Medikamenten beeinflussende Faktoren

Neben dieser «normalen biologischen Schwankungsbreite» sind viele Faktoren, welche die Wirkung eines Medikaments zu beeinflussen vermögen, potentiell erkennbar. Den wohl wichtigsten Einfluß übt wahrscheinlich das *Grundleiden* aus. (Dies ist die erste Frage, die sich angesichts einer veränderten Reaktion auf ein Medikament stellt. Hierauf eine zufriedenstellende Antwort zu geben ist oft unmöglich.)

Wir wissen auch, daß innere und äußere *Umweltfaktoren* die Reaktion auf ein Medikament abwandeln können. So hängt z.B. der Effekt des Halothans auf die Körpertemperatur in hohem Maß von Raumtemperatur und Feuchtigkeit ab. Der hormonelle Zyklus, die Jahreszeiten, Klima und Ernährungsweise können die Reaktion auf Medikamente abwandeln, doch ist deren klinische Bedeutung für die Anästhesie unbekannt. Die Bedeutung *genetischer* Faktoren, insbesondere in Verbindung mit abnormen Pseudocholinesterase-Spiegeln und der Reaktion auf Succinylcholin, bei Porphyrie, Hämoglobinopathien sowie maligner Hyperthermie ist von den Anästhesisten schon seit längerer Zeit erkannt worden (10–13). Obwohl die Häufigkeit des Auftretens jeder der genannten genetischen Störungen gering ist, wächst die Liste der anerkannten genetischen Faktoren ständig weiter.

Besondere Gesichtspunkte der Arzneimittel-Wechselwirkung in der Anästhesie

Die Rolle des Anästhesisten in der Medizin ist insofern besonders, weil er

1. vorwiegend rasch wirkende Medikamente verwendet,
2. die Reaktion auf die verabreichten Medikamente oft sehr genau mißt,
3. sich oft auf antagonistische Wirkungen von Medikamenten stützt und
4. gewohnt ist, die Dosis oder Konzentration eines Medikaments zu titrieren.

Für die Verabreichung starkwirksamer Medikamente mit steiler Dosis-Wirkungs-Beziehung ist die individuelle Titrierung der Dosis von großer Bedeutung.
In der Anästhesie sind Wechselwirkungen, die zu einer unbedeutenden Wirkungssteigerung oder -abnahme führen, von geringen Konsequenzen und werden als Routine behandelt. Der Wert der Kenntnis und der Voraussage von Arzneimittel-Wechselwirkungen liegt für den Anästhesisten oft darin, daß ihm sein Wissen gestattet, die Wirkungsänderung vorauszusagen.
Einige Beispiele für Arzneimittel-Wechselwirkungen finden sich in den am Ende dieses Kapitels dargestellten Fallberichten.

Formen von Arzneimittel-Wechselwirkungen

Die Arzneimittel-Wechselwirkungen lassen sich in drei Hauptgruppen einteilen, physikalische oder chemische In-vitro-Unverträglichkeiten, die gelegentlich auch als pharmazeutische Faktoren beruhende Wechselwirkungen und pharmakodynamische Wechselwirkungen.
Diese Einteilung ist zwar zur Beschaffung von wissenschaftlichem Material zweckmäßig, kann aber nicht beanspruchen, die klinische Realität widerzuspiegeln. Tatsächlich sind bei einigen Wechselwirkungen alle drei Gruppen zugleich beteiligt, wie z.B. im Falle der Neuroleptika (Phenothiazine und Butyrophenone).
Ihre psychosehemmenden Effekte scheinen Beziehungen zu ihrer Fähigkeit zu haben, Rezeptoren für Dopamin und/oder Noradrenalin zu blockieren, und vielleicht auch muscarinartige cholinozeptive Rezeptoren, solche für Histamin und auch für 5-Hydroxytryptamin zu beeinflussen. Neben den gewünschten psychoseblockierenden Wirkungen besitzen sie lokalanästhetische Wirksamkeit, und klinisch sind Sedierung oder leicht anregende Wirkungen zu verzeichnen. Diese Medikamente können außerdem extrapyramidale Nebenwirkungen, Stauungsikterus, Dermatitiden (sowohl über einen photosensibilisierenden als auch einen allergischen Mechanismus) sowie Störungen der Blutzusammensetzung auslösen. Sie können den Leberstoffwechsel dämpfen und mikrosomale Leberenzyme induzieren. Sie hemmen die Katecholamin-Pumpe und setzen

damit die Aufnahme des Noradrenalins in die noradrenergischen Neuronen herab sowie die Aufnahme von Medikamenten, die Substrate desselben Transportmechanismus sind. Die Neuroleptika werden an die Plasmaproteine gebunden und können dort mit anderen Medikamenten um Bindungsstellen in Konkurrenz treten. Hierdurch besitzen diese Mittel ein enormes Potential für Wechselwirkungen unter Einbeziehung jeder Art pharmakokinetischer und pharmakodynamischer Mechanismen. Offenbar ist die Analyse einer gegebenen Wechselwirkung unter diesen Bedingungen schwierig oder manchmal auch unmöglich, dennoch ist ein Versuch, diesen Mechanismus aufzuklären, für die Voraussage und Verhütung anderer pharmakologischer Gefahren wesentlich. Glücklicherweise neigen nur wenige andere Medikamente in solchem Maße zu Wechselwirkungen wie die antipsychotisch wirksamen Mittel.

In-vitro-Unverträglichkeiten

Diese Art der Wechselwirkung tritt bereits ein, bevor ein Medikament im großen Kreislauf resorbiert oder parenteral verabreicht worden ist (14, 15). Sie umfaßt Wechselwirkungen zwischen in gelöster Form vorliegenden Medikamenten sowie solchen im Gastrointestinaltrakt, die noch nicht resorbiert sind. Der Anästhesist ist an beiden Problemen interessiert. Oft wird die Prämedikation oral verabreicht. In der Anästhesie werden die am stärksten wirksamen Mittel intravenös zugeführt, oft in einem Infusionsgerät gemeinsam mit Medikamenten, die mit der Anästhesie nichts zu tun haben, wie z.B. Antibiotika. Solange man sich nicht absolut sicher ist, daß keine unerwünschte Wechselwirkung auftritt, darf man Medikamente nicht miteinander mischen. Angesichts der langen Liste von Unverträglichkeiten ist es angebracht, den klinischen Pharmakologen zu Rate zu ziehen. Es muß auch festgestellt werden, daß dieselbe Wirksubstanz eines Medikaments durch verschiedene Hersteller unterschiedlich verarbeitet wird und daß deren Zubereitung seine Verträglichkeit mit anderen Medikamenten beeinflussen kann. Die Tab. 2.1 ist ein Beispiel für Unverträglichkeiten durch eine Reihe von häufig per Infusion gegebenen Antibiotika.

In Tabletten und Kapseln kombinierte Medikamente können nach oraler Verabreichung eine Wechselwirkung entfalten (16, 17). Die Chelatbildung und Inaktivierung von Tetrazyklinen durch polyvalente Kationen, wie Ca^{++}, Mg^{++} oder Al^{+++} enthaltende Antazida, stellen ein typisches Beispiel dar. Auch Mittel wie Kaolin, Pektine, Aktivkohle oder hydriertes Aluminiumsilikat, die auf Grund ihres Adsorptionsvermögens zur Behandlung von Durchfällen dienen, adsorbieren und inaktivieren daher auch viele Medikamente und verhindern somit deren Aufnahme über den großen Kreislauf (18). Cholestyramin behindert die Resorption von Warfarin oder anderen Cumarinderivaten, Digitoxin, Schilddrüsenpräparaten und von Diuretika der Thiazid-Reihe (19). Die Effekte von pH-Änderungen auf die Resorption von Acetylsalicylsäure im Gastrointestinaltrakt sind bereits den Fernsehzuschauern bekannt. Medikamente, welche die Motilität des Gastrointestinaltrakts beeinflussen, so die starkwirksamen Analgetika (Narkotika) und Anticholinergika können die Resorption oral verabreichter Präparate abwandeln oder verzögern (20–22).

Pharmakokinetische Wechselwirkungen

Unter Pharmakokinetik versteht man die Gesamtheit aller Vorgänge, denen ein Medikament innerhalb eines Organismus unterworfen ist. Andererseits versteht man unter

Tab. 2.1: Unverträglichkeiten von einigen in Infusionslösungen verabreichten Antibiotika

Medikament	Unverträglich mit	Medikament	Unverträglich mit
Amphotericin B	Penicillin G Tetracyclinen Diphenhydramin	Erythromycin-gluceptat	Cephalotin Erythromycin Hydrocortison Colistimethat Cephalotin
Cephalotin	Chloramphenicol Erythromycin Kanamycin Polymyxin B Tetracyclinen Vancomycin Barbituraten Calcium-Salzen Phenytoin Heparin Noradrenalin Phenothiazinen	Kanamycinsulfat	Chloramphenicol Colistimethat Tetracyclinen Aminophyllin Barbituraten Phenytoin Heparin Vitamin B Cephalotin Methicillin Barbituraten Calciumgluconat Phenytoin Heparin
Chloramphenicol	Cephalotin Erythromycin Polymyxin B Tetracyclinen Vancocomycin Aminophyllin Barbituraten Diphenhydramin Phenytoin Hydrocortison	Penicillin G	Amphotericin B Lincomycin Chlorpheniramin Chlorpromazin Dexamethason Phenytoin Ephedrin Heparin Metaraminol Phenylephrin

Pharmakodynamik alle Einflüsse, die das Medikament auf den Organismus ausübt. Demgemäß schließt die Pharmakokinetik Vorgänge ein wie die Resorption des Medikaments (soweit dies nicht direkt in die Blutbahn injiziert wird), die Verteilung einschließlich des Einflusses der Plasmaprotein-Bindung und seine Elimination mittels Ausscheidung über Galle oder Urin oder durch metabolische Inaktivierung.

Hämodynamische Bedingungen. Da der intravenöse Zugang den schnellsten und direktesten Weg zu den Wirkungsorten der Medikamente darstellt, ist er auch im wesentlichen der während der Anästhesie fast ausschließlich verwendete. Wirkungseintritt und Wirkungsdauer der meisten intravenös verabreichten Mittel werden durch Verteilungsvorgänge tiefgreifender als durch Ausscheidung und Stoffwechsel beeinflußt (23). Typische Beispiele hierfür sind die intravenösen Einleitungsmittel wie Thiopental und Thiamylal. Die Konzentration des Medikaments in dem das Herz verlassenden Blut ist eine Funktion der Injektionsgeschwindigkeit und des Volumens, in welches die Injektion erfolgt, d.h. des venösen Rückstromes während der Dauer der Injektion. Die Geschwindigkeit des Transports in die Gewebe wird durch die Konzentration im arteriellen Blut und die Gewebedurchblutung bestimmt. Jedes Medikament, welches das Herzminutenvolumen oder die Verteilung der Durchblutung beeinflußt, übt auch einen Einfluß auf dessen zuzuführende Gesamtmenge und die Zufuhrgeschwindigkeit dieses Medikaments aus, insbesondere zum Hirn und zum Herzmuskel, den beiden Organen, die an der beabsichtigten Anästhesie und dem schwerwiegendsten potentiell ungünstigen Effekt, nämlich der Myokarddepression, am engsten beteiligt sind.

Bei einer gegebenen Injektionsgeschwindigkeit ist die Konzentration eines Medikaments im arteriellen Blut eine Funktion des Herzminutenvolumens. Obwohl das HMV selten vor der Einleitung untersucht wird, kann man mittels des injizierten Medikaments durch wahrscheinlich vom Medikament ausgeübte Wirkungen Rückschlüsse auf den Zustand des Kreislaufsystems ziehen. Gibt man z. B. einem Patienten mit niedrigem Herzminutenvolumen Thiopental, so bewirkt eine «normale» Injektionsgeschwindigkeit die Zufuhr höherer als normaler Konzentrationen des Medikaments an Hirn und Herz, wohin der Hauptanteil des Herzminutenvolumens verteilt wird. Dort vermag die hohe Konzentration die Herzfunktion weiter zu beeinträchtigen, wenn das niedrige Herzminutenvolumen auf einer herabgesetzten Herzleistung beruht. Ein weiteres Beispiel ist das Propranolol oder irgendein anderer beta-adrenerger Rezeptorenblocker. In Dosen, die heute intravenös in der Anästhesie verwendet werden, wirkt Propranolol voll und ganz durch Dämpfen oder Blockierung adrenerger Einflüsse auf das Herz, beeinflußt es entweder auf neurogenem Wege oder über die zirkulierenden Katecholamine. Ein derartiger Entzug pflegt das Minutenvolumen eines Herzens von normaler Kontraktilität, das fähig ist, den venösen Rückstrom ohne adrenerge Stützung aufzunehmen, nicht zu beeinflussen. Er vermag jedoch das Minutenvolumen eines an der Leistungsgrenze liegenden Herzens, das zur Beibehaltung seines Minutenvolumens der adrenergen Stützung bedarf, herabzusetzen. Dieser Entzug setzt auch das Minutenvolumen herab, das infolge Angst oder Schmerz und die dadurch bedingte abnorme sympathische Aktivität gesteigert ist. Natürlich dämpft Propranolol die normale reflektorische Reaktion auf jegliche medikamentenbedingte Herabsetzung des Herzminutenvolumens und des Blutdrucks.

Bei den Inhalationsanästhetika sind die Geschwindigkeit des Konzentrationsanstiegs im Alveolargas und das Herzminutenvolumen oder die Perfusion der Lungen die für die Aufnahmegeschwindigkeit wichtigen Parameter. Die relative Bedeutung dieser beiden Vorgänge in Verbindung mit Anästhetika mit niedrigem und hohem Blut/Gas-Löslichkeitskoeffizienten sind zu gut bekannt, um an dieser Stelle näherer Ausführungen zu bedürfen (24). Es ist jedoch festzustellen, daß diese Vorgänge durch zuvor erfolgte medikamentöse Behandlung und die Prämedikation beeinflußt werden können, wie dies in den das Herzminutenvolumen betreffenden Beispielen besprochen wurde. Bronchospasmolytika setzen den Luftwegswiderstand herab und können das Ventilations-Perfusions-Verhältnis bei Patienten mit obstruktiven Lungenerkrankungen verbessern und daher den Konzentrationsanstieg des Anästhetikums im Alveolargas beschleunigen. Bei Arzneimitteln, welche eine Zunahme des Luftwegswiderstandes bewirken, geschieht das Gegenteil. Das bekannteste Beispiel hierfür kann wieder Propranolol liefern, das eine ungehemmte Bronchokonstriktion ermöglicht, indem es den über beta-adrenerge Rezeptoren vermittelten bronchodilatatorischen Effekt der sympathischen Innervation blockiert.

Die resorptionsverzögernde Wirkung von Adrenalin bei Lokalanästhetika ist ein Beispiel für die allgemeine Regel, wonach die Perfusion die Resorptionsgeschwindigkeit und die Mobilisierung eines Medikaments aus seinem Gewebedepot bestimmt, wenn die anderen Faktoren unverändert bleiben (25). Jedoch ist der Einfluß von Änderungen im großen Kreislauf und am Herzen auf die Resorption von Medikamenten nach lokaler Verabreichung nicht gleich gut bekannt. Nach intramuskulärer oder subkutaner Verabreichung bestimmter Medikamente an Patienten im latenten oder manifesten Schock können derartige Änderungen dramatisch sein.

In diesen Fällen führt die Behebung der kardiovaskulären Insuffizienz eine Verbesserung der Gewebeperfusion und der Mobilisierung eines zuvor stagnierenden Medikament-Depots im Gewebe herbei. Die Rebound-Atemdepression nach hohen intramuskulären Morphindosen unter Gefechtsbedingungen ist gut bekannt. Ebenso instruktiv sind die Fälle mit subkutaner Adrenalin-Überdosierung beim akuten Kreislaufversagen. Diesen Problemen kann man mittels der intravenösen Zufuhr aus dem Wege gehen.

Proteinbindung. Die Verdrängung eines Medikaments aus seiner Proteinbindung durch ein anderes ist eine wichtige Möglichkeit der Verursachung einer Arzneimittel-Wechselwirkung (26). Jedoch betrafen die meisten klinisch relevanten Beispiele Medikamente von langer Wirkungsdauer. Das vielleicht am häufigsten besprochene Beispiel ist die Verdrängung von Warfarin durch Phenylbutazon mit einer Steigerung der Konzentration freien Warfarins und hieraus resultierender Verlängerung der Gerinnungszeit (27). Obwohl dieses Beispiel für den Anästhesisten von begrenzter Bedeutung ist, haben viele in der Anästhesie verwendete Arzneimittel steile Dosis-Wirkungs-Kurven, werden in fast toxischer Dosis gegeben und sind in hohem Maß an Protein gebunden. Somit besteht in der Anästhesie für diesen Typ eine hohe Wahrscheinlichkeit einer Wechselwirkung. Es wurde über Verdrängung von Chinidin und Phenytoin berichtet, was ein Beispiel für einen derartigen Typ einer Wechselwirkung sein könnte. Die hohe Proteinbindung von Propranolol und dessen Fähigkeit, eine Myokarddepression zu verursachen, machen dieses Medikament zu einem weiteren Anwärter für die Verdrängung anderer Medikamente mit schädlichen Auswirkungen (19a). Leider sind für derartige Folgen keine Beweise vorgelegt worden, wahrscheinlich deswegen, weil die Sachlage in der klinischen Anästhesie derart kompliziert ist, daß die Feststellung der möglichen Ursachen schwierig ist. Wardell hat eine Aufstellung der Anforderungen vorgenommen, die an den Nachweis einer Verdrängung zu stellen sind (28):

1. In-vitro-Nachweis der Verdrängung,
2. In-vivo-Nachweis der Verdrängung,
3. Nachweis der Tatsache, daß der zeitliche Ablauf der toxischen Symptome parallel mit dem Anstieg und dem darauf folgenden Absinken der Konzentration des freien Medikaments verläuft, und
4. andere mögliche Ursachen für diese Symptome ausgeschlossen wurden.

In der Anästhesie muß man die Proteinbindung auch im Zusammenhang mit anderen Bedingungen betrachten. Unter der Infusion von kristalloiden Lösungen oder von Vollblut- und Plasmapräparaten können tiefgreifende und rasche Änderungen der Plasmaprotein- und der Arzneimittel-Konzentrationen eintreten. Somit kann sich die Konzentration des freien, d.h. pharmakologisch aktiven Arzneimittels mit dem Ansteigen und Absinken des Proteinsatzes des gebundenen Anteils ändern. Dies ist jedoch nur bei starkwirksamen Arzneimitteln mit hoher Proteinbindung von praktischer Bedeutung.

Biotransformation. Die Mehrzahl der Stoffwechselumwandlungen von Arzneimitteln erfolgt in der Leber. Da diese Vorgänge im 3. Kapitel ausführlich besprochen werden, soll hier nur auf einige allgemeine Punkte hingewiesen werden.

Es kann der Stoffwechsel eines Arzneimittels durch ein anderes sowohl gehemmt als auch angeregt werden. Die Hemmung des Stoffwechsels beruht auf der akuten Wechselwirkung zweier Arzneimittel, die um denselben Stoffwechselablauf konkurrieren. Die Anregung des Stoffwechsels kann das Ergebnis früherer längerdauernder Verabreichung eines Medikaments sein, der die Enzyminduktion folgte. Obwohl das übliche Ergebnis der Verstoffwechselung die Entgiftung, d.h. Inaktivierung und verstärkte Ausscheidung über die Niere ist, gibt es auch Beispiele für die Umwandlung eines Medikaments in eine noch aktivere Form, wie im Falle von Parathion, Chloralhydrat und Cyclophosphamid (letzteres ist die unwirksame Form, die in das eigentlich wirksame Paraoxon überführt wird). In der Anästhesie ist der Stoffwechsel wichtiger Faktor für das Entstehen toxischer Metaboliten. Der Leberstoffwechsel kann auch durch Änderungen der Leberfunktion beeinflußt sein, die durch ein anderes Medikament hervorgerufen wurden (23, 36).

Einige Medikamente werden nicht in der Leber verstoffwechselt. In der Anästhesie ist die Hydrolyse von Succinylcholin durch die Plasma-Cholinesterase das bekannteste Beispiel. Klinische Dosen von als Anticholinesterasen wirkenden Medikamenten verlängern die Effekte des Muskelrelaxans (29). Die unbeabsichtigte Hemmung der Cholinesterasen als Folge der Einwirkung von Organophosphaten, die als Pestizide dienen, kommt heute wahrscheinlich häufig vor. Glücklicherweise werden die klinischen Zeichen der Plasma-Cholinesterase-Hemmung nur bei schwerer Unterdrückung der Enzymaktivität sichtbar (29).

Ein weiteres wichtiges Beispiel einer extrahepatischen Enzymhemmung geben die Monoaminoxidase-Hemmer (auch als MAO-Hemmer bezeichnet). Diese Medikamente wurden verbreitet zur Behandlung depressiver Störungen herangezogen, sind aber erfreulicherweise weitgehend von den trizyklischen Antidepressiva abgelöst worden. Die Monoaminoxidasen (MAO) sind im Organismus weit verbreitet, besonders lokalisiert an den adrenergen Nervenendigungen, und metabolisieren Monoamine wie Noradrenalin, Dopamin und 5-Hydroxytryptamin. Da der Hauptmechanismus der Beseitigung des Noradrenalins aus dem synaptischen Spalt in seiner Aufnahme in die Nervenendigungen besteht, verlängern die Monoaminoxidase-Hemmer die Wirkung von exogen verabreichtem Noradrenalin nicht. Jedoch wird der Effekt der indirekt wirkenden Sympathikomimetika, deren Prototyp Tyramin ist, stark potenziert, insbesondere dann, wenn die Sympathikomimetika Substrate der Monoaminoxidase sind. Dies ist die Grundlage der gut bekannten «Käse-Reaktion», die durch Tyramin enthaltende Nahrungsmittel ausgelöst wird (30, 31). Für den Anästhesisten ist es wichtiger zu wissen, daß Sympathikomimetika wie Phenylephrin und Dopamin bei Patienten, die Monoaminoxidase-Hemmer erhalten, potenziert werden (32, 33).

Ein weiterer bedeutsamer Effekt dieser Mittel ist die Potenzierung und Veränderung der Wirkung des Analgetikums (34). Der genaue Mechanismus dieser Wechselwirkung ist nicht klar, obwohl eine Hemmung der N-Demethylierung durch MAO-Hemmer nachgewiesen worden ist (35). Jedoch wird die Wirkung des Pethidins nicht einfach verstärkt und verlängert, sondern in ihrem Charakter verändert. Dies kann darauf beruhen, daß die Monoaminoxidase-Hemmer nicht nur für die Monoaminoxidase spezifisch sind, und darauf, daß deren Verabreichung zu einer Zunahme von Hirn-Monoaminen mit Ausnahme von Noradrenalin führt (34). Die Wechselwirkungen verschiedener Monoamine im Zentralnervensystem sind keineswegs aufgeklärt.

Ausscheidung über die Niere. Für Medikamente, die nur langsam oder überhaupt nicht verstoffwechselt werden, erfolgt die Ausscheidung über die Nieren. Die Nieren scheiden

auch die Produkte des Medikamentstoffwechsels aus, sobald sie ionisiert oder wasserlöslich und damit für die Ausscheidung durch die Niere geeigneter geworden sind. Da die Rolle der Niere im 11. Kapitel im einzelnen behandelt wird, wollen wir hier nur einige allgemeine Grundsätze niederlegen. Die Nierenausscheidung erfolgt durch
1. passive glomeruläre Filtration, mit und ohne Rückresorption und
2. durch aktive tubuläre Sekretion.
Substanzen, die filtriert, aber nicht rückresorbiert werden, sind nicht fähig, die Zellmembran-Barrieren zu durchschreiten. Derartige ionisierte Substanzen, wie z. B. quaternäre Ammonium-Verbindungen bleiben auf den Extrazellulärraum beschränkt und durchwandern die Blut-Hirn-Schranke kaum, wenn überhaupt. Daher ist es sehr einfach, ihre Ausscheidungsgeschwindigkeit zu berechnen. Die Clearance des Extrazellulärvolumens erfolgt durch die Glomerularfiltration. Im Normalfall beträgt das Minutenvolumen der Glomerularfiltration etwa $^1/_{100}$ des Extrazellulärvolumens, so daß die Clearance der Extrazellulärflüssigkeit in etwa 100 Minuten abläuft. Da dieser Vorgang nicht linear, sondern exponentiell ist, beträgt die Halbwertszeit der Ausscheidung nicht 50, sondern etwa 70 Minuten.
Von dieser zugrunde liegenden Prämisse leiten sich weitere Annäherungen ab. Die Tubulussekretion, Clearance des gesamten renalen Plasmastroms, beträgt das Fünffache der Glomerularfiltrationsrate. Daher hat ein auf den Extrazellulärraum begrenztes Medikament, das jedoch über die Niere ausgeschieden wird, eine Eliminationszeit von einem Fünftel der zuvor genannten, d. h. von etwa 14 Minuten.
Umgekehrt würde ein (nicht verstoffwechseltes) lipidlösliches Arzneimittel, das alle Membranen leicht durchschreitet, zum geringsten Teil im Gesamtkörperwasser verteilt und in den Tubuli völlig rückresorbiert werden. Somit ist seine Konzentration im endgültigen Urin lediglich gleich der Plasmakonzentration, welche derjenigen im Gesamtkörperwasser gleicht. Die Eliminations-Halbwertszeit beträgt etwa 20 Tage. Wenn, wie zu erwarten ist, das Arzneimittel auch an Makromoleküle des Gewebes gebunden und in den Körperfetten gelöst ist, kann sein eigentliches Verteilungsvolumen das Vielfache des Gesamtkörperwasser-Volumens betragen, und die Ausscheidung wäre entsprechend verlängert. Derartige Medikamente können erst nach Verstoffwechselung zu einem Metaboliten von stärkerem Ionisierungsgrad zur Ausscheidung kommen.
Diese Beispiele geben die zur Ausscheidung benötigten Zeiträume an und ergeben eine Annäherung für die Größenordnungen der über die Niere erfolgenden Ausscheidungen einiger Medikamente an. Über die Tubuli ausgeschiedene und nicht lipidlösliche (ionisierte) Medikamente sind innerhalb der perioperativen Periode der Modifizierung ihrer Ausscheidung durch andere Medikamente unterworfen. Die Vorhersage der Behandlung eines Medikaments durch die Niere erfordert die Kenntnis seiner physikochemischen Eigenschaften und seines Schicksals im Rahmen des Stoffwechsels. Leider sind derartige Informationen nicht ohne weiteres zugänglich. Verfügt man aber über sie, so kann man in zweckmäßiger Weise Voraussagen über die Veränderungen der Nierenausscheidung anderer Medikamente geben, die Veränderungen der Nierendurchblutung und der Filtrationsgeschwindigkeit zu bewirken vermögen (36). Bei aktiv ausgeschiedenen Medikamenten muß man auch Wechselwirkungen berücksichtigen, die sich aus der Konkurrenz um den Ausscheidungsvorgang herleiten. Die Anzahl derartiger Wechselwirkungen ist jedoch gering; diesbezügliche Informationen sollten routinemäßig von den Herstellern herausgegeben werden.
Der Fall der teilweise ionisierten schwachen Säuren und schwachen Basen und der Einfluß

des pH auf ihre Ausscheidung wird häufig diskutiert; da jedoch die meisten der betreffenden Medikamente in der Leber verstoffwechselt werden (37), ist dies Problem von untergeordneter Bedeutung (s. 4. Kapitel).

Pharmakodynamische Wechselwirkungen

Vom Standpunkt des Anästhesisten sind dies die wichtigsten Wechselwirkungen. Da die Selektivität eines Medikaments niemals eine absolute ist und ein jedes Medikament gewöhnlich mehrere Effekte hervorruft, bietet die Vielfalt möglicher Wechselwirkungen fast jeglicher Organisation Trotz. Jeder Versuch einer Klassifizierung muß künstlich und übermäßig vereinfacht erscheinen. Man darf niemals den Effekt einer gegebenen Kombination nur einem einzigen Typ von Wechselwirkung zuschreiben, wenn man nicht über feste Beweise für den Ausschluß multipler Mechanismen verfügt.

Es ist am besten, verschiedene Methoden der Organisation zu verwenden, die einander überlappen und sich nicht gegenseitig ausschließen. Dies um so mehr, als es Fälle gibt, die sich nicht genau einordnen lassen, weil unsere Kenntnisse des genauen Wirkungsmechanismus bestimmter Medikamente noch zu begrenzt sind. Die Klassifizierung erleichtert lediglich unser Denken über allgemeine Grundsätze, die ihrerseits dazu beitragen, unbekannte und zu erwartende Wechselwirkungen vorauszusagen.

Es wird allgemein angenommen, daß viele Medikamente ihre Effekte durch Bindung an spezifische «Rezeptoren» ausüben. Wir können daher zwischen Arzneimittel-Wechselwirkungen an demselben Rezeptor, solchen unter Beteiligung verschiedener Rezeptoren und Arzneimittel-Wechselwirkungen unterscheiden, die ohne Rezeptor-Vermittlung zustande kommen.

An demselben Rezeptor wirkende Medikamente. Es besteht zunehmende Klarheit darüber, daß nur unter physiologischen Bedingungen vorkommende Substanzen über pharmakologische Rezeptoren, d.h. molekulare Strukturen von hoher Spezifität verfügen, wie z.B. Neurotransmitter und Hormone wie Acetylcholin (ACh), Noradrenalin (NA), Adrenalin (A), Dopamin, 5-Hydroxytryptamin (5-HT), Histamin, Endorphine/ Enkephaline, Angiotensin, Hypophysenhormone und Kortikosteroide. Es ist zu erwarten, daß nur solche Medikamente in spezifischer Weise mit diesen Rezeptoren in Wechselwirkung treten, deren chemische Struktur diesen physiologischen Substanzen stark ähnelt. Dennoch ist die Anzahl dieser Medikamente, ihrer Agonisten und auch ihrer Antagonisten groß. Hierzu gehören Analoga des Acetylcholins, wie Carbachol oder Succinylcholin, Sympathikomimetika, Morphin und mit ihm verwandte Mittel sowie Analoga der Kortikosteroide und der Sexualhormone. Außerdem gibt es die lange Liste von Medikamenten, welche die Effekte der natürlich vorkommenden Agonisten nicht nachahmen, sondern blockieren. Sie umfaßt das Atropin, curareähnliche Mittel, Hexamethonium, beta-adrenerge Rezeptorenblocker, alpha-adrenerge Rezeptorenblocker, Naloxon, Aldosteron-Antagonisten und z.B. auch die Antiöstrogene.

Mit demselben Rezeptor in Wechselwirkung tretende Medikamente vermögen ebenso wie die normalen physiologischen Agonisten lediglich dieselben Effekte auszulösen oder zu blockieren, ungeachtet ihrer unterschiedlichen Größe oder Dauer. Ein gegebener Rezeptor kann jedoch verschiedene Effektorsysteme aktivieren, Acetylcholin z.B. erschlafft die glatte Muskulatur der Gefäße und kontrahiert die Muskulatur der Luftwege und des Gastrointestinaltraktes. Es depolarisiert die Endplatte der Skelettmuskulatur sowie die Membran von Ganglien und postsynaptische Membranen des

ZNS. Es setzt die Frequenz der normalen Herzschrittmacher herab und auch die Geschwindigkeit der atrioventrikulären Reizleitung. Die Natur bedient sich derselben Neurotransmitter, weil sie Zufuhrsysteme entwickelt hat, die eine vorzügliche Lokalisation gestatten. Leider haben wir nichts Gleichwertiges schaffen können, und in unseren groben Händen erzielen rezeptorspezifische Agonisten und Antagonisten eine Vielfalt von Effekten. Somit blockiert das intravenös gegebene Atropin die muskarinartigen cholinergen Rezeptoren ungeachtet ihrer Lokalisation. Neben seinen Wirkungen der Verhütung von Bradykardie und Reizleitungsunterbrechung kann es eine Harnsperre verursachen und ein Glaukom auslösen. Außerdem ruft nicht nur Atropin allein diesen Wirkungs-Typ hervor. Viele andere Medikamente, deren primärer Zweck nicht in der Blockierung muskarinartiger Rezeptoren besteht, wie z.B. die Antihistaminika, die trizyklischen Antidepressiva, einige Phenothiazine, Benzodiazepine, Pancuronium, Gallamin und das Pethidin verfügen über atropinähnliche Eigenschaften. In einem Gesamtorganismus oder am Patienten eröffnen sich mit Medikamenten dieses Typs viele Möglichkeiten der Wechselwirkung, selbst dann, wenn wir derartige Medikamente gern als «rezeptorspezifisch» betrachten möchten.

Wie zuvor festgestellt, kann die Wechselwirkung mit einem Rezeptor in Aktivierung oder Blockierung bestehen, d.h. in einer *agonistischen* oder *antagonistischen* Wirkung. Prinzipiell verfügen rezeptorwirksame Verbindungen über mindestens zwei Eigenschaften, nämlich die *Affinität* zum Rezeptor und die *intrinsische Aktivität* (oder *Wirksamkeit*), die eintritt, sobald sich die Bildung des Medikament-Rezeptor-Komplexes vollzogen hat (38, 39). Die Affinität bestimmt die Wirksamkeit des betreffenden Medikaments. Die intrinsische Aktivität kann zwischen einem Maximalwert und Null schwanken.

Verfügt ein Medikament über eine ausreichende Affinität, nicht aber über intrinsische Aktivität, dann ist es ein Antagonist. Verbindungen mit mittleren Werten intrinsischer Aktivität sind partielle Agonisten, und in Gegenwart eines Vollagonisten verhalten sich derartige Verbindungen ebenfalls wie partielle Antagonisten (40, 41).

Paton hat eine Hypothese aufgestellt, welche die unterschiedliche Wirksamkeit oder intrinsische Aktivität von Medikamenten zu deuten versucht (42, 43). Obwohl es für diese Hypothese keine Beweise gibt, verdient sie besprochen zu werden, weil sie einen intuitiven Rahmen für Phänomene darbietet, deren Bezugsgröße nicht leicht erkennbar ist. Paton postuliert, daß das Ausmaß der Reaktion auf ein Medikament nicht mit der Konzentration der Medikament-Rezeptor-Komplexe in Beziehung steht (Okkupationstheorie), sondern mit der Geschwindigkeit der Komplexbildung (Geschwindigkeitstheorie). Ist die Geschwindigkeit der Wechselwirkung zwischen Medikament und Rezeptor groß genug, so löst dieses Medikament eine Reaktion aus, was besagt, daß es ein Agonist ist. Ist diese Geschwindigkeit zu gering, erfolgt keine Reaktion, und das Medikament ist ein Antagonist. Partielle Agonisten zeigen ein dazwischenliegendes Verhalten.

Diese Hypothese erklärt einige gut bekannte Tatsachen. Der Wirkungseintritt der Agonisten erfolgt rascher, als der von Antagonisten z.B. die Reaktion von Acetylcholin im Vergleich zur Reaktion auf Atropin oder die Reaktion auf Succinylcholin im Vergleich zu der von curareähnlichen Medikamenten. Der Unterschied zwischen agonistischer und antagonistischer Wirkung wird ein mehr quantitativer als qualitativer. Somit können sich einige Verbindungen, die typische Antagonisten sind, unter gewissen Bedingungen und in einigen Geweben wie partielle Agonisten verhalten. Hiermit läßt sich die agonistische Wirkung des Atropins in Gestalt der Verlangsamung der Herzfrequenz und Reizleitung sowie der Vasodilatation in bestimmten Hautbereichen (Atropin-Rötung) erklären.

Wie die Alltagspraxis bezeugt, dissoziieren die Antagonisten von den Rezeptoren in Übereinstimmung mit der Geschwindigkeitstheorie Patons sehr viel langsamer als die Agonisten. Die Wirkung der curareähnlichen Mittel dauert länger als die Wirkung der depolarisierenden neuromuskulär blockierenden Mittel. Propranolol hat eine längere Wirkung als Noradrenalin. Die Wirkungen des Atropins sind (um Stunden oder gar um Tage) verlängert, während die des Acetylcholins flüchtig sind (selbst dann, wenn sein schneller Abbau verhindert wurde).

Reversible und nicht reversible Antagonisten. Die Geschwindigkeitstheorie reduziert den Unterschied zwischen agonistischen und antagonistischen Medikamenten auf die unterschiedliche Geschwindigkeit ihrer Assoziation (oder Dissoziation) an den (oder vom) Rezeptor. Daher kann man den Unterschied zwischen reversiblen und nicht reversiblen Medikamenten auch als eine Folge der Wirkung von Zeitkonstanten betrachten. Ein Antagonist wird als reversibel angesehen, wenn seine Dissoziationsgeschwindigkeit vom Rezeptor während der Anwesenheit eines Agonisten schnell genug ist, um in Gegenwart des Agonisten eine Äquilibrierung zwischen beiden erfolgen zu lassen. Jedoch können sich mehrere typische reversible Antagonisten verhalten, als wären sie nicht reversibel, wenn sie in genügend hohen Konzentrationen gegen durch Nerventätigkeit freigesetzte Agonisten getestet werden (44). Z.B. bewirkt Propranolol eine Parallelverschiebung der Dosis-Wirkungs-Kurve eines adrenergen Agonisten (z.B. Noradrenalin), wenn der Agonist durch Dauerinfusion zugeführt wird (oder bei einem In-vitro-Versuch in der Badflüssigkeit vorhanden ist). Wird jedoch dieselbe agonistische Reaktion durch Stimulation eines Nerven (d.h. durch Noradrenalin-Freisetzung von der Nervenendigung) hervorgerufen, so scheint der Antagonismus nicht reversibel zu sein (Abb. 2.1). Vermutlich ist der Nerv nicht befähigt, die zur Äquilibrierung benötigte Transmitter-Konzentration zugunsten des Agonisten (Transmitters) freizusetzen, sobald die Konzentration des Antagonisten eine bestimmte Grenze überschreitet. Funktionell kann, wenn der Agonist ein vom Nerven stammender Transmitter ist, ein reversibler Antagonist einen nicht irreversiblen Block bewirken. Die Verschiebung der Frequenz-Wirkungs-Kurve ist winklig, aber nicht parallel, und der Gipfel ist herabgesetzt. Schließlich kann der Antagonist eine völlige Nerv-Effektor-Blockierung, d.h. eine pharmakologische Denervierung hervorrufen. Dies tritt im Falle des Propranolols ein und kann mit Atropin eintreten, doch genügen die klinisch verwendeten Atropin-Dosen nicht, um diesen Typ eines Blockes hervorzurufen.

Die *irreversiblen Antagonisten* zeichnen sich dadurch aus, daß sie entweder eine sehr langsame Dissoziationsgeschwindigkeit aufweisen oder daß gar keine Dissoziation erfolgt. Dies ist bei Phenoxybenzamin und Dibenzylin der Fall (alpha-adrenerge Rezeptorenblocker), bei welchen während der Lebensdauer des Rezeptors keine signifikante Aufhebung der Medikament-Rezeptor-Bindung erfolgt (45). Dies bedeutet, daß erst nach Regeneration des Rezeptors, d.h. nach 2–3 Wochen wieder eine Reaktion auslösbar ist. Bei einem Medikament dieses Typs ist die Geschwindigkeit der Verabreichung unbedeutend, solange aufeinanderfolgende Dosen noch bei vorhandenem Effekt der zuvor gegebenen Dosis verabreicht werden. Diese Mittel kumulieren stark. Weitere Beispiele dieses nicht reversiblen Typs eines Antagonismus sind die Organophosphat-Anticholinesterasen und die zuvor besprochenen Monoaminoxidase-Hemmer.

Ecothiopat und Isofluorophat (nicht in der BRD im Handel; Anm. d. Übersetzers) sind

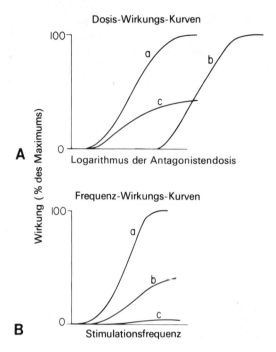

Abb. 2.1: A. Die Kurve a ist eine typische Dosis-Wirkungs-Kurve eines agonistischen Medikaments. Die Kurve b zeigt den Effekt auf denselben Agonisten in Gegenwart eines reversiblen kompetitiven Antagonisten. Die Kurve c zeigt den Effekt auf denselben Agonisten in Gegenwart eines nichtreversiblen Antagonisten. Dieses Beispiel beschreibt die Sachlage, welche eintritt, sobald ein Äquilibrium zwischen dem Agonisten und den sich in Konkurrenz um den Rezeptor befindlichen Molekülen des Antagonisten besteht. Ist der Antagonist reversibel und kompetitiv, so hängt der maximale Effekt (Kurve b) lediglich vom Verhältnis Agonist/Antagonist ab, und die Konzentration des Agonisten kann vom Experimentierenden nach Belieben erhöht werden. Ein nichtreversibler Antagonist setzt die Anzahl der verfügbaren Rezeptoren ungeachtet der vorhandenen Konzentration des Agonisten herab, d. h., der maximale Effekt ist herabgesetzt (Kurve c).

B. Kurve a beschreibt den Effekt der zunehmenden Frequenz der Nerven-Stimulation unter Kontrollbedingungen. Selbst in Gegenwart eines reversiblen Antagonisten ist der maximale Effekt herabgesetzt (Kurven b und c). Bei dieser Sachlage kann die Konzentration des vorhandenen Agonisten nicht beliebig gesteigert werden, sondern hängt vom Vermögen der Nervenendigungen ab, Transmittersubstanz freizusetzen. Da dieses Vermögen begrenzt ist, sinkt der Effekt oberhalb einer bestimmten Konzentration des Agonisten ab, obwohl der Antagonist im Prinzip reversibel ist.

die einzigen klinisch (als Miotika) verwendeten Organophosphat-Anticholinesterasen, doch ist die Einwirkung von als Insektiziden verwendeten Organophosphaten, insbesondere bei in der Landwirtschaft tätigen Arbeitskräften, nicht unbekannt.

An verschiedenen Rezeptoren angreifende Medikamente. Medikamente können an verschiedenen Rezeptoren angreifen, um gleiche oder einander entgegengesetzte Effekte hervorzurufen. Die Rezeptoren können auf derselben oder auf verschiedenen Zellen im selben Organ oder in verschiedenen Organen oder Systemen lokalisiert sein, müssen aber dieselbe Funktion beeinflussen.

An verschiedenen Rezeptoren angreifende und denselben Effekt ausübende Medikamente werden als *additiv* bezeichnet. (Die Terminologie ist oft verwirrend, weil die Ausdrücke Addition, Summation, Synergismus und Potenzierung nicht immer dieselbe Bedeutung haben [s. 1. Kap.].) Wichtig im Hinblick auf eine derartige Wechselwirkung von Medikamenten ist, daß verschiedene Medikamente mit derselben erwünschten Wirkung unterschiedliche toxische Eigenschaften haben können. In diesem Falle werden die erwünschten Effekte additiv sein, wobei damit zu rechnen ist, daß die toxischen Effekte auch addiert werden.

Übt ein Medikament selbst keinen Effekt aus, steigert aber den Effekt eines anderen, so wird diese Wechselwirkung als *Potenzierung* bezeichnet. Ein Beispiel einer derartigen Wechselwirkung ist der Effekt des Cocains und cocainähnlicher Medikamente in Gestalt der Potenzierung des Noradrenalins. Cocain hemmt die Aufnahme des Noradrenalins in die adrenergen Nervenendigungen, den wichtigsten Vorgang der Beseitigung des freien Noradrenalins aus dem synaptischen Spalt, und erhöht und verlängert somit die Noradrenalin-Konzentrationen in der Nähe der Rezeptorstellen. Wird Cocain einem Patienten verabreicht, so hängt dessen Wirkung vom Vorhandensein oder Fehlen freien Noradrenalins ab.

Im Falle von Medikamenten, die einander entgegengesetzte Effekte ausüben, hat die Wechselwirkung einen *Antagonismus* zum Ergebnis. Im Gegensatz zum *pharmakologischen Antagonismus* (am selben Rezeptor), wie er zuvor beschrieben wurde, wird diese Art Antagonismus gewöhnlich als «*funktioneller*» oder «*physiologischer Antagonismus*» bezeichnet (47). Die letztgenannte Form wird so bezeichnet, weil alle physiologisch vorkommenden Antagonismen zu diesem Typ gehören. Dies gilt auch für den wohlbekannten Antagonismus zwischen der sympathischen und der parasympathischen Innervation (oder vom sympathikomimetischen und parasympathikomimetischen Pharmaka) am Herzen, an den Luftwegen und im Gastrointestinaltrakt sowie für den Antagonismus zwischen zwei Nervenendigungen, die auf dieselbe postsynaptische Membran übergreifen (was in diesem Falle als postsynaptische Hemmung bezeichnet wird). Nichts spricht dafür, daß die Natur selbst die Idee einer pharmakologischen Wechselwirkung entwickelt hätte, obwohl es a priori keinen Grund dafür gibt, warum dies so sein sollte.

Es gibt nur wenig klinische Beispiele für funktionellen Antagonismus. Ein Beispiel hierfür ist der Fall, in welchem Histamin und andere gefäßerweiternde Mittel während einer anaphylaktischen Reaktion oder durch ein Histamin freisetzendes Mittel liberiert und durch Adrenalin oder einen anderen Vasokonstriktor antagonisiert werden. In diesem Falle besteht kein direkter Antagonismus zwischen dem die anaphylaktische Reaktion oder die Histamin-Freisetzung verursachenden Medikament und dem Vasokonstriktor, sondern zwischen den freigesetzten Vasodilatatoren und dem Konstriktor.

Bekannter und wichtiger ist die Sachlage, bei welcher ein oder mehrere Medikamente einen bestehenden physiologischen Antagonismus beeinflussen, z.B. wenn Atropin oder Propranolol zur Beeinflussung der Herzfrequenz oder der Reizleitung angewendet werden. In diesem Falle ist der Effekt des Antagonisten nicht nur eine Funktion seiner Dosis (oder Zufuhrgeschwindigkeit), sondern auch des Ausmaßes des bestehenden Sympathiko- oder Parasympathikotonus sowie des Ausmaßes der physiologisch entgegengesetzten Innervation. Z.B. schwankt die Zunahme der Herzfrequenz nach einer gegebenen Atropin-Dosis in Abhängigkeit von der Art der Anästhesie, weil der Sympathikotonus des Herzens durch die Allgemeinanästhesie in unterschiedlicher Weise (und auch durch andere Bedingungen, wie z.B. chirurgische Reize) beeinflußt wird.

Werden sowohl Atropin als auch Propranolol verwendet, so beeinflußt der Effekt des ersten Mittels denjenigen des zweiten. Die atropinbedingte Tachykardie ist bei einem mit Propranolol oder anderen Betablockern behandelten Patienten nicht so ausgeprägt. Mit einem Betablocker oder einem Medikament vom Typ des Reserpins behandelte Patienten neigen stärker dazu, als Folge mechanischer Reizung oder nach Zufuhr von Anticholinesterase (48) einen reflektorischen Bronchospasmus zu entwickeln. In diesem Fall wurde die Existenz eines physiologischen bronchodilatatorischen Sympathikotonus erst nach der Anwendung beta-adrenerger Stimulatoren nachgewiesen.

Erst kürzlich zeigte sich, daß die Funktion der sympathischen Nerven durch einen peripheren negativen Rückkopplungsmechanismus unter Beteiligung von Alpha-Rezeptoren und vielleicht durch muscarinartige Rezeptoren sowie Wechselwirkungen mit parasympathischen Nerven geregelt wird (49–51). Die Verabreichung eines alpha-adrenergen Antagonisten erhöht die Freisetzung von Noradrenalin und die sympathische Aktivität. Unter normalen Bedingungen kann das Transmitter-Noradrenalin einen hemmenden Effekt auf seine eigene Freisetzung durch eine negative Rückkopplung ausüben. Somit ist die nach Phentolamin zu beobachtende Tachykardie nicht nur auf die Aktivierung der Barorezeptoren-Reflexe und auf den diesem Arzneimittel eigentümlichen positiv chronotropen Effekt zurückzuführen, sondern auch auf gesteigerte Freisetzung von Noradrenalin infolge der Blockade der Alpha-Rezeptoren durch Phentolamin an der adrenergen Nervenendigung. Auch Atropin vermag die Freisetzung von Noradrenalin zu steigern, und einige der durch Atropin am Herzen ausgeübten Effekte können durch vermehrte Freisetzung sympathischer Transmitter verursacht sein (52). Natürlich kann diese Wechselwirkung nur bei gleichzeitigem Vorhandensein sympathischer und parasympathischer Nerven, wie z.B. im Herzen, auftreten.

Nach Hemmung der Katecholamin-Pumpe, welche Noradrenalin in die adrenergen Nervenendigungen zurückbefördert, treten Wechselwirkungen an verschiedenen Rezeptoren ein. Auf Grund dieses Mechanismus rufen Cocain und ebenfalls die trizyklischen Antidepressiva ihre toxischen kardiovaskulären Effekte hervor (53, 54). Die Arzneimittel-Wechselwirkung dieses Typs bewirkt die Potenzierung von Noradrenalin und in geringerem Umfang auch von Adrenalin. (Da Isoproterenol von den adrenergen Neuronen nicht aufgenommen wird, erfolgt keine Potenzierung.) Noradrenalin kann von außen zugeführt oder endogen freigesetzt werden. Die Toxizität von Cocain ist Gegenstand des ersten Fallberichts dieses Kapitels. Eine Folge der cocainartigen Wirkung der trizyklischen Antidepressiva ist ihr Antagonismus gegenüber antihypertonen Mitteln des Typs der adrenergen Neuronenblocker wie z. B. Reserpins, Guanethidin und Bethanidin. Diese Medikamente sind Substrate der Katecholamin-Pumpe und üben ihren blockierenden Effekt auf das adrenerge Neuron aus, sobald sie in diese adrenergen Nervenendigungen aufgenommen sind. Die Verabreichung der trizyklischen Antidepressiva bewirkt den Ausfall der Blutdruckregelung durch adrenerge Nervenblocker (55, 56).

Kürzlich wurde festgestellt, daß die trizyklischen Antidepressiva bei mit Clonidin behandelten Patienten die Blutdruckregelung aufheben (57). Dieser Mechanismus ist zwar noch nicht aufgeklärt, doch ist es möglich, daß der infolge der Wirkung der Antidepressiva hohe Spiegel freien Noradrenalins den Effekt von Clonidin an zentralen Alpha-Rezeptoren antagonisiert, wo das Clonidin seinen antihypertonen Effekt ausüben soll.

Arzneimittel-Wechselwirkungen, die nicht von pharmakologischen Rezeptoren vermittelt werden. Die wichtigsten in der Anästhesie verwendeten Allgemein- und Lokalanästhetika greifen nicht an spezifischen Rezeptoren an, sondern rufen ihre Wirkungen durch physikochemische Wechselwirkungen hervor und bewirken übereinstimmende Veränderungen biologischer Makromoleküle, Proteine und Lipide, insbesondere der in den erregbaren Membranen enthaltenen. Dieser Sachverhalt konnte jetzt direkt nachgewiesen werden (58–62), doch ist der Mangel an Rezeptor-Spezifität bereits vor längerer Zeit postuliert worden, weil die narkotische Wirkung nicht an besondere Strukturen oder pharmakologische Antagonisten gebunden ist. Tatsächlich bieten nicht die chemischen, sondern die physikochemischen Eigenschaften, wie z.B. die Lipidlöslichkeit, die beste Korrelation mit der narkotischen Wirkung (62).

Infolgedessen kann man die Effekte der Allgemeinanästhetika im wesentlichen als additiv betrachten. Darüber hinaus verhalten sich die Effekte der zur Prämedikation verwendeten Medikamente additiv mit den Allgemeinanästhetika. Das Hinzufügen von Lachgas setzt die zur Erzielung der Mindestalveolarkonzentration von Halothan und anderen Inhalationsanästhetika erforderliche einzuatmende Konzentration herab (63, 64), und auch die toxische Dosis wird hierdurch herabgesetzt. Daher erfolgt keine signifikante Erhöhung des therapeutischen Index

$$\frac{\text{letale Dosis}_{50}}{\text{therapeutische Dosis}_{50}} \quad \frac{LD_{50}}{TD_{50}}$$

(65, 66). Der Einsatz der Prämedikation mit Barbituraten und Benzodiazepinen setzt die erforderliche Konzentration des Allgemeinanästhetikums ebenfalls herab, doch ist der therapeutische Index für diese Fälle nicht ermittelt worden (67). Wenn auch der «Spareffekt» der starkwirksamen Analgetika klar ist, hängt ihr Effekt auf den therapeutischen Index vom gewählten Parameter ab (63, 64). Sie rufen durch einen rezeptorspezifischen Effekt Atemlähmung und einen Zustand kompletter Analgesie hervor (68). Somit ist die Kombination der starkwirksamen Analgetika mit den Allgemeinanästhetika eine Wechselwirkung zwischen zwei verschiedenen Arten von Medikamenten.

Wir müssen zwei verschiedenartige Medikamenttypen, die am Zentralnervensystem angreifen, herausstellen. Zur ersten Gruppe gehören die Allgemeinanästhetika, Alkohol, sedierende Schlafmittel, die sogenannten leichten Tranquilizer und die Antiepileptika. Es gibt keine Beweise dafür, daß diese Mittel eine spezifische Rezeptorstelle besitzen (26). Diese Tatsache und das ähnliche Verhalten dieser Medikamente mit In-vitro-Testsystemen sprechen dafür, daß alle einen ähnlichen Wirkungsmechanismus haben (69). Shanes hat für sie den Ausdruck «Membran-Stabilisatoren» geprägt (70). Wie erwartet, haben sie sowohl therapeutische als auch toxische additive Effekte. Es ist bekannt, daß die zweite Gruppe der am Zentralnervensystem angreifenden Medikamente die Rezeptor-Mechanismen beeinflußt. Zu ihr gehören das Morphin und andere starkwirksame Analgetika, die stärkeren Tranquilizer sowie die Antidepressiva.

Mittel der ersten Gruppe können Gewöhnung, Abhängigkeit sowie Entziehungssymptome hervorrufen, außerdem besteht zwischen ihnen eine hochgradige Kreuztoleranz. Von den Mitteln der zweiten Gruppe rufen nur die starkwirksamen Analgetika (Opiate) Sucht hervor. Opiatsucht und Abhängigkeit von sedierenden Schlafmitteln sind unterschiedliche Kategorien, und es besteht keine echte Kreuztoleranz. Trotz der erheblichen Unterschiede zwischen den Effekten der verschiedenen Medikamente der ersten Gruppe und verschiedenen Allgemeinanästhetika auf das Zentralnervensystem sind deren toxische Wirkungen im wesentlichen additiv.

Prinzipiell wirken die Allgemeinanästhetika auf sämtliche Zellen und Gewebe des Körpers ein. Wie bereits zuvor festgestellt, zeigen selbst die rezeptorspezifischen Mittel bei

Verabreichung über den großen Kreislauf einen Mangel an Selektivität, da in vielen Geweben und Organen passende Rezeptoren vorkommen können. Anästhetika können jedoch fast alle Gewebe und Organe beeinflussen, da die das Ziel ihrer Wirkung darstellenden Makromoleküle überall vorkommen. Unterschiede der Lipidkonzentration verschiedener Gewebe sowie der funktionellen Bedeutung der beeinflußten Makromoleküle können Ursache relativer Selektivität sein. Die relative Selektivität und die funktionelle Komplexität des Zentralnervensystems sind Grundlagen ihrer Eignung zur klinischen Anästhesie.

Ein gutes Beispiel für das Ausmaß der Parallelität zwischen zentralen und peripheren Effekten der Allgemeinanästhetika ist die hohe Korrelation zwischen der direkten Wirkung der Myokarddepression und des Anästhesierungsvermögens über mehrere absolute Wirkungen (71, 72). (Unter klinischen Bedingungen bestimmt der Grad der autonomen Kompensation des Effektes der direkten Myokarddepression auch deren gesamtes Ausmaß.) Weitere Beispiele der peripheren Effekte der Allgemeinanästhetika sind solche auf die neuromuskuläre und ganglionäre Übertragung, auf die glatte Muskulatur der Bronchien und Blutgefäße, auf die Leberfunktion und auf die elektrischen Abläufe im Herzen (73, 74).

Antiarrhythmische Mittel wie Chinidin und Procainamid werden ihrer peripheren Effekte wegen eingesetzt, zeigen jedoch Nebenwirkungen am Zentralnervensystem. Diese Mittel stehen den Lokalanästhetika nahe und überschneiden sich mit ihnen in der klinischen Anwendung. Die peripheren Effekte der Lokalanästhetika (die sich von der Myokardepression über die Erschlaffung der glatten Muskulatur bis zur Potenzierung der neuromuskulären Blockade erstrecken) sind bekannt.

Die Depression der nervalen Funktion muß sich nicht zwangsläufig in Gestalt einer fortschreitenden und systematischen Abnahme der gesamten Aktivität des Zentralnervensystems manifestieren. Hemmende Neuronen und synaptische Vorgänge sind wichtige Teile seiner Geamtfunktion. Die Hemmung derartiger inhibitorischer Vorgänge durch dämpfende Medikamente kann zur vorübergehenden Aktivierung von Neuronen führen, was sogar Krämpfe auslösen kann, schließlich überwiegt jedoch die Dämpfung des gesamten ZNS (75).

Zeitliche Reihenfolge und Wechselwirkung von Arzneimitteln. Der zeitliche Ablauf der Wirkung eines am ZNS angreifenden Arzneimittels ist nicht in einfacher Weise vom Blut- oder Gewebespiegel abhängig. Bei intravenösen Anästhetika ist der Blutspiegel zur Zeit der Erholung von der Anästhesie höher als der zu Beginn der Anästhesie herrschende Spiegel. Dies ist unter der Bezeichnung «akute Toleranz» bekannt. Andererseits dauert der beruhigende Effekt einer dämpfenden oder sedierenden Dosis eines sedierenden Hypnotikums oder der anxiolytische Effekt eines Tranquilizers oft länger an als die Plasma- oder Gewebskonzentration. Die pränästhetische Medikation soll zum richtigen Zeitpunkt gegeben werden, so daß deren Spiegel zum Zeitpunkt der Einleitung bereits im Absinken begriffen ist. Hierdurch ist der Effekt der Medikamente höher als die entsprechenden Blutspiegel, und etwaige toxische oder Nebenwirkungen der Prämedikation und des Anästhetikums sind geringer, als der rechnerischen Addition entspräche.

Kürzlich wurde berichtet, daß Cocain während der Halothan-Anästhesie keine Herzrhythmusstörungen verursache (76). Dies steht offensichtlich im Gegensatz zu unseren eigenen Erfahrungen (siehe Fallbericht) und auch zu denjenigen anderer Autoren (87). Der Unterschied ergibt sich aus der zeitlichen Reihenfolge der Verabreichung. In unserem Falle hatte der Patient Cocain resorbiert und unterzog sich einem schwierigen Eingriff, der von starker Erregung und Angst mit sympathischer Aktivierung begleitet war, als die Allgemeinanästhesie mit Halothan eingeleitet wurde. Die sympathische Aktivität wurde durch Cocain derartig potenziert, daß ein unglücklicher Ausgang erfolgte. Im Rahmen der zitierten Untersuchung (76) war Cocain an Patienten verabreicht worden, die sich bereits unter Halothan-Anästhesie befanden. Da *unter* der Halothan-Anästhesie nur eine geringe sympathische Aktivität besteht, war nur wenig humoral ausgeschüttetes Adrenalin vorhanden, das hätte potenziert werden können.

Für Patienten, die durch chronische oder subchronische Verabreichung sedativer Hypnotika oder starkwirksamer Analgetika medikamentenabhängig geworden sind, besteht eine besondere Situation (77). Es ist allgemein üblich, diesen Zustand der Abhängigkeit während der Anästhesie beizubehalten, weil dies nicht der geeignete Zeitpunkt für eine Entziehung wäre. Dies erfordert die passende Dosis des richtigen Mittels unter der geeigneten Geschwindigkeit zuzuführen, was unter klinischen Bedingungen nicht immer einfach ist. Die Feststellung der Art des erforderlichen Medikaments und die Ermittlung der korrekten Dosis können gewöhnlich nur auf Grund der Anamnese erfolgen. Wie bereits erwähnt, kann jedes sedierende Hypnotikum zur Substitution eines jeden Mittels aus der Gruppe der das Zentralnervensystem dämpfenden Medikamente einschließlich des Alkohols dienen. Das gewöhnlich verwendete sedierende Hypnotikum ist Pentobarbital.

Jedes starkwirksame Analgetikum (Opiat) kann zur Substitution jedes anderen starken Analgetikums dienen, doch scheint der Schweregrad der Entziehungssymptome von der Ausscheidungsgeschwindigkeit des betreffenden starkwirksamen Analgetikums abzuhängen. Methadon könnte auf Grund seiner längeren Wirkungsdauer Vorteile bieten.

Bei einem Opiatsüchtigen ist z.B. die Verabreichung eines Opiatantagonisten, z.B. Naloxon, gefahrvoll, weil eine rasche Verdrängung des Opiats von den Rezeptorstellen erfolgt und ein akutes Entzugssyndrom ausgelöst wird, dessen Schweregrad von der Dosis des Naloxons und vom Schweregrad der bestehenden Sucht abhängt. Andererseits können beim Nichtsüchtigen die *akuten* Effekte selbst einer hohen Opiatdosis ohne Risiko aufgehoben werden. Hierdurch wird kein Entzugssyndrom ausgelöst, ausgenommen das erneute Auftreten von Schmerzen, was eine typische autonome Reaktion zur Folge haben kann (78).

Weitere Wechselwirkungen von Arzneimitteln. Die verwendeten Klassifizierungen vermögen nicht alle Formen von Arzneimittel-Wechselwirkungen zu umfassen. Zwei Wechselwirkungen, die für den Anästhesisten von besonderer Bedeutung sind, sollen in Kürze besprochen werden. Es ist gut dokumentiert, daß mehrere Antibiotika, insbesondere Aminoglykoside und Polymyxin B, die neuromuskuläre Übertragung unterdrücken und eine Verlängerung der Wirkungsdauer nichtdepolarisierender Muskelrelaxanzien verursachen können (79). Ihr wichtigster Angriffspunkt liegt an den präsynaptischen Nervenendigungen. Die Antibiotika greifen in die Synthese und die Funktion der Bakterienzellwand ein. Diese Wirkung kann sich auch auf die motorischen Nervenendigungen und auf die Endplatte erstrecken und eine Erklärung für weitere toxische Effekte derselben Antibiotika, insbesondere für ihre ototoxischen und nephrotoxischen Effekte, liefern.

Eine weitere schwerwiegende Anästhesiekomplikation ist die maligne Hyperpyrexie oder Hyperthermie (81–89). Es gibt Beweise für die Existenz verschiedener klinischer und pathogenetischer Formen der malignen Hyperthermie. Allgemeinanästhetika und Muskelrelaxanzien leisten ihren Beitrag zur Auslösung dieses Syndroms. Es gibt auch sichere

Beweise für eine genetische Disposition. Die gefährlichste Form dieses Syndroms beruht auf der Funktionsstörung des Freisetzungs- und Wiederaufnahme-Mechanismus für Calcium im Skelettmuskel. Angesichts der vielseitigen Aufgaben des Calciums bei vielen enzymatischen Reaktionen und Membran-Vorgängen ist es möglich, daß noch weitere Funktionen, an denen Calcium beteiligt ist, betroffen sind.

Durch veränderte Konzentrationen des Ionenmilieus hervorgerufene biologische Effekte sind ebenfalls schwer klassifizierbar. Diese Veränderungen können durch Medikamente wie Diuretika bedingt sein, die Gewebeflüssigkeit und Elektrolyte mobilisieren und deren Ausscheidung über die Niere anregen, oder sie können Ergebnis der direkten Injektion parenteraler Flüssigkeits- und Ionenlösungen, wie z.B. von Calcium und Kalium, sein.

Kombinationen von Faktoren bei pharmakodynamischen Wechselwirkungen von Arzneimitteln. Es gibt wichtige klinische Bilder von Arzneimittel-Wechselwirkungen, die sich innerhalb des von uns gewählten Rahmens schwerlich abhandeln lassen, da sie die komplizierte Wechselwirkung von nicht medikamentenbedingten Faktoren und von zu verschiedenen Klassen gehörigen Mitteln einschließen. Als Beispiel einer derartigen Sachlage wollen wir die Auslösung von Herzrhythmusstörungen herausstellen.

Gegenwärtig werden folgende Bedingungen als ursächliche Faktoren für das Auftreten von Herzrhythmusstörungen angesehen (85, 86):

1. Die den Myokardzellen innewohnende Tendenz zur spontanen Entladung;
2. der Einfluß der autonomen Transmitter oder endogener humoraler Substanzen, die entweder den Automatismus aberrierender Erregungsherde direkt beeinflussen oder die Bedingungen zur Entladung zu schaffen vermögen, indem sie die Frequenz des normalen Schrittmachers herabsetzen und die normale Reizleitung verlangsamen oder blockieren;
3. der Einfluß von Hypoxie und Hyperkapnie sowie von Hypokaliämie und Hyperkalzämie;
4. die Rolle der Spannung der Kammerwand bestimmt durch den arteriellen Druck (Nachlast) die diastolische Füllung (Vorlast) und die Kontraktilität des Myokards und schließlich
5. die direkten Effekte von Medikamenten, wie die sensibilisierenden Effekte einiger Allgemeinanästhetika, die Wirkungen von Digitalis und die Effekte der Antiarrhythmika.

Diese Faktoren und deren Kombinationen können in vielfältiger Weise durch Medikamente beeinflußt werden, selbst durch solche, die keinen direkten Effekt auf das Herz ausüben. Z.B. können die Diuretika eine Hypokaliämie bewirken und das gesamte zirkulierende Blutvolumen beeinflussen. Ein Allgemeinanästhetikum kann im Zusammenhang mit chirurgischer Reizung neben seinem möglichen Sensibilisierungseffekt die Aktivität der autonomen Innervation des Herzens beeinflussen, den arteriellen und venösen Druck, die kontraktile Kraft des Myokards und sekundär auch die Kammervolumina. Digitalis steigert die Sensitivität des Herzens gegenüber Rhythmusstörungen, insbesondere bei Hypokaliämie oder Hyperkalzämie, wenn auch deren positiv inotrope Wirkungen die Dilatation der Ventrikel oder eine Herzinsuffizienz mit sekundärem katastrophalem Absinken der Myokardperfusion verhindern können. Hierzu könnten noch viel mehr Beispiele gegeben werden, doch wird ganz klar, daß die Verhütung und Behandlung von Herzrhythmusstörungen es erfordert, die Vielfalt der beitragenden

Faktoren zu berücksichtigen und die Art und Weise, in welcher sie durch die Wirkung von Medikamenten beeinflußt werden können. Während der Einleitungsphase kommen Herzrhythmusstörungen häufiger vor. Dies beruht zum Teil auf Vorgängen wie der afferenten Stimulation während der Laryngoskopie und Intubation, der Injektion von Succinylcholin und auf der Reizung durch den Hautschnitt, ein weiterer Faktor besteht jedoch darin, daß das Herz zu einem Zeitpunkt, an welchem die Dämpfung des ZNS noch nicht zur Unterdrückung der autonomen Reflextätigkeit ausreicht, einer hohen Anästhetikumkonzentration ausgesetzt wird.

Niemand vermag alle der vielen möglichen Wechselwirkungen von Arzneimitteln aufzuspüren. Der Umfang der in den letzten Jahren zusammengetragenen Literatur über Wechselwirkungen von Arzneimitteln hat erheblich zugenommen. Einige Berichte betreffen Beobachtungen von Einzelfällen, die sich in keinen logischen Rahmen einfügen. Andere Vermutungen sind einfache Extrapolationen von In-vitro-Versuchen oder von Tierexperimenten, die für klinische Situationen von Bedeutung sein können oder auch nicht.

Wir sind der Auffassung, daß es notwendig ist, sorgfältig zu unterscheiden zwischen allgemeinen Beobachtungen von Faktoren, welche der Wirkung von Arzneimittel-Wechselwirkungen zugrunde liegen, die zu bestätigen und zu quantifizieren sind, und dem praktisch unerschöpflichen Potential der Nebeneinanderstellung und Kombination von Faktoren, die bei jedem klinischen Einzelfall vorkommen können. Z.B. ist der von Cocain und den trizyklischen Antidepressiva ausgeübte blockierende Effekt auf die Katecholamin-Pumpe, welche die endogenen Katecholamine und die Antihypertonika vom Typ des adrenergen Rezeptorenblockers transportiert, eine leicht zu bestätigende Beobachtung. Ob jedoch diese Wechselwirkung in einem bestimmten Fall zu einer klinischen Manifestation in Gestalt einer hypertonen Episode oder zum Ausfall der Blutdruckregelung führt, hängt von den Bedingungen der betreffenden Situation ab. Die Beobachtung muß bekannt sein, doch erfordert die Bewertung des Einzelfalles die Kenntnis der vielen potentiellen zum klinischen Bild beitragenden Faktoren.

Wir haben einerseits die enorme Kompliziertheit der Medikamenten-Wechselwirkungen zu zeigen versucht und andererseits die Vielfalt potentieller Wechselwirkungen auf einen besser zu handhabenden Rahmen reduziert. Das unvermeidliche Ergebnis dieses Unternehmens, die gelegentliche übergroße Vereinfachung komplizierter Sachverhalte scheint uns durch den Vorteil einer verständlicheren Darstellung gerechtfertigt zu sein.

Fallbericht

Ein 25 Jahre alter, 70 kg wiegender Mann unterzog sich einer Korrektur seiner Septumdeviation. Die Operation begann in Lokalanästhesie. 4 ml 5%iges Cocain dienten zur Schleimhautanästhesie an den Nasenlöchern, und das Operationsgebiet wurde mit 5 ml 2%igem Lidocain ohne Adrenalin infiltriert. Etwa 30 min später wurde der Patient unruhig und klagte über Schmerzen. Man entschloß sich daher, eine Allgemeinanästhesie zu geben. Der Anästhesist entschied sich, zur Einleitung und Unterhaltung Halothan und 50% Lachgas zu nehmen. Atropin wurde nicht gegeben. Etwa 5 min nach der Einleitung mit 2,0–2,5 Vol.-% Halothan trat beim Patienten eine bedrohliche Herzrhythmusstörung auf, zuerst in Gestalt einer Bradykardie, gefolgt von multifokalen ventrikulären Extrasystolen, die schließlich in Kammerflimmern übergingen. Trotz energischer Wiederbelebungsversuche einschließlich Defibrillation verstarb der Patient im Operationssaal.

Kommentar. Das zur Schleimhautanästhesie dienende Cocain war im Lauf der Zeit resorbiert worden. Selbst wenn nur ein Teil der 200 mg betragenden Gesamtdosis resorbiert worden wäre, hätte dieser genügt, um die Wiederaufnahme des Noradrenalins in der noradrenergen Nervenendigung herabzusetzen. Bei geringer sympathischer Aktivität hätte dieser pharmakologische Zustand unbemerkt bleiben können. Mit dem Auftreten von Schmerzen jedoch, die eine Steigerung der Aktivität des sympathischen Nervensystems bedingen, und mit der darauffolgenden Inhalation von Halothan traten weitere Faktoren hinzu, wie die Sensibilisierung des Herzens gegenüber den Katecholaminen, durch das das Herz in hohen Konzentrationen erreichende Halothan und die Schmerzen, welche die Aktivität der sympathischen Innervation des Herzens weiter erhöhen. In Gegenwart des zuvor verabreichten Cocains genügte die Kombination dieser Bedingungen zur Auslösung der schweren irreversiblen Arryhthmie. Es ist nicht klar, ob eine vagale Aktivität (initiale Bradykardie) zu diesem Ausgang beitrug. Die Wahl von Halothan, das nach dem Cocain bei Vorhandensein von Schmerzen verabreicht wurde, war ein tragischer Fehler.

Fallbericht

Bei einem 70jährigen Patienten, 70 kg schwer, mit Angina pectoris und leichter Stauungsinsuffizienz war eine Operation am eröffneten Herzen zum Ersatz der Mitralklappe und zu einem Bypass zur linken Arteria coronaria descendens anterior und zur rechten Arteria coronaria geplant.
Er nahm täglich 0,25 mg Digoxin und 4mal täglich 100 mg Propranolol, wobei die letzte Dosis 3 Stunden vor dem Eingriff gegeben worden war. Die Anästhesie wurde mit 2 mg/kg Morphin und 10 mg Diazepam eingeleitet. Nach der Intubation, die mit der intravenösen Gabe von 25 mg Curare erleichtert wurde, fügte man dem Sauerstoff 50 % Lachgas bei. Etwa 2 min nach der Intubation fiel der Blutdruck des Patienten auf 10,7/6,7 kPa (80/50 mm Hg), seine Herzfrequenz sank auf 50/min ab, und der Zentralvenendruck blieb mit 0,5–0,7 kPa (4–5 mm Hg) niedrig. (Da kein Swan-Ganz-Katheter eingeführt worden war, erfolgte keine Messung der Füllungsdrucke des linken Herzens.) Der Patient erhielt nun Ephedrin in Teildosen von 5 mg intravenös, bis sein Puls und Blutdruck wieder annehmbare Werte erreichten, ohne daß der Zentralvenendruck anstieg. Die verabreichte Gesamtdosis des Ephedrins betrug 50 mg. Die Operation ging in zufriedenstellender Weise vonstatten, und der Patient wurde ohne weitere Schwierigkeiten an die Herz-Lungen-Maschine angeschlossen.
Kommentar. Ephedrin übt eine direkte Wirkung als blutdrucksteigerndes Mittel aus und eine indirekte durch Freisetzung von Noradrenalin aus den noradrenergen Nervenendigungen. Daher kann die Besserung des Blutdrucks durch zwei Arten von Medikamenten-Wechselwirkungen hervorgerufen worden sein:
1. bewirkte das Ephedrin eine Konstriktion des peripheren, insbesondere des venösen Gefäßbettes, das durch die morphinbedingte Histamin-Freisetzung dilatiert worden war. Die Wirkung des Ephedrins (und des von ihm freigesetzten Noradrenalins) erfolgte an den adrenergen, und nicht an den histaminergen Rezeptoren, d. h., es bestand ein physiologischer Antagonismus;
2. die Normalisierung der Herzfrequenz und der Kontraktilität des Myokards zeigte die Wirkung des Ephedrins auf die beta-adrenergen Rezeptoren im Herzen, auf eben dieselben Rezeptoren, in deren Nachbarschaft eine unbekannte Konzentration von Propranolol vorhanden war. Dies war ein pharmakologischer Antagonismus von Medikamenten. Die Gegenwart sowohl des physiologischen als auch des pharmakologischen Antagonisten erklärt die zu deren Überwindung erforderliche sehr hohe Dosis des Agonisten Ephedrin. Die hierfür erforderliche Dosis ließe sich nur durch Titrieren ermitteln.

Fortsetzung des Fallberichts. Der Zeitraum der extrakorporalen Perfusion verlief in zufriedenstellender Weise. Bei Beendigung der Operation pumpte das Herz noch nicht ausreichend, und eine Infusion mit Isoproterenol wurde erforderlich, um die Herz-Lungen-Maschine abschalten zu können. Jedoch besserte sich unmittelbar nach der Gabe von Protamin (zur Neutralisierung der Restwirkung des Heparins) die Herzleistung, und Isoproterenol wurde nicht mehr benötigt.
Kommentar. Zum Zeitpunkt der Verabreichung des Heparins vor dem Einführen der Kanülen bestand eine starke Zunahme an freiem (im Gegensatz zu gebundenem) Propranolol auf Grund der Konkurrenz des Heparins um die Proteinbindung des Propranolols (vermutlich unter Vermittlung

durch freie Fettsäuren (19a)). Zum Zeitpunkt der Verabreichung des Protamins sank die Konzentration des freien Propranolols wieder ab, und Protein stand erneut zur Bindung zur Verfügung. Dies stellt eine Modifikation der Medikamentenwirkung infolge Änderung der Proteinbindung dar und erklärt die scheinbar kardiotonisierenden Effekte von Protamin.

Fortsetzung des Fallberichts. Der Patient wurde mit guten hämodynamischen Verhältnissen mit einem Blutdruck von 14,7/10,7 kPa (110/80 mm Hg), einem Herzminutenvolumen von 6 l, einem Puls von 80, einer Temperatur von 36,5 °C und einem Zentralvenendruck von 1,2 kPa (9 mm Hg) auf die Intensivtherapiestation gebracht. Seine Lungen waren unauffällig, und unter kontrollierter Beatmung mit 40 % Sauerstoff waren seine Blutgase normal. Sein peripherer Kreislauf war gut, wie seine rosige warme Haut und seine starken Fußpulse bewiesen. Da er noch immer bewußtlos war, erhielt er eine Dosis von 0,2 mg Naloxon intravenös, die erschreckende Folgen zeigte, wie plötzliches Erwachen, Beklemmung, Erregung und Hypertonie (jedoch keine Tachykardie). Ein schweres Lungenödem (mit Rasselgeräuschen, Austritt von Schaum am Endotrachealtubus und Verschlechterung der arteriellen Blutgaswerte) trat auf. Dieser Zustand wurde erfolgreich mit Morphin (erforderliche Gesamtdosis 40 mg intravenös) und intermittierender Überdruckbeatmung mit 100 % Sauerstoff behandelt. Der Patient erholte sich ohne weitere Komplikationen.

Kommentar. Auch dieser Ablauf der Ereignisse nach der Verabreichung von Naloxon zeigt noch einmal zwei Arten von Arzneimittel-Wechselwirkungen: 1. Die Aufhebung der morphinbedingten Dämpfung des Zentralnervensystems durch Naloxon ist ein Beispiel der Arzneimittel-Wechselwirkung an dem gleichen Rezeptor. 2. Jedoch führt das resultierende Erwachen, das von Schmerzen und Erregung begleitet wird, seinerseits zu einer generalisierten Entladung des sympathischen Nervensystems, welche die Freisetzung endogenen Noradrenalins mit seinem vasokonstriktorischen (alpha-adrenergen) sowie kardialen (beta-adrenergen) Effekten zur Folge hat. Das Ergebnis war die Autotransfusion großer Flüssigkeitsmengen aus den dilatierten Kapazitätsgefäßen des peripheren Gefäßbettes in das zentrale Gefäßkompartiment, welche das kurz zuvor traumatisierte, noch immer unter dem Einfluß des beta-adrenergen Antagonisten stehende Herz nicht zu bewältigen vermochte. Diese Kombination der Faktoren führte zum Lungenödem. Sobald durch erneute Morphingabe die Analgesie, eine histaminerge periphere Vasodilatation und die Sedierung des Zentralnervensystems wiederhergestellt waren, besserte sich die Situation wieder von selbst.

Literatur

1. Koch-Wester, J., D.J. Greenblatt: Drug interactions in clinical perspective. Eur. J. Clin. Pharmacol. 11 (1977) 405
2. Avery, G.S.: Drug interactions that really matter: A guide to major important drug interactions. Drugs 14 (1977) 132
3. Alper, M.H., W.E. Flacke, O. Krayer: Pharmacology of reserpine and its implications for anesthesia. Anesthesiology 24 (1963) 524
4. Ominsky, A.J., H. Wollman: Hazards of general anesthesia in the reserpinized patient. Anesthesiology 30 (1969) 443
5. Prys-Roberts, C., R. Meloche, P. Foex: Studies of anesthesia in relation to hypertension I: Cardiovascular response of treated patients. Br. J. Anaesth. 43 (1971) 122
6. Prys-Roberts, C.: Beta-receptor blockade and anaesthesia. In: Drug Interactions. Hrsg. D.G. Grahame-Smith. Baltimore, University Park Press, 1977
6a. Eikard, B., J.R. Andersen: Arrhythmics during halothane anesthesia II: The influence of atropine. Acta Anesthesiol. Scand. 21 (1977) 245
6b. Eikard, B., B. Sørensen: Arrhythmias during halothane anesthesia I: The influence of atropine during induction with intubation. Acta Anaesthesiol. Scand. 20 (1976) 296

7. Smith, S.E., M. Rawlins: Variability in Human Drug Response. London, Butterworth, 1973
8. Sjöqvist, F.: The role of drug interactions in interindividual variability of drug metabolism in man. Arch. Pharm. 297 (1977) 35
9. Gilette, J.R.: Individually different responses to drugs according to age, sex, functional and pathological state. In: Drug Responses in Man. Hrsg. G. Wolstenholme und R. Porter. London, Ciba Foundation, Churchill, 1967
10. Vesell, E.S., J.G. Page: Genetic control of drug levels in man: Antipyrine. Science 161 (1968) 72
11. Alexanderson, B., D.A. Price Evans, F. Sjöqvist: Steady state plasma levels of nortriptyline in twins: Influence of genetic factors and drug therapy. Br. Med. J. 4 (1969) 764
12. Bertler, A., S.E. Smith: Genetic influences in drug responses of the eye and the heart. Clin. Sci. Mol. Med. 40 (1971) 403
13. Kalow, W.: Genetic factors in relation to drugs. Annu. Rev. Pharmacol. 5 (1965) 9
14. Cadwallader, D.E.: Biopharmaceutics and Drug interactions. Montclair, N.J., Rocom Press, 1974
15. Griffin, J.P., P.F. D'Arcy: A Manual of Adverse Drug Interactions. Bristol, John Wright & Sons, 1975
16. Prescott, L.F.: Drug interaction during absorption. Arch. Pharm. 297 (1977) 29
17. Nimmo, W.S.: Drugs, diseases and altered gastric emptying. Clin. Pharmacokinet. 1 (1976) 189
18. Brown, D.D., R.P. Juhl: Decreased bioavailability of digoxin due to antacids and Kaolin-Pectin. N. Engl. J. Med. 295 (1976) 1034
19. Benjamin, D., D.S. Robinson, J. McCormack: Cholestyramine binding of warfarin in man and in vitro. Clin. Res. 18 (1970) 336
19a. Wood, M., D.G. Shand, A.J.J. Wood: The Effect of Cardiopulmonary Bypass on the Binding of Propranolol in Man. Abstr., A.S.A. meeting, Chicago, 1978, S. 515
20. Prescott, L.F.: Gastric emptying and drug absorption. Br. J. Clin. Pharmacol. 1 (1974) 189
21. Adjopon-Yamoah, K.K., D.B. Scott, L.F. Prescott: The effect of atropine on the oral absorption of lidocaine in man. Eur. J. Clin. Pharmacol. 7 (1974) 397
22. Nimmo, S.W. u. Mitarb.: Inhibition of gastric emptying and drug absorption by narcotic analgesics. Br. J. Clin. Pharmacol. 2 (1975) 509
23. Nies, A.S.: The effects of hemodynamic alterations on drug disposition. Hemodynamic drug interactions. Neth. J. Med. 20 (1977) 46
24. Eger, E.I.: Anesthetic Uptake and Action. Baltimore, Williams & Wilkins, 1974
25. Evans, E.F. u. Mitarb.: Blood flow in muscle groups and drug absorption. Clin. Pharmacol. Ther. 17 (1975) 44
26. Goldstein, A., L. Aranow, S.M. Kalman: Principles of Drug Action. The Basis of Pharmacology. 2. Aufl. New York, John Wiley & Sons, 1974
27. Aggeler, P.M. u. Mitarb.: Potentiation of anticoagulant effect of warfarin by phenylbutazone. N. Engl. J. Med. 276 (1967) 496
28. Wardell, W.M.: Redistributional drug interactions: a critical examination of putative clinical examples. In: Drug Interactions. Hrsg. P.L. Marselli, S. Garratini und S.N. Cohen. New York, Raven Press, 1974
29. Sunew, K.Y., R.G. Hicks: Effects of neostigmine and pyridostigmine on duration of succinylcholine action and pseudocholinesterase activity. Anesthesiology 49 (1978) 188
30. Blackwell, B., E. Marley: Interaction between cheese and monoamine oxidase inhibitors in rats and cats. Lancet 1 (1964) 530
31. Blackwell, B. u. Mitarb.: Hypertensive interactions between monoamine oxidase inhibitors and foodstuffs. Br. J. Psychiatry. 113 (1967) 349
32. Barar, F.S.K. u. Mitarb.: Interactions between catecholamines and tricyclic monoamine oxidase inhibitor antidepressive agents in man. Br. J. Pharmacol. 43 (1971) 472
33. Cocco, G., C. Ague: Interactions between cardioactive drugs and antidepressants. Eur. J. Clin. Pharmacol. 11 (1977) 389

34. Evans-Prosser, C.D.G.: The use of pethidine and morphine in the presence of monoamine oxidase inhibitors. Br. J. Anaesth. **40** (1968) 279
35. Clark, B., J.W. Thompson: Analysis of the inhibition of pethidine. N-demethylation by monoamine oxidase inhibitors and some other drugs with special reference to drug interactions in man. Br. J. Pharmacol. **44** (1972) 89
36. Freeman, J.: The renal and hepatic circulation in anaesthesia. Ann. R. Coll. Surg. Engl. **46** (1970) 141
37. Prescott, L.F.: Clinically important drug interactions. In: Drug Treatment. Hrsg. G.S. Avery. Sidney, Adis Press, 1976
38. Stephenson, R.P.: A modification of receptor theory. Br. J. Pharmacol. **11** (1956) 379
39. Ariens, E.J., J.M. Rossum, A.M. Simons: Affinity, intrinsic activity and drug interaction. Pharmacol. Rev. **9** (1957) 218
40. Furchgott, R.F.: Receptor mechanisms. Annu. Rev. Pharmacol. **4** (1964) 21
41. Waud, D.R.: Pharmacological receptors. Pharmacol. Rev. **20** (1968) 49
42. Paton, W.D.M.: A theory of drug action based upon the rate of drug receptor combination. Proc. R. Soc., Lond. (Biol.) **154** (1961) 21
43. Paton, W.D.M., H.P. Rang: A kinetic approach to the mechanism of drug action. In: Advances in Drug Research. Hrsg. H.J. Harper und A.B. Simmonds. New York–London, Academic Press, 1966
44. Flacke, W., J.W. Flacke: Effects of surmountable antagonists on cardiac responses to nerve stimulation. Proc. VII. Internat. Congress Pharmacol., Paris, Juli 1978
45. Nickerson, M.: Nonequilibrium drug antagonism. Pharmacol. Rev. **9** (1957) 246
46. Reference 46 wurde gelöscht.
47. Ariens, E.J., A.M. Simonis, J.M. van Rossum: Drug receptor interaction: Interaction of one or more drugs with different receptor systems. In: Molecular Pharmacology. Hrsg. E.J. Ariens. New York–London, Academic Press, 1964. Bd. I.
48. MacDonald, A.G., R.S. McNeill: A comparison of the effect on airway resistance of an new beta blocking drug ICI 50, 172. Br. J. Anaesth. **40** (1968) 508
49. Langer, S.Z.: Presynaptic regulation of catecholamine release. Biochem. Pharmacol. **23** (1974) 1793
50. Stjärne, L.: Basic mechanisms and local feedback control secretion of adrenergic and cholinergic neurotransmitters. In: Handbook of Psychopharmacology. Hrsg. L.L. Iversen, S.D. Iversen und S.H. Snyder. New York–London, Plenum Press, 1975, Bd. 6
51. Starke, K.: Regulation of noradrenaline release by presynaptic receptor systems. Rev. Physiol. Biochem. Pharmacol. **77** (1977) 2
52. Löeffelholz, K., E. Muscholl: Inhibition by parasympathetic nerve stimulation of the release of the adrenergic transmitter. Naunyn Schmiedebergs Arch. Pharmacol. **267** (1970) 181
53. Trendelenburg, U.: Supersensitivity and subsensitivity to sympathomimetic amines. Pharmacol. Rev. **15** (1963) 225
54. Iversen, L.L.: Inhibition of noradrenaline uptake by drugs. J. Pharm. Pharmacol. **17** (1965) 62
55. Mitchell, J.R. u. Mitarb.: Guanethidine and related agents. III. Antagonism by drugs which inhibit the norepinephrine pump in man. J. Clin. Invest. **49** (1970) 1596
56. Boakes, A.J. u. Mitarb.: Interactions between sympathomimetic amines and antidepressant agents in man. Br. Med. J. **1** (1973) 311
57. Briant, R.H., J.L. Reid, C.T. Dollery: Interaction between clonidine and desipramine in man. Br. Med. J. **1** (1973) 522
58. Hubbell, W.L. u. Mitarb.: The interaction of small molecules with spin labeled erythrocyte membranes. Biochim. Biophys. Acta **219** (1970) 415
59. Koehler, L.S., W. Curley, K.A. Koehler: Solvent effects on halothane 19 Fe nuclear magnetic resonance in solvents and artificial membranes. Mol. Pharmacol. **13** (1977) 113
60. Eyring, H., J.W. Woodbury, J.S. D'Arrigo: A molecular mechanism of general anesthesia. Anesthesiology **38** (1973) 415

61. Halsey, M. J.: Mechanisms of general anesthesia. In: Anesthetic Uptake und Action. Hrsg. E. I. Eger, II. Baltimore, Williams & Wilkins, 1974
62. Cuthbert, A. W.: Membrane lipids and drug action. Pharmacol. Rev. **19** (1967) 59
63. Saidman, L. J., E. I. Eger, II: Effect of nitrous oxide and of narcotic premedication on the alveolar concentration of halothane required for anesthesia. Anesthesiology **25** (1964) 302
64. Munson, E. S., L. J. Saidman, E. I. Eger, II: Effect of nitrous oxide and morphine on the minimum anesthetic concentration of fluroxene. Anesthesiology **26** (1965) 134
65. Wolfson, B., C. M. Keilar, C. L. Lake: Anesthetic index a new approach. Anesthesiology **38** (1973) 583
66. Wolfson, B. u. Mitarb.: Anesthetic Indices – Further data. Anesthesiology **48** (1978) 187
67. Perisho, J. A., D. R. Buechel, R. D. Miller: The effect of diazepam (Valium ·) on minimum alveolar anesthetic requirement (MAC) in man. Can. Anaesth. Soc. J. **18** (1971) 536
68. Lowenstein, E., P. Hallowell, F. Levine: Cardiovascular response to large doses of intravenous morphine in man. N. Engl. J. Med. **281** (1969) 1389
69. Seeman, P.: The membrane actions of anesthetics and tranquilizers. Pharmacol. Rev. **24** (1972) 583
70. Shanes, A. M.: Electrochemical aspects of physiologic and pharmacologic action in excitable cells. Pharmacol. Rev. **10** (1958) 59
71. Price, H. L., M. Helrich: The effect of cyclopropane, diethyl ether, nitrous oxide, thiopental, and hydrogen ion concentration on the myocardial function of the dog heart-lung preparation. J. Pharmacol. Exp. Ther. **115** (1955) 206
72. Brown, B. R., J. R. Crout: A comparative study of the effects of five general anesthetics on myocardial contractility. Anesthesiology **34** (1971) 236
73. Richter, J., E. M. Landau, S. Cohen: The action of volatile anesthetics and convulsants on synaptic transmission: a unified concept. Mol. Pharmacol. **13** (1977) 548
74. Garfield, J. M. u. Mitarb.: A pharmacological analysis of ganglionic actions of some general anesthetics. Anesthesiology **29** (1968) 79
75. Mori, K., W. Winters: Neural background of sleep and anesthesia. Int. Anesthesiol. Clin. **12** (1975) 76
76. Chung, B., M. Naraghi, J. Adriani: Sympathomimetic effects of cocaine and their influence on halothane and enflurane anesthesia. Anesthesiology Rev. **5** (1978) 16
77. Dundee, J. W., W. McCaughey: Interaction of drugs associated with anesthesia. In: Recent Advances in Anesthesia and Analgesia. Hrsg. C. L. Hewer. Boston, Little Brown, 1973
78. Flacke, J. W., W. E. Flacke, G. D. Williams: Acute pulmonary edema following naloxone reversal of high-dose morphine anesthesia. Anesthesiology **47** (1977) 376
79. Pittinger, C., R. Adamson: Antibiotic blockade of neuromuscular function. Annu. Rev. Pharmacol. **12** (1972) 169
80. Fogdall, R., R. D. Miller: Prolongation of a pancuronium-induced neuromuscular Blockade by polymyxin B. Anesthesiology **40** (1974) 84
81. Denborough, M. A., R. R. H. Lovell: Anesthetic deaths in a Family. Lancet **2** (1960) 45
82. Britt, B. A., W. Kalow: Malignant hyperthermia: A statistical review. Can. Anaesth. Soc. J. **17** (1970) 293
83. Isaacs, H., M. B. Barlow: Malignant hyperpyrexia. J. Neurol. Neurosurg. Psychiatry **36** (1973) 228
84. Hrsg.: New causes for malignant hyperpyrexia. Br. Med. J. **4** (1974) 488
85. Katz, R. L., R. A. Epstein: The interaction of anesthetic agents and adrenergic drugs to produce cardiac arrhythmias. Anesthesiology **29** (1968) 763
86. Hoffman, B. F.: The genesis of cardiac arrhythmias. In: Mechanisms and Therapy of Cardiac Arrhythmias. Hrsg. L. S. Dreifus und W. Likoff. New York, Grune und Stratton, 1966
87. Adriani, J., D. Campbell: Fatalities following topical application of local anesthetics to mucous menbranes. J. A. M. A. **162** (1956) 1527

3. Kapitel

Die Rolle der Leber

Burnell R. Brown jun. und George E. McLain jun.

Die Feststellung, daß die Pharmakodynamik eines Medikaments nur selten unabhängig von derjenigen anderer Medikamente betrachtet werden kann, hat während der letzten Jahrzehnte nicht gerade zur Erleichterung des Verständnisses der klinischen Pharmakologie beigetragen. In der Praxis wird der chirurgische Patient häufig mit mehreren, aus besonderen therapeutischen Absichten gegebenen Medikamenten behandelt. Handelt es sich um zusammengesetzte Präparate, so können die Möglichkeiten verschiedener Mechanismen der Wechselwirkung astronomische Ausmaße annehmen. Die Wissenschaft von den Medikamenten-Wechselwirkungen ist neu, und die Kenntnisse auf diesem Gebiet werden durch die Pragmatik der Modeströmungen der aktuellen Therapie überholt.
In diesem Kapitel soll ein kurzer Bericht über einige klassische Medikamenten-Wechselwirkungen gegeben werden, deren Vermittlung in spezifischer Weise durch die Leber erfolgt.

Biotransformation in der Leber

Die Leber als größtes Organ des Körpers hat viele Funktionen. Sie nimmt eine einzigartige Stellung ein, weil die Leberzelle, ihr wichtigster Zelltyp, zwar histologisch einheitlich, jedoch funktionell uneinheitlich ist und die Fähigkeit zur Biotransformation von Medikamenten besitzt. Vom Standpunkt der Pharmakologie ist die Biotransformation von Medikamenten eine der wichtigsten Aufgaben der Leber. Innerhalb des Rahmens dieser Aufgabe können zahlreiche Medikamenten-Wechselwirkungen auftreten.
Obwohl Lunge und Niere an der Biotransformation von Xenobiotika aktiv beteiligt sind, erfordern das Ausmaß und der Grad der Aktivität der Leber, sie als das mit dieser Funktion primär befaßte Organ zu betrachten. Der Zweck der Biotransformation ist ein einfacher. Viele der während der Anästhesie verabreichten zahlreichen Mittel, insbesondere die am Zentralnervensystem angreifenden, sind auf Grund der ihnen eigentümlichen

chemischen Struktur lipophil. Die Durchdringung der Blut-Hirn-Schranke durch ein Medikament wird von dessen Lipidlöslichkeit bestimmt. Somit müssen Inhalationsanästhetika, Barbiturate, Tranquilizer, Sedativa und Analgetika fähig sein, um den gewünschten pharmakologischen Effekt zu erzielen, in die Hirnsubstanz einzudringen. Mit Ausnahme der Inhalationsanästhetika, die in erster Linie über die Lungen ausgeschieden werden, erfolgt die Ausscheidung der Medikamente voll und ganz über die Niere. Das Tubulusepithel des Nephrons stellt im wesentlichen eine Lipidschicht dar. Die zentral angreifenden Medikamente werden somit durch die Glomeruli der Nephroneneinheit sezerniert, gelangen jedoch rasch wieder in den großen Kreislauf, weil sie vom Tubulusepithel rückresorbiert werden. Es wurde geschätzt, daß die Halbwertszeit eines äußerst lipophilen «fixierten» (nicht flüchtigen) Medikaments, wie z.B. von Thiopental, gäbe es keine Biotransformation, etwa 20 Jahre betrüge. Wesentliches Ergebnis der Biotransformation von Medikamenten ist die Umwandlung einer lipidlöslichen Verbindung in eine solche von erhöhter Polarität (= Ionisierung) oder Wasserlöslichkeit mit dem Ziel einer leichteren Eliminierbarkeit durch die Niere.

Die Elektronenmikroskopie eines Hepatozyten zeigt lockere Blätter von an das Zytoplasma angrenzenden Membranen und Kanälen, die als endoplasmatisches Retikulum bezeichnet werden (3). Das endoplasmatische Retikulum ist reich an Lipiden, insbesondere ungesättigten wie Arachidonsäure, die als Ester an Phosphatidylcholin und Phosphatidylethanolamin gebunden sind. Eine derartige biochemische Struktur bewirkt zwangsläufig, daß lipidlösliche Medikamente unmittelbar nach dem Übertritt in den Hepatozyten in hohen Konzentrationen im endoplasmatischen Retikulum zu finden sind. In dieser Organelle sind die meisten, der an der Biotransformation beteiligten Enzyme lokalisiert (1). Durch Zerreißen des Hepatozyten und Ultrazentrifugieren kann das endoplasmatische Retikulum entnommen werden, somit ist es für In-vitro-Untersuchungen isoliert. Dieser Vorgang verwandelt jedoch die aneinander angrenzenden Blätter des endoplasmatischen Retikulums in Membranfragmente, die sich zu Kugeln vereinigen, den sogenannten Mikrosomen. Somit kann man die Biotransformationsenzyme besser als mikrosomale Enzyme bezeichnen, wenn auch die Mikrosomen Artefakte darstellen, die in vivo nicht existieren.

Es gibt vier chemische Reaktionen, mit deren Hilfe lipophile Medikamente in wasserlösliche oder ionisierte Verbindungen verwandelt werden: 1. Oxidation,
2. Konjugation,
3. Hydrolyse und
4. Reduktion.

Hiervon stellen die Oxidation und die Konjugation die am häufigsten ablaufenden Prozesse dar. Die Hydrolyse erfolgt seltener und hängt davon ab, ob das Substrat des Medikaments eine Ester-Gruppe besitzt. Die Reduktion ist eine ausgesprochen seltene Form der Biotransformation. In dem Bestreben, den Ionisierungsgrad zu erhöhen, kann ein Medikament mehrere aufeinanderfolgende Reaktionen durchlaufen, wie z.B. eine Oxidation, der die Konjugation nachfolgt. Ein klassisches Beispiel hierfür findet sich bei der Biotransformation des Pentobarbitals. Zu Beginn erfolgt eine aliphatische Hydroxylierung. Dieser folgt die Konjugation mit Glucuronsäure, einem hochionisiertem Glucosederivat. Neben der erleichterten Ausscheidung führt die Biotransformation gewöhnlich das Ende der pharmakologischen Wirksamkeit dieses Medikaments herbei. Dies ist jedoch keineswegs immer der Fall. Die Metaboliten von Medikamenten können ebenso wirksam und manchmal noch wirksamer als die Ausgangsverbindung sein.

Genau gesagt wird die Oxidation nicht nur als die Beifügung molekularen Sauerstoffs, sondern auch als Entfernung eines Elektrons definiert oder auch als relative Verminderung der Elektronegativität. Unter der allgemeinen Überschrift der Oxidation versteht man auch den Ablauf einer Vielzahl von Reaktionen, wie z. B.:

1. Hydroxylierung (Zufügung einer OH-Gruppe, z. B. oxidative Desaminierung, S-Oxidation, Desulfurierung, Desarylierung);
2. Desalkylierung (Entfernung von CH_3- und CH_3CH_2-Gruppen);
3. N-Oxidation (N zu N−O);
4. O-Desalkylierung ($CH_3 − CH_2O$ in OH) und Desalkylierung (N-, S- und O-Desalkylierung) und
5. die Dehalogenierung.

Im endoplasmatischen Retikulum des Hepatozyten wird die oxidative Biotransformation durch eine ganze Reihe von Enzymen bewirkt, die als *mischfunktionelle* Oxygenasen oder *mikrosomale Oxidasen* bezeichnet werden. Dieses Enzymsystem ist besonders an die Verstoffwechselung von körperfremden Medikamenten, Verunreinigungen und Karzinogenen (Xenobiotika) angepaßt. Von diesem System werden nur wenige in der Natur vorkommende Verbindungen verstoffwechselt (z.B. Steroide), doch ist es im allgemeinen nur bei Xenobiotika wirksam (2).
Die herausragenden Eigenschaften der Medikamente verstoffwechselnden Enzyme sind

1. mangelnde Substratspezifität,
2. niedrige Umsatzziffern und
3. ihre Fähigkeit, induziert werden zu können.

Eine einzig dastehende Eigenschaft, welche dieses System von anderen enzymatischen Reaktionen des Körpers unterscheidet, ist der niedrige Grad der Substratspezifität. Dies bedeutet, daß dieselbe Reihe von Enzymen viele strukturell nicht verwandte Verbindungen biotransformieren kann. Medikamente von so unterschiedlicher Struktur, wie die Inhalationsanästhetika, Paracetamol, Pethidin, Barbiturate, Benzodiazepine sowie Phenothiazine werden durch eine einzige Enzymgruppe biotransformiert. Der Nachteil dieser scheinbar einfachen Anordnung besteht darin, daß die Reaktionen langsam ablaufen, was biochemisch als niedrige Umsatzziffer definiert wird. Somit wird die Halbwertszeit der Verstoffwechselung in Stunden, und nicht in Millisekunden gemessen, wie dies bei vielen enzymatischen Reaktionen, z.B. beim Acetylcholin-Acetylcholinesterase-System, üblich ist.

Zur Kompensation der niedrigen Umsatzziffer verfügen die mikrosomalen Enzyme über die Fähigkeit, die Geschwindigkeiten der Medikamenten-Verstoffwechselung durch den Vorgang der Induktion zu steigern (4–6). Dieser manchmal mißverstandene Begriff ist tatsächlich zutreffend und äußerst zweckmäßig, denn wenn die Enzyme chronisch durch bestimmte Medikamente oder Umwelteinflüsse stimuliert werden, so steigen Gehalt und Aktivität der Enzyme an. Es gibt mindestens 300 Medikamente und Chemikalien, von denen bekannt ist, daß sie eine Induktion der mikrosomalen Enzyme hervorrufen. Die zeitliche Reihenfolge ist zur Beurteilung des Induktions-Zustandes von Bedeutung. Die induzierenden Substanzen wirken sowohl durch die Auslösung der Synthese neuen enzymatischen Proteins als auch durch Herabsetzung des Katabolismus, und somit wächst der Enzymgehalt. Diese Erscheinung erfordert Zeit. Pentobarbital stellt ein typisches Beispiel eines klinisch verwendeten Medikaments dar, welches Biotransformationsenzyme induziert. Eine Einzeldosis dieses Barbiturats ruft nur eine klinisch unbedeutende Induktion hervor, eine maximale Induktion erfolgt erst dann, wenn dieses Medikament 4–5 Tage lang angewendet worden ist. Sobald dieses Mittel abgesetzt wird, sinken die Spiegel der mikrosomalen Enzyme innerhalb von 48–72 Stunden zur Norm ab. Da die mikrosomalen Enzymsysteme nicht substratspezifisch sind, kann deren Induktion durch ein Medikament gewöhnlich zur erhöhten Biotransformationsgeschwindigkeit von vielen anderen Medikamenten führen. Die Induktion ist anscheinend ein Abwehrmechanismus der Natur, um am chronisch mit Fremdsubstanzen belasteten Organismus eine pharmakologische Überdosierung zu verhindern.

Nach vollzogener Medikamenten-Induktion sind folgende Veränderungen zu beobachten:

1. Herabgesetzte pharmakologische Wirksamkeit und Halbwertszeit anderer Medikamente und
2. elektronenmikroskopisch nachgewiesener erhöhter Enzym- und Proteingehalt des endoplasmatischen Retikulums der Hepatozyten (7).

In der Abb. 3.1 werden die Enzyme der oxidativen Biotransformation dargestellt (8). End-Enzym dieses Systems ist das Cytochrom P-450. Die gesamte Reaktion besteht in der Bindung des Medikaments und des molekularen Sauerstoffs an Cytochrom P-450. Mittels des Enzyms NADPH-Cytochrom-P-450-Reduktase werden reduzierende Äquivalente (Elektronen), die dem reduzierten Nicotinamid-Dinucleotid entstammen, auf diesen Enzym-O_2-Substratkomplex überführt. Nach Aktivierung des zweiatomigen molekularen Sauerstoffs in seine einatomige Form wird ein Sauerstoffatom zu Wasser reduziert und das andere in das Medikament eingebaut.

Eine weitere zu besprechende Auffassung besteht darin, die Induktion und ihre Effekte auf die Enzyme der Biotransformation als einen völlig quantitativen Vorgang zu beschreiben. Dies ist insofern nicht zutreffend, als auch qualitative Veränderungen eintreten. Das Cytochrom P-450 stellt keine in sich abgeschlossene Einheit, sondern ein Gemisch von Enzymen dar, von denen viele noch gar nicht identifiziert worden sind. Somit kann ein induzierendes Medikament eine Untergruppe der Cytochrom-P-450-Enzyme stimulieren, andere Enzyme aber nicht. Zum Beispiel werden durch die Phenobarbitalbehandlung von Tieren nicht nur Geschwindigkeit und Umfang der Biotrans-

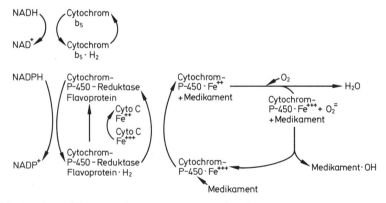

Abb. 3.1: Das Elektronenübertragungssystem bei der mikrosomalen Oxidation.

formation von Methoxyfluran gesteigert, sondern auch der Stoffwechsel qualitativ in Richtung auf die Bildung freier Fluoride angeregt. Die qualitativen Unterschiede erklären, warum einige induzierende Medikamente selektiver wirken als andere und warum einige induzierende Substanzen, wie z.B. 3-Methylcholanthren ein solch enges Spektrum der Biotransformation anderer Medikamente stimulieren. Eine Folgeerscheinung dieser Tatsache hat Beziehungen zur Genetik der Biotransformation von Medikamenten, da es bei verschiedenen Personen sehr große Unterschiede hinsichtlich der Geschwindigkeit und der Qualität der Biotransformation gibt (9). Dies ist möglicherweise durch genetische Unterschiede in der Qualität und Quantität der im Cytochrom P-450 enthaltenen Isoenzyme erklärbar.

Medikamenten-Wechselwirkungen in der Leber

Mehrere Mechanismen der in der Leber erfolgenden Medikamenten-Wechselwirkungen sind durch Änderungen in der normalen Reihenfolge der die Medikamente verstoffwechselnden Enzyme erklärbar.

Inhalationsanästhetika

Jegliche Hemmung einer Biotransformation eines Medikaments durch ein anderes Medikament wird zur Verlängerung der Halbwertszeit und zur Potenzierung eines oder beider Medikamente führen. Die allgemein gebräuchlichen Inhalationsanästhetika (wie z.B. Halothan) sind lipophile Substanzen. Das Cytochrom-P-450-System ist in der Matrix des endoplasmatischen Retikulums eingebettet, die als lipidreiches Gebiet gilt. Nach erfolgter Ansammlung von Inhalationsanästhetika besteht eine Hemmung der Biotransformation für Barbiturate (10, 11). Diese Hemmung ist nichtkompetitiv und führt zu der Annahme, daß dieser Effekt ein allosterischer ist. Die Glucuronid-Konjugationsreaktionen werden ebenfalls durch Anästhetika gehemmt, jedoch nicht im selben Ausmaß wie die oxidative Verstoffwechselung von Medikamenten (12). Werden Medikamente mit kurzer metabolischer Halbwertszeit, wie Pentazocin, Lidocain und Hexobarbital, Tieren injiziert, die mit anästhesieüblichen Halothankonzentrationen äquilibriert worden waren, so wird deren Halbwertszeit verlängert. Dies ist jedoch nicht alleiniges Ergebnis der Enzymhemmung. Die meisten Inhalationsanästhetika setzen die Durchblutung des Splanchnikusgebietes herab, so daß die Verteilung nichtflüchtiger Mittel an die Leber beeinträchtigt ist. Somit ist die verlängerte Halbwertszeit sowohl Ergebnis der herabgesetzten Biotransformation als auch der für die Leber herabgesetzten Bioverfügbarkeit. Diese Erscheinung ist beim Menschen im Falle der Kombination von Halothan und Pentobarbital zu beobachten. Der klinische Nettoeffekt zeigt sich in einer Verlängerung und Verstärkung der pharmakologischen Wirkung der im Verlauf einer Halothan-Anästhesie gegebenen nicht verdampfbaren Mittel. Die allgemeinen Folgerungen dieses Sachverhaltes am Menschen sind noch nicht im einzelnen untersucht worden.

Kombinationen mit nicht verdampfbaren Mitteln

Auf Grund der besonderen Natur des Cytochrom P-450 mit der ihm innewohnenden niedrigen Substratspezifität hat jedes einzelne Medikament die Tendenz, die Biotransformation eines anderen zu hemmen und somit dessen Wirkung zu erhöhen. Dies wurde wiederholt in vitro mit vielen nicht verdampfbaren Medikamenten einschließlich der Barbiturate, starkwirksamer Analgetika und Tranquilizer nachgewiesen (13). Es besteht Grund zu der Annahme, daß nichtflüchtige Medikamente kompetitiv den Stoffwecnsel hemmen, doch ist die genaue Kinetik in einem solch komplexen System wie diesem unbekannt. Dies gilt auch für die klinische Bedeutung von Wechselwirkungen dieses Typs. Die zur Beschreibung dieses Mechanismus von den Klinikern benutzten Begriffe sind Potenzierung, Synergismus und Addition (s. 1. Kap.).

Induktion

Eine Teilliste von zur Induktion mikrosomaler Leberenzyme befähigter Medikamente enthält 1. *Barbiturate*, 2. *Gluthethimid*, 3. *Phenylbutazon*, 4. *Chloralhydrat*, 5. *Meprobamat*, 6. *Chlordiazepoxid*, 7. *Phenytoin (Diphenylhydantoin)*, 8. *Cortison*, 9. *Ethanol*, 10. *Diphenylhydramin*, 11. *Polychlorbiphenyle* (PCB), 12. *DDT, Lindane*, 13. *Zigarettenrauch-Kondensate* und 14. *Haschisch*. Es sei daran erinnert, daß die induzierenden Substanzen auf Grund der Variabilität und Vielfältigkeit der Isoenzyme dieses Systems an Cytochrom P-450 keine identischen Zunahmen hervorrufen. So ist z. B. Ethanol nicht nur eine quantitativ schwächer induzierende Substanz als Phenobarbital, sondern induziert auch qualitativ ein engeres Spektrum verstärkter Biotransformation anderer Medikamente. In der klinischen Praxis ist das sorgfältige Erheben der Anamnese der beste Weg, um herauszufinden, ob eine Arzneimittel-Induktion vorliegt. Dies ist jedoch keinesfalls absolut, da die Induktion durch genetische Faktoren gehemmt oder verstärkt werden kann. Am induzierten Patienten führt die klassische Medikamenten-Wechselwirkung zur herabgesetzten Wirksamkeit des gleichzeitig mit der induzierenden Substanz gegebenen Medikaments. Dies wird unter klinischen Bedingungen als Toleranz bezeichnet. Typisches Beispiel hierfür ist der zu Barbituraten Zuflucht Nehmende, der zur Erzielung des Zustandes der Euphorie zunehmende Mengen dieses Medikaments benötigt. Innerhalb von Tagen führt die wiederholte Einnahme von Barbituraten zur Enzyminduktion und zur darauf folgenden beschleunigten Biotransformation sowie zu verkürzter Halbwertszeit. In der Anästhesie kann eine Toleranz gegenüber der präoperativen Medikation beobachtet werden sowie ein erhöhter Bedarf für intravenöse Barbiturate und Sedativa. Die starkwirksamen Analgetika gelten nicht als induzierende Medikamente, und aus diesem Mechanismus heraus ist Toleranz gegen diese suchterzeugenden Mittel nicht voraussagbar, obwohl andererseits die induzierenden Medikamente die Biotransformation bestimmter starkwirksamer Analgetika verstärken können.
Es gibt Gelegenheiten, bei welchen das abrupte Abklingen des Zustandes der Induktion zu Problemen führen kann, wie im folgenden Beispiel gezeigt wird (14). An einem Herzinfarkt leidende Patienten können gleichzeitig Warfarin-Natrium als Antikoagulans und ein Sedativum, wie Phenobarbital, erhalten. Phenobarbital wirkt als starkwirksamer Enzym-Induktor und stimuliert die rasche Biotransformation des Warfarins. Unter dieser Behandlung erhält der Patient zur Erzielung der gewünschten Prothrombinspiegel eine höhere als die normalerweise erforderliche Warfarindosis. Sobald Phenobarbital als induzierendes Medikament abgesetzt wird, sinken die Spiegel an mikrosomalem Enzym abrupt ab. Damit wird dieselbe Warfarin-Dosis zur Überdosis, weil die Biotransformation wieder auf das normale Ausmaß zurückging. Die Prothrombinzeit ist verlängert, und es kommt zu Blutungen mit möglichem tödlichen Ausgang (s. 14. Kap.).

Abnormes Kurzschließen («Shunting») der Biotransformation

Dies ist eine seltene Form einer Medikamenten-Wechselwirkung der Leber. Ein klinisches Beispiel hierfür ist bei Kombination eines Monoaminoxidase-Hemmers (MAO) mit Pethidin zu beobachten. Es gab zahlreiche Fallberichte über den Effekt, der eintritt, sobald unter chronischer MAO-Hemmer-Therapie stehende Patienten herkömmliche parenterale Pethidindosen (von 50–100 mg) erhalten. Es tritt eine plötzliche Reaktion auf, die in Hypertonie und Krämpfen besteht. Oft kommt es auch zur Hyperthermie. Wenn auch der Mechanismus dieser Reaktion noch nicht erwiesen ist, hat man angenommen, daß die MAO-Hemmer den normalen Weg der Biotransformation von Pethidin in Pethidinsäure blockieren, was zur Bildung von Normeperidin aus dem Pethidin führt. Normeperidin aber ist eine krampfauslösende Substanz (15).

Viszerotoxizität und Wechselwirkungen von Anästhetika

Eine in der klinischen Anästhesie ungewöhnliche auf Medikamente eintretende Reaktion ist die postanästhetische Lebernekrose. Ob dies am Menschen eine echte Medikamenten-Wechselwirkung darstellt, ist spekulativ, wenn auch viele am Tier gewonnene Daten diese Hypothese stützen. In der folgenden Besprechung dient Halothan als Beispiel, da mit ihm in diesem Zusammenhang sehr viel mehr Arbeiten durchgeführt worden sind als mit irgendeinem anderen Anästhetikum.

Es ist heute allgemein anerkannt, daß enzyminduzierende Medikamente zur Beschleunigung und zur Vergrößerung der Biotransformation von verdampfbaren Anästhetika führen (16). Offensichtlich unterscheiden sich die verdampfbaren Anästhetika von den nichtflüchtigen Medikamenten darin, daß die erstgenannten primär über die Lungen ausgeschieden werden, während die letztgenannten biotransformiert werden müssen, um deren Wirksamkeit herabzusetzen und deren Ausscheidung über die Nieren zu erleichtern. Gleichgültig, ob die Biotransformation induziert ist oder nicht, ist sie zweckdienlich, da sie eine langdauernde pharmakologische Wirkung abkürzt und einen kompensatorischen Abwehrmechanismus gegen die chronische Akkumulation von Medikamenten darstellt. Bei halogenierten verdampfbaren Anästhetika kann dies nicht immer der Fall sein, wie z. B. bei Methoxyfluran. Es ist erwiesen, daß die Biotransformation von Methoxyfluran zur Bildung eines freien Fluor-Ions führt, welches die Nierentubuli schädigen und zum Nierenversagen unter Polyurie führen kann (17). Weniger bekannt ist, daß induzierende Medikamente die Biotransformation sowohl qualitativ als auch quantitativ verstärken. Somit kann durch Extrapolieren von am Tier ermittelten Daten geschlossen werden, daß die Verwendung dieses Anästhetikums bei einem Patienten mit anamnestischen Hinweisen auf die Möglichkeit einer Enzyminduktion, ungeachtet der Dosis, mit großen Gefahren verbunden ist.

Es ist nicht sicher, ob die hepatotoxische Wirkung Manifestation einer Medikamenten-Wechselwirkung ist. Mit Phenobarbital vorbehandelte Tiere sind für die hepatotoxischen Effekte von Tetrachlorkohlenstoff und Chloroform empfänglicher als nicht behandelte Tiere (18). Freie Radikale und reaktive Intermediärprodukte, die von den induzierten Enzymen in beachtlichen Mengen aus diesen halogenierten Alkanen freigesetzt werden, greifen die Makromoleküle der Leber an, was zur zentralen Nekrose der Leberläppchen führt. Normalerweise ist die oxidative Biotransformation von Halothan ein harmloser Vorgang. Die dabei gebildeten Produkte wie Trifluoressigsäure sowie Brom- und Chlorionen, sind allesamt unschädlich (19). Jedoch wurden nach herkömmlicher Einwirkung von Halothan sowohl im Urin als auch in der Ausatemluft von Mensch und Tier Metaboliten von hoher potentieller Reaktivität festgestellt (20, 21). Es gibt schwerwiegende experimentelle Beweise für die Existenz eines abnormen reduzierenden Abbaumodus für Halothan, durch welchen reaktive Intermediärprodukte entstehen, die zur Lebernekrose führen können. Es wurden zwei Tiermodelle für die Lebertoxizität von Halothan erstellt (22–24). Beim ersten Modell wird den Tieren eine Einzeldosis eines Gemisches von Polychlorbiphenylen verabreicht. Diese Verbindungen induzieren in hohem Maße sowohl sauerstoffabhängige als auch nicht sauerstoffabhängige Untergruppen von Cytochrom P-450. Werden diese Tiere nach dieser Vorbehandlung mit 1% Halothan in 99% Sauerstoff anästhesiert, so tritt eine klassische zentrale Nekrose der Leberläppchen auf. Beim zweiten Modell erfolgt die Vorbehandlung mit Phenobarbital und die Anästhesierung mit 1% Halothan in einer hypoxischen Atmosphäre ($F_I O_2 = 0,14$). Auch hier tritt eine zentrale Nekrose der Leberläppchen ein. Ein weiterer, zur nicht sauerstoffabhängigen oder «reduktiven» Biotransformation des Halothans beitragender Faktor besteht in dessen bekanntem, durch direkte Einwirkung auf die Splanchnikusdurchblutung die Leberdurchblutung herabsetzendem Effekt, der primär durch die Konstriktion der A. hepatica zustande kommt.

Wenn es auch nicht erwiesen ist, könnte man die «Halothan-Hepatitis» als eine mögliche Medikamenten-Wechselwirkung ins Auge fassen. Im folgenden hypothetischen Beispiel ist eine 40jährige fettleibige Frau für eine Hysterektomie vorgesehen. Als primäres Anästhetikum dient Halothan in zufriedenstellender Weise. Die Patientin leidet jedoch nach einigen Tagen unter den Symptomen eines Abszesses des Vaginalstumpfes. Der Gynäkologe verordnet Antibiotika. Da die Patientin verängstigt ist, verordnet er auch Sedativa und Hypnotika über mehrere Tage, die zur Enzyminduktion befähigt sind.

Wir können annehmen, daß diese Patientin zu Beginn eine genetisch determinierte kleine Menge einer Cytochrom-P-450-Isoenzymvariante besaß, die Halothan durch reduzierende Abbaumodi in reaktive Produkte biotransformiert (25). Jedoch ist bei der ersten Halothanverabreichung die Menge dieses besonderen Enzyms und daher auch die Menge der gebildeten Metaboliten gering. Daher tritt keine offenkundige Schädigung der Leber auf. Wegen des Fehlschlagens der antibiotischen Therapie des Abszesses muß sich die Patientin einer Zweitoperation unterziehen. Zu diesem Zeitpunkt jedoch haben die induzierenden Medikamente ihre pharmakologische Umwelt verändert. Zu Beginn waren die Konzentration und die Aktivität des für die Biotransformation verantwortlichen Enzyms von niedriger Größenordnung. Nun aber haben die induzierenden Medikamente das Enzym aktiviert und vermehrt. Eine kurzdauernde erneute Halothan-Einwirkung zum Drainieren des Abszesses kann so zu einer starken Bildung reaktiver Metaboliten führen, die eine Autolyse der Lebermakromoleküle und zentrale Leberläppchennekrose und Ikterus hervorrufen. Wir wiederholen, daß die Existenz dieser Medikamenten-Wechselwirkung am Menschen nicht erwiesen ist, doch sprechen am Tier gewonnene Daten für dieses Phänomen. Eine derartige Spekulation schließt nicht ein, daß ein Patient mit der anamnestischen Angabe der Einnahme eines bekannten induzierenden Medikaments kein Halothan erhalten darf. Offensichtlich ist die Induktion des Halothans über normale Stoffwechselbahnen harmlos. Der Unterschied besteht darin, daß dieser theoretische Patient zu Beginn eine genetisch abnorme Variante des Cytochrom P-450 besaß, die induzierbar war. Es muß nochmals betont werden, daß die Induktion von normalem Cytochrom P-450 gewöhnlich nicht zu einem so katastrophalen Ereignis führt.

Zusammenfassend ist festzustellen, daß die Leber primärer Schauplatz einer Vielfalt von Medikamenten-Wechselwirkungen ist. In unserer medikamenten-orientierten Gesellschaft erfolgen die meisten dieser Wechselwirkungen während der klinischen Anästhesie unbemerkt. Um diese Ereignisse auf molekularem Niveau erfassen zu können, verfügen wir noch nicht über ausreichend verfeinerte Überwachungsverfahren. Somit bemerkt der Anästhesist sie nur in verhältnismäßig grober Weise in Gestalt der Toleranz des Patienten gegen Medikamente oder deren Dauereffekte. Der intelligente Praktiker muß sich der Möglichkeit dieser Ereignisse bewußt sein. Viszerotoxizität als Folge halogenierter Anästhetika, insbesondere die Lebernekrose, können eine seltene, nicht voraussagbare Form einer kaum merklichen Medikamenten-Wechselwirkung sein. Trifft dies zu, so erfordert ihre Erkennung und Verhütung intensive Untersuchungen.

Literatur

1. Gillette, J.R., B.B. Brodie, B.N. LaDu: The oxidation of drugs by liver microsomes: on the role of TPNH and oxygen. J. Pharmacol. Exp. Ther. 119 (1957) 532
2. Cooper, D.Y. u. Mitarb.: Photochemical action spectrum of the terminal oxidase of mixed function oxidase systems. Science 147 (1965) 400
3. Claude, A.: Microsomes, endoplasmic reticulum and interaction of cytoplasmic membranes. In: Microsomes and Drug Oxidation. Hrsg. J.R. Gillette u. Mitarb. New York, Academic Press, 1969
4. Conney, A.H.: Pharmacological implications of microsomal enzyme induction. Pharmacol. Rev. 19 (1967) 317
5. Remmer, H., H.J. Merker: Effects of drugs on the formation of smooth endoplasmic reticulum and drug metabolizing enzymes. Ann. N.Y. Acad. Sci. 123 (1965) 79
6. Brown, B.R., jr.: Hepatic microsomal enzyme induction. Anesthesiology 39 (1973) 178
7. Fouts, J.R., L.A. Rogers: Morphologic changes in stimulation of microsomal drug metabolizing enzyme activity of phenobarbital, chlordane, benzpyrene, or methylcholanthrene in rats. J. Pharmacol. Exp. Ther. 147 (1965) 112
8. Gillette, J.R., D.C. Davis, H.C. Sasame: Cytochrome P-450 and its role in drug metabolism. Annu. Rev. Pharmacol. 12 (1972) 51
9. Vesell, E.S. u. Mitarb.: Genetic control of drug levels and of the induction of drug-metabolizing enzymes in man. Individual variability in the extent of allopurinol and nortryptiline drug metabolism. Ann. N.Y. Acad. Sci. 179 (1971) 152
10. Baekeland, F., N.M. Greene: Effect of diethyl ether on tissue distribution and metabolism of pentobarbital in rats. Anesthesiology 19 (1958) 724
11. Brown, B.R., jr.: The diphasic action of halothane on the oxidation metabolism of drugs by the liver: An in vitro study in the rat. Anesthesiology 35 (1971) 241
12. Brown, B.R., jr.: Effects of inhalation anesthetics on hepatic glucuronide conjugation: A study of the rat in vitro. Anesthesiology 37 (1972) 483
13. Rubin, A., T.R. Tephly, G.J. Mannering: Kinetics of drug metabolism by hepatic microsomes. Biochem. Pharmacol. 13 (1964) 1007
14. Goss, J.E., D.W. Dickhaus: Increased bishydroxy coumarin requirements in patients receiving phenobarbital. N. Engl. J. Med. 273 (1965) 1094
15. Rogers, K.J., J.A. Thornton: The interaction between monoamine oxidase inhibitors and narcotic analgesics in mice. Br. J. Pharmacol. 36 (1969) 470
16. Van Dyke, R.A.: Metabolism of volatile anesthetics, II. Induction of microsomal dechlorinating and ether-clearing enzymes. J. Pharmacol. Exp. Ther. 154 (1966) 364

17. Mazze, R. I., J. R. Trudell, M. J. Cousins: Methoxyflurane metabolism and renal dysfunction: Clinical correlation in Man. Anesthesiology 35 (1971) 247
18. Brown, B. R., jr., I. G. Sipes, A. M. Sagalyn: Mechanisms of acute hepatotoxicity: chloroform, halothane, and glutathione. Anesthesiology 41 (1974) 554
19. Rehder, K. u. Mitarb.: Halothane biotransformation in man: A quantitative study. Anesthesiology 28 (1967) 711
20. Cohen, E. N. u. Mitarb.: Urinary metabolites of halothane in man. Anesthesiology 43 (1975) 392
21. Mukai, S. u. Mitarb.: Volatile metabolites of halothane in the rabbit. Anesthesiology 47 (1977) 248
22. Sipes, I. G., B. R., jr., Brown: An animal model of hepatotoxicity associated with halothane anesthesia. Anesthesiology 45 (1976) 622
23. Sipes, I. G., B. R., jr., Brown, G. E. McLain: Nichtveröffentlichte Beobachtungen.
24. Widger, L. A., A. J. Gandolfi, R. A. Van Dyke: Hypoxia and halothane metabolism in vivo. Anesthesiology 44 (1976) 197
25. Brown, B. R., jr., I. G. Sipes, R. K. Baker: Halothane hepatotoxicity and the reduced derivative 1, 1, 1-trifluoro-2-chloroethane. Environ. Health Perspect. 21 (1977) 185

4. Kapitel

Die präoperative Visite

J. S. Gravenstein, M. F. Rhoton und H. F. Cascorbi

In Zusammenarbeit mit dem internistischen Konsiliarius nahmen wir bei einem an Sichelzellanämie leidenden Patienten eine sorgfältige präoperative Einschätzung vor und entwickelten einen entsprechenden Plan für die Durchführung der Anästhesie. Dieser besondere Arbeitsaufwand wurde vom Internisten mit der Begründung in Frage gestellt, daß unsere Pflichten bei allen Patienten ungeachtet ihrer Begleitkrankheiten dieselben seien und daß anzunehmen ist, daß die sichere Durchführung der Anästhesie dazu dient, Hypoxie, Azidose, Stase und Abkühlung zu verhüten.
Wir vermochten diesen Argumenten nicht in zufriedenstellender Weise zu begegnen. Unser Kollege hatte recht. Ebenso wie die Patienten mit Sichelzellerkrankung verdienen auch alle anderen Patienten dieselbe anästhesiologische Betreuung unter Vermeidung von Hypoxie und Azidose. Theoretisch sollte es daher keiner zusätzlichen Bemühungen bedürfen, präoperative Probleme aufzudecken, da theoretisch jedermann die bestmögliche anästhesiologische Betreuung erhalten sollte.
In Wirklichkeit jedoch erhalten nicht alle Patienten die bestmögliche anästhesiologische Betreuung. Gelegentlich treten Hypotonie, hypoxische Episoden und Azidose auf, und es ist richtig, besondere Anstrengungen zur Vermeidung solcher Vorkommnisse bei Patienten zu unternehmen, die selbst leichte Abweichungen von der Norm schlecht vertragen. Daher bedürfen Patienten, die solche besonderen Bemühungen benötigen, zu ihrer Aufdeckung engmaschiger präoperativer Voruntersuchungen. Leider ist eine sorgfältige präoperative Beurteilung nicht überall durchführbar, und jedes Jahr werden Patienten anästhesiert und operiert, ohne die Vorteile einer gründlichen und vollständigen präoperativen Beurteilung genossen zu haben. Wegen der zeitlichen Begrenzungen der Anästhesiepraxis erfolgt bei diesen Patienten selten mehr als eine rasche Durchsicht des Krankenblattes. Dessen ungeachtet ermöglicht dieses flüchtige Vorgehen, auf Grund der Familienanamnese mit ungewöhnlichen Problemen den nur gelegentlich anzutreffenden Patienten (mit einer malignen Hyperpyrexie) herauszufinden, was der Untersuchung des Hausarztes, Internisten oder des Chirurgen zu entnehmen ist. Darüber hinaus hat es

den Anschein, daß eine kurze vor der Einleitung vorgenommene Risikoeinstufung zur Herabsetzung der Morbiditäts- und Mortalitätsziffern beiträgt.

Warum aber bestehen wir angesichts dieser Argumente auf einer vollständigen präoperativen Risikoeinschätzung? Erstens glauben wir, daß die Begegnung mit dem Anästhesisten vor der Operation günstig für die Psyche des Patienten ist. Hier hat der Anästhesist Gelegenheit, Fragen zu beantworten, unbegründete Ängste zu beseitigen, dem Patienten eine Stütze zu bieten und ihm Vertrauen einzuflößen.

Zweitens gibt es eine kleine Gruppe von Patienten, die in unserem Krankengut weniger als 1 Prozent einnimmt, bei welcher nach Erhebung einer ausführlichen Anästhesieanamnese und die Überprüfung der medikamentösen Therapie auf mögliche Probleme durch Wechselwirkungen das Aufschieben der Anästhesie und der Operation erfordert. Für diese ausgewählte Patientengruppe sind die vollständige Untersuchung und das Abwägen von Risiken durch den Anästhesisten von lebensrettender Bedeutung. Da diese Gruppe nicht im voraus zu identifizieren ist, besteht die zwingende Notwendigkeit, zum Nutzen dieser wenigen Patienten Siebtestungen an allen Patienten vorzunehmen. Daher stellt die routinemäßige präoperative Prämedikationsvisite eine Verpflichtung dar, der wir uns nicht entziehen können.

Was ereignet sich während einer präoperativen Visite? Der Arzt begegnet dem Patienten, versucht mit ihm ins Gespräch zu kommen und ihm Vertrauen einzuflößen, kurz gesagt, pflegt die Elemente des Arzt-Patient-Verhältnisses. Gleichzeitig versucht der Anästhesist, sich spezielle Informationen (über die Krankengeschichte, Einnahme von Medikamenten und über frühere Anästhesien) zu verschaffen, welche seine Wahl des Anästhesieverfahrens für eben diesen Patienten beeinflussen können. Wir glauben, daß sich der erfahrene Kliniker der Intuition bedient, die schwer zu definieren, aber nicht zu lehren ist. Die Analyse des Begriffs Intuition ergibt eine erkennbare und lehrbare Struktur. Wir bezeichnen dies als Schlüsselwort-Struktur. Auf den ersten Blick können viele Schlüsselwörter den Eindruck erwecken, als seien sie bekannte informierende medizinische Ausdrücke. Tatsächlich gewinnen diese Worte erst dann speziellen Charakter, wenn sie der Anästhesist als Signal erkennt, die in eine *Kategorie* zu übertragen sind. Diese Kategorien veranlassen dann eine klare Herausstellung therapeutischer Fragen unter der Überschrift *Probleme*, die es erleichtern, Alternativen oder *Maßnahmen* darzustellen. Ist das *Schlüsselwort* «Zertrümmerungsverletzung» («crush injury») gegeben, so denken wir an die *Kategorie* «Muskelschädigung». Das *Problem* besteht in der Freisetzung von Kalium in Verbindung mit Succinylcholin, und die logische *Maßnahme* besteht in der Vermeidung von depolarisierenden Medikamenten.

Wollen wir uns nun einem komplizierteren, aber häufigen Problem der Anästhesie zuwenden.

Fallbericht

Frau S. ist eine 40 Jahre alte untersetzte Hausfrau von mäßigem Übergewicht. Wegen wiederholter Gallensteinkoliken konsultierte sie einen Chirurgen. Bei ihr war eine geplante Cholezystektomie vorgesehen, und sie wurde vor der Operation vom Anästhesisten untersucht. Während der Befragung berichtete die Patientin bis auf den anamnestischen Hinweis auf Asthmaanfällen nichts ungewöhnliches. Weiterhin berichtete die Patientin, daß sie Steroide und Phenobarbital einnahm und daß sie, sobald sie Beklemmung in der Brust verspüre, einen Isoproterenol-Inhalator benutze. Der letzte schwere Asthmaanfall habe sich vor $1^1/4$ Jahren ereignet.

Einige erfahrene Anästhesisten könnten sich dafür ausgesprochen haben, die Patientin mit 20 mg

Diazepam intramuskulär eine Stunde vor der Anästhesie zu prämedizieren, vor der intravenösen Einleitung mit Thiopental Atropin zu geben und die Anästhesie ohne Endotrachealtubus mit Halothan und Lachgas-Sauerstoff 3 : 1 zu unterhalten. Es ist durchaus möglich, daß andere Anästhesisten auch in anderer Weise vorgehen. Auf jeden Fall dürften sie alle in der Lage sein, ihr Vorgehen zu begründen.

In welcher Weise wird die logische Grundlage für ein gegebenes anästhesiologisches Vorgehen entwickelt? Wir greifen mehrere der in Tab. 4.1 gezeigten *Schlüsselworte* wie Cholezystektomie, Phenobarbital und Asthma heraus. Bei dieser Analyse werden die Gründe für dieses etwas ungewöhnliche Vorgehen in Gestalt des Verzichts auf die endotracheale Intubation bei einem Oberbauchschnitt und die Verwendung von Halothan bei einer Operation in Lebernähe offenkundig.

In dieser Anamnese gibt es weitere Schlüsselworte, wie z.B. 40jährige Frau. Wie im Fall des Phenobarbitals, kann auch dieses Schlüsselwort selbst mehrere Kategorien besitzen (s. Tab. 4.2, welche für Phenobarbital zwei von den vielen möglichen Subkategorien für Phenobarbital aufweist).

Das *Schlüsselwort-System* führt zu vernünftigen lehrbaren Maßnahmeplänen, zur Entwicklung von Alternativen und zur Erteilung von Prioritäten für therapeutische Fragen. Z.B. bedarf die Möglichkeit einer Schwangerschaft und die Verwendung oraler Kontrazeptiva der Erhebung einer gynäkologischen Anamnese. Auf Grund des bronchienerweiternden Effekts des verwendeten Halothans setzt die Benutzung von vorwiegend beta$_2$-adrenerg stimulierenden Medikamenten die Wahrscheinlichkeit von Arrhythmien herab. Da die anamnestische Angabe der Einnahme von Phenobarbital die Aktivierung mikrosomaler Enzyme vermuten läßt und damit auch eine überschießende Biotransformation

Tab. 4.1: Schlüsselwort-Analyse-Maßnahmen

Schlüsselwort	Kategorie	Problem	Maßnahmen
Asthma	Manipulationen an den Atemwegen	Bronchospasmus (Reizung des Larynx durch Intubation, Extubation, Absaugen)	Intubation meiden; tiefe Anästhesie; verwende Halothan, Beta$_2$-Stimulatoren bereithalten, Neostigmin meiden
Cholezystektomie	Oberbauchschnitt	Muskelerschlaffung; postoperative Schienung	Keine Kombination von Lokalanästhesie mit Allgemeinanästhesie (i. v. Kombinationsanästhesie); Anwendung von intermittierenden Dosen von Succinylcholin?
Phenobarbital	Chronische Anwendung von Sedativa	Toleranz	Hohe Prämedikationsdosen
	Dasselbe Schlüsselwort kann jedoch zu einer anderen Maßnahme führen:		
Phenobarbital	Enzym-Induktoren	Gesteigerte Verstoffwechselung des Medikaments	Methoxyfluran ist zu meiden

Tab. 4.2: Schlüsselwort-Analyse-Maßnahmen
Multiple Subkategorien für Phenobarbital

Schlüsselwort	Kategorie	Problem	Maßnahmen
40jährige Frau	Schwangerschaft	Mißbildung, Abort	Schwangerschaftstest, Aufschieben der Operation?
40jährige Frau	Kontrazeptiva	Thrombose, Embolie	Heparin in niedriger Dosierung? Frühzeitiges Aufstehen

von Methoxyfluran in toxische Abbauprodukte, ist dessen Verwendung ausgeschlossen. Gemäß dieser Erwägungen der Medikamenten-Wechselwirkung kann ein drittes Medikament (z. B. Enfluran) gewählt werden.

Bei der Suche nach Medikamenten-Wechselwirkungen können wir bei Verwendung dieses Lösungsweges eine ein Medikament betreffende anamnestische Angabe mittels der bekannten *Übersicht von Systemen* registrieren. Es gibt viele Möglichkeiten, einen Lösungsweg zu organisieren. Es ist unerheblich, für welchen man sich entscheidet, solange man bei derselben Methode bleibt. Dies ist der einzige Weg, die Möglichkeit, ein System, ein Medikament oder ein Problem zu vergessen, auf einem Minimum zu halten.

Die Tabelle 4.3 zeigt den Lösungsweg der Übersicht von Systemen sowie wichtige Medikamente mit deren häufigsten in Zusammenhang mit der Anästhesie zu erwartenden Problemen.

Die für den Anästhesisten an Wechselwirkungen beteiligten Medikamente werden in der rechts stehenden Spalte der Tabelle angegeben. Das Schlüsselwort-System und die Übersicht der Systeme sind keineswegs vollständig. Sie stellen offene Systeme dar, die es dem Kliniker gestatten, klinische Probleme zu organisieren und zu analysieren und eine Übersicht der enormen Menge an Informationen aufzubauen, die jedesmal, wenn eine klinische Entscheidung getroffen wird, zu verarbeiten sind.

Tab. 4.3: Übersicht von Organen, Medikamenten und Wechselwirkungen

System	Medikamente	Probleme in Verbindung mit der Anästhesie	Kapitel
Zentrales Nervensystem	Antipsychotische Mittel	Kardiovaskuläre Instabilität	13
	Sedativa	Enzyminduktion	14
	Medikamente gegen Morbus Parkinson	Rigidität des Thorax	13
Kardiovaskuläres System	Beta-adrenerge Blocker	Stauungsinsuffizienz	7
	Antihypertensiva	Instabilität der Hämodynamik	8
	Diuretika	Arrhythmien	11
	Digitalis	Arrhythmien	10
	Chinidin	Arrhythmien/Muskelrelaxation	12
Blut	Antikoagulanzien	Hämatome	14

5. Kapitel

Der Einfluß des pH-Wertes

J. S. Gravenstein und A. H. Anton

Auf den folgenden Seiten wird an Hand eines Beispiels dargestellt, in welcher Weise eine pH-Verschiebung die pharmakologische Wirksamkeit von Medikamenten, die schwache Säuren oder schwache Basen sind, zu verändern vermag. Die pH-Verschiebung kann beeinflussen:

1. die pharmakologische Wirksamkeit,
2. die Resorption,
3. die Verteilung,
4. die renale Ausscheidung und
5. die Verstoffwechselung von Medikamenten.

Obwohl diese Kategorien untereinander in Wechselbeziehung stehen, ist es zweckmäßig, sie gesondert zu besprechen.

Fallbericht

Ein 20jähriger Mann wurde in komatösem Zustand auf der Intensivstation aufgenommen. Er hatte eine unbekannte Menge von Tabletten und Kapseln eingenommen. Es war bekannt, daß Phenobarbital, Pethidin und Amphetamin darunter waren. Nach endotrachealer Intubation wurde kontrolliert beatmet und eine intravenöse Infusion in Gang gesetzt. Die arterielle Blutgasanalyse zeigte eine gemischte metabolisch-respiratorische Azidose mit einem pH-Wert von 7,00 und einem PCO_2 von 8,0 kPa (60 mm Hg). Der arterielle Druck des Patienten war mit 8,7/5,3 kPa (65/40 mm Hg) niedrig und seine Herzfrequenz mit 115/min hoch.

Nun werfen sich folgende Fragen auf:

1. Erfolgte die Resorption dieser Mittel im Magen mit derselben Geschwindigkeit?
2. Ist eine Azidämie für einen mit Barbiturat, Opiat und Amphetamin vergifteten Patienten in gleichem Maße vorteilhaft (oder nachteilig)?
3. Ist durch therapeutische Maßnahmen die über die Niere erfolgende Ausscheidung dieser Medikamente zu verbessern?

Die pharmakologische Wirksamkeit von pH-Verschiebungen

Um diese Probleme und deren therapeutische Auswirkungen untersuchen und beurteilen zu können, bedarf es eines Rückblicks auf die Art und Weise, in welcher sich pH-Änderungen ausdrücken und was diese an schwachen Säuren (wie z. B. den Barbituraten) und an schwachen Basen (wie Opiaten und Amphetamin) bewirken. Im Mittelpunkt steht die Tatsache, daß diese Substanzen dissoziieren, wobei der Dissoziationsgrad von der Konzentration der Wasserstoffionen des Milieus abhängt. Im Falle des Phenobarbitals wäre die ionisierte

$$^-O-C\diagdown_{N-C}^{N-C} \diagup_{C}^{C}\diagdown_R^R \quad \text{und } H^+$$

sowie die nichtionisierte Form des Medikaments

$$O=C\diagdown_{N-C}^{N-C} \diagup_{C}^{C}\diagdown_R^R$$

Ergebnis dieser Dissoziation.
Bekannter sind die Dissoziationsprodukte der Kohlensäure:

| H_2CO_3 | HCO_3^- und H^+ |
| nichtionisiert | ionisiert |

Die allgemeine Regel besagt, daß die nichtionisierte Form lipidlöslicher als die ionisierte Form ist (1–3). Daher können die nichtionisierten Substanzen Zellmembranen durchschreiten und mit größerer Wahrscheinlichkeit das Hirn über die Blut-Hirn-Schranke erreichen und im Falle einer Schwangerschaft den Feten über die Plazenta. Neben der Tatsache, daß der nichtionisierte Zustand die Diffusion durch Zellmembranen fördert, gibt es noch weitere wichtige Faktoren. So bestehen auch innerhalb nichtionisierter Medikamente unterschiedliche Lipidlöslichkeiten. Z. B. ist nichtionisiertes Phenobarbital weniger lipidlöslich als nichtionisiertes Thiopental.
Zur Bezeichnung oder Berechnung des Ionisierungsgrades kann der Anästhesist Formeln verwenden, welche die Konzentration von Hydronium-Ionen mit dem ionisierten und nichtionisierten Anteil einer gegebenen schwachen Säure oder schwachen Base in Beziehung setzen. Der Bequemlichkeit halber verwenden wir anstelle des H_3O^+ (Hydronium-Ions) die Wasserstoffionenkonzentration H^+.
Die H^+-Konzentration im Wasser ist temperaturabhängig. Wasser dissoziiert in H^+ und OH^-. Bei 25°C hat reines Wasser gleiche Mengen dieser beiden Ionen. Der pKa-Wert beträgt 7, und bei einem pH von 7 besteht eine neutrale Reaktion. Mit dem Ansteigen der Temperatur wäßriger Lösungen verschiebt sich das Gleichgewicht, und der pH sinkt

ab (4). In der folgenden Besprechung wird der Temperatureffekt auf den pKa vernachlässigt, da er nur gering und für klinische Entscheidungen unerheblich ist. Viele in der Literatur veröffentlichte pKa-Werte beziehen sich auf bei Raumtemperatur (üblicherweise 25°C) vorgenommene Messungen. Da wir jedoch keine präzisen physikochemischen Veränderungen besprechen, reicht es, wenn wir uns unserer Ungenauigkeit bewußt sind. Die folgende Aufstellung zeigt die Kurzbezeichnungen der von uns zu behandelnden Substanzen:

ionisiertes Phenobarbital	PL^-
nichtionisiertes Phenobarbital	PL
ionisiertes Meperidin	ME^+
nichtionisiertes Pethidin	PE
Wasserstoffion	H^+
ionisiertes Lidocain	LI^+
nichtionisiertes Lidocain	LI
ionisiertes Amphetamin	AM^+
nichtionisiertes Amphetamin	AM

Der pKa entspricht demjenigen pH-Wert, bei dem gleich viele ionisierte und nichtionisierte Teile vorliegen.
Da der Ionisierungsgrad von der (H^+)-Konzentration des wäßrigen Systems abhängt, in welchem die Medikamente gelöst sind, verwenden wir die Hendersonsche Gleichung, welche die einfachste Formulierung zur Beschreibung dieser Beziehung darstellt. Sie lautet für Phenobarbital folgendermaßen:

$$[H^+] = K_a \frac{PL}{PL^-}$$

Diese Formel besagt, daß eine Verdoppelung von $[H^+]$ zu einer Änderung des Verhältnisses $\frac{PL}{PL^-}$ um den Faktor 2 führt. K_a ist eine Konstante. Der Wert von K_a läßt sich bestimmen, indem man eine 50%ige Ionisierung annimmt, bei welcher das Verhältnis $\frac{PL}{PL^-}$ gleich 1 wird. Somit stellt K_a die Wasserstoffionenkonzentration dar, bei welcher 50% einer schwachen Säure dissoziiert sind. Für Phenobarbital beträgt $K_a = 63$, d.h., wenn ein Liter wäßriger Lösung 63 Nanomol (nmol) $[H^+]$ enthält, eben soviel PL als PL^- vorliegt. Bei dieser Wasserstoffionenkonzentration $[H^+]$ ist die Hälfte des vorhandenen Phenobarbitals in der Form vorhanden, welche Membranen leicht zu passieren vermag. Bei Verminderung von $[H^+]$ um die Hälfte würde auch $\frac{PL}{PL^-}$ um die Hälfte verringert.
Diese einfache Beziehung ist auf folgende Weise leicht in die bekannten pH-Werte zu überführen:

pH	4	5	6	7	8	9	10
$[H^+]$ (nmol)	100000	10000	1000	100	10	1	0,1

Auf der oberen Skala werden pH-Einheiten angegeben und auf der unteren Skala die Wasserstoffionenkonzentration in Nanomol je Liter. Wie bei einer jeden logarithmischen Skala entspricht jede ganzzahlige Stufe dieser Skala (z.B. von 6 nach 7 oder von 9 nach 8) einer zehnfachen Änderung der Wasserstoffionenkonzentration. Ein Patient mit einem pH-Wert von 7,2 hat 10 × soviel Wasserstoffionen in seinem Blut, als er bei einem pH von 8,2 haben würde.

Die in diesem Beispiel gezeigte Wasserstoffionenkonzentration [H$^+$] wird in Nanomol (1 Nanomol = 10^{-9} Mol) ausgedrückt. Bei einem physiologischen pH von 7,4 beträgt sie 40 nmol. Bei einem pH von 8,4 beträgt sie 4 nmol/l Blut und bei einem pH von 6,4 entsprechend 400 nmol/l Blut.

Da auf der ersten Skala der pH-Wert 7,4 nicht erscheint, wurde eine Erweiterung der Skala von pH 6,7 bis 8,0 vorgenommen.

pH	6,7	6,8	6,9	7,0	7,1	7,2	7,3	7,4	7,5	7,6	7,7	7,8	7,9	8,0
[H$^+$] (nmol)	200	160	128	100	80	64	50	40	32	25	20	16	12,5	10

Diese Skala gibt an, daß bei jeder Verschiebung um 0,3 pH-Einheiten der pH-Skala (oder bei jeder anderen derartigen logarithmischen Skala) die Wasserstoffionenkonzentration mit dem Faktor 2 zu multiplizieren oder durch ihn zu dividieren ist. Bewegen wir uns somit von pH 7,40 (40 nmol) nach 7,1 (80 nmol), beträgt die Verschiebung 0,3 pH-Einheiten, und die Wasserstoffionenkonzentration wird mit dem Faktor 2 multipliziert.

Oder beginnen wir bei 55 nmol H$^+$ und erhöhen auf 110, muß sich der pH um 0,3 Einheiten verschieben, und zwar von pH 7,26 auf pH 6,96. Das Eintragen von zwischen 7,3 und 7,4 gelegenen Daten (oder zwischen beliebigen anderen Einheiten) bedarf einer weiteren Spreizung der Skala (s. Tab. 5.1).

Ausgehend von diesen Skalen ist die Bestimmung anderer nicht dargestellter Werte durch Annäherung möglich. Da unsere Fähigkeiten zu genauen pH-Messungen begrenzt sind und da in der klinischen Praxis eine pH-Differenz zwischen angenommen 7,29 und 7,31 selten von Bedeutung ist, können wir schlußfolgern, daß die Umwandlung der Wasserstoffionenkonzentration [H$^+$] in den pH-Wert und umgekehrt auch ohne Logarithmentafel, Rechenschieber oder Rechner leicht durchführbar und für die Klinik von ausreichender Genauigkeit ist. Intervalle, die nicht den zwischen 7,0 und 7,1, 7,3 und 7,4 sowie 7,7 und 7,8 liegenden Werten entsprechen, müssen geschätzt werden, um annehmbare Annäherungen zu erhalten.

Aus interessierenden mathematischen Gründen bevorzugen viele Forscher und Kliniker auf diesem Gebiet logarithmische Skalen und Ausdrücke und wenden die Modifikation der Hendersonschen Gleichung, die sogenannte Henderson-Hasselbalchsche Gleichung an, die folgendermaßen lautet:

$$\mathrm{pH} = \mathrm{pK} + \log \frac{\text{ionisierte schwache Säure}}{\text{nichtionisierte schwache Säure}},$$

worin gilt:

$$\mathrm{pH} = -\log[\mathrm{H}^+] \quad \text{und}$$
$$\mathrm{pK_a} = -\log \mathrm{K_a}.$$

Wir stellen fest, daß in der für schwache Säuren verwendeten Henderson-Hasselbalchschen Gleichung die Beziehung zwischen der ionisierten und der nichtionisierten Säure wie folgt zum Ausdruck kommt:

$$\log \frac{\text{ionisierte schwache Säure}}{\text{nichtionisierte schwache Säure}}.$$

Tab. 5.1: pH-Werte und berechnete (aktuelle) Werte der Wasserstoffionenkonzentration sowie vorgeschlagene Näherungswerte

pH	7,30	7,31	7,32	7,33	7,34	7,35	7,36	7,37	7,38	7,39	7,40	
$[H^+]$ nmol	50	49	48	47	46	45	44	43	42	41	40	(angenäherter Wert)
	(50,12)	(48,98)	(47,86)	(46,77)	(45,71)	(44,67)	(43,65)	(42,66)	(41,68)	(40,7)	(39,8)	(aktueller Wert)

Von hier aus ist es leicht, um 0,3 Einheiten herauf- oder herunterzugehen:

Erhöhung des pH

pH	7,60	7,62	7,64	7,66	7,68	7,7
$[H^+]$ nmol	25	24	23	22	21	20

Senkung des pH

pH	7,0	7,01	7,02	7,03	7,04	7,05	7,06	7,07	7,08	7,09	7,1
$[H^+]$ nmol	100	98	96	94	92	90	88	86	84	82	80

Jede Zunahme der Wasserstoffionenkonzentration (pH-Abnahme) führt zu einer Zunahme des nichtionisierten Anteils der schwachen Säure. Was für die Beziehung zwischen [H$^+$] und pH gilt, trifft auch für die andere Seite der Gleichung zu, in welcher $\frac{PL^-}{PL}$ in den Ausdruck $\log \frac{PL^-}{PL}$ umgewandelt wurde. Aus dieser Information können wir unter

Tab. 5.2: Auswirkung einer pH-Änderung auf die Ionisierung eines Medikaments*

$$pH = pK_a + \log \frac{\text{ionisierte schwache Base}}{\text{nichtionisierte schwache Base}}$$

Schritt	Anweisung	Ermittle im voraus	Ergebnis
4	bis zu 0,3 pH-Einheiten verdoppeln das Verhältnis PL$^-$/PL	8,1 = 7,2 +log	$\frac{8 \text{ PL}^-}{1 \text{ PL}}$
8	bis zu 0,3 pH-Einheiten verdoppeln das Verhältnis PL$^-$/PL	8,0 = 7,2 +log	$\frac{6,4 \text{ PL}^-}{1 \text{ PL}}$
12	bis zu 0,3 pH-Einheiten verdoppeln das Verhältnis PL$^-$/PL	7,9 = 7,2 +log	$\frac{5 \text{ PL}^-}{1 \text{ PL}}$
3	bis zu 0,3 pH-Einheiten verdoppeln das Verhältnis PL$^-$/PL	7,8 = 7,2 +log	$\frac{4 \text{ PL}^-}{1 \text{ PL}}$
7	bis zu 0,3 pH-Einheiten verdoppeln das Verhältnis PL$^-$/PL	7,7 = 7,2 +log	$\frac{3,2 \text{ PL}^-}{1 \text{ PL}}$
11	bis zu 0,3 pH-Einheiten verdoppeln das Verhältnis PL$^-$/PL	7,6 = 7,2 +log	$\frac{2,5 \text{ PL}^-}{1 \text{ PL}}$
2	bis zu 0,3 pH-Einheiten verdoppeln das Verhältnis PL$^-$/PL	7,5 = 7,2 +log	$\frac{2 \text{ PL}^-}{1 \text{ PL}}$
6	bis zu 0,3 pH-Einheiten verdoppeln das Verhältnis PL$^-$/PL	7,4 = 7,2 +log	$\frac{1,6 \text{ PL}^-}{1 \text{ PL}}$
10	bis zu 0,3 pH-Einheiten verdoppeln das Verhältnis PL$^-$/PL	7,3 = 7,2 +log	$\frac{1,25 \text{ PL}^-}{1 \text{ PL}}$
1	Beginne mit dem pK der Substanz Verhältnis PL$^-$/PL = 1	7,2 = 7,2 +log	$\frac{1 \text{ PL}^-}{1 \text{ PL}}$
5	Herab auf 1 pH-Einheit 1/10 des Verhältnisses PL$^-$/PL	7,1 = 7,2 +log	$\frac{0,8 \text{ PL}^-}{1 \text{ PL}}$
9	Herab auf 1 pH-Einheit 1/10 des Verhältnisses PL$^-$/PL	7,0 = 7,2 +log	$\frac{0,64 \text{ PL}^-}{1 \text{ PL}}$

* Will man die Auswirkungen einer pH-Änderung auf die Ionisierung eines Medikaments bestimmen, so führe man die dargestellten Schritte durch. Zunächst lege man eine Liste von pH- und pK$_a$-Werten an. Dann vollziehe man Schritt 1, das heißt, ermittle den pK$_a$ des betreffenden Medikaments (Phenobarbital) und trage das Verhältnis zwischen ionisiertem und nichtionisiertem Anteil ein, welches an diesem Punkt 1/1 beträgt. Dann folge man den auf der linken Seite angegebenen numerierten Schritten.

Ausführung der Schritte 1 und 2 eine Tabelle aufstellen, wobei Schritt 1 darin besteht, die pKa der schwachen Säure (hier Phenobarbital) zu bestimmen (die einer K_a von 63 gleich ist) = pK_a = 7,2 und Schritt 2 im Eintrag der Zahlen gemäß der numerierten Stufen auf der linken Tabellenseite (Tab. 5.2).

Beziehung zwischen der pH-Verschiebung und der Resorption eines Medikaments

Wir können uns nun wieder unserem Patienten zuwenden und bestimmte Feststellungen treffen. Theoretisch müßte die Resorption von PL aus dem sauren Milieu des Magens, soweit der pH des Magens niedrig ist, rasch erfolgen (unter der Voraussetzung ausreichender Lipidlöslichkeit dieses Medikaments) (5, 6). Bei einem Magen-pH von 7,2 beträgt das Verhältnis von PL^- zu PL 1, bei pH 6,2 0,1/1 bei pH 5,2 0,01/1, bei 4,2 beträgt es 0,001/1 und bei 3,2 beträgt es 0,0001/1. Bei dem angenommenen Magen-pH von 3,2 ist das Medikament fast völlig unionisiert, was die Resorption schwacher Säuren wie PL erleichtert. Wird PL resorbiert, so dürfte eine Magenspülung nicht viel PL ergeben.

Die Regeln für die Dissoziation schwacher Basen sind im wesentlichen dieselben mit der Einschränkung, daß in der Henderson-Haselbalchschen Gleichung die Stellung von ionisiertem und nichtionisiertem Anteil umgekehrt ist.

$$pH = pK_a + \log \frac{\text{nichtionisierte schwache Base}}{\text{ionisierte schwache Base}}.$$

Da ME einen pK_a von 8,5 und AM einen pK_a von 9,8 besitzen, können wir annehmen, daß in dem sauren pH des Magens praktisch das gesamte ME und AM in ionisierter Form vorliegen. Nur wenig dürfte resorbiert werden; wenn beide zur gleichen Zeit in gleichen Mengen eingenommen wurden, dürfte die Magenspülung mehr von diesen Basen als vom Phenobarbital herausbefördern. Natürlich kann die Magenperistaltik die Medikamente in den alkalischeren Dünndarm treiben, wo der pH-Wert näher an den pK_a-Werten dieser Medikamente liegt, und die Resorption kann dort schneller erfolgen.

Es gibt Beweise für die pharmakologische Wirksamkeit des nichtionisierten Anteils der Barbiturate am Zentralnervensystem und am Herzen (7, 8). Wir können nunmehr feststellen, daß eine Anhebung des pH günstig ist, weil sie PL herabsetzt und PL^- erhöht. Theoretisch müßte das Verhältnis beim Patienten bei pH 7,0 etwa 0,64 PL^-/1 PL betragen, d.h., etwa 39% wären ionisiert. Unter Anheben des pH auf 7,4 müßte das Verhältnis auf 1,6 PL^-/1 PL ansteigen oder auf einen ionisierten Anteil von 62%. Dieser Anstieg müßte eine fühlbare Verminderung der durch das Barbiturat hervorgerufenen Dämpfung bewirken.

Auf welche Weise ist diese pH-Verschiebung zu erreichen? Erzielen wir sie lediglich durch Hyperventilation, besagt eine grobe Schätzung, daß wir das Minutenvolumen verdoppeln müssen, um den PCO_2 um den Faktor 2 herabzusetzen, was seinerseits den pH um etwa 0,3 Einheiten erhöht. Dabei nimmt man einige unzutreffende Annahmen in Kauf, wie z.B. diejenige, daß sich das HCO_3^- bei Veränderung des PCO_2 nicht ändere. Jedoch arbeitet unser System in diesem Falle eben so gut (Tab. 5.3) und liefert zweckmäßige klinische Annäherungen.

Tab. 5.3: Auswirkung des Verhältnisses zwischen Hydrogencarbonat (HCO_3^-) und PCO_2 ($PCO_2 \times 0{,}03$) auf den pH

$$pH = pK_a + \log \frac{\text{ionisierte schwache Säure}}{\text{nichtionisierte schwache Säure}}$$

3	bis zu 0,3 pH-Einheiten verdoppeln das HCO_3^-/H_2CO_3-Verhältnis	7,4 = 6,1 +log 7,3 7,2	$\dfrac{20\ HCO_3^-}{1\ H_2CO_3}$
2	bis zu einer pH-Einheit zehnfachen Zunahme des HCO_3^-/H_2CO_3-Verhältnisses	7,1 = 6,1 +log	$\dfrac{10\ HCO_3^-}{1\ H_2CO_3}$
6	bis zu 0,3 pH-Einheiten verdoppeln das HCO_3^-/H_2CO_3-Verhältnis	7,0 = 6,1 +log	$\dfrac{8\ HCO_3^-}{1\ H_2CO_3}$
5	bis zu 0,3 pH-Einheiten verdoppeln das HCO_3^-/H_2CO_3-Verhältnis	6,7 = 6,1 +log	$\dfrac{4\ HCO_3^-}{1\ H_2CO_3}$
4	bis herunter auf 1 pH-Einheit 1/10 des HCO_3^-/H_2CO_3-Verhältnisses	6,4 = 6,1 +log	$\dfrac{2\ HCO_3^-}{1\ H_2CO_3}$
1	trage pH am pK der Kohlensäure ein	6,1 = 6,1 +log	$\dfrac{1\ HCO_3^-}{1\ H_2CO_3}$

Durch Multiplizieren des PCO_2-Wertes in mm Hg mit 0,03 erhält man die H_2CO_3 in mmol/l.

Somit werden 60 mm Hg CO_2 in 1,8 mval/l H_2CO_3 umgewandelt. Bei pH 7 muß das Hydrogencarbonat 14,4 mval/l betragen. Die Herabsetzung des PCO_2 auf 4,0 kPa (30 mm Hg) ohne Veränderung des HCO_3^- (die im Leben nicht wahrscheinlich ist) bringt den pH auf 7,3.

Der Vorteil des Korrigierens einer Azidose mittels Hyperventilation besteht darin, daß der intrazelluläre pH etwa dieselbe pH-Verschiebung erfährt, da das CO_2 leicht durch die Zellmembran diffundiert.

Auch die Toxizität einiger Lokalanästhetika läßt sich, obwohl einige von ihnen schwache Basen sind, ebenfalls auf diese Weise herabsetzen (9, 10). Ihre aktive Form scheint, vielleicht ausschließlich, die ionisierte zu sein (11). Das Anheben des intrazellulären pH würde bewirken, daß diese Lokalanästhetika weniger stark ionisiert und damit weniger toxisch werden.

Medikamenten-Verteilung in Verbindung mit pH-Verschiebung

Es ist nachteilig, sich bei der pH-Verschiebung lediglich auf den PCO_2-Wert zu stützen. Ein einfaches «Drei-Kompartiment-Modell» des Herzens, des Blutes und Urins unseres Patienten erhellt diese Tatsache (Abb. 5.1). Das Modell nimmt an, daß der intrazelluläre pH des Myokards um 0,1 pH-Einheiten niedriger liegt als derjenige des Blutes. Der pH des Urins ist noch niedriger. Unter Verwendung des vorbereiteten Schemas können wir diese Kompartimente füllen. Wir müssen (unter Vernachlässigung der Proteinbindung) eine bestimmte im Blut befindliche Phenobarbitalmenge annehmen.

Die Abbildung zeigt, daß das am stärksten alkalische Kompartiment die größte Phenobarbitalmenge enthält. Der Grund dafür ist, daß es die höchste Konzentration der ioni-

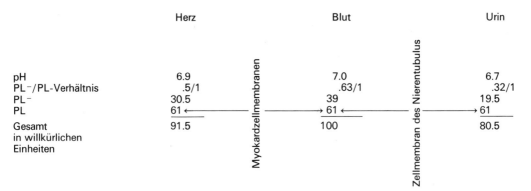

Abb. 5.1: Ein vereinfachtes Modell zur Darstellung eines «Herz»-, eines «Blut»- und eines «Urin»-Kompartiments. Die nichtionisierten Anteile von Phenobarbital (PL) äquilibrieren sich über die Membranen, welche die Kompartimente voneinander trennen. Der nichtionisierte Anteil überschreitet die Membranen nicht.

sierten schwachen Säure besitzt. Die nichtionisierte Fraktion kann sich über die Membranen äquilibrieren und ist daher in allen Kompartimenten gleich. Bei einer schwachen Base ist die Sachlage umgekehrt. Das am stärksten saure Kompartiment hat die höchste Konzentration der ionisierten schwachen Base und besitzt daher die höchste Konzentration des Medikaments (so z. B. sind Pethidin und Amphetamin im Urin-Kompartiment konzentriert). Anders betrachtet verteilen sich nichtionisierte Substanzen selbst passiv und versuchen, sich zu äquilibrieren. Der pH in den verschiedenen Kompartimenten bestimmt nun, wieviel der Gesamtmenge des Medikaments enthalten sind, indem er (gemäß der Henderson-Hasselbalchschen Gleichung) eine bestimmte Menge in die ionisierte Form zwingt. Was von der nichtionisierten Form weggeführt wird, schafft wieder ein Druckgefälle und ein Mehr an nichtionisiertem Medikament fließt solange in dieses Kompartiment, bis ein wie in Abb. 5.1 gezeigtes Gleichgewicht hergestellt ist.
Nun setzen wir den PCO_2 so stark herab, daß der pH in allen Kompartimenten um 0,3 Einheiten ansteigt (Abb. 5.2).
Die in diesen drei Kompartimenten enthaltene gesamte Menge des Phenobarbitals beträgt nun $99 + 100 + 72 = 260$. Sie betrug beim niedrigeren pH $91,5 + 100 + 80,5 = 272$. Damit haben wir die im Herzen enthaltene PL herabgesetzt.

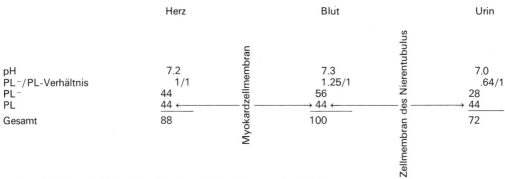

Abb. 5.2: Wie auf Abb. 5.1, jedoch nach Herabsetzen des PCO_2.

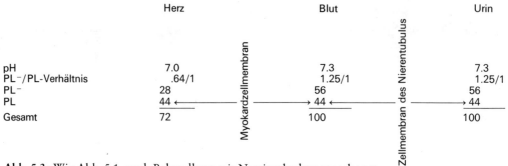

Abb. 5.3: Wie Abb. 5.1, nach Behandlung mit Natriumhydrogencarbonat.

Wir wiederholen die Behandlung, dieses Mal jedoch mit NaHCO$_3$ (Abb. 5.3). Es ist in hohem Grad ionisiert und dringt daher nicht rasch in Zellen ein. Dennoch unterliegt es der Glomerularfiltration, und der Urin-pH steigt an. Wir nehmen an, genug NaHCO$_3$ intravenös injiziert zu haben, um das auf der Abbildung gezeigte Ergebnis ohne Änderung des PCO$_2$ zu erhalten.

Der Einfluß der pH-Verschiebung auf die Ausscheidung über die Niere

Auch in diesem Fall beträgt die Gesamtmenge des Phenobarbitals 272, was eine hohe Urinkonzentration zur Folge hat. Wird der Urin nicht alkalischer gemacht, erscheint ein noch größerer Anteil im Urin und wird ausgeschieden (12, 13). Daher stellen das Alkalisieren des Urins und die aktive Diurese wichtige therapeutische Ziele dar (14). Das Herz enthält weniger Phenobarbital als in dem Beispiel mit herabgesetztem PCO$_2$, obwohl die PL als pharmakologisch aktivste Form in beiden Fällen dieselbe ist. Wir stehen daher auf dem Standpunkt, daß eine adäquate Ventilation mit Normalisierung des PCO$_2$ erwünscht ist, daß jedoch die Alkalisierung mit NaHCO$_3$ erreicht werden sollte.

Um die Darstellung der beteiligten Prinzipien zu erleichtern, haben wir mehrere Wesenszüge ausgelassen. So müssen die pK$_a$-Werte schwacher Säuren und Basen in der Nähe physiologischer pH-Werte liegen, um bei pH-Änderungen klinisch feststellbare Effekte nachweisen zu können. Z.B. wurde von Englesson und Grevsten ein meßbarer Effekt des pH auf die ZNS-Toxizität von Lokalanästhetika beschrieben (9, 10). Dies bezog sich auf die folgenden Substanzen:

	pK$_a$
Lidocain	7,9
Prilocain	7,9
Procain	9,1
Mepivacain	7,7
Bupivacain	8,1

Sie alle haben nicht weit von 7,4 entfernt gelegene pK-Werte. Bei einem Mittel wie Benzocain (pK$_a$ = 2,8) würde ein pH-Effekt wahrscheinlich nicht feststellbar sein, da Benzocain fast gar nicht ionisiert ist, gleichgültig, ob der pH 6,8 (nichtionisierter Anteil zum ionisierten Anteil wie $\frac{10\,000}{1}$) oder 7,8 (wie $\frac{100\,000}{1}$) beträgt.

Vor kurzem haben Benson und Mitarbeiter bei einer Reihe von Opiaten und deren Antagonisten den pH-Effekt in-vitro getestet (15). Diese Medikamente – sämtlich schwache Basen – haben pK_a-Werte zwischen 7,59 (Nalorphin) und 9,38 (Cyclazocin).
In sämtlichen Fällen wurden diese Mittel mit Erhöhung des pH (weniger ionisiert) stärker löslich, und dies hat klinische Folgerungen. Jedoch waren die fortschreitenden Änderungen des Verteilungskoeffizienten nicht in dem Maß voraussagbar, wie wir es darstellten, möglicherweise auf Grund unterschiedlicher Lipidlöslichkeit (die von der Ionisierung unabhängig ist). Im Falle des Pethidins jedoch mit einem pK_a von 8,5 stieg der Verteilungskoeffizient von 20,2 bei pH 7,1 auf 38,2 an bei Erhöhung des pH auf 7,7, d. h. fast um den vorausgesagten Faktor 2 bei einer 0,3 Einheiten betragenden pH-Verschiebung.
Die Proteinbindung von Medikamenten kann durch den pH beeinflußt werden, doch sind diese Effekte im physiologischen pH-Bereich gewöhnlich gering. Z. B. werden bei einem innerhalb physiologischer Grenzen liegenden pH-Anstieg einige Barbiturate und Muskelrelaxanzien stärker an Protein gebunden (3, 16, 17). Uns ist jedoch keine Beobachtung zur Kenntnis gekommen, bei welcher dieser milde Effekt klinisch feststellbar wurde. Amphetamin sowie die mit ihm verwandten Sympathikomimetika sind schwache Basen. Ihre Ausscheidungsgeschwindigkeit kann, wie bei Medikamenten dieser Kategorie zu erwarten ist, durch den pH des Urins beeinflußt werden (18). Bei Procainamid und bei Lokalanästhetika wurden ähnliche Beziehungen nachgewiesen (19, 20).

Beziehung zwischen pH-Verschiebung und Verstoffwechselung von Medikamenten

Steigern wir die Verstoffwechselung, wenn wir das Blut und den Urin unserer Patienten alkalisieren und hierdurch die Ausscheidung von Medikamenten, die schwache Basen sind, verzögern?
Die Verstoffwechselung ist zu berücksichtigen, soweit sie eine pH-induzierte Änderung des relativen Verhältnisses zwischen den ionisierten und den nichtionisierten Anteilen eines Medikaments hervorruft. Die Verstoffwechselung ist ein langsam ablaufender Vorgang, und wir denken mehr mit den Begriffen der Enzyminduktion und Enzymhemmung. In Abhängigkeit von dem Medikament kann jedoch eine pH-Verschiebung nicht nur die Geschwindigkeit der über den Urin erfolgenden Ausscheidung, sondern auch deren Inaktivierung durch den Stoffwechsel beeinflussen, falls deren Passage durch den Körper längere Zeit andauert. Dies beruht auf einer engen Beziehung zwischen der Lipidlöslichkeit eines Medikaments und seiner Verstoffwechselung durch die mikrosomalen Enzymsysteme der Leber (21). Wie zuvor dargestellt, ist der nichtionisierte Anteil besser lipidlöslich und kann daher das im endoplasmatischen Retikulum der Leber befindliche Hauptsystem der Verstoffwechselung erreichen.
Wir berücksichtigen z. B., was mit dem Amphetamin geschieht, sobald pH-Änderungen im Plasma und im Urin eintreten. Es ist gut bekannt, daß beim Menschen die Ausscheidung von Amphetamin und anderer schwacher organischer Basen unter Bedingungen, die zur Bildung eines sauren Urins führen, signifikant erhöht werden kann (22–25). Die Herabsetzung des Urin-pH von 7 auf 5 unter einer nur unbedeutenden Änderung des Plasma-pH setzt z. B. den nichtionisierten Anteil des Amphetamins im Urin um das

100fache herab und begünstigt dadurch eine Verschiebung des Medikaments aus dem Plasma in den gebildeten Urin selbst dann, wenn es bei einem pH von 7,0 bereits zu 99,9% ionisiert ist. Dies wird als «Ionenfallen-Mechanismus» bezeichnet, der bei der Ausscheidung derartiger Medikamente wirksam wird. Somit fanden Beckett und Mitarb. unter Bedingungen, die zu einer Säuerung des Urins führen, daß etwa 60% des eingenommenen Amphetamins innerhalb der ersten 16–48 h ausgeschieden werden, während bei einem alkalischen Urin innerhalb desselben Zeitraumes nur etwa 5% zur Ausscheidung kommen (22, 23). Davis und Mitarbeiter haben kürzlich an vier Versuchspersonen, die entweder eine säuernde Diät erhielten (Urin-pH 5,5–6,0) oder nach Hydrogencarbonat-Verabreichung (Urin-pH 7,5–8,0 ohne Messung des Blut-pH oder der Blutgase) die metabolischen Auswirkungen derartiger pH-induzierter Änderungen auf die Ausscheidungsgeschwindigkeit von Amphetamin untersucht (25).

Die durchschnittliche Plasma-Halbwertszeit von Amphetamin betrug bei metabolischer Azidose 7 Stunden und stieg nach Verabreichung von Natriumhydrogenkarbonat um fast das dreifache, nämlich auf 20 Stunden an. Da unter alkalischen Bedingungen mehr Amphetamin im Körper verblieb, sollte man erwarten, daß mehr Gelegenheit zur Verstoffwechselung gegeben war. Dies verhielt sich auch so. Während der Bildung sauren Urins unter Zunahme des ionisierten Anteils stand zur Verstoffwechselung weniger ionisiertes Amphetamin zur Verfügung, so daß der größte Anteil des verabreichten Medikaments in etwa der 4fachen Menge des desaminierten Produktes unverändert ausgeschieden wurde. Umgekehrt wurde während der metabolischen Azidose mehr nichtionisiertes Amphetamin verstoffwechselt, und die Ausscheidung des desaminierten Metaboliten erreichte etwa die der unveränderten Ausgangssubstanz. Somit wird, je länger Amphetamin im Körper verbleibt und je höher der Urin-pH ist, dieses um so mehr verstoffwechselt. Außerdem sind seine pharmakologischen Wirkungen um so stärker, da der Stoffwechsel langsam abläuft (22).

Wir können über die klinischen Auswirkungen dieser Beziehung Spekulationen anstellen. Da die Effekte von schwach sauren oder alkalischen Medikamenten hauptsächlich durch den Stoffwechsel beendet werden, könnte durch eine Verschiebung des Säure-Basen-Status, oder eine Beeinträchtigung der Nieren- oder Leberfunktion durch einen pathologischen Zustand oder durch die Anästhesie könnte mehr Medikament verfügbar sein als verstoffwechselt werden kann. Dies könnte zu einer erhöhten Menge eines aktiven Medikaments im Körper und zu toxischen Wirkungen führen. Da die Enzyme ihr Wirkungsoptimum bei einem bestimmten pH-Wert haben, ergibt sich die Frage, in welchem Umfang ein (pathologisch oder iatrogen) veränderter Säuren-Basen-Status die Wirksamkeit, mit welcher ein Enzym ein Medikament inaktiviert, zu verändern vermag? Wie viele einer biologischen Variabilität zugeschriebenen Fälle von Toxizität eines Medikaments könnten auf einer durch eine Veränderung des Säure-Basen-Status bedingten Zunahme der Bioverfügbarkeit beruhen?

Obwohl die Anzahl derartiger Ereignisse gering ist, legen die zuvor dargestellten Ergebnisse mit Amphetamin nahe, daß die Beziehung zwischen Toxizität, Verstoffwechselung von Medikamenten und dem Säure-Basen-Status größte Aufmerksamkeit verdient. Pethidin mit seinem pK_a von 8,5, der nahe an physiologischen Werten liegt, ist ein weiterer Kandidat für derartige pH-vermittelte unterschiedliche Verstoffwechselung. Da beim Menschen ein Teil des Pethidins zum toxischen Normeperidin demethyliert wird, kann ein Mensch mit aktiven Enzymsystemen und verzögerter Ausscheidung von Pethidin unerwartete Toxizitätssymptome zeigen (26).

Unser Patient wirft viele Probleme auf, die mit dem Effekt des pH auf Medikamente, deren Wirkung und ihrem Schicksal in Beziehung stehen. Die in unserem Beispiel durchgeführte Behandlung mittels Hydrogencarbonat-Zufuhr und künstlicher Beatmung ist der Situation angemessen. Sie beschleunigt die über die Niere erfolgende Ausscheidung des Phenobarbitals und trägt dazu bei, dessen Effekte auf Hirn und Herz zu verringern. Gleichzeitig hemmen wir durch die Alkalisierung die Ausscheidung von Pethidin und Amphetamin. Beide Medikamente können einer vorwiegend verstoffwechselnden Biotransformation unterworfen werden, einem bestenfalls langsam ablaufenden Vorgang. Dessen ungeachtet sind die unerwünschten Effekte von Pethidin und Amphetamin erträglicher und leichter zu behandeln als diejenigen der Barbiturate.

Literatur

1. Goldstein, A., L. Aronow, S. M. Kalman: Principles of Drug Action. 2. Aufl. New York, John Wiley & Sons, 1974
2. Goodman, L. S., A. Gilman: The Pharmacological Basis of Therapeutics. 5. Aufl. New York, Macmillan, 1975
3. Eger, E. I., II: Anesthetic Uptake and Action. Baltimore, Williams & Wilkins, 1974
4. Hills, A. G.: Acid Base Balance, Chemistry, Physiology, Pathophysiology. Baltimore, Williams & Wilkins, 1973
5. Schanker, L. S.: On the mechanism of absorption of drugs from the gastrointestinal tract (a review). J. Med. Pharm. Chem. 2 (1960) 343
6. Hogben, C. A. M. u. Mitarb.: Absorption of drugs from the stomach. II. The human. J. Pharmacol. Exp. Ther. 120 (1957) 540
7. Waddell, W. J., T. C. Butler: The distribution and excretion of phenobarbital. J. Clin. Invest. 36 (1957) 1217
8. Hardman, H. F., J. I. Moore, B. K. B. Lum: A method for analyzing the effect of pH and the ionization of drugs upon cardiac tissue with special reference to pentobarbital. J. Pharmacol. Exp. Ther. 126 (1959) 136
9. Englesson, S.: The influence of acid-base changes on central nervous system toxicity of local anaesthetic agents. I. Acta Anaesthesiol. Scand. 18 (1974) 79
10. Englesson, S., S. Grevsten: The influence of acid-base changes on central nervous system toxicity of local anesthetic agents. II. Acta Anaesthesiol. Scand. 18 (1974) 88
11. Ritchie, J. M., P. Greengard: On the active structure of local anesthetics. J. Pharmacol. Exp. Ther. 133 (1961) 241
12. Milne, M. D., B. H. Scribner, M. A. Crawford: Non-ionic diffusion and the excretion of weak acids and bases. Am. J. Med. 24 (1958) 709
13. Weiner, I. M., G. H. Mudge: Renal tubular mechanisms for excretion of organic acids and bases. Am. J. Med. 36 (1964) 743
14. Lassen, N. A.: Treatment of severe acute barbiturate poisoning by forced diuresis and alkalinisation of the urine. Lancet 2 (1960) 338
15. Benson, D. W., J. J. Kaufman, W. S. Koski: Theoretic significance of pH dependence of narcotics and narcotic antagonists in clinical anesthesia. Anesth. Analg. (Cleve.) 55 (1976) 253
16. Cohen, E. N., A. Corbascio, G. Fleischli: The distribution and fate of d-tubocurarine. J. Pharmacol. Exp. Ther. 147 (1965) 120
17. Hughes, R.: The influence of changes in acid-base balance on neuromuscular blockade in cats. Br. J. Anaesth. 42 (1970) 658

18. Wilkinson, G.R., A.H. Beckett: Absorption, metabolism and excretion of the ephedrines in man. I. The influence of urinary pH and urine volume output. J. Pharmacol. Exp. Ther. **162** (1968) 139
19. Eriksson, E., P.O. Granberg: Studies on the renal excretion of Citanest® and Xylocaine®. Acta Anaesthesiol. Scand. (Suppl.) **XVI** (1965) 79
20. Weily, H.S., E. Genton: Pharmacokinetics of procainamide. Arch. Intern. Med. **130** (1972) 366
21. Conney, A.H.: Pharmacological implications of microsomal enzyme induction. Pharmacol. Rev. **19** (1967) 317
22. Beckett, A.H., M. Rowland, P. Turner: Influence of urinary pH on excretion of amphetamine. Lancet **1** (1965) 303
23. Beckett, A.H., M. Rowland: Urinary excretion kinetics of amphetamine in man. J. Pharm. Pharmacol. **17** (1965) 628
24. Astatoor, A.M. u. Mitarb.: The excretion of dextroamphetamine and its derivatives. Br. J. Pharmacol. **24** (1965) 293
25. Davis, J.M. u. Mitarb.: Effects of urinary pH on amphetamine metabolism. Ann. N.Y. Acad. Sci. **179** (1971) 493
26. Stambaugh, J.E. u. Mitarb.: A potentially toxic drug interaction between pethidine (meperidine) and phenobarbitone. Lancet **1** (1977) 398

6. Kapitel

Sympathikomimetika

K. C. Wong

Die Unversehrtheit des sympathischen Nervensystems ist für die optimale homöostatische Regelung der Hämodynamik von wesentlicher Bedeutung. Die Anästhesisten verlassen sich auf die routinemäßige Überwachung des arteriellen Blutdrucks, der die unzureichende Perfusion lebenswichtiger Organe anzeigt. Diese grundlegende Vorstellung ist klinisch anwendbar. Jedoch spiegelt ein ausreichender Blutdruck nicht immer eine ausreichende Perfusion wider, da der arterielle Blutdruck das Produkt aus Herzminutenvolumen und peripherem Gefäßwiderstand und das Herzminutenvolumen das Produkt aus dem Schlagvolumen und der Herzfrequenz ist. Eine Stimulation des sympathischen Nervensystems kann ausgelöst werden

1. durch reflektorische oder direkte Reizung der sympathischen Nerven, die Noradrenalin aus den adrenergen Nervenendigungen freisetzen;
2. durch endogene Freisetzung von Katecholaminen (Adrenalin und Noradrenalin) aus dem Nebennierenmark oder
3. durch exogene Zufuhr von Sympathikomimetika.

Unabhängig von der Art der sympathischen Stimulation werden gewöhnlich die Weite der Blutgefäße, die Stärke der Herzkontraktion sowie Herzfrequenz oder Herzrhythmus beeinflußt. Somit wird der arterielle Blutdruck durch die Aktivität des Sympathikus geregelt.

Die Anästhesisten werden nicht selten aufgefordert, einen Patienten zu anästhesieren, der unter der Einwirkung von Medikamenten gestanden hat, welche die normale Physiologie des sympathischen Nervensystems verändern. Ferner wird das sympathische Nervensystem in unterschiedlichem Grad durch Anästhetika und andere von Anästhesisten verwendete Medikamente beeinflußt. Für die optimale Betreuung des Patienten stellen Wechselwirkungen zwischen diesen Medikamenten ein kompliziertes Problem dar. Eine rationelle Verwendung sympathikomimetischer Mittel setzt eine umfassende Kenntnis der normalen Physiologie des adrenergen Nervensystems und der Medikamente sowie der Anästhetika voraus, die normale adrenerge Reaktionen verändern können.

Dieses Kapitel handelt von adrenergen Mechanismen, von Mitteln, die normale adrenerge Mechanismen beeinflussen, dem Einfluß von Anästhetika auf sympathikomimetische Medikamente und sympathikomimetische Medikamente bei Hypotonie oder im Schock.

Adrenerge Mechanismen

Fallbericht

Wegen Gesichtsschädelverletzungen nach einem Motorradunfall mußte bei einem 22 Jahre alten Mann eine operative Versorgung unter Halothan und N_2O/O_2 erfolgen. Die einzige relevante anamnestische Angabe bestand in regelmäßigem Schnupfen von Cocain. Nach der intravenösen Injektion von Thiopental und Succinylcholin erfolgte eine komplikationslose Einleitung und Intubation. Die Anästhesie wurde mit Halothan und N_2O/O_2 unterhalten, während der operativen Versorgung wurde zur Verminderung der Blutung eine 10%ige Cocain-Lösung auf die Nasenschleimhaut appliziert. Vor der Cocain-Anwendung hatte der Patient, von einem vorübergehenden Sinusknotenrhythmus im Ekg abgesehen, stabile Vitalzeichen. Nach der Anwendung des Cocains jedoch zeigte er Tachykardie, Hypertonie und ventrikuläre Extrasystolen. Häufige unblutige arterielle Blutdruckmessungen zeigten einen systolischen Wert zwischen 20,0 und 26,7 kPa (150 und 200 mm Hg). Der 60%iges N_2O enthaltende Gasstrom von 3 l/min wurde durch 3 l O_2/min ersetzt. 3 Teildosen Propranolol von insgesamt 3 mg wurden innerhalb eines Zeitraumes von 15 min zugeführt. Blutdruck und Herzrhythmus kehrten innerhalb von 5 min allmählich zur Norm zurück.

Die erste Frage besteht darin, warum sich beim Patienten nach Verabreichung von Halothan, N_2O und noch vor der Cocain-Applikation auf die Nasenschleimhaut ein periodischer Knotenrhythmus zeigte. Die Halothananästhesie ruft sowohl am Menschen als auch am Tier Knotenrhythmus hervor (1–6). Es wurde gezeigt, daß das Halothan in vitro den Sinus-Vorhofknoten und die Reizleitung im Vorhof dämpft und die Knotenaktivität in vivo verstärkt (1, 2, 4–6). Beide Mechanismen vermögen die Entstehung von Knotenrhythmus zu fördern (7–9). Darüber hinaus ist das Herz unter Halothan gegenüber zirkulierenden oder exogen zugeführten Katecholaminen vermehrt empfindlich (10–12).

Tachykardie und Hypertonie treten häufig unmittelbar nach Einleitung der Anästhesie und dem Einführen des Endotrachealtubus auf. Diese Reaktion repräsentiert eine reflektorische Zunahme des Sympathikotonus durch die endotracheale Intubation. Unter der weiteren Vertiefung der Anästhesie pflegt diese sympathische Antwort zu verschwinden. Somit ist nach Anästhesieeinleitung und endotrachealer Intubation des mit Halothan anästhesierten Patienten und zu Zeiten mit zur Unterdrückung sympathischer Reaktionen unzureichender Anästhesietiefe oft ein Knotenrhythmus zu beobachten. Normalerweise erfordern Knotenrhythmen, solange sie keine Hypotonie oder ventrikuläre Arrhythmien hervorrufen, keine Behandlung. Die wiederholte Einnahme von Cocain kann den Abbau der Katecholamine verändern. Eben diese Änderung erklärt die Entstehung des Knotenrhythmus.

Es ist unbekannt, ob N_2O die störenden Effekte von Halothan beim Menschen verstärkt. Es ist aber bekannt, daß N_2O einen ihm innewohnenden adrenerg stimulierenden Effekt besitzt (13). Beim Menschen bewirkt die Gabe von N_2O zu Halothan, Ether und Morphin eine vorwiegend alpha-adrenerg stimulierende Antwort (14–16). Die Wechselwirkung des N_2O mit Fluroxen jedoch rief eine gemischte Alpha- und Beta-Stimulation hervor

(17). Bei Hunden setzt die Gabe von 50% N_2O zu Halothan, Enfluran oder Methoxyfluran die zur Auslösung ventrikulärer Rhythmusstörungen erforderlichen Adrenalindosen im Vergleich zu ähnlichen Untersuchungen, bei welchen kein N_2O zugegeben wurde, herab (17a).

Die zweite Frage besteht darin, warum die Applikation von Cocain bei diesem Patienten Hypertonie, Tachykardie und ventrikuläre Rhythmusstörungen hervorrief. Das bessere Verständnis der Wechselwirkung von Cocain mit Halothan erfordert es, den normalen Abbau der Katecholamine im Körper darzustellen.

Abbau der Katecholamine (Abb. 6.1)

Aufnahme durch adrenerge Nervenendigungen. Noradrenalin und Adrenalin werden von den adrenergen Nervenendigungen bzw. vom Nebennierenmark freigesetzt. Die freigesetzten Katecholamine greifen an den Rezeptorstellen zur Auslösung adrenerger Reaktionen an. Das Katecholamin wird teilweise durch Wiederaufnahme in die Nervenendigung beseitigt. Dieser aktive Transport (Wiederaufnahme) der Katecholamine aus der extrazellulären Flüssigkeit in die intraneuronalen (zytoplasmatischen) Speicher ist der wichtigste Modus zur Beendigung adrenerger Reaktionen (18, 19). Auch bei anderen

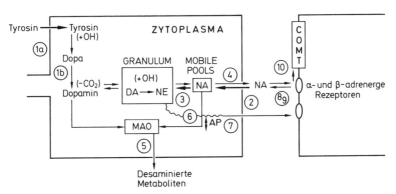

Abb. 6.1: Synthese, Aufnahme, Freisetzung und Wirkungen von Noradrenalin (NA) an adrenergen Nervenendigungen. Dopamin (DA), Nervenaktionspotential (AP).
1. a) Synthese blockiert (Alpha-Methyl-p-Tyrosin), b) Synthese falscher Transmitter (Überträger) (Alpha-Methyl-Dopa → Methylnoradrenalin).
2. Blockierung des aktiven Transports (extrazelluläre Flüssigkeit → Zytoplasma) durch Cocain, Imipramin, Chlorpromazin, Strophanthin, Ketamin.
3. Blockade des Transportsystems der Speichergranula-Membran (Reserpin). Abbau des Noradrenalins durch mitochondriale Monoaminoxidase (MAO).
4. Verdrängung des Transmitters von der axonalen Endigung (Amphetamin, Tyramin, Ephedrin).
5. Hemmung des enzymatischen Abbaus des Transmitters (Pargylin, Nialamid, Tranylcypromin).
6. Depletion (Entspeicherung) von Noradrenalin (NA) aus dem Granulum (Guanethidin).
7. Verhütung der Freisetzung des Transmitters (Bretylium).
8. Interaktion des Transmitters mit dem postsynaptischen Rezeptor (Phenylephrin, Isoproterenol).
9. Blockade des endogenen Transmitters am postsynaptischen Rezeptor (Phenoxybenzamin [Alpha], Propranolol [Beta]; Practolol [$Beta_1$], Butoxamin [$Beta_2$]).
10. Hemmung der COMT (Pyrogallol) (Nach Goodman, L. S., and Gilman, A.: The Pharmacological Basis of Therapeutics. New York, Macmillan, 1975).

zu besprechenden Sympathikomimetika dürfte die Beendigung ihrer adrenergen Wirkungen von diesem Mechanismus abhängen.

Katechol-O-Methyltransferase (COMT). Das Enzym Katechol-O-Methyltransferase ist in der löslichen Zytoplasmafraktion von Zellen und im Plasma weit verbreitet und besitzt innerhalb der adrenergen Nerven keine selektive Lokalisation. Dieses Enzym überträgt eine Methylgruppe in die 3-Hydroxy-Position des Katecholkerns (Abb. 6.2). Das Methoxy-Derivat des Katecholamins hat nur einen Bruchteil der pharmakologischen Wirkung seiner Muttersubstanz (19, 20). COMT fördert einen langsamen Mechanismus zur Beendigung der Katecholamin-Reaktion.

Monoaminoxidase (MAO). Die Monoaminoxidase ist als intramitochondriales Enzym vorwiegend in allen sympathischen Nervenendigungen vertreten. Die MAO spaltet die Aminogruppe der Katecholamine ab und oxidiert das endständige Kohlenstoffatom zu einer Säure (Mandelsäure), die pharmakologisch inaktiv ist (Abb. 6.1 und 6.2). Es wird angenommen, daß die MAO bei der Aufrechterhaltung der richtigen Katecholaminspiegel in den sympathischen Nervenendigungen eine wichtige Rolle spielt. Die Hemmung

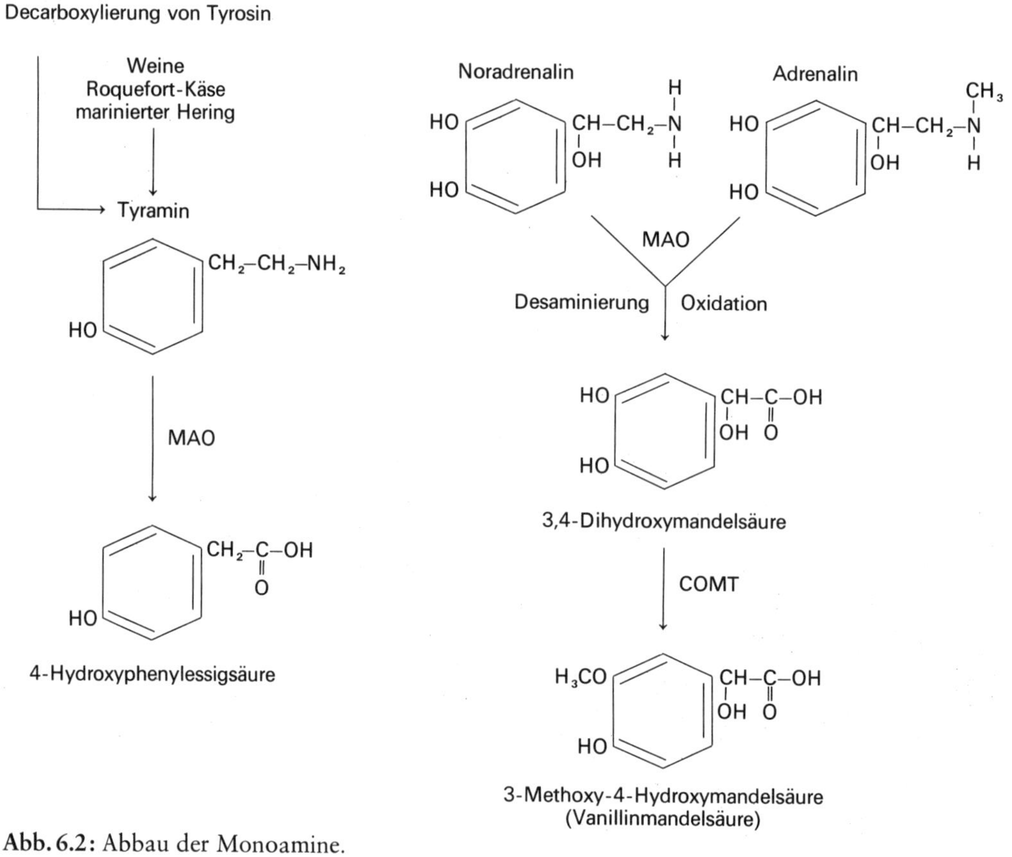

Abb. 6.2: Abbau der Monoamine.
MAO-Hemmer (Pargylin, Nialamid, Tranylcypromin)
1. Erhöhen das an der Nervenendigung verfügbare Katecholamin.
2. Erhöhen das verfügbare Tyramin zur Verdrängung des Katecholamins von der Nervenendigung.

der MAO führt zu einer gewissen Ansammlung von Noradrenalin in den Nervenendigungen, was eine klinische Bedeutung für die Leitung der Anästhesie bei Patienten hat, die Monoaminoxidase-Hemmer (MAOI) einnehmen (18, 19, 21, 22).

Katecholamininduzierte Herzrhythmusstörungen

Die katecholamininduzierten Rhythmusstörungen haben drei wichtige Komponenten:

1. Die alpha-adrenerge Stimulation, die eine periphere Gefäßkonstriktion hervorruft;
2. die Vagusreizung mit Herabsetzung der Geschwindigkeit der spontanen Depolarisierung des Sinus-Vorhofknotens und der Geschwindigkeit der atrioventrikulären (AV) Reizleitung und
3. die beta-adrenerge Stimulation des Myokards unter Entstehung von Tachykardie und Steigerung des Automatismus der erregbaren Myokardzellen.

Herzrhythmusstörungen können ohne gleichzeitiges Vorhandensein sämtlicher drei Komponenten entstehen, insbesondere bei Patienten mit zuvor bestehender Myokardischämie (z. B. Myokardinfarkt, Stauungsinsuffizienz, Hypotonie oder Hypertonie, kongenitale oder erworbene Herzerkrankung oder Herztrauma). Die rationelle Behandlung von Herzrhythmusstörungen während der Anästhesie erfordert die genaue Kenntnis ihrer Ursache. Noch vor dem Stellen der Diagnose sollte der Arzt seine Aufmerksamkeit sofort auf die Verabreichung von Sauerstoff an den Patienten und auf die Aufrechterhaltung adäquater Blutdruckwerte richten. Bei zufriedenstellender Tiefe der Anästhesie, guter Sauerstoffzufuhr und Gewebeperfusion verschwinden die meisten supraventrikulären Rhythmusstörungen von selbst. Eine Bradykardie mit Knotenrhythmus spricht häufig auf die intravenöse Injektion von 0,2–0,4 mg Atropin an, während der Knotenrhythmus auf die intravenöse Gabe von 20 mg Succinylcholin/70 kg Körpergewicht verschwinden kann (5). Die intravenöse Gabe von Lidocain (4 mg/ml; 4 mg/min) oder einer Bolusdosis von 1–2 mg/kg stellt eine wirksame Behandlung für ventrikuläre Extrasystolen dar (23, 24). Katecholamininduzierte Extrasystolen können durch in 1-mg-Dosen zugeführtes Propranolol auf eine spezifischere Weise behandelt werden (25, 26).

Nicht medikamentenbedingte Faktoren, welche eine Steigerung der sympathischen Aktivität bewirken

1. *Kohlendioxid.* Hyperkapnie bewirkt die direkte Freisetzung von Adrenalin aus dem Mark der Nebenniere (27–29).
2. *Phäochromozytom.* Dieser Tumor des Nebennierenmarks setzt große Katecholaminmengen frei (30, 31).
3. *Hyperthyreose.* Schilddrüsenhormone potenzieren die kardiovaskulären Reaktionen auf Katecholamine (32–34).
4. *Stauungsinsuffizienz.* Patienten mit dekompensierter Myokardinsuffizienz haben erhöhte Blutspiegel der zirkulierenden Katecholamine bei gleichzeitig herabgesetztem Katecholamingehalt des Myokards (35–38).
5. *Sympathektomie.* Sympathisch denervierte Organe sind gegen exogen zugeführte Katecholamine überempfindlich (39).
6. *Querschnittslähmung.* Das sympathische Nervensystem reagiert überaktiv auf bestimmte Reize, wie z.B. Kälte oder Überdehnung der Harnblase (40).

Da die Besprechung dieser Faktoren den Rahmen dieses Kapitels überschreiten würde, müssen detailliertere Informationen den angegebenen Literaturstellen entnommen werden.

Medikamente, die die physiologische sympathische Aktivität beeinflussen

Die Biosynthese von Katecholaminen und einiger Enzymhemmer ist in Tab. 6.1 zusammengefaßt. Alpha-Methyl-Dopa, MAO-Hemmer und Disulfiram sind Enzymhemmer mit großen Auswirkungen auf die klinische Anästhesie.

Die sympathische Aktivität herabsetzende Mittel

Disulfiram (Antabus®). Disulfiram dient zur Behandlung des chronischen Alkoholismus (41). Bei Behandlung mit Disulfiram erfolgt nach Einnahme von Alkohol eine Anhäufung von Acetaldehyd im Körper. Durch die initiale Oxidation von Ethanol durch Alkoholdehydrogenase in der Leber entsteht Acetaldehyd, der zu Essigsäure weiteroxidiert wird. Disulfiram hemmt nicht nur die Geschwindigkeit der Oxidation von Acetaldehyd, sondern hemmt auch die Dopamin-Beta-Hydroxylase, die zur Synthese von Noradrenalin aus Dopamin benötigt wird (42, 43). Insbesondere beim anästhesierten Patienten kann eine Hypotonie auftreten.

Tab. 6.1: Biosynthese und Verstoffwechselung von Katecholaminen

	Enzym	Enzymhemmer
Phenylalanin		
↓	←——— Hydroxylase	
Tyrosin		
↓	←——— Hydroxylase geschwindigkeitsbegrenzend	←——— Alpha-Methyl-p-Tyrosin
Dopa		
↓	←——— Decarboxylase	←——— Alpha-Methyldopa (Aldomet)
Dopamin		
↓	←——— Beta-Hydroxylase geschwindigkeitsbegrenzend	←——— Disulfiram (Antabus)
Noradrenalin		
↓	←——— N-Methyltransferase	
Adrenalin		
↓	←——— COMT	←——— Pyrogallol, Tropolon
Metanephrin		
↓	←——— MAO	←——— MAO-Hemmer (Pargylin)
Vanillinmandelsäure		

Alpha-Methyldopa (Aldomet®, Aldometil®, Dopa Hexa®, Presinol®): Alpha-Methyl-Dopa ist ein Decarboxylase-Hemmer, der die Bildung von Dopamin stört (Abb. 6.1). Noch wichtiger ist, daß es auf Grund seiner strukturellen Ähnlichkeit mit DOPA als falscher Transmitter wirken kann. Das dekarboxylierte Alpha-Methyl-Dopa (Alpha-Methyl-Noradrenalin) wird in der adrenergen Nervenendigung gespeichert und durch neurale Stimulation freigesetzt. Das dekarboxylierte Alpha-Methyldopa, das Alpha-Methyl-Noradrenalin, besitzt jedoch nur einen Bruchteil der Wirksamkeit der normal synthetisierten Katecholamine, Alpha-Methyl-Dopa dient gewöhnlich zur Behandlung von Patienten mit mäßiger Hypertonie (diastolischer Druck 13,3–16,0 kPa (100–120 mm Hg)) und kann theoretisch bei Allgemeinanästhesie und Regionalanalgesie eine blutdrucksenkende Wirkung entfalten (44). Es gibt jedoch keine veröffentlichen Daten über das Auftreten alarmierender Blutdrucksenkungen bei einem anästhesierten Patienten, der Alpha-Methyl-Dopa eingenommen hatte. Die Hypotonie wird durch adäquaten Volumenersatz mit ausgewogenen Elektrolytlösungen und/oder Blutderivaten verhindert. Alpha-Methyldopa hemmt die Synthese des Noradrenalins nicht in signifikantem Umfang, wie die normale Vanillinmandelsäure-Ausscheidung im Urin während der Behandlung mit Alpha-Methyl-Dopa zeigte (45). Die durch Alpha-Methyl-Dopa verursachte mäßige Hypotonie ist durch ein Absinken des Herzminutenvolumens gekennzeichnet, wobei der periphere Gefäßwiderstand erheblich herabgesetzt ist (46–49). Das präoperative Abbrechen der Behandlung mit Alpha-Methyl-Dopa ist nicht erforderlich, dafür aber eine sorgfältige Überwachung während der Operation.

Reserpin (Serpasil®, Reserpin®). Reserpin ist ein Alkaloid von Rauwolfia serpentina, von dem angenommen wird, daß sein blutdrucksenkender Effekt durch Entleeren der katecholaminspeichernden Granula in den adrenergen Nervenendigungen des Hirns, des Herzens und der Blutgefäße entsteht (Abb. 6.1) (50–53). Im Nebennierenmark erfolgt die Entleerung langsamer und unvollständiger. Es dient im allgemeinen zur Behandlung von Patienten mit leichter Hypertonie (diastolischer Druck von 12,0–13,3 kPa (90–100 mm Hg)), bei welchen die sedierenden und herzfrequenzherabsetzenden Effekte des Reserpins erwünscht sind (44). Die Latenzzeit des Wirkungseintritts des oral verabreichten Reserpins beträgt etwa eine Woche. Die volle Wirksamkeit wird in drei bis vier Wochen erreicht. Demgemäß können nach Absetzen die kardiovaskulären und anderen Effekte des Reserpins noch zwei bis vier Wochen andauern. Die parenterale Injektion von Reserpin bewirkt in 15–30 min eine Senkung des Blutdrucks mit maximalem Effekt nach 2–4 h. In früheren Berichten wurde die Notwendigkeit hervorgehoben, die Reserpin-Behandlung zwei Wochen vor der Verabreichung der Anästhesie abzubrechen. Die für das Absetzen der Rauwolfia-Therapie angegebenen Gründe sind:

1. Die Entleerung der Katecholaminspeicher unter Allgemeinanästhesie kann zu tiefgreifender Hypotonie führen (54, 55).
2. Die kardiovaskuläre Reaktion ist auf die exogene Zufuhr sympathikomimetischer Medikamente nicht voraussagbar (54–58).
3. Reserpin kann einen dämpfenden Effekt auf reflektorische Barorezeptor-Mechanismen ausüben (54–58).

Munson und Jenicek beobachteten während der Anästhesie von Patienten, deren Rauwolfia-Therapie bis zum Tag der Anästhesie fortgesetzt worden war, im Vergleich mit Patienten, deren Behandlung 10–14 Tage vor planbaren chirurgischen Eingriffen abgesetzt wurde, keine signifikante Abnahme in der Häufigkeit oder Schwere der Blutdrucksenkung (59). Sie folgerten, daß die Rauwolfia-Therapie vor der Anästhesie und chirurgischen Eingriffen nicht abgesetzt werden muß, daß es aber für den Anästhesisten notwendig ist, die vom Patienten eingenommenen Medikamente zu kennen und dies bei der Leitung der Anästhesie zu berücksichtigen (59). Katz und Mitarb. zogen ähnliche Folgerungen aus ihren an 100 Patienten unter Rauwolfia-Therapie gemachten Beobachtungen (60). Hypertoniker haben oft eine Hypovolämie (60–62). Sämtliche Allgemeinanästhetika üben einen direkt dämpfenden Effekt auf das kardiovaskuläre System aus. Daher stellt das Anästhetikum, welches im Vergleich zu anderen mit gleichem Anästhesierungsvermögen die geringste kardiovaskuläre Depression verursacht, die bestmögliche Wahl dar. Methoxyfluran oder eine mit Opiat-N_2O/O_2 «balancierte» Anästhesie bewirkt eine geringere Hypotonie als Halothan oder Enfluran. Nach meiner Erfahrung muß die Therapie bei Patienten mit adäquat eingestellter reiner oraler Reserpin-Behandlung nicht abgesetzt werden. Durch intravasalen Flüssigkeitsersatz vor und während der Anästhesieeinleitung kann die Hypotonie auf einem Minimum gehalten werden (58–60, 63, 65). Es wird empfohlen, während der Nacht vor dem Eingriff 15 ml/kg einer ausgewogenen Kristalloidlösung zu infundieren und 7–10 ml/kg während der Anästhesieeinleitung. Bei Patienten mit einem Gesamt-Serumprotein von unter 5 g/dl (Normalwert 6–9 g/dl) ist die Infusion einer 5%igen gereinigten Proteinfraktion (das sind 12,5 g Albumin/250 ml) günstig, um die Verschiebung intravaskulärer Flüssigkeit in den interstitiellen Raum zu verringern. Vasopressoren sollten nur zur zeitweiligen Stützung des arteriellen Blutdrucks dienen, und die Wirkung des gewählten Vasopressors sollte nicht völlig von der endogenen Freisetzung gespeicherter Katecholamine abhängen (65–68).

Ein perkutaner Arterienkatheter zur fortlaufenden Drucküberwachung und auch die Überwachung des Ekg sind für die optimale Betreuung eines jeden Patienten mit labilem kardiovaskulären System zweckmäßig.

Guanethidin (Ismelin®). Guanethidin stellt eines der wirksamsten, zur Zeit verwendeten antihypertonen Medikamente dar. Deshalb wurde seine Anwendung im allgemeinen auf Patienten mit einem oberhalb 16,0 kPa (120 mm Hg) liegenden diastolischen Druck beschränkt (44). Sein stark blutdrucksenkender Effekt ist das Ergebnis mehrerer pharmakologischer Wirkungen auf das sympathische Nervensystem:

1. Blockierung der postganglionären adrenergen Nervenübertragung und
2. Verdrängung von Noradrenalin aus den Speichergranula (Abb. 6.1) (69–71).

Guanethidin hat nur einen geringen Effekt auf den Katecholamin-Gehalt des Nebennierenmarks und durchdringt das Zentralnervensystem nach Verabreichung über den großen Kreislauf kaum. Die blutdrucksenkenden Effekte von Guanethidin erreichen in 10–14 Tagen ihr Maximum und dauern deshalb nach dem Absetzen noch einige Tage an. Der therapeutische Effekt des Guanethidins kann durch trizyklische Antidepressiva antagonisiert werden (72).

Die wichtigen Erwägungen zur Anästhesie für die Führung der unter langdauernder Guanethidin-Behandlung stehenden Patienten beziehen sich auf die pharmakologische Wirkung dieses Medikaments. Die Hypotonie wird durch zentraldämpfende Mittel verstärkt. Die herbeigeführte chemische Sympathektomie kann zu vermehrter Flüssigkeitsansammlung im Körper und herabgesetzter Myokardleistung führen, die in die Herzinsuffizienz mündet. Außerdem kann das Absetzen des Guanethidins jedoch bei einem Patienten mit hochgradiger Hypertonie zu einer unerwünschten Rebound-Hypertonie führen.

Clonidin (Catapresan®). Clonidin ist ein starkwirksames Antihypertonikum, das in der Behandlung mäßig schwerer und schwerer Hypertonien an Popularität gewinnt. Clonidin ist dem Tolazolin (Priscol) strukturell ähnlich, und es zeigte auch eine gewisse alpha-adrenerg-blockierende Aktivität (73). Der blutdrucksenkende Effekt des Clonidins wird der Hemmung der bulbären sympathischen kardiovaskulären und sympathischen vasokonstriktorischen Zentren zugeschrieben (74, 75). Nach abruptem Absetzen der Clonidin-Therapie wurde über schwere Rebound-Hypertonien berichtet (76). Diese Rebound-Hypertonie kann auch nach dem Erwachen des Patienten aus der Allgemeinanästhesie auftreten (77). Das allmähliche Ersetzen von Clonidin durch ein anderes Antihypertonikum mehrere Tage vor dem Eingriff kann zweckmäßig sein (77). Es wurde jedoch auch empfohlen, die Clonidin-Behandlung auch am Operationstag ununterbrochen fortzuführen.

Propranolol (Dociton®, Efektolol®, Indobloc®, Propranur®). Die beta-adrenergen Rezeptoren wurden erstmalig 1948 von Ahlquist beschrieben und pharmakologisch weiter in Beta$_1$- und Beta$_2$-Rezeptoren differenziert (78–80). Die Stimulation von Beta$_1$-Rezeptoren ruft am Herzen positiv inotrope und chronotrope Effekte hervor, während die Stimulation der Beta$_2$-Rezeptoren zur Erweiterung des pulmonalen und peripheren Gefäßbettes führt. Propranolol blockiert sowohl beta$_1$- als auch beta$_2$-adrenerge Rezeptoren. Die Blockierung dieser Rezeptoren bewirkt die Verringerung von Inotropie und Chronotropie, die Verminderung der Druckanstiegsgeschwindigkeit der mechanischen Systole sowie die Verlängerung der AV-Überleitung und Hypotonie (25, 26, 81). Bei einem bereits zuvor bestehenden partiellen Herzblock kann die Verabreichung von Propranolol einen kompletten AV-Block und Herzstillstand auslösen. Der periphere Gefäßwiderstand ist durch den reflektorischen Kompensationsmechanismus erhöht und mit Ausnahme des Gehirns ist die Perfusion aller Gewebe herabgesetzt (82). Propranolol dient zur Behandlung von Herzrhythmusstörungen, Angina pectoris und kardiovaskulären Manifestationen der Thyreotoxikose (83). Obwohl Propranolol anderen Antihypertonika beigefügt wird, dürften seine das Myokard dämpfenden Effekte seine Langzeitanwendung in der Dauerbehandlung der essentiellen Hypertonie ausschließen (81).

Die Leitung der Anästhesie des an einer Herzerkrankung leidenden Patienten, der Propranolol zur Beherrschung seiner Angina pectoris benötigt, ist noch immer Diskussionsgegenstand. Sollte dieses Medikament vor der Operation abgesetzt werden, und wenn ja, wann? Beim Menschen beträgt die Plasma-Halbwertszeit von Propranolol etwa 3 h (84). 48 h nach dem Absetzen ist kein Plasmaspiegel oder vorhofdämpfender Effekt von Propranolol mehr nachweisbar (85). Propranolol und sein aktiver Metabolit 4-Hydroxypropranolol werden primär mit dem Urin ausgeschieden.

Plötzliches Absetzen von Propranolol ist durch das Wiederauftreten der pektanginösen Beschwerden von Rhythmusstörungen und sogar von Myokardinfarkten belastet (86–88). Kaplan und Mitarb. zeigten, daß Propranolol mit Sicherheit innerhalb von 24–48 h nach einer Koronararterien-Bypass-Operation gegeben und dann unter enger ärztlicher Überwachung ohne Zunahme der Prä- und Post-Bypass-Komplikationen abgesetzt werden kann (89). Falls erneut Herzschmerzen auftreten, kann die Propranolol-Medikation innerhalb von 12 h nach der Operation wieder aufgenommen werden. Andere empfehlen ein allmähliches Ausschleichen von Propranolol über mehrere Tage (87). Patienten, die eine Revaskularisierung der Koronararterien benötigen, leiden unter einer Sauerstoffschuld des Myokards, die sich durch Schmerzen und unzureichende Herzfunktion zu erkennen gibt. Eine gewisse Rückkehr der sympathischen Integrität des Myokards dürfte am Herzen zu einer besseren Funktion während der Anästhesie und der postoperativen Phase verhelfen.

Medikament-Wechselwirkungen mit Propranolol. Der positiv inotrope Effekt von Digitalis wird durch Propranolol nicht antagonisiert, obwohl beide Medikamente die atrioventrikuläre Reizleitung dämpfen können. Propranolol wird als wirksam betrachtet, digitalisinduzierte Herzrhythmusstörungen zu behandeln (25). Vorsicht hat jedoch bei gleichzeitiger Gabe beider Medikamente zu walten, weil deren additiver Effekt auf die atrioventrikuläre Reizleitung zum kompletten Herzblock führen kann.

Es ist bekannt, daß beim Menschen hohe Morphin-Dosen Histamin freisetzen und den Luftwegswiderstand erhöhen (16, 90). Gleichermaßen erhöht die beta-adrenerge Blockade den Luftwegswiderstand. Bei gleichzeitiger Anwendung von Morphin und Propranolol besteht die Gefahr eines additiven Effekts. Propranolol sollte an Asthma leidenden Patienten nicht gegeben werden.

Anästhetika wie Diethylether und Cyclopropan setzen endogene Katecholamine frei. Die Erhöhung des peripheren Widerstands kann bei Depression des Myokards nachteilig für den linken Ventrikel sein. Andererseits war die wohldurchdachte Anwendung von Halothan, Opiaten und Methoxyfluran bei Herzoperationen von Patienten, die Propranolol einnehmen, erfolgreich (91). Obwohl das Enfluran ebenfalls erfolgreich bei Herzoperationen verwendet wird, ist bei der Einleitung mit einer Hypotonie zu rechnen, die wahrscheinlich nicht auf einer Myokarddepression beruht (92–94). Insgesamt gesehen sind Enfluran mit Propranolol bei Operationen zur Revaskularisierung der Kranzgefäße miteinander vereinbar. Es ist schwierig, mehr auszusagen, weil Daten über eine Wechselwirkung zwischen Propranolol und Allgemeinanästhetika fehlen.

Chlorpromazin (Megaphen®) und Lithiumcarbonat (Lithiumcarbonat®). In den Vereinigten Staaten dienen 20% aller Verschreibungen und Medikationen zur Behandlung psychischer Störungen (95). Chlorpromazin als Prototyp der Phenothiazinderivate wird immer noch verbreitet angewendet. Chlorpromazin hat mehrere pharmakologische Wirkungen, wie antipyretische Effekte, eine Antihistaminwirkung, sedierende Wirkung auf das Zentralnervensystem, eine antiemetische Wirkung sowie eine alpha-adrenerge Hemmung (96). Die letztgenannte ist das Ergebnis der Blockade von postsynaptischen alpha-adrenergen Rezeptoren und der Wiederaufnahme von Noradrenalin in die adrenergen Nervenendigungen (Abb. 6.1). Bei Patienten, die Chlorpromazin einnehmen, sind orthostatische Hypotonie und reflektorische Tachykardie häufig. Das Absetzen ist wahrscheinlich unnötig, wenn das Mittel der Aufrechterhaltung des seelischen Gleichgewichts des Patienten dient. Da es auch eine zentraldämpfende Wirkung hat, können die Effekte präoperativer Sedativa potenziert werden. Die intraoperative Leitung der Anästhesie ist kein großes Problem, doch muß der Anästhesist mit den potentiell blutdrucksenkenden additiven Effekten von Allgemeinanästhetika und von Opiaten in Kombination mit Chlorpromazin und anderen Phenothiazinen rechnen. Zur Überwindung der phenothiazinbedingten Hypotonie dürften die direkt angreifenden alpha-adrenergen Stimulantien (Methoxamin oder Phenylephrin) wirksamer sein als die indirekten sympathikomimetischen alpha-adrenergen Stimulantien.

Lithiumcarbonat gewinnt an Popularität zur Behandlung verschiedener psychischer Störungen (97). Lithium hemmt die Synthese von Acetylcholin und dessen Freisetzung an der cholinergen Nervenendigung. Es ersetzt auch das Natrium während der Deoplarisation der Zelle und antagonisiert beim Menschen die blutdrucksteigernde Reaktion auf Noradrenalin (98). Es wurde festgestellt, daß Lithiumcarbonat die neuromuskulär blockierende Wirkung von Pancuronium, Succinylcholin und Decamethonium potenziert (99, 100) (s. 13. Kap.).

Allgemeine Richtlinien. Gründe für das Beibehalten der antihypertonen Therapie:

1. Vorübergehendes Absetzen der Antihypertonika kann zweckmäßig sein, gewährleistet jedoch keinen stabileren Ablauf der Anästhesie.
2. Bei Patienten mit schwerer Hypertonie kann das Absetzen von Medikamenten zu folgenden Störungen führen:
    a) Schädigung der Niere durch diastolische Blutdruckwerte von mehr als 18,7 kPa (140 mm Hg);
    b) Herzinsuffizienz durch Überlastung des linken Ventrikels;
    c) gefäßbedingte zerebrale Störungen;
    d) herabgesetztes Blutvolumen;
    e) Erschwernisse für Patient und Krankenhaus infolge von verzögertem Heilungsverlauf.

Wird die Therapie mit Antihypertonika beibehalten, so sind folgende Maßnahmen zweckmäßig:

1. Prophylaktische intravaskuläre Zufuhr von kristalloiden Lösungen und Plasmaersatzlösungen.
2. Man gewährleiste eine glatte Einleitung der Anästhesie.
3. Man vermeide abrupte Lageänderungen und kraftvolles Manipulieren im Bauchraum.
4. Man vermeide abrupte Steigerungen der Konzentration des Anästhetikums.
5. Man vermeide unangemessenen Blutersatz.

Die sympathische Aktivität steigernde Mittel

Monoaminoxidase [MAO-Hemmer Pargylin, Phenelzin, Tranylcypromin (Parnate®, Jatrosom®)]. Die MAO-Hemmer blockieren die oxidative Desaminierung (Abb. 6.1 und 6.2) der in der Natur vorkommenden Monoamine. Diese Hemmer beeinträchtigen nicht die Synthese der biogenen Amine, die sich in der adrenergen Nervenendigung ansammeln (22). Nach Verabreichung einer großen Dosis eines MAO-Hemmers steigen die Spiegel von Noradrenalin, Adrenalin, Dopamin und 5-Hydroxytryptamin in Gehirn, Darm und Blut an (101). Die erfolgreiche Behandlung endogener Depressionen kann auf deren Fähigkeit, die Spiegel der endogenen Amine anzuheben, beruhen. Obwohl die MAO-Hemmer nur für kurze Zeit im Körper vorhanden sein können, erzeugen sie eine langdauernde irreversible Hemmung des Enzyms. Nach dem Absetzen der medikamentösen Behandlung kann die Regeneration der Monoaminoxidase Wochen erfordern.

Die akute Überdosierung kann Zittern, Halluzinationen, Hyperpyrexie, Krämpfe, Hypertonie oder Hypotonie hervorrufen. Bei Patienten, die MAO-Hemmer einnehmen, besteht häufig eine orthostatische Hypotonie. Die Wirkung sympathikomimetischer Amine wird durch MAO-Hemmer potenziert. Adrenerge Medikamente mit teilweise oder völlig indirekter Wirkung (wie z.B. Ephedrin, Amphetamin oder Tyramin) können eine überschüssige Freisetzung neuronaler Katecholamine bewirken (101). Der Genuß von Käse, Wein und mariniertem Hering kann eine hypertone Krise auslösen (21). Demgemäß wird auch die reflektorische sympathische Stimulation vertieft. Die MAO-Hemmer können auch die Effekte der das Zentralnervensystem dämpfenden Mittel verlängern und vertiefen, wie die von Alkohol, Barbituraten, Anästhetika und von Opiaten, wenn auch der Mechanismus dieses potenzierenden Effektes der MAO-Hemmer unklar ist (101). In Verbindung mit trizyklischen Antidepressiva, insbesondere mit Imipramin und Amitryptilin wurde über Wechselwirkungen der MAO am Zentralnervensystem in Form von Krämpfen, Koma und Hyperthermie berichtet (102). Die Umstellung eines Patienten von einem MAO-Hemmer auf ein trizyklisches Antidepressivum erfordert einen Aufschub von zwei Wochen. Eine bedrohliche Reaktion auf die kombinierte Anwendung von MAO-Hemmern und Pethidin ist die Hyperpyrexie.

Im Falle einer geplanten Operation ist das Absetzen der MAO-Hemmer mindestens 14 Tage zuvor anzuraten. Handelt es sich um eine Notoperation, so ist eine Regionalanästhesie ohne Zusatz von Sympathikomimetika vorzuziehen. Wird eine Allgemeinanästhesie benötigt, so ist ein Inhalationsanästhetikum mit geringer Tendenz zur Auslösung katecholaminbedingter Herzrhythmusstörungen anzuraten (s. die Besprechung über Allgemeinanästhetika und Katecholamine). Eine ausgewogene Anästhesie unter Verwendung hoher Morphindosen bedarf größter Sorgfalt, da das hochdosierte Morphin aus den Nebennieren Katecholamine freisetzt (16). Beim Auftreten hypertoner Episoden können alpha-adrenerge Blockade bewirkende Mittel (Chlorpromazin, Megaphen, Phentolamin, Regitin), Ganglienblocker (Trimethaphan, Arfonad, Pentolinium) oder direkte Vasodilatation bewirkende Medikamente (Nitroprussid, Nipride, Nipruss) benutzt werden.

Andere Antidepressiva. *Trizyklische Antidepressiva.* Imipramin (Tofranil®), Desipramin (Pertofran®), Amitryptilin (Laroxyl®, Saroten®, Tryptizol®) und andere nahe verwandte Medikamente haben die Monoaminoxidase-Hemmer in der Behandlung psychischer Depressionen fast völlig verdrängt, weil die Dauerbehandlung mit trizyklischen Antidepressiva mit weniger Nebenwirkungen belastet ist (103). Der Mechanismus, durch welchen Imipramin bei psychischen Depressionen seine antidepressive Wirkung entfaltet, ist nicht klar. Sämtliche trizyklischen Antidepressiva blockieren die Wiederaufnahme von Noradrenalin in die adrenergen Nervenendigungen (Abb. 6.1). Synthese und Freisetzung der Katecholamine werden nicht beeinflußt. Bevor die therapeutischen Effekte auf das ZNS sichtbar werden, vergehen zwei bis fünf Wochen. Mit der Herabsetzung der Katecholaminspeicherung und mit der Nachweisbarkeit anticholinergischer Effekte dieser Medikamente werden auch gewöhnlich orthostatische Hypotonie, Tachykardie und Herzrhythmusstörungen beobachtet (103). Die häufigste nach Imipramin beobachtete Ekg-Veränderung besteht in der Umkehr oder Abflachung der T-Welle. Die kombinierte Anwendung von Imipramin und Guanethidin kann zum Herzstillstand führen (104). Die gleichzeitige Anwendung von MAO-Hemmern mit diesen Medikamenten kann Krämpfe, Koma und Hyperpyrexie hervorrufen (102). Weitere Wechselwirkungen bewirken die Potenzierung von Effekten von das ZNS dämpfenden Mitteln, die Antagonisierung der antihypertonen Effekte des Guanethidins und die Potenzierung des blutdrucksteigernden Effektes der sympathikomimetischen Amine (105). Demgemäß ist zu erwarten, daß Imipramin die unter der Operation ausgelöste sympathische Aktivität erhöht (106). Trotz dieser ungewöhnlichen Probleme ist wahrscheinlich das Absetzen der trizyklischen Antidepressiva vor der Operation nicht notwendig.

Amphetamin. Amphetamin ist den sympathikomimetischen Aminen zwar strukturell ähnlich, doch besitzt es neben seinen peripheren alpha- und beta-adrenerg stimulierenden Effekten eine starke stimulierende Wirkung auf das ZNS. Ursache der akuten toxischen Effekte von Amphetamin, die eine Erweiterung seiner therapeutischen Effekte darstellen, sind gewöhnlich Folge einer Überdosierung. Gewöhnlich bestehen die Auswirkungen auf das ZNS in Unruhe, Hyperreflexie, Fieber und Reizbarkeit. Kardiovaskuläre Wirkungen sind Hypertonie, Tachykardie, Herzrhythmusstörungen und Kreislaufkollaps.

Veröffentlichte Daten über die Wechselwirkung zwischen Amphetamin und Anästhetika an ZNS und Herzkreislaufsystem fehlen. Bei normalen appetitzügelnden und zerebral stimulierenden Dosen ist nicht mit ernsten Auswirkungen auf die Anästhesie zu rechnen. Durch eine akute Überdosis von Amphetamin hervorgerufene Symptome am ZNS sowie Hypertonie sprechen gut auf Chlorpromazin an. Es wurde gezeigt, daß Amphetamin beim Hund aufgrund seiner zentralstimulierenden Effekte den Bedarf an Anästhetika erhöht (106a). Die durch wiederholte Amphetamindosen bewirkte Katecholamin-Entspeicherung kann die erforderliche Anästhetikadosis herabsetzen (106a).

Cocain. Das 1884 durch Koller in die klinische Praxis als Lokalanästhetikum eingeführte Cocain ist ein Alkaloid von Erythroxylon coca.

Die strukturelle Ähnlichkeit zwischen Cocain, Procain und Atropin vermag eine wichtige pharmakologische Wirkung des Cocains (Abb. 6.3) wie a) Lokalanästhesie, b) Stimulation des ZNS, c) periphere Gefäßkonstriktion und Tachykardie, d) Blockierung der Aufnahme der Katecholamine an den adrenergen Nervenendigungen (Abb. 6.1) zu erklären sowie die nachfolgende Potenzierung der Reaktion sympathisch innervierter Organe auf Adrenalin und Noradrenalin.

Die starke vasokonstriktorische Wirkung von Cocain erleichtert die Blutstillung bei otorhinolaryngologischen Eingriffen. Die Beigabe von Adrenalin zu Cocain zur Verstärkung der Vasokonstriktion ist von zweifelhaftem Wert, insbesondere, wenn man die von der Wechselwirkung zwischen Cocain und Adrenalin heraufbeschworene Gefährdung durch Hypertonie und Herzrhythmusstörungen in Betracht zieht (108). Anderton und Nassar zeigten, daß bei mit N_2O/O_2 und Halothan zu Eingriffen im HNO-Bereich anästhesierten Patienten die topische Auftragung von 20 mg Cocain eine adäquate Abschwellung der Nasenschleimhäute ohne ernste kardiovaskuläre Probleme bewirkt (109). Die tödliche Dosis des Cocains beträgt schätzungsweise 1,2 g. Die in der klinischen Praxis übliche Maximaldosis beträgt 200 mg (110). Bereits bei so niedrigen Dosen wie

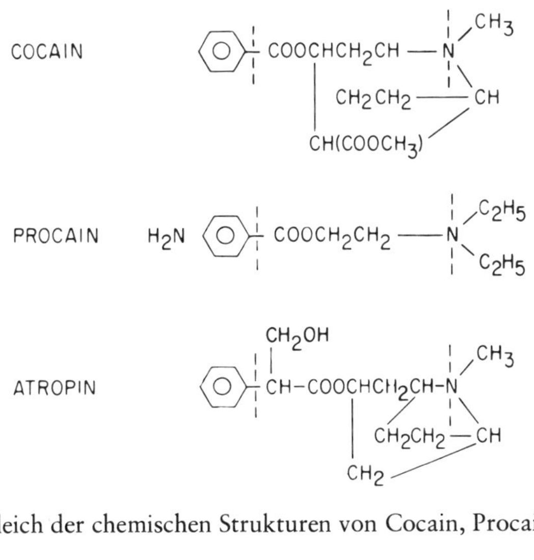

Abb. 6.3: Vergleich der chemischen Strukturen von Cocain, Procain und Atropin.

20 mg ist über toxische Effekte berichtet worden (110). Die regelmäßige Anwendung von Cocain könnte die intrinsische sympathische Aktivität beim Menschen verstärken und auch die Effekte von Sympathikomimetika potenzieren.

Einfluß der Anästhesie auf Sympathikomimetika

Im Jahre 1895 zeigten Oliver und Schaefer erstmalig, daß Nebennierenextrakt am mit Chloroform anästhesierten Hund Kammerflimmern hervorrief (111). Bei der von Meek und Mitarb. geleisteten Pionierarbeit wurde eine Rhythmusstörung auslösende Dosis von 10 µg/kg KG in 5 ml 0,9 %iger isotoner Kochsalzlösung verdünnt Hunden unter einer Geschwindigkeit von 1 ml/10 s injiziert (112). Es erfolgte dabei eine sorgfältige Überwachung der eingetretenen Ekg-Veränderungen. Noch vor kurzem haben andere Untersucher das Auftreten von Extrasystolen nach Teildosen von Adrenalin als Endpunkt benutzt (113–117). Die Untersuchung der durch exogen zugeführtes Adrenalin ausgelösten Herzrhythmusstörungen stellt ein zweckmäßiges Vorgehen zur Beurteilung der Tendenz von Allgemeinanästhetika zur Auslösung von Herzrhythmusstörungen dar. Wenn es auch noch andere chemische oder mechanische Mittel zur Auslösung von Herzrhythmusstörungen gibt, hat die Verwendung von Adrenalin den Vorteil der klinischen Relevanz während der Anästhesie. Während der Operation auftretende Herzrhythmusstörungen kommen häufig in Verbindung mit einem Ungleichgewicht des autonomen Nervensystems vor, die gewöhnlich in einem Überwiegen des Sympathikus besteht. Adrenalin wird bei Operationen allgemein zur Blutstillung eingesetzt. Die bekannten Veröffentlichungen der Columbia-Forschergruppe empfehlen, während der Halothan-N_2O/O_2-Anästhesie zur Blutstillung dienende Adrenalin-Dosen innerhalb jeder gegebenen 10-Minuten-Periode 10 ml der Lösung 1:100000 oder innerhalb einer Stunde 30 ml nicht zu überschreiten (10). 10 ml der Adrenalinlösung 1:100000 entsprechen 100 µg oder etwa 1,5 µg/kg/10 min (bei einem 70 kg schweren Patienten). Dieser Dosierungshinweis ist auch für andere halogenierte Inhalationsanästhetika als sicher zu betrachten, da die Kombination von Halothan mit Adrenalin eine größere Tendenz zu Herzrhythmusstörungen zeigt als Kombinationen mit anderen Anästhetika. Es ist bequem, z.B. eine handelsüblich hergestellte 0,5 %ige Xylocain-Lösung mit Adrenalin 1:100000 zu verwenden. Es gibt Beweise dafür, daß der Xylocain-Zusatz den Schweregrad der durch Adrenalin auslösbaren potentiellen Rhythmusstörungen herabzusetzen vermag (115). Jedoch ist unter den Bedingungen einer gesteigerten endogenen sympathischen Aktivität, wie z.B. bei Hyperthyreose oder Hyperkapnie, die Herzrhythmusstörungen auslösende Wirkung des Adrenalins verstärkt.

Wegen des unterschiedlichen Versuchsaufbaus sind die Ergebnisse verschiedener Untersuchungen schwer vergleichbar. Dennoch sind einige Schlußfolgerungen beweiskräftig. Diethylether ist noch immer das am schwächsten sensibilisierende Anästhetikum, während Cyclopropan auf durch Adrenalin oder unter der Operation ausgelöste Herzrhythmusstörungen am stärksten sensibilisierend wirkt (Tab. 6.2). Die halogenierten Ether wirken weniger sensibilisierend als Halothan. Der Mechanismus dieses sensibilisierenden Effektes auf das Myokard ist noch nicht aufgeklärt. Wie bereits erwähnt, tragen die Anhebung des arteriellen Blutdrucks und die Herabsetzung der sinoatrialen Frequenz sowie die Zunahme der Myokardautomatie zu den katecholamininduzierten Herzrhythmusstörungen bei. Eine relative Rangfolge der Empfindlichkeit von Anästhetika

Tab. 6.2: Zur Auslösung an ventrikulären Rhythmusstörungen an Mensch und Hund erforderliche Adrenalin-Dosen

Anästhetikum	Art	Dosierung µg/kg	Untersucher
Diethylether	Hund	10[1]	Meek u. Mitarb. (1937) (112)
	Mensch	10–20[2]	Wong u. Mitarb. (1974) und unveröffentl. Daten (120)
Fluroxen	Hund	43–48	Joas u. Stevens (1971) (116)
	Mensch	10[1]	Wong u. Mitarb. (1977) (185)
Isofluran	Hund	22–37	Joas u. Stevens (1971) (116)
	Mensch	6,72 ± 0,66	Johnston u. Mitarb. (1976) (115)
Methoxyfluran	Hund	14,0 ± 4,7	Munson u. Tucker (1975) (113)
	Hund	10–50	Bamforth (1961) (117)
	Mensch	1–2[3]	Hudon (1961) (123)
Enfluran	Hund	17,1 ± 7,2	Munson u. Tucker (1975) (113)
	Mensch	10,9 ± 8,9	Johnston u. Mitarb. (1960) (115)
Halothan	Hund	4,6 ± 3,3	Munson u. Tucker (1975) (113)
	Hund	5–8	Joas u. Stevens (1971) (116)
	Mensch	2,11 ± 0,15	Johnston u. Mitarb. (1976) (115)
	Mensch	1,7[4]	Katz u. Mitarb. (1962) (10)
Cyclopropan	Hund	1–2	Dresel u. Mitarb. (1960) (119)
	Mensch	bis zu 7 in 30 min[5]	Matteo u. Mitarb. (1963) (122)
	Hund	10	Meek u. Mitarb. (1973) (112)

[1] gelegentlicher Knotenrhythmus
[2] gelegentliche ventrikuläre Rhythmusstörung. Stabiler Herzrhythmus während der Hypothermie bei Kindern, die zu Herzoperationen vorbereitet werden.
[3] gelegentlich wandernder Schrittmacher
[4] empfohlene Sicherheitsdosis
[5] ventrikuläre Rhythmusstörungen bei 30 Prozent der Patienten

auf durch Adrenalin ausgelöste Herzrhythmusstörungen wird wie folgt aufgestellt (1 am wenigsten empfindlich, 5 am stärksten empfindlich):

Diethylether	1
Fluroxen	2
Isofluran (Foran)®	2
Methoxyfluran (Penthran)®	3
Enfluran (Ethran)®	3
Halothan (Fluothan)®	4
Cyclopropan	5

Der Hund hat gegen den Herzrhythmusstörungen auslösenden Effekt von Adrenalin eine größere Resistenz als der Mensch (Tab. 6.2). Es besteht jedoch eine qualitative Ähnlichkeit zwischen Mensch und Hund hinsichtlich ihrer Reaktion auf die Wechselwirkung zwischen Anästhetikum und Adrenalin. Es besteht der allgemeine klinische

Eindruck, daß die ausgewogene («balanced») Anästhesie (worunter die Kombination zwischen starkwirksamem Analgetikum, N_2O/O_2 und Muskelrelaxans zu verstehen ist) eine nur minimale Beeinträchtigung des kardiovaskulären Systems bewirkt. Hunde, die mit einem starkwirksamen Analgetikum (Morphin, Fentanyl oder Pethidin) N_2O/O_2 und Pancuronium anästhesiert wurden, zeigten nach intravenöser Adrenalin-Gabe praktisch keine ventrikuläre Tachykardie, während im Gegensatz hierzu mit Halothan oder Enfluran, N_2O/O_2 und Pancuronium anästhesierte Hunde unter der Adrenalin-Belastung zu ventrikulären Tachykardien tendierten (17a). Eine nur minimale Anästhesie, die aus 70% N_2O und d-Tubocurarin oder Gallamin bestand, schützte ebenfalls Hunde vor der durch Adrenalin ausgelösten Kammertachykardie und Kammerflimmern (118).

Sympathikomimetische Anästhetika

Phencyclidin (Ketamin, Ketanest®)

Ketamin ruft durch Stimulation der Medulla und des limbischen Systems des Gehirns unter gleichzeitiger Dämpfung der Hirnrinde eine Anästhesie hervor (124–126). Das kardiovaskuläre System wird durch anästhesierende Dosen von Ketamin stimuliert, wodurch eine signifikante Anhebung von Liquordruck, Herzfrequenz und arteriellem Mitteldruck bewirkt wird. Die Arbeit von Traber und Mitarb. läßt vermuten, daß die Stimulation des kardiovaskulären Systems einen zentralen Ursprung hat und daher ein intaktes sympathisches Nervensystem erfordert. Es ist ungewiß, ob Ketamin eine Depression der Barorezeptoren bewirkt (127–131).
Ähnlich wie Cocain blockiert auch Ketamin die Wiederaufnahme der Katecholamine in die Neuronen (132, 133). Wahrscheinlich verstärkt Ketamin an Hunden, die mit Halothan N_2O/O_2 anästhesiert wurden, die Herzrhythmusstörungen hervorrufende Wirkung des Adrenalins (134). In höheren Dosen tritt eine direkte Depression des Myokards ein (130). Wir stellten fest, daß Ketamin die kardiotonen Effekte von Noradrenalin, Adrenalin und Tyramin potenziert, während es die kardiotonen Effekte von Isoproterenol und Dopamin antagonisiert (135). Eine mögliche Erklärung für dieses unterschiedliche Verhalten bestünde in der Existenz zweier neuronaler Aufnahmevorgänge für vasoaktive Amine. Der intraneuronale Aufnahmemodus «uptake 1» hat eine größere Affinität für Noradrenalin, während der extraneuronale «uptake 2» eine größere Affinität für Isoproterenol hat. Cocain und Ketamin blockieren vorzugsweise den ersten Aufnahmemodus (uptake 1).
Bei Patienten mit Myokarderkrankungen oder solchen, die unter Medikamenten stehen, welche sympathische Aktivitäten zu verstärken vermögen, ist Ketamin mit Vorsicht einzusetzen.

Dioxolane (Dexoxadrol[1] und Etoxadrol[1])

Die sich hinsichtlich ihrer Struktur vom Ketamin stark unterscheidenden Dioxolane besitzen dem Ketamin ähnliche pharmakologische Eigenschaften. Etoxadrol (CL-1848 C, Cutter Laboratorien) wurde in einer Dosierung von 0,75 mg/kg elf freiwilligen männ-

---

[1] In der Bundesrepublik Deutschland nicht im Handel

lichen Versuchspersonen intravenös injiziert. Die Dauer der mit dieser Einzeldosis erzielten Bewußtlosigkeit betrug zwischen 50 und 85 Minuten. Gewöhnlich überdauerten Analgesie und Amnesie die Bewußtlosigkeit. Nach Injektion dieses Präparats waren das Herzminutenvolumen, Herzfrequenz und arterieller Blutdruck 2 Stunden lang erhöht, und es bestanden nur minimale unerwünschte psychische Nebenwirkungen (136). In der Zeit nach dem Erwachen hatte keine der Versuchspersonen Halluzinationen. Die klinische Anwendung dieses länger wirkenden ketaminartigen Medikaments bedarf noch der weiteren Erprobung am Menschen.

Sympathikomimetika im Schock

Fallbericht

Ein 55 Jahre alter Mann, der einen Autounfall erlitten hatte, traf im Schock auf der Notfallambulanz ein. Die einzige wichtige anamnestische Angabe betraf die seit 5 Jahren erfolgende Einnahme von Digoxin und Furosemid wegen «kardialer Störungen». Er klagte über starke Schmerzen im linken oberen Bauchquadranten und Druckschmerzhaftigkeit. Der an der Arteria brachialis unblutig gemessene Blutdruck betrug 8,0/5,3 kPa (60/40 mm Hg). Der filiforme Puls hatte eine Frequenz von 160/min. Seine Haut war blaß und kalt und fühlte sich feucht an. Die Laborwerte zeigten einen Hämatokrit von 0,24 und eine Serum-Kalium-Konzentration von 2,8 mmol/l. Es konnte kein Urin zur Analyse gewonnen werden. Das Ekg zeigte eine Senkung der ST-Strecke mit AV-Block 1. Grades und vereinzelte Kammerextrasystolen. Die Röntgenuntersuchung ergab Frakturen der 7., 8. und 9. Rippe rechts. Die im Liegen und Sitzen angefertigten Bauchübersichtaufnahmen zeigten eine vermehrte Verschattung mit Luftansammlung unter dem Zwerchfell. Nach Probepunktion wurde blutige Flüssigkeit abgesaugt. Man stellte die vorläufige Diagnose «Milz- und Darmruptur mit hämorrhagischem Schock». Zur vorgesehenen Probelaparotomie und Milzentfernung erfolgte die Vorbereitung in der chirurgischen Wachstation. Bevor der Patient zum Operationssaal gebracht werden konnte, traten bereits auf der Station Episoden von Kammerflimmern auf. Die elektrische Defibrillierung war erfolgreich, doch trat das Kammerflimmern wenige Minuten nach Aufnahme eines normalen Herzrhythmus erneut auf. Unter der Annahme, daß eine fortdauernde Blutung Ursache des labilen kardiovaskulären Zustandes war, brachten die Ärzte den Patienten eiligst in den Operationssaal.

Bei seinem Eintreffen wurde festgestellt, daß 1. die Trachea des Patienten (während der kardiopulmonalen Wiederbelebung) intubiert und der Patient beatmet worden war, 2. 1 l 5 %ige Dextrose-Lösung und 1 Einheit Albuminlösung in einen peripheren Venenkatheter liefen, 3. 1 l verdünntes Adrenalin (1 µg/ml) in 5 %iger Dextrose über einen zur Messung des zentralen Venendrucks dienenden Katheter zugeführt wurde, 4. die Blase katheterisiert war, doch befand sich kein Urin im Sammelbehälter, 5. am Oberarm auskultatorisch kein Blutdruck meßbar war (doch konnte der Karotispuls palpiert werden), 6. die Körpertemperatur des Patienten 34,5 °C betrug und 7. der Patient noch immer bei Bewußtsein war. Während der Einführung eines weiteren Venenkatheters wurden 10 mg Diazepam und 7 mg Pancuronium intravenös zugeführt. Der Patient wurde mit 100 % O_2 beatmet, und die Operation begann. Die intravenöse Flüssigkeitszufuhr bestand nun in Albumin und 5 % Dextrose in Ringer-Lactat-Lösung unter Zusatz von 40 mmol Kaliumchlorid. Der Patient zeigte weiterhin ventrikuläre Extrasystolen. Als man den Radialispuls fühlen konnte, wurde ein Katheter für die kontinuierliche Druckmessung in die A. radialis eingeführt. Eine sofort vorgenommene Blutgasanalyse ergab einen PO_2 von 16,0 kPa (120 mm Hg), PCO_2 von 3,2 kPa (24 mm Hg), einen pH von 7,2 und einen negativen Basenüberschuß von 8,4 mmol/l, ein Serum-Na von 144 mmol/l und Serum-K von 2,7 mmol/l. Die metabolische Azidose wurde nach zwei Injektionen von 50 mmol $NaHCO_3$ korrigiert und die respiratorische Alkalose durch Herabsetzung der Ventilationsgröße.

Die Adrenalin-Lösung wurde durch Dopamin (in einer Dosierung von 5–10 µg/kg/min) ersetzt.

Nach der Zufuhr von 4 erwärmten Vollblutkonserven, 2 l Kristalloidlösung und 2 Einheiten Albuminlösung kam die Urinausscheidung wieder in Gang, und die Anästhesie bedurfte der Vertiefung. Das Serum-K war von 2,7 mmol/l auf 3,4 mmol/l ohne zusätzliche Kalium-Gabe angestiegen. Die Anzahl der auf dem Ekg erscheinenden Extrasystolen sank auf 1 bis 2 in der Minute ab. Nach Entfernung der zerrissenen Milz stand die Blutung, und der Patient wurde nach komplikationslosem Verlauf nach 22 Tagen aus dem Krankenhaus entlassen.

Welche Faktoren mögen zum wiederholt aufgetretenen präoperativen Kammerflimmern beigetragen haben? Hypotonie, Hypoxie, Azidose, Hypothermie, Hypokapnie und Hypokaliämie haben einen Beitrag zum Kammerflimmern geleistet; unter derartigen Bedingungen sind ungünstige Reaktionen auf Adrenalin und andere Katecholamine häufig anzutreffen. Diese Faktoren werden im folgenden näher besprochen.

Noch vor der Behandlung der Sympathikomimetika wird eine Übersicht über die Zustände der zu niedrigen Perfusion gegeben. Danach beschäftigen sich die Kommentare mit der anästhesiologischen Betreuung des hypotonen Patienten.

Die Pathogenese des Schocks

Der Schock ist ein Zustand unzureichender Perfusion der Gewebe. Die herabgesetzte Perfusion lebenswichtiger Organe, der gemeinsame Nenner sämtlicher Schockformen, ist die Folge der Insuffizienz eines oder mehrerer der folgenden Einzelfaktoren, die untereinander in Beziehung stehen (137):
1. das Herz (Pumpwirkung),
2. Inhalt und Volumen des intravaskulären Raumes (Blutvolumen),
3. Tonus der Arterien,
4. Tonus der Venen.

Somit ist es für die Zwecke der Klinik zweckmäßig, den Schock nach den Begriffen
1. des primären Versagens der Pumpwirkung als kardiogenen Schock,
2. des verminderten intravaskulären Volumens als hypovolämischen Schock und
3. gemäß der Änderung des arteriolären oder venösen Tonus als neurogenen und/oder septischen Schock

einzuteilen.

Mikrozirkulation. Das Ergebnis der unzureichenden Perfusion der Gewebe ist ein mangelhafter Austausch von Gasen und Stoffwechselsubstraten zwischen Blut und Geweben, der sich primär im terminalen Gefäßbett, d.h. in Arteriolen, Kapillaren und Venolen, vollzieht (Abb. 6.4). Die Arteriolen sind gegenüber der Sympathikusreizung besonders empfindlich. Änderungen der Weite der Arteriolen sorgen für die Aufrechterhaltung des Blutdrucks und des die Kapillarbetten durchströmenden Volumens. Bei unzureichendem intraarteriellem Volumen jedoch wird die Perfusion der Kapillaren durch deren Verengung herabgesetzt. Normalerweise enthält der venöse Anteil des Gefäßsystems etwa zwei Drittel des intravaskulären Gesamtvolumens. Die Stimulation des Sympathikus erhöht den venösen Tonus und führt somit dem arteriellen System mehr Blut zu. In der Körperflüssigkeit enthaltene Wirkstoffe, pH-Wert und saure Metaboliten stellen wichtige Faktoren zur Regelung der Kapillarperfusion dar, indem sie an den terminalen Arteriolen, den prä- und postkapillaren Sphinkteren, Venolen und Kapillaren angreifen, an welchen der transkapilläre Austausch von Substanzen erfolgt (138–142). Der Füllungszustand des Herzens und die Regelung des aktiven (arteriellen) Blutvolumens werden von den Venolen und Venen der Muskulatur bewirkt.

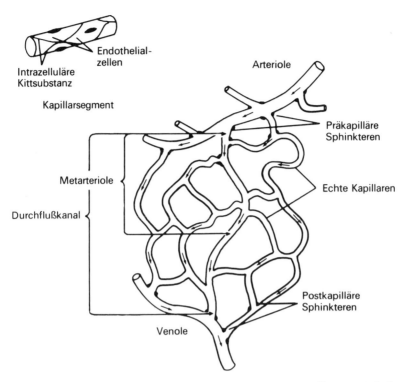

Abb. 6.4: Schematische Darstellung der Mikrozirkulation. Die Einzelheiten sind dem Text zu entnehmen.
(Modifiziert nach H.L. Zauder, Pharmacology of Adjuvant Drugs (Clinical Anesthesia Series), Philadelphia F.A. Davis, 1973.)

Die Motorik der Gefäße stellt einen einzigartigen Wesenszug der Mikrozirkulation dar, der ein zyklisches Öffnen und Schließen der prä- und postkapillaren Sphinkteren bewirkt, wodurch die Perfusion des Kapillarbettes verändert wird. Die Gefäßmotorik ist wahrscheinlich die bedeutendste Determinante der Kapillarperfusion und der transkapillaren Austauschvorgänge. Sie unterliegt dem Einfluß von Wirkstoffen des Gewebes und der Gewebsflüssigkeit sowie von physikalischen Faktoren (138–142).
Die Endphase des Schocks stellt somit die Dekompensation der physiologischen Regelmechanismen der Mikrozirkulation dar. Da das komplizierte Problem des Schocks hier sehr vereinfacht dargestellt wurde, wird der Leser, der sich umfassender zu informieren wünscht, auf mehrere ausgezeichnete Quellen verwiesen (137–144).

Einteilung der Sympathikomimetika

Alpha- und beta-adrenerge Rezeptoren. Im Jahre 1948 stellte Ahlquist die Behauptung von der Existenz alpha- und beta-adrenerger Rezeptoren im Körper auf (78). Die Stimulation von alpha-adrenergen Rezeptoren führt zu Vasokonstriktion und Pupillenerweiterung, während die Stimulation von beta-adrenergen Rezeptoren zu positiv inotropen und chronotropen Effekten am Herzen, Vasodilatation und Bronchodilatation führt. Wie bereits beschrieben, wurden die beta-adrenergen Rezeptoren weiter in die Kategorien Beta$_1$ (die eine kardiale Stimulation bewirken) und in Beta$_2$ (die eine Dilatation der Bronchien und der peripheren Gefäße bewirken) unterteilt (79, 80).

Die von Dopamin auf die adrenergen Rezeptoren ausgeübte Wirkung unterscheidet sich von derjenigen anderer Katecholamine. Der gefäßerweiternde Effekt des Dopamins an der Niere wird durch beta-adrenerge Blocker, Atropin oder Antihistaminika nicht antagonisiert. Deshalb wird zur Beschreibung seiner Wirkung der Ausdruck «dopaminerger Rezeptor» verwendet.

Gegenüberstellung von direkter und indirekter Wirkung. Unter direkter Wirkung versteht man ein Angreifen des Medikaments am Rezeptor. Die pharmakologische Wirkung erfolgt ohne Freisetzung endogener Katecholamine aus den adrenergen Nervenendigungen. Direkt wirkende sympathikomimetische Amine sind die Katecholamine Adrenalin, Noradrenalin, Isoproterenol und Dopamin sowie die adrenergen Amine Methoxamin und Phenylephrin. Unter indirekter Wirkung versteht man das primäre Angreifen des Medikaments am Katecholaminspeicher, sie bedarf der Anwesenheit endogener Katecholamine. Zu den wirkenden Sympathikomimetika gehören Tyramin (ein endogenes Amin), Amphetamin und die klinisch bedeutenderen Medikamente Ephedrin, Metaraminol und Mephentermin.

Wirkungen der Sympathikomimetika

Während der Anästhesie stellt die Anwendung der Sympathikomimetika eine ideale Maßnahme zur Verbesserung der Gewebeperfusion dar. Erst nach Feststellung der Ursache der Hypotonie oder des Schocks kann eine rationelle Wahl des betreffenden Medikaments erfolgen. Handelt es sich um eine Störung der Pumpfunktion, um eine Hypovolämie, erhöhtes Fassungsvermögen der Gefäße oder um deren Kombination?

Die Wahl des Mittels ist fernerhin gegen dessen Wirksamkeit bei Patienten mit anamnestischen Angaben über eine Behandlung mit Medikamenten, welche die normalen adrenergen Mechanismen beeinflussen, abzuwägen. Die gefäßaktiven Medikamente müssen sich in das Konzept der Anästhesie einfügen lassen. Die Begründung für die Anwendung der Sympathikomimetika muß sich auf die vorübergehende Stützung des Kreislaufsystems konzentrieren, bis die Ursache einer Störung korrigiert werden kann.

Übliche Ursachen der Hypotonie unter der Anästhesie sind übergroße Anästhesietiefe, Hypoxie, Verlust intravaskulärer Flüssigkeit und die Manipulationen des Chirurgen. Zu den weniger häufigen Ursachen gehören der Myokardinfarkt, die Lungenembolie und der apoplektische Insult. Die pharmakologischen Wirkungen und die Tendenz mehrerer sympathomimetischer Mittel, die zur Behandlung von hypotonen Zuständen und von Herzrhythmusstörungen dienen, sind in Tab. 6.3 zusammengefaßt. Von diesen Medikamenten, die ähnliche Wirkungen ausüben, ist zu erwarten, daß sie sowohl ähnliche Wechselwirkungen mit anderen Medikamenten zeigen als auch die in diesem Kapitel behandelten pathophysiologischen Zustände. Tab. 6.3 dient dem Zweck, dem Leser die passende Wahl des gefäßaktiven Mittels zu erleichtern. Die pharmakologischen Wirkungen der vasoaktiven Mittel werden kurz dargestellt.

Katecholamine. Alle Katecholamine sind direkt wirkende Mittel. Mit der Ausnahme von Isoproterenol werden alle im Körper synthetisiert (Abb. 6.1). Sie werden als Katecholamine bezeichnet, weil sie alle eine Dihydroxybenzol(Katechol-)Struktur besitzen.

Adrenalin (Epinephrin). Adrenalin, das in niedrigen Konzentrationen vorwiegend einen

Tab. 6.3: Bei Hypotonie oder Schock einsetzbare adrenerge Medikamente

Medikamente	Art der Wirkung		Kardiovaskuläre Effekte			Herzminuten-volumen	Intravenöse Dosis	Tendenz zu Herzrhyth-musstörungen
	Rezeptor	Art	VK	VD	KS			
Katecholamine								
Adrenalin	α + β	direkt	+ + + +	+ + +	+ + + +	erhöht	0,1–0,25 mg	+ + + + +
Noradrenalin	α + β	direkt	+ + + + +	0	+ + +	unverändert oder herabgesetzt	2–8 µg/min	+ + + +
Isoproterenol	β₁ + β₂	direkt	0	+ + + + + +	+ + + +	erhöht	2–4 µg/min	+ + + +
Dopamin	α + β dopaminerger Rezeptor	direkt und in geringem Maß auch indirekt	+ +	+ +¹	+ +	erhöht	50–200 µg/min	+ + +
Sympathikomimetika								
Methoxamin		direkt	+ + + +	0	0	herabgesetzt	5–10 mg	+
Phenylephrin		direkt	+ + + +	0	0	herabgesetzt	0,1–0,5 mg	+ +
Ephedrin	α + β	indirekt und in geringem Maß auch direkt	+ +	+	+ + +	erhöht	10–25 mg	+ +
Metaraminol	α + β	indirekt und in geringem Maß auch direkt	+ + +	+ +	+	herabgesetzt	0,5–5,0 mg	+ +
Mephentermin	α + β	indirekt	+	+ + +	+ +	erhöht	5–15 mg	+

VK Vasokonstriktion; VD Vasodilatation, KS kardiale Stimulation

[1] Dilatation der Nieren- und Mesenterialgefäße durch Stimulation «dopaminerger Rezeptoren».

Beta-Effekt entfaltet, stimuliert sowohl die Alpha- als auch die Beta-Rezeptoren. In höheren Dosen bewirkt es durch Alpha-Stimulation Verengung der Arteriolen, der präkapillaren Sphinkteren, Venen und größeren Arterien. Adrenalin ist zur kardiopulmonalen Wiederbelebung besonders zweckmäßig durch seine günstigen positiv inotropen und chronotropen Effekte (durch Stimulation von Beta-Rezeptoren) und bewirkt die Verstärkung der Koronarperfusion (145). Da jedoch eine Azidose die kardiovaskulär stimulierenden Wirkungen von Adrenalin und anderen sympathikomimetischen Aminen antagonisiert, ist diese zu korrigieren, um auch den Effekt der Katecholamine zu optimieren. Hypothermie, Hyperkapnie, Hypoxie und Hypokaliämie potenzieren adrenalininduzierte Herzrhythmusstörungen. Kammerflimmern muß durch Elektroschock noch vor der Bolusinjektion von Adrenalin beseitigt werden. Die gleichzeitige Verabreichung von 1–3 mg/kg Lidocain trägt dazu bei, die Übererregbarkeit des Myokards und die Tendenz zur Automatie herabzusetzen.

Während der Anästhesie sollte Adrenalin auf die schwierigsten Fälle beschränkt bleiben, bei Patienten mit schwerer Koronarerkrankung ist es im allgemeinen kontraindiziert. Von allen Katecholaminen hat Adrenalin die stärkste Herzrhythmusstörungen auslösende Wirkung, und es wird unter der Operation häufig zur lokalen Blutstillung benutzt. Wie bereits besprochen, ist die Wechselwirkung von Adrenalin mit Halothan für den Anästhesisten von großer Bedeutung.

Noradrenalin (Arterenol®). Noradrenalin bewirkt durch alpha-adrenerge Stimulation eine ausgeprägte Vasokonstriktion (145–146). Außerdem übt es durch Beta-Stimulation einen positiv inotropen und chronotropen Effekt aus. Der alpha-stimulierende Effekt des Noradrenalins überwiegt und bewirkt durch eine Zunahme des peripheren Gefäßwiderstandes eine Hypertonie mit kompensatorischer reflektorischer vagaler Bradykardie. Das Herzminutenvolumen kann absinken oder unverändert bleiben. Ebenso wie bei Adrenalin ist die Koronarperfusion erhöht. Nach langdauernder Noradrenalin-Anwendung kann das zirkulierende Volumen herabgesetzt sein; wahrscheinlich auf Grund der Zunahme der postkapillaren Vasokonstriktion und einen durch den erhöhten Kapillardruck verursachten Verlust an proteinfreier Flüssigkeit. Noradrenalin sollte nur intravenös in stark verdünnten Konzentrationen (4 µg/ml) zugeführt werden. Die Infusionsstelle ist häufig auf Übertritt ins paravenöse Gewebe zu überprüfen, da lokale Nekrosen und Ablösung großer Hautbezirke eine gefürchtete Komplikation darstellen. Gelegentlich ist ohne sichtbaren Übertritt ins paravenöse Gewebe längs der infundierten Vene eine Abblassung sichtbar. Die Infusion eines alpha-adrenergen Blockers, wie z.B. 6–10 mg Phentolamin in das mit Noradrenalin infiltrierte Gewebe, kann den Schweregrad der Gewebsischämie herabsetzen. Die Blockade des Ganglion stellatum auf der Seite des infiltrierten Armes vermag ebenfalls die Perfusion des ischämischen Bezirks zu verbessern.

Noradrenalin hat ebenfalls eine starke Herzrhythmusstörungen auslösende Wirkung. Ebenso wie beim Adrenalin sollte die Anwendung des Noradrenalins auf die schwierigsten Fälle beschränkt bleiben. Noradrenalin ist bei Patienten benutzt worden, die nach Spinalästhesie oder Sympathektomie durch Ausfall des Vasomotorentonus hypoton wurden, doch sind hierbei auch andere ungefährlichere Vasopressoren wie Ephedrin oder Methoxamin wirksam und deshalb dem Noradrenalin vorzuziehen (147).

Isoproterenol (Isoprenalinsulfat) (Aludrin®, Bellasthman®). Isoproterenol stellt eine fast rein beta-adrenerg stimulierende Substanz dar, die sowohl $beta_1$- als auch $beta_2$-stimulierende Wirkungen besitzt. Wegen seines bronchodilatatorischen Effektes ist es in Form eines Aerosols zur Behandlung von Asthma und anderen bronchokonstriktorischen Erkrankungen von großer Bedeutung.

Die starke kardial stimulierende Wirkung von Isoproterenol ist von einer peripheren Vasodilatation begleitet. Neben der positiv inotropen und chronotropen Wirkung dieses Mittels ist das Herzminutenvolumen durch eine Verstärkung des venösen Rückstroms zum Herzen verstärkt. Die Zunahme des Herzminutenvolumens hält gewöhnlich den systolischen Blutdruck konstant, doch kann der arterielle Mitteldruck herabgesetzt sein. Bei im septischen oder kardiogenen Schock befindlichen Patienten ohne Herabsetzung des intravaskulären Volumens kann die Perfusion der Nieren erhöht sein (145, 148). Die atrioventrikuläre Reizleitung wird durch beta-adrenerge Stimulation erhöht. Da Isoproterenol keine alpha-adrenerg stimulierende Wirkung besitzt, tritt eine (bei Adrenalin und Noradrenalin häufiger zu beobachtende) reflektorische Bradykardie nicht auf. Somit ist Isoproterenol nicht nur bei der Behandlung des atrioventrikulären Herzblocks und bei der Wiederbelebung des Herzens wirksam, sondern auch zur Stützung des kardiovaskulären Systems bei Operationen am eröffneten Herzen (145, 159).

Isoproterenol ist auch für die Behandlung des Cor pulmonale und der Lungenembolie zweckmäßig (150–152). Die Herzrhythmusstörungen auslösende Wirkung von Isoproterenol ist geringer als diejenige von Adrenalin oder Noradrenalin (145, 153).

Dopamin (Dopamin®). Dopamin ist die unmittelbare Vorstufe des im Körper synthetisierten Noradrenalins (s. die bereits erfolgte Besprechung). Es übt wie alle Katecholamine eine positiv inotrope Wirkung aus. Das Herzminutenvolumen wird erhöht, doch bestehen kaum Veränderungen des arteriellen Blutdrucks oder der Herzfrequenz. Der periphere Gefäßwiderstand ist gewöhnlich herabgesetzt. Dopamin bewirkt an den Mesenterial- und Nierengefäßen eine Vasodilatation. Die Perfusion der Niere, die glomeruläre Filtrationsgeschwindigkeit, Urinbildung und Natrium-Ausscheidung werden verstärkt (145, 148, 154–156). Dopamin hat eine geringere Tendenz zu Herzrhythmusstörungen oder Tachykardie, als andere Katecholamine, dies sind jedoch dosisabhängige Phänomene, da z.B. die Tachykardie bei Operationen am offenen Herzen nicht ungewöhnlich ist, wenn Dopamin zur Stützung des Kreislaufs dient (153). Wird Dopamin mit einer Geschwindigkeit unter 5 µg/kg/min infundiert, so ist kaum mit einer Tachykardie zu rechnen (155).

Der Vorteil von Dopamin gegenüber den anderen Katecholaminen besteht in seiner Fähigkeit, gleichzeitig das Myokard zu stimulieren und die Perfusion der Niere beizubehalten. Es ist eine gut bekannte Tatsache, daß der Körper bei Zuständen mit niedriger Perfusion in dem Bestreben, durch Shunts dem Herzen und dem Hirn mehr Blut zuzuführen, die Nierenperfusion stark benachteiligt. Somit ist die Urinausscheidung ein wichtiger Faktor zur Beurteilung einer adäquaten Organperfusion.

Die mit Dopamin erfolgten experimentellen und klinischen Beobachtungen legen nahe, daß es gute therapeutische Möglichkeiten für die Behandlung des Schocks bietet (140–145, 157–159).

Nicht-Katecholamine. *Methoxamin (Vasoxyl [USA])*[1] *und Phenylephrin (Neo-Synephrin)*[1]. Beide Sympathikomimetika greifen direkt an den Alpha-Rezeptoren an und stellen fast reine periphere Vasokonstriktoren dar. In den zur Behandlung der Hypotonie üblichen Konzentrationen üben sie keine stimulierende Wirkung auf das Herz aus (145, 160, 161). Bei beiden Mitteln tritt häufig eine reflektorische vagale Bradykardie auf,

---
[1] in der Bundesrepublik Deutschland nicht im Handel

weshalb sie klinisch zur Behandlung der paroxysmalen Vorhoftachykardie verwendet werden. Das Gefäßbett der Niere und des Splanchnikusgebietes wird verengt und die Durchblutung der Haut herabgesetzt, doch kann die Koronarperfusion infolge des erhöhten arteriellen Mitteldruckes und der verlängerten koronaren Füllzeit (d. h. der reflektorischen Bradykardie) zunehmen. Herzrhythmusstörungen werden selten während der Anästhesie beobachtet. An Hunden rufen hohe, unter der Halothananästhesie gegebene Phenylephrin-Dosen ventrikuläre Rhythmusstörungen hervor (162). Beide Mittel eignen sich zur zeitweiligen Behandlung der durch das Mißverhältnis zwischen intravaskulärem Volumen und dem Fassungsvermögen des peripheren Gefäßsystems verursachten Hypotonie.

Methoxamin und Phenylephrin sind auch gut bei den in Verbindung mit der Spinalanästhesie häufig auftretenden Hypotonien einzusetzen (147), fernerhin bei der eingeleiteten Hypotonie, die nach Absetzen des blutdrucksenkenden Mittels wie z.B. Nitroprussidnatrium oder Trimethaphan nicht wieder aufgehoben wird und bei niedrigem Perfusionsdruck beim kardiopulmonalen Bypass, soweit ein ausreichendes intravaskuläres Volumen besteht.

Ephedrin[2]. Ephedrin ist ein in verschiedenen Pflanzen des Genus Ephedra vorkommendes Alkaloid, das in China schon seit 5000 Jahren im Gebrauch ist. Die chinesische Pflanze, die das Ephedrin enthält und die Bezeichnung Ma huang (gelbes Adstrigens) trägt, wurde 1924 von Chen und Schmidt in die westliche Medizin eingeführt (163). Die genannten Forscher berichteten über die kardiovaskulären Effekte dieses Alkaloids und stellten seine Ähnlichkeit mit dem Adrenalin fest.

Ephedrin ist ein partiell indirekt angreifendes sympathikomimetisches Amin, welches seine Wirkungen durch die Freisetzung endogener Katecholamine aus den adrenergen Nervenendigungen und dem Nebennierenmark ausübt. Es gibt auch noch einige direkte Effekte (145, 164). Somit stimuliert das Ephedrin sowohl alpha- als auch beta-adrenerge Rezeptoren.

Die kardiovaskulär stimulierenden Effekte von Ephedrin klingen mit schnell wiederholten Dosen ab. Der Mechanismus dieser tachyphylaktischen Reaktion ist nicht geklärt, doch dürfte die Entleerung der Katecholaminspeicher ein Faktor sein. Ephedrin hebt beim Menschen gewöhnlich sowohl die systolischen als auch die diastolischen Blutdruckwerte an. Unter der Voraussetzung eines angemessenen venösen Rückstroms zum Herzen wird das Herzminutenvolumen erhöht.

Die Effekte auf die Nierenperfusion scheinen ein dosisabhängiges Phänomen darzustellen, denn bei niedrigen Konzentrationen treten die beta-adrenergen Effekte stärker hervor, mit dem Ergebnis einer verbesserten Nierenperfusion, während bei höheren Konzentrationen die alpha-adrenerge Stimulation überwiegt und eine Konstriktion der Nierengefäße bewirkt (145, 165). Die Perfusion im Splanchnikusbereich ist herabgesetzt.

In Konzentrationen, die den mütterlichen Kreislauf aufrechterhalten, erhält Ephedrin die Plazentarperfusion aufrecht und macht sich so zum Sympathikomimetikum der Wahl für die Behandlung der Hypotonie bei der Gebärenden (166, 167). Eine einzige intravenöse Injektion von (10–25 mg) Ephedrin wirkt 7–10 min lang einen erhöhten Blutdruck ohne Tendenz zu überhöhten systolischen Werten.

Die Effekte von Ephedrin auf die Elektrophysiologie des Herzens sind vielgestalt. Zu den örtlichen Wirkungen gehören die Steigerung der Erregbarkeit der Kammermuskula-

---

[2] In der Bundesrepublik Deutschland nicht in injizierbarer Form im Handel

tur, die sich durch ventrikuläre Tachykardie und Kammerflimmern manifestiert, und eine Verstärkung des idioventrikulären Rhythmus (168, 169). Beim anästhesierten Hund jedoch verhindert Ephedrin das durch Adrenalin ausgelöste Vorhofflimmern und das durch eine am Ventrikel angelegte Spannung auslösbare Kammerflimmern. Am Hund wurden in Verbindung mit Halothan und Ephedrin Herzrhythmusstörungen nachgewiesen (11), dagegen schien die Gabe von Ephedrin unter Methoxyfluran-Anästhesie keine Probleme zu bieten (170).

Metaraminol (Aramin, Araminum®). Ähnlich wie Noradrenalin zeigt Metaraminol sowohl direkte als auch indirekte Wirkungen sowie Allgemeinreaktionen (145). Seine blutdrucksteigernde Wirkung dauert länger an als sein kardial stimulierender Effekt, daher herrscht beim Menschen sein alpha-adrenerg stimulierender Effekt vor (171). Sowohl die systolischen als auch die diastolischen Drucke werden angehoben. Metaraminol erhöht den venösen Tonus und setzt die Hirnperfusion herab. Der Effekt des Metaraminols auf die Nierenperfusion hängt von den Bedingungen ab, die vor seiner Gabe bestanden haben, so setzt es z.B. bei hypotonen Patienten die Nierenperfusion herab (172). Bei erhöhtem Druck in der A. pulmonalis erfolgt selbst unter herabgesetztem Herzminutenvolumen eine Konstriktion der Lungengefäße.
Metaraminol bewirkt eine starke Entleerung der Noradrenalin-Speicher in den adrenergen Nervenendigungen (173). Infolgedessen führt die Dauertropfinfusion von Metaraminol zur Herabsetzung der kardiovaskulären Stimulation. Außerdem wird Metaraminol von der adrenergen Nervenendigung aufgenommen und wirkt somit als falscher Transmitter, es ist jedoch wesentlich weniger wirksam als die endogenen Katecholamine. Die längerdauernde Anwendung von Metaraminol kann zur Hypotonie führen (173, 174). Es wäre nicht unberechtigt, Metaraminol als ein «starkwirksames Ephedrin» zu bezeichnen.

Mephentermin (Wyamin)[1]. Mephentermin ist dem Ephedrin und Metaraminol insofern pharmakologisch ähnlich, als es seine Wirkung teilweise durch die Freisetzung von Katecholaminen entfaltet. Somit bewirkt es kardiale Stimulation, Vasodilatation und Vasokonstriktion. Die kardialen Effekte von Mephentermin sind beständiger als seine vaskulären. Sowohl am gesunden als auch im Schock befindlichen Patienten wird das Herzminutenvolumen erhöht (175, 176). Der Gefäßwiderstand im großen Kreislauf kann ansteigen, absinken oder unverändert bleiben. Nach intravenöser Gabe von Mephentermin wird infolge der Blutdrucksteigerung und örtlicher Vasodilatation die Koronarperfusion verbessert (177, 178).
Nieren- und Splanchnikusperfusion reagieren unterschiedlich auf intravenöse Mephentermin-Gaben. Am Menschen durch Halothan ausgelöste Herzrhythmusstörungen können durch Mephentermin verhindert werden (162), das weniger als andere sympathikomimetische Amine, welche Alpha- und Beta-Rezeptoren stimulieren, dazu neigt, Konstriktion der Nierengefäße und Herzrhythmusstörungen auszulösen. Mephentermin vermag auch durch Digitalis und Myokardinfarkte ausgelöste Herzrhythmusstörungen zu beseitigen (159, 179). Somit hat die Verwendung von Mephentermin zur Behandlung des hämorrhagischen oder kardiogenen Schocks Vorteile gegenüber Metaraminol (177).

Behandlung von Hypotonie und Schock unter der Anästhesie

Bis zur Erzielung einer angemessenen Behandlung der Ursache einer Hypotonie bedarf das kardiovaskuläre System der Stütze durch Sympathikomimetika. Die genaue Kenntnis

---
[1] In der Bundesrepublik Deutschland nicht im Handel

der Ursache der Hypotonie ist die Voraussetzung für die rationelle Wahl der medikamentösen Behandlung. Es sei erneut darauf hingewiesen, daß zu tiefe Anästhesie, Hypoxie, intravaskuläre Verluste und die Manipulationen des Chirurgen Ursache der Hypotonie sein können. Die zuvor erfolgte Gabe von Medikamenten, die an den endogenen Katecholamin-Speichern angreifen oder deren Abbau beeinflussen, kann ebenfalls die Toleranz des Patienten für Anästhetika und sympathikomimetische Amine beeinflussen. Sorgfältige Vorbereitung und Überwachung der Anästhesie sind wichtige Voraussetzung für erfolgreiches Handeln.

Hat ein Patient soviel Blut verloren, daß eine erhebliche Hypotonie oder gar ein Schock die Folge ist, so leiten dessen Abwehrmechanismen den größten Teil des verbliebenen Blutvolumens zum Hirn und Herzen. Gleichzeitig erfolgt eine Zunahme des Sympathikotonus mit der Freisetzung von Noradrenalin, Angiotensin und Vasopressin. Um eine sachgerechte Behandlung zu ermöglichen, sollte der Anästhesist mehrere physiologische Parameter überwachen, wie den (direkt zu messenden) Arteriendruck, den zentralen Venendruck, die Urinausscheidung, die Temperatur und das Ekg. Der Anästhesist sollte außerdem wiederholte Bestimmungen des Hämatokrits, der Blutgase und der Osmolalität von Plasma und Urin veranlassen. In diesem Zusammenhang finden die direkten Messungen des Herzminutenvolumens mit Berechnung des Sauerstofftransports zunehmend Eingang in die klinische Praxis. Die Verwendung eines in die A. pulmonalis eingeführten Swan-Ganz-Katheters ermöglicht die Entnahme von Mischblut, in welchem der venöse PO_2 oder die Sauerstoffsättigung bestimmt werden können (180). Ein venöser PO_2 von unter 4,0 kPa (30 mm Hg) (Normalwert 5,3 kPa (40 mm Hg)) oder eine venöse Sauerstoffsättigung von unter 60% (Normalwert 75%) zeigen ein bedrohliches Absinken des Herzminutenvolumens und/oder eine Zunahme der durch das Gewebe erfolgenden Sauerstoff-Extraktion an (181, 182).

Die Sättigung des venösen Mischbluts ist ein besonders wertvoller Parameter bei schwerer Störung des Säure-Basen-Haushalts, oder wenn große Mengen Konservenblut mit herabgesetztem 2,3-DPG (Diphosphoglycerat) transfundiert werden, da sowohl eine Alkalose als auch eine Herabsetzung des 2,3-DPG der Erythrozyten den P 50 herabzusetzen vermögen (das ist der PO_2-Wert, bei welchem 50% des Hämoglobins gesättigt sind) (181, 183). Beim im Schock befindlichen Patienten ist ein pulmonaler Shunt von 20–30% nicht ungewöhnlich. Häufige Bestimmungen der arteriellen Blutgase unter entsprechenden inspiratorischen Sauerstoffkonzentrationen zur Aufrechterhaltung des arteriellen PO_2 oberhalb von 13,3 kPa (100 mm Hg) sind erwünscht. Zur Herabsetzung des pulmonalen Shunts bedarf es oft positiver endexspiratorischer Drucke, um das Ventilations/Perfusions-Verhältnis der Lungen zu verbessern.

Der zentrale Venendruck dient zur Beurteilung des ausreichenden intravaskulären Volumenersatzes und des Fülldruckes des rechten Vorhofs. Als oberer Grenzwert des Venendrucks sind 1,47 kPa (15 cm WS) zu betrachten. Der mittels eines Swan-Ganz-Katheters indirekt gemessene Druck im linken Vorhof («Wedge»-pressure) erleichtert die Differenzierung zwischen Überladung des Kreislaufs und dem Versagen des linken Ventrikels (180). Der normale pulmonalkapillare «Wedge»-Druck (PCWP) beträgt 1,1–1,6 kPa (8–12 mm Hg).

Die fortlaufende Überwachung der Urinausscheidung durch einen in die Blase eingeführten Katheter stellt eine wertvolle Methode zur Beurteilung der Organperfusion dar.

Der erste und wichtigste Gesichtspunkt der Behandlung eines im Schock befindlichen Patienten besteht im Ersatz des intravaskulären Volumens. Kristalloide Lösungen sind

zwar geeignet, sind aber nicht allein einzusetzen, da durch Umverteilung überschüssige Flüssigkeit in den interstitiellen Raum verschoben wird. Um das pulmonale interstitielle Ödem auf einem Minimum zu halten, ist der intravaskuläre kolloidosmotische Druck durch die Gabe von Albumin oder von Plasmaersatzmitteln aufrechtzuerhalten. Es ist Vollblut zuzuführen, ohne einen Hämatokrit von 0,40 zu überschreiten. Die Körpertemperatur kann absinken und das Erwärmen der intravaskulär zuzuführenden Ersatzmittel erfordern. Die Hypothermie kann die Perfusion der Peripherie herabsetzen, Herzrhythmusstörungen potenzieren, Azidose hervorrufen und eine Depression des Nervensystems bewirken. Hyperventilation führt zu respiratorischer Alkalose (Hypokapnie) und Hypokaliämie, welche Vasokonstriktion (herabgesetzte Perfusion) und eine Übererregbarkeit des Myokards herbeiführen. Das Herzminutenvolumen kann mit inotropen Medikamenten angehoben werden. Die sorgfältige Wahl von Dopamin, Isoproterenol und Noradrenalin kann die Wirksamkeit und die Verteilung der Perfusion verbessern. Hohe Glucocorticoid-Dosen können zweckmäßig sein (148). Die endgültige Wahl der Allgemeinanästhethika kann von sekundärem Interesse sein, da ein im Schock befindlicher Patient weit weniger Anästhetikum benötigt als ein gesunder. Wichtig ist die Verträglichkeit des gewählten Anästhetikums mit dem zur Stützung des Kreislaufs dienenden Sympathikomimetikum. Leider gibt es hierüber wenig veröffentlichte einschlägige Daten. Im allgemeinen haben Sympathikomimetika mit größerer beta-adrenerger Aktivität eine größere Tendenz zur Verursachung von Herzrhythmusstörungen als Medikamente mit primär alpha-adrenerger Aktivität (Tab. 6.2), Inhalationsanästhetika, die Etherderivate sind, neigen weniger zu Herzrhythmusstörungen als diejenige, die keine Etherderivate sind. Die kombinierte Verwendung eines starkwirksamen Analgetikums (Opiats), N_2O/O_2 und eines nichtdepolarisierenden Muskelrelaxans («balanced» Anästhesie, Kombinationsanästhesie) scheint klinisch nur minimale kardiovaskulär dämpfende Wirkungen zu besitzen. In unserem Laboratorium ermittelte Daten legen nahe, daß die Kombinationsanästhesie das Hundeherz gegen adrenalininduzierte Rhythmusstörungen stärker resistent macht als die Enfluran- oder Halothan-Anästhesie (17a). Starkwirksame Sympathikomimetika sind in stark verdünnter Lösung mit «Microdrip»-Regelung zuzuführen, um Überdosierungen zu vermeiden, die sich durch Herzrhythmusstörungen oder sehr hohe Blutdruckwerte zu erkennen geben.
Schließlich ist während der Anästhesie dem hypokaliämischen Patienten besondere Sorgfalt zu widmen. Über die Wechselwirkung zwischen Sympathikomimetika und Hypokaliämie beim Menschen wurden keine Daten veröffentlicht. Beim Hund führt die Verarmung an Körperkalium mit Hypokaliämie im Serum während der intravenösen Infusion von Adrenalin zum plötzlichen Auftreten von ventrikulärer Tachykardie und Kammerflimmern.
Der Kaliumgehalt des Serums repräsentiert nur etwa 1,5% des gesamten Körperkaliums. Besteht eine signifikante Herabsetzung des extrazellulären Kaliums, so muß intrazellulär eine vergleichbare Herabsetzung erfolgen, um über der Zellmembran das für die Membranstabilität erforderliche Kaliumgefälle aufrechtzuerhalten. Eine durch Digitalis und Therapie mit Diuretika hervorgerufene chronische Hypokaliämie und Kaliumverarmung läßt sich nicht kurzfristig durch intravenöse Kaliumzufuhr beseitigen. Mit Furosemid (Lasix®) vorbehandelte hypokaliämische Hunde sind gegenüber den Herzrhythmusstörungen auslösenden Effekten des intravenös zugeführten Kaliums empfindlicher als gesunde unbehandelte Hunde (186). Eine Serumalkalose kann durch Austausch von intrazellulärem H^+ gegen extrazelluläres K^+ zur Hypokaliämie führen

(187). Bei Patienten, deren Körperkalium durch Langzeitgaben von Digitalis und Diuretika verarmte, potenzierte eine respiratorische Alkalose bestehende Herzrhythmusstörungen (188). Herzrhythmusstörungen sind durch Eukapnie oder durch Infusion von KCl zu korrigieren (187, 189). Wenn möglich, sollte man bei chronisch hypokaliämischen Patienten vor geplanten Eingriffen eine Frist von 48 h zur Auffüllung der Kaliumvorräte einräumen. Jedoch kann Kaliumchlorid in dringlichen Notfällen in einer Dosierung von 0,5 mg/kg/h in Konzentrationen von 40–80 mmol/l in der Infusionsflüssigkeit unter sorgfältiger Überwachung von Ekg und Urinausscheidung zugeführt werden. Insulin und Glucose können die Aufnahme des Kaliums in die Zelle erleichtern und die akute Toxizität der Hyperkaliämie herabsetzen (190). Pro 4 g Glucose wird 1 Einheit Altinsulin benötigt. Die Hyperkaliämie kann ebenfalls die Herzrhythmusstörungen auslösenden Effekte der Katecholamine potenzieren. Ein unverhältnismäßig starkes Ansteigen der Konzentration des Serumkaliums im Vergleich zum intrazellulären Kalium kann die Repolarisierung der Herzzelle hemmen. Dieser kardiale Effekt wird im Ekg als Anhebung der T-Welle, Senkung der ST-Strecke und Verlängerung des PR-Intervalls widergespiegelt. Weiteres Ansteigen des Serumkaliums kann zum kompletten Herzblock und zum Herzstillstand führen. Die vagale cholinerge Stimulation spielt eine wichtige Rolle bei der Verstärkung der durch Katecholamine ausgelösten Herzrhythmusstörungen. Sie unterdrückt die spontane Repolarisation des Sinusvorhofknotens und der atrioventrikulären Reizleitung (s. die zuvor erfolgte Besprechung). Die Hyperkaliämie ahmt dann eine überstarke cholinerge Stimulation des Herzens nach, die das Zustandekommen ventrikulärer Rhythmusstörungen fördert. Die direkt angreifenden alpha-adrenergen Stimulantien eigenen sich besser zur Behandlung des hyperkaliämischen und hypotonen Patienten (Tab. 6.2). Verbreitete Ursachen der im Operationssaal auftretenden Hyperkaliämie sind:

1. Unsachgemäße exogene intravenöse Kaliumzufuhr,
2. die Zufuhr alten Konservenblutes mit erhöhter Kaliumkonzentration (191, 192) und
3. die Verwendung von Succinylcholin bei Patienten mit schweren Verbrennungen, Traumen oder Rückenmarksverletzungen (193–195).

Die rationelle Anwendung der Sympathikomimetika zur Stützung des Kreislaufs beruht auf einer genauen Kenntnis der Pharmakologie und Pathophysiologie des sympathischen Nervensystems. Bei Medikamenten, welche die normalen adrenergen Mechanismen beeinflussen, ist mit Wechselwirkungen mit den Allgemeinanästhetika zu rechnen. Ich wählte eine vereinfachte Darstellung des komplizierten Problems der herabgesetzten Gewebeperfusion sowie des Schocks und wies auf allgemeine Probleme hin, die zum Versagen des Kreislaufs führen. Die optimale anästhesiologische Betreuung des im Schock befindlichen Patienten erfordert das Erkennen und die Behandlung der Schockursache. Mittels eines richtig gewählten Sympathikomimetikums in Verbindung mit einem damit zu vereinbarenden Anästhesieverfahren ist eine zeitweilige Stützung des Kreislaufs durchführbar.

Literatur

1. Hauswirth, O., H. Schaer: Effects of halothane on the sinoatrial node. J. Pharmacol. Exp. Ther. **158** (1967) 36
2. Atlee, J.L. III, B.F. Rusy: Halothane depression of A-V conduction studied by electrograms of the bundle of His in dogs. Anesthesiology **36** (1972) 112
3. Biscoe, T.J., R.A. Millar: The effect of halothane on carotid sinus baroreceptor activity. J. Physiol. (Lond.) **173** (1964) 24
4. Price, H.L., H.W. Linde, H.T. Morse: Central nervous actions of halothane affecting the systemic circulation. Anesthesiology **24** (1963) 770
5. Galindo, A., S.R. Wyte, J.W. Wetherhold: Junctional rhythm induced by halothane anesthesia – Treatment with succinylcholine. Anesthesiology **37** (1972) 261
6. Reynolds, A.K., J.F. Chia, A.F. Pasquet: Halothane and methoxyflurane – A comparison of their effects on cardiac pacemaker fibers. Anesthesiology **33** (1970) 602
7. Pick, A., R. Langendorf: Recent advances in the differential diagnosis of V-A junctional arrhythmias. Am. Heart J. **76** (1968) 553
8. Hamlin, R.L., R. Smith: Effects of vagal stimulation on S-A and A-V nodes. Am. J. Physiol. **215** (1968) 560
9. Russell, R., H.R. Warner: Effect of combined sympathetic and vagal stimulation on heart rate. Physiologist **10** (1967) 295
10. Katz, R.L., R.S. Matteo, E.M. Papper: The injection of epinephrine during general anesthesia with halogenated hydrocarbons and cyclopropane in man. 2. Halothane. Anesthesiology **23** (1962) 597
11. Takaori, M., R.W. Loehning: Ventricular arrhythmias during halothane anesthesia: Effect of isoproterenol, aminophylline and ephedrine. Can. Anaesth. Soc. J. **12** (1965) 275
12. Katz, R.L., T. Bigger: Cardiac arrhythmias during anesthesia and operation. Anesthesiology **33** (1973) 193
13. Eisele, J.H., N.T. Smith: Cardiovascular effects of 40 percent nitrous oxide in man. Anesth. Analg. (Cleve.) **51** (1972) 956
14. Smith, N.T. u. Mitarb.: The cardiovascular and sympathomimetic response to the addition of nitrous oxide to halothane in man. Anesthesiology **32** (1970) 410
15. Smith, N.T. u. Mitarb.: The cardiovacular responses to the addition of nitrous oxide to diethyl ether in man. Can. Anaesth. Soc. J. **19** (1972) 42
16. Wong, K.C. u. Mitarb.: The cardiovascular effects of morphine sulfate with oxygen and with nitrous oxide in man. Anesthesiology **38** (1973) 542
17. Smith, N.T. u. Mitarb.: The cardiovascular responses to the addition of nitrous oxide to fluroxene in man. Br. J. Anaesth. **44** (1972) 142
17a. Puerto, B.A., K.C. Wong u. Mitarb.: Epinephrine induced dysrhythmias: comparison during anaesthesia with narcotics and with halogenated inhalation agents in dogs. Can. Anaesth. Soc. J. **26** (1979) 263
18. Axelrod, J.: The formation, metabolism, uptake and release of noradrenaline and adrenaline. In: The Clinical Chemistry of Monoamines. Hrsg. H. Varley and A.H. Gawenlock. Amsterdam, Elsevier Publishing Co., 1963
19. Blaschko, H., E. Muscholl (Hrsg.): Catecholamines. Vol. 33, Handbook of Experimental Pharmacology. Berlin, Springer-Verlag, 1972
20. Axelrod, J.: Methylation reactions in the formation and metabolism of catecholamines and other biogenic amines: The enzyme conversion of norepinephrine (NE) to epinephrine (E). Pharmacol. Rev. **18** (1966) 95
21. Marley, E., B. Blackwell: Interactions of monoamine oxidase inhibitors, amines and foodstuff. Adv. Pharmacol. Chemother. **8** (1970) 185
22. Perks, E.R.: Monoamine oxidase inhibitors. Anaesthesia **19** (1964) 376

23. Rosen, M. R., B. F. Hoffmann, L. W. Andrew: Electrophysiology and pharmacology of cardiac arrhythmias. V. Cardiac antiarrhythmic effects of lidocaine. Am. Heart J. 89 (1975) 526
24. Collinsworth, K. A., S. M. Kalman, D. C. Harrison: The clinical pharmacology of lidocaine as an antiarrhythmic durg. Circulation 50 (1974) 1217
25. Shand, D. G.: Propranolol. N. Engl. J. Med. 293 (1975) 280
26. Nies, A. S., D. G. Shand: Clinical pharmacology of propranolol. Circulation 52 (1975) 6
27. Price, H. L.: Effect of carbon dioxide on the cardiovascular system. Anesthesiology 21 (1960) 652
28. Tenney, S. M., T. W. Lamb: Physiologic consequences of hypoventilation and hyperventilation. In: Handbook of Physiology. Section 3, Respiration. Washington, D. C., American Physiology Society, 1965, Vol. II
29. Gross, B. A., I. A. Silver: Central activation of the sympathetico-adrenal system by hypoxia and hypercapnia. J. Endocrinol 24 (1962) 91
30. Brunjes, S., V. J. Johns, M. H. Crane: Pheochromocytoma. N. Engl. J. Med. 262 (1960) 393
31. Goldfien, A.: Pheochromocytoma: Diagnosis and anesthetic and surgical management. Anesthesiology 24 (1963) 462
32. Brewster, W. R. u. Mitarb.: The hemodynamics and metabolic inter-relationships in the activity of epinephrine, norepinephrine and the thyroid hormones. Circulation 13 (1956) 1
33. Parsons, V., I. Ramsey: Thyroid and adrenal relationships. Postgrad. Med. J. 44 (1969) 377
34. Murray, J. F., J. J. Kelly: The relation of thyroidal hormone level to epinephrine response: A diagnostic test for hyperthyroidism. Ann. Intern. Med. 51 (1959) 309
35. Chidsey, C. A., E. Braunwald, A. G. Morrow: Catecholamine excretion and cardiac stores of norepinephrine in congestive heart failure. Jm. J. Med. 39 (1965) 442
36. Chidsey, C. A. u. Mitarb.: Myocardial norepinephrine concentration in man. Effects of reserpine and of congestive heart failure. N. Engl. J. Med. 269 (1963) 653
37. Braunwald, E.: The sympathetic nervous system in heart failure. Hosp. Pract. 5 (1970) 31
38. Chidsey, C. A., E. Braunwald: Sympathetic activity and neurotransmitter depletion in congestive heart failure. Pharmacol. Rev. 18 (1966) 685
39. Trendelenburg, U.: Supersensitivity and subsensitivity to sympathomimetic amines. Pharmacol. Rev. 15 (1963) 225
40. Johnson, B. u. Mitarb.: Autonomic hyperreflexia: A review. Milit. Med. 140 (1975) 345
41. Morgan, R., E. J.: Acute alcoholic intoxication and methyl alcohol intoxication. In: The Biology of Alcoholism. Vol. 3 Clinical Pathology. Hrs. B. Kissin und H. Begleiter. New York, Plenum Press, 1974
42. Goldstein, M. u. Mitarb.: Inhibition of dopamine beta-hydroxylase by disulfiram. Life Sci. 3 (1964) 763
43. Goldstein, M., Nakajima: The effects of disulfiram on the depletion of brain catecholamine stores. Life Sci. 5 (1966) 1133
44. Sellers, A. M., H. D. Itskovitz, M. A. Lindner: Systemic arterial hypertension. In: Cardiac and Vascular Diseases. Hrsg. H. L. Conn, jr., und O. Horwitz. Philadelphia, Lea & Febiger, 1971. Vol. II
45. Tyce, G. M., S. G. Sheps, E. V. Frock: Determination of urinary metabolites of catecholamines after the administration of methyldopa. Mayo Clin. Proc. 38 (1963) 571
46. Onesti, G. u. Mitarb.: Pharmacodynamics and clinical use of alpha-methyldopa in the treatment of essential hypertension. Am. J. Cardiol. 9 (1962) 863
47. Onesti, G. u. Mitarb.: Pharmacodynamic effects of alpha-methyldopa in hypertensive patients. Am. Heart J. 67 (1964) 32
48. Dollery, C. T.: Methyldopa in the treatment of hypertension. Prog. Cardiovasc. Dis. 8 (1965) 278
49. Weil, M. H., B. H. Barbour, R. B. Chesne: Alpha-methyldopa for the treatment of hypertension: Clinical and pharmacodynamic studies. Circulation 28 (1963) 165
50. Kalsner, S., M. Nicherson: Effects of reserpine on the disposition of sympathomimetic amines in vascular tissue. Br. J. Pharmacol. 35 (1969) 394

51. Alper, M.H., W. Flacke, O. Krayer: Pharmacology of reserpine and its implications for anesthesia. Anesthesiology **24** (1963) 524
52. Sannerstedt, R., J. Conway: Hemodynamic and vascular responses to antihypertensive treatment with adrenergic blocking agents. A review. Am. Heart J. **79** (1970) 122
53. Caffney, T.E., C.A. Chidsey, E. Braunwald: Study of the relationship between the neurotransmitter store and adrenergic nerve block induced by reserpine and guanethidine. Circ. Res. **12** (1963) 264
54. Ziegler, C.H., J.B. Lovette: Operative complications after therapy with reserpine and reserpine compounds. J.A.M.A. **176** (1961) 916
55. Coakley, C.S., S. Alpert, J.S. Boling: Circulatory responses during anesthesia of patients on rauwolfia therapy. J.A.M.A. **161** (1956) 1143
56. Naylor, W.G.: A direct effect of reserpine on ventricular contractility. J. Pharmacol. Exp. Ther. **139** (1962) 222
57. Freedman, D.X., A.J. Benton: Persisting effects of reserpine in man. N. Engl. J. Med. **264** (1961) 529
58. Dingle, H.R.: Antihypertensive drugs and anesthesia. Anaestesia **21** (1966) 151
59. Munson, W.M., J.A. Jenicek: Effect of anesthetic agents on patients receiving reserpine therapy. Anesthesiology **23** (1962) 741
60. Katz, R.L., H.D. Weintraub, E.M. Papper: Anesthesia, surgery and rauwolfia. Anesthesiology **25** (1964) 142
61. Rocklin, D.B., T. Shohl, W.S. Blakemore: Blood volume changes associated with essential hypertension. Surg. Gynecol. Obstet. **111** (1960) 569
62. Finnerty, F.A., J.H. Gucholz, R.L. Guillauden: Blood volumes and plasma protein during levarterenol-induced hypertension. J. Clin. Invest. **37** (1958) 425
63. Papper, E.M.: Selection and management of anaesthesia in those suffering from dieseases and disorders of the heart. Can. Anaesth. Soc. J. **12** (1965) 245
64. Ominsky, A.J., H. Wollman: Hazards of general anesthesia in the reserpinized patient. Anesthesiology **30** (1969) 443
65. Aviado, D.M.: Sympathomimetic drugs. Springfield, Ill., Charles C. Thomas, 1970
66. Zaimis, E.: Vasopressor drugs and catecholamines. Anesthesiology **29** (1968) 732
67. Rosenblum, R.: Physiologic basis for the therapeutic use of catecholamines. Am. Heart J. **87** (1974) 527
68. Eger, E.I., W.K. Hamilton: The effect of reserpine on the action of various vasopressors. Anesthesiology **20** (1959) 641
69. Fries, E.D.: Guanethidine. Prog. Cardiovasc. Dis. **8** (1965) 183
70. Page, I.H., R.E. Hurley, H.P. Dustan: The prolonged treatment of hypertension with guanethidine. J.A.M.A. **175** (1961) 543
71. Fielden, R., A.L. Green: A comparative study of the noradrenaline-depleting and sympathetic-blocking action of guanethidine and (−)-β-hydroxy-phenethylguanidine. Br. J. Pharmacol. Chemother. **30** (1967) 155
72. Mitchell, J.R. u. Mitarb.: Guanethidine and related agents. III. Antagonism by drugs which inhibit the norepinephrine pump in man. J. Clin. Invest. **49** (1970) 1596
73. Goodman, L.S., A. Gilman: The Pharmacological Basis of Therapeutics. 5. Aufl. New York, Macmillan, 1975, S. 710
74. Van Zwieten, P.A.: The central action of antihypertensive drugs medicated via central alpha-receptors. J. Pharm. Pharmacol. **25** (1973) 89
75. Werner, U., K. Starke, H.J. Schumann: Actions of clonidine and 2-(2-methyl-6-ethylcyclohexylamino)-2-oxazoline on postganglionic autonomic nerves. Arch. Int. Pharmacodyn. Ther. **195** (1972) 282
76. Hansson, L. u. Mitarb.: Blood pressure crisis following withdrawal of clonidine (Catapres, Catapresan) with special reference to arterial and urinary catecholamine levels and suggestions for acute management. Am. Heart J. **85** (1973) 605

77. Brodsky, J.D., J.J. Bravo: Acute postoperative clonidine withdrawal syndrome. Anesthesiology 44 (1976) 519
78. Ahlquist, R.P.: A study of adrenotropic receptors. Am. J. Physiol. 153 (1948) 586
79. Lands, A.M., F.P. Luduena, H.J. Buzzo: Differentiation of receptors responsive to isoproterenol. Life Sci. 6 (1967) 2241
80. Levy, B., B.E. Wilkenfield: Selctive interactions with beta-adrenergic receptors. Fed. Proc. 29 (1970) 1362
81. Epstein, S.E., E. Braunwald: Beta-adrenergic receptors blocking drugs. Mechanism of action and clinical application. N. Engl. J. Med. 275 (1975) 1106, 1175
82. Nies, A.S., G.H. Evans, D.G. Shand: Regional hemodynamic effects of beta-adrenergic blockade with propranolol in the unanesthetized primate. Am. Heart J. 85 (1973) 97
83. Malcolm, J.: Adrenergic beta-receptor inhibition and hyperthyroidism. Acta Cardiol. (Brux.) 15 (1972) 320
84. Shand, D.G., E.M. Nuckolls, J.A. Oates: Plasma propranolol levels in adults with observations in four children. Clin. Pharmacol. Ther. 11 (1970) 112
85. Faulkner, S.L. u. Mitarb.: Time required for complete recovery from chronic propranolol therapy. N. Engl. J. Med. 293 (1975) 280
86. Nellen, M.: Withdrawal of propranolol and myocardial infarction. Lancet 1 (1973) 558
87. Diaz, R.G. u. Mitarb.: Myocardial infarction after propranolol withdrawal. Am. Heart J. 88 (1974) 257
88. Alderman, E.L. u. Mitarb.: Coronary artery syndrome after sudden propranolol withdrawal. Ann. Intern. Med. 81 (1974) 625
89. Kaplan, J.A. u. Mitarb.: Propranolol and cardiac surgery: A problem for the anesthesiologist? Anesth. Analg. (Cleve.) 54 (1975) 571
90. Eckenhoff, J.E., S.R. Oech: The effects of narcotics and antagonists upon respiration and circulation in man. Clin. Pharmacol. Ther. 1 (1960) 483
91. Vilhoen, J.F., F.G. Estafanous, G.A. Kellner: Propranolol and cardiac surgery. J. Thorac. Cardiovasc. Surg. 64 (1972) 826
92. Graves, C.L., N.H. Downs: Cardiovascular and renal effects of enflurane in surgical patients. Anesth. Analg. (Cleve.) 53 (1974) 898
93. Dobkin, A.B. u. Mitarb.: Ethrane (compound 347) anesthesia: A clinical and laboratory review of 700 cases. Anesth. Analg. (Cleve.) 48 (1969) 477
94. Shimosato, S., B.E. Etsten: Effect of anesthetic drugs on the heart: A critical review of myocardial contractility and its relationship to hemodynamics. Clin. Anesth. 3 (1969) 17
95. Goodman, L.S., A. Gilman: The Pharmacological Basis of Therapeutics. 5. Aufl. New York, Macmillan, 1975, S. 152
96. Webster, R.A.: The antiadrenaline activity of some phenothiazine derivatives. Br. J. Pharmacol. Chemother. 25 (1965) 566
97. Schou, M.: Lithium in psychiatric therapy and prophylaxis. J. Psychiatr. Res. 6 (1968) 67
98. Goodman, L.S., A. Gilman: The Pharmacological Basis of Therapeutics. 5. Aufl. New York, Macmillan, 1975, S. 791
99. Borden, H., M. Clarke, H. Katz: The use of pancuronimum bromides in patients receiving lithium carbonate. Can. Anaesth. Soc. J. 21 (1974) 79
100. Hill, G.E., K.C. Wong, M.R. Hodges: Lithium carbonate and neuromuscular blocking agents. Anesthesiology 46 (1977) 122
101. Goodman, L.S., A. Gilman: The Pharmacological Basis of Therapeutics. 5. Aufl. New York, Macmillan, 1975, S. 180
102. Goodman, L.S., A. Gilman: The Pharmacological Basis of Therapeutics. 5. Aufl. New York, Macmillan, 1975, S. 174
103. Klerman, G.L., J.O. Cole: Clinical pharmacology of imipramine and related antidepressant compounds. Pharmacol. Rev. 17 (1965) 101

104. Williams, R. B., C. Sherter: Cardiac complications of tricyclic antidepressant therapy. Ann. Intern. Med. **74** (1971) 395
105. Jenkins, L. C., H. B. Graves: Potential hazards of psychoactive drugs in association with anesthesia. Can. Anaesth. Soc. J. **12** (1965) 121
106. Boaker, A. J. u. Mitarb.: Interactions between sympathomimetic anines and antidepressant agents in man. Br. Med. J. **10** (1973) 311
106a. Johnston, R. R., W. L. Way, R. D. Miller: The effect of CNS catecholamine-depleting drugs on dextroamphetamine-induced elevation of halothane MAC. Anesthesiology **41** (1974) 57
107. Koller, K.: Über die Verwendung des Cocain zur Anästhesierung. Auge. Wien. Med. Bul. **7** (1884) 1352
108. Adriani, J.: Appraisal of Current Concepts in Anesthesiology. St. Louis, C. V. Mosby Co., 1968, Vol. 4
109. Anderton, J. M., W. Y. Nassar: Topical cocaine and general anaesthesia: An investigation of the efficacy and side effects of cocaine on the nasal mucosae. Anaesthesia **30** (1975) 809
110. Goodman, L. S., A. Gilman: The Pharmacological Basis of Therapeutics. 5. Aufl. New York, Macmillan, 1975, S. 386
111. Oliver, G., E. A. Schaefer: The physiological effects of extracts of the suprarenal capsules. J. Physiol. (Lond.) **18** (1895) 230
112. Meek, W. J., H. R. Hathaway, O. S. Orth: The effects of ether, chloroform and cyclopropane on cardiac automaticity. J. Pharmacol. Exp. Ther. **61** (1937) 240
113. Munson, E. S., W. K. Tucker: Doses of epinephrine causing arrhythmia during enflurane, methoxyflurane and halothane anesthesia in dogs. Can. Anaesth. Soc. J. **22** (1975) 495
114. Tucker, W. K., A. D. Rackstein, E. S. Munson: Comparison of arrhythmic doses of adrenaline, metaraminol, epinephrine and phenylephrine during isoflurane and halothane anaesthesia in dogs. Br. J. Anaesth. **46** (1974) 392
115. Johnston, R. R., E. I., II, Eger, C. Wilson: A comparative interaction of epinephrine with enflurane, isoflurane und halothane in man. Anesth. Analg. (Cleve.) **55** (1976) 709
116. Joas, T. A., W. Stevens: Comparison of the arrhythmic doses of epinephrine during Forane, halothane and fluroxene anesthesia in dogs. Anesthesiology **35** (1971) 48
117. Bamforth, B. J. u. Mitarb.: Effect of epinephrine on the dog heart during methoxyflurane anesthesia. Anesthesiology **22** (1961) 169
118. Wong, K. C. u. Mitarb.: Antiarrhythmic effects of skeletal muscle relaxants. Anesthesiology **34** (1971) 458
119. Dresel, P. E., K. L. MacCannell, M. Nickerson: Cardiac arrhythmias induced by minimal doses of epinephrine in cyclopropane-anesthetized dogs. Circ. Res. **8** (1960) 948
120. Wong, K. C. u. Mitarb.: Deep hypothermia and ether anesthesia for open-heart surgery in infants – A clinical report of eight years' experience. Anesth. Analg. (Cleve.) **53** (1974) 765
121. Diese Literaturangabe wurde gelöscht.
122. Matteo, R. S., R. L. Katz, E. M. Papper: The injection of epinephrine during general anesthesia with halogenated hydrocarbons and cyclopropane in man. 3. Cyclopropane. Anesthesiology **24** (1963) 327
123. Hudon, F.: Methoxyflurane. Can. Anaesth. Soc. J. **8** (1961) 544
124. Domino, E., P. Chodoff, G. Corssen: Pharmacologic effects of CI-581: A new dissociative anesthetic in man. J. Clin. Pharmacol. Ther. **6** (1965) 279
125. Corssen, G., E. F. Domino: Dissociative anesthesia. Anesth. Analg. (Cleve.) **45** (1966) 29
126. Wilson, R. D. u. Mitarb.: Evaluation of CL-1848C: A new dissociative anesthetic in normal human volunteers. Anesth. Analg. (Cleve.) **49** (1970) 236
127. Traber, D. L., R. D. Wilson, L. L. Priano: Differentiation of the cardiovascular effects of CI-581. Anesth. Analg. (Cleve.) **47** (1968) 769
128. Traber, D. L., R. D. Wilson: Involvement of the sympathetic nervous system in the pressor response to ketamine. Anesth. Analg. (Cleve.) **48** (1969) 248

129. Traber, D.L., R.D. Wilson, L.L. Priano: Blockade of the hypertensive response to ketamine. Anesth. Analg. (Cleve.) **49** (1970) 420
130. Dowdy, E.G., K. Kaya: Studies of mechanism of cardiovascular response to CI-581. Anesthesiology **29** (1968) 931
132. Nedergaard, O.: Cocaine-like effect of ketamine on vascular adrenergic neurons. Eur. J. Pharmacol. **23** (1973) 152
133. Miletick, D.J. u. Mitarb.: The effect of ketamine on catecholamine metabolism in the isolated perfused rat heart. Anesthesiology **39** (1973) 271
134. Kolhntop, D.E., J.-C. Liao, F.H. Van Bergen: Effects on pharmacologic alterations of adrenergic mechanisms by cocaine, tropolone, aminophylline and ketamine on epinephrine-induced arrhythmias during halothane-nitrous oxide anesthesia. Anesthesiology **46** (1977) 83
135. Hill, G.E. u. Mitarb.: Interaction of ketamine with vasoactive amines at normothermia and hypothermia in the isolated rabbit heart. Anesthesiology **48** (1978) 315
136. Chen, G.: Sympathomimetic anaesthetics. Can. Anaesth. Soc. J. **20** (1973) 180
137. Shires, G.T.: Principles in the management of shock. In: Care of the Trauma Patient. New York, MacGraw-Hill, 1966
138. Altura, B.M.: Chemical and humoral regulation of blood flow through the precapillary sphincter. Microvasc. Res. **3** (1971) 361
139. Zweifach, B.W.: Functional Behavior of the Microcirculation. Springfield, Ill., Charles C. Thomas, 1961
140. Shepro, D., G.P. Fulton (Hrsg.): Microcirculation As Related to Shock (Symposium). New York, Academic Press, 1966
141. Shoemaker, W.C.: Shock: Chemistry, Physiology and Therapy. Springfield, Ill., Charles C. Thomas, 1967
142. Hershey, S.G., B.M. Altura: Vasopressors and low-flow states. In: Clinical Anesthesia. Hrsg. J.F. Artusio, jr., Vol. 10. Pharmacology of Adjuvant Drugs. Philadelphia, F.A. Davis, 1973
143. Hardaway, R.M., III: Clinical Management of Shock: Surgical and Medical. Springfield, Ill., Charles C. Thomas, 1968
144. Nickerson, M.: Drug therapy of shock. In: Shock: Pathogenesis and Therapy (Ciba Foundation Symposium). Hrsg. K.D. Bock. Berlin, Springer-Verlag, 1962
145. Aviado, D.M.: Sympathomimetic Drugs. Springfield, Ill., Charles C. Thomas, 1970
146. Dundee, J.W.: L-noradrenaline as vasoconstrictor. Br. Med. J. **1** (1952) 547
147. Bromage, P.R.: Vasopressors. Can. Anaesth. Soc. J. **7** (1960) 310
148. McNay, J.L., L.I. Goldberg: Comparison of the effects of dopamine, isoproterenol, norepinephrine and bradykinin on canine renal and femoral blood flow. J. Pharmacol. Exp. Ther. **151** (1966) 23
149. Redding, J.S., J.W. Pearson: Resuscitation from asphyxia. J.A.M.A. **182** (1962) 283
150. Halmagyi, D.F.J. u. Mitarb.: Effect of isoproterenol in «severe» experimental lung embolism with and without post-embolic collapse. Am. Heart J. **65** (1963) 208
151. Halmagyi, D.F.J., F.J. Horner, B. Starzecki: Acute cor pulmonale and shock. Med. J. Aust. **2** (1965) 143
152. McDonald, I.G. u. Mitarb.: Isoproterenol in massive pulmonary embolism: Haemodynamic and clinical effects. Med. J. Aust. **2** (1968) 201
153. Gilbert, J.L. u. Mitarb.: Effects of vasoconstrictor agents on cardiac irritability. J. Pharmacol. Exp. Ther. **123** (1958) 9
154. Goldberg, L.I.: Dopamine-Clinical uses of an endogenous catecholamine. N. Engl. J. Med. **291** (1974) 707
155. Goldberg, L.I.: Cardiovascular and renal actions of dopamine: Potential clinical applications. Pharmacol. Rev. **24** (1974) 1
156. Allwood, M.J., A.F. Cobbold, J. Gensburg: Peripheral vascular effects of noradrenaline, isopropylnoradrenaline and dopamine. Br. Med. Bull. **19** (1963) 132
157. Kuhn, L.A.: Shock in myocardial infarction – Medical treatment. Am. J. Cardiol. **26** (1970) 578

158. Bernstein, A. u. Mitarb.: The treatment of shock accompanying myocardial infarction. Angiology 14 (1963) 559
159. Bernstein, A. u. Mitarb.: Treatment of shock in myocardial infarction. Am. J. Cardiol. 9 (1962) 74
160. Eckstein, J.W., F.M. Abboud: Circulatory effects of sympathomimetic amines. Am. Heart J. 63 (1962) 119
161. Schmid, P.G., J.W. Eckstein, F.M. Abboud: Comparison of the effects of several sympathomimetic amines on resistance and capacitance vessels in the forearm of man. Circulation (Suppl. 3) 34 (1966) 3
162. Catehacci, A.J. u. Mitarb. Serious arrhythmias with vasopressors during halothane anesthesia in man. J.A.M.A. 183 (1963) 662
163. Chen, K.K., C.F. Schmidt: The action of ephedrine, the active principle of the Chinese drug, Ma huang. J. Pharmacol. Exp. Ther. 24 (1924) 339
164. Zaimis, E.: Vasopressor drugs and catecholamines. Anesthesiology 29 (1968) 732
165. Moyer, J.H., G. Morris, L. Beazley: Renal hemodynamic response to vasopressor agents in treatment of shock. Circulation 12 (1955) 96.
166. James, F.M., II, u. Mitarb.: An evaluation of vasopressor therapy for maternal hypotension during spinal anesthesia. Anesthesiology 33 (1970) 25
167. Eng, M. u. Mitarb.: The effects of methoxamine and ephedrine in normotensive pregnant primates. Anesthesiology 35 (1971) 354
168. Seevers, M.H., W.J. Meek: The cardiac irregularities produced by ephedrine after digitalis. J. Pharmacol. Exp. Ther. 53 (1935) 295
169. Meek, W.J., M.H. Seevers: The cardiac irregularities produced by ephedrine and a protective action of sodium barbital. J. Pharmacol. Exp. Ther. 51 (1934) 287
170. Sphire, R.D.: Hypotension and other problems associated with methoxyflurane administration. Anesth. Analg. (Cleve.) 45 (1966) 737
171. Livesay, W.R., J.H. Moyer, D.W. Chapman: The cardiovascular and renal hemodynamic effects of aramine. Am. Heart J. 47 (1954) 745
172. Moyer, J.H., G. Morris, H. Snyder: A comparison of cerebral hemodynamics response to aramine and norepinephrine in the normotensive and hypotensive subjects. Circulation 10 (1954) 265
173. Shore, P.A.: The mechanism of norepinephrine depletion by reserpine, metaraminol and related agents. The role of monoamine oxidase. Pharmacol. Rev. 18 (1966) 561
174. Crout, J.R. u. Mitarb.: The antihypertensive action of metaraminol in man. Clin. Res. 13 (1965) 204
175. Udhoji, V.N., M.H. Weil: Vasodilator action of a pressor amine mephentermine in circulatory shock. Am. J. Cardiol. 16 (1965) 841
176. Andersen, T.W., J.S. Gravenstein: Mephentermine and ephedrine in man. A comparison study on cardiovascular effects. Clin. Pharmacol. Ther. 5 (1964) 281
177. Brofman, B.L., H.K. Hellerstein, W.H. Caskey: Mephentermine – An effective pressor amine. Am. Heart J. 44 (1952) 396
178. Welch, G.H. u. Mitarb.: The effect of mephentermine sulfate on myocardial oxygen consumption, myocardial efficiency and peripheral vascular resistance. Am. J. Med. 24 (1958) 871
179. Regan, T.J. u. Mitarb.: Sympathomimetics as antagonists of strophanthidin's inotropic and arrhythmic effects. Circ. Res. 11 (1962) 17
180. Swan, H.J.C., W. Ganz: Use of ballon flotation catheters in critically ill patients. Surg. Clin. North Am. 55 (1975) 501
181. Martin, W.E. u. Mitarb.: Continuous monitoring of mixed venous oxygen saturation in man. Anesth. Analg. (Cleve.) 52 (1973) 794
182. Stanlex, T.H., J. Isern-Amaral: Periodic analysis of mixed venous oxygen tension to monitor the adequacy of perfusion during and after cardiopulmonary bypass. Can. Anaesth. Soc. J. 21 (1974) 454

183. Scheinman, M.M., M.A. Brown, E. Rappaport: Critical assessment of use of central venous oxygen saturation as a mirror of mixed venous oxygen in severely ill cardiac patients. Circulation **40** (1969) 165
184. Antonaccio, M.J.: Cardiovascular pharmacology. New York, Raven Press, 1977
185. Diese Literaturangabe wurde gelöscht.
186. Wong, K.C. u. Mitarb.: Acute intravenous administration of potassium chloride to furosemide pretreated dogs. Can. Anaesth. Soc. J. **24** (1977) 203
187. Schribner, B.H., J.M. Burnell: Interpretation of the serum potassium concentration. Metabolism **5** (1956) 468
188. Wright, B.D., A.J. DiGiovanni: Respiratory alkalosis, hypokalemia and repeated ventricular fibrillation associated with mechanical ventilation. Anesth. Analg. (Cleve.) **48** (1969) 467
189. Surawicz, B., L.S. Gettes: Effect of electrolyte abnormalities on the heart and circulation. In: Cardiac and Vascular Diseases. Hrsg. H.L. Conn, jr., und O. Horwitz. Philadelphia, Lea & Febiger, 1971
190. Zierler, K.L.: Insulin, ions and membrane potentials. In: Endocrinology, Vol. 1. Handbook of Physiology, Section 7. Hrsg. D.F. Steiner und N. Freinkel, Washington, D.C., American Physiological Society, 1972
191. Miller, R.D.: Complications of massive blood transfusions. Anesthesiology **39** (1973) 82
192. Bunker, J.P.: Metabolic effects of blood transfusion. Anesthesiology **27** (1966) 446
193. Tolmic, J.D., T.H. Joyce, G.D. Mitchell: Succinylcholine danger in the burned patient. Anesthesiology **28** (1967) 467
194. Mazze, R.I., H.M. Escue, J.B. Houston: Hyperkalemia and cardiovascular collapse following administration of succinylcholine to traumatized patient. Anesthesiology **31** (1969) 540
195. Tobey, R.E.: Paraplegia, succinylcholine and cardiac arrest. Anesthesiology **32** (1970) 359

7. Kapitel

Beta-adrenerge Blocker (Beta-Blocker)

E. Lowenstein

Medikamente, welche die Beta-Funktionen des sympathischen Nervensystems antagonisieren (beta-adrenerge Blocker) finden in der Medizin verbreitete Anwendung. Ihre Einführung bereitete dem Anästhesisten echte Besorgnis, der sich des beta-blockierten Patienten mit einigem Herzklopfen annahm. Tatsächlich bestätigten die ersten Erfahrungen die schlimmsten Befürchtungen der Anästhesisten (1, 2). Heute jedoch herrscht die entgegengesetzte Ansicht vor, daß nämlich das Absetzen der beta-adrenerg blockierenden Mittel nicht ratsam und ihre prophylaktische Anwendung günstig ist (3, 5). Ich werde in diesem Kapitel die Gründe für diese dramatische Meinungsumkehr untersuchen.

Die sympathische Neuroeffektor-Verbindung

Die adrenerge Neuroeffektor-Verbindung besteht aus einer postganglionären Nervenendigung, einem synaptischen Spalt und einer benachbarten Effektorzelle. Die letztgenannte enthält die adrenergen Rezeptoren, die spezifische zelluläre Gebilde sind und die Fähigkeit besitzen, Agonisten und Antagonisten zu binden (Abb. 7.1) (6). Sobald ein Nerven-Aktionspotential über die Nervenendigung abläuft, wird der an das Neuron gebundene Mediator in den synaptischen Spalt freigesetzt. Je mehr Mediator freigesetzt wird, um so mehr wird gemäß dem Massenwirkungsgesetz an den Rezeptor gebunden. Sobald eine ausreichende Anzahl von Rezeptoren durch den Mediator besetzt sind, tritt der von diesem Rezeptor verursachte Effekt nach dem Alles-oder-Nichts-Prinzip auf. Der Effekt wird häufig vom Adenyl-Cyclase-System vermittelt, welches als «Bote zweiter Ordnung» (second-messenger) wirkt. Die Bindung ist aufhebbar, da der Mediator innerhalb der Verbindung abgebaut, in die Kapillaren diffundieren oder an den Nervenendigungen erneut gebunden werden kann.
Wird ein mimetisches Medikament zugeführt, so kann es entweder direkt oder indirekt wirken (Abb. 7.1).
Forschungen neueren Datums haben die Entdeckung des beta-adrenergen Rezeptors

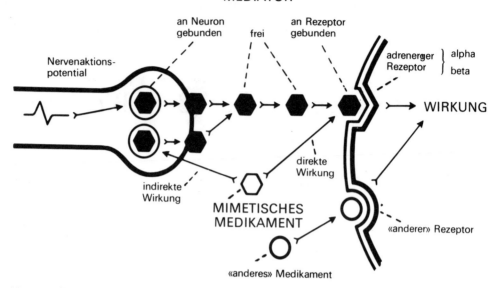

Abb. 7.1: Schematische Darstellung der Neuron-Effektor-Verbindung. Die Einzelheiten sind dem Text zu entnehmen. (Aus Moran, N.C.: The role of alpha- and beta-adrenergic receptors in the control of the circulation and in the actions of drugs on the cardiovascular system. In Cardiovascular Therapy. Edited by H. I. Russek und B. L. Zohmann, Baltimore, Williams & Wilkins, 1971).

gebracht (7). Beim Menschen ist der Transmitter des adrenergen Nervensystems das Noradrenalin.

Die Antagonisten dieses Systems werden durch kompetitive Hemmung wirksam. Dieser Begriff besagt, daß Agonisten und Antagonisten um dieselben Bindungsstellen konkurrieren und daß ihr Erfolg, sich diese Rezeptorstellen zu sichern, von der spezifischen Affinität des Medikaments für diese Stelle und von der Anzahl der zur Bindung verfügbaren Moleküle abhängt. Dieser Begriff bedeutet fernerhin, daß diese Bindung aufhebbar ist und daß der Antagonist durch eine genügend große Menge des Agonisten überwindbar ist (und daher niemals «vollständig») und daß die Steigung der Dosis-Wirkungs-Kurve durch den Antagonisten nicht verändert wird.

Der Prozeß der Bindung erfährt noch eine weitere Komplizierung durch die Tatsache, daß die längerdauernde Besetzung des Rezeptors durch einen Beta-Agonisten (Isoproterenol) innerhalb weniger Stunden zur «Inaktivierung» oder einer funktionellen Herabsetzung der Anzahl der beta-adrenergen Rezeptoren führt (ähnlich wie im Falle der Adrenalin-Resistenz bei Asthma). Fernerhin gibt es Beweise dafür, daß die chronische Besetzung von Beta-Rezeptoren durch Beta-Antagonisten die Anzahl der Beta-Rezeptoren zu steigern vermag (Abb. 7.2) (8). Dies bedeutet, daß die längerdauernde Verabreichung eines Beta-Blockers eine Überempfindlichkeit gegenüber den Katecholaminen hervorrufen und beim Absetzen des Beta-Blockers Probleme verursachen könnte. Die Existenz einer Überempfindlichkeit ist in überzeugender Weise nachgewiesen worden und kann tatsächlich auf diesem Mechanismus beruhen (8).

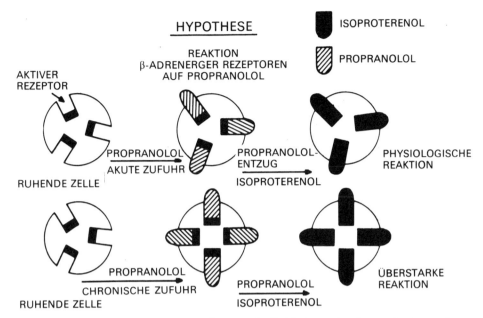

Abb. 7.2: Schematische Darstellung des Überempfindlichkeitsmechanismus des beta-adrenergen Nervensystems nach Absetzen der Propranolol-Behandlung gemäß der Hypothese von Boudoulas, H. und Mitarb.: Hypersensitivity to adrenergic stimulation after propranolol withdrawal in normal subjects. Ann. Intern. Med. 87 (1977), 433.
Oben: Wird Propranolol kurzzeitig angewendet, werden die aktiven Rezeptoren durch den Antagonisten besetzt. Nach dem Absetzen sind die Rezeptoren nicht mehr besetzt, und die Reaktion auf Isoproterenol erfolgt im normalen Umfang. *Unten:* Wiederholte Propranolol-Gaben sind mit einer Vergrößerung der Anzahl der Rezeptoren verbunden. Nach Absetzen der Propranolol-Behandlung verbleibt eine größere Anzahl aktiver ungebundener Rezeptoren mit der Folge einer überstarken Reaktion auf die Gabe von Isoproterenol.

Einteilung der adrenergen Rezeptoren

Ahlquist hatte die adrenergen Rezeptoren zuerst in Alpha- und Beta-Rezeptoren eingeteilt (9). 1967 unterteilte Lands das Beta-System in Beta$_1$- und Beta$_2$-Rezeptoren (10). Die primären Wirkungen der Beta$_1$-Rezeptor-Stimulation werden am Herzen entfaltet, während die primären Wirkungen der Beta$_2$-Rezeptor-Stimulation in der Dilatation der Arteriolen und Bronchien sowie in Effekten auf den Stoffwechsel bestehen.
Die spezifischen Effekte der Beta-Stimulation auf das Herz erfolgen auf dessen myokardiale und elektrophysiologische Funktionen (Abb. 7.3). Zu den Myokardfunktionen gehören die erhöhte Auswurfgeschwindigkeit des Ventrikels, die Herabsetzung der Auswurfzeit und das herabgesetzte Ventrikelvolumen. Die elektrophysiologischen Funktionen umfassen die verstärkte Automatie, die erhöhte Reizleitungsgeschwindigkeit und die Herabsetzung der Refraktärzeit des atrioventrikulären Knotens. Die Effekte am Myokard sind daher mit einer erhöhten Inotropie verbunden und die elektrophysiologischen Effekte mit einer erhöhten Herzfrequenz und erhöhten Reizbarkeit der Ventrikel.

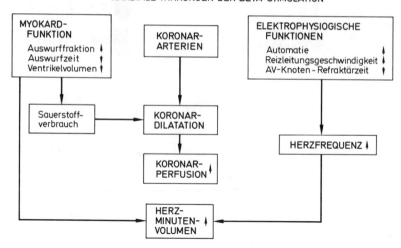

Abb. 7.3: Kardiale Effekte der Beta-Stimulation. Die Einzelheiten sind dem Text zu entnehmen.

Es ist noch ungeklärt, ob es einen direkten Einfluß der beta-adrenergen Stimulation auf die Koronararterien gibt. Zwar tritt eine Dilatation der Koronargefäße ein, doch wird diese von vielen Autoren als Ergebnis der Autoregulation angesehen, die durch örtliche Stoffwechselfaktoren verursacht wird, die auf dem von der beta-adrenergen Stimulation erzeugten Zustand erhöhter Kontraktilität und der Steigerung der Herzfrequenz beruhen.
In jüngster Zeit vorgenommene Untersuchungen besagen, daß eine weitere Unterteilung der $Beta_1$-Rezeptoren berechtigt erscheint. Dies wird durch die Entwicklung chronotrop stimulierender Medikamente nahegelegt (11) sowie durch das längere Andauern der chronotropen gegenüber der inotropen Blockade nach dem Absetzen von Propanolol (12).
Die meisten sympathisch aktiven Verbindungen, sowohl endogene als auch exogene, verfügen über alpha- und beta-stimulierende Fähigkeiten. Z. B. wird, sobald das alpha-adrenerge System blockiert ist, beim Noradrenalin, von dem häufig angenommen wird, daß es nur vasokonstriktorische (alpha-adrenerge) Eigenschaften besäße, seine starke beta-adrenerge Aktivität sichtbar. Isoproterenol ist eine rein beta-adrenerg stimulierende Verbindung, und Methoxamin scheint eine rein alpha-adrenerge Verbindung zu sein. Diese Medikamente stellen aber eher eine Ausnahme als die Regel dar.

Eigenschaften der Beta-Rezeptorenblocker

Als Gruppe betrachtet üben die beta-adrenergen Blocker am kardiovaskulären System vier Hauptwirkungen aus. Diese umfassen durch das beta-adrenerge Nervensystem vermittelte Wirkungen sowie Wirkungen anderer Art:

1. den Antagonismus von $Beta_1$-Rezeptoren,
2. den Antagonismus von $Beta_2$-Rezeptoren,

3. die membranstabilisierende oder chinidinartige Aktivität und
4. die sympathikomimetische Aktivität.

Um den Effekt eines jeden spezifischen Medikaments voraussagen zu können, muß man dessen relative Wirkungen berücksichtigen. Es ist z. B. möglich, entweder kardioselektive ($Beta_1$) blockierende Medikamente herzustellen oder solche, die am Herzen nicht angreifen ($Beta_2$). Practolol ist ein Beispiel für Kardioselektivität ($Beta_1$), während Butoxamin Beispiel für einen $Beta_2$-Blocker ist und das Herz ausnimmt. Die Begriffe «kardioselektiv» oder «das Herz ausnehmend» sind relativ, weil bei genügend hoher Dosierung sowohl das $Beta_1$- als auch das $Beta_2$-System beeinflußt werden.
Gegenwärtig steht in den USA nur ein beta-adrenerg blockierendes Mittel, das Propranolol, für die klinische Anwendung zur Verfügung. Im Gegensatz hierzu gibt es in den Niederlanden zwölf derartige Präparate. Propranolol wirkt fast gleichstark an den $Beta_1$- und $Beta_2$-Rezeptoren. Es besitzt keine sympathikomimetischen Wirkungen, hat aber einen wichtigen membranstabilisierenden Effekt, insbesondere in hohen Dosen. Diese membranstabilisierende Wirkung erklärt auch die Wirksamkeit von Propranolol bei der Behandlung der Digitalisintoxikation. Außerdem entfaltet Propranolol einen Anti-Renin-Effekt, der genauer untersucht wurde, und es hat den Anschein, daß dieser eine wichtige Beziehung zur Rolle dieses Medikaments in der Behandlung der essentiellen Hypertonie hat (13). Schließlich scheint es, daß die blutdrucksenkende Wirkung eine zentralnervöse Komponente besitzt (14).

Die Verstoffwechselung von Propranolol

Die Verstoffwechselung von Propranolol ist nicht völlig aufgeklärt. Bei oraler Einnahme wird das Medikament vollständig resorbiert. Doch bis zu 70% werden beim ersten Durchgang der Leber abgebaut. Demgemäß ist eine oral zugeführte Propranolol-Dosis weniger wirksam als die intravenös zugeführte. Zwei Stunden später ist der Effekt einer einzelnen intravenösen Dosis geringer als der einer oral zugeführten, obwohl im Blut dieselbe Propranolol-Konzentration erzielt worden war. Diese Ungleichheit des Effekts zwischen ähnlichen Blutkonzentrationen verschwindet nach 6 Stunden; es wird angenommen, daß sie auf einen aktiven kurzlebigen Metaboliten (4-Hydroxypropranolol) zurückzuführen ist, der nach oraler Gabe in der Leber gebildet wird (15). Es besteht nach oraler Verabreichung zwischen dem Grad der erzielten Beta-Blockade weder mit der gegebenen Dosis des Medikaments noch mit dessen Plasmaspiegel eine zuverlässige Korrelation (16). Dies kann durch die bereits besprochenen Faktoren bedingt sein oder auch mit der zuvor erwähnten potentiellen Vergrößerung der Anzahl der Rezeptorstellen in Zusammenhang stehen.
Die Plasma-Halbwertszeit von Propranolol wurde am Menschen sowohl nach intravenöser als auch nach oraler Zufuhr untersucht. Nach oraler Gabe schwankt die Halbwertszeit zwischen $3^1/_2$ und 6 Stunden (17). Nimmt man eine Halbwertszeit von 6 Stunden an, so bedeutet dies, daß 24 Stunden nach dem Absetzen eine Plasmaspiegel von etwa noch 5% besteht. 5 min nach intravenöser Injektion von 1 mg Propranolol (18) ist dieses im Plasma bereits nicht mehr nachweisbar (Abb. 7.4). Darüber hinaus zeigt der Vergleich der absinkenden Propranolol-Spiegel im Herzen und im Plasma von Tieren, daß das Absinken der Myokardspiegel parallel mit dem Absinken der Plasma-Spiegel erfolgt, und weist

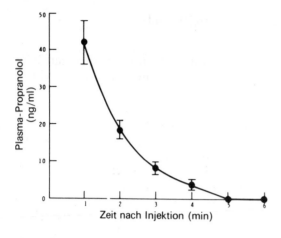

Abb. 7.4: Verhalten der Plasmakonzentration nach intravenöser Gabe von 1 mg Propranolol beim Menschen. Wenn auch das Medikament nach 5 min nicht mehr nachweisbar ist, scheint die Wirkungsdauer 15 bis 30 min zu betragen. (Aus: Romagnoli, A. and Keats, A.S.: Plasma and atrial propranolol after preoperative withdrawal. Circulation 52 (1975) 1123.

darauf hin, daß es nach dem Absetzen von Propranolol kein Reservoir dafür im Herzen gibt (17). Es ist jedoch erwiesen, daß der negativ chronotrope Effekt von Propranolol, nachdem es im Serum nicht mehr nachweisbar ist, weiter andauert (12).

Klinische Anwendungen

Nicht chirurgische Indikationen zur Anwendung beta-adrenerger Blocker

Wie dies bei neu eingeführten Medikamenten üblich ist, wurde Propranolol mit oder ohne Berechtigung bei vielen pathologischen Zuständen empfohlen. Z.B. wurde Propranolol auf Grund eines doppelten Blindversuchs, bei welchem die Beta-Blockade die musikalische Leistungsfähigkeit von Musikern für Solo-Saiten-Instrumente zu verbessern schien, empfohlen, man solle derartige Medikamente in Betracht ziehen, wenn «die Berufsaussichten oder die Existenz auf dem Spiele stehen» (19). Herkömmlichere Indikationen waren hypertrophe Verlegung des Ventrikel-Ausflußtraktes sowohl des linken Ventrikels (idiopathische hypertrophe subaortale Stenose [IHSS], asymmetrische Hypertrophie des Septums, unverhältnismäßig starke Verdickung des oberen Septums) als auch des rechten Ventrikels (20), Digitalisvergiftung, essentielle Hypertonie (in Kombination mit anderen Medikamenten oder allein gegeben) (13, 14, 21).
Thyreotoxikose, Myokardinfarkt, Angina pectoris, hyperdynamer septischer Schock (22), Migraine-Kopfschmerzen und Opiatsucht. Die ins einzelne gehende Besprechung einer jeden dieser Indikationen läge außerhalb des Rahmens dieses Kapitels. Es ist jedoch nicht die Beta-Blockade selbst, welche die Digitalisvergiftung beeinflußt, sondern vielmehr die membranstabilisierenden Eigenschaften von Propranolol. Außerdem beeinflußt die Beta-Blockade nicht die bei Thyreotoxikose bestehende erhöhte Kontraktilität des Myokards (23).
Die Ansprechbarkeit der essentiellen Hypertonie für Propranolol hängt von der Natur dieser Erkrankung ab (13). Eine Hypertonie mit hohen und normalen Reninspiegeln spricht auf geringe Propranolol-Dosen (160 mg/d) an. Die Hypertonie mit niedrigen Renin-Spiegeln spricht nur auf höhere Dosen (320 mg/d und darüber) an. Patienten mit Hypertonie bei niedrigen Renin-Spiegeln können bis zum Zeitpunkt der Operation bis zu 3 g Propranolol täglich erhalten (13).

Die ischämische Herzerkrankung (Angina pectoris, Herzrhythmusstörungen nach Myokardinfarkt, akuter Myokardinfarkt) stellen die am besten belegten und häufigsten Indikationen für den Einsatz der beta-adrenergen Blocker dar. Es ist erwiesen, daß die Beta-Blocker das Leben verlängern, die Arbeitstoleranz bei Angina pectoris verbessern, zur Rettung des ischämischen Myokards beim akuten Infarkt beitragen und lebensbedrohliche Herzrhythmusstörungen, insbesondere atriale Tachyarrhythmien, wirksam behandeln (24). Folge dieser vielen Indikationen ist die große Anzahl chirurgischer Patienten mit der anamnestischen Angabe der kürzlich erfolgten Einnahme von Propranolol.

Anästhetika und Beta-Blocker – Ein Grund zur Vorsicht

Die Abb. 7.5 zeigt schematisch die Funktion des normalen Herzens und des beta-adrenerg blockierten Herzens. Das normale Herz bewältigt seine übliche Arbeitsbelastung leicht und besitzt außerdem eine große Kraftreserve. Durch Hemmung der Reaktion des Herzens auf endogene oder exogene neurohumorale Einflüsse begrenzt die beta-adrenerge Blockade die Fähigkeit des Herzens, eine erhöhte Belastung zu verkraften. Außerdem wird die beta$_2$-vermittelte Vasodilatation verhindert, während die alpha-vermittelte Vasokonstriktion nicht beeinflußt wird. Somit kann das Herz, obwohl es fähig ist, eine normale

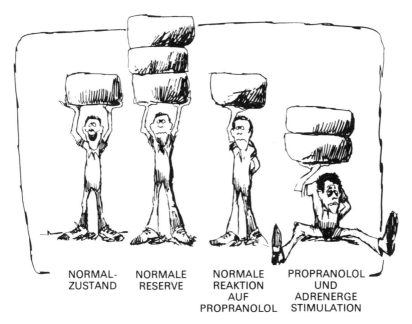

Abb. 7.5: Schematische Darstellung der Wirkung von Propranolol auf das normale Herz. Das Herz wird von dem Mann repräsentiert und die Arbeitsbelastung durch von ihm gehobene Steine. Propranolol «bindet eine Hand hinter dem Herzen auf den Rücken». Dies erlaubt dem Herzen, eine normale Arbeitslast zu bewältigen, bringt es aber zum Dekompensieren, wenn es noch mehr leisten muß, wie z. B. in Gegenwart eines Katecholamins mit alpha-agonistischen Eigenschaften. Weitere Einzelheiten sind dem Text zu entnehmen.

Arbeitsbelastung zu bewältigen, nicht in der Lage sein, die in Verbindung mit Streß bestehenden Anforderungen einer Perfusions- und Drucksteigerung zu erfüllen. Die Kombination einer ungenügend inotropen und chronotropen Reaktion auf Katecholamine und eine widerstandslose Vasokonstriktion können zur Herzinsuffizienz und zum kardiovaskulären Kollaps führen.

Es gibt viele perioperative Eingriffe und Situationen, die eine sympathoadrenale Stimulierung auslösen können. Obwohl einige Anästhetika die Freisetzung von Katecholaminen bewirken können, können die vom Chirurgen verursachte Stimulation und andere Stimuli (wie z.B. präoperative Angst, der Hautschnitt, die Einwirkung von Wundhaken, Blutverlust, die endotracheale Intubation und der postoperative Schmerz) eine Alpha- und Beta-Stimulation auf das Herz ausüben. Da die Beta-Rezeptoren bereits durch das blockierende Mittel besetzt sind, ist das Vermögen des Herzens, seine Kontraktilität oder seine Frequenz zu steigern, beeinträchtigt. Da die Alpha-Rezeptoren nicht besetzt sind, kann sich das periphere arterielle Gefäßsystem verengen und damit die an das Herz gestellte Arbeitsanforderung erhöhen. Somit kann das Herz unter diesem «Handicap», das symbolisch durch die auf den Rücken gebundene Hand dargestellt ist (Abb. 7.5), dekompensieren. Erste klinische Erfahrungen rechtfertigen die Befürchtungen, beta-blockierte Patienten anästhesieren zu müssen. Z.B. traten bei intravenöser Zufuhr von 5 mg Propranolol in Gegenwart von Diethylether, einem Anästhetikum, dessen Kreislaufstabilität bekanntermaßen auf der Freisetzung endogener Katecholamine beruht, Bradykardie und Hypotonie ein (1). Bei einer Reihe von Patienten, die bis kurz vor der Operation hohe Propranolol-Dosen erhalten hatten, wurde bei Beendigung des kardiopulmonalen Bypass über kardiogenen Schock berichtet, der durch maximale Therapie nicht beherrschbar war (2).

Die Befürchtungen der Anästhesisten in Verbindung mit beta-blockierten Patienten betreffen

1. das latente Ungleichgewicht des sympathischen Nervensystems während der Beta-Blockade;
2. das Unvermögen, die Beta-Blockade klinisch aufzuheben, und
3. den Nebeneffekt der direkten Myokarddepression infolge der membranstabilisierenden Wirkung.

Mechanismen der beta-adrenergen Mittel bei bestehender ischämischer Herzerkankung

Die beta-adrenergen Blocker scheinen eine günstige Wirkung auf das ischämische oder potentiell ischämische Myokard auszuüben, indem sie ein Ungleichgewicht zwischen dem Sauerstoffbedarf des Myokards und der Sauerstoffzufuhr korrigieren, kleinhalten oder verhindern. Die Hauptdeterminanten des Sauerstoffbedarfs des Myokards sind die Wandspannung des Myokards, welche dem systolischen Druck des Ventrikels und dem Ventrikelvolumen proportional ist, der Zustand der Kontraktilität des Herzens und die Herzfrequenz (25). (Unter den meisten Bedingungen ist der linke Ventrikel, der die «Druckarbeit» verrichtet, Abnehmer des Löwenanteils des Sauerstoffbedarfs des Myokards. Besteht eine schwere Hypertonie oder Hypertrophie des rechten Ventrikels, kann dieser einen ähnlichen Sauerstoffbedarf haben.)

Somit vermag Propranolol Steigerungen des systolischen Druckes des linken Ventrikels und der Herzfrequenz herabzusetzen oder zu verhindern, und es kann den Zustand der Kontraktilität herabsetzen, wodurch der Sauerstoffbedarf des Myokards vermindert

Tab. 7.1: Wirkungen von Propranolol im Zusammenhang mit dem Sauerstoffverbrauch des Myokards ($M\dot{V}O_2$)

	$M\dot{V}O_2$
1. Herabsetzung (Verhütung eines Anstiegs) des systolischen Druckes des linken Ventrikels	↓
2. Herabsetzung (Verhütung eines Anstiegs) der Herzfrequenz	↓
3. Herabsetzung (Verhütung eines Anstiegs) der Kontraktilität	↓
4. Verlängerung der systolischen Austreibungszeit	↑
5. Ursachen einer Dilatation des linken Ventrikels	↑

Propranolol kann außerdem die Sauerstoffversorgung des Myokards durch zwei Mechanismen beeinflussen. Einzelheiten hierüber sind dem Text zu entnehmen.

wird (Tab. 7.1). Andererseits vermag das Mittel die Ventrikel zu dilatieren und die systolische Austreibungszeit zu verlängern, was in beiden Fällen eine Erhöhung des Sauerstoffbedarfs des Myokards bewirkt. Das Gleichgewicht zwischen den günstigen und nachteiligen Effekten auf den Sauerstoffhaushalt des Myokards ist die primäre Determinante für die Entscheidung der Frage, ob eine Reaktion günstig oder nachteilig ist (26).

Außerdem vermögen die beta-adrenergen Blocker die Umverteilung der Perfusion des Myokards auf die am stärksten ischämischen Gebiete zu fördern, eine Art «Robin-Hood»-Effekt (Abb. 7.6). Diese Vorstellung geht ursprünglich auf McGregor zurück (27). Obwohl

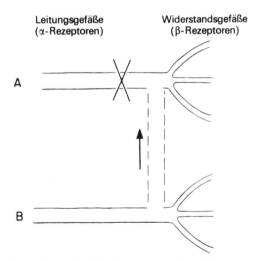

Abb. 7.6: Schematische Darstellung des Mechanismus, mit welchem beta-adrenerge Blocker die Blutperfusion von normalen auf ischämische Bezirke des Myokards umverteilen. Ein Verschluß im Gefäßbett A bewirkt Ischämie von Geweben und setzt durch Erzielung maximaler Vasodilatation den örtlichen Widerstand herab. Die durch gestrichelte Linien dargestellten Kollateralgefäße stellen die einzige Blutzufuhr für das ischämische Gebiet dar. Im nicht ischämischen Gefäßbett B verstärkt die Beta-Blockade den Gefäßwiderstand. Dies begünstigt den von B nach A über die Kollateralgefäße erfolgenden Blutstrom. Pitt hat die experimentelle Bestätigung dieser Hypothese erbracht (Aus: Cardiovascular Beta Adrenergic Responses. Edited by A. A. Kattus, G. Ross und V. Hall. (VCLA Forum in Medical Sciences, No. 13). Los Angeles, University of California Press, 1970.)

man nach Propranolol eine Herabsetzung des arteriellen Blutstroms und einen erhöhten Widerstand der Koronargefäße nachgewiesen hat, nimmt man an, daß dieses Verhalten nur für den normalen, nicht aber für den ischämischen Zustand gilt. Besteht eine Ischämie, so tritt eine örtliche Stoffwechselregulation hinzu.

Durch Wiederherstellen eines Gleichgewichts zwischen Sauerstoffbedarf des Myokards und der Sauerstoffzufuhr, die beim Patienten mit ischämischer Herzerkrankung begrenzt ist (Abb. 7.7), lindert die Beta-Blockade die Ischämie des Myokards und die Angina pectoris.

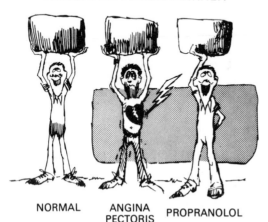

Abb. 7.7: Schematische Darstellung der Sachlage bei Erkrankung der Koronararterien. Bei Bewältigung einer normalen Arbeitslast tritt Angina pectoris auf. Propranolol ermöglicht die Bewältigung derselben Arbeitsbelastung ohne Zeichen einer Myokardischämie.

Gabe beta-adrenerg blockierender Mittel während der Operation

Während der Operation können Situationen eintreten, in welchen es theoretisch erwünscht ist, einen beta-adrenergen Blocker zu geben. Die Erfahrung lehrt, daß in diesem Falle Theorie und Praxis miteinander übereinstimmen. Zu diesen Situationen gehören die Sinustachykardie, wie sie in Verbindung mit der Gabe von Atropin, Gallamin und Pancuronium zu beobachten ist, die Verhütung von Tachykardie, Hypertonie, ventrikulären Arrhythmien sowie der Myokardischämie, während der Laryngoskopie und endotrachealen Intubation von Patienten mit Hochdruckerkrankungen des Herzens (5) (Abb. 7.8), eine Tachykardie bei Patienten mit Zeichen einer akuten Myokardischämie (Abb. 7.9), die Zunahme der Herzfrequenz und der Erregbarkeit der Ventrikel nach Katecholamin-Freisetzung infolge Manipulierens an einem Phäochromozytom (nur in Gegenwart einer Blockade der alpha-adrenergen Rezeptoren) und schließlich die hyperthyreote Krise.

Die bei Patienten mit Ventrikelhypertrophie, insbesondere solchen mit schweren Aortenklappenerkrankungen, vorgenommene Gabe von Propranolol ist mit einer geringeren Häufigkeit der ischämischen Ventrikelkontraktur (Steinherz) verbunden (28). Die für Erwachsene empfohlene Dosis beträgt 1–2 mg. Unter diesen Bedingungen sind die akuten hämodynamischen Effekte einer derartigen Dosierung von geringer Bedeutung. In einigen Zentren hat der Erfolg dieses Vorgehens zu dessen routinemäßiger Anwendung vor dem Querabklemmen der Aorta und kardiopulmonalen Bypass bei Patienten ohne Ventrikel-

Abb. 7.8: Reaktion des arteriellen Blutdrucks und der Herzfrequenz auf Succinylcholin-Gabe, gefolgt von Laryngoskopie und endotrachealer Intubation («Maximalwerte») während einer Standard-Anästhesie bei drei Gruppen von Patienten mit essentieller Hypertonie. Die durch gefüllte und halbgefüllte Quadrate und Kreise gekennzeichneten Patienten haben ein beta-blockierendes Mittel erhalten, die mit offenen Quadraten und Kreisen bezeichneten dagegen nicht. Die bei der Laryngoskopie gewöhnlich eintretende Steigerung von Herzfrequenz und Blutdruck wurde durch die Beta-Blockade gedämpft. Die Häufigkeit ischämischer Veränderungen im Ekg wurde von 38 auf 4 Prozent herabgesetzt. (Aus: Prys-Roberts, C., et al., Studies of anesthesia in relation to hypertension. V. Adrenergic beta-receptor blockade. Br. J. Anaesth. 45 (1973) 671.)

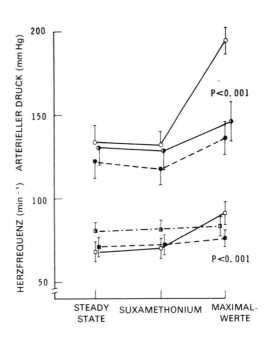

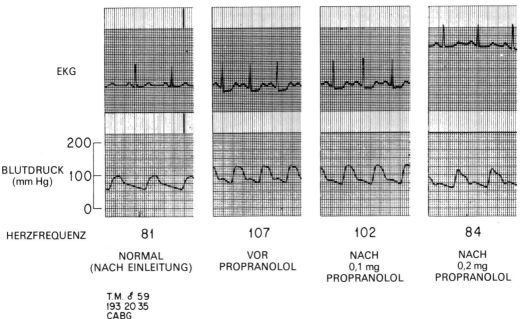

Abb. 7.9: Verbesserung elektrokardiographischer Zeichen der Myokardischämie durch Propranolol-Gabe.
Ein durch chirurgische Stimuli verursachter mäßiger Anstieg der Herzfrequenz (von 81 auf 107/min) sowie des Blutdrucks (von 100/55 auf 125/75 mm Hg) war von einer Senkung der ST-Strecke um 2 mm begleitet. Zwei Teildosen von 0,1 mg Propranolol führten zur Normalisierung von Blutdruck, Herzfrequenz und ST-Strecke.

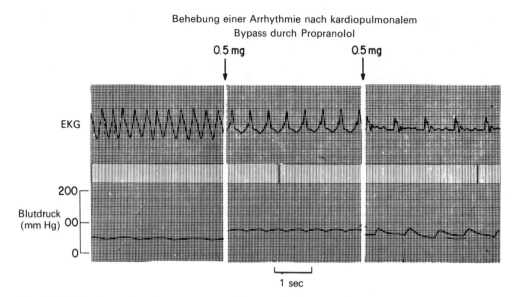

Abb. 7.10: Behebung eines kurz vor Beendigung des kardiopulmonalen Bypass aufgetretenen Kammerflatterns. *Linker Bildabschnitt:* Trotz mehrfacher Versuche, elektrisch zu defibrillieren, und unter medikamentöser Therapie mit Lidocain, Procainamid, Phenytoin und Bretyliumtosylat blieb der chaotische Rhythmus bestehen. *Mittlerer Bildabschnitt:* 6,5 mg Propranolol bewirkten einen geordneten Ventrikelrhythmus. *Rechter Bildabschnitt:* Eine weitere Gabe von 0,5 mg Propranolol war von Sinusrhythmus mit AV- und intraventrikulärem Block gefolgt, wie die Blutdruckkurve zeigt, auch mit verbesserter ventrikulärer Austreibung und wirksamer Herztätigkeit. Der weitere Verlauf war komplikationslos.

hypertrophie geführt. Objektive Beweise für die Zweckmäßigkeit dieser Medikation müssen noch erbracht werden.

Die Propranolol-Gabe zur Behebung lebensbedrohlicher ventrikulärer oder atrialer Tachyarrhythmien ist ebenfalls von Erfolg (Abb. 7.10). In einigen Zentren dient initial Propranolol zur Behebung einer Übererregbarkeit der Ventrikel, wenn auch hierfür im allgemeinen Lidocain noch immer der Vorzug gegeben wird. Bei an Herzerkrankungen (z. B. Koronarerkrankungen, Aortenstenose) leidenden Patienten sind atriale Tachyarrhythmien besonders verheerend.

Die zur intravenösen Zufuhr von Propranolol empfohlenen Dosierungen sind sehr unterschiedlich. Prys-Roberts empfiehlt bei Erwachsenen eine Bolusinjektion von 5 mg; auch in zuvor erfolgten schwedischen Untersuchungen unter Ether- und Halothan-Anästhesie wurde dieselbe Dosis benutzt (1, 30). In den meisten Krankenhäusern verwendet man bei Erwachsenen Teildosen zwischen 0,25–1 mg bis zu einer maximalen Gesamtdosis von 0,075–0,15 mg/kg. Bei Kindern sind die Teildosen kleiner, doch liegt die maximale Gesamtdosis in einem ähnlichen Bereich.

Kontraindikationen der beta-adrenergen Blockade

Primäre Kontraindikationen der beta-adrenergen Blockade sind die Stauungsinsuffizienz, der Herzblock 2. oder 3. Grades und das Asthma. Es ist wichtig, zwischen Stauungsinsuf-

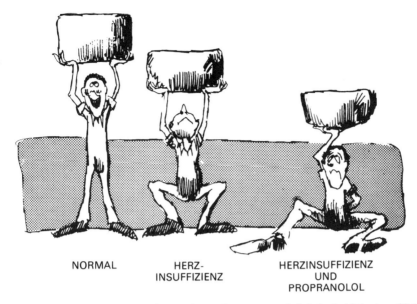

NORMAL　　HERZ-　　HERZINSUFFIZIENZ
　　　　　INSUFFIZIENZ　　UND
　　　　　　　　　　　　PROPRANOLOL

Abb. 7.11: Schematische Darstellung der Wirkung der Propranolol-Gabe bei Herzinsuffizienz. Die chronische Herzinsuffizienz ist zur Erhaltung der Kreislauf-Integrität zunehmend von Katecholaminen abhängig. Propranolol bewirkt das akute Ausfallen dieser Stütze, und es kann eine Dekompensation eintreten, ohne die Belastung des Herzens zu erhöhen. Man vergleiche die hier beschriebene Situation mit der für das normale Herz (auf Abb. 7.5) dargestellten und mit dem Herzen mit Erkrankung der Koronararterien (Abb. 7.7).

fizienz zu unterscheiden, bei welcher das Herz zur Aufrechterhaltung eines ausreichenden Herzminutenvolumens von einem Antrieb durch Katecholamine abhängt, und akuten Anstiegen des Füllungsdruckes des linken Ventrikels, die mit Tachyarrhythmien verbunden sind. Im ersten Falle kann ein Beta-Blocker zu einem Unglück führen, während dieser im zweiten Fall eine lebensrettende Wirkung entfalten kann (Abb. 7.11). Bei bestehendem Herzblock 2. oder 3. Grades darf, falls keine Vorrichtungen für das Anschließen eines Schrittmachers vorhanden sind, kein Beta-Blocker gegeben werden. Gegenwärtig steht in den USA ein zur Anwendung bei Asthma-Patienten geeigneter kardioselektiver Beta-Blocker nicht zur Verfügung. Es wurden jedoch selbst bei Anwendung eines sogenannten «kardioselektiven» Blockers Fälle mit Bronchokonstriktion beschrieben (29), was die Relativität des Begriffes «Kardioselektivität» betont.

Beseitigung der propranololbedingten Kreislaufdepression (Tab. 7.2)

In den meisten Fällen besteht die in Verbindung mit der beta-adrenergen Blockade auftretende Kreislaufdepression in einer Kombination von Bradykardie und Hypotonie, die gewöhnlich durch Atropin zu beherrschen ist (1, 30). Falls Vorrichtungen zum Anschließen von Schrittmachern zur Verfügung stehen, wie bei Herzoperationen, ist deren Einsatz (vorzugsweise am Vorhof) im selben Maß wirksam. Besteht keine Bradykardie, so beseitigt die intravenöse Gabe von bis zu 7 mg/kg Calciumchlorid gewöhnlich die Hypotonie. Es ist nicht bekannt, ob dieser Effekt auf der Erhöhung der Myokardkon-

Tab. 7.2: Behandlung der in Verbindung mit Propranolol auftretenden Kreislaufdepression

1. Bradykardie
    Atropin
    Herzschrittmacher
2. Pharmakologische Antagonisierung durch Isoproterenol
3. Über die Behandlung des Blocks hinausreichende Therapie
    Digitalis
    Calciumchlorid
4. Empirisch
    Adrenalin in niedrigen Dosen

traktilität oder auf dem erhöhten Gefäßwiderstand im großen Kreislauf beruht. Wenn auch der spezifische pharmakologische Beta-Agonist fähig sein kann, sowohl die negativ chronotropen als auch die inotropen Effekte von Propranolol zu antagonisieren, bedarf dies enormer Dosierungen. So muß z.B. in Gegenwart normaler Propranolol-Dosen (80–240 mg/d) die Standard-Dosis von Isoproterenol um das 20- bis 50fache erhöht werden (17) (s. Tab. 7.3).
Die inotrope Reaktion kann weniger beeinflußt werden, erforderte aber bei zwei Patienten, die 160 bzw. 240 mg Propranolol täglich erhielten, noch immer das 8- bzw. 13 fache der Präblockade-Dosis des Isoproterenols (17). Zur Dauerbehandlung dient Digitalis manchmal zur Verhütung der durch hohe Propranolol-Dosen verursachten Kreislaufdepression. Dies hat jedoch wenig Bedeutung für die Anästhesie. Trotz theoretischer Kontraindikationen werden gelegentlich niedrige Adrenalin-Dosen (von < 2 µg/min) zur Beseitigung der Hypotonie benutzt. Der unter diesen Bedingungen eintretende Effekt auf das Herzminutenvolumen und den Gefäßwiderstand im großen Kreislauf ist noch nicht genügend definiert.

Tab. 7.3: Wirkung der Beta-Blockade auf die nachfolgende Reaktion auf Isoproterenol beim Menschen

Propranolol-Dosis (mg/d)	Chronotropie vervielfacht um	absolut	Inotropie vervielfacht um	absolut
80	50	(40 µg)	–	–
160	23	(42 µg)	13	(17 µg)
240	38	(34 µg)	8	(6 µg)

Effekt der Beta-Blockade durch orale Gabe von Propranolol (80–240 mg/d) auf die nachfolgende Reaktion der intravenösen Gabe von Isoproterenol bei 3 Patienten mit Koronararterienerkrankung. Man beachte das enorme Anwachsen der Isoproterenol-Dosis (um das 23- bis 50fache der ursprünglich erforderlichen Dosis), um die Herzfrequenz um denselben Teilbetrag wie vor der Blockade anwachsen zu lassen. Die zur Kontraktilitätssteigerung erforderliche Dosis ist ebenfalls stark angehoben, doch ist diese Zunahme geringer als die zur Anhebung der Herzfrequenz erforderliche Dosis (Daten von Faulkner, S.L., u. Mitarb.: Time required for complete recovery from chronic propranolol therapy. N. Engl. J. Med. 289 (1973) 607.)

Wechselwirkungen zwischen der Anästhesie und der beta-adrenergen Blockade

Bei der Untersuchung der Wechselwirkungen zwischen der Anästhesie und der beta-adrenergen Blockade ergeben sich zwei Fragen:
1. Besteht eine additive und/oder synergistische Wechselwirkung zwischen der den kreislaufdämpfenden Wirkung der beta-adrenerg blockierenden Mittel und derjenigen der Anästhesie?
2. Müssen die Beta-Blocker vor Operationen am Herzen oder anderswo abgelehnt oder abgesetzt werden?

Diesen Fragen ist in Tierexperimenten nachgegangen worden, und auch die am Menschen gewonnenen Erfahrungen haben viele Informationen erbracht.

Die Anästhetika können in diejenigen eingeteilt werden, welche zur Bekämpfung ihrer kreislaufdämpfenden Effekte auf die Freisetzung endogener Katecholamine angewiesen sind und somit die Kreislaufstabilität bewahren, und in diejenigen, bei welchen dies nicht zutrifft. Es gibt sicherlich zwischen diesen Kategorien eine gewisse Überschneidung. Ether und Cyclopropan sind typische Beispiele für Anästhetika, welche auf die Freisetzung von Katecholaminen zur Stützung des Kreislaufs angewiesen sind. Obwohl angenommen wird, daß die Anästhesie mit starkwirksamen Analgetika (Opiaten) mit einer Freisetzung von Katecholaminen verknüpft ist, scheint die Leistungsfähigkeit des Kreislaufs nicht von einer solchen Freisetzung abzuhängen. Ob weitere Anästhetika, insbesondere Isofluran, eine Katecholamin-Freisetzung hervorrufen, ist noch nicht entschieden (31, 32). Nach der vor kurzem erfolgten Entwicklung noch empfindlicherer Methoden zur Blutspiegelbestimmung der Katecholamine dürfte dieser Zusammenhang bald nicht nur für Isofluran, sondern auch für sämtliche Anästhetika besser erkennbar werden.

Aus den zuvor erwähnten Gründen scheint es klug zu sein, unter Ether und Cyclopropan die beta-adrenerge Blockade zu vermeiden, da diese Mittel zur Aufrechterhaltung der Kreislaufintegrität auf die Freisetzung von Katecholaminen angewiesen sind. Eine bei gesunden Versuchspersonen intravenös injizierte Bolusdosis Propranolol unter der Ether-Anästhesie bewirkte eine Herabsetzung der Herzfrequenz, des Schlagvolumens sowie des Herzminutenvolumens und erhöhte den Gefäßwiderstand im großen Kreislauf. Die einzige beobachtete Episode einer bedrohlichen Kreislaufdepression (mit Hypotonie und Bradykardie) wurde durch Atropin aufgehoben. Obwohl gegenwärtig die vorhandenen Daten über intravenöse Mittel zur Einleitung der Anästhesie nicht ausreichen, scheint Ketamin hinsichtlich seiner Abhängigkeit von Katecholaminen zur Erhaltung der Kreislaufintegrität der Ether-Anästhesie zu ähnlen. Es dürfte somit klug sein, die Kombination von Ketamin mit beta-adrenergen Blockern zu vermeiden.

Anästhetika, bei welchen die Kreislaufstabilität nicht von den Katecholaminen abhängig ist, sind Halothan (33), starkwirksame Analgetika (Opiate), Methoxyfluran, Trichlorethylen, Enfluran und Isofluran. Die klinischen und experimentellen Daten besagen, daß die Kombination von Beta-Blockern sowohl mit starkwirksamen Analgetika (Opiaten) als auch mit Halothan als sicher zu betrachten ist. So ist z.B. die Kreislaufreaktion am normovolämischen oder hypovolämischen Tier bei verschiedenen Tiefen der Halothan-Anästhesie ähnlich, gleichgültig, ob das Tier einen beta-adrenergen Blocker erhalten hat oder nicht (34). Kopriva und Mitarb. berichteten über die Reaktion von zwei Patientengruppen mit ischämischer Herzkrankheit auf ein Anästhesieverfahren, das sich auf Thiopental, Succinylcholin, Lachgas, Halothan und Pancuronium stützte (35). Eine

Gruppe erhielt bis wenige Stunden vor der Allgemeinanästhesie im Durchschnitt 140 mg Propranolol täglich, während die andere Gruppe kein Propranolol erhielt. Der einzige zwischen den beiden Gruppen bestehende Unterschied war die niedrige Herzfrequenz in der Propranolol-Gruppe. Als Reaktion auf die Anästhesie oder die endotracheale Intubation fanden sich keine Unterschiede von mittlerem arteriellem Druck, Herzminutenvolumen, Schlagvolumen oder des Gefäßwiderstandes im großen Kreislauf. Die Ventrikelfüllungsdrucke wurden in dieser Untersuchung nicht erfaßt. Slogoff und Mitarb. (36) verglichen die Reaktion von propranololblockierten Hunden, die entweder eine Halothan- oder eine Morphin-Anästhesie erhielten, auf die beta-adrenerge Stimulation durch Isoproterenol. Die Forscher wiesen nach, daß Propranolol eine dosisabhängige Abnahme von Herzfrequenz, Herzindex, Schlagvolumenindex und der Kontraktilität des linken Ventrikels bewirkt, sowie einen Anstieg des aortalen Mitteldruckes, des Gefäßwiderstandes im großen Kreislauf und des Drucks im linken Vorhof (Wedge-Druck). Jedoch wurde keine erhöhte Empfindlichkeit auf beliebige gemessene Propranolol-Effekte, die in der Steigerung der logarithmischen Dosis-Wirkungskurve zum Ausdruck gekommen wären, beobachtet. Die Untersucher folgerten deshalb, daß die Wirkungen von Propranolol durch Halothan oder Morphin nicht potenziert wurden.
Mit Enfluran, Trilen und Methoxyfluran durchgeführte Untersuchungen geben jedoch Anlaß zu Besorgnis. Z.B. haftet am normovolämischen beta-adrenerg blockierten Hund der Enfluran-Anästhesie eine etwas größere Beeinträchtigung der Funktion des linken Ventrickels an als der Halothan-Anästhesie. Jedoch wird der Entzug von 20% des geschätzten Blutvolumens während der Enfluran-Anästhesie vom Kreislauf schlecht vertragen (37). Das unter diesen Bedingungen bewirkte Ausmaß der Kreislaufdepression wäre klinisch nicht tragbar. Jedoch wird die Bedeutung dieser besonderen Tierexperimente für die Verhältnisse der Klinik noch immer angezweifelt. Enfluran findet verbreitete Anwendung zur Anästhesierung unter Propranolol stehender Patienten bei Herzoperationen, und es gibt kaum Hinweise dafür, daß eine nicht zu verkraftende Kreislaufdepression ausgelöst wird. Die Aufklärung des Mißverhältnisses zwischen den Folgerungen der Tierexperimente und der offensichtlich guten klinischen Erfahrungen bedarf noch genauerer Untersuchungen.
Beim drei Wochen oral mit 20 mg Propranolol/kg/d vorbehandelten normovolämischen, beta-blockierten Hund vermochte die Trichlorethylen-Anästhesie die angemessene Kreislauffunktion nicht zu beeinträchtigen (38). Jedoch war die Reaktion auf abgestufte Blutverluste ein so starkes Absinken des Herzminutenvolumens, welches bei einigen Tieren keine Erholung mehr zuließ. Die Ursache des Kreislaufkollapses schien eine direkte Depression des Myokards zu sein, da normale Fülldrucke des linken Ventrikels mit unzureichenden Schlagvolumina kombiniert waren.
Die alarmierendsten Beobachtungen waren bei Anwendung der Kombination von 0,4 Vol.-% Methoxyfluran mit Practolol gemacht worden (39). Drei von zehn Hunden, die unter diesen Bedingungen Practolol erhielten, starben innerhalb von 15 min. Bei Anwendung dieses Modells durch die Oxforder Untersucher waren diese drei die einzigen Todesfälle. Bei den sieben Überlebenden sanken das Herzminutenvolumen und die dp/dt des linken Ventrikels ab; bei normaler Herzfrequenz, normalem Blutdruck und normalem Gefäßwiderstand im großen Kreislauf stieg der enddiastolische Druck am linken Ventrikel an.
Der Bericht über eine Reihe kardiochirurgischer Patienten, die, nachdem sie Methoxyfluran erhalten hatten, bei Beendigung des kardiopulmonalen Bypass eine irreversible

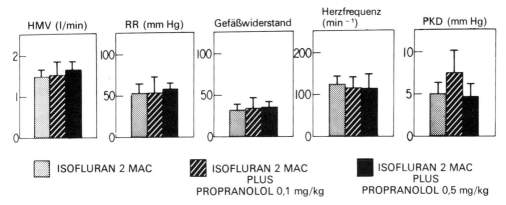

Abb. 7.12: Hämodynamischer Effekt von Propranolol unter der Anästhesie mit der doppelten Mindestalveolarkonzentration von Isofluran am Hund. In den drei Gruppen von Hunden, die eine Isofluran-Anästhesie erhielten, bestanden trotz des Fehlens von Propranolol in der 1. Gruppe, einer niedrigen Dosis von 0,1 mg/kg in der 2. Gruppe und einer hohen Propranolol-Dosis von 0,5 mg/kg in der 3. Gruppe keine nachweisbaren Unterschiede des Herzminutenvolumens, des arteriellen Blutdrucks, des Gefäßwiderstands im großen Kreislauf sowie der Herzfrequenz und des Pulmonal-Kapillardruckes (pcwp). Die Daten lassen erkennen, daß die Gabe von Isofluran mit nur einem geringen, wenn nicht gar keinem beta-adrenergen Agonismus verbunden ist. (Aus: Philbin, D. M., and Lowenstein, E.: Lack of beta-adrenergic activity of isoflurane in the dog: A comparison of circulatory effects of halothane and isoflurane after propranolol administration. Br. J. Anaesth. 48 (1976) 1165.)

Kreislaufdepression zeigten, spricht für die Übertragbarkeit der Folgerungen dieser Untersuchungen auf die Klinik (2).
Im Gegensatz hierzu sprechen die experimentellen Beweise dafür, daß in Gegenwart einer beta-adrenergen Blockade Isofluran das ideal anwendbare Anästhetikum sein dürfte. Vor und nach Verabreichung von 0.5 mg/kg Propranolol fanden Philbin und Lowenstein bei mit 1 oder 2 MAC (Mindestalveolarkonzentration) von Isofluran anästhesierten Hunden keine Unterschiede hinsichtlich von Herzminutenvolumen, Blutdruck, Gefäßwiderstand im großen Kreislauf, Herzfrequenz oder des Fülldruckes des linken Ventrikels (31, 40) (Abb. 7.12). Diese Untersucher vermochten daher keinerlei beta-adrenerge Rezeptoreffekte von Isofluran nachzuweisen. Erhalten mit Isofluran anästhesierte Hunde 0,3 mg/kg Propranolol, zeigt sich mittels empfindlicher Meßverfahren, daß die Leistung der Ventrikel nur unerheblich gedämpft ist (32). Somit kann Isofluran einen beta-adrenerge Rezeptoren stimulierenden Effekt ausüben, wenn dieser auch klein und von unbekannter Bedeutung für die Klinik sein kann. Jedoch könnte, obwohl die bei diesen Untersuchungen benutzte Propranolol-Dosis keine Myokarddepression verursachen soll, eine gewöhnlich nicht nachweisbare Depression durch Propranolol zuzüglich eines ähnlichen Depressionsgrades durch Isofluran diese Befunde erklären.
Die bis zum heutigen Tage am Menschen und am Tier durchgeführten Untersuchungen ergeben somit, daß die durch Anästhetika und beta-adrenerge Blocker bedingte Myokarddepression additiv ist und daß es ein Toleranzspektrum für die Kombination mit verschiedenen Anästhetika und einem Beta-Blocker gibt (s. Abb. 7.13). Die klinischen Schlußfolgerungen dieser Daten besagen, daß für die Verwendung von Methoxyfluran, Diethyl-

MOF
ETHER
CYCLO
TRILENE
ENFLURAN
HALOTHAN
NARKOTIKA*
ISOFLURAN

Abb. 7.13: Diese Pyramide stellt das Verträglichkeitsspektrum der Kombination verschiedener Anästhetika mit der Beta-Blockade dar. Weitere Einzelheiten sind dem Text zu entnehmen. (MOF = Methoxyfluran; Cyclo = Cyclopropan; Trilen = Trichlorethylen; * = Opiatanalgetika.)

ether, Trichlorethylen oder Cyclopropan eine absolute Indikation bestehen muß, bevor man sie in Kombination mit beta-adrenergen Blockern einsetzen darf. Für die Kombination von Enfluran mit Beta-Blockern ist noch keine Entscheidung gefallen.

Absetzen der Beta-Blocker vor Anästhesie und Operation

Es ist eine Streitfrage, ob die beta-adrenerge Blockade vor der Gabe einer Allgemeinanästhesie abzusetzen ist. Die Verfechter des Absetzens der Beta-Blockade glauben, daß die Kreislaufdepression nach der Kombination eines Anästhetikums mit einem Beta-Blocker möglicherweise tödlich ist. Die Gegner des Absetzens fürchten die zuvor erwähnten Gefahren. Ihre Argumente beruhen auf folgenden Faktoren:
1. Benötigt ein Patient zur Linderung von Angina pectoris und Myokardinsuffizienz eine Beta-Blockade, so ist das Absetzen eines für den Patienten so wesentlich wichtigen Mittels besonders im Hinblick auf den großen Streß der perioperativen Phase unvernünftig und gefährlich (4, 41, 42) und
2. kann das Absetzen einer beta-adrenergen Blockade zu einer Situation führen, die der Denervierungs-Überempfindlichkeit analog ist (8).

Offensichtlich kann die Beta-Blockade bei denjenigen Patienten gefahrlos abgebrochen werden, bei denen sie zu Beginn keine gültige Indikation darstellte. Es gibt nur vereinzelte klinische Angaben, welche die Behauptung stützen, daß die Beta-Blocker abzusetzen oder in ihrer Dosierung herabzusetzen sind. Da einige dieser Empfehlungen von anerkannten Anästhesisten in angesehenen klinischen Zentren stammen, scheint es nicht berechtigt, sie in den Wind zu schlagen. Es gibt jedoch Beweise zugunsten des Absetzens der beta-adrenergen Blocker bis zu Anästhesie und Operation. Tatsächlich sprechen diese Beweise sogar dafür, die Beta-Blocker in einigen Fällen prophylaktisch vor der Anästhesie zuzuführen und ihre Gabe während der gesamten postoperativen Phase fortzusetzen. Das zwingendste Argument liefert die Beweise dafür, daß das Absetzen von beta-adrenerg blockierenden Mitteln, welche Patienten zur Beherrschung einer schweren Angina

benötigen, mit einer untragbar hohen Häufigkeit akuter lebensbedrohlicher oder sogar tödlicher Komplikationen belastet ist (Abb. 7.14).
In einer sorgfältig kontrollierten Untersuchung (4) (s. Tab. 7.4) traten bei 6 von 20 Patienten derartige Komplikationen, darunter 2 Todesfälle auf. Bei weiteren 4 Fällen

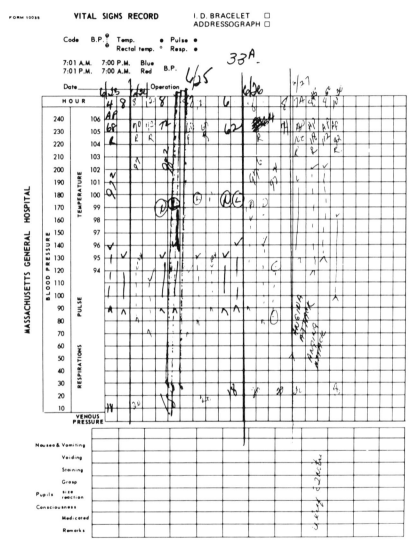

Abb. 7.14: Aufzeichnung der Vitalzeichen, die einen Eindruck von der Gefährlichkeit des präoperativen Absetzens von Propranolol vermittelt. Der Patient litt an einer schweren Erkrankung der Koronararterien. Die letzte Propranolol-Dosis war um 22 Uhr am Vortage gegeben worden. Weniger als 36 Stunden später war der Blutdruck von einem gleichmäßigen Niveau von 17,3/12,0 kPa (130/90 mm Hg) ausgehend auf 26,7/17,3 kPa (200/130 mm Hg) erhöht, und die Herzfrequenz stieg von 60 auf ein Maximum von 118 Schlägen/min an. Diese Veränderungen waren mit pektanginösen Beschwerden und starker Senkung des ST-Segmentes (von 6 mm) auf den präkardialen Brustwandableitungen verbunden.

Tab. 7.4: Mit dem plötzlichen Absetzen von Propranolol aufgetretene Komplikationen bei 20 Patienten. Die Verordnung war wegen Symptomatik einer Koronararterienerkrankung erfolgt

Todesfälle		2
(plötzlicher Tod)	(1)	
(tödlicher Myokardinfarkt)	(1)	
Akut lebensbedrohliche Zustände		4
(Angina-pectoris-Anfälle)	(3)	
(ventrikuläre Tachykardie)	(1)	
Verschlimmerung der Angina pectoris		4

(Daten nach Miller, R.R., u. Mitarb.: Propranolol-withdrawal rebound phenomenon. N. Engl. J. Med. 293 (1975) 416.)

wurde eine Verschlimmerung der Angina pectoris beobachtet. Die Patienten mit der schwersten Angina pectoris waren auch diejenigen, welche die größten Schwierigkeiten boten. Weitere Untersuchungen haben diese Angaben bestätigt (42, 43).
Ein weiterer Faktor könnte in der nach Entzug der Beta-Blocker erhöhten Empfindlichkeit gegenüber den Katecholaminen bestehen, was ein nunmehr auch am Menschen bestätigtes

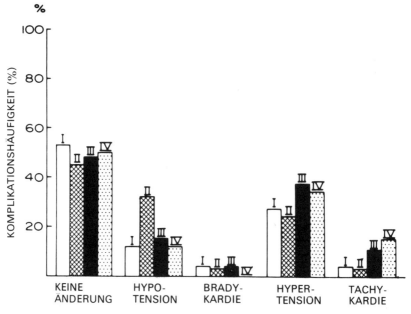

Abb. 7.15: Während der Anästhesie aufgetretene kardiovaskuläre Komplikationen bei Patienten mit Koronararterienerkrankung als Funktion der Propranolol-Behandlung vor dem Anschließen an die Herz-Lungen-Maschine. *Gruppe I:* Propranolol weniger als 24 Stunden vor dem Eingriff abgesetzt; *Gruppe II:* 24–48 Stunden zuvor; *Gruppe III:* Länger als 48 Stunden zuvor. *Gruppe IV:* Keine vorherige Propranolol-Behandlung. Zwischen keiner dieser Gruppen ergaben sich statistisch gesicherte Differenzen. Es ist jedoch zu vermuten, daß in den Gruppen III und IV Hypertonie und Tachykardie häufiger vorkamen als in den Gruppen I und II. (Aus: Jones, E.L., et al.: Propranolol therapy in patients undergoing myocardial revascularization. Am. J. Cardiol. 38 (1976) 697.)

Phänomen darstellt (8). Schließlich vermochten systematische, vorausschauende Untersuchungen nicht eine erhöhte Häufigkeit ungünstiger Kreislaufkomplikationen während der Anästhesie bei bestehender beta-adrenerger Blockade nachzuweisen (3, 43) (Abb. 7.15). Wir müssen noch ermitteln, ob bei Patienten mit ischämischer Herzerkrankung, die sich Operationen am Herzen oder anderswo unterziehen müssen und die prophylaktisch Propranolol erhielten oder es noch einnehmen, eine herabgesetzte Häufigkeit perioperativer Myokardinfarkte besteht. Insgesamt glaube ich, daß die Beta-Blockade vor Anästhesie und Operation nicht abgesetzt werden sollte, da ihre Weiterführung erhebliche Vorteile bei geringen Risiken bietet.

Literatur

1. Jorfeldt, L. u. Mitarb.: Propranolol in ether anesthesia. Acta Anaesthesiol. Scand. **11** (1967) 159
2. Vilhoen, J.F., F.G. Estafanous, G.A. Kellner: Propranolol and cardiac surgery. J. Thorac. Cardiovasc. Surg. **64** (1972) 826
3. Kaplan, J.A. u. Mitarb.: Propranolol and cardiac surgery: A problem for the anesthesiologist? Anesth. Analg. (Cleve.) **54** (1975) 571
4. Miller, R.R. u. Mitarb.: Propranolol-withdrawal rebound phenomenon. N. Engl. J. Med. **293** (1975) 416
5. Prys-Roberts, C. u. Mitarb.: Studies of anesthesia in relation to hypertension. V.: Adrenergic beta-receptor blockade. Br. J. Anaesth. **45** (1973) 671
6. Moran, N.C.: The role of alpha- and beta-adrenergic receptors in the control of the circulation and in the actions of drugs. In: Cardiovascular Therapy. Hrsg. H.R. Russek und B.L. Zoliman. Baltimore, Williams & Wilkins, 1971
7. Lefkowitz, R.J.: Beta-adrenergic receptors: recognition and regulation. N. Engl. J. Med. **295** (1976) 323
8. Boudoulas, H. u. Mitarb.: Hypersensitivity to adrenergic stimulation after propranolol withdrawal in normal subjects. Ann. Intern. Med. **87** (1977) 433
9. Ahlquist, R.P.: A study of the adrenotropic receptors. Am. J. Physiol. **153** (1948) 586
10. Lands, A.M. u. Mitarb.: Differentiation of receptor systems activated by sympathomimetic amines. Nature **214** (1967) 597
11. Dreyer, A.C., J. Offermeier: Indications for the existence of two types of cardiac beta-adrenergic receptors. Pharmacol. Res. Commun. **7** (1975) 151
12. Boudoulas, H. u. Mitarb.: Differential time course of inotropic and chronotropic blockade after oral propranolol. Cardiovasc. Med. **2** (1977) 511
13. Hollifield, J.W. u. Mitarb.: Proposed mechanisms of propranolol's antihypertensive effect in essential hypertension. N. Engl. J. Med. **295** (1976) 68
14. Holland, O.B., N.M. Kaplan: Propranolol in the treatment of hypertension. N. Engl. J. Med. **204** (1976) 930
15. Nies, A.S., D.G. Shand: Clinical pharmacology of propranolol. Circulation **52** (1975) 6
16. Coltart, D.J., D.G. Shand: Plasma propranolol levels in the quantitative assessment of beta-adrenergic blockade in man. Br. Med. J. **3** (1975) 731
17. Faulkner, S.L. u. Mitarb.: Time required for complete recovery from chronic propranolol therapy. N. Engl. J. Med. **289** (1973) 607
18. Romagnoli, A., A.S. Keats: Plasma and atrial propranolol after preoperative withdrawal. Circulation **52** (1975) 1123
19. James, I.M. u. Mitarb.: Effect of oxprenolol on stagefright in musicians. Lancet **2** (1977) 952

20. Stenson, R. E. u. Mitarb.: Hypertrophic subaortic stenosis: Clinical and hemodynamic effects of long-term propranolol therapy. Am. J. Cardiol. 31 (1973) 763
21. Zacest, R., E. Gilmore, J. Koch-Weser: Treatment of essential hypertension with combined vasodilation and beta-adrenergic blockade. N. Engl. J. Med. 286 (1972) 617
22. Berk, J. L. u. Mitarb.: The treatment of shock with beta-adrenergic blockade. Arch. Surg. 104 (1972) 46
23. Grossman, W. u. Mitarb.: The enhanced myocardial contractility of thyrotoxicosis. Ann. Intern. Med. 74 (1971) 869
24. Pitt, B., R. S. Ross: Beta-adrenergic blockade in cardiovascular therapy. Mod. Concepts Cardiovasc. Dis. 38 (1969) 47
25. Braunwald, E.: The determinants of myocardial oxygen consumption. Physiologist 12 (1969) 65
26. Aronow, W. S.: The medical treatment of angina pectoris. VI. Propranolol as an antianginal drug. Am. Heart J. 84 (1972) 706
27. McGregor, M.: Drugs for the treatment of angina. In: International Encyclopedia of Pharmacology and Therapeutics. Hrsg. L. Lasagna. Oxford, Pergamon, 1966, Vol. II, Section 6
28. Reul, G. u. Mitarb.: Protective effect of propranolol on the hypertrophied heart during cardiopulmonary bypass. J. Thorac. Cardiovasc. Surg. 68 (1974) 283
29. Bernecker, C., I. Roetscher: The beta-blocking effect of practolol in asthmatics. Lancet 2 (1970) 662
30. Jorfeldt, L. u. Mitarb.: Cardiovascular effects of beta-receptor blocking drugs during halothane anaesthesia in man. Acta Anesthesiol. Scand. 14 (1970) 35
31. Philbin, D. M., E. Lowenstein: Lack of beta-adrenergic activity of isoflurane in the dog: A comparison of circulatory effects of halothane and isoflurane after propranolol administration. Br. J. Anaesth. 48 (1976) 1165
32. Horan, B. F. u. Mitarb.: Haemodynamic responses to isoflurane anaesthesia and hypovolaemia in the dog, and their modification by propranolol. Br. J. Anaesth. 49 (1977) 1179
33. Merin, R. G., A. S. Tonnesen: The effect of beta-adrenergic blockade on myocardial haemodynamics and metabolism during light halothane anaesthesia. Can. Anaesth. Soc. J. 16 (1969) 336
34. Roberts, J. G. u. Mitarb.: Haemodynamic interactions of high-dose propranolol pretreatment and anaesthesia in the dog. I: Halothane dose-response studies. Br. J. Anaesth. 48 (1976) 315
35. Kopriva, C. J., A. C. D. Brown, G. Pappas: Hemodynamics during general anesthesia in patients receiving propranolol. Anesthesiology 48 (1978) 28
36. Slogoff, S. u. Mitarb.: Failure of general anesthesia to potentiate propranolol activity. Anesthesiology 47 (1977) 504
37. Horan, B. F. u. Mitarb.: Haemodynamic responses to enflurane anaesthesia and hypovolaemia in the dog, and their modification by propranolol. Br. J. Anaesth. 49 (1977) 1189
38. Roberts, J. G. u. Mitarb.: Haemodynamic interactions of high-dose propranolol pretreatment and anaesthesia in the dog. III: the effects of haemorrhage during halothane and trichloroethylene anaesthesia. Br. J. Anaesth. 48 (1976) 411
39. Saner, C. A. u. Mitarb.: Methoxyflurane and practolol: a dangerous combination? Br. J. Anaesth. 47 (1975) 1025
40. Philbin, D. M., E. Lowenstein: Lack of beta-adrenergic activity of isoflurane in the dog: A comparison of circulatory effects of halothane and isoflurane after propranolol administration. Br. J. Anaesth. 48 (1976) 1165
41. Slome, R.: Withdrawal of propranolol and myocardial infarction. Lancet 1 (1973) 156
42. Mizgala, H. F., J. Counsell: Acute coronary syndromes following abrupt cessation of oral propranolol therapy. Can. Med. Assoc. J. 114 (1976) 1123
43. Jones, E. L. u. Mitarb.: Propranolol therapy in patients undergoing myocardial revascularization. Am. J. Cardiol. 38 (1976) 697

8. Kapitel

Antihypertonika und Alpha-Blocker

Robert K. Stoelting

Es wird geschätzt, daß 20 bis 25 Millionen US-Amerikaner an essentieller Hypertonie leiden. Zwei vor kurzem vom Versorgungsamt der USA angeregte Kooperationsuntersuchungen bestätigen, daß die pharmakologische Behandlung der Hypertonie die mit dieser Erkrankung verbundene Morbidität und Letalität herabsetzt (1, 2). Diese Angaben und weitere Untersuchungen, die die Gefahren der Hypertonie nachweisen, werden wahrscheinlich die Häufigkeit von Anästhesien und Operationen bei Patienten, die eine antihypertone Therapie erhalten, vergrößern (3, 4).

Häufig werden Mittel, die das sympathische Nervensystem (SNS) selektiv beeinflussen, als Antihypertonika zur ambulanten Behandlung der essentiellen Hypertonie gewählt. Die Antihypertonika (Tab. 8.1) können am Zentralnervensystem, den autonomen Ganglien oder adrenergen Nervenendigungen angreifen (wo sie die Synthese, Speicherung, Freisetzung, Aufnahme oder den Abbau des Neurotransmitters verändern), an den adrenozeptiven Rezeptoren (alpha- und beta-adrenerge Blocker) oder auch direkt an der glatten Muskulatur der Gefäße. Ebenso wie bei allen anderen starkwirksamen Pharmaka erfordert die rationelle Anwendung der Antihypertonika die Kenntnis der ihnen zugrunde liegenden pharmakologischen Tatsachen. Die sichere Handhabung der Anästhesie bei

Tab. 8.1: Zur ambulanten Behandlung der essentiellen Hypertonie dienende Antihypertonika

Pharmakon	Handelsname®	Orale Erhaltungsdosis (70-kg-Patient)
Reserpin	Serpasil	0,1– 0,5 mg/d
Alpha-Methyldopa (Methyldopa)	Aldomet	500 –2000 mg/d
Guanethidin	Ismelin	10 – 200 mg/d
Hydralazin	Nepresol	40 – 300 mg/d
Clonidin	Catapresan	0,2– 0,8 mg/d
Pargylin	Eutonyl (USA)	10 – 150 mg/d

Patienten, die Antihypertonika erhalten, erfordert die Kenntnis der Anatomie und Physiologie des autonomen Nervensystems (ANS).

Fallbericht

Mit der Diagnose eines Aortenaneurysmas wurde ein 65 Jahre alter Mann im Krankenhaus aufgenommen. Die zu dieser Zeit eingenommenen Medikamente waren ein Diuretikum auf Thiazid-Basis und täglich 1000 mg Methyldopa sowie 80 mg Hydralazin zur Behandlung der essentiellen Hypertonie. Während der letzten 4 Wochen war ein unbekanntes Mittel zur Behandlung einer «Depression» verordnet worden.
Die präoperativen Laborwerte waren:
Hämoglobin   9,3 mmol/l   15 g/dl
Natrium   145   mmol/l
Kalium   3,9 mmol/l
Kreatinin   70,7 µmol/l   0,8 mg/dl
Serum-Glutamat-Oxalacetat-Transaminase (SGOT) – leicht erhöht
Gesamtbilirubin   14   µmol/l   0,8 mg/dl
Prothrombinzeit   100   %
Plasma-Thromboplastin-Zeit normal.
Im Liegen betrug der Blutdruck des Patienten 18,7/11,3 kPa (140/85 mm Hg), die Herzfrequenz 56 Schläge/min. Das Elektrokardiogramm zeigte eine Sinusbradykardie und Hypertrophie des linken Ventrikels. Während der präoperativen Visite des Patienten klagte der Patient über Rückenschmerzen, Müdigkeit und besonders am Morgen über ein Schwindelgefühl beim Aufstehen. Unter Bereitstellung und Anfertigung der Kreuzproben zehn geeigneter Vollblut-Konserven wurde die Operation für den folgenden Morgen geplant.

Unter den Problemen, die dieser Patient für den Anästhesisten bot, standen die Hypertonie und deren Behandlung im Vordergrund.

Anatomie und Physiologie des peripheren autonomen Nervensystems (ANS)

Das periphere ANS besteht aus dem sympathischen und dem parasympathischen Anteil (Abb. 8.1). Präganglionäre Fasern beider Anteile bilden Synapsen in den autonomen Ganglien. Adrenerge postganglionäre Fasern setzen Noradrenalin frei als Neurotransmitter an adrenozeptiven (Alpha-, Beta$_1$- und Beta$_2$-)Rezeptoren. Präganglionäre und postganglionäre Fasern, welche Acetylcholin als Neurotransmitter enthalten, werden als cholinozeptiv bezeichnet. Diese Rezeptoren werden weiter in nicotinartige (autonome Ganglien und neuromuskuläre Synapsen) und muscarinartige (Herz, Luftwege, Gastrointestinaltrakt und Urogenitaltrakt) unterteilt. Im Hinblick auf den Wirkungsmechanismus der Antihypertonika ist das SNS von größter Bedeutung.
Der postganglionäre sympathische Nerv besteht aus einem Zellkörper, einem langen Axon und einer stark aufgezweigten Nervenendigung (5). In der Nähe adrenozeptiver Stellen befinden sich Auftreibungen der Nervenendigungen. Diese Auftreibungen enthalten Bläschen oder Granula, in welchen der Neurotransmitter synthetisiert und eingelagert wird. Noradrenalin wird in durch eine Reihe von Enzymen geregelten Schritten aus einer Aminosäure, nämlich Tyrosin, synthetisiert. Tyrosin wird vom Kreislauf aktiv in die Erweiterung der Nervenendigung transportiert. Das Enzym Tyrosin-Hydroxylase

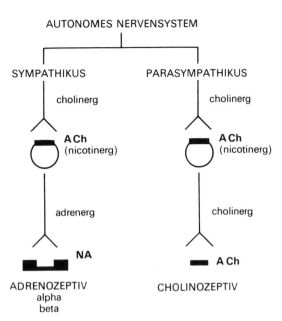

Abb. 8.1: Schematische Darstellung des autonomen Nervensystems und seiner Transmitter (NA = Noradrenalin; ACh = Acetylcholin).

verwandelt Tyrosin in Dihydroxyphenylalanin (DOPA). Die Verbindung DOPA wird zu Dopamin dekarboxyliert, welches sodann vom Zytoplasma der Nervenendigung in die Speichergranula transportiert wird, wo Dopamin durch die Dopamin-Beta-Hydroxylase in Noradrenalin umgewandelt wird. Ein Aktionspotential bewirkt, daß Noradrenalin in den synaptischen Spalt freigesetzt wird, so daß eine Wechselwirkung zwischen Neurotransmitter und Rezeptor erfolgen kann.

Die Beendigung der Aktivität des Noradrenalins an der adrenozeptiven Rezeptorstelle beruht hauptsächlich auf der Wiederaufnahme des freigesetzten Noradrenalins in die Nervenendigung hinein. Dieser Aufnahmevorgang ist nicht für das Noradrenalin spezifisch. Strukturell ähnliche Pharmaka wie Guanethidin können durch denselben Vorgang in die Nervenendigung und das Speichergranulum gelangen und schließlich eine Verarmung an Noradrenalin bewirken. Im Gegensatz hierzu können Pharmaka wie Ephedrin und Cocain diesen Aufnahmevorgang blockieren, wodurch für die adrenozeptiven Stellen mehr Noradrenalin zur Verfügung steht, was die überschießenden Kreislaufreaktionen nach Zufuhr von Sympathikomimetika erklärt. Eine kleine Noradrenalin-Menge wird im Zytoplasma durch die Monoaminoxidase (MAO) inaktiviert, doch wird der Löwenanteil an die Speichergranula zur Wiederverwendung abgegeben. Die Aufnahme und die Biosynthese schaffen eine große Noradrenalin-Reserve und unterstreichen die Schwierigkeit, mittels Antihypertonika eine signifikante Verarmung von Neurotransmittern zu erreichen.

Eine kleine Noradrenalin-Menge entgeht dem Aufnahmevorgang und gelangt in den Kreislauf, wo sie sowohl durch MAO und Katechol-O-Methyltransferase (COMT) abgebaut wird. Das Endabbauprodukt ist Vanillinmandelsäure (VMA). Weniger als 5% des freigesetzten Noradrenalins entzieht sich dem Abbau und erscheint unverändert im Urin. Diese Tatsache unterstreicht die Schwierigkeit, die Aktivität des SNS am Rezeptor durch das Messen von Noradrenalin-Konzentrationen im Serum oder Urin zu beurteilen.

Wechselwirkungen von Antihypertonika mit Anästhetika

Ein richtig funktionierendes ANS ermöglicht die Anpassung an plötzliche Umweltveränderungen. Einige Antihypertonika stören die normale Funktion des ANS, weshalb die Frage gestellt wurde, ob sie präoperativ abzusetzen sind. Untersuchungen an Patienten, die solche Pharmaka (gewöhnlich Reserpin) erhielten, führten zu widersprüchlichen Schlußfolgerungen. Eine während der Anästhesieeinleitung oder -unterhaltung auftretende Hypotonie, welche auf Sympathikomimetika schlecht anspricht, wird der antihypertonen Therapie zugeschrieben und ist Grundlage für die Empfehlung, eine derartige Therapie präoperativ abzusetzen (6, 7). Im Gegensatz hierzu zeigte eine kontrollierte Untersuchung bei nicht behandelten Hypertonikern eine größere Häufigkeit von Blutdrucksenkungen als bei mit Reserpin behandelten Patienten (8). Fernerhin waren 15–50 mg Ephedrin gleichermaßen wirksam, den Blutdruck bei allen Patienten zu steigern, die einer Therapie mit Antihypertonika bedurften. Dies legt nahe, daß nach Reserpin die Sympathikusblockade unvollständig ist, und gestattet, daß Ephedrin wirksam bleibt. Prys-Roberts und Mitarb. berichteten, daß behandelte oder unbehandelte Hypertoniker während der Anästhesieeinleitung, -unterhaltung oder -erholung häufig Hypotonien zeigten, die von den elektrokardiographischen Zeichen einer Myokardischämie begleitet waren (9). Im Rahmen derselben Untersuchung waren Hypertoniker, deren Blutdruck durch Pharmaka normalisiert war, nicht von unbehandelten Patienten mit normalem Blutdruck zu unterscheiden. Fernerhin sank in allen Gruppen das Herzminutenvolumen im gleichen Ausmaß ab, so daß bei Patienten mit hohem peripherem Gefäßwiderstand in Ruhe starke Abfälle des Blutdrucks erfolgten.

Während der Anästhesie neigten Hypertoniker mit oder ohne Behandlung mit Antihypertonika zu ausgeprägten Blutdruckschwankungen. *Werden Antihypertonika benötigt, um den Blutdruck im Normalbereich zu halten, so ist es unangebracht, diese abzusetzen.* Besser als das Absetzen der antihypertonen Therapie ist es, die Pharmakologie eines jeden dieser Mittel und ihre möglichen Wechselwirkungen mit den Anästhetika zu kennen. Dann ist der Anästhesist, falls Probleme auftreten, mit den notwendigen pharmakologischen oder physiologischen Informationen ausgestattet.

Dingle (10) hat eine Übersicht der verschiedenen Probleme gegeben, die sich für den Patienten, der Antihypertonika erhält, während der Anästhesie ergeben können. Im folgenden sollen einige erwähnt werden.

Gedämpfte Aktivität des SNS

Die Beeinträchtigung der Kreislaufhomöostase während der Anästhesie ist durch die Unterdrückung des SNS durch Antihypertonika bedingt, die sich am Herzen und am peripheren Gefäßbett manifestieren. Die Hemmung des SNS ist unvermeidlich von einer orthostatischen Hypotonie begleitet. Eine plötzliche Hypotonie kann eine eingeschränkte Vasokonstriktion bei bestehender Blutung widerspiegeln, fernerhin eine Beatmung mit Überdruck, plötzliche Lageänderungen oder eine durch die Anästhetika bedingte Vasodilatation. Bei beeinträchtigter Aktivität des SNS ändert sich der Blutdruck mit dem Blutvolumen. Selbst kleineren Blutverlusten können unverhältnismäßig starke Herabsetzungen des Blutdrucks folgen, die das Ergebnis eines verminderten venösen Rückstroms und des Fehlens angemessener vasokonstriktorischer Reflexe sind. Auch unter Überdruckbeatmung hängt der venöse Rückstrom von der peripheren Vasokonstriktion ab. Die herabgesetzte kardiale sympathische Aktivität könnte die Kontraktionskraft des Herzens herabsetzen, und bei überstarker Volumenerweiterung ist mit Lungenödem zu rechnen.

Bei Patienten, die Antihypertonika einnehmen, wäre eine präoperative Bewertung der SNS-Funktion von besonderem Wert (11). Leider vermag kein Test zuverlässig Patienten zu erkennen, deren neurovaskuläre Instabilität eine Anästhesiegefährdung mit sich bringt. Die orthostatische Hypotonie ist die bekannteste Funktionsstörung des SNS. Der Valsalvasche Versuch ergibt den zweckmäßigsten Index der Funktion des ANS. Er ist jedoch kein praktischer Test für die Klinik, da seine Auswertung auf der kontinuierlichen Aufzeichnung des blutig gemessenen arteriellen Blutdrucks beruht. Die normale Valsalva-Reaktion erfordert intakte Barorezeptoren, ein funktionstüchtiges Vasomotorenzentrum, normale sympathische und parasympathische Aktivität und reaktionsfähige Endorgane. Bei intaktem ANS treten bei dem durch positiven intrathorakalen Druck erzeugten Blutdruckabfall eine über die Barorezeptoren vermittelte Vasokonstriktion und eine Steigerung der Herzfrequenz ein. Nach Entlastung des Überdrucks bewirkt der verstärkte venöse Rückstrom eine Blutdrucksteigerung, die ihrerseits die Herzfrequenz senkt. Die Beeinträchtigung des SNS zeigt sich an der während des Überdruckes unveränderten Herzfrequenz und am fehlenden Blutdruckanstieg nach Druckentlastung.

Abwandlung der Reaktion auf Sympathikomimetika (Vasopressoren)

Bei der Behandlung mit Antihypertonika hängt die Reaktion auf ein Sympathikomimetikum vom Wirkungsmechanismus der beteiligten Pharmaka ab. Um eine Reaktion auszulösen, muß das Sympathikomimetikum entweder die alpha-adrenerge Effektorstelle direkt erregen (direkt wirkendes Pharmakon) oder die Freisetzung von Noradrenalin anregen, welches dann die Alpha-Effektorstelle aktiviert (indirekt wirkendes Pharmakon). Viele Sympathikomimetika rufen eine Kombination direkter und indirekter Effekte hervor, wovon gewöhnlich einer dominiert. Antihypertonika, die eine Noradrenalin-Verarmung bewirken oder direkt an der glatten Muskulatur der Gefäße angreifen, setzen die Empfindlichkeit für vorwiegend indirekt wirkende Sympathikomimetika wie z.B. für Ephedrin herab (Tab. 8.2). Eine Blockade des SNS, welche die alpha-adrenergen Rezeptoren ihrer

Tab. 8.2: Wirkungen der Antihypertonika auf den Halothan-Bedarf des Hundes (MAC = Mindestalveolarkonzentration) und die Reaktion auf die intravenöse Gabe von Ephedrin (0,5 mg/kg) (12)

	Absinken der MAC (%)	Zunahme des systolischen Blutdrucks in mm Hg als Reaktion auf Ephedrin	
		Kontrolle	nach Gabe des Mittels
Reserpin (0,2 mg/kg/d)	14 ± 5 (t)	74 ± 20	33 ± 5
Methyldopa (50 mg/kg/d)	16 ± 5	86 ± 14	30 ± 10
Guanethidin (15 mg/kg/d)	1 ± 0,9	78 ± 21	19 ± 7

t = Standardabweichung; jede Gruppe umfaßte 5 Tiere

tonischen Impulse berauben, führt zu erhöhter Empfindlichkeit gegenüber Noradrenalin und direkt wirkenden Sympathikomimetika.

Überwiegen des Parasympathikus

Die selektive Beeinträchtigung der Aktivität des SNS ermöglicht ein Überwiegen des Parasympathikotonus, was sich durch Beengtheit der Nase, Bradykardie, vermehrte Sekretion von Wasserstoffionen im Magen und Durchfall zu erkennen gibt. Die Bradykardie kann den vom Herzen zu leistenden Beitrag zur Kreislauf-Homöostase begrenzen und die klinischen Zeichen für die Tiefe der Anästhesie, für Hypovolämie oder Hypoventilation verwischen.

In Verbindung mit während der Anästhesie verabreichten Mitteln, die normalerweise die vagale Aktivität steigern, kann eine bedrohliche Bradykardie auftreten.

Sedierung

Im Tierexperiment wurde gezeigt, daß Pharmaka, welche die zentralen Katecholamin-Speicher entleeren, die zur Anästhesie erforderliche Halothan-Dosis herabsetzen (Tab. 8.2) (12). Erst vor kurzem gewonnene Informationen lassen vermuten, daß das Ausmaß der Herabsetzung der zur Anästhesie erforderlichen Dosierung von der durch das Anästhetikum induzierten SNS-Aktivität abhängt (13). Z. B. setzte Reserpin in einer Dosierung von 2 mg/kg die MAC von Halothan um 20 % und die MAC von Cyclopropan um 40 % herab. Es ist daher vorstellbar, daß bei der sonst üblichen Art der Verabreichung dieser Anästhetika mit einer Überdosis dieser starkwirksamen Mittel zu rechnen ist. Jedoch überschritten die Dosen der an Tieren zur Herabsetzung der MAC verwendeten Antihypertonika bei weitem die üblichen an Patienten verabreichten Dosen (Tab. 8.1 und 8.2). Dennoch lassen klinische Beobachtungen, welche diesen Tierexperimenten vorangingen, darauf schließen, daß Patienten, die bestimmte Antihypertonika erhalten, kleinere Dosen sowohl von Inhalations- als auch von intravenösen Injektionsanästhetika benötigen (12).

Pharmakologie der Antihypertonika

Dieser Abschnitt ist teilweise den Arbeiten von Melmon und Gottlieb sowie von Chidsey entnommen (14, 15).

Sympathikolytika

Reserpin (Serpasil®, Reserpin®). Über die vorherrschenden Mechanismen der von Reserpin bewirkten blutdrucksenkenden Effekte gibt es noch keine allgemein anerkannte Meinung, obwohl Einigkeit darüber herrscht, daß die auf das Zentralnervensystem und das periphere SNS ausgeübten Effekte essentiell sind. In der Peripherie verhindert Reserpin die Anhäufung von Noradrenalin im Speichergranulum, jedoch nicht in der Nervenendigung, so daß der Neurotransmitter durch das Enzym Monoaminoxidase oxidiert werden kann. Der Endeffekt ist eine allmähliche Verarmung des Neurotransmitters, weil die Speichergranula ihren Inhalt spontan oder als Reaktion auf nervale Stimuli abgeben. Dies führt zu einer dosisabhängigen Beeinflussung der Funktion des SNS. Jedoch dürfte beim

Menschen eine völlige Verarmung an Neurotransmitter unwahrscheinlich sein, da die Toxizität dieses Pharmakons die Gesamtdosis des Reserpins auf etwa 0,5 mg/d begrenzt. Die durch das Reserpin bewirkte pharmakologische Denervierung führt zu veränderten Reaktionen auf Sympathikomimetika. Durch direkt wirkende Vasopressoren kann eine erhöhte Sensibilität des Herzens und der glatten Muskulatur gegenüber sympathiko-mimetischer Stimulation bestehen. Im Gegensatz hierzu sind Pharmaka, die durch Freisetzung von Noradrenalin wirken, weniger wirksam, da die Neurotransmitter-Vorräte entleert sind. An mit Reserpin vorbehandelten Tieren (16) ist Ephedrin, dessen blutdrucksteigernde Wirkung sowohl von indirekten als auch von direkten Mechanismen abhängt weniger wirksam. Jedoch überschritten die bei diesen Tierexperimenten gegebenen Reserpin-Dosen von 0,2–2,0 mg/kg die beim Menschen zulässige Maximaldosis. Tatsächlich vermag Ephedrin den Blutdruck bei mit Reserpin behandelten Patienten anzuheben, was vermutlich eine unvollständige Entspeicherung der Katecholamine widerspiegelt (8).

Neben den Problemen, welche die Wahl eines blutdrucksteigernden Mittels während der Anästhesie mit sich bringt, neigt der mit Reserpin behandelte Patient theoretisch zu neurovaskulärer Instabilität durch Anästhetika mit nachfolgendem Blutdruckabfall nach Lageänderung oder Blutverlust. Dennoch wird durch vorherige Reserpin-Gabe die Kreislaufreaktion auf Anästhetika nicht verändert (17). Eine orthostatische Blutdrucksenkung ist selten, was vermuten läßt, daß die reflektorischen konstriktorischen Reaktionen der Kapazitätsgefäße nicht völlig unterbunden sind. Die parenterale Zufuhr von Reserpin kann zu einer plötzlichen Freisetzung von Katecholaminen führen und sollte deshalb bei mit Halothan oder Cyclopropan anästhesierten Patienten vermieden werden. Die durch Reserpin verursachte Verarmung des Zentralnervensystems an Noradrenalin und Dopamin wird durch Sedierung und Beruhigung, psychische Depression, herabgesetzten Anästhetikabedarf und gelegentlich parkinsonartige Rigidität widergespiegelt. Bei mit Reserpin behandelten Patienten ist das Überwiegen des Parasympathikus an der Bradykardie erkenntlich.

Alpha-Methyldopa (Methyldopa®, Aldomet®, Aldometil®, Dopa Hexal®, Presinol®, Sembrina®). Ebenso wie bei Reserpin ist der Wirkungsmechanismus des Methyldopa noch nicht aufgeklärt. Eine Theorie besagt, daß Methyldopa als «falscher» Transmitter wirkt. Es wird vermutet, daß dieses Mittel zunächst durch DOPA-Decarboxylase in Alpha-Methyldopamin umgewandelt wird. Alpha-Methyldopamin gelangt in das Speichergranulum und wird durch die Dopamin-Beta-Hydroxylase in Alpha-Methylnoradrenalin umgewandelt, welches einen schwächeren sympathikomimetischen Effekt als Noradrenalin besitzt. Die auf nervale Reizung erfolgende Freisetzung von Alpha-Methylnoradrenalin führt zu einer Herabsetzung des peripheren Gefäßwiderstandes und des Blutdrucks. Ein wahrscheinlicherer Mechanismus bestünde in der Ansammlung von alpha-methylierten Aminen im Zentralnervensystem, und damit einem verminderten zentralen sympathischen Ausstrom. Ungeachtet des Mechanismus führt Methyldopa in erster Linie durch Herabsetzung des peripheren Gefäßwiderstandes zur Blutdrucksenkung unter nur minimaler Veränderung des Herzminutenvolumens (18).

Das Überwiegen des Parasympathikus kann sich als Bradykardie zu erkennen geben. Eine orthostatische Hypotonie ist selten problematisch. Die Sedierung, die gewöhnlich milder ist als die bei Reserpin beobachtete, tritt mit wiederholter Gabe ein und stimmt mit den an behandelten Tieren dokumentierten herabgesetzten Dosiserfordernissen für die Anästhetika überein (Tab. 8.2) (12). Bei Tieren wurden herabgesetzte Reaktionen auf

Ephedrin festgestellt, deren Bedeutung für Patienten, wenn überhaupt, nicht erwiesen ist. Methyldopa ist eine logische Wahl bei Patienten mit Nierenerkrankungen, da dieses Pharmakon die Nierenperfusion beibehält oder steigert. Etwa 20% der behandelten Patienten zeigten einen positiven Coombs-Test, was auf die Möglichkeit eines unverträglichen Minor-Tests hinweist. Methyldopa ist chemisch mit den Katecholaminen verwandt. Daher können falsche positive Tests auf Phäochromozytom die Folge sein, wenn die Katecholamine im Urin, nicht aber die Vanillinmandelsäure bestimmt werden. Die Methyldopa-Hepatitis ist eine seltene aber wichtige Komplikation.

Patienten, die Methyldopa erhalten, können auf die Gabe von Propranolol eine hypertone Reaktion zeigen (19). Es wird vermutet, daß Propranolol die üblichen gefäßerweiternden Effekte des Alpha-Methylnoradrenalins blockiert, so daß nur die starken alpha-stimulierenden Effekte dieses Methyldopa-Metaboliten hervortreten. Diese Reaktion ähnelt der beim Noradrenalin beobachteten. Der Anästhesist sollte diese Gefahr berücksichtigen, falls er während der Operation die Verabreichung von Propranolol an einen Patienten, der Methyldopa erhält, in Erwägung zieht.

Bei zuerst mit Methyldopa und später mit dem Butyrophenon Haloperidol behandelten Patienten trat Demenz auf (20). Diese Demenz kann durch die Fähigkeit beider Pharmaka, Dopaminrezeptoren im ZNS zu blockieren und somit das Dopamin zu hindern, verursacht sein. Es ist deshalb logisch, bei der Verwendung von Thalamonal® Vorsicht walten zu lassen, da diese Pharmaka-Kombination ein anderes Butyrophenon, nämlich Droperidol (Dehydrobenzperidol®) enthält.

Guanethidin (Ismelin®). Guanethidin greift lediglich am peripheren SNS an und dämpft die Funktion der postganglionären sympathischen Nerven. Diese selektive Wirkung tritt ein, weil sich Guanethidin desselben Aufnahmemechanismus bedient, welcher Noradrenalin in die Nervenendigung befördert. Sobald es in das Vorratsgranulum gelangt ist, bewirkt Guanethidin durch einen direkten Angriff die Freisetzung von Noradrenalin und hemmt auch die durch die nervale Reizung erzeugte Depolarisation. An Alpha- und Beta-Rezeptorstellen herabgesetzte SNS-Reaktionen bewirken eine Herabsetzung des venösen Rückstroms und des Herzminutenvolumens und die für Guanethidin charakteristischen blutdrucksenkenden Effekte.

Die Blockade des peripheren Sympathikus ist ebenfalls für die Nebenwirkungen dieses Pharmakons verantwortlich. Häufigste Nebenwirkung der Guanethidin-Behandlung ist die orthostatische Hypotonie. Sie spiegelt eine verminderte Ansprechbarkeit der Widerstands- und Kapazitätsgefäße wider.

Ebenso wie Reserpin und Methyldopa sensibilisiert dieses Mittel Effektorzellen gegenüber Katecholaminen und direkt wirkenden Sympathikomimetika. Daher ist die Anwendung von Guanethidin bei einem Patienten mit Phäochromozytom nicht angebracht. Im Gegensatz hierzu ist die Reaktionsfähigkeit des Patienten auf indirekt wirkende Pharmaka beeinträchtigt. Das Überwiegen des Parasympathikus wird oft durch eine Bradykardie erkennbar. Im Gegensatz zu Reserpin und Methyldopa tritt Guanethidin nicht in das Zentralnervensystem über. Dies bedeutet, daß weder psychische Dämpfung und Sedierung noch Herabsetzung des Anästhetikabedarfs zu verzeichnen sind (Tab. 8.2) (12). Gelegentlich tritt Muskelschwäche, vermutlich infolge Beeinträchtigung der neuromuskulären Reizübermittlung, auf, doch wurde nicht über Empfindlichkeit gegenüber neuromuskulären Blockern (= Muskelrelaxanzien) berichtet.

Bei Patienten, die Pharmaka erhalten, welche den Mechanismus der Noradrenalin-Aufnahme blockieren, kann die Blutdruckregelung durch Guanethidin verloren gehen, da dieser Mechanismus derselbe ist, dessen sich auch das Guanethidin bedient, um in die adrenergischen Nervenendigungen zu gelangen. Tatsächlich wurde über eine zuvor mit Guanethidin beherrschte Hypertonie berichtet, die sich nach Einleitung der Therapie mit trizyklischen Antidepressiva wieder einstellte (21). Da die trizyklischen Antidepressiva die Noradrenalin-Aufnahme blockieren, wird angenommen, daß für Guanethidin der Zugang zur Nervenendigung ebenfalls verhindert wird. Zu weiteren Blockern gehören Ephedrin (das auch in nicht rezeptpflichtigen Medikamenten enthalten ist), ferner Ketamin, Cocain, alpha-adrenerge Blocker und möglicherweise auch Pancuronium.

Blocker autonomer Ganglien

Pentolinium und Trimethaphan (Arfonad®). Diese Pharmaka konkurrieren an den autonomen Ganglien mit dem Acetylcholin. Sie senken den Blutdruck, indem sie den peripheren Gefäßwiderstand herabsetzen. Die Blockade sowohl der sympathischen als auch der parasympathischen autonomen Ganglien ist mit einigen unerträglichen Nebenwirkungen verbunden. Seit der Entwicklung der selektiven Hemmer des SNS werden die Ganglienblocker selten zur Regelung des Blutdrucks bei ambulanten Patienten benutzt.

Alpha-adrenerg blockierende Pharmaka

Phenoxybenzamin (Dibenzyran®) und Phentolamin (Regitin®). Für die ambulante Behandlung der essentiellen Hypertonie sind die Mittel weniger geeignet. Sowohl Phenoxybenzamin als auch Phentolamin wirken als kompetitive Blocker, indem sie den Alpha-Rezeptor besetzen und die normale Wechselwirkung mit dem Neurotransmitter verhindern. Der Hauptnachteil der alpha-adrenergen Blocker besteht in der Beeinträchtigung der kompensatorischen Vasokonstriktion und in der darauffolgenden orthostatischen Hypertonie. Bei Blutverlust können ausgeprägte Blutdruckabfälle auftreten, und es ist vorstellbar, daß dies auch bei plötzlichen Lageänderungen oder bei intrathorakalem Überdruck geschieht. Fernerhin können durch eine fehlende Beta-Rezeptoren-Blockade ein erhöhter Sauerstoffbedarf des Myokards entstehen und eine darauffolgende reflektorische Tachykardie und eine erhöhte Kontraktilität des Myokards. Beta-adrenerge Effekte wie bei Kombination von Lokalanästhetika mit Adrenalin können auftreten, wenn zuvor eine alpha-adrenerge Blockade bestand. Häufigste Indikation für die alpha-adrenerge Blockade ist die Verhütung oder Behandlung hypertoner Reaktionen auf endogene (Phäochromozytom) oder exogene Katecholamine.

Dilatatoren der glatten Gefäßmuskulatur (Vasodilatatoren)

Hydralazin, Dihydralazin (Nepresol®, Dihyzin®). Hydralazin hemmt wahrscheinlich den Calcium-Transport in der glatten Muskulatur der Arterien und senkt durch Vasodilatation den Blutdruck. Da die Barorezeptoren intakt bleiben, kann der als Reaktion auf den herabgesetzten Blutdruck gesteigerte sympathische Ausstrom zum Myokard und zum peripheren Gefäßbett den gewünschten antihypertonen Effekt aufheben. Diese reflektorische Stimulation wird verhindert, indem man Hydralazin mit anderen Antihypertonika wie Guanethidin oder Propranolol kombiniert. Im Gegensatz zu anderen Antihypertonika stellt die orthostatische Hypotonie kein Problem dar, da die kardiovaskulären Reflexe und die Funktion des SNS unverändert sind. Da Hydralazin die Nierenperfusion beibehält oder steigert, ist es logisch, bei Patienten mit Nierenerkrankungen auf dieses

Mittel zurückzugreifen. Am anästhesierten Patienten könnte eine überstarke Blutdrucksenkung additive Effekte mit anderen gefäßerweiternden Anästhetika widerspiegeln.
Prazosin (Minipress®). Dieses Pharmakon besitzt keinerlei chemische Verwandtschaft mit anderen zur Zeit angewendeten Antihypertonika (22). Prazosin senkt den Blutdruck, indem es den peripheren Gefäßwiderstand durch direkte Dilatation der peripheren Gefäßmuskulatur und alpha-adrenerge Blockade herabsetzt. Im Vergleich zum Hydralazin erzeugt Prazosin weniger Tachykardie, kann aber zur orthostatischen Hypotonie und gelegentlich zu Kollapsreaktionen bei der ersten Dosis führen. Dieses Mittel ist in erster Linie bei Patienten indiziert, die Hydralazin nicht vertragen.

Am Zentralnervensystem angreifende Pharmaka

Clonidin (Catapresan®, Dixarit®). Es wird angenommen, daß dieses Mittel alpha-adrenerge inhibitorische Rezeptoren (Alpha$_2$) im Mittelhirn stimuliert, was zu einer Herabsetzung des sympathischen Ausstroms und demzufolge zu herabgesetztem peripherem Gefäßwiderstand und vermindertem Herzminutenvolumen führt (33). Eine orthostatische Hypotonie ist selten. Dies läßt vermuten, daß zentral angreifende Pharmaka (sowie Reserpin und Methyldopa) den sympathischen «Ausstrom» nicht beseitigen. Es tritt Sedierung ein. Eine Herabsetzung der erforderlichen Anästhetikadosen scheint möglich, ist aber noch nicht nachgewiesen worden. Plötzliches Absetzen von Clonidin ist mit dem sofortigen Wiedereintritt der Hypertonie verbunden. Wir empfehlen deshalb bei notwendigem Abbruch der Clonidin-Therapie, sich mit diesem Mittel auf jeden Fall allmählich auszuschleichen (24).

Monoaminoxidase-Inhibitoren (MAOI) oder MAO-Hemmer

Ungünstige Wechselwirkungen sowie die Verfügbarkeit wirksamer Antihypertonika haben dazu geführt, diese Pharmaka nicht als Mittel der Wahl zur Blutdruckregelung bei ambulanten Patienten zu betrachten. Unerwünschte Wechselwirkungen mit Medikamenten können auftreten, weil Tyramin durch das Enzym MAO im Gastrointestinaltrakt nicht mehr inaktiviert wird. Mit der Einnahme tyraminhaltiger Nahrungsmittel (wie z. B. Käse, Bier, Wein, Geflügelleber) können hypertone Krisen ausgelöst werden. Eine verlangsamte oder veränderte Biotransformation kann die Ursache atypischer Reaktionen auf Pethidin (Hyperthermie und überstarke Depression der Atmung) und auf Barbiturate (langanhaltende Sedierung) sein.
Der den Monoaminoxidase-Hemmern zugeschriebene Wirkungsmechanismus beruht auf der Bildung eines falschen Transmitters, des Octopamins, der eine geringere alpha-adrenerge Stimulation als Noradrenalin hervorruft. Da die Monoaminoxidase-Hemmer die oxidative Bestimmung des Noradrenalins verhindern, kann der reaktive Blutdruckanstieg auf indirekt wirkende Sympathikomimetika (selbst auf das in Nasentropfen enthaltene Ephedrin) überschießend sein. Diese Reaktion spiegelt die erhöhte Verfügbarkeit des Neurotransmitters wider, da Noradrenalin nicht mehr inaktiviert wird, aber die Bildung von Noradrenalin im normalen Umfang andauert. Direkt wirkende Pharmaka dürften weniger stark beeinflußt werden, doch ist auch hier mit überschießenden Blutdruckanstiegen zu rechnen.
Pargylin (USA: Eutonyl®) (in der BRD nicht im Handel). Dies ist der einzige zur Blutdruckregelung zur Verfügung stehende Monoaminoxidase-Hemmer. Dieses Pharmakon ist mindestens zwei Wochen vor geplanter Anästhesie und Operation abzusetzen. Die

Substitution durch andere Antihypertonika ist mit großer Vorsicht vorzunehmen. Z. B. können in Gegenwart eines Resteffektes von Pargylin Guanethidin und Reserpin die Freisetzung von Noradrenalin auslösen und damit eine hypertone Krise hervorrufen.

Veratrum-Alkaloide

Diese Pharmaka senken den Blutdruck, indem sie die am Sinus caroticus und am Aortenbogen befindlichen Barorezeptoren auf einen niedrigeren Druckpegel einstellen, was in einem erhöhten Parasympathikotonus und in einem herabgesetzten Sympathikotonus resultiert. Wegen der großen Häufigkeit von Nebenwirkungen wie Brechreiz und Erbrechen werden die Veratrum-Alkaloide selten zur Behandlung der essentiellen Hypertonie eingesetzt. Jedoch müssen wie bei jedem anderen Patienten, der Antihypertonika einnimmt, die Auswirkungen eines gedämpften SNS in Betracht gezogen werden. In ähnlicher Weise führt ein erhöhter Vagotonus zu übermäßiger Bradykardie, insbesondere dann, wenn den Vagus stimulierende Mittel oder solche, die an cholinergen Rezeptoren angreifen, während der Anästhesie zum Einsatz kommen.

Hypertone Krisen

Die zur Behandlung der intra- oder postoperativen Hypertonie am häufigsten gewählten Mittel sind Natriumnitroprussid (Nipride®, Nipruss®), Trimethaphan (Arfonad) oder Diazoxid (Hypertonalum®, Proglicem®). Nitroprussid (Nipride®, Nipruss®) ermöglicht eine rasche Regelung des Blutdrucks, jedoch erfordert seine hohe Wirksamkeit ein sorgfältiges Titrieren der Dosis am besten mittels einer Infusionspumpe. Während der Anästhesie ist gewöhnlich eine Infusionsgeschwindigkeit von 0,5–5,0 µg/kg/min angemessen, wobei die niedrigsten Dosen in Gegenwart starkwirksamer Inhalationsanästhetika benötigt werden. Da Nitroprussid keine Wirkung auf das Myokard oder das ANS ausübt, ist bei gesenktem Blutdruck das Herzminutenvolumen gewöhnlich unverändert oder sogar erhöht. Bei jedem resistenten Patienten (der mehr als 10 µg/kg/min benötigt) oder der eine Tachyphylaxie oder metabolische Azidose zeigt, muß an eine toxische Reaktion durch Cyanid gedacht werden. Dann ist Nitroprussid sofort abzusetzen, und bei persistierender Hypotonie oder metabolischer Azidose sind geeignete Cyanid-Antagonisten zuzuführen.
Trimethaphan ist ein Ganglienblocker, dessen Wirkung rasch einsetzt, aber so kurzfristig ist, daß es durch Dauertropfinfusion zuzuführen ist. Ebenso wie bei Nitroprussid ist eine ständige Überwachung des Blutdrucks erforderlich. Da Trimethaphan die Kapazitätsgefäße erschlaffen läßt und die sympathischen Reflexe blockiert, setzt es den Blutdruck sowohl durch Dilatation der Arteriolen als auch durch Verminderung des Herzminutenvolumens herab. Eine Begleittachykardie kann die Herabsetzung des Blutdrucks wieder aufheben und zur gelegentlichen Resistenz gegen die blutdrucksenkenden Effekte dieses Mittels beitragen. Die nach Trimethaphan-Zufuhr erfolgende Histamin-Freisetzung macht dieses Mittel für die Behandlung des Patienten mit Phäochromozytom ungeeignet. Auf Grund eines unbekannten Mechanismus können hohe Trimethaphan-Dosen nichtdepolarisierende Muskelrelaxanzien potenzieren (25).
Diazoxid (Hypertonalum®) ist ein Thiazid-Derivat ohne diuretische Wirkung, das zur Behandlung der postoperativen Hypertonie benutzt worden ist (26). Dieses Mittel setzt

den systolischen und den diastolischen Blutdruck durch eine direkt an der glatten Muskulatur der Arteriolen angreifende erschlaffende Wirkung herab. Es hat keinen signifikanten Effekt auf sympathische Reflexe, so daß die Herabsetzung des peripheren Gefäßwiderstandes von einer reflektorischen Zunahme der Herzfrequenz und des Herzminutenvolumens begleitet ist.

Eine Einzelinjektion von 2,5–5,0 mg/kg Diazoxid innerhalb von 10–20 s setzt den Blutdruck nach 2–5 min rasch auf einen annehmbaren Wert herab, dies ohne die Notwendigkeit einer ständigen Überwachung des Blutdrucks. Da mindestens 90% dieses Medikaments an Protein gebunden sind, kann die langsame Injektion nicht bewirken, daß genügend ungebundenes Medikament zur Verfügung steht, um den Blutdruck in geeigneter Weise zu senken. Innerhalb der nächsten 12 Stunden kehrt der Blutdruck allmählich wieder auf die Kontrollwerte zurück. Das Fehlen eines sedierenden Effektes gestattet es dem Arzt, die psychische Verfassung des Patienten zu untersuchen. Obwohl unwahrscheinlich ist, daß eine übermäßige Hypotonie eintritt, ist die Unmöglichkeit, die Diazoxid-Dosis nach der am Patienten erzielten Wirkung zu dosieren, im Vergleich mit Nitroprussid ein erheblicher Nachteil. Es ist daran zu erinnern, daß die Reaktion auf Diazoxid bei Patienten, die Mittel wie Propranolol oder Guanethidin erhielten, akzentuiert sein kann, da die reflektorischen sympathischen Reaktionen auf den herabgesetzten Blutdruck blockiert sind. Wird Diazoxid bei Patientinnen mit Eklampsie benutzt, so wirkt es als stark erschlaffendes Mittel auf den Uterus. Die Wehentätigkeit kann jedoch mit Oxytocin wiederhergestellt werden. Diazoxid hemmt die Insulin-Freisetzung aus dem Pankreas, doch tritt nach einer Einzelinjektion keine Hyperglykämie auf. Diazoxid regt die Freisetzung von Katecholaminen an, weshalb es bei Patienten mit Phäochromozytom kontraindiziert ist.

Literatur

1. Veteran's Administration Cooperative Study Group on Antihypertensive Agents: Effects of treatment on morbidity and hypertension. J.A.M.A. 202 (1967) 1028
2. Veteran's Administration Cooperative Study Group on Antihypertensive Agents: Effects of treatment on morbidity and hypertension. J.A.M.A. 213 (1971) 1143
3. McKee, P.A. u. Mitarb.: The natural history of congestive heart failure: The Framingham study. N. Engl. J. Med. 285 (1971) 1441
4. Breckenridge, A., C.T. Dollery, E.H.O. Parry: Prognosis of treated hypertension: changes in life expectancy and causes of death between 1952 and 1967. Q. J. Med. 39 (1970) 411
5. Axelrod, J., R. Weinshilbaum: Catecholamines. N. Engl. J. Med. 287 (1972) 237
6. Coakley, C.A., S. Alpert, J.S. Boling: Circulatory responses during anesthesia of patients on rauwolfia therapy. J.A.M.A. 161 (1956) 1143
7. Crandell, D.L.: The anesthetic hazards in patients on antihypertensive therapy. J.A.M.A. 179 (1962) 495
8. Katz, R.L., H.D. Weintraub, E.M. Papper: Anesthesia, surgery and rauwolfia. Anesthesiology 25 (1964) 142
9. Prys-Roberts, C., R. Meloche, P. Foëx: Studies of anesthesia in relation to hypertension I: Cardiovascular responses to treated and untreated patients. Br. J. Anaesth. 43 (1971) 122
10. Dingle, H.R.: Antihypertensive drugs and anaesthesia. Anesthesia 21 (1966) 151

11. Thomson, P. D., K. L. Melmon: Clinical assessment of autonomic function. Anesthesiology **29** (1968) 724
12. Miller, R. D., W. L. Way, E. I. Eger, II: The effects of alpha-methyldopa, reserpine, guanethidine and iproniazid on minimum alveolar anesthetic requirement (MAC). Anesthesiology **29** (1969) 1153
13. Mueller, R. A. u. Mitarb.: Central monaminergic neuronal effects on minimum alveolar concentrations (MAC) of halothane and cyclopropane in rats. Anesthesiology **42** (1975) 143
14. Melmon, K. L.: The clinical pharmacology of commonly used antihypertensive drugs. In: Cardiovascular Drug Therapy. Hrsg. K. L. Melmon. Philadelphia, F. A. Davis Co., 1974
15. Gottlieb, T. R., C. A. Chidsey: The clinician's guide to pharmacology of antihypertensive agents. Geriatrics **31** (1976) 99
16. Eger, E. I., II, W. K. Hamilton: The effect of reserpine on the action of various vasopressors. Anesthesiology **20** (1959) 641
17. Bagwell, E. E., E. F. Woods: Influence of reserpine on the cardiovascular responses to cyclopropane anesthesia. Fed. Proc. **22** (1963) 186
18. Dollery, C. T., M. Harrington, J. V. Hodge: Haemodynamic studies with methyldopa: Effect on cardiac output and response to pressor amines. Br. Heart J. **25** (1963) 670
19. Nies, A. S., D. G. Shand: Hypertensive response to propranolol in a patient treated with methyldopa – a proposed mechanism. Clin. Pharmacol. Ther. **14** (1973) 823
20. Thornton, W. E.: Dementia induced by methyldopa with haloperidol. N. Engl. J. Med. **294** (1976) 1122
21. Mitchell, J. R., J. A. Oates: Guanethidine and related agents I. Mechanism of the selective blockade of adrenergic neurons and its antagonism by drugs. J. Pharmacol. Exp. Ther. **172** (1970) 100
22. Kosman, M. E.: Evaluation of a new antihypertensive agent. Prazosin hydrochloride (Minipress). J. A. M. A. **238** (1977) 157
23. Van Zwieten, P. A.: The central action of antihypertensive drugs mediated via central alpha receptors. J. Pharm. Pharmacol. **25** (1973) 89
24. Brodsky, J. B., J. J. Bravo: Acute postoperative clonidine withdrawal syndrome. Anesthesiology **44** (1976) 519
25. Wilson, S. L. u. Mitarb.: Prolonged neuromuscular blockade associated with trimethaphan: A case report. Anesth. Analg. (Cleve.) **55** (1976) 353
26. Weser, J. K.: Diazoxide. N. Engl. J. Med. **294** (1976) 1271

9. Kapitel

Cholinergika und anticholinerge Mittel

Werner E. Flacke und Joan W. Flacke

Fallbericht

Eine 38jährige 60 kg wiegende Krankenschwester unterzog sich einer Cholezystektomie. Ihre Anamnese war bis auf die Gallenblasenerkrankung im wesentlichen negativ. Als Kind hatte sie jedoch ein schweres Asthma bronchiale. Die Häufigkeit der Anfälle war mit zunehmendem Alter zurückgegangen, der letzte Anfall hatte sich vor mehr als 10 Jahren ereignet. Die Patientin hatte 15jährig wegen einer Appendektomie eine Allgemeinnarkose offenbar ohne Zwischenfall erhalten und war seitdem nicht wieder anästhesiert worden.
Die Anästhesie wurde mit einer intravenösen Thiopental-Gabe eingeleitet und komplikationslos mit 60% N_2O und O_2 sowie intravenöser Gabe von Pethidin unterhalten; zur Muskelerschlaffung diente Pancuronium. Kurz vor Beendigung der Operation erhielt die Patientin 1 mg Atropin intravenös, dem 2,5 mg Neostigmin intravenös folgten. Nervenreizung und gute Spontanatmung zeigten eine effektive Aufhebung der neuromuskulären Blockade. Die Lungen der Patientin waren frei, und es bestand keine Bradykardie. Man ließ die Patientin spontan atmen, und um sie beim Legen der Hautnähte im Schlaf zu halten, wurde eine zusätzliche Dosis von 50 mg Thiopental gegeben. Etwa 10 min nach Gabe von Neostigmin wurde die Lachgasgabe beendet. Die Patientin erwachte, und sofort entwickelte sich ein schwerer Bronchospasmus mit verlängerter Ausatemphase und beidseitig nur geringem Luftzutritt in die Lungen. Die Herzfrequenz sank von 85/min auf weniger als 66/min ab. Der Endotrachealtubus wurde sofort entfernt, was den Zustand so weit besserte, daß man die Patientin mittels Gesichtsmaske mit Sauerstoff beatmen konnte. Weder die intravenöse Gabe von Aminophyllin (300 mg) noch eine weitere Atropin-Dosis (2 mg) vermochten den Bronchospasmus zu beheben, doch wurde die Bradykardie beseitigt. Die Patientin wurde zum Aufwachen gebracht und mittels Maske mit 100% Sauerstoff und Vaponefrin-Nebel beatmet. Sie erholte sich allmählich innerhalb der folgenden Stunde.
Kommentar. Das Problem dieses Falles besteht in der abnormen Überempfindlichkeit der Muskulatur der Luftwege der Patientin gegenüber bronchokonstriktorischen Mitteln (Acetylcholin) und der von der Bewußtseinslage abhängigen endogenen vagalen Aktivität. Die vor dem Neostigmin gegebene Atropin-Dosis genügte zur Unterdrückung frühzeitiger vagaler Reflexe am Herzen und an der Bronchialmuskulatur. Als die Atropingabe erfolgte, war die Patientin noch anästhesiert und hatte offenbar einen niedrigen Vagotonus. Jedoch überwanden die mit dem Ablauf der Zeit erfolgende Acetylcholin-Ansammlung an den cholinergen Rezeptoren und die plötzliche Steigerung

der vagalen Aktivität sowie die mit dem Erwachen eintretende Acetylcholin-Freisetzung den antagonistischen Effekt der zuvor noch wirksamen Atropin-Dosis, dies resultierte in Bradykardie und Bronchospasmus. Die zusätzlich gegebenen 2 mg Atropin könnten genügt haben, um diesen Zustand zu lindern, doch mögen zu diesem Zeitpunkt auch andere bronchospastisch wirkende humorale Substanzen den bronchospastischen Zustand unterhalten haben. Bei empfindlichen Patienten reagiert die glatte Muskulatur der Luftwege nicht nur stärker auf Acetylcholin, sondern auch auf andere einen Bronchospasmus auslösenden Stoffe wie Histamin und die langsam reagierende Substanz («slow-reacting substance», SRS).
In diesem Kapitel werden die Wechselwirkungen cholinerger und anticholinerger Substanzen mit besonderer Betonung ihrer Pharmakologie und ihrer Anwendung in der Anästhesie behandelt.

Morphologie, Biochemie und Physiologie

Otto Loewi hatte als erster in seinen klassischen Versuchen das Acetylcholin als neurohumoralen Transmitter erkannt. Er wies nach, daß die Effekte der vagalen Reizung am Froschherzen durch die während der Reizung entnommene Spülflüssigkeit auf ein zweites Herz übertragbar waren (1).
Der von Loewi geführte Nachweis erfolgte in einem postganglionären parasympathischen System, doch hatte Sir Henry Dale bereits zuvor die Ähnlichkeit zwischen den Effekten des Acetylcholins und den Reaktionen auf die Reizung verschiedener peripherer Nerven erkannt (2). Innerhalb von 15 Jahren nach den Versuchen von Loewi war die Transmitterrolle des Acetylcholins an allen präganglionären autonomen Nervenendigungen, parasympathischen postganglionären Nervenendigungen und an den Endigungen der motorischen Nerven (neuromuskuläre Synapse) sicher erwiesen. Etwas später wurden überzeugende Beweise dafür erbracht, daß Acetylcholin auch im Zentralnervensystem eine Transmitter-Funktion ausübt (3). Es ist außerdem bekannt, daß Acetylcholin sensible Nervenendigungen stimulieren kann, ein Effekt, der wahrscheinlich keine physiologische Bedeutung hat. Darüber hinaus haben nicht alle Gewebe, die Rezeptoren für Acetylcholin besitzen und daher darauf reagieren, eine cholinerge Innervation (wie z.B. die glatte Gefäßmuskulatur).
Sir Henry Dale stellte außerdem fest, daß verschiedene Wirkungen des Acetylcholins von verschiedenen Pharmaka nachgeahmt oder blockiert werden können, wie von *Muskarin* und Atropin an postganglionären parasympathischen Effektorstellen, von *Nikotin* an autonomen Ganglien und an der neutromuskulären Synapse. Diese Beobachtungen haben zu der Einteilung in das muskarinartige und nikotinartige cholinerge System geführt. Die nikotinartigen Effekte können weiter unterteilt werden, weil *Hexamethonium* und verwandte Substanzen Ganglieneffekte relativ selektiv blockieren, während dies *curare*artige Substanzen an der neuromuskulären Synapse in derselben Weise bewirken.
An allen cholinergen Nervenendigungen wird die Synthese des Acetylcholins durch die Cholinacetylase in Gegenwart von Co-Enzym-A katalysiert. Acetylcholin wird dann in den Nervenendigungen gespeichert und bleibt inaktiv, bis es durch nervale Aktivität in den Extrazellulärraum oder in die Synapse freigegeben wird. (Reid Hunt von der Harvard Universität hatte schon sehr früh die hohe Wirksamkeit des Acetylcholins erkannt, das er aus Cholin synthetisierte, welches er aus der Nebenniere extrahiert hatte. Er verwarf aber die Vorstellung von einer biologischen Rolle des Acetylcholins, weil es «viel zu

toxisch» sei, um im Körper vorkommen zu können. Dies zeigt, wie schwierig es war, die Vorstellung der Speicherung von einer chemischen Substanz im Körper zu entwickeln, die einmal inaktiv oder «nicht toxisch» war, aber auch als freie oder aktive Verbindung freisetzbar war.) Freies Acetylcholin wird rasch von Cholinesterasen hydrolysiert, die zu den verbreitetsten Enzymen im Köper gehören und sowohl in Lösung als auch an Gewebebestandteile gebunden vorkommen. Somit hat freies Acetylcholin, d.h., Acetylcholin in der ungespeicherten Form, eine kurze Lebensdauer und ist nur während nervaler Aktivität in der Nähe der Endigungen cholinerger Nerven vorhanden.

Für die physiologischen Funktionen des Acetylcholins oder eines beliebigen Transmitters sind morphologische sowie biochemische Faktoren von Bedeutung. Die Weite des synaptischen Spalts, der Abstand von der Stelle der Freisetzung bis zur Stelle der Rezeptoren auf postsynaptischen oder Effektorzell-Membranen weist große Unterschiede auf. An der neuromuskulären Synapse ist diese Lücke etwa 40–50 nm breit, in autonomen Ganglien und im Zentralnervensystem kommen synaptische Spalten von nur 5–15 nm vor, bei postganglionären parasympathischen Synapsen (z.B. im Herzen, in den Geweben der glatten Muskulatur der Luftwege oder im Darm) kann der Abstand von der Stelle der Freisetzung bis zu den Rezeptorstellen 1000 nm oder mehr betragen. Der Transmitter muß zu den Rezeptorstellen diffundieren, die hierfür erforderliche Zeit wird von der Länge dieser Strecke bestimmt. Diese Zeit schwankt zwischen einer Millisekunde oder weniger an der neuromuskulären Synapse oder in den autonomen Ganglien bis zu mehreren Hundert Millisekunden oder länger bei postganglionären Synapsen.

Die Breite des synaptischen Spaltes bestimmt auch die Bedeutung der hydrolysierenden Enzyme zur Bestimmung der Lebensdauer des Transmitters. Ist der Spalt zu schmal, so muß wenig Acetylcholin freigesetzt werden, um in der Nachbarschaft der Rezeptoren eine wirksame Konzentration hervorzurufen; diese lokalisierte Menge kann bereits allein durch die Diffusion rasch vermindert werden. Ist der Spalt weit, muß viel mehr Transmitter freigesetzt werden, um dieselbe Konzentration an entfernten Rezeptorstellen zu erzielen, und zum raschen Abbau des freien Acetylcholins ist die enzymatische Hydrolyse von wesentlicher Bedeutung. Der gesamte Vorgang besteht

1. aus der Freisetzung des Transmitters,
2. aus der Diffusion zum Rezeptor und
3. im Abbau des freien Transmitters.

Dieser Vorgang bestimmt die Geschwindigkeit des Zyklus oder die Geschwindigkeit, mit welcher der postsynaptische Effekt einsetzt oder beendet wird. Diese Geschwindigkeit liegt bei neuromuskulären Übertragungen oder ganglionären Übertragungen in der Größenordnung von Millisekunden, aber im Bereich von Sekunden bei der parasympathischen Endorgan-Funktion, wie z.B. bei Effekten am Herzen oder bei Kontraktion und Erschlaffung der glatten Muskulatur. Die Hemmung der Cholinesterase hat nur einen geringen Effekt auf die Impulsübertragung in den autonomen Ganglien, einen stärkeren Effekt auf die Impulsübertragung in den autonomen Ganglien, einen stärkeren Effekt an der neuromuskulären Synapse und einen noch stärkeren an den parasympathischen postganglionären Synapsen.

Die funktionelle Rolle der cholinergen Systeme ist an der neuromuskulären Synapse klar, wo das Nervensignal mit einer hohen Sicherheitsbreite im Verhältnis 1:1 auf den Muskel übertragen wird. An autonomen Ganglien sind die Funktionen vielfältiger. Das präganglionäre-postganglionäre Verhältnis kann stark schwanken, und es gibt zunehmende Beweise für Mechanismen, die eine Modulation der Signalübertragung in Ganglien ermöglichen. Über die physiologische und pathophysiologische Rolle dieser Mechanismen wissen wir nur wenig (4).

Es gibt noch immer offene Fragen hinsichtlich des Funktionierens des parasympathischen postganglionären Systems. Die Reizübertragung erfolgt nicht nach dem Alles-oder-Nichts-Prinzip, wie dies für die neuromuskuläre Synapse gilt, sondern sie ist vielmehr abgestuft, und es scheint keinen «Sicherheitsbereich» zu geben. Das Ausmaß der Reaktion des Endorgans ist eine Funktion der Anzahl der aktiven Nerveneinheiten und von deren Entladungsfrequenz. Eine verminderte Freisetzung von Transmitter-Substanz bewirkt eine proportionale Herabsetzung der Reaktion des Endorgans und umgekehrt. Man könnte sagen, daß der Parasympathikus eher ein integrierendes System ist als ein System mit einer Einzeleinheit oder «single-unit-transmission».

Die Gesamtrolle des parasympathischen Nervensystems ist auf die Erholung und das Sammeln von Kräften ausgerichtet, im Gegensatz zur Rolle des sympathiko-adrenergen Systems, welches der Aktivität dient: Kampf oder Flucht (5). Diese Vorstellungen sind jedoch zu weit gefaßt, um von großem praktischem Wert zu sein. Genauer gesagt werden viele wichtige autonome Funktionen durch das parasympathische Nervensystem vermittelt – sowohl Hypo- als auch Hyperaktivität können nachteilig sein. Die Speichelsekretion kann notwendig sein, doch übermäßige ebenso wie zu geringe Sekretmengen können die Funktion behindern. Die Bedeutung der Sekretion ist an den Luftwegen noch offenkundiger. Die richtige Sekretmenge schützt die Unversehrtheit der Schleimhaut und ermöglicht eine wirksame Säuberung durch das Ziliensystem. Unzureichende Sekretmengen führen zur Eindickung des Schleims und zum Funktionsausfall der Zilien.

Die Bedeutung der Aufrechterhaltung der Herzfrequenz, der Reizleitung und der Automatie innerhalb zweckmäßiger Grenzen ist offenkundig, und sowohl das sympathische als auch das parasympathische System sind an der Beibehaltung der kardialen Funktionen innerhalb dieser Grenzen beteiligt. Seit kurzem ist die Rolle des Nervus vagus an der parasympathischen Steuerung des Herzens in diesem Sinne Ziel des wiedererweckten Interesses von Anatomen, Physiologen, Pharmakologen und Klinikern (6).

Vagale Reizung und die Infusion von Methacholin setzten die Empfindlichkeit des Herzens für Kammerflimmern herab (7–10).

Dieser Effekt ist unter normalen Bedingungen gering, wird aber unter sympathischer Nervenreizung oder Infusion von Noradrenalin ausgeprägt (11). Dies ist ein spezifisches Beispiel für die alte Vorstellung des Gleichgewichts zwischen Sympathikus und Parasympathikus. Am Menschen vorgenommene Beobachtungen stimmten hiermit überein. Die parasympathische Reizung, sei sie durch Reizung des Sinus caroticus oder durch Verabreichung von Vagotonika hervorgerufen, setzt die Häufigkeit vorzeitiger Ventrikelkontraktionen herab und beseitigt die ventrikuläre Tachykardie (12–17). Es wurde beobachtet, daß Häufigkeit und Schwere ventrikulärer Arrhythmien während des Schlafs geringer sind, d.h. in einem Zustand, in welchem das Gleichgewicht zwischen Sympathikus und Parasympathikus zugunsten des letztgenannten verschoben ist (18). Diese Beobachtungen können ihre Grundlage in der kürzlich festgestellten peripheren Wechselwirkung zwischen sympathischen und parasympathischen Nerven in Organen mit zweifacher antagonistischer Innervation haben. Muskarinartige Substanzen und vagale Nervenstimulation vermindern die Freisetzung der sympathischen Transmitter-Substanz Noradrenalin (19–20). Für eine derartige Wechselwirkung gibt es am Herzen eine sichere morphologische Grundlage. Man findet die sympathischen und parasympathischen Nervenendigungen so stark einander angenähert, daß die Transmitter-Substanz von einer Nervenendigung leicht die andere Nervenendigung erreichen und hier die Freisetzung des Transmitters beeinflussen kann (21–22). Somit wird der Effekt der vagalen Aktivierung möglicherweise über eine Modulierung der Freisetzung von sympathischen Transmittern vermittelt. Die vagale Aktivität kann den Sauerstoffbedarf des Myokards nicht nur durch einen direkten negativ chronotropen und inotropen Effekt auf die Effektorzellen senken, sondern auch durch die von ihr bewirkte Hemmung der Freisetzung von Transmitter-Substanz aus den sympathischen Nervenendigungen. Beide Faktoren können an der Stabilisierung des Myokards und an der Antagonisierung der Herzrhythmusstörungen auslösenden Effekte der Katecholamine und der sympathischen nervalen Aktivität beteiligt sein.

Pharmakologie der cholinergen Mechanismen

Die Einteilung von Pharmaka, welche die cholinergen Funktionen beeinflussen, folgt logischerweise aus ihrer Physiologie und Morphologie:

1. Cholinomimetische Pharmaka
    a) nikotinerge
       neuromuskuläre Übertragung
       Übertragung an autonomen Ganglien
    b) muskarinartige
       direkt wirkend
       indirekt wirkend
2. Cholinolytische Pharmaka
    a) nikotinerge
       neuromuskuläre Übertragung
       Übertragung an autonomen Ganglien
    b) muskarinartige

(mimetisch = agonistisch oder stimulierend
lytisch = antagonistisch oder blockierend)

Die neuromuskuläre Übertragung, die in diesem Buch an anderer Stelle behandelt wird (s. 18. Kap.), soll hier nicht berührt werden, jedoch nur insofern, als diese entweder durch nikotinerge Agonisten wie Succinylcholin oder Decamethonium (sog. depolarisierender Block) oder durch Antagonisten wie Curare oder Pancuronium (nicht depolarisierender Block) blockiert werden können.

Cholinomimetische Pharmaka

Nikotinerg. Ganglionäre nikotinerge cholinomimetische oder stimulierende Effekte werden in der Therapie nicht benutzt. Die ganglionäre Stimulation kann man als Nebenwirkung oder als toxischen Effekt der depolarisierenden Muskelrelaxanzien betrachten. Die ganglionäre Reizung durch Succinylcholin ist an Tieren beobachtet worden und kann einige der unerwünschten Effekte verursachen, die in Verbindung mit diesem Mittel mitgeteilt wurden. Das Nikotin selbst, wenn auch therapeutisch nicht angewendet, dient vielen als Genußmittel in Form von Tabak. Gelegentlich ist bei einer Überdosierung von Nikotin eine Ganglienstimulierung zu beobachten, die sich als Bradykardie manifestiert,

die möglicherweise zu Hypotonie führt, zu Durchfall (parasympathische Reizung), Brechreiz und Erbrechen, denen vielleicht Tachykardie und Hypertonie folgen (sympathische Reizung).
Die nikotinartigen cholinomimetischen Substanzen können auch sensible Nervenendigungen erregen, insbesondere die Chemorezeptoren der Karotiskörper. Dies ist ein möglicher alternierender Mechanismus für die gelegentlich in Verbindung mit Succinylcholin beobachtete Tachykardie und Hypertonie. In der Sowjetunion wird der Effekt der Dicholin-Ester auf die Chemorezeptoren zur Stimulierung der Atmung klinisch ausgenutzt (23).
Muskarinartig. Von den direkt wirkenden muskarinartigen cholinomimetischen Substanzen wird Acetylcholin selbst klinisch nicht angewendet. Methacholin, Carbachol und Betanechol werden weniger rasch hydrolysiert, weshalb ihre Effekte länger andauern. Obwohl diese Mittel subkutan und sogar per os gegeben werden können, sind ihre Bedeutung und ihre Anwendung begrenzt.
Pilocarpin ist ein aus Pflanzen gewonnenes Alkaloid mit muskarinartiger Aktivität und dient verbreitet zur Behandlung des Glaukoms. Obwohl bei Überdosierung oder bei besonderer Empfindlichkeit systemische Effekte auftreten können, ist die Anwendung von Pilocarpin in der Opththalmologie eines der wenigen Beispiele für die erfolgreiche lokale Anwendung von Medikamenten; toxische Wirkungen sind nicht häufig.
Ein allgemeines Kennzeichen der systemischen Effekte der muskarinartigen cholinomimetischen Substanz besteht darin, daß sie homöostatisch geregelte Systeme beeinflussen, wie z. B. Herzfrequenz und Blutdruck. Weniger beeinflussen sie Funktionen, die derartige Kompensationsmechanismen nicht besitzen, wie z. B. die Konstriktion der Bronchien und Luftwegssekretion, Speichelbildung, Schwitzen und kardiale Reizleitung. Alle letztgenannten Effekte werden durch kleine Dosen eines jeden anticholinergen Pharmakons leicht antagonisiert.
Von erheblich größerer Bedeutung als die zuvor erwähnten direkt ausgelösten muskarinartigen cholinomimetischen Effekte sind die infolge einer Cholinesterase-Hemmung verursachten indirekten Wirkungen. Als Anticholinesterasen wirksame Mittel dienen in der Anästhesie routinemäßig zur Aufhebung der nichtdepolarisierenden neuromuskulären Blockade. Sie werden auch zur Behandlung der Myasthenia gravis (24) und des Glaukoms eingesetzt. Da man fernerhin in der Umwelt als Anticholinesterasen wirkende Organophosphate als Pestizide im Haushalt und in der Landwirtschaft antrifft, kommt es häufig vor, daß man deren Wirkungen ausgesetzt ist.
Unter den Anticholinesterase-Mitteln muß man unterscheiden, ob sie ins ZNS gelangen oder nicht. Die wegen ihrer Effekte auf die neuromuskuläre Übertragung verwendeten Anticholinesterase-Mittel sind Carbaminsäure-Ester und quaternäre Ammonium-Verbindungen. Diese überschreiten die Blut-Hirn-Schranke praktisch nicht. Die als Pestizide dienenden Verbindungen müssen eine hohe Fettlöslichkeit besitzen, und sie alle können am ZNS wirksam werden. Die meisten Pestizide auf der Basis von Anticholinesterase-Mitteln sind Organophosphate. Im Gegensatz zu den Carbamaten sind diese Mittel nicht kompetitive, reversible Cholinesterase-Hemmer, sondern nicht überwindbare und für die Zwecke der Praxis irreversible Enzymhemmer. Deshalb ist ihr Effekt viel längerdauernder und kumulativ. Glücklicherweise sind die Ecothiopat-Augentropfen (Phospholinjodid®) und Isoflurophat die einzigen in der Medizin verwendeten Substanzen dieser Gruppe. Theoretisch müßte eine Parallelität zwischen den funktionellen Folgen der Cholinesterase-Hemmung und dem Grad der Hemmung bestehen, und die Messung

der Plasma-Cholinesterase oder noch besser der Erythrozyten-Cholinesterase könnte ein wichtiger diagnostischer und prognostischer Anhaltspunkt sein. Dies hat sich jedoch nicht als zutreffend erwiesen, weil die durch Cholinesterase-Hemmer verursachte Symptomatologie nicht mit dem Ausmaß der Enzymhemmung zu korrelieren scheint (25).
Ein Faktor, der diese Diskrepanz teilweise erklären könnte, liegt darin, daß das Ergebnis der Cholinesterase-Hemmung nicht nur von der Dosis des Inhibitors und von der Größenordnung des biochemischen Effektes abhängt, sondern vom Grad der Nervenaktivität, d. h., von der zum Zeitpunkt der Enzymhemmung freigesetzten Acetylcholin-Menge. Ist z. B. die Aktivität der parasympathischen Nerven gering oder fehlt sie ganz, können nach einem Anticholinesterase-Mittel keine parasympathikomimetischen Effekte auftreten. Für eine gegebene Dosis in einem gegebenen System ist der Effekt eines Anticholinesterase-Mittels dem Ausmaß der parasympathischen Nervenaktivität proportional.
Augentropfen mit einem Organophosphat als Wirksubstanz können von großer klinischer Bedeutung sein. Die Patienten können hinsichtlich der Menge der von ihnen selbst angewendeten Augentropfen eine ungerechtfertigte Sorglosigkeit an den Tag legen. Die Resorption ist von unterschiedlichem, aber meist großem Ausmaß. Die einzig sichere Möglichkeit, eine Wechselwirkung zu vermeiden, besteht darin, dem Patienten die anamnestische Angabe abzuringen, daß er derartige Mittel anwendet. Da die Hemmung lange andauert, sind Mittel wie Succinylcholin, deren Abbau und Beendigung der Wirkung vom Vorhandensein der Cholinesterase abhängt, nach dem Absetzen dieser Augentropfenbehandlung noch zwei bis drei Wochen zu meiden.

Cholinolytika. *Nikotinartige.* Diese Gruppe von Pharmaka, die an autonomen Ganglien angreift, erzeugt einen nichtdepolarisierenden Ganglienblock. Beispiele solcher Mittel sind Hexamethonium, Pentolinium, Trimethaphan und Chlorisondamin. Diese Mittel wurden als erste zur Behandlung der Hypertonie verwendet, doch bewirken sie eine Blockierung der Impulsübertragung in sämtlichen sowohl sympathischen als auch parasympathischen Ganglien mit geringer Selektivität. Daher sind ihre Effekte global und eingreifend, denn Vollwirkdosen erzeugen eine annähernd vollständige pharmakologische autonome Denervierung. Aus diesem Grunde wurden sie durch selektivere Mittel zur Behandlung der Hypertonie ersetzt. In der Anästhesie haben sie eine begrenzte Anwendung zur beabsichtigten kontrollierten kurzdauernden Blutdrucksenkung. Die Ganglienblocker wurden auch zur akuten Behandlung der Stauungsinsuffizienz des Herzens empfohlen, da sie den arteriellen Blutdruck herabsetzen und damit auch die Arbeitsbelastung des versagenden Herzens. Die besondere Eigenschaft der Ganglienblocker ist ihr Mangel an Selektivität. Ganglienblockade bedeutet die Unterbrechung der sympathischen und parasympathischen efferenten Leitungsbahnen mit entsprechender Lähmung der autonomen Funktionen von der Tränensekretion bis zum Ausfall der Darmmotilität. Ein derartiger Zustand erfordert auf der Seite des Anästhesisten spezielle Sorgfalt, um die ausgefallene Schutzfunktion des autonomen Systems zu ersetzen. Glücklicherweise wird bei der Anästhesie unter Anwendung von Ganglienblockern keine vollständige Ganglienblockade benötigt.
Es ist angesichts der engen pharmakologischen Verwandtschaft zwischen Ganglienblockern und den nichtdepolarisierenden neuromuskulär blockierenden Mitteln nicht überraschend, daß die letztgenannten eine Ganglienblockade als Nebenwirkung aufweisen. Unter den gegenwärtig verwendeten neuromuskulär blockierenden Mitteln ist d-Tubocurarin der stärkste Ganglienblocker. Einige Inhalationsanästhetika hemmen in

den üblich verwendeten Konzentrationen in gewissem Grad auch die nikotinerge ganglionäre Übertragung (26). Die klinische Bedeutung dieses Phänomens ist noch nicht ermittelt worden. Außerdem wurde festgestellt, daß die Impulsübertragung über einige autonome Ganglien durch die nikotinerg blockierenden Mittel nicht völlig blockiert ist und daß die verbliebene Transmission gegen atropinähnliche Mittel empfindlich ist, was besagt, daß sie muskarinartiger Natur ist (27, 28). Auch hier wieder ist die klinische Bedeutung dieser Befunde noch nicht erforscht worden.

Muskarinartige. Die Pharmakologie der cholinolytischen, antimuskarinartigen Pharmaka, die oft etwas ungenau als «anticholinerg» oder «atropinähnlich» bezeichnet werden, ist zu bekannt, um hier, von einigen speziellen Punkten abgesehen, noch einmal wiederholt zu werden (29–32). Mehrere, wenn nicht alle Mittel dieser Gruppe, sind keine «reinen» Antagonisten. Atropin und Scopolamin in kleinen Dosen bewirken eine Bradykardie und möglicherweise eine Verlangsamung der Reizleitung. Zu einem Zeitpunkt, an welchem die Konzentration in der Peripherie zu gering war, um eine vagale Blockade zu bewirken, wurden diese Phänomene früher einem zentralen, vagal stimulierenden Effekt zugeschrieben (33, 34). Homatropin, das einen schwachen peripher blockierenden Effekt mit einer starken zentralen Stimulation kombiniert, bewirkt die am stärksten ausgeprägte dosisabhängige Bradykardie (35). Methylatropin jedoch, der quaternäre Verwandte des Atropins, vermag, obwohl es nicht leicht ins ZNS gelangt, noch immer eine Bradykardie zu erzeugen (36). Selbst nach beidseitiger Vagotomie wurde nach diesen Mitteln Bradykardie beobachtet. Somit müssen die Cholinolytika, wenn auch eine zentrale Komponente nicht auszuschließen ist, einen peripheren Angriffspunkt besitzen. Dies wird noch durch die Beobachtung gestützt, wonach anfänglich die Speichelsekretion und die Pupillenakkommodation stimuliert werden, bevor die Lähmung erfolgt (32). Diese Phänomene können auf einem partiell agonistischen Effekt der Antagonisten beruhen.

Man muß zwischen den antagonistischen Effekten dieser Mittel gegen zirkulierende Cholinomimetika (einschließlich des Acetylcholins, falls dieses während der massiven Anticholinesterase-Vergiftung «überlaufen» sollte) und dem üblichen Effekt der Blockierung der parasympathischen Nerventätigkeit unterscheiden. Die erstgenannte Sachlage ist verhältnismäßig einfach, ein mehr oder weniger äquilibrierter Agonist ist hier beteiligt (im allgemeinen in niedrigen Konzentrationen). Hierbei sind niedrige Dosen von Antimuskarinika wirksam. Wenn jedoch der Agonist von den Nervenendigungen freigesetzt wird, eine Situation, die im Operationssaal häufiger vorkommt, kann dieser zeitlich und räumlich viel stärker konzentriert sein. Während die Blockierung einer Nerventätigkeit niedriger Größenordnung, die mit geringen und flüchtigen Transmitter-Konzentrationen verbunden ist, mit verhältnismäßig geringen Dosen des Antagonisten zu erreichen ist, vermögen dieselben Dosen aber keinen massiven Ausbruch der Nerventätigkeit zu blockieren, der zu hohen und längeranhaltenden Transmitter-Konzentrationen führt. Die Situation wird durch die Hemmung der Cholinesterase und durch die nachfolgende Potenzierung der parasympathischen Nerventätigkeit noch verschlimmert. Diese Bedingungen können am Versuchstier gezeigt werden, und es besteht Grund zu der Annahme, daß mit analogen klinischen Situationen zu rechnen ist.

Die kürzlich erfolgten Beobachtungen der Wechselwirkung von sympathischer und parasympathischer Nerventätigkeit in der Peripherie können dem Verständnis der Effekte der Anticholinergika eine neue Dimension geben. Diese Beobachtungen besagen, daß zu derartigen Effekten nicht nur der Antagonismus der parasympathischen Aktivität direkt an Effektorsystemen beteiligt ist, sondern auch ein indirekter Effekt durch einen Block der

Hemmung oder Dämpfung der Freisetzung des sympathischen Transmitters Noradrenalin in Organen oder Systemen mit doppelter antagonistischer Innervation. Dieser Effekt des Atropins auf die Noradrenalin-Freisetzung während gleichzeitiger Reizung der sympathischen und vagalen Nerven wurde tatsächlich am Herzen beobachtet (19, 20), und dieses Phänomen kann neues Licht auf klinische Beobachtungen eines «sympathikomimetischen» Effekts des Atropins werfen. Die Klärung der Situation am Tier und am Menschen erfordert noch weitere Forschungsarbeiten.

Es gibt Variationen der Empfindlichkeit verschiedener Effektorsysteme auf Anticholinergika und Unterschiede der relativen Wirksamkeit zwischen verschiedenen Mitteln (30, 32). Die Effekte auf die Speichel- und wahrscheinlich auch Luftwegssekretion – die jedoch nicht gemessen wurden – und auf das Schwitzen sind die empfindlichsten. Sie treten beim Menschen bei Dosen von Medikamenten auf, die nur eine geringe oder keine kardiale vagolytische Wirkung haben (30, 31). Atropin ist hinsichtlich der Blockierung kardialer vagaler Effekte stärker wirksam als Scopolamin, während Scopolamin eine stärkere Wirkung als Antisialogogum besitzt (32). Wie erwartet, haben beide Alkaloide ausgeprägtere Effekte am ZNS und am Auge als quaternäre Ammonium-Antimuskarinika. Die zentralen Effekte werden in diesem Kapitel gesondert besprochen.

Klinische Anwendung der Cholinergika während der Anästhesie

In der Anästhesie werden zwei Hauptarten von Medikamenten verwendet, die das parasympathische Nervensystem beeinflussen:

1. Antimuskarinartige Anticholinergika (atropinähnliche)
   a) zur Prämedikation,
   b) zum Schutz gegen die muskarinartigen Effekte der Cholinesterase-Hemmung
2. Anticholinesterase-Mittel nach nichtdepolarisierenden neuromuskulär blockierenden Substanzen.

Wir wollen zunächst die Verwendung der atropinähnlichen Mittel zur Prämedikation behandeln, weil dieses Problem am umstrittensten ist.

Antimuskarinartige Anticholinergika

Der historische Hintergrund der Einführung des Atropins bestand darin, das Herz vor vagalen Reflexen während der Halothan-Anästhesie zu schützen und während der Ether-Anästhesie eine übermäßige Sekretion zu verhindern. Da diese Anästhetika in fast allen Ländern immer weniger verwendet werden, wurde die Frage gestellt, ob die routinemäßige Anwendung von Anticholinergika vor der Anästhesie noch gerechtfertigt ist (37, 39).

Vor mehr als 15 Jahren folgerte Eger (30), daß die Belladonna-Alkaloide «nicht automatisch gegeben werden sollten»; Gravenstein und Anton schrieben hierzu (40): «Die Anticholinergika könnten in der Prämedikation oft weggelassen werden. Eine gesunde junge Frau, bei der ein kleinerer Eingriff wie Dilatation und Kürettage durchzuführen ist, erfordert keine Prämedikation mit einem Anticholinergikum, wenn lediglich Thiopental und Lachgas als Anästhetika dienen.» Dies stellt eine vorsichtige Feststellung einer Forschergruppe dar, die durch ihre sorgfältige und gründliche Arbeit auf diesem Gebiet bekannt ist. Dennoch wurde dieses Postulat auf Grund einer Untersuchung an 150 Patientinnen, die sich kleineren gynäkologischen Eingriffen unterzogen, kritisiert. Sie erhielten in erster Linie Thiopental und Lachgas, einige aber auch Enfluran, Halothan oder Fentanyl (38).

Die Patienten wurden in zwei Gruppen eingeteilt: Eine Gruppe erhielt als Prämedikation 25 mg Hydroxyzinhydrochlorid intramuskulär und die andere dieselbe Hydroxyzin-Dosis + 0,2 mg Glykopyrrolat (Robinul®) intramuskulär. (Die Zeitspanne zwischen Injektion und Anästhesieeinleitung wurde nicht angegeben). Die Patienten wurden auf der Grundlage eines Doppelblindversuches danach beurteilt, ob die Prämedikation zufriedenstellend war oder nicht. Aus der Gruppe der Patienten, die kein Glykopyrrolat erhielten, wurde die Prämedikation bei 35,9% als unzureichend beurteilt im Vergleich zu 19,4% aus der Gruppe, welche das Anticholinergikum erhalten hatte. Diese Differenz war statistisch signifikant. Bei weiterer Aufschlüsselung der Ergebnisse war die Differenz nur bei den Patienten signifikant, die nicht intubiert worden waren (13,6% unzureichend mit Glykopyrrolat im Vergleich zu 27,4% ohne Glykopyrrolat). Die Häufigkeit des Urteils «unzureichend» war bei den Patienten, die intubiert worden waren, wesentlich größer (42,9% nach Glykopyrrolat verglichen mit 66,7% ohne das Anticholinergikum), doch war die Differenz zwischen den beiden Gruppen mit und ohne Prämedikation nicht signifikant. Die Autoren folgerten, daß die Dosis zur Intubation nicht hoch genug war. Angaben über die Effekte dieses Mittels auf die kardiovaskuläre Funktion fehlen.

Der von uns gefundene jüngste Bericht beruhte nicht auf einer kontrollierten randomisierten Untersuchung. Elf Anästhesisten wurden aufgefordert, über den Zeitraum eines Jahres darüber zu berichten, ob

1. die Sekretion während oder nach der Anästhesie bei Weglassen einer anticholinergen Prämedikation ein Problem darstellte,
2. wenn ja, welcher Art dieses Problem war, und
3. ob und mit welchem Ergebnis ein anticholinerges Mittel gegeben worden war (39).

Aus einer Anzahl von 404 Patienten wurden die Antworten ausgewertet, von denen 244 kein Anticholinergikum zur Prämedikation und 160 eine Stunde vor Anästhesieeinleitung entweder 0,6 mg Atropin oder 0,4 mg Scopolamin intramuskulär erhalten hatten. Bei 56% der Patienten mit Prämedikation und bei 85% der Patienten ohne Prämedikation wurde die Trachea intubiert. Von den nicht mit einem Anticholinergikum prämedizierten Patienten hatten 13% Probleme durch Sekrete im Vergleich zu nur 3,75% bei den prämedizierten Patienten. Von den Patienten mit starker Sekretion erhielten 16% während der Operation Atropin mit dem gewünschten Ergebnis. Demnach sah sich der Anästhesist nur bei 2% der nicht prämedizierten Gruppe durch die Menge der Sekrete veranlaßt, ein Anticholinergikum zu geben. Die Autoren folgern deshalb, daß die geringe Häufigkeit einer störenden Sekretion nicht zur routinemäßigen Gabe von Anticholinergika vor der Allgemeinanästhesie berechtigt.

Diese Untersuchung ist jedoch anfechtbar, und es erscheint angebracht, dieser Frage noch energischer nachzugehen. Dennoch sind wir durch die erwähnten Ergebnisse beeindruckt, da sie auf einer logischen Beweisführung und echten Beobachtungen beruhen, auch wenn sie das Produkt von nicht unter «Doppel-Blind-Bedingungen» durchgeführten Versuchen sind.

Worin bestehen die Risiken und die Vorteile der Prämedikation mit einem antimuskarinartigen Anticholinergikum im Hinblick auf die Sekretion? Der Nutzen besteht lediglich in der geringeren Häufigkeit von Sekretmengen in solch störendem Umfang, daß er die Injektion eines Anticholinergikums während der Operation rechtfertigte. Sekrete sind schwerwiegend, wenn sie die Ventilation behindern; die Verschlechterung der Blutgaswerte (soweit die Möglichkeit zu deren schnellen Bestimmung besteht) ist hierfür der beste Beweis. Die Risiken der Sekretionshemmung mit der Möglichkeit der Schleimeindickung, des Zusammenbruchs der Zilienfunktion und des möglichen Verlegung der kleinen Luftwege sind zweitrangig (40, 41). Es wäre interessant, die postanästhetischen Lungenkomplikationen mit und ohne anticholinerge Medikation miteinander zu vergleichen. In diesem Zusammenhang sei daran erinnert, daß die Anticholinergika in der Routinebehandlung des Asthma bronchiale keineswegs aufgegeben worden sind (31).

Die zweite wichtige Frage betrifft die möglichen Risiken und Vorteile, welche aus den kardialen Effekten der Antimuskarinika erwachsen. Angesichts der komplizierten Physiologie der parasympathischen Innervation des Herzens sowie der gleichermaßen komplizierten Pharmakologie der Antimuskarinika ist diese Antwort nicht leicht.

Bis vor kurzem gab es keine Untersuchungen, welche die präventive Anwendung der Anticholinergika im Hinblick auf die Herzfunktionen mit derselben Gründlichkeit beurteilt haben als diejenigen, welche die Effekte der Anticholinergika auf die Sekretion feststellten. Wurde Atropin *während* der Anästhesie gegeben, so zeigten die Beobachtungen eine große Häufigkeit von Herzrhythmusstörungen und Tachykardien. Diese Untersuchungen besagen, daß die Effekte der Anticholinergika

1. unter den Bedingungen, bei welchen man einen starken Sympathikotonus annehmen konnte, und
2. in Gegenwart von Anästhetika, die bekanntermaßen das Herz gegen Katecholamine sensibilisieren,

am tiefgreifendsten waren. Dies war einerseits bei flachen Anästhesiestadien der Fall, insbesondere bei schmerzhaften operativen Verfahren wie in der Mundchirurgie, und andererseits bei Mitteln wie Diethylether, Cyclopropan und Halothan (42–44).

Eine kürzlich erfolgte Doppelblindstudie diente der Ermittlung des Effekts von Atropin auf die Bradykardie einer zweiten, fünf Minuten nach der ersten Succinylcholin-Dosis unter Halothan-Stickoxydul-Anästhesie injizierten Dosis Succinylcholin. Diese Situation ist mit einer starken vagalen Aktivität verbunden (45). Zwei Fälle von extremer Bradykardie veranlaßten die Untersucher zum vorzeitigen Brechen des Codes (dies erfolgte bei Patienten, die kein Atropin erhalten hatten) und die Untersuchung ohne die Gruppe fortzusetzen, die kein Atropin erhalten hatte. Das präoperativ gegebene Atropin vermochte die vagalen Phänomene jedoch nur dann zu blockieren, wenn die Atropin-Dosen so hoch waren, daß als Nebenwirkung eine extreme Tachykardie auftrat. Die Untersucher hatten den Eindruck, daß der hierfür zu zahlende Preis zu hoch war.

Ein anderes Untersucherteam prüfte mit Hilfe zufälliger Zuordnung Gruppen von Patienten, die Atropin, und solchen, die keines vor der Halothan-Stickoxydul-Anästhesie erhalten hatten (46). Waren die Patienten nicht intubiert worden, so bestand keine signifikante Differenz hinsichtlich des Auftretens von Herzrhythmusstörungen zwischen den beiden Gruppen, obwohl während und nach der Injektion von Atropin die Arrhythmien in einer Gruppe gehäuft auftraten. Bei endotrachealer Intubation war die Häufigkeit von Arrhythmien in der Atropin-Gruppe höher, diese traten meist im Zusammenhang mit der Intubation auf.

Diese unter systematischer und langdauernder Ekg-Überwachung erfolgten Untersuchungen zeigten eine große Häufigkeit von Herzrhythmusstörungen unter den gewähl-

ten Bedingungen, doch betonen die Autoren, daß selbst ventrikuläre Arrhythmien selten in Kammerflimmern übergehen. Dies entspricht der allgemeinen Erfahrung, ist aber nicht erwiesen. Auch diese Autoren betonten den Preis der anticholinergen Medikation in Gestalt der Tachykardie und vermuteten, daß diese Folgeerscheinung insbesondere bei Koronarerkrankungen zur Myokardschädigung führen könne.
Wir haben bei dieser Besprechung der Tatsache, daß die zur Arrhythmie prädisponierenden Faktoren gut bekannt sind, wenig Beachtung geschenkt: Dies sind eine starke sympathisch adrenerge Aktivität, das Vorhandensein eines Allgemeinanästhetikums, welches das Herz sensibilisiert, von Hyperkapnie sowie Hypoxie (54). Dort, wo die besprochenen Untersuchungen unter heutzutage allgemein üblichen Bedingungen durchgeführt wurden, erfolgten keine besonderen Bemühungen, die zuvor erwähnten Faktoren gering zu halten. Es ist bekannt, daß selbst bei Injektion von Atropin während der Anästhesie die Häufigkeit von Arrhythmien bei der Thiopental-Stickoxydul-Anästhesie, Neuroleptanalgesie und Enfluran-Anästhesie niedriger ist (42, 47). Durch die Verwendung von betaadrenergen Blockern ist es weiterhin möglich, sympathische adrenerge Einflüsse herabzusetzen. Bisher sind noch keine systematischen Untersuchungen der Effekte von Anticholinergika unter derartigen Bedingungen erfolgt.
Es erscheint wichtig, daß die Mehrzahl der Untersucher, die über diese Fragen experimentell gearbeitet und die Probleme sorgfältig durchdacht haben und von denen anzunehmen ist, daß sie über eine große Erfahrung verfügen, sich gegen die routinemäßige Anwendung von Anticholinergika zur Prämedikation ausgesprochen haben. Sie folgerten, daß man ein Anticholinergikum während der Anästhesie geben kann, wenn eine spezifische Indikation hierfür besteht, wie beim Vorliegen einer Bradykardie oder wenn mit Situationen zu rechnen ist, von denen bekannt ist, daß sie eine vagale Reflexaktivität verursachen (z. B. mit einer zweiten Succinylcholin-Dosis), und bei Patienten, von denen bekannt ist, daß sie zu Bradyarrhythmien neigen. Es ist natürlich bei diesen Patienten wichtig, die bereits besprochenen besonderen Risikofaktoren zu vermeiden und das Anticholinergikum unter Bedingungen zu geben, die nur mit einer geringen Häufigkeit von Arrhythmien belastet sind.

Anticholinesterase-Mittel

Die Situation ist eine andere, wenn ein Anticholinesterase-Mittel zur Verbesserung der neuromuskulären Reizübertragung gegeben werden muß. Die bedrohlichsten jemals veröffentlichten Arrhythmien traten bei Patienten unter einer Cyclopropan-Anästhesie ein, nachdem wegen schwerer Bradykardie 0,8 mg Atropin gegeben worden war; nach absichtlicher Injektion von 0,8–2,0 mg Neostigmin trat eine ausgeprägte Hemmung der atrioventrikulären Impulsübertragung auf (48). Bei einer anderen Versuchsperson ohne Anästhesie während einer anderen Untersuchungsreihe, bei welcher Neostigmin vor Atropin gegeben worden war (49), trat ein intermittierender AV-Block auf.
Kurz nach der Einführung des Curare in die klinische Medizin wurden nach der Injektion von Neostigmin-Atropin mehrere plötzlich eintretende Todesfälle mitgeteilt (50–52). Diese katastrophalen Ereignisse wurden der gleichzeitigen Injektion der beiden Mittel zur Last gelegt (53). Zurückschauend waren diese Patienten wahrscheinlich zum Zeitpunkt der Injektion des Gemisches aus Anticholinesterase-Anticholinergikum unterventiliert. Die Rolle von Hyperkapnie und Hypoxie in der Pathogenese kardialer Arrhythmien wurde erst später bekannt, und die Methoden zur Überwachung der Blutgase standen

damals noch nicht zur allgemeinen Verfügung. Seitdem wurde vielmals nachgewiesen, daß die gleichzeitige Injektion von Anticholinesterase und eines Anticholinergikums zuerst zu vorübergehender Tachykardie und erst viel später zu Bradykardie führt (54–61).

Dies bedeutet jedoch nicht, daß die übliche Praxis, eine feststehende kombinierte Dosis von Anticholinesterase und Anticholinergikum zu geben, für gut gehalten wird. Im Gegenteil, dieses Vorgehen widerspricht pharmakologischen Grundsätzen, und diese Frage sollte nicht nur auf statistischer Grundlage entschieden werden. Die Geschwindigkeit des Wirkungsbeginns und das endgültige Ausmaß des cholinergen (muskarinartigen) Effekts hängt von der Größe des bestehenden parasympathischen Tonus ab, wie auch die erforderliche Dosis des Anticholinergikums. Ist während der Injektion des Anticholinesterase-Mittels der Vagustonus des Patienten außergewöhnlich hoch, so kann eine bedrohliche Bradykardie auftreten. Ist mit einer derartigen Situation zu rechnen, so ist das Anticholinergikum vor dem Enzymhemmer zu geben.

Die Folgen der von den beiden Typen der Anticholinergika hervorgerufenen Veränderungen sind prinzipiell gut bekannt. Die Bradykardie und die Verlangsamung oder Blockierung der atrioventrikularen Reizleitung kann das Auftreten sekundärer ektopischer Schrittmacher und damit auch von Arrhythmien ermöglichen (62). Gewiß kann eine wirksame Dosis eines Antimuskarinikums jede reflektorische oder medikamentenbedingte Bradykardie blockieren (z. B. durch Succinylcholin, Halothan, starkwirksame Analgetika oder Anticholinesterase-Mittel), doch nur in Dosen, die eine ausgeprägte Tachykardie hervorrufen (30, 63). Der bradykarde Effekt der atropinartigen Mittel selbst darf nicht vergessen werden. Andererseits stellen die Tachykardie, die Steigerung des Herzminutenvolumens und gelegentlich des arteriellen Blutdrucks eine zusätzliche Belastung des Herzens dar und steigern den Sauerstoffbedarf des Myokards (64). Diese Situation ist für Patienten mit Koronarerkrankung oder Mitralstenose gefahrvoll. Fernerhin kann die sich ergebende Verschiebung zur sympathisch adrenergen Prävalenz die Wahrscheinlichkeit von Herzrhythmusstörungen erhöhen und ist besonders gefahrvoll in Gegenwart von Anästhetika, von denen bekannt ist, daß sie das Myokard gegenüber Katecholaminen sensibilisieren (54).

Weitere Gründe für die zurückhaltende Anwendung anticholinerger antimuskarinartiger Mittel liefern kürzlich erfolgte Beobachtungen eines potentiell günstigen Effektes der vagalen Aktivität auf das Herz und der Nachweis, daß die parasympathische Aktivität die Freisetzung des sympathischen Transmitters regelt (7–22).

Wir folgern, daß es zur Zeit keine ausreichenden Beweise gibt, die eine umfassende Beurteilung der Risiken und des Nutzens der Anwendung antimuskarinartiger Anticholinergika zur präanästhetischen Medikation gestatten würden. Hinsichtlich der Sekretion ist eine derartige Prämedikation zumindest nicht zwingend, doch sind die Rückwirkungen auf das Herz weniger klar herausgearbeitet. Die intravenöse Verabreichung eines Anticholinergikums während der Anästhesie, die erforderlich werden kann, ist bei Anästhetika wie Cyclopropan und unter flacher Anästhesie während schmerzhafter Eingriffe tatsächlich gefahrvoll, mit Halothan etwas weniger gefährlich und wesentlich ungefährlicher unter Thiopental-Stickoxydul oder Neuroleptanalgesie. Eine höhere, rasch intravenös gegebene Atropin-Dosis scheint weniger gefährdend zu sein als eine kleinere Atropin-Dosis (47).

Die anderen Effekte der Antimuskarinika – auf die Körpertemperatur, auf die Pupillen-Konstriktion und damit auf den intraokularen Druck sowie auf die Miktion – sind von verhältnismäßig untergeordneter Bedeutung (30–32, 66, 67). Atropin in klinischen Dosen vermag die Effekte des Neostigmins auf die Motilität des Darmes nicht zu verhindern (65).

Das sogenannte zentrale anticholinerge Syndrom (zentrale anticholinerge Krise)

Von den vielen mutmaßlichen Transmittern im Zentralnervensystem der Säuger ist Acetylcholin am besten dokumentarisch belegt. Hierbei ist seine muskarinartige, und nicht seine nikotinartige Aktivität beteiligt. Der Beweis für diese Folgerung beruht vorwiegend auf den Effekten von Pharmaka (3, 68). Sämtliche Anticholinesterase-Mittel und Antagonisten der muskarinartigen Wirkung des Acetylcholins, welche die Blut-Hirn-Schranke überschreiten, beeinflussen Funktionen des Zentralnervensystems. Kürzlich wurden bei biochemischen Untersuchungen große Mengen von Acetylcholin-Rezeptoren des Muskarinartigen Typs im Säugetierhirn nachgewiesen (69).
Es ist seit längerer Zeit bekannt, daß Atropin und Scopolamin sowie Belladonna-Alkaloide enthaltende Pflanzen und Pflanzenextrakte (s. Tab. 9.1) ein atypisches ZNS-Syndrom verursachen können, das als zentrales anticholinerges Syndrom bezeichnet worden ist (70). Die Symptome reichen von Sedierung, Stupor und Bewußtlosigkeit bis zu Ängstlichkeit, Unruhe, Überaktivität, Desorientiertheit, Delirium, Halluzinationen, Ausfall des Kurzzeitgedächtnisses, gestörter Lautbildung und schließlich zu Krämpfen und Atemdepression (71). Der Unterschied zwischen den Effekten kleiner Dosen von Atropin und von Scopolamin ist gut bekannt (30, 31). Kleine subkutane Scopolamin-Dosen von 0,3–0,5 mg (nicht aber perorale) erzielen gewöhnlich eine tiefgreifende Sedierung, während Atropin in Dosen bis zu 1 mg neben der bereits besprochenen vagalen Stimulation wenig Effekte auf das ZNS hat. Es ist klinisch seit langem bekannt, daß der Zustand des Patien-

Tab. 9.1: Anticholinerge Antimuskarinika

Belladonna-Alkaloide	Atropin (Atropinum sulfuricum®) Scopolamin (Scopolaminum hydrobromicum®) Homatropin (Homatropin®: Augentropfen) Cyclopentolat (Cyclopentolat®, Zyklolat®-Augentropfen)
Anticholinergika gegen Parkinsonismus	Benzatropin (Cogentinol®) Biperiden (Akineton®) Ethopropazin (Parsidol®) Procyclidin (Osnervan®) Trihexyphenidyl (Artane®)
Pflanzen, die anticholinerge Alkaloide enthalten	Solanum dulcamara. Atropa belladonna (Nachtschatten) Solanum tuberosum (Kartoffelblätter und -keimlinge) Datura stramonium
Sogenannte Spasmolytica (quaternäre Anticholinergika)	Methanteliniumbromid (Vagantin®) Propanthelinbromid (Corrigast®)

ten zum Zeitpunkt der Verabreichung eines Mittels zu unterschiedlichen Wirkungen führen kann. Patienten, die ein Schädeltrauma erlitten haben, an Schmerzen leiden oder aufgeregt sind, neigen dazu, auf Scopolamin mit Delirium und kraftvoller motorischer Aktivität zu reagieren. In der Psychiatrie wurden zur «Koma-Therapie» hohe Atropin-Dosen bis zu 20 mg bei körperlich gesunden Patienten verwendet, obwohl berichtet wurde, daß sehr viel niedrigere Dosen insbesonders bei Kindern tödlich gewesen sind (72). Daher erfordert die Verwendung dieses Mittels große Sorgfalt.

Physostigmin, welches ein tertiäres Amin ist, hebt sogar das von einer hohen Atropin-Dosis erzeugte Delirium vollständig auf, während bekanntlich Neostigmin und die anderen quaternären Ammonium-Anticholinesterase-Mittel nur einen geringen oder gar keinen Effekt auf das ZNS besitzen (73). Dies ist logisch, wenn man die unterschiedliche Lipidlöslichkeit der tertiären und quaternären Verbindungen berücksichtigt.

Die Anästhesie potenziert die Effekte der Anticholinergika auf das ZNS. In einer Studie mit 1227 Patienten, die mit bis zu 0,5 mg Scopolamin prämediziert und mit verschiedenen Mitteln anästhesiert wurden, zeigten 11,2% eine «postoperative Reaktion», die dem Scopolamin zugeschrieben wurde (74). Von diesen Patienten zeigten 85,2% längerdauernde Somnolenz und 14,8% delirante Zustände. Somit gibt es zwei verschiedenartige postoperative, zentrale anticholinerge Zustände: Der eine ist durch tiefe und längerdauernde Somnolenz gekennzeichnet, der andere durch Erregung, Delirium und motorische Unruhe. Diese Situation scheint der bei Patienten ohne Anästhesie ähnlich, wo «paradoxe», d.h. Erregungszustände nach Scopolamin auftreten können. Die Tatsache, daß beide Reaktionstypen rasch durch die Injektion von Physostigmin aufhebbar sind, beweist, daß zwischen beiden Zuständen ein kausaler Zusammenhang mit der anticholinergen Medikation besteht (74). Zur Zeit gibt es noch keine genauen Informationen über die Bedingungen, von denen abhängt, welcher der beiden Reaktionstypen auftritt.

Die anticholinerge, antimuskarinartige Aktivität ist nicht auf die so bezeichneten Mittel beschränkt (s. Tab. 9.1), sondern bei vielen Mitteln von den Antihistaminika bis hin zu den trizyklischen Antidepressiva zu sehen. Derartige Mittel sind auch oft in Medikamentenkombinationen und in frei verkäuflichen Präparaten enthalten und können ebenfalls in «Straßendrogen» enthalten sein. Sie sind in den Tab. 9.1 und 9.2 teilweise aufgelistet. Es wurde festgestellt, daß mehr als 600 pharmazeutische Zubereitungen mit zentraler anticholinerger Aktivität in den USA im Handel sind (71). Somit können die Patienten ohne Wissen ihres Arztes der Einwirkung derartiger Mittel ausgesetzt sein. Nach längerdauernder Anwendung einiger derartiger Präparate können Restkonzentrationen lange Zeit im Körper verbleiben, ohne deutliche Symptome zu zeigen. Für den Anästhesisten bedeutet dies, daß sich die Restaktivität derartiger Medikamente additiv zur Aktivität der Anticholinergika verhält, die vor oder während der Anästhesie verabreicht werden. Schließlich wurde vor kurzem berichtet, daß Physostigmin zur Behandlung einer ZNS-Depression durch Medikamente ohne bekannte anticholinerge Aktivität, wie z.B. Diazepam, erfolgreich benutzt wurde (75, 76). Es wurde außerdem festgestellt, daß Physostigmin die dämpfenden Effekte der starkwirksamen Analgetika (Opiate) antagonisiert, ohne deren Analgesierungsvermögen zu beeinträchtigen (77). Diese Beobachtungen haben zu der Behauptung geführt, daß Physostigmin ein unspezifisches ZNS-Stimulans oder ZNS-Analeptikum, unabhängig von seiner Anticholinesterase-Wirkung, sein könne. Obwohl sich die so verhalten mag, besteht keine Berechtigung zu dieser Behauptung. Ein Anticholinesterase-Mittel «potenziert» die cholinerge Synapsen-Transmission oder steigert die neuronale Aktivität, selbst wenn kein Rezeptor-Antagonist vorhanden ist. Es

Tab. 9.2: Medikamente mit anticholinerger Aktivität

Trizyklische Antidepressiva
  Amitryptilin (Equilibrin®, Laroxyl®, Saroten®, Tryptizol®)
  Desipramin (Pertofran®)
  Doxepin (Aponal®, Singuan®)
  Imipramin (Tofranil®)

Antipsychotika (Neuroleptika)
  Chlorpromazin (Megaphen®)
  Thioridazin (Melleril®)
  Haloperidol (Eukystol®, Haldol®, Haloperidol®, Sigaperidol®)
  Droperidol (Dehydrobenzperidol®)

Antihistaminika
  Chlorphenamin (Polaronil)
  Diphenhydramin (Pheramin®-Augentropfen, Sekundal®-D-Tabletten)
  Promethazin (Atosil®)

Medikamente ohne anticholinerge Aktivität, die aber durch Physostigmin antagonisiert werden:
  Diazepam (Valium®, Diazemuls®, Lamra®, Neurolytril®, Tranquase®, Tranquo-Tablinen®)
  Chlordiazepoxid (Librium®, Multum®)
  Lorazepam (Tavor®)
  Glutethimid (Doriden®)
  starkwirksame Analgetika (Opiate)

gibt jedoch z. B. keine Beweise dafür, daß die Anticholinesterase-Mittel die Transmission in Situationen verbessern können, in denen der Defekt auf der herabgesetzten Freisetzung von Transmittern beruht (78). Bei vielen Mitteln besteht die Möglichkeit eines indirekten Effektes auf die Funktionen zentraler cholinerger neuronaler Systeme.
Die Indikationen zur Anwendung von Physostigmin schwanken zwischen den Gesundheitseinrichtungen und unter den Anästhesisten innerhalb weiter Grenzen. Wie immer sind Risiken und Vorteile gegeneinander abzuwägen, doch in diesem Falle gibt es nur wenig Informationen über deren Wertigkeit.
Aus einer Literaturübersicht geht hervor, daß die Risiken der Verabreichung von Physostigmin gering sind, solange die empfohlene Dosierung nicht überschritten, die Indikationen genau eingehalten und die vielen Kontraindikationen beachtet werden. Die Dosierung beträgt 1 oder 2 mg, die langsam intravenös zu injizieren sind, mit einer möglichen Zweitdosis nach 10–15 min, wenn die Reaktion auf die Erstdosis günstig, aber nicht ausreichend war.
Physostigmin ist nur zu geben, wenn außer den Symptomen für das Vorhandensein eines zentralen anticholinergen Syndroms Zeichen einer antimuskarinartigen Medikation in der Peripherie bestehen. Die relativen Kontraindikationen und Sicherheitsvorkehrungen sind dieselben wie bei jenen Anticholinesterase-Mitteln, die nicht ins ZNS übertreten. Ergeben sich Zeichen für eine Überdosierung von Physostigmin, läßt sich das Gleichgewicht mittels einer weiteren Dosis eines Anticholinergikums wie entweder Sopolamin oder Atropin wieder herstellen. Bestehen lediglich Symptome eines peripheren cholinergen Überwiegens, so sollte ein Anticholinergikum vom Typ der quaternären Ammonium-Verbindung (Methylscopolamin, Glykopyrrolat, Methanthelin, Propanthelin) verwendet

werden. Die Wirkungsdauer des Physostigmins ist kürzer als diejenige der beteiligten Anticholinergika, so daß es sich als notwendig erweisen kann, die Injektion zu wiederholen, falls die mittels der Erstinjektion behobenen oder gelinderten Symptome wieder auftreten sollten.

Literatur

1. Loewi, O.: Über humorale Übertragbarkeit der Herznervenwirkung. Arch. Ges. Physiol. **189** (1921) 239
2. Dale, H. H.: The action of certain esters and ethers of choline, and their relation to muscarine. J. Pharmacol. Exp. Ther. **6** (1914) 147
3. Koelle, G. B.: Neurohumoral transmission and the autonomic nervous system. In: The Pharmacological Basis of Therapeutics. Hrsg. L. S. Goodman und A. Gilman. New York, Macmillan, 1975
4. Haefely, W.: Electrophysiology of the adrenergic neuron. In: Handbook of Experimental Pharmacology. Hrsg. H. Blaschko und E. Muscholl. Berlin, Springer-Verlag, 1972, Vol. 33
5. Cannon, W. B.: Organization for physiological homeostasis. Physiol. Rev. **9** (1929) 399
6. Higgins, C. B., S. F. Vatner, E. Braumwald: Parasympathetic control of the heart. Pharmacol. Rev. **25** (1973) 119
7. Kent, K. M. u. Mitarb.: Electrical stability of acutely ischemic myocardium: influences of heart rate and vagal stimulation. Circulation **47** (1973) 291
8. Kolman, B. S., R. L. Verrier, B. Lown: The effect of vagus nerve stimulation upon vulnerability of the canine ventricle. Circulation **52** (1975) 578
9. Kolman, B. S., R. L. Verrier, B. Lown: Effect of vagus nerve stimulation upon excitability of the canine ventricle. Am. J. Cardiol. **37** (1976) 1041
10. Rabinowitz, S. H., R. L. Verrier, B. Lown: Muscarinic effects of vagosympathetic trunk stimulation on the repetitive extrasystole (RE) threshold. Circulation **53** (1976) 622
11. Lown, B., R. L. Verrier: Neural activity and ventricular fibrillation. N. Engl. J. Med. **294** (1976) 1165
12. Cope, R. L.: Suppressive effect of carotid sinus on premature ventricular beats in certain instances. Am. J. Cardiol. **4** (1959) 314
13. Lown, B., S. A. Levine: The carotid sinus: clinical value of its stimulation. Circulation **23** (1961) 776
14. Lorentzen, D.: Pacemaker-induced ventricular tachycardia: reversion to normal sinus thythm by carotid sinus massage. J. A. M. A. **235** (1976) 282
15. Waxman, M. B. u. Mitarb.: Phenylephrine (Neosynephrine®) terminated ventricular tachycardia. Circulation **50** (1974) 656
16. Weiss, T., G. M. Lattin, K. Engelman: Vagally mediated suppression of premature ventricular contractions in man. Am. Heart J. **89** (1975) 700
17. Lown, B. u. Mitarb.: Effect of a digitalis drug on ventricular premature beats (VPBs). N. Engl. J. Med. **296** (1977) 301
18. Lown, B. u. Mitarb.: Sleep and ventricular premature beats. Circulation **48** (1973) 691
19. Löffelholz, K., E. Muscholl: Muscarinic inhibition of the noradrenaline release evoked by postganglionic sympathetic nerve stimulation. Naunyn Schmiedebergs Arch. Pharmacol. **265** (1969) 1
20. Levy, M. N., B. Blattberg: Effect of vagal stimulation on the overflow of norepinephrine into the coronary sinus during cardiac sympathetic nerve stimulation in the dog. Circ. Res. **38** (1976) 81

21. Ehinger, B., B. Falck, B. Sporrong: Possible axo-axonal synapses between peripheral adrenergic and cholinergic nerve terminals. Z. Zellforsch. **107** (1970) 508
22. Kent, K. M. u. Mitarb.: Cholinergic innervation of the canine and human ventricular conducting system: anatomic and electrophysiological correlation. Circulation **50** (1974) 948
23. Kharkevich, D. A.: Ganglion-Blocking and Ganglion-Stimulation Agents. Oxford, Pergamon Press, 1967
24. Flacke, W. E.: Drug Therapy. Treatment of myasthenia gravis. N. Engl. J. Med. **288** (1973) 27
25. DeRoeth, A., jr., u. Mitarb.: Effect of phospholine iodide on blood cholinesterase levels of normal and glaucoma subjects. Am. J. Ophthalmol. **59** (1965) 586
26. Garfield, J. M. u. Mitarb.: A pharmacological analysis of ganglionic actions of some general anesthetics. Anesthesiology **29** (1968) 79
27. Trendelenburg, Y.: Some aspects of the pharmacology of autonomic ganglion cells. Ergebn. Physiol. **59** (1967) 1
28. Flacke, W. E., R. A. Gillis: Impulse transmission via nicotinic and muscarinic pathways in the stellate ganglion of the dog. J. Pharmacol. Exp. Ther. **163** (1968) 266
29. Innes, I. R., M. Nickerson: Atropine, scopolamine and related antimuscarinic drugs. In: The Pharmacological Basis of Therapeutics. Hrsg. L. S. Goodman und A. Gilman. New York, Macmillan, 1975
30. Eger, E. I., II: Atropine, scopolamine and related compounds. Anesthesiology **23** (1962) 365
31. Andrews, I. C., B. Belonsky: Parasympatholytics. In: Clinical Anesthesia. Pharmacology of Adjuvant Drugs. Vol. 10. Hrsg. H. L. Zander, Philadelphia, F. A. Davis, 1973
32. Herxheimer, A.: A comparison of some atropinelike drugs in man, with particular reference to their end-organ specificity. Br. J. Pharmacol. **13** (1958) 184
33. Marton, H. J., E. T. Thomas: Effect of atropine on the heart rate. Lancet **2** (1958) 1313
34. Gravenstein, J. S., T. W. Andersen, C. B. DePadua: Effects of atropine and scopolamine on the cardiovascular system in man. Anesthesiology **25** (1964) 123
35. Hayes, A. H., jr., R. A. Katz: Homatropine bradycardia in man. Clin. Pharmacol. Ther. **11** (1970) 558
36. Kottmeier, C. A., J. S. Gravenstein: The parasympathomimetic activity of atropine and atropine methylbromide. Anesthesiology **29** (1968) 1125
37. Holt, A. T.: Premedication with atropine should not be routine. Lancet **2** (1962) 984
38. Fabick, Y. S., B. G. Smiler: Is anticholinergic premedication necessary? Anesthesiology **43** (1975) 472
39. Leighton, K. M., H. D. Sanders: Anticholinergic premedication. Can. Anaesth. Soc. J. **223** (1976) 563
40. Gravenstein, J. S., A. H. Anton: Premedication and drug interaction. Clin. Anesth. **3** (1969) 199
41. Annis, P., J. Landa, M. Lichtinger: Effects of atropine on velocity of tracheal mucus in anesthetized patients. Anesthesiology **44** (1976) 74
42. Jones, R. E., S. Deutsch, H. Turndorf: Effects of atropine on cardiac rhythm in conscious and anesthetized man. Anesthesiology **22** (1961) 67
43. Munchow, O. B., J. S. Denson: Modification by light cyclopropane and halothane anesthesia of the chronotropic effect of atropine in man. Anesth. Analg. (Cleve.) **44** (1965) 782
44. Bradshaw, E. G.: Dysrhythmia associated with oral surgery. Anaesthesia **31** (1976) 13
45. Viby-Mogensen, J. u. Mitarb.: Halothane anesthesia and suxamethonium I: The significance of preoperative atropine administration. Acta Anaesthesiol. Scand. **20** (1976) 129
46. Eikard, B., B. Sorensen: Arrhythmias during halothane anesthesia I: The influence of atropine during induction with intubation. II. The influence of atropine. Acta Anaesthesiol. Scand. **20** (1976) 296 und **21** (1977) 245
47. Carrow, D. J. u. Mitarb.: Effects of large doses of intravenous atropine on heart rate and arterial pressure of anesthetized patients. Anesth. Analg. (Cleve.) **54** (1975) 262
48. Jacobson, E., M. H. Adelman: Electrocardiographic effects of intravenous administration of neostigmine and atropine during cyclopropane anesthesia. Anesthesiology **15** (1954) 407

49. Fielder, D. L. u. Mitarb.: Cardiovascular effects of atropine and neostigmine in man. Anesthesiology 30 (1969) 637
50. Macintosh, R. R.: Death following injection of neostigmine. Br. Med. J. 1 (1949) 852
51. Clutton-Brock, J.: Death following neostigmine. Br. Med. J. 1 (1949) 1007
52. Hill, M.: Death after neostigmine injection. Br. Med. J. 2 (1949) 601
53. Kemp, S. W., H. J. V. Morton: The effect of atropine and neostigmine on the pulse rates of anaesthetized patients. Anaesthesia 17 (1962) 170
54. Katz, R. L., R. A. Epstein: The interaction of anesthetic agents and adrenergic drugs to produce cardiac arrhythmias. Anesthesiology 29 (1968) 763
55. Kemp, S. W., H. J. V. Morton: Effect of atropine and neostigmine on the pulse rates of anesthetized patients. Anaesthesia 17 (1962) 170
56. Baraka, A.: Safe reversal. 1. Atropine followed by neostigmine. An electrocardiographic study. 2. Atropine-neostigmine mixture. An electrocardiographic study. Br. J. Anaesth. 40 (1968) 21 und 30
57. Hannington-Kiff, J. G.: Timing of atropine and neostigmine in the reversal of muscle relaxants. Br. Med. J. 1 (1969) 418
58. Ovassapian, A.: Effect of administration of atropine and neostigmine in man. Anesth. Analg. 48 (1969) 219
59. Ramanurthy, S., M. H. Shaker, A. P. Winnie: Glycopyrrolate as a substitute for atropine in neostigmine reversal. Can. Anaesth. Soc. 7. 19 (1972) 399
60. Ostheimer, G. W.: A comparison of glycopyrrolate and atropine during reversal of nondepolarizing neuromuscular block with neostigmine. Anesth. Analg. (Cleve.) 56 (1977) 182
61. Miller, R. D. u. Mitarb.: Comparative times to peak effect and durations of action of neostigmine and pyridostigmine. Anesthesiology 41 (1974) 27
62. Han, J., G. K. Moe: Nonuniform recovery of excitability in ventricular muscle. Circ. Res. 14 (1964) 44
63. Roco, A. G., L. D. Vandam: Changes in circulation consequent to manipulation during abdominal surgery. J. A. M. A. 164 (1957) 14
64. Knoebel, S. B. u. Mitarb.: Atropine-induced cardioacceleration and myocardial blood flow in subjects with and without coronary artery disease. Am. J. Cardiol. 33 (1974) 327
65. Wilkins, J. L. u. Mitarb.: Effects of neostigmine and atropine on motor activity of ileum, colon, and rectum of anaesthetized subjects. Br. Med. J. 1 (1970) 793
66. Schwartz, H., A. DeRoetth, jr., E. M. Papper: Preanesthetic use of atropine and scopolamine in patient with glaucoma. J. A. M. A. 165 (1957) 144
67. Effects of systemic drugs with anticholinergic properties on glaucoma. Medical Letter 16 (1974) 28
68. Feldberg, W.: Present views on the mode of action of acetylcholine in the central nervous system. Physiol. Rev. 25 (1945) 596
69. Snyder, S. H. u. Mitarb.: Biochemical identification of the mammalian muscarinic cholinergic receptor. Fed. Proc. 34 (1975) 1915
70. Duvosin, R. C., R. L. Katz: Reversal of central anticholinergic syndrome in man by physostigmine. J. A. M. A. 206 (1968) 1963
71. Grancher, R. P., R. J. Baldessarini: The usefulness of physostigmine in neurology and psychiatry. In: Clincal Neuropharmacology. Hrsg. H. L. Klawans. New York, Raven Press, 1976
72. Forrer, G. R., J. J. Miller: Atropine coma: a somatic therapy in psychiatry. Am. J. Psychiatry 115 (1958) 455
73. Janson, P. A., B. Watt, J. A. Hermos: Success with physostigmine and failure with neostigmine in reversing toxicity. J. A. M. A. 237 (1977) 2632
74. Holzgrafe, R. E., J. J. Vondrell, S. M. Nintz: Reversal of postoperative reactions to scopolamine with physostigmine. Anesth. Analg. (Cleve.) 52 (1973) 921
75. Larson, G. F., B. J. Hulbert, D. W. Wingard: Physostigmine reversal of diazepam-induced depression. Anesth. Analg. (Cleve.) 56 (1977) 348

76. Di Liberti, J., M.D. O'Brien, T. Turner: The use of physostigmine as an antidote in an accidental diazepam intoxication. J. Pediatr. **23** (1975) 106
77. El-Naggar, M., A.R. El-Ganzouri: Physostigmine. Its use in the management of postoperative mental aberrations. Anesthesiology Rev. **5** (1978) 49
78. Gillis, R.A. u. Mitarb.: Actions of anticholinesterase agents upon ganglionic transmission in the dog. J. Pharmacol. Exp. Ther. **163** (1968) 277

10. Kapitel

Digitalis

John L. Atlee III. und Ben F. Rusy

Digitalis, das in den USA am vierthäufigsten verordnete Medikament, hat sowohl vom pharmakologischen als auch toxikologischen Standpunkt große Bedeutung (1). Digoxin ist wahrscheinlich auf Grund seiner kurzen Plasma-Halbwertszeit von 31 h bei oraler und von 3 h bei intravenöser Zufuhr das am häufigsten verwendete Präparat, das hinsichtlich der Erzielung optimaler Digitalisierung und bei der Behandlung vermuteter toxischer Wirkungen wesentliche Vorteile bietet (2). Digitoxin, das eine Plasma-Halbwertszeit von 5–7 Tagen hat, dient gewöhnlich nur zur Aufrechterhaltung der Digitalisierung.
Die Digitalisglykoside haben einen der niedrigsten therapeutischen Indizes unter allen verwendeten Medikamenten. Etwa 20% der Digitalis einnehmenden Patienten zeigen irgendwelche toxischen Reaktionen (3, 4). Der wichtigste therapeutische Effekt des Digitalis besteht in der Steigerung der Kontraktionsleistung (positive Inotropie) bei Patienten mit Herzinsuffizienz. Digitalis dient auch zur Verlangsamung der Reizleitung (negative Dromotropie) am Atrioventrikularknoten und damit zur Herabsetzung der Kammerfrequenz bei Patienten mit Vorhofflattern oder Vorhofflimmern. Der positiv inotrope Effekt von Digitalis ist der verwendeten Dosis direkt proportional, d. h., die Dosis-Wirkungs-Kurve ist linear (5). Jedoch kann eine annähernd toxische Dosis erforderlich sein, um einen negativ dromotropen Effekt zu erzielen, der vom zuvor bestehenden autonomen Tonus abhängt (5).
Die toxische Digitaliswirkung kann auf einer echten Überdosierung oder auf anderen Faktoren beruhen, einschließlich von Änderungen in der Neigung des Patienten zu Erkrankungen und/oder Empfindlichkeit gegenüber anderen gleichzeitig eingenommenen Medikamenten. Die unter Anästhesie und Operation herrschenden Bedingungen können bei einem sonst normal digitalisierten Patienten oder bei einem Patienten, der gerade mit Digitalis eingestellt wird, eine toxische Digitaliswirkung auslösen. Zwei sowohl auf dokumentierten Wechselwirkungen als auch auf unserer eigenen Erfahrung beruhende Fallberichte repräsentieren Wechselwirkungen, die für den praktisch tätigen Anästhesisten von Bedeutung sind.

Fallbericht

Bei einem an Claudicatio intermittens leidenden 68jährigen Patienten war eine aortofemorale Bypass-Operation vorgesehen. Er litt seit 20 Jahren an essentieller Hypertonie. Zwei Jahre vor der jetzigen Krankenhausaufnahme war seine Einweisung in ein anderes Krankenhaus wegen Stauungsinsuffizienz erfolgt, und er hatte sofort auf Digitalis und Diuretika angesprochen. Zur Zeit bestand die Behandlung in 0,25 mg Digoxin und in 25 mg Hydrochlorothiazid. Der Blutharnstoffstickstoff betrug 7,9 mmol/l (22 mg/dl), Kreatinin 159 µmol/l (1,8 mg/dl), Na 132 mmol/l, K 3,4 mmol/l, Cl 92 mmol/l, alle anderen Laborwerte waren normal. Der Digoxin-Spiegel im Blut betrug 2,4 ng/ml. Das Ekg zeigte einen Sinusrhythmus bei 64 Schlägen/min und Zeichen einer Hypertrophie des linken Ventrikels. Außerdem wurden unifokale vorzeitige Ventrikelextrasystolen festgestellt. Die Röntgenaufnahme des Thorax zeigte eine leichte Verbreiterung des Herzens und war sonst unauffällig. Vor der Operation hatten die Blutdruckwerte zwischen 18–21,3 kPa (135–160 mm Hg) systolisch und 11,5–14,0 kPa (86–105 mm Hg) diastolisch geschwankt.

Die Prämedikation bestand aus 0,43 mg Scopolamin und 8 mg Morphin intramuskulär. Bei der Ankunft im Operationssaal betrug der Blutdruck des Patienten 20,8/11,7 kPa (156/88 mm Hg) und die Pulsfrequenz 64/min. Katheter zur Druckmessung wurden in die Arteria radialis und in die Vena jugularis eingeführt. Während der Patient 100% Sauerstoff atmete, erfolgte die Einleitung der Anästhesie mit 20 mg Morphinsulfat, 10 mg Diazepam und 250 mg Thiopental. Zur Erleichterung der Laryngoskopie (Schleimhautanästhesie der Trachea mit 160 mg Lidocain) und zur Intubation erhielt er 100 mg Succinylcholin. Unter der Intubation stieg der Blutdruck des Patienten auf 24,0/13,3 kPa (180/100 mm Hg) an, und es bestanden häufige multifokale Kammerextrasystolen. Der erhöhte Blutdruck und die Arrhythmie sprachen auf weitere 100 mg Thiopental an. Nach einer muskelerschlaffenden Dosis von 6,5 mg Pancuronium wurde der Patient mit Lachgas/Sauerstoff ($F_IO_2 = 0{,}40$) kontrolliert beatmet. Das Minutenvolumen betrug 8,2 l. Vor dem Hautschnitt wurden weitere 10 mg Morphin gegeben. Dies erfolgte etwa 20 min nach Beginn der kontrollierten Beatmung. Unmittelbar vor dem Hautschnitt betrug der Blutdruck des Patienten 18,7/12,0 kPa (140/90 mm Hg), seine Pulsfrequenz 84/min. Kurz nach Operationsbeginn stieg der Blutdruck des Patienten auf 21,3/13,3 kPa (160/100 mm Hg) an, und es wurden erneut häufige multifokale vorzeitige Ventrikelextrasystolen festgestellt, denen ein ventrikulärer Trigeminus und Quadrigeminus folgten. Auf zwei intravenöse Bolusinjektionen von 100 mg Lidocain sprach die ventrikuläre Arrhythmie nicht an, auch nicht auf die zusätzliche Gabe von 100% Sauerstoff.

Die kurz nach Auftreten der Arrhythmien vorgenommene Blutgasanalyse ergab: pH 7,46, PO_2 21,5 kPa (161 mm Hg), PCO_2 3,3 kPa (25 mm Hg), Na 134 mmol/l und K 2,8 mmol/l. Die Minutenventilation wurde sofort auf 5,6 l/min herabgesetzt. Dann wurden 20 mmol Kaliumchlorid und 100 mg Phenytoin in geteilten Dosen intravenös zugeführt. Während der folgenden 15 min traten die vorzeitigen Kontraktionen seltener auf, waren dann nur noch unifokaler Natur und verschwanden schließlich. Das Lachgas wurde wieder zugeführt (mit einem $F_IO_2 = 0{,}40$), und die Chirurgen setzten die Operation fort. Die 30 min später vorgenommene Blutgasanalyse ergab: pH 7,4, PO_2 18,4 kPa (138 mm Hg), PCO_2 5,1 kPa (38 mm Hg), Na 132 mmol/l und K 3,7 mmol/l. Der übrige Anästhesieverlauf war ohne Besonderheiten.

Fallbericht

Bei einem 74 Jahre alten Mann von 70 kg Körpergewicht war der prothetische Ersatz eines Hüftgelenks vorgesehen. Im Aufnahmebefund imponierte die anamnestische Angabe einer über Jahre bestehenden Hypertonie, die vor 2 Jahren zur Stauungsinsuffizienz des Herzens geführt hatte, die mit Digitalis und Diuretika behandelt worden war. Bis vor 9 Monaten vor der jetzigen Aufnahme blieb der Patient zunächst symptomfrei, litt dann aber unter Herzjagen, das durch Vorhofflimmern bedingt war und mittels Kardioversion in einen Sinusrhythmus verwandelt wurde. Zur Vorbeugung eines Rezidivs wurde eine Behandlung mit Chinidin eingeleitet.

Während der 5 Tage vor dem Operationstermin erfolgten eingehenden Untersuchung erlitt der

Patient erneut Vorhofflimmern. Wegen des Herzjagens und des heranrückenden Operationstermins entschied man sich erneut zur Beseitigung der Arrhythmie durch Kardioversion und steigerte die Chinidin-Dosis (auf 200–300 mg). Diese Maßnahmen stellten den Sinusrhythmus wieder her. Der Patient erhielt außerdem 0,25 mg Digoxin täglich und 2 × täglich 25 mg Chlorothiazid. Am Tag vor der Operation war der Natriumwert im Serum 135 mmol/l und der Kaliumwert 3,6 mmol/l. Am 2. Tag nach der Krankenhausaufnahme betrug der Digoxin-Spiegel im Serum 1,6 ng/ml. Am Morgen des Operationstages zeigte das Ekg einen Sinusrhythmus (bei einer Frequenz von 72/min) mit seltenen (< 2/min) monotopen vorzeitigen Kammerkontraktionen. Die anderen Laborwerte lagen im Bereich der Norm.

Während der Patient Sauerstoff atmete, wurde die Anästhesie mit 350 mg Thiopental und 60 mg Succinylcholin intravenös eingeleitet. Die Anästhesie wurde mit Lachgas/Sauerstoff 1:1 und einer eingeatmeten Konzentration von 1,5 Vol.-% Halothan unterhalten. Zur Muskelerschlaffung erhielt der Patient 3 mg Pancuronium. Die kontrollierte Beatmung erfolgte mit einem Atemminutenvolumen von 8,5 l/min. Mit der Ausnahme des gelegentlichen Auftretens vorzeitiger Kammerkontraktionen (< 6/min) verlief die Einleitung der Anästhesie ohne weitere Besonderheiten. Die vorzeitigen Kammerkontraktionen wurden mit dem Fortgang der Operation häufiger, zwei Stunden nach Operationsbeginn hatte sich beim Patienten eine Kammer-Bigeminie (bei einem Blutdruck von 17,3/12,0 kPa (130/90 mm Hg)) herausgebildet. Als Ursache nahm man eine toxische Digitaliswirkung an und entnahm eine Blutprobe zur Bestimmung des Digoxin-Spiegels (der, wie später berichtet wurde, 2,6 ng/ml betrug). Die arterielle Blutprobe zeigte einen pH von 7,44, PO_2 18,9 kPa (142 mm Hg), PCO_2 4,0 kPa (30 mm Hg), Na 130 mmol/l und K 3,2 mmol/l. Die Therapie bestand zunächst in der Herabsetzung des Beatmungsvolumens (von 8,5 auf 6,0 l/min) und der Zufuhr von 30 mmol Kaliumchlorid während der folgenden 40 min. Innerhalb dieses Zeitraumes wurde die Bigeminie beseitigt, und die vorzeitigen Kammerkontraktionen wurden weniger zahlreich. Nach $3^1/_2$ stündiger Operation lag deren Häufigkeit zwischen 6 und 8 Schlägen/min. Eine Stunde nach Einleiten der Therapie zeigten die arteriellen Blutgaswerte einen pH von 7,38, PO_2 17,1 kPa (128 mm Hg), PCO_2 5,3 kPa (40 mm Hg), Na 136 mmol/l und K 4,1 mmol/l. Der übrige Verlauf von Anästhesie und Operation war ohne Besonderheiten. Nach der Operation wurde die Chinidin-Gabe fortgesetzt, jedoch die Erhaltungsdosis des Digoxins auf 0,125 mg 1 × täglich reduziert. Während des $2^1/_2$ wöchigen Krankenhausaufenthaltes trat bei diesem Patienten kein Vorhofflimmern mehr auf.

Diese Fallberichte erläutern einige Probleme der Digitalisierung, mit denen der Anästhesist rechnen muß, wie z.B.

1. die Potenzierung der toxischen Effekte von Digitalisgaben durch eine *Hypokaliämie;*
2. die *beeinträchtigte Nierenfunktion*, die eine Herabsetzung der Geschwindigkeit zur Folge hat, mit welcher Digitalis aus dem Plasma eliminiert wird;
3. Wechselwirkungen zwischen Chinidin und Digoxin, welche die Toxizität erhöhen und
4. die günstigen Wirkungen von *Phenytoin (Diphenylhydantoin) und Kaliumchlorid,* welche die unter der toxischen Wirkung von Digitalis verursachten ventrikulären Arrhythmien aufheben können.

Bei sonst in normaler Weise digitalisierten Patienten ist die *Hypokaliämie* häufige Ursache einer toxischen Digitaliswirkung. Infolge der Kalium-Verluste bewirkenden Effekte starkwirksamer Diuretika einschließlich der Benzothiazide, des Furosemids und der Ethacrynsäure, die gewöhnlich gemeinsam mit Digitalis gegeben werden, tritt oft eine Hypokaliämie ein. Bei Patienten, die starkwirksame Diuretika erhalten, sind der angemessene Kalium-Ersatz oder die Zufuhr kaliumsparender Mittel (wie Spironolacton oder Triamteren) von großer Bedeutung, dies gilt ganz besonders für digitalisierte Patienten (6). Die durch Diuretika herbeigeführten Magnesium-Verluste können ebenfalls einen Patienten zur Digitalisintoxikation prädisponieren (6). Der eigentliche Mechanismus der durch Diuretika herbei geführten Digitalisintoxikation besteht in der wahrscheinlich verstärkten Bindung der Digitalisglykoside an das Myokard bei einer Hypokaliämie und der möglichen Beeinträchtigung der Membran-Adenosintriphosphatase (ATPase, die von Magnesium-Ionen abhängig ist und durch Natrium- und Kalium-Ionen aktiviert wird) bei Hypomagnesiämie (7, 8). Obwohl die in den Fallberichten angegebenen Serum-Kalium-Spiegel (mit 3,4 mmol/l im 1. Fall und 3,6 mmol/l im 2. Fall) im Grenzbereich der Hypokaliämie lagen, sanken diese Werte unter der Operation akut (mit 2,8 mmol/l bzw. 3,2 mmol/l) in den eindeutig hypokaliämischen Bereich ab. Die bei diesen Patienten eingetretene akute Hypokaliämie war höchstwahrscheinlich durch die Hyperventilation bedingt, wobei die hieraus resultierende respiratorische Alkalose im Austausch gegen Wasserstoffionen eine Verschiebung von Kalium-Ionen in die Zelle bewirkte. Edwards und Mitarb. ermittelten bei mechanisch beatmeten Patienten für jegliches Absinken des arteriellen PCO_2 um 1,3 kPa (10 mm Hg) ein Absinken des Serum-Kalium-Spiegels um etwa 0,5 mmol/l (9). Die metabolische Alkose kann allerdings auch Verschiebung von Wasserstoffionen zur Hypokaliämie führen.

Die *Beeinträchtigung der Nierenfunktion* ist Hauptursache der Digitalisintoxikation durch kurzwirkende Digitalisglykoside (Strophanthin, Deslanoside, Digoxin), deren Elimination von der Ausscheidung über die Niere abhängig ist (7). Die länger wirkenden Präparate wie Digitoxin und Folia-Digitalis werden in der Leber abgebaut, wobei ihre weniger aktiven Metaboliten über die Niere ausgeschieden werden (7). Wahrscheinlich war der beim ersten Patienten im toxischen Grenzbereich liegende Digoxin-Spiegel von 2,5 ng/ml zum Teil Folge einer beeinträchtigten Nierenfunktion (10), worauf auch die bei diesem Patienten leicht erhöhten Blutharnstoff-Stickstoff- und Kreatinin-Werte schließen lassen. Arteriosklerose, über längere Zeit bestehende Hypertonie und das Alter des Patienten können Ursache einer herabgesetzten Leistung der Niere sein. Obwohl der Serumspiegel des Digoxins vor der Operation nur im toxischen Grenzbereich lag und das Ekg keine toxischen Zeichen aufwies, haben der Nahrungsentzug, Brechreiz oder Erbrechen bei diesem Patienten sowie die von der automatischen Hyperventilation und die diuretische Therapie hervorgerufene Hypokaliämie im Verlauf des Eingriffs wahrscheinlich zur akuten Toxizität mit ventrikulären Arrhythmien geführt.

Kürzlich wurde behauptet, daß *Chinidin* die Digitalistoxizität erhöht (11). Im Rahmen einer Untersuchung stieg bei 25 von 27 Patienten unter der Behandlung mit Chinidin die Digoxin-Konzentration im Serum an, wobei der Mittelwert dieses Anstieges 1,4–3,2 ng/ml betrug. Dies läßt einen kausalen Zusammenhang zwischen einem erhöhten Digoxin-Spiegel und gastrointestinalen Effekten vermuten. Außerdem entstanden oder verschlechterten sich ventrikuläre Arrhythmien zu Beginn der Chinidin-Behandlung. Bei vier Patienten wurde innerhalb von 24 h nach Einleiten der Chinidinbehandlung ein Anstieg des Digoxin-Spiegels festgestellt. Diese Forscher folgerten durch Ausschluß, daß der zu Beginn erfolgende Anstieg der Serumkonzentration des Digoxins Folge der Verdrängung des Digoxins aus Gewebe-Bindungsstellen durch Chinidin ist. Bei unserem zweiten Fallbericht kann die durch die Erhöhung der Chinidin-Dosis (von 200 auf 300 mg 4 × täglich) zustandegekommene Interaktion den Anstieg der Digoxin-Spiegel im Serum zwischen dem zweiten Tag des Krankenhausaufenthaltes und der Operation (von 1,6 auf 2,6 ng/ml) verursacht haben. Das Auftreten vorzeitiger Kammerkontraktionen auf dem am Morgen vor der Operation abgenommenen Ekg stand wahrscheinlich mit dem erhöhten Serum-Digoxin-Spiegel im Zusammenhang. Diese Toxizität wurde noch durch die während der mechanischen Ventilation des Patienten hervorgerufene hypokapnische Hypokaliämie verstärkt. Die Wechselwirkung zwischen Chinidin und Digoxin bedarf noch weiterer Untersuchungen (11). In der Zwischenzeit sollten die Anästhesisten auf die Möglichkeit des Auftretens dieser Wechselwirkung achten, da Digitalis und Chinidin gelegentlich gleichzeitig angewendet werden.

Phenytoin (Phenhydan®, Epanutin®, Tegretal®) gilt fast ausschließlich als das Mittel zur spezifischen Behandlung der durch Digitalis ausgelösten ventrikulären Arrhythmien wie *Kaliumchlorid* bei der durch Hypokaliämie bedingten Digitalistoxizität (12, 14). Obwohl auch Lidocain zur Behandlung der durch Digitalis ausgelösten ventrikulären Arrhythmien wirksam sein kann, versagte es bei dem im ersten Fallbericht beschriebenen Patienten (12, 14). Somit wurden unter Herabsetzung der Ventilation Phenytoin und Kaliumchlorid zugeführt. Es ist nicht möglich zu sagen, welche Maßnahme die wirksamere war. Unter den gegebenen Bedingungen war jede dieser Maßnahmen indiziert, hätte man die Behandlung der Arrhythmie unterlassen, so wäre Kammertachykardie und/oder Kammerflimmern die Folge gewesen. Die empfohlene Phenytoin-Dosis beträgt 50–100 mg intravenös, in Wiederholungsdosen alle 10–15 min bis zur Feststellung eines therapeutischen Erfolges oder bis zum Erreichen einer Gesamtdosis von 10–15 mg/kg Körpergewicht zu geben (12). Bei der intravenösen Zufuhr von Lidocain folgt einer Initialdosis von 2–3 mg/kg eine konzentrationserhaltende Dauerinfusion von 20–30 µg/kg/min (1 g Lidocain auf 250 ml 0,9 %ige Kochsalzlösung) als Erhaltungsdosis, oder man injiziert alle 3–5 min 100 mg Lidocain als Bolus (13).

Pharmakologie von Digitalis

Inotroper Effekt: Wirkungsmechanismus

Die von den kardialen Glykosiden direkt auf das Herz ausgeübte Wirkung besteht in der Steigerung der Kontraktionskraft. Wenn auch der genaue Wirkungsmechanismus unbekannt ist, kann man annehmen, daß hier höchstwahrscheinlich das zelluläre Na^+-, K^+-ATPase-System eine Rolle spielt, ein in der Zellmembran lokalisiertes Ionentransport-System, das auch häufig als Natrium-Pumpe bezeichnet wird. Ein Beweis für die Beteiligung dieses Systems besteht darin, daß die Na^+-, K^+-ATPase durch niedrige Digitaliskonzentrationen gehemmt wird, während andere subzelluläre Systeme entweder nicht betroffen sind oder nur durch hohe Digitaliskonzentrationen beeinflußt werden (15). Die logische Erklärung für diesen vermuteten Wirkungsmechanismus beruht auf der Voraussetzung, daß die von Digitalis bewirkte Hemmung der Natriumpumpe schließlich die Konzentration des ionisierten Calciums im Myoplasma erhöht, das seinerseits für die beobachtete Zunahme der Kontraktionskraft des Myokards verantwortlich ist (16–22). Während der Depolarisierung einer kontraktilen Herzzelle strömen Calcium-Ionen durch die Zellmembran nach innen. Die hiermit verbundene Verschiebung der elektrischen Ladung erzeugt einen Strom (der langsam verlaufende nach innen gerichtete Calcium-Einstrom), welcher das Plateau des Herzaktionspotentials erklärt (23, 24). Calcium, welches während jeder Systole auf diese Weise in die Zelle gelangt, genügt nicht, um die Kontraktion wesentlich zu verstärken, doch löst es die Freisetzung weiteren Calciums (Ca^{++}) aus intrazellulären Speicherstellen aus und würde nach vielen Kontraktionen die Zelle mit Calcium überschwemmen, wenn es keinen Mechanismus für die

Verdrängung dieses zweiwertigen Ions aus der Zelle gäbe (21, 23, 25, 34). An diesem Verdrängungsmechanismus ist ein von einem Carrier (Träger) vermittelter Austausch eines Ca^{++}-Ions gegen 2 Na^+-Ionen beteiligt. Diese Ionen konkurrieren um Trägerstellen, die sich auf beiden Seiten der Membran befinden. Die für den nach außen gerichteten Transport des Calciums erforderliche Energie stammt vermutlich aus dem hiermit gekoppelten nach innen gerichteten Transport des Na^+, welches einem Konzentrationsgradienten folgt, der das Ergebnis der Tätigkeit der Na^+-, K^+-ATPase-Natrium-Pumpe ist. Da Calcium und Natrium miteinander um den Transport konkurrieren, bewirkt jegliche Intervention, die zur Erhöhung des intrazellulären Na^+ führt, daß weniger Stellen von Ca^{++} für den Transport nach außen besetzt werden können. Demzufolge wachsen die Ca^{++}-Konzentrationen im Myoplasma so lange an, bis die Ionen wieder erfolgreich um so viele Transportstellen konkurrieren, wodurch erreicht wird, daß der Transport nach außen den nach einwärts gerichteten ausgleicht. Die somit zustande gekommene Zunahme der Ca^{++}-Konzentration im Myoplasma führt zur Abwanderung erhöhter Mengen dieses Ions in die Speicher-Depots des sarkoplasmatischen Retikulums. Diese Abwanderung bewirkt ihrerseits die verstärkte Freisetzung von Ca^{++} während der Depolarisation aus diesen Transportstellen und eine Zunahme der kontraktilen Aktivität (27). Digitalis hemmt die Natrium-Pumpe. Dies bedingt eine Ansammlung von Natrium in der Herzzelle, welche gemäß dem beschriebenen Mechanismus zum positiv inotropen Effekt dieses Mittels beiträgt (16, 17, 26, 27).

Die nähere Betrachtung des Vorgangs der Herzkontraktion und der zu seiner Aktivierung führenden Schritte zeigt, daß es mehrere Wege zur Erzielung eines positiv inotropen Effektes gibt. In Tab. 10.1 werden einige der vermuteten Mechanismen einschließlich des für Digitalis beschriebenen dargestellt.

Tab. 10.1: Zusammenfassung der Mechanismen der positiven Inotropie

Subzelluärer Bestandteil	Vermutete Mechanismen der positiven Inotropie	Diesen Effekt auslösende Medikamente
1. Troponin	Zyklisches Adenosinmonophosphat (cAMP), durch Proteinkinase ausgelöste Phosphorylierung Erhöhte Ca^{++}-Affinität (28, 29)	Katecholamine Xanthine
2. Myosin, leichte Ketten	Phosphorylierung (30)	
3. Sarkoplasmatisches Retikulum	Zyklisches Adenosinmonophosphat (cAMP). Durch Proteinkinase ausgelöste Phosphorylierung verstärkte Speicherung und Freisetzung von Ca^{++} (27)	Katecholamine Xanthine
4. Sarkolemm	a) Zyklisches Adenosinmonophosphat (cAMP). Durch Proteinkinase ausgelöste Phosphorylierung (27). Erhöhter Einstrom von Ca^{++} (langsam erfolgender Einstrom) (23)	Katecholamine Xanthine
	b) Von cAMP nicht abhängiger erhöhter Einstrom von Ca^{++} (31)	positives Verhältnis (Treppe)
	c) Hemmung der Na^+, K^+-ATPase (17)	Digitalisglykoside

Elektrophysiologische Wirkungen am Herzen

Das normale Ruhepotential über der Membran der Herzzellen (von -80 bis -90 mV intrazellulär gegenüber extrazellulär) hängt von den Konzentrationsgradienten von Natrium und Kalium ab, die ihrerseits von der Unversehrtheit des zuvor besprochenen durch Natrium und Kalium aktivierten Pumpmechanismus (Na^+-K^+-ATPase) abhängen. Obwohl der Mechanismus der therapeutischen und inotropen Effekte von Digitalis noch nicht völlig aufgeklärt ist (1, 14), herrscht allgemeine Übereinstimmung darüber, daß die toxischen Effekte von Digitalis auf die Bildung und Fortleitung der Herzimpulse Ergebnis der Hemmung dieses Pumpmechanismus sind. Die Hemmung des Na^+-K^+-ATPase-Pumpmechanismus führt zur intrazellulären Ansammlung von Natrium und zu einer entsprechenden Herabsetzung des intrazellulären Kaliums (1). Dieser direkte Effekt von Digitalis auf das Herz wird durch indirekte oder neural vermittelte Effekte kompliziert (s. den unter der Überschrift «Autonome Wirkungen» stehenden Abschnitt dieses Kapitels) (1).

Die elektrische Erregbarkeit sowohl des Vorhofs als auch des Ventrikels am unversehrten Hundeherzen wird durch niedrige Digitalisdosen gesteigert, dagegen durch höhere Dosen herabgesetzt (1, 32). Diese erhöhte Erregbarkeit beruht weitgehend auf der herabgesetzten diastolischen intrazellulären Negativität (1). Der Vorhof kann durch Dosen, die fortgeleitete idioventrikuläre Impulse nicht verhindern, unerregbar gemacht werden, obwohl man annimmt, daß die spezialisierten Vorhofleitungsbahnen gegenüber derartigen Impulsen resistenter sind als die Muskulatur des Vorhofs (1). Bei höheren Digitaliskonzentrationen werden die Purkinjeschen Fasern allmählich unerregbar, doch sind die Muskelfasern des Ventrikels resistenter. Somit wächst der Widerstand gegenüber der durch Digitalis ausgelösten Erregbarkeit von den Vorhöfen in Richtung Ventrikel fortschreitend an (1). In ähnlicher Weise wird die Leitungsgeschwindigkeit innerhalb der Vorhöfe und Kammern durch niedrige Digitalisdosen erhöht und durch toxische herabgesetzt. Die Reizleitung durch den atrioventrikulären Knoten wird sowohl durch vagale als auch durch extravagale Wirkungen von Digitalis verlangsamt (s. Abschnitt «Autonome Wirkungen») (1, 33, 34).

Digitalis entfaltet auf die Refraktärzeiten der verschiedenen Gewebe des Herzens unterschiedliche Effekte (1). Es verkürzt die Refraktärzeit des Vorhofs und verlängert die Refraktärzeit des Atrioventrikularknotens unter Bedingungen, die reflektorische Vaguseffekte zulassen. Bei fehlender vagaler Aktivität verlängert Digitalis die Refraktärzeit des Vorhofs, das Ausmaß der Steigerung des refraktären Zustandes dieses Knotens wird herabgsetzt. Digitalis verkürzt die Refraktärzeit des Ventrikels (die sich beim Menschen in einem verkürzten QT-Intervall zeigt). Dieser verkürzte Effekt ist unabhängig von der vagalen Innervation.

Die Effekte von Digitalis auf den Automatismus, das Vermögen bestimmter Herzzellen, eine spontane regenerative Wirkung zu entfalten, sind kompliziert, da wahrscheinlich zwei unterschiedliche Formen des Automatismus beteiligt sind (1, 18–20). Der erste und besser aufgeklärte der beiden Mechanismen, nämlich die spontane diastolische Depolarisierung (Phase 4) wird durch Digitalis insbesondere in den Ventrikeln verstärkt (1). Der zweite, erst kürzlich beschriebene Mechanismus, nämlich die ausgelöste (getriggerte) Aktivität oder oszillierende Nachpotentiale, stellt eine echte toxische Manifestation von Digitalis dar, die durch niedrige Kalium- und hohe Calcium-Spiegel noch verstärkt wird (35–37).

Die Einzelheiten dieser beiden Mechanismen des Automatismus werden im 12. Kapitel näher beschrieben. Das Vermögen von Halothan, die Automatie der von Digitalis verstärkten Phase 4 zu antagonisieren, ist für die Anästhesisten von besonderem Interesse (39, 40). Cyclopropan verstärkt diesen Automatismus, während Pentobarbital hierauf nur geringen Einfluß hat (38). Fentanyl, Droperidol, Ketamin, Diethylether, Methoxyfluran, Enfluran und in geringerem Ausmaß auch Fluorexen und Isofluran entfalten einen Schutzeffekt gegen die durch Digitalis verstärkte Automatie der Phase 4 (39, 40). Über die Wirkungen der Anästhetika auf die durch Nachschwankungspotentiale hervorgerufene Automatie gibt es noch keine Veröffentlichungen. Auf Grund der Digitaliswirkung, die sich sowohl auf die Automatie als auch auf die Reizleitung erstreckt, können durch toxische Spiegel dieses Medikaments Arrhythmien ausgelöst werden (1). Neben dem eigentlichen Herzblock erfordert das Zustandekommen von Arrhythmien durch erneute Erregung auch noch Veränderungen der Reizleitung und der Refraktärzeit (41).

Autonome Wirkungen

In Tierversuchen sind drei autonome Digitaliswirkungen nachgewiesen worden, nämlich vagomimetische Wirkungen, Sensibilisierung der Barorezeptoren und bei Anwendung hoher Dosen Aktivierung des Sympathikus (42). Therapeutische Digitalisdosen verstärken den Vagotonus und setzen demzufolge die Sinusfrequenz herab, verlangsamen die atrioventrikuläre Reizüberleitung, verringern die Automatie ektopischer Schrittmacher im Vorhof und setzen die Refraktärzeit der Vorhofmuskulatur herab (42). Die Sensibilisierung der Barorezeptoren der A. carotis durch Digitalis hat mehrere wichtige therapeutische Konsequenzen (43): 1. Sie kann zum Teil die zuvor erwähnten vagomimetischen Digitaliswirkungen erklären; 2. der durch Aktivierung der Barorezeptoren bedingte Fortfall des kardialen Sympathikotonus kann zu der Fähigkeit von Digitalis beitragen, die paroxysmalen supraventrikulären Tachykardien in einen Sinusrhythmus zu überführen; und 3. sie kann dazu beitragen, die antiarrhythmischen Effekte von therapeutischen Digitalisspiegeln bei Patienten mit ventrikulären Arrhythmien zu erklären, die zum Teil auf einem erhöhten Sympathikotonus beruhen (42). Die sympathikomimetische Wirkung von Digitalis ist weniger verständlich (42, 44). Niedrige Dosen hemmen infolge Sensibilisierung der Barorezeptoren die sympathische Aktivität (42). Im Tierversuch jedoch erregen hohe Digitalisdosen das Zentralnervensystem und führen zu erhöhtem Sympathikotonus und kardialen Arrhythmien (42, 45, 46). Die zentral erregenden Effekte hoher Digitalisdosen sind nicht auf die nervöse Versorgung des Herzens beschränkt, sondern sind auch in den peripheren sympathischen Nerven und an den Nn. phrenici nachweisbar (42). Die autonomen Digitaliseffekte verlangen für den Anästhesisten wichtige Folgerungen. Sie sind jedoch auf Grund der gleichzeitigen Anwendung einer Vielzahl von Mitteln, welche die autonome Funktion beeinflussen, schwer überschaubar.

Pharmakokinetik

Unser Verständnis der Pharmakokinetik der Digitalisglykoside ist durch zuverlässige Bestimmungsmethoden der Digitalisspiegel in biologischen Flüssigkeiten wesentlich gefördert worden (2, 47–49). Die Kenntnis dieser Spiegel ist von hohem klinischem Wert, weil sie dem Arzt eine wirksamere Führung der Patienten ermöglicht und die Häufigkeit von Intoxikationen herabsetzt.
Die tägliche Digoxin-Gabe ohne eine anfängliche Aufsättigungsdosis akkumuliert dieses

Mittel, bis nach 5–7 Tagen ein Gleichgewichtszustand erreicht wird (50, 51). Dies ist das Ergebnis eines Ausscheidungsmusters, das durch die Ausfuhr eines prozentualen Anteils der täglichen im Körper aktuell vorhandenen Menge gekennzeichnet ist, und nicht durch die tägliche Ausscheidung einer konstanten Menge (52). Bei Patienten mit normaler Nierenfunktion wird täglich ein Drittel der gesamten akkumulierten Digoxin-Menge ausgeschieden (52). Somit beträgt bei täglicher Resorption von 0,25 mg und Ausscheidung eines Drittels dieser Menge die nach 24 h angesammelte Gesamtdosis 0,17 mg (nach 2 Tagen 0,28 mg und nach 3 Tagen 0,35 mg). Nach 7 Tagen wird ein annähernd konstanter Spiegel (von 0,47 mg) erreicht, da die aufgenommene und die ausgeschiedene Menge des Mittels annähernd gleich sind. Dies wird durch eine Plateaukurve der Serumspiegel von Digoxin widergespiegelt.

Wird die Verabreichung von Digoxin abgebrochen, so sinkt der Serumspiegel als Funktion seiner Serum-Halbwertszeit (Digoxin-Halbwertszeit 31–33 h und Digitoxin 5–7 Tage) ab (2). Die zwischen der Serum-Halbwertszeit und der Akkumulation unter konstanten Bedingungen im Körper bestehende Relation besagt, daß bei 3 Halbwertszeiten eine 90%ige und bei 5 Halbwertszeiten eine 99%ige Akkumulation erfolgt. Somit erfordert die Erzielung des Plateaueffektes bei Digoxin 7 Tage und bei Digitoxin 2–3 Wochen (52).

Demnach hängen die täglichen Schwankungen zwischen höchstem und niedrigstem Serumspiegel des verwendeten Digitalispräparates auch von dessen Halbwertszeit ab (52).

So beträgt z.B. bei einmal täglich erfolgender Verabreichung die Schwankungsbreite etwa 33% und bei zweimaliger täglicher Gabe etwa 16%. Bei einmaliger Verabreichung von Digitoxin besteht eine Schwankungsbreite von 10%. Diese Feststellung ist für die Beherrschung von Arrhythmien (wie z.B. beim Vorhofflimmern mit kardialer Dekompensation) von Bedeutung, wobei hohe Digitalisdosen erforderlich sind (52). Geteilte tägliche Digoxin-Dosen gestatten die Erzielung des für den therapeutischen Effekt notwendigen hohen Serumspiegels und tragen zur Vermeidung toxischer Wirkungen bei. Dagegen gewinnt man nur wenig, wenn man Digitoxin zweimal täglich verabreicht.

Wendet man zur raschen Digitalisierung eine Aufsättigungsdosis an, wie dies in der Anästhesiepraxis bei Patienten mit Herzinsuffizienz oder mit supraventrikulären Tachyarrhythmien häufig der Fall ist, so besteht ein höheres Risiko für toxische Effekte (52, 53). Dieses Risiko ist durch Wahl der Aufsättigungsdosis auf der Grundlage der zu erwartenden Erhaltungsdosis und bei Zufuhr in geteilten Dosen vermeidbar (52). Im allgemeinen sollte die Aufsättigungsdosis bei Patienten mit normaler Nierenfunktion das dreifache der voraussichtlichen Erhaltungsdosis betragen (52).

Somit sind bei einer geschätzten Erhaltungsdosis von 0,25 mg Digoxin täglich während der ersten 24 h 0,75 mg in geteilten Dosen zu geben, was eine im Körper akkumulierte Dosis von 0,5 mg ergibt (da 33% innerhalb der ersten 24 h ausgeschieden werden). Dies ist, wie bereits besprochen, etwa dieselbe Dosis, die sich bei täglicher Gabe von 0,25 mg innerhalb einer Woche ansammelt. Wählt man 1,5 mg in geteilten Gaben als Aufsättigungsdosis, so haben sich nach 24 h 1,0 mg angesammelt. Erfolgt danach die tägliche Gabe einer Erhaltungsdosis von 0,25 mg, so wird die im Körper akkumulierte Dosis allmählich um 50% auf den konstanten Wert von 0,5 mg herabgesetzt. Gewöhnlich digitalisieren wir die Patienten im Operationssaal rasch durch die intravenöse Gabe von 0,5 mg Digoxin, der 8 h später eine weitere intravenöse Gabe von 0,5 mg folgt. Falls erforderlich, kann 16 h später eine weitere Dosis von 0,25–0,5 mg gegeben werden.

Die Serum-Halbwertszeiten für Digoxin bei oraler oder intravenöser Zufuhr sind ähnlich, doch erreichen die Serumspiegel nach intravenöser Verabreichung rascher eine Plateaukurve (nach 2–4 h im Vergleich zu 5–6 h) (2, 48, 49). Der intramuskuläre Weg bietet gegenüber anderen Möglichkeiten der Zufuhr keinerlei Vorteile für die Digitalisierung, und wir vermuten, daß der Grund hierfür hauptsächlich in der Unvoraussagbarkeit der Resorption nach intramuskulären Injektionen liegt.

Die Hauptdeterminante der Unterhaltungsdosis von Digoxin und Strophanthin (Serum-Halbwertszeit 21 h (7)) ist die Nierenfunktion (52). Die Digoxin-Ausscheidung steht in linearer Beziehung zur Glomerularfiltration oder zur Creatinin-Clearance (6, 54). Jelliffe hat folgende Formel als vertretbare Annäherung des prozentualen täglichen Verlustes von Digoxin angegeben (55):

$$\frac{\text{Creatinin-Clearance (ml/min)}}{5} + 14.$$

Da dieser Wert nicht ohne weiteres zu ermitteln ist, kann man eine auf dem Serum-Creatinin-Spiegel (ausgedrückt durch den Wert C) beruhende Berechnung vornehmen (55):

$$\text{Creatinin-Clearance (Mann)} = \frac{100}{\text{Serum-Creatinin (mg/100 ml)}} - 12,$$

$$\text{Creatinin-Clearance (Frau)} = \frac{80}{\text{Serum-Creatinin (mg/100 ml)}} - 7.$$

Diese Ausdrücke lassen sich kombinieren (6), und man erhält:

$$\text{Prozentualer täglicher Verlust (Mann)} = 11,6 + \frac{20}{\alpha}$$

$$\text{Prozentualer täglicher Verlust (Frau)} = 12,6 + \frac{16}{\alpha}.$$

Die Geschwindigkeit der Akkumulation von Digoxin im Körper hängt von einem bestimmten Prozentsatz des täglichen Gesamtvorrates im Körper ab, der sich für Patienten mit beeinträchtigter Nierenfunktion wie vorgeschlagen berechnen läßt. Somit kann man erwarten, daß ein Mann mit einem Creatinin-Spiegel im Serum von 212 µmol/l (2,4 mg/100 ml) nur 20 % seiner täglichen Digoxindosis ausscheidet. Wendet man Berechnungen an, die den für die 33 %ige Ausscheidung einer Unterhaltungsdosis von 0,25 mg Digoxin ähnlich sind, so läßt sich ermitteln, daß ein konstanter Spiegel des akkumulierten Digoxins (von 0,95 mg) innerhalb von 15 Tagen nicht zu erreichen ist. Infolge der beeinträchtigenden renalen Ausscheidung wird die Serum-Halbwertszeit des Digoxins (und die akkumulierte Gesamtdosis) etwa doppelt so groß. Bei Ausfall der Nierenfunktion steigt die Serum-Halbwertszeit auf ein Maximum von 4,4 Tagen an (6). Eine empfohlene Faustregel besagt, daß die Digoxin-Dosis bei einem Serum-Creatinin-Spiegel im Bereich von 265–442 µmol/l (3–5 mg/100 ml) um 50 % und bei Ausfall der Nierenfunktion um 75 % herabzusetzen ist (52).

Die häufig gemachte Beobachtung, daß Digoxin von älteren Patienten schlecht vertragen wird, steht sowohl mit der mit fortschreitendem Alter herabgesetzten Glomerularfiltration als auch mit der Abnahme der gesamten Muskelmasse im Zusammenhang (52, 56). Der wichtigste Körperspeicher des Digoxins ist die Skelettmuskulatur, eine Abnahme in diesem Reservoir führt zu erhöhten Spiegeln des Digoxins im Serum und im Myokard (52). Im Fett wird nur wenig Digoxin angesammelt, weshalb die Determinante der Digoxin-Dosis die Masse der fettarmen Gewebe ist, und nicht das gesamte Körpergewicht (7, 52, 57).

Toxikologie und Indikationen zur Bestimmung der Serumspiegel

Am *Herzen* kann sich die *toxische Wirkung* von Digitalis-Glykosiden durch Arrhythmien manifestieren, welche die Gestalt aller bekannten Rhythmusstörungen annehmen können (1, 14). Am häufigsten sind wahrscheinlich alle Extrasystolen ventrikulären oder atrialen Ursprungs (1, 58). Toxische Digitalismengen können gelegentlich den Ausfall von Kontraktionen oder eine völlige atrioventrikuläre Dissoziation hervorrufen (1). Fällt die Kammerfrequenz unter 60 Schläge/min ab, so besteht der Verdacht auf einen partiellen oder kompletten atrioventrikulären Herzblock (1). Die Herzfrequenz kann jedoch durch Digitalis auch nicht verlangsamt sein, und eine Frequenzsteigerung, ausgehend von einem beschleunigten tiefergelegenen Schrittmacher (z. B. an der Verbindung zwischen Vorhof und Kammer) kann erster Hinweis auf eine Digitalisintoxikation sein (1). Tachykardien können von atrialer oder ventrikulärer Herkunft sein. Die nicht anfallsweisen Tachykardien sind häufiger als paroxysmale Tachykardien, doch werden die paroxysmalen atrialen Tachykardien mit Herzblock als gefährlich angesehen (1, 59, 59). Die Kammertachykardie, welche in Kammerflimmern übergehen kann, erfordert das sofortige Absetzen der Digitalisbehandlung. Dem Kammerflimmern, das die häufigste Todesursache nach Digitalisüberdosierung darstellt, gehen Kammerextrasystolen voraus (1). Es gibt keine eindeutigen elektrokardiographischen Merkmale zur Unterscheidung zwischen digitalisinduzierten Arrhythmien von durch andere Ursachen bedingten Herzrhythmusstörungen (14). Arrhythmien mit der Kombination der Merkmale der erhöhten Automatie polytoper Schrittmacher mit Reizleitungsdefekten lassen auf toxische Digitaliswirkungen schließen (14). Die Behandlung der digitalisbedingten Arrhythmien erfordert nicht nur das Absetzen von Digitalis, sondern auch die Korrektur der Begleitursachen (wie z. B. der durch Diuretika oder durch andere Ursachen) hervorgerufenen Hypokaliämie. Die intravenöse Zufuhr von Kaliumchlorid zur Erzielung eines an der oberen Grenze des Normalbereiches gelegenen Spiegels vermag digitalisbedingte Arrhythmien zu unterdrücken (1, 12–14). Lidocain unterdrückt die ventrikuläre Tachykardie, ist aber gegenüber supraventrikulären Arrhythmien weniger wirksam als Phenytoin (1). Obwohl Propranolol (1–3 mg intravenös) bei der Behandlung von Extrasystolen und Tachykardien ventrikulären und supraventrikulären Ursprungs wirksam ist, begrenzt seine Tendenz zur Verlängerung der nodalen Reizleitung seine Anwendbarkeit beim Vorliegen eines atrioventrikulären Blocks (1). Die elektrische Kardioversion ist zur Beseitigung digitalisbedingter Arrhythmien nicht anwendbar, da sie Kammerflimmern auslösen kann (1).

Weitere Zeichen toxischer Digitaliswirkungen sind Nebenwirkungen auf den Gastrointestinaltrakt und auf das Zentralnervensystem (1, 14). Appetitlosigkeit ist oft ein frühes Zeichen für toxische Wirkungen und war bei einer prospektiven Untersuchung in signifikanter Weise mit den Glykosidspiegeln korreliert (60). Gewöhnlich geht der Appetitlosigkeit Brechreiz und Erbrechen voraus (1). Die Bedeutung des Brechreizes als Frühzeichen der Digitalisvergiftung sollte nicht unterschätzt werden; oft ist er von stärkerem Speichelfluß begleitet (1). Obwohl Erbrechen erst nach Appetitlosigkeit und

Brechreiz aufzutreten pflegt, kann es auch ohne diese Vorboten geschehen, insbesondere dann, wenn hohe Digitalisdosen rasch zugeführt werden (1). Auch Durchfall und Bauchbeschwerden oder Schmerzen können Symptome toxischer Wirkungen sein (1). In einigen Fällen kann es sich als schwierig erweisen, die gastrointestinalen Symptome auf Digitalis zurückzuführen, da diese auch durch eine Herzinsuffizienz oder damit verbundene Erkrankungen verursacht sein können (14). Toxische Effekte am Zentralnervensystem sind Kopfschmerzen, Müdigkeit, Krankheitsgefühl, Schläfrigkeit, Neuralgie, Desorientiertheit, Sprachstörungen, Verwirrtheit, Phantasieren und Krämpfe (1, 14). Nicht selten treten visuelle Symptome auf, wie Gesichtsfeldausfälle, Augenflimmern, Sehen von Gegenständen mit Heiligenschein (Halo-Sehen) und Veränderung der Wahrnehmung von Farben (1, 14). Diese Symptome sollten, falls sie bei der präanästhetischen Visite zur Kenntnis gelangen, als gültige Beweise für eine toxische Digitaliswirkung angesehen werden.

Besteht der Verdacht auf eine toxische Digitaliswirkung oder die Notwendigkeit, das Ausmaß der Digitalisierung festzustellen, so ist die Bestimmung der Digitalisspiegel im Serum indiziert (10). Ein konstanter Digoxin-Spiegel muß im Serum nachweisbar sein, da dieser dem Spiegel im Myokard genau entspricht (10, 61). Die wichtigste Frage hinsichtlich des Grades der erzielten Digitalisierung betrifft die Disziplin des Patienten bei der Einhaltung der Verordnung (10). Die positive Beantwortung erregt den Verdacht auf eine toxische Wirkung und erfordert dessen Bestätigung oder Widerlegung durch die Bestimmung des Serumspiegels (10). Ein Digoxin-Spiegel von weniger als 0,5 ng/ml schließt die Möglichkeit eines toxischen Effektes aus und läßt darüber hinaus auf eine für die meisten klinischen Situationen unzureichende Digitalisierung schließen (10). Jedes Laboratorium sollte seine eigenen Zuverlässigkeitsbereiche und Normalwerte für die Digoxin-Serumspiegel aufstellen. Gewöhnlich werden Spiegel zwischen 0,5 und 2,5 ng/ml als therapeutisch und über 3,0 ng/ml als ausgesprochen toxisch angesehen, wenngleich es zwischen 2,5 und 3,0 ng/ml eine gewisse Überschneidung geben kann (10). Im Vergleich zum Erwachsenen vertragen Säuglinge und Kleinkinder höhere Digitalisspiegel ohne toxische Zeichen, demzufolge sollten die Normalwerte für diese Altersgruppe wahrscheinlich um 1 ng/ml heraufgesetzt werden (10). Obwohl die Bestimmung der Digitalisspiegel im Serum die Behandlung toxischer Erscheinungen erleichtert, beruht die Diagnose der toxischen Wirkung stets auf der klinischen Symptomatik, die wiederum einer individuellen Schwankungsbreite unterliegt (62). Hohe Digoxin-Spiegel im Serum ohne toxische Reaktion werden oft bei atrialen Arrhythmien beobachtet (welche zur Beherrschung der Reaktion des Ventrikels großer Dosen bedürfen) und auch bei der Niereninsuffizienz mit Hyperkaliämie (10). Toxische Reaktionen bei normalen oder niedrigen Serumspiegeln kommen vor in Verbindung mit Hypokaliämie, Hypomagnesiämie, kürzlich eingetretenem Herzinfarkt, Myxödem sowie Hypoxie und in Gegenwart anderer Radioisotope, welche die Digoxinbestimmung stören (10).

Die herabgesetzte Resorption des Digoxins im Gastrointestinaltrakt kann zur Aufrechterhaltung einer optimalen Digitalisierung die Verabreichung von hohen oralen Dosen erfordern (10). Dies kann der Fall sein bei Syndromen mit beschleunigter Darmpassage, bei Hypothyreose, mangelhafter Resorption oder bei gleichzeitiger Verabreichung von Colestyramin, Antazida oder von Kaolin mit Pectin (10).

Faktoren, welche die toxische Digitaliswirkung beeinflussen

Einige dieser Faktoren wurden bereits in den beiden vorangegangenen Abschnitten diskutiert.
Weitere, die toxische Digitaliswirkung beeinflussende Faktoren seien hier in alphabetischer Reihenfolge aufgeführt.

Alter. Säuglinge und Kinder haben eine höhere Toleranz gegenüber Digitalis. Der Normalbereich der Digoxin-Serumspiegel sollte gegenüber dem Normalbereich für Erwachsene ($<2,5-3,5$ ng/ml) um 1 ng/ml höher angesetzt werden (7, 10). Die mit zunehmendem Alter erfolgende Abnahme der glomerulären Filtrationsrate sowie der Muskelmasse setzen die Digoxin-Toleranz herab, die erstgenannte wegen der verminderten Ausscheidung und die letztgenannte auf Grund der Tatsache, daß die Skelettmuskulatur wichtigster Körperspeicher des Digoxins ist (52).

Anästhetika. Halothan, Enfluran, Diethylether, Methoxyfluran, Ketamin, Fentanyl-Droperidol und in geringerem Maß auch Isofluran und Fluorexen schützen bei digitalisierten Hunden vor experimentellen ventrikulären Arrhythmien (38–40). Cyclopropan verstärkt ähnliche Arrhythmien bei Hunden, während Pentobarbital nur einen geringen Effekt entfaltet (38). Diese Wechselwirkung ist beim Menschen noch nicht dokumentiert.

Antazida. Die gleichzeitige Verabreichung Magnesiumtrisilikat, Magnesiumhydroxid oder Aluminiumhydroxid enthaltender Antazida kann die Resorption oral verabreichter Herzglykoside im Gastrointestinaltrakt herabsetzen (63, 64).

Barbiturate. Durch Induktion mikrosomaler Leberenzyme kann Phenobarbital den Abbau von Digitoxin steigern (65–67). Digitoxin wird teilweise durch enzymatische Umwandlung in Digoxin und über andere Abbauprodukte in der Leber ausgeschieden. Die Stoffwechselprodukte werden sodann im Urin eliminiert. Die klinische Bedeutung dieser Wechselwirkung ist unbekannt, doch sollte man Patienten, die Digitoxin und Phenobarbital sowie andere enzyminduzierende Mittel einnehmen, auf unzureichende Digitalisierung hin beobachten.

Calcium. Bei mit Digitalis behandelten Patienten kann die parenterale Zufuhr von Calcium tödliche kardiale Arrhythmien hervorrufen (68). Eine Herabsetzung der Blut-Calcium-Konzentration kann dazu beitragen, am Patienten durch Digitalisüberschuß bedingte kardiale Arrhythmien zu beseitigen (69). Es werden noch weitere Dokumentationen über Calcium-Digitalis-Wechselwirkungen am Menschen benötigt. Solange man hierüber noch nicht verfügt, hat die parenterale Zufuhr von Calcium auf vernünftige Weise zu erfolgen, und Patienten, die Digitalis erhalten, bedürfen einer sorgfältigen Überwachung (6).

Chinidin. Chinidin vermag möglicherweise durch die Verdrängung von Digoxin von extrakardialen Bindungsstellen die Digoxin-Serumspiegel anzuheben und damit sowohl am Gastrointestinaltrakt als auch am Herzen toxische Wirkungen zu entfalten (11). Bei Patienten, bei denen eine kombinierte Behandlung mit Digoxin und Chinidin durchgeführt wird, sind der klinische Verlauf, das Ekg und die Serumspiegel des Digoxins genau zu überwachen (11). Darüber hinaus bringen Chinidin und Procainamid eine erhebliche Gefährdung toxischer Wirkungen am Myokard mit sich, die in Gestalt einer Unterdrückung der Reizleitung, der Möglichkeit zur Auslösung ventrikulärer Arrhythmien und einer Herabsetzung der Kontraktilität auftritt (14).

Cholestyramin. Digitoxin unterliegt dem enterohepatischen Kreislauf; Mittel, welche Digitoxin im Darmlumen binden, dürften dessen Halbwertszeit herabsetzen (14, 70). Beim Menschen wurden zu diesem Zweck steroidbindende Harze einschließlich Cholestyramin und Colestipol erfolgreich eingesetzt (71–73). Obwohl Digoxin nur eine minimale enterohepatische Zirkulation besitzt, stört Cholestyramin seine anfängliche Resorption aus dem Darm (14, 74).

Diuretika. Die Kalium-Verluste verursachenden Diuretika einschließlich Furosemid, Benzothiadiazide und Ethacrynsäure können eine akute oder chronische Hypokaliämie hervorrufen und somit eine toxische Digitaliswirkung auslösen. Daher ist bei Patienten, die Digitalis einnehmen und derartig starkwirkende Diuretika erhalten, der ausreichende Ersatz von Kalium oder die Verwendung kaliumsparender Mittel (wie Spironolacton oder Triamteren) von besonderer Bedeutung (6).

Fettleibigkeit. Bei Adipositas wäre eigentlich ein größeres Verteilungsvolumen zu erwarten. Da jedoch die Digoxinkonzentration im Fettgewebe niedrig ist, trifft dies nicht zu (52). Vor und nach dem Verlust großer Mengen von Fettgewebe bei fettleibigen Patienten bleiben die Serumspiegel des Digoxins und dessen Pharmakokinetik unverändert, was nahelegt, anstelle des gesamten Körpergewichtes die Masse der fettfreien (mageren) Körpergewebe zur Berechnung der Digoxin-Dosis heranzuziehen (7, 52, 57).

Funktion des Gastrointestinaltraktes. Bei Patienten, die an intestinaler Malabsorption oder an Syndromen mit rascher Passage der zugeführten Nahrung durch den Magen-Darm-Kanal leiden, kann die Resorption oral verabreichter Digitalispräparate unvorhersehbar sein (75). In ähnlicher Weise können auch Mittel, welche die gastrointestinale Motilität zu verändern vermögen, eine nicht voraussehbare Resorption nach sich ziehen (76).

Glucose-Infusionen. Umfangreiche Kohlenhydratinfusionen können eine intrazelluläre Verschiebung von Kalium in die Zelle hinein mit entsprechender Herabsetzung der Kaliumspiegel im Serum bewirken (66). Die dieser Erscheinung ähnliche Wirkung des Insulins ist wohlbekannt und wird hier als mögliche Ursache einer Hypokaliämie und hieraus resultierender toxischer Digitaliswirkung erwähnt.

Heparin. Tierversuche ergaben, daß Digitalispräparate die Gerinnbarkeit des Blutes steigern und Heparin diese Reaktion antagonisiert (1). Die klinische Bestätigung dieser Digitaliseffekte auf die Blutgerinnung oder deren Aufhebung durch Heparin steht noch aus (1).

Hypoxie. Hypoxie und Störungen des Säure-Basen-Gleichgewichts setzen die Toleranz des Patienten gegenüber Digitalis herab und verschlimmern die Probleme, die sich für die Digitalisierung von Patienten mit Cor pulmonale oder mit chronischen Lungenerkrankungen ergeben (6, 7).

Kardioversion. Der Versuch, digitalisbedingte Arrhythmien mit Elektroschocks beheben zu wollen, kann Kammerflimmern auslösen (1). Läßt sich die elektrische Konversion nicht umgehen, so sollte man mit Entladungen von niedriger Energie beginnen und diese bis zum Verschwinden der Arrhythmie allmählich steigern, oder bis erwiesen ist, daß die elektrische Instabilität weiter besteht (6, 14).

Lebererkrankungen. Patienten mit Leberinsuffizienz können Digoxin auf normale Weise verstoffwechseln und ausscheiden (2). Digitoxin jedoch wird von der Leber weitgehend zu Digoxin und anderen Nebenprodukte umgewandelt, die dann von der Niere ausgeschieden werden (1, 7, 44). Bei Patienten mit Leberfunktionsstörungen können geringere Digitoxin-Dosen erforderlich sein (2).

Lidocain. Dieses Mittel unterdrückt polytope ventrikuläre Extrasystolen nach Digitalis, ist aber bei der Beherrschung supraventrikulärer Arrhythmien weniger wirksam als Phenytoin (1, 6, 14).

Magnesium. Die Hypomagnesiämie kann eine toxische Digitaliswirkung hervorrufen (1, 2, 6, 7). Magnesium kann digitalisbedingte polytope ventrikuläre Extrasystolen beseitigen, doch wird es zu diesem Zweck selten eingesetzt, falls nicht gleichzeitig eine Hypomagnesiämie besteht (76, 77). Ein Magnesium-Mangel kann mit einem herabgesetzten intrazellulären Kalium-Wert oder mit verstärkter toxischer Digitaliswirkung verbunden sein oder auch nicht (78).

Nierenfunktion. Die Ausscheidung von Digoxin und anderen kurzwirkender Digitalispräparaten (einschließlich Strophantins und Deslanosids) verläuft in erster Linie über die Niere (7). Der Weg über die Fäzes wird nur von einem kleinen Anteil der Digitaliskörper zur Ausscheidung benutzt (52). Obwohl es bei Patienten mit Niereninsuffizienz eine kompensatorische Zunahme der Ausscheidung über die Fäzes gibt, kann man hier nicht von einem alternativen Ausscheidungsweg sprechen (85). Digitoxin und seine Metaboliten werden ebenfalls primär über die Niere ausgeschieden (86, 87). Jedoch wird der größte Teil des Medikaments durch die Leber abgebaut, und nur 8% der gesamten Dosis werden in unveränderter Form ausgeschieden (52). Die über den Stuhl erfolgende Ausscheidung des Digitoxins beträgt 17% der Dosis in Form seiner Metaboliten (52). Der Abbau des Digitoxins ist insofern einzigartig, als die Ausscheidung mit den Fäzes einen alternativen Weg für die mit dem Urin erfolgende Ausscheidung darstellt (52). Es wurde berichtet, daß Patienten mit beeinträchtigter Nierenfunktion, die Digitoxin einnehmen, sorgfältig auf toxische Symptome zu überwachen sind. Gemäß den in diesem Kapitel unter der Überschrift «Pharmakologie von Digitalis», Unterabschnitt «Pharmakokinetik» behandelten, gemessenen oder geschätzten Clearance-Werten läßt sich die Digoxin-Dosis anpassen.

Phenylbutazon. Vermutlich infolge Induktion mikrosomaler Leberenzyme wird durch dieses Mittel der Abbau von Digitoxin gesteigert (67, 69). Bei Patienten, die Digitalis einnehmen, muß man die bekannte Tatsache berücksichtigen, daß Phenylbutazon zur Kochsalzretention führen kann (67).

Phenytoin (Diphenylhydantoin). Phenytoin stellt ein spezifisch wirksames Mittel zur Behandlung der durch Digitalis verursachten ventrikulären Arrhythmien dar, es ist häufig auch bei supraventrikulären Arrhythmien wirksam (1, 12–14). Phenytoin vermag die durch Digitalis blockierte und verlängerte sinoatriale und atrioventrikuläre Reizleitung zu bessern (1, 12, 14, 80). Obwohl berichtet wurde, daß Phenytoin die digitalisbedingte Bradykardie verstärken oder die Digitoxin-Spiegel im Serum herabsetzen kann, gibt es wenig Hinweise dafür, daß diese Effekte von klinischer Bedeutung sind (79, 81).

Propanthelin (Corrigast®). Propanthelin, welches die Motilität des Gastrointestinaltrakts senkt, kann die Resorption langsam in Lösung gehender Digoxin-Präparate verzögern (83). Da z.B. in den USA rasch in Lösung gehende Präparate wie Lanoxin verbreitet angewendet werden, ist diese Wechselwirkung dort wahrscheinlich von geringerer klinischer Bedeutung (67).

Propranolol. Dieses Mittel ist zur Behandlung einiger durch toxische Digitaliswirkung hervorgerufener Arrhythmien mit supraventrikulärer oder ventrikulärer polytoper Reizbildung geeignet (1, 14). Auf Grund seiner antiadrenergen Wirkung unterdrückt es die Automatie, während es infolge seiner direkten Wirkung auf das Myokard die effektive Refraktärzeit der Muskulatur der Vorhöfe und Ventrikel sowie der Purkinjeschen Fasern verkürzt und in all diesen Fasern die Depolarisationsgeschwindigkeit und die Reizleitungsgeschwindigkeit herabsetzt (14, 58). Seine Tendenz, das refraktäre Verhalten des atrioventrikulären Knotens zu verstärken, begrenzt seine Einsetzbarkeit in Situationen, in welchen ein atrioventrikulärer Block besteht (1). Der negativ inotrope Effekt des Propranolols kann bei beeinträchtigter Funktion des Myokards katastrophale Folgen haben.

Reserpin. Durch die gleichzeitige Anwendung von Herzglykosiden mit Reserpin oder verwandten Rauwolfia-Alkaloiden kann die Wahrscheinlichkeit von Arrhythmien, insbesondere bei Patienten mit Vorhofflimmern, gesteigert werden (67, 89, 90). Ein echter kausaler Zusammenhang wurde noch nicht festgestellt, doch muß man bei gleichzeitiger Anwendung dieser Mittel mit der Möglichkeit bedrohlicher Arrhythmien rechnen (67, 90). Der Mechanismus dieser Wechselwirkung ist nicht bekannt, doch können an ihm zentrale (neurale) Effekte von Digitalis und Reserpin beteiligt sein oder die durch Reserpin erfolgende Freisetzung von Katecholaminen (67, 90).

Schilddrüsenfunktion. Schilddrüsenerkrankungen beeinflussen die Digitalisempfindlichkeit durch zwei verschiedene Mechanismen (2, 6). Die Geschwindigkeit der über die Nieren erfolgenden Ausscheidung von Strophanthin und Digoxin wird durch eine Schilddrüsenüberfunktion gesteigert und durch Unterfunktion herabgesetzt. Außerdem ist das thyreotoxische Herz im Hinblick auf die Kontrolle der Ventrikelfrequenz bei Vorhofflattern oder Vorhofflimmern auf Digitalis vermindert empfindlich. Der Tonus des herzeigenen autonomen Nervensystems oder gleichzeitig angewendete Pharmaka können bei Patienten mit Störungen der Schilddrüsenfunktion für eine erhöhte oder herabgesetzte Empfindlichkeit gegenüber Digitalis verantwortlich sein (6).

Succinylcholin. Am volldigitalisierten Patienten kann Succinylcholin ventrikuläre Arrhythmien auslösen (67, 91, 92). Der Mechanismus dieser Wechselwirkung ist noch nicht aufgeklärt, doch ist zu vermuten, daß ein Zusammenhang mit einem Kalium-Verlust aus der Zelle besteht (91, 93). Auf der Grundlage klinischer und experimenteller Ergebnisse wurde Tubocurarin zur Behandlung derartiger Arrhythmien empfohlen (91, 93). Eine Untersuchung über die Häufigkeit ventrikulärer Arrhythmien nach Succinylcholin konnte keinen statistisch signifikanten Unterschied zwischen digitalisierten und nicht digitalisierten Patienten ermitteln (94). Bis auf weiteres sollte Succinylcholin bei volldigitalisierten Patienten mit großer Vorsicht benutzt werden. Die Möglichkeit der Verhütung dieser Wechselwirkung durch eine kleine, die faszikulären Muskelzuckungen vermeidende Dosis eines nichtdepolarisierenden Muskelrelaxans bedarf noch der näheren Untersuchung.

Sympathikomimetika. Sympathikomimetika, insbesondere diejenigen mit deutlicher beta-adrenerger Aktivität (wie Isoproterenol, Adrenalin, Noradrenalin), verstärken die Automatie wie auch toxische Dosen von Digitalis. Die gleichzeitige Anwendung dieser Mittel könnte zumindest theoretisch die Neigung des Patienten zur Arrhythmien verstärken, wenngleich weitere klinische Dokumentationen dieser Wechselwirkung benötigt werden (67).

Zusammengefaßt besitzen die Digitalisglykoside einen der niedrigsten therapeutischen Indizes sämtlicher häufig angewendeter Pharmaka. Sie sind zur Behandlung der Herzinsuffizienz (positiv inotroper Effekt) und bei Vorhofflattern oder Vorhofflimmern (negativ dromotroper Effekt) indiziert. Die inotrope Wirkung ist eine lineare Funktion der verabreichten Dosis, während die dromotrope Wirkung erst bei fast toxischen Digitalisdosen zu beobachten ist. Während der präoperativen Visite sollte der Anästhe-

sist versuchen, sich mit der Hilfe folgender Fragen ein Bild vom Grad der erzielten Digitalisierung zu machen: Ist der Patient digitalisiert? Ist der beabsichtigte therapeutische Effekt eingetreten? Zeigt der Patient Zeichen toxischer Digitaliswirkungen?
Während der Operation muß der Anästhesist wissen, wie und wann er einen Patienten zu digitalisieren hat. Bei dieser Aufgabe ist es zweckmäßig, mit den Wirkungen der Mittel und ihren Wechselwirkungen mit Digitalis vertraut zu sein.
Im Hinblick auf den Grad der Digitalisierung ist die Notwendigkeit der Beobachtung der klinischen Wirkungen von überragender Bedeutung. Die Digitalisspiegel im Serum allein genügen keinesfalls zur Feststellung der Tatsache, ob ein therapeutischer oder ein toxischer Effekt vorliegt. Ein für den einen Patienten toxischer Spiegel kann für den anderen Patienten einen therapeutischen Effekt haben. So können z.B. Digoxin-Spiegel im Serum im unteren toxischen Bereich (2,5 ng/ml für Erwachsene, 3,5 ng/ml für Kinder) erforderlich sein, um bei resistenteren Fällen von Vorhofflattern oder Vorhofflimmern einen therapeutischen Effekt auszuüben. Digoxin-Spiegel im Serum unterhalb von 0,5 ng/ml schließen praktisch die Möglichkeit toxischer Effekte aus und erfordern gewöhnlich eine Erhöhung der Dosis, um den gewünschten Effekt erzielen zu können. Die Serumspiegel des Digitoxins sind um das etwa 10fache höher als die des Digoxins.
Die toxische Wirkung von Digitalis zeigt sich durch kardiale, neurale und gastrointestinale Störungen. Vom Standpunkt des Anästhesisten ist die toxische Wirkung auf das Herz von größter Bedeutung, sie zeigt sich in fast allen bekannten Formen von Rhythmusstörungen. Lebensbedrohliche Arrhythmien sind nicht ungewöhnlich. Toxische Wirkungen am Herzen können durch echte Überdosierung oder durch Wechselwirkungen mit anderen Medikamenten oder mit anderen Faktoren entstehen. Mit der Ausnahme von Arrhythmien in Verbindung mit Succinylcholin bei digitalisierten Patienten sind die Wechselwirkungen von Anästhetika oder deren Adjuvantien mit Digitalis, die für den Anästhesisten von Bedeutung sind, noch nicht gut dokumentiert. Der Anästhesist muß sich jedoch darüber im klaren sein, daß Störungen des Säure-Basen-Haushalts oder ein Elektrolyt-Ungleichgewicht die häufigsten Ursachen für toxische Digitaliswirkungen bei chirurgischen Patienten darstellen. Insbesondere muß man auf eine Hypokaliämie achten, die nach Diuretikabehandlung oder im Gefolge einer metabolischen oder respiratorischen Alkalose auftreten kann. Eine beeinträchtigte Nierenfunktion ist ebenfalls eine häufige Ursache toxischer Digitaliswirkungen, da sie die Ausscheidung von kurzwirkenden Digitalispräparaten herabsetzt.
Vor und während der Operation ist Digitalis zur Behandlung der Herzinsuffizienz sowie des Vorhofflatterns und des Vorhofflimmerns indiziert. Außerdem wird Digitalis manchmal prophylaktisch eingesetzt, um das Risiko einer Herzinsuffizienz oder die Möglichkeit des Auftretens supraventrikulärer Arrhythmien im Verlauf von Eingriffen am Herzen oder im Thorax herabzusetzen. Die Indikationen zur prophylaktischen Digitalisierung sind nicht gut begründet. Angesichts des niedrigen therapeutischen Index und der möglichen Gefahren einiger toxischer Effekte der Digitalisglykoside ist es wahrscheinlich besser, diese Mittel nur bei feststehenden Indikationen einzusetzen.

Literatur

1. Moe, G.K., A.E. Farah: Digitalis and allied cardiac glycosides. In: The Pharmacological Basis of Therapeutics. 5. Aufl. Hrsg. L.S. Goodman und A. Gilman. New York, Macmillan, 1975
2. Doherty, J.E., J.J. Kaul: Clinical pharmacology of digitalis glycosides. Annu. Rev. Med. **26** (1975) 159
3. Rodensky, P.L., F. Wasserman: Observations on digitalis intoxication. Arch. Intern. Med. **108** (1961) 171
4. Smith, T.W., E. Haber: Digitalis (Fourth of Four Parts). N. Engl. J. Med. **285** (1973) 1125
5. Kim, Y.I., R.J. Noble, D.P. Zipes: Dissociation of the inotropic effect of digitalis from its effect on atrioventricular conduction. Am. J. Cardiol. **36** (1975) 359
6. Smith, T.W.: Digitalis glycosides (Second of Two Parts). N. Engl. J. Med. **288** (1973) 942
7. Smith, T.W., E. Haber: Digitalis (Third of Four Parts). N. Engl. J. Med. **289** (1973) 1063
8. Neff, M.S. u. Mitarb.: Magnesium sulfate in digitalis toxicity. Am. J. Cardiol. **29** (1972) 377
9. Edwards, R., A.P. Winnie, S. Wamamurphy: Acute hypocapneic hypokalemia: An iatrogenic complication. Anesth. Analg. (Cleve.) **56** (1977) 586
10. Doherty, J.A.: How and when to use digitalis serum levels. J.A.M.A. **239** (1978) 2594
11. Leahey, E.B. u. Mitarb.: Interaction between quinidine and digoxin. J.A.M.A. **240** (1978) 533
12. Moe, G.K., J.A. Abildskov: Antiarrhythmic drugs. In: The Pharmacological Basis of Therapeutics. 5. Aufl. Hrsg. L.S. Goodman und A. Gilman. New York, Macmilland, 1975
13. Bigger, J.T., jr.: Arrhythmias and antiarrhythmic drugs. Adv. Intern. Med. **18** (1972) 251
14. Smith, T.W., E. Haber: Digitalis (Fourth of Four Parts). N. Engl. J. Med. **289** (1973) 1125
15. Schwartz, A.: Newer aspects of cardiac glycoside action. Fed. Proc. **36** (1977) 2207
16. Van Winkle, W.G., A. Schwartz: Ions and Inotropy. Annu. Rev. Physiol. **38** (1976) 247
17. Langer, G.A.: Relationship between myocardial contractility and the effects of digitalis on ionic exchange. Fed. Proc. **36** (1977) 2231
18. Weber, A., J.M. Murray: Molecular control mechanisms in muscle contraction. Physiol. Rev. **53** (1973) 612
19. Lymn, R.W., E.W. Taylor: Mechanism of adenosine triphosphate hydrolysis by actomyosin. Biochemistry **10** (1971) 4617
20. Ebashi, S.: Excitation-contraction coupling. Annu. Rev. Physiol. **38** (1976) 293
21. Fabiato, A., F. Fabiato: Calcium release from the sarcoplasmic reticulum. Circ. Res. **40** (1977) 119
22. Weber, A., S. Winicur: The role of calcium in the superprecipitation of actomyosin J. Biol. Chem. **236** (1961) 3198
23. Reuter, H.: Exchange of calcium ions in the mammalian myocardium. Circ. Res. **34** (1974) 599
24. Reuter, H.: Divalent ions as charge carriers in excitable membranes. Prog. Biophys. Mol. Biol. **26** (1973) 1
25. Langer, G.Ä.: Ion fluxes in cardiac excitation and contraction and their relation to myocardial contractility. Physiol. Rev. **48** (1968) 708
26. Solaro, R.J. u. Mitarb.: Calcium requirements for cardiac myofibrillar activation. Circ. Res. **34** (1974) 525
27. Dhalla, N.S., A. Ziegelhoffer, J.A.C. Harrow: Regulatory role of membrane systems in heart function. Can. J. Physiol. Pharmacol. **55** (1977) 1211
28. Reddy, Y.S. u. Mitarb.: Phosphorylation of cardiac native tropomyosin and troponin. J. Mol. Cell Cardiol. **5** (1973) 461
29. Solaro, R.J., A.J. Moir, S.V. Perry: Phosphorylation of troponin I and inotropic effect of adrenalin. Nature **262** (1976) 615
30. Reddy, Y.S., B.J. Pitts, A. Schwartz: Cyclic-AMP dependent and independent protein kinase phosphorylation of canine cardiac myosin light chains. J. Mol. Cell Cardiol. **9** (1977) 501

31. Endoh, M. u. Mitarb.: Frequency dependence of cyclic AMP in mammalian myocardium. Nature 261 (1976) 716
32. Mendez, D., R. Mendez: The action of cardiac glycosides on the excitability and conduction velocity of the mammalian atrium. J. Pharmacol. Exp. Ther. 121 (1957) 402
33. Watanabe, Y., L.S. Dreifus: Electrophysiologic effects of digitalis on A–V transmission. Am. J. Physiol. 211 (1966) 1461
34. Watanabe, Y., L.S. Dreifus: Interactions of lantoside-C and potassium on atrioventricular conduction in rabbits. Circ. Res. 27 (1970) 931
35. Ferrier, G.R.: Digitalis arrhythmias: Role of oscillatory afterpotentials. Prog. Cardiovasc. Dis. 19 (1977) 459
36. Cranefield, P.F.: Action potentials, afterpotentials, and arrhythmias. Circ. Res. 41 (1977) 415
37. Tsien, R.W.: Ionic mechanisms of pacemaker activity in cardiac Purkinje fibers. Fed. Proc. 37 (1978) 2127
38. Morrow, D.H., N.T. Townley: Anesthesia and digitalis toxicity: An experimental study. Anesth. Analg. (Cleve.) 43 (1964) 510
39. Ivankovich, A.D. u. Mitarb.: The effects of ketamine and Innovar® anesthesia on digitalis tolerance in dogs. Anesth. Analg. (Cleve.) 54 (1975) 106
40. Ivankovich, A.D. u. Mitarb.: The effect of enflurane, isoflurane, fluroxene, methoxyflurane, and diethyl ether anesthesia on ouabain tolerance in the dog. Anesth. Analg. (Cleve.) 55 (1976) 360
41. Moe, G.K.: Evidence for re-entry as a mechanism of cardiac arrhythmias. Rev. Physiol. Biochem. Pharmacol. 72 (1975) 55
42. Gillis, R.A., D.L. Pearle, B. Levitt: Digitalis: A neuroexcitatory drug. Circulation 52 (1975) 739
43. Quest, J.A., R.A. Billis: Carotid sinus reflex changes produced by digitalis. J. Pharmacol. Exp. Ther. 177 (1971) 650
44. Smith, T.W., E. Haber: Digitalis (Fist of Four Parts). N. Engl. J. Med. 289 (1973) 945
45. McLain, P.L.: Effects of cardiac glycosides on spontaneous efferent activity in vagus and sympathetic nerves of cats. Int. J. Neuropharmacol. 8 (1969) 379
46. Gillis, R.A.: Cardiac sympathetic nerve activity: Changes induced by ouabain and propranolol. Science 166 (1969) 508
47. Butler, V.P., jr.: Assays of digitalis in the blood. Prog. Cardiovasc. Dis. 14 (1972) 571
48. Doherty, J.E.: The clinical pharmacology of digitals glycosides: a review. Am. J. Med. Sci. 225 (1968) 382
49. Doherty, J.E.: Digitalis glycosides, Pharmacokinetics and their clinical implications. Ann. Intern. Med. 79 (1973) 229
50. Marcus, F.I. u. Mitarb.: Administration of tritiated digoxin with and without a loading dose. Circulation 34 (1966) 865
51. Marcus, F.I. u. Mitarb.: The metabolic fate of tritiated digoxin in the dog: A comparison of digitalis administration with and without a loading dose. J. Pharmacol. Exp. Ther. 156 (1967) 548
52. Marcus, F.I.: Digitalis pharmacokinetics and metabolism. Am. J. Med. 58 (1975) 452
53. Ogilvie, R.F., J. Ruedy: An educational program in digitalis therapy. J.A.M.A. 222 (1972) 50
54. Bloom, P.M., W.B. Nelp, S.H. Truell: Relationship of the excretion of tritiated digoxin to renal function. Am. J. Med. Sci. 251 (1966) 133
55. Jelliffe, R.W.: Factors to consider in planning digoxin therapy. J. Chronic Dis. 24 (1971) 407
56. Ewy, G.A. u. Mitarb.: Digoxin metabolism in the elderly. Circulation 39 (1969) 449
57. Ewy, G.A. u. Mitarb.: Digoxin metabolism in obesity. Circulation 44 (1971) 810
58. Rios, J.C., C.A. Dziok, N.A. Ali: Digitalis-induced arrhythmias: Recognition and management. In: Arrhythmias. Hrsg. L.S. Dreifus. Philadelphia, F.A. Davis, 1970
59. Lown. B., N.F. Wyatt, H.D. Levine: Paroxysmal atrial tachycardia with block. Circulation 21 (1960) 129

60. Beller, G. A. u. Mitarb.: Digitalis intoxication: Prospective clinical study with serum level correlations. N. Engl. J. Med. **284** (1971) 989
61. Doherty, J. A.: Digitalis serum level: Practical value. In: Controversy in Cardiology. Hrsg. E. Cheung. New York, Springer-Verlag, 1976
62. Noble, R. J. u. Mitarb.: Limitations of serum digitalis levels. In: Complex Electrocardiography 2. Hrsg. C. Fisch. Philadelphia, F. A. Davis, 1974
63. Brown, D. D., R. P. Juhl: Decreased bioavailability of digoxin due to antacids and kaolin-pectin. N. Engl. J. Med. **295** (1976) 1034
64. Khalil, S. A. H.: The uptake of digoxin and digitoxin by some antacids. J. Pharm. Pharmacol. **26** (1974) 961
65. Jelliffe, R. W., D. H. Blankenhorn: Effect of phenobarbital on digitoxin metabolism. Clin. Res. **14** (1966) 160
66. Hansten, P. D.: Drug Interactions. Philadelphia, Lea & Febiger, 1975
67. Solomon, H. M., W. B. Abrams: Interactions between digitoxin and other drugs in man. Am. Heart J. **83** (1972) 277
68. Bower, J. O., H. A. K. Mangle: The additive effects of calcium and digitalis. J.A.M.A. **106** (1936) 1151
69. Jick, S., R. Karsh: The effect of calcium chelation on cardiac arrhythmias and conduction disturbances. Am. J. Cardiol. **4** (1959) 287
70. Okita, G. T. u. Mitarb.: Metabolic fate of radioactive digitoxin in human subjects. J. Pharmacol. Exp. Ther. **115** (1955) 371
71. Caldwell, H. J., N. J. Greenberger: Interruption of the enterohepatic circulation of digitoxin by cholestyramine. I. Protection against lethal digitoxin intoxication. J. Clin. Invest. **50** (1971) 2626
72. Caldwell, J. H., C. A. Bush: Interruption of the enterohepatic circulation of digitoxin by cholestyramine. II. Effect on metabolic disposition of tritium-labeled digitoxin and cardiac systolic intervals in man. J. Clin. Invest. **50** (1971) 2638
73. Bazzano, G., G. S. Bazzano: Digitalis intoxication: treatment with a new steroid-binding resin. J.A.M.A. **220** (1972) 828
74. Doherty, J. E. u. Mitarb.: Tritiated digoxin. XIV. Enterohepatic circulation, absorption, and excretion studies in human volunteers. Circulation **42** (1970) 867
75. Heizer, W. D., T. W. Smith, S. E. Goldfinger: Absorption of digoxin in patients with malabsorption syndromes. N. Engl. J. Med. **285** (1971) 257
76. Sodeman, W. A.: Diagnosis and treatment of digitalis toxicity. N. Engl. J. Med. **273** (1965) 93
77. Peach, M. J.: Cations: calcium, magnesium, barium, lithium, and ammonium. In: The Pharmacological Basis of Therapeutics. 5. Aufl. Hrsg. L. S. Goodman und A. Gilman. New York, Macmillan, 1975
78. Seller, R. H. u. Mitarb.: Digitalis toxicity and hypomagnesemia. Am. Heart J. **79** (1970) 57
79. Solomon, H. M. u. Mitarb.: Interactions between digitoxin and other drugs in vitro and in vivo. Ann. N.Y. Acad. Sci. **179** (1971) 362
80. Helfant, R. H., B. J. Scherlag, A. N. Damato: The electrophysiological properties of diphenylhydantoin sodium as compared to procainamide in the normal and digitalis intoxicated heart. Circulation **36** (1967) 108
81. Viukari, N. M. A., K. Aho: Digoxin-phenytoin interaction. Br. Med. J. **2** (1970) 51
82. Fisch, C. u. Mitarb.: Potassium and the monophasic action potential, electrocardiogram, conduction and arrhythmias. Prog. Cardiovasc. Dis. **8** (1966) 387
83. Manninen, V. u. Mitarb.: Altered absorption of digoxin in patients given propantheline and metoclopramide. Lancet **1** (1973) 398
84. Davis, L. D., J. V. Temte: Effects of propranolol on the transmembrane potentials of ventricular muscle and Purkinje fibers of the dog. Circ. Res. **22** (1968) 661
85. Marcus, F. I. u. Mitarb.: The metabolism of tritiated digoxin in renal insufficiency in dogs and man. J. Pharmacol. Exp. Ther. **152** (1966) 372

86. Lukas, D.S.: The pharmacokinetics and metabolism of digitoxin in men. In: Symposium on Digitalis. Hrsg. O. Storstein. Oslo, Norwegen, Gyldendal Norsk Forlay, 1973
87. Beermann, B., K. K. Hellstrom, K. Rosen: Fate of orally administered ^{3}H digitoxin in man with special reference to the absorption. Circulation **43** (1971) 852
88. Rasmussen, K. u. Mitarb.: Digitoxin kinetics in patients with impaired renal function. Clin. Pharmacol. Ther. **13** (1971) 6
89. Lown, B. u. Mitarb.: Effect of digitalis in patients receiving reserpine. Circulation **24** (1961) 1185
90. Ascione, F. J.: Digitalis-reserpine. In: Evaluations of Drug Interactions. 2. Aufl. Washington, D.C. American Pharmaceutical Association, 1976
91. Dowdy, E.G., L.W. Fabian: Ventricular arrhythmias induced by succinylcholine in digitalized patients. Anesth. Analg. (Cleve.) **42** (1963) 501
92. Smith, R.B., J. Petrusack: Succinylcholine, digitalis and hypercalcemia: A case report. Anesth. Analg. (Cleve.) **51** (1972) 202
93. Dowdy, E.G., P.N. Duggar, L.W. Fabian: Effect of neuromuscular blocking agents on isolated digitalized mammalian hearts. Anesth. Analg. (Cleve.) **44** (1965) 608
94. Perez, H.R.: Cardiac arrhythmias after succinylcholine. Anesth. Analg. (Cleve.) **49** (1970) 33

11. Kapitel

Diuretika

Robert G. Merin und R. Dennis Bastron

Fallbericht

Wegen Bluterbrechens wurde ein 44 Jahre alter Mann auf der Abteilung für dringliche Notfälle eines Krankenhauses aufgenommen. Seine Anamnese ergab einen seit 15 Jahren betriebenen Alkoholmißbrauch, eine seit 10 Jahren nachgewiesene Leberzirrhose, rezidivierenden Aszites und Ödeme sowie eine Stauungsinsuffizienz aus nicht näher geklärter Ursache. Die laufende Medikation bestand in 3 × täglich 20 mg Furosemid und täglich 0,25 mg Digoxin. Der Patient hatte sich einige Tage nicht wohlgefühlt, hatte stark getrunken und dabei wenig Nahrung oder andere Flüssigkeiten außer alkoholischen Getränken zu sich genommen, dafür aber seine Medikamente. Kurz nach seiner Ankunft im Notfallraum erbrach er eine große Menge Blut und verlor das Bewußtsein. Zur Wiederbelebung wurde ein Anästhesist herbeigerufen, der die Trachea unter großen Schwierigkeiten intubierte, da der semikomatöse Patient Widerstand leistete und Blut im Munde hatte. Unmittelbar nach der endotrachealen Intubation wurde der Puls unregelmäßig und fiel dann aus. Das Ekg zeigte Kammerflimmern. Es war äußerst schwierig, einen vernünftigen Rhythmus herzustellen. Der Serum-Kalium-Spiegel betrug 2,5 mmol/l. Durch sorgfältige intravenöse Kalium-Gabe, Volumenersatz, Alkalisierung und künstliche Beatmung wurde das Herzminutenvolumen wiederhergestellt. Später wurde mitgeteilt, daß die Digoxin-Konzentration im Serum 1,8 ng/ml betragen hatte.

Glücklicherweise wird der Anästhesist selten mit einem derartigen Patienten konfrontiert. Die meisten unserer Kollegen kennen die Gefahren seitens einer Hypokaliämie bei einem mit Diuretika behandelten Patienten und würden ihn nicht anästhesieren, ohne seinen Serum-Kalium-Spiegel zu kennen. Im vorliegenden Fall jedoch hat die Kombination einer endotrachealen Notintubation, Hypokaliämie (sowohl infolge der Zirrhose als auch der Behandlung mit Diuretika) und Digitalis eine Übererregbarkeit der Ventrikel und Kammerflimmern herbeigeführt. Obwohl andere Arzneimittel-Wechselwirkungen im Zusammenhang mit Diuretika nicht so dramatisch sein können, ist mit der Möglichkeit bedrohlicher Wechselwirkungen zwischen Diuretika und anderen an den Patienten verabreichten Mittel zu rechnen. Wir anästhesieren häufig Patienten, die Diuretika zur Behandlung der Retention von Salz und Wasser, wegen einer Hypertonie und weniger häufig bei Störungen wie Diabetes insipidus und Hyperkalzämie erhalten (1–5). Darüber hinaus verwenden wir Diuretika bei chirurgischen Patienten, um die Hirnschwellung oder den intrakraniellen Druck herabzusetzen (6), zur Behandlung der akuten Flüssigkeitsüberlastung (2) sowie zur Verhütung oder zur Feststellung der Oligurie (7–9). Um die Grundlage für Wechselwirkungen zwischen Diuretika und anderen Mitteln verstehen zu können, muß man die Art und Weise kennen, in welcher Körper und Niere den Wasser- und Elektrolythaushalt regeln, sowie Grundkenntnisse der Pharmakologie der Diuretika besitzen.

Osmotischer Druck und Verteilung des Wassers

Der osmotische Druck ist lediglich von der Anzahl der in Lösung befindlichen Teilchen abhängig, jedoch nicht von deren Größe oder ihrem Molekulargewicht. Das Molekulargewicht in Gramm einer nichtdissoziierenden Verbindung ist einem Osmol äquivalent. Dissoziiert die Verbindung in zwei Moleküle (z.B. NaCl), so entspricht das Molekulargewicht in Gramm zwei Osmolen. Die im Körper vorhandenen Lösungen besitzen durchschnittlich 0,3 Osmol (300 Milliosmol) je kg Wasser.

Der Begriff osmotischer Druck ist leichter verständlich, wenn wir die Kräfte betrachten, welche den Transport von Wasser durch Membranen regeln. Durch Herstellung eines Konzentrationsgefälles kann man eine passive Bewegung von Ionen durch Membranen bewirken. Somit wird, wenn eine 0,1molare Natriumchlorid-Lösung, die von einer anderen 0,1molaren Natriumchlorid-Lösung durch eine semipermeable Membran abgetrennt ist, die Konzentration (Tendenz zum Abwandern) des Natriums aus jeder dieser beiden Lösungen gleich sein, und es findet kein Nettoaustausch statt. Ist jedoch die Lösung auf einer Seite der Membran 1molar und die Lösung auf der anderen Seite bleibt 0,1molar, so verursacht die Aktivität der Wanderungstendenz des Natriums in der konzentrierten Lösung einen Nettofluß von Natrium in die verdünntere Lösung (von geringerer Aktivität), der solange anhält, bis das Konzentrationsgefälle beseitigt ist.

Reines Wasser hat eine größere Aktivität oder Tendenz, eine Membran zu durchwandern, als eine Lösung, was besagt, daß in einer Lösung die Wassermoleküle verdünnt sind und eine geringere molekulare Aktivität besitzen. Die Bewegung von Wasser durch eine Membran hängt von zwei Faktoren ab, nämlich von der Aktivität des Wassers und vom hydrostatischen Druck.

Ist der Wasserspiegel auf einer Seite einer zwei Kammern trennenden Membran höher, so liefert der höhere hydrostatische Druck eine Antriebskraft (Gefälle), mit welcher Wasser so lange herabströmt, bis der hydrostatische Druck auf beiden Seiten der Membran gleich ist und das Gefälle beseitigt ist. An diesem Punkt ist die Konzentration und daher auch die Wanderungstendenz der Wassermoleküle auf beiden Seiten der Membran gleich. Nehmen wir an, daß die Membran für Wasser völlig permeabel ist, nicht aber für die Substanz «X», sobald diese auf einer Seite der Membran zugesetzt wird, dann sinkt die Aktivität des Wassers auf dieser Seite der Membran ab. Dies erzeugt ein Gefälle, welches eine Nettowanderung von Wasser in die die Substanz X enthaltende Kammer bewirkt. Der Strom des Wassers wird solange fortdauern, bis die Tendenz der Wassermoleküle, in die «X-Wasser»-Lösung zu entweichen (osmotischer Druck), mit dem hydrostatischen Druckgefälle im Gleichgewicht steht. Auch an diesem Punkt beträgt die Nettowanderung von Wasser ebenfalls Null (Abb. 11.1). Ist die Membran für Wasser

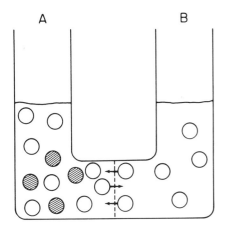 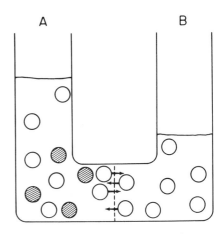

Abb. 11.1: Die Kammern A und B sind durch eine für Wasser, aber nicht für andere Verbindungen permeable Membran voneinander getrennt. Eine nicht diffundierende Verbindung «X» (schraffierte Kreise) wird der Kammer A hinzugefügt, dieser Vorgang vermindert («verdünnt») die Aktivität des Wassers (offene Kreise) von A, d.h., er steigert den osmotischen Druck von A und erzeugt ein Gefälle für die Tendenz des Wassers, von B nach A zu entweichen. Somit erfolgt der Nettostrom von Wasser von B nach A (obere Zeichnung). Dies dauert so lange an, bis die Tendenz des Wassers, von B nach A zu entweichen, mit dem hydrostatischen Druckgefälle, welches die Tendenz hat, Wasser von A nach B zu bewegen, ins Gleichgewicht kommt (untenstehende Zeichnung). Demnach ist der onkotische Druck einer Lösung gleich dem hydrostatischen Druck, der erforderlich ist, um den osmotischen Transport eines Lösungsmittels über eine semipermeable Membran in eine Lösung zu beenden.

und das Solut «Y» frei permeabel, so bestehen Konzentrationsgefälle sowohl für Wasser als auch für Y, die rasch verschwinden, sobald sich Y auf beiden Seiten der Membran ausgleicht. In diesem Falle besteht, obwohl die Lösung Y die verbindende Eigenschaft des osmotischen Druckes besitzt, über der Membran kein eigentliches Druckgefälle, und es erfolgt kein Nettostrom von Wasser.
Verschiedene Wasser-Kompartimente im Körper sind durch Membranen abgetrennt, die für Wasser frei permeabel, aber für bestimmte Verbindungen weniger permeabel sind. Diese Verbindungen sind osmotisch aktiv und bestimmen gemeinsam mit dem hydrostatischen Druck das Volumen eines jeden Kompartiments. Z.B. wird das intravaskuläre Wasser durch das Kapillarendothel vom interstitiellen Wasser getrennt. Das Kapillarendothel ist für kleine Moleküle (z.B. Wasser, Natriumchlorid und Mannitol) leicht, aber für größere Moleküle wie Albumin weniger permeabel. Albumin übt einen osmotischen Druck aus und zieht Wasser aus der interstitiellen Flüssigkeit ins Gefäßbett. Das interstitielle Wasser wird vom intrazellulären Wasser durch Zellmembranen abgetrennt, die für Moleküle wie Natrium(chlorid) und Mannitol verhältnismäßig impermeabel sind. Natrium(chlorid) und Mannitol üben im Extrazellulärraum einen osmotischen Druck aus und ziehen intrazelluläres Wasser in diesen Raum hinein. Einige Moleküle wie Wasser, Kohlendioxid und das Wasserstoff-Ion durchdringen leicht alle Membranen und üben daher keinerlei osmotischen Druck aus.

Die renale Regelung des Wasser- und Elektrolythaushaltes

Während gut bekannt ist, daß die juxtamedullären Nephronen für die Bildung des konzentrierten Urins von wesentlicher Bedeutung sind, ist der Einfluß von Verschiebungen der Durchblutung zwischen der Nierenrinde und dem Nierenmark weniger gesichert (10–12). Darüber hinaus erstrecken sich die primären Wirkungen der Diuretika auf die Tubulusfunktion, obwohl auch gewisse Veränderungen der Nierendurchblutung eintreten können. Daher konzentriert sich diese Besprechung auf die Wirkungen der Diuretika auf die Nierentubuli (Abb. 11.2). Wenn auch vereinfachte Beschreibungen der Tubulusfunktionen nicht genau sein mögen, sind sie als zweckmäßige Funktionsmodelle brauchbar.

Die Bildung des Urins beginnt mit der Ultrafiltration des Plasmas durch die Glomeruli. Etwa 20% des gesamten Plasmastroms wird gefiltert und gelangt in die Bowmansche Kapsel (Capsula glomeruli) und in den Nierentubulus. Dies entspricht beim Erwachsenen einem Volumen von etwa 180 l täglich, das große Mengen von NaCl, NaHCO$_3$ und weitere wesentliche Verbindungen, die rückresorbiert werden müssen, sowie verschiedene Abfallprodukte, die aus dem Körper entfernt werden müssen, aufnimmt.

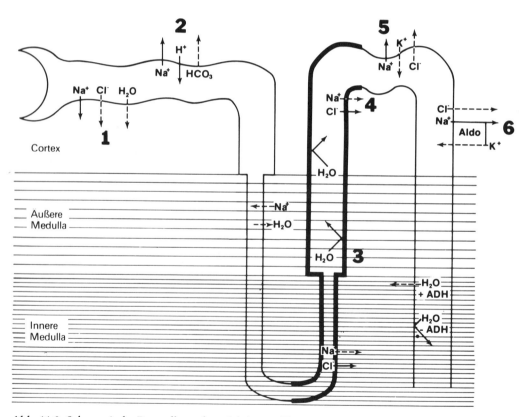

Abb. 11.2: Schematische Darstellung der wichtigsten Transportvorgänge im Nephron. Die durchgezeichneten Pfeile zeigen einen aktiven Transport an, die gestrichelten Pfeile einen passiven Transport. Reflektierte Pfeile geben eine niedrige Permeabilität an.

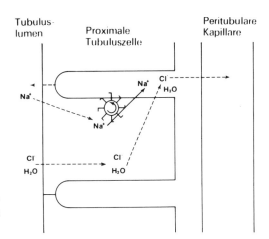

Abb. 11.3: Schematische Darstellung der Rückresorption von Salz und Wasser im proximalen Tubulus.

Die Umwandlung des Glomerularfiltrates beginnt im proximalen gewundenen Nierenkanälchen, wo etwa 60–80% des Filtrats zurückresorbiert werden. Der größte Teil wird mittels Abwärts-Gradient resorbiert, der durch den aktiven Transport von Natrium erzeugt wird. Die Rückresorption des Natriums in den proximalen Tubuli ist ein isoosmotischer Vorgang, d. h., daß keine Konzentration des Urins erfolgt. Der Mechanismus der Rückresorption ist so beschaffen, daß große Mengen von Salz und Wasser gegen kleine Gradienten transportiert werden.

Natrium wird aktiv aus den proximalen Tubuluszellen in die Interzellulärräume transportiert (Abb. 1.3). Dieser Transport erzeugt ein elektrisches Spannungsgefälle, welches Natrium aus der Tubulusflüssigkeit in die Zelle befördert. Darüber hinaus werden osmotische und elektrochemische Gefälle erzeugt, die bewirken, daß Wasser und Chlorid aus der Tubulusflüssigkeit in den Interzellularraum gelangt. Natriumchlorid (gefolgt von Wasser) diffundiert dann entweder in die Tubulusflüssigkeit oder in die peritubulären Kapillargebiete wird die in die peritubulären Kapillaren gelangende Flüssigkeitsmenge durch Starlingsche Kräfte beeinflußt. Daher begünstigt die Zunahme des kapillären onkotischen Druckes die Rückresorption, während der erhöhte hydrostatische Kapillardruck zu stärkerer Rückdiffusion und geringerer Rückresorption führt (13, 14). Es können Änderungen des onkotischen Druckes mit Änderung des filtrierten Anteils und des allgemeinen onkotischen Druckes auftreten (15, 16). Der peritubuläre hydrostatische Kapillardruck wächst mit dem Perfusionsdruck der Niere an (17). Dies kann teilweise dem gut bekannten Phänomen der Drucknatriurese zugrunde liegen (18, 19).

Ein weiterer Transportvorgang im proximalen gewundenen Tubulus führt zur Ausscheidung von Wasserstoff-Ionen und zur Rückresorption von Natriumhydrogencarbonat ($NaHCO_3$). Dieser Mechanismus ist von der am Lumenrand befindlichen Carboanhydrase abhängig (Abb. 11.4) und dient zum Transport großer Mengen gegen kleine Gefälle. Natrium wird aktiv aus der Zelle heraus und in die peritubuläre Flüssigkeit befördert. Dadurch entsteht ein Gefälle, wodurch Natrium passiv aus der tubulären Flüssigkeit in die Zelle diffundiert. Intrazelluläre Wasserstoff-Ionen werden aktiv in das Tubuluslumen transportiert (20). Der Wasserstoff verbindet sich mit dem Hydrogencarbonat unter Bildung von Kohlensäure, welche in Gegenwart der Carboanhydrase des Lumens rasch unter Bildung wn Kohlendioxid und Wasser dehydriert wird. Das Kohlendioxid diffundiert in die Zelle, wo es sich in Gegenwart der intrazellulären Carboanhydrase unter

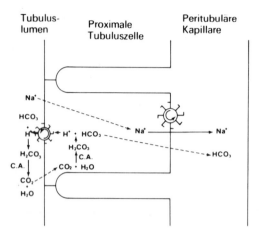

Abb. 11.4: Schematische Darstellung der Ausscheidung des Wasserstoff-Ions und der Rückresorption von Hydrogencarbonat im proximalen Tubulus.

unter Bildung von Kohlensäure rehydriert. Diese Verbindung dissoziiert dann in ein Wasserstoff-Ion, welches in das Lumen hineintransportiert wird, und in ein Hydrogencarbonat-Ion, welches längs eines elektrochemischen Gefälles in die peritubuläre Flüssigkeit diffundiert. Der Hauptanteil der Rückresorption von Phosphat erfolgt ebenfalls in den proximalen gewundenen Tubuli. Daher dient die Phosphaturie als Indikator der Hemmung des proximalen Tubulusanteils (21).
Nur ein kleiner Anteil der gefilterten Flüssigkeit gelangt in den absteigenden Schenkel der Henleschen Schleife. An diesem Punkt ist die Tubulusflüssigkeit noch immer isoosmotisch, obwohl sich ihre Zusammensetzung erheblich verändert hat. Der absteigende Schenkel ist permeabel für Wasser und verhältnismäßig impermeabel für Salz (22). Demzufolge verläßt mit dem Herabsteigen des Tubulus in das hypertone Markgewebe Wasser den Tubulus, um das osmotische Gleichgewicht zwischen Tubulusflüssigkeit und Interstitium beizubehalten. Der dünne aufsteigende Schenkel der Henleschen Schleife ist relativ impermeabel für Wasser, aber permeabel für Salz (22). Natriumchlorid diffundiert passiv in Richtung eines Konzentrationsgefälles vom Lumen in das Interstitium. Dies trägt zur Beibehaltung der hohen interstitiellen Osmolalität des Nierenmarks bei und bewirkt die allmähliche Konzentrationsabnahme der Tubulusflüssigkeit.
Der dicke Anteil des ansteigenden Schenkels bleibt für Wasser fast impermeabel (24, 25). Chlorid wird aktiv aus dem Tubulus heraustransportiert, und ihm folgt passiv das Natrium (24, 25). Da kein Wasser nachfolgt, bewirkt dieser Umstand eine weitere Herabsetzung der Osmolalität der Tubulusflüssigkeit, bis diese Flüssigkeit im Vergleich sowohl zum Plasma als auch zum Interstitium hypoton wird. Der medulläre Anteil trägt die aktive Kraft zur Aufrechterhaltung der Hypertonizität des medullären Interstitiums bei und ist daher der konzentrierende Abschnitt des Nephrons. Der kortikale Abschnitt pumpt Chlorid (und Natrium), aber kein Wasser in das isotone, kortikale Interstitium und ist der wichtigste verdünnende Abschnitt des Nephrons (26). (Die unterschiedliche Tonizität zwischen dem hypertonen medullären Interstitium und dem isotonen kortikalen Interstitium steht im Zusammenhang mit unterschiedlichen Durchblutungsgeschwindigkeiten, der anatomischen Basis der medullären Zirkulation und des Umlaufs des Harnstoffs. Diese Faktoren sind für den Konzentrationsmechanismus von Bedeu-

tung, aber für diese Besprechung nicht relevant.) Der distale gewundene Tubulus ist ebenfalls für Wasser verhältnismäßig impermeabel (27). Natrium wird aktiv zurückresorbiert, Kalium passiv ausgeschieden. Die Sekretion des Kaliums steht im lockeren Zusammenhang mit der distalen Natrium-Abgabe, d.h., die Kalium-Ausscheidung mit dem Urin nimmt mit vermehrter distaler Natrium-Abgabe und Rückresorption zu (28). Dann tritt die Tubulusflüssigkeit in die Sammelröhren über, wo eine weitere Rückresorption von Natrium und Ausscheidung von Kalium erfolgen kann. Dieser Vorgang wird durch die Mineralokortikoide beeinflußt (27). In Gegenwart des antidiuretischen Hormons ist das Epithel der Sammelröhren für Wasser permeabel und bei dessen Fehlen relativ impermeabel (29). Wird die Permeabilität für Wasser erhöht, dann wird zwischen der Tubulusflüssigkeit und dem hypertonen medullären Interstitium ein osmotisches Gleichgewicht erzielt, und es werden nur kleine Volumina konzentrierten Urins gebildet. Bei Abwesenheit des antidiuretischen Hormons bleibt die Tubulusflüssigkeit hypoton, daraus resultieren große Mengen verdünnten Urins.

Neben den Wechselwirkungen des antidiuretischen Hormons sind an der renalen Steuerung des Wasser- und Salzhaushaltes noch weitere hormonale Wechselwirkungen beteiligt (30). Der Stimulus zur Freisetzung des Mineralokortikoids Aldosteron am distalen Tubulus und an den Sammelröhren (wodurch die Rückresorption von Natrium und die Ausscheidung von Kalium verstärkt wird) kann direkt oder indirekt erfolgen. Die Katecholamine und das antidiuretische Hormon stimulieren die durch die Nierenrinde erfolgende Aldosteron-Sekretion. Wichtigster physiologischer Regelmechanismus scheint das Renin-Angiotensin-System zu sein. Bedingungen, welche mit herabgesetzten Flüssigkeitsvolumina oder einem herabgesetzten Natriumgehalt verbunden sind, stimulieren die Renin-Sekretion. Renin wird in ein Dekapeptid, das Angiotensin I umgewandelt, das später in ein Oktapeptid, das Angiotensin II, überführt wird. Angiotensin II ist nicht nur ein starker Vasokonstriktor, sondern auch ein starker Stimulator der Sekretion des Aldosterons durch die Nebennierenrinde. Aldosteron steigert daraufhin die Natrium-Rückresorption durch den distalen Tubulus, was zur Volumenausdehnung und zur verminderten Bildung von Renin führt. Es besteht auch ein Wechselspiel zwischen dem Renin-Angiotensin-System und dem System des antidiuretischen Hormons (31). Auch die Prostaglandine können an der renalen Salz- und Wasser-Homöostase beteiligt sein (32). Prostaglandin E und möglicherweise auch A werden im Nierenmark synthetisiert und bewirken eine efferente Vasodilatation der Arteriolen insbesondere in den inneren Nephronen der Nierenrinde. Dies führt zu einer Steigerung der Glomerularfiltration. Ein gleichlaufender, aber weniger gut durchschaubarer Effekt auf den Tubulusmechanismus erhöht das freie Wasser und die osmolare Clearance. Diesem Effekt entgegengesetzt steigert beim Menschen die Einschränkung von Natrium die Aktivität von Prostaglandin A, Aldosteron und Plasma-Renin. Die Infusion von Prostaglandin A erhöht ebenfalls die Aktivität von Plasma-Renin und Aldosteron, womit ersichtlich wird, daß die Prostaglandine die Regelung der Salz- und Wasser-Homöostase durch die Niere beeinflussen.

Angriffspunkte der Diuretika

Zur Lokalisierung der Angriffspunkte der Diuretika dienen verschiedene Methoden. Diese umfassen die Clearance von Natrium, Chlorid, Hydrogencarbonat, Phosphat und Wasser, stop-flow-Technik und Mikropunktion einschließlich der erst kürzlich entwickelten Verfahren der Perfusion isolierter Abschnitte von Nierenkanälchen (33). Der an einer Analyse dieser Verfahren interessierte Leser wird auf die von Goldberg veröffentlichte Übersicht verwiesen (34).

Osmotische Diuretika

Mannitol, ein 6 Kohlenstoffatome enthaltender Zucker, ist der Prototyp der osmotischen Diuretika und das in der klinischen Praxis am häufigsten verwendete osmotische Diuretikum. Es wird primär im Plasma und in der interstitiellen Flüssigkeit verteilt. Der Initialeffekt der intravenösen Verabreichung von Mannitol besteht in der Erhöhung der Plasma-Osmolalität. Daraufhin wachsen die intravaskulären und interstitiellen Volumina an, und das intrazelluläre Volumen wird vermindert. Die Wirkungen von Mannitol in der Niere sind sehr komplex. Das erhöhte Blutvolumen kann den renalen Plasmastrom vorübergehend anwachsen lassen. Darüber hinaus kann Mannitol den Widerstand in den afferenten Arteriolen herabsetzen und damit den Plasmastrom und die Glomerularfiltration steigern (35). In schlecht perfundierten Nieren kann diese Wirkung auf die afferente Arteriole mit der Unterdrückung der Renin-Freisetzung im Zusammenhang stehen (3). Außerdem führt die Mannitol-Diurese zur signifikanten Abnahme der interstitiellen Osmolalität des Nierenmarks, möglicherweise infolge seiner stärkeren Durchblutung (37, 38).
Die Effekte des Mannitols auf die Nierentubuli stehen im Zusammenhang mit seiner schlechten Rückresorption. Unter normalen Bedingungen wird Natrium durch den proximalen Tubulus aktiv zurückresorbiert, Wasser und Chlorid folgen passiv nach. Dieser Mechanismus des Natriumtransports ist befähigt, große Natrium-Mengen zu transportieren, vermag dies aber nur gegen ein kleines elektrochemisches Gefälle. Die Anwesenheit einer nicht resorbierbaren Verbindung wie Mannitol setzt die Rückresorption von Wasser herab (Abb. 11.5). Da die Rückresorption von Natrium länger andauert als die Rückresorption von Wasser, sinkt die Natrium-Konzentration im Tubulus ab und erreicht schließlich einen Wert, bei welchem der Nettotransport des Natriums gleich Null ist (39).
Infolge des verminderten onkotischen Druckes in den peritubulären Kapillaren wird der Nettotransport des Natriums im proximalen gewundenen Kanälchen ebenfalls herabgesetzt (40).
Ein noch durchgreifenderer Effekt des hypertonen Mannitols auf den Salztransport ereignet sich in der Henleschen Schleife. Dies ist die Folge der Kombination der intratubulären osmotischen Wirkung mit der Auswaschung der hohen interstitiellen Osmolalität des Nierenmarks (41). Die in der Henleschen Schleife herabgesetzte Rückresorption von Salz und Wasser ist wahrscheinlich die wichtigste Wirkungskomponente von Mannitol und anderen osmotischen Diuretika.
Weitere klinisch anwendbare osmotische Diuretika sind Harnstoff und Glycerin. Die Anästhesisten sollten sich auch der Tatsache bewußt sein, daß Glucose im Urin (d.h. filtrierte Glucose-Mengen, welche das Rückresorptionsvermögen überschreiten) eine osmotische Diurese hervorrufen kann. Darüber hinaus können die zur Angiographie benutzten Kontrastmittel bei Verabreichung in hoher Dosierung oder direkt in eine Nierenarterie eine osmotische Diurese verursachen (39).
Die osmotischen Diuretika werden am häufigsten eingesetzt, um die Nieren vor dem akuten Versagen zu «schützen» (z.B. bei Transfusionsreaktionen oder bei chirurgischen

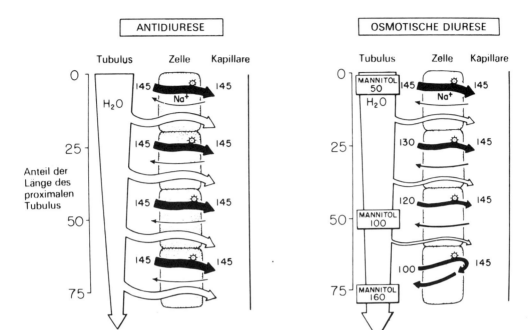

Abb. 11.5: Schematische Darstellung der Rückresorption von Natrium und Wasser im proximalen Tubulus während der Antidiurese und der osmotischen Diurese. Während der Antidiurese ändert sich die Natrium-Konzentration in der Tubulusflüssigkeit nicht. Während der osmotischen Diurese bewirkt die Anwesenheit von Mannitol im Filtrat (50 mmol/l) eine Herabsetzung der Rückresorption des Wassers. Somit fällt mit fortschreitender Rückresorption des Natriums dessen Konzentration in der Tubulusflüssigkeit weiterhin ab. (Aus: Gennari, F. J., and Kassier, J. P.: Osmotic diuresis. N. Engl. J. Med. **291** (1974) 715.)

Patienten mit hohem Risiko für die Nieren), zur Ermittlung der Ursache einer Oligurie und zur Senkung des intrakraniellen Druckes (6–9). Mannitol kann durch Herabsetzung des zellulären Ödems zur Behandlung der Myokardischämie zweckmäßig sein (42). Eine vorhersehbare Nebenwirkung der osmotischen Diurese ist die Erhöhung des Volumens der extrazellulären Flüssigkeit, ein Umstand, der bei drohendem Lungenödem katastrophale Folgen haben kann. Werden einem Patienten hohe Dosen osmotischer Diuretika zugeführt, die dieser nicht auszuscheiden vermag, so kann eine schwere Hyperosmolalität des Plasmas die Folge sein. Erfolgt eine lebhafte Diurese, so kann diese schwere Elektrolytstörungen und Wasserverluste verursachen.

Säurebildende Salze

Ammoniumchlorid ist das am häufigsten zum Ansäuern benutzte Salz. Die Zufuhr des Ammoniumchlorids erzeugt eine hyperchlorämische metabolische Azidose. Durch die erhöhte Chlorid-Abgabe in die Tubuli wird weniger Chlorid rückresorbiert, und daher wird weniger mit einer äquivalenten Kationen-Menge (Natrium und Kalium) sowie Wasser ausgeschieden. Während einer Zeitspanne von ein oder zwei Tagen führen die von der Niere gegen die Azidose bewirkten Kompensationsvorgänge zur Ausscheidung des Chlorids mit dem Ammonium-Anion, so daß der diuretische Effekt verlorengeht. Somit ist die Anwendbarkeit ansäuernder Salze als einziges Diuretikum nur begrenzt. Sie werden meist zur Kompensation der durch andere Diuretika hervorgerufenen Alkalose eingesetzt. Bei Patienten mit beeinträchtigter Nierenfunktion kann eine schwere Azidose auftreten. Die Anwendung des Ammoniumchlorids ist bei Patienten mit Leberinsuffizienz kontraindiziert (43).

Carboanhydrase-Hemmer

Acetazolamid bewirkt eine nichtkompetitive Hemmung der Carboanhydrase. Die Wirkungen von Acetazolamid auf die Niere bestehen in einer Herabsetzung der glomerulären Filtrationsrate und im Verlust von Hydrogencarbonat, Phosphat und Kalium mit dem Urin – Ereignisse, die zu einer hypokaliämischen metabolischen Azidose führen (44–46). Mit der stärkeren Ausprägung der Azidose wird die Wirksamkeit des Acetazolamids herabgesetzt. Die Phosphaturie und der ausgeschiedene Anteil des Hydrogencarbonats, die 20 % der gefilterten Menge übertrifft, sprechen dafür, daß der primäre Wirkungsort der proximale Tubulus ist (29), obwohl die distal erfolgende Abgabe des Hydrogencarbonat-Überschusses für den mit dem Urin erfolgenden Kalium-Verlust verantwortlich ist (47). In hohen Dosen kann Acetazolamid Schläfrigkeit sowie Parästhesien und bei Patienten mit Leberzirrhose Desorientiertheit hervorrufen (43).
Acetazolamid dient auch zur Herabsetzung des intraokulären Druckes, zur Alkalisierung des Urins sowie zur Behandlung von Ödemen, periodischen Lähmungen und von Krampfleiden (43). Auch das zur Behandlung von Verbrennungen verwendete Sulfamylon (in der BRD nicht im Handel) ist ein Hemmer der Carboanhydrase (48).

Quecksilber-Diuretika

Die Quecksilber-Diuretika sind die ältesten starkwirksamen Diuretika. Sie scheinen die Transportmechanismen des proximalen Tubulus zu beeinflussen, doch besteht ihre Hauptwirkung in der Störung des Chlorid-Transportes im dicken aufsteigenden Schenkel der Henleschen Schleife (49). Die Effekte auf den distalen Tubulus sind variabel: Bei starker Kalium-Ausscheidung (z.B. bei einem mit Kalium belasteten Patienten) sind die Effekte herabgesetzt, während bei Kalium-Verarmung mit anfänglich niedriger Ausscheidung die Kalium-Verluste vermehrt sind (50, 51). Unter der wiederholten Anwendung von Quecksilber-Diuretika entwickelt sich schließlich eine hypochlorämische Alkalose. Tritt dies ein, so werden diese Mittel weniger wirksam (52).
Die Quecksilber-Diuretika dienen primär zur Behandlung von Ödemen. Die nach Chlorid-Verlusten zu beobachtenden allgemeinen Nebenwirkungen, die noch stärker sind als die Natrium-Verluste, bestehen in Flüssigkeitsverlusten und in einer metabolischen Alkalose. Toxische Wirkungen treten auf in Gestalt der Quecksilber-Vergiftung, der Knochenmarkshemmung und in seltenen Fällen in Form tödlicher Arrhythmien (43).

Thiazide

Die Thiazide scheinen die glomeruläre Filtrationsrate selbst bei einem verminderten Blutvolumen nicht herabzusetzen (34). Diese Mittel werden durch die proximalen Tubuli als organische Säuren ausgeschieden (53). Probenecid, ein kompetitiver Hemmer des Transports organischer Säuren, kann den Effekt minimaler Dosen von Thiaziden

blockieren, aber nicht den von großen Dosen (34). Dies legt nahe, daß die Konzentration dieses Mittels in der Tubulusflüssigkeit eine wichtige Determinante ihrer Aktivität ist. Die Effekte der Thiazide an den proximalen Tubuli sind variabel und stehen mit dem von den verschiedenen Verbindungen erzielten Hemmungsgrad der Carboanhydrase im Zusammenhang (54). Der wichtigste Ort der Wirkung befindet sich in dem verdünnenden Abschnitt in der Nierenrinde, wo der Chlorid-Transport gehemmt wird (55, 56). Diese Hemmung hat den Effekt der Verdünnung und eine vermehrte distale Abgabe von Salz und Wasser zum Ergebnis. Die vermehrte distale Abgabe von Natrium steigert die Ausscheidung von Kalium.
Somit hat die längerdauernde Anwendung von Thiaziden vermehrte über den Urin erfolgende Verluste von Wasser, Natrium, Chlorid und Kalium sowie einen gewissen Bicarbonat-Verlust im Urin zur Folge. Diese Verluste können eine hypochlorämische metabolische Alkalose verursachen. Außerdem kann die Verabreichung von Thiaziden Hyperurikämie, Hemmung des Knochenmarks sowie Dermatitis mit Photosensibilität hervorrufen (43). Die Thiazid-Diuretika dienen zur Behandlung von Ödemen, der Hypertonie und des Diabetes insipidus (2).

Schleifen-Diuretika

Ethacrynsäure und Furosemid sind unter allen Diuretika, über die wir verfügen, die am stärksten wirksamen. Obwohl sie chemisch sehr verschieden sind, haben sie sehr ähnliche Wirkungen, wenn man davon absieht, daß Furosemid eine leichte hemmende Wirkung auf die Carboanhydrase ausübt. Beide Mittel sind an Proteine gebunden und werden als organische Säuren in die proximalen Tubuli sezerniert (57, 58). In niedrigen Dosen hemmt Furosemid die Rückresorption des Hydrogencarbonats im proximalen Tubulus (59). In hohen Dosen scheinen beide Mittel die Rückresorption des Natriums im proximalen Tubulus herabzusetzen.
Der wichtigste Effekt dieser Mittel besteht in der Hemmung des aktiven Chlorid-Transports im Verlauf des aufsteigenden Schenkels der Henleschen Schleife (60, 61). Im Gegensatz zur kapillaren Seite der Tubulusmembran sind auf der zum Lumen gelegenen Seite weit geringere Konzentrationen wirksam. Demzufolge kann jede Störung der Tubulussekretion dieser Mittel das Ausmaß der Diurese beeinflussen. Die am Tubulus entfaltete Wirkung beeinträchtigt sowohl das Konzentrierungs- als auch das Verdünnungsvermögen und resultiert in der Ausscheidung eines fast isotonischen Urins. Kürzlich ermittelte Ergebnisse legen nahe, daß die Wirkung von Furosemid und Ethacrynsäure mit den renalen Prostaglandinen in Zusammenhang stehen könnte. Die Verabreichung von Indomethacin, einer starken Hemmsubstanz für die Prostanglandin-Synthese, hat zu einer Hemmung der von beiden Mitteln bewirkten Zunahme der Nierendurchblutung geführt (62, 63). Demzufolge kann diese Zunahme das Ergebnis eines Prostaglandin-Effekts auf die Nierenarteriolen sein. Indomethacin setzt außerdem beim Menschen den natriuretischen Effekt von Furosemid herab (64, 65). Da dieser Effekt am Hund nicht nachweisbar war, ist zu bezweifeln, ob es sich um eine echte Wechselwirkung handelt. Die vermehrte Abgabe von Salz und Wasser im distalen Tubulus erhöht die Ausscheidung von Natrium (66, 67).
Diese sich an der Niere vollziehenden Effekte können eine Verminderung des extrazellulären Flüssigkeitsvolumens und eine hypochlorämische, hypokaliämische metabolische Alkalose zur Folge haben. Weitere Auswirkungen sind Hyperurikämie, Taubheit

und Leberfunktionsstörungen (68, 69). Diese Mittel dienen primär zur Behandlung von Flüssigkeitsretention und der Oligurie.

Bei Unterlassung einer angemessenen Substitutionsbehandlung können Ethacrynsäure und Furosemid schwere Elektrolytstörungen hervorrufen.

Kaliumsparende Diuretika

Zur Gruppe der am distalen Tubulusbereich angreifenden Mittel gehören Spironolacton, Triamteren und Amilorid. Obwohl der Effekt dieser Mittel in einer leichten Natriurese und herabgesetzten Ausscheidung von Kalium besteht, wirkt jedes Mittel unterschiedlich (34). Spironolacton ist ein Antagonist des Aldosterons, wirkt nur in dessen Gegenwart und beeinflußt die Kalium-Ausscheidung (70). Triamteren und Amilorid blockieren die Kalium-Ausscheidung unabhängig von Aldosteron (71, 72).

Die kaliumsparenden Diuretika werden gemeinsam mit am proximalen Tubulus angreifenden Medikamenten als zweites Mittel zur Behandlung von refraktären Ödemen mit Kalium-Verlust eingesetzt. Die Anwendung dieser Mittel kann eine Hyperkaliämie hervorrufen. Abb. 11.6 zeigt eine Übersicht der Angriffsorte der verschiedenen Diuretika.

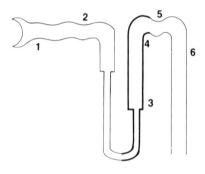

Diuretikum	1	2	3	4	5	6
Mannitol		(+)		+	(+)	(+)
Acetazolamid			+			(+)
Quecksilberdiuretika	(+)		+	(+)		(+)
Thiaziddiuretika		(+)		+	(+)	
Ethacrynsäure	(+)		+	(+)	(+)	
Furosemid	(+)	(+)	+	(+)	(+)	
Spironolacton						+
Triamteren					+	
Amilorid					+	

+ = starke Wirkung   (+) = schwächere Wirkung

Abb. 11.6: Angriffsorte der Diuretika.

Wechselwirkungen zwischen Diuretika und anderen Medikamenten

Arzneimittelwechselwirkungen der Diuretika lassen sich in zwei Gruppen einteilen. Die erste Gruppe bezieht sich auf den gewünschten Effekt der diuretischen Behandlung, d. h. auf die gesteigerte Ausscheidung von Salz und Wasser. Die starkwirksamen Diuretika greifen in die normale Regulation von Salz und Wasser ein. Demzufolge können sich bei den Patienten Abweichungen sowohl des Volumens als auch der Elektrolyte entwickeln, welche die pharmakologische Antwort auf andere Medikamente abzuwandeln vermögen. Die zweite Gruppe der Wechselwirkungen von Medikamenten betrifft spezifische Effekte der Diuretika. Diese sind in den meisten Fällen unerwünschte Nebenwirkungen, wenn auch die betreffende Kombination manchmal vorteilhaft sein kann (z. B. bei der blutdrucksenkenden Behandlung).

Wechselwirkungen durch die gestörte Salz- und Wasser-Regulation

Digitalis. Der folgende Fallbericht erläutert die Wechselwirkung zwischen Digitalis und Diuretika in Verbindung mit einer hohen Kaliumaufnahme.

Fallbericht

Ein 75jähriger Mann wurde mit einem linksseitigen inkarzerierten Leistenbruch in die Notfallambulanz gebracht. Außer über einen schmerzenden Tumor der Leiste klagte der Patient auch über Kurzatmigkeit und über Ohnmachtsanfälle. Von dem Patienten war bekannt, daß er an einer chronischen rheumatischen Erkrankung der Aorten- und der Mitralklappe litt. Bis zum Tag der Aufnahme befand er sich in regelmäßiger poliklinischer Überwachung und war ausreichend kompensiert. Er war mit einer natriumarmen Diät, Digoxin und 100 mg Spironolacton (Aldactone) täglich behandelt worden. Bei der Aufnahme machte der Patient einen lethargischen und geschwächten Eindruck. Seine Atmung war erschwert, sein systolischer Blutdruck betrug 12,0 kPa (90 mm Hg). Sein Radialispuls war flach, aber regelmäßig mit 12–15 Schlägen/min. Der Jugularvenendruck des Patienten war mäßig erhöht, und über beiden Lungenbasen waren knisternde Geräusche hörbar. Der Herzspitzenstoß war zur linken vorderen Axillarlinie und bis zum 6. Interkostalraum verlagert. Die typischen (murmelnden) Geräusche der Regurgitation an Aorten- und Mitralklappe waren hörbar. Die Extremitäten des Patienten waren frei von Ödemen. In der linken Leistengegend befand sich ein fester empfindlicher Tumor, die Darmgeräusche waren herabgesetzt und der Bauch weich, aber etwas druckempfindlich. Das bei der Aufnahme aufgenommene Ekg zeigte einen Stillstand der Vorhöfe und einen Kammereigenrhythmus mit einer Frequenz von 12/min. Er hatte folgende Laborwerte: Serum-Kalium 7,8 mmol/l, Serum-Natrium 119 mmol/l, Blutharnstoff-Stickstoff 12,5 mmol/l (75 mg/100 ml), Creatinin 159 µmol/l (1,8 mg/100 ml). Unmittelbar nach Aufzeichnung des Ekg wurde eine Schrittmacherelektrode transvenös in den rechten Ventrikel eingeführt, die bei einem Schrittmacherausgang von 0,6 mA wirksam wurde. Sobald die Herzfrequenz des Patienten wieder auf 70 Schläge/min gebracht worden war, besserte sich sein hämodynamisches und klinisches Befinden. Nach Prämedikation mit 10 mg Diazepam (Valium) wurde der Patient in den Operationssaal gebracht, wo bei ihm eine Spinalanästhesie unter Verwendung von 10 mg hyperbarem Tetracain angelegt wurde. Nach Erzielung eines Analgesieniveaus bis zum 6. Thorakalsegment wurde der Leistenbruch komplikationslos versorgt. Wegen seiner Hyperkaliämie wurde der Patient zur chirurgischen Intensivpflegestation verlegt, wo ein Kalium-Austauschharz seinen Serum-Kalium-Spiegel innerhalb von 24 h auf den Normalwert brachte. Daraufhin nahm das Herz des Patienten seinen früheren Rhythmus wieder auf, der in einer chronischen Vorhoftachykardie und AV-Block mit einem «Knoten»-Rhythmus und einer Kammerfrequenz von 70 Schlägen/min bestand. Wir wunderten uns über die plötzliche klinische Verschlechterung des Patienten, bis uns seine Frau berichtete, daß er einige Tage vor seiner Krankenhausaufnahme ein im Handel erhältliches Kochsalz-Ersatzpräparat großzügig benutzt hatte. Dieses Präparat war vorwiegend aus Kalium-Salzen, insbesondere Kaliumchlorid zusammengesetzt.

In dem dieses Kapitel einleitenden Fallbericht hatte die Kombination Leberzirrhose, Diuretika und Alkoholismus mit Digitalis infolge *Hypo*kaliämie zum kardiovaskulären

Kollaps geführt. Im letztbeschriebenen Fall hatte die Kombination von Diuretika und Digitalis mit einer hohen Kalium-Zufuhr einen kardiovaskulären Kollaps infolge einer *Hyper*kaliämie bewirkt. Dieser Fall unterstreicht, wie wichtig es ist, den Typ des vom Patienten eingenommenen Diuretikums zu kennen.

Die kaliumsparenden Diuretika dienen zur Vermeidung einer Hypokaliämie und damit auch einer toxischen Digitaliswirkung bei Patienten, die Digitalis und Diuretika einnehmen. Digitalis kann jedoch verhindern, daß der Skelettmuskel als normaler Speicher für Kalium dient. Die mit der Stauungsinsuffizienz verbundene Gewebshypoxie kann tatsächlich Kalium aus den Körpervorräten mobilisieren. Somit ist es möglich, insbesondere bei verstärkter Kalium-Zufuhr, daß der auf das Serumkalium ausgeübte Effekt vom erhofften Effekt das Gegenteil erzielt (73). In diesem Falle führte ein temporärer transvenöser Schrittmacher zu einem annehmbar funktionstüchtigen Herzkreislaufsystem für die Notoperation. Dies muß aber nicht immer der Fall sein.

Fallbericht

Eine 76jährige Frau wurde mit den Hauptbeschwerden Schwäche und Kollapsneigung im Krankenhaus aufgenommen. Ein Jahr zuvor war ihr ein auf Abruf arbeitender permanenter «Demand»-Schrittmacher wegen eines Sinusknotensyndroms und AV-Block 2. Grades eingepflanzt worden. Im Verlauf des Jahres wurde die Patientin kurzatmig und orthopnoisch. Sie erhielt 3 × 10 mg Furosemid täglich und oral Kaliumchlorid. Ihre Symptome der Stauungsinsuffizienz verschlechterten sich während der nächsten Monate, so daß sie mit Digoxin behandelt wurde. Kurz danach, 5 Tage vor ihrer Krankenhausaufnahme, wurde ihre diuretische Behandlung auf Hydrochlorothiazid und Triamteren umgestellt. Die Patientin nahm weiter Kaliumchlorid ein. Bei der Untersuchung war ihr Puls von niedriger Frequenz und sie klagte über Schwäche. Das Ekg zeigte regelmäßige Schrittmacherimpulse von konstanter Frequenz, doch vermochten die meisten Impulse nicht die sich mit einer Frequenz von 30/min unabhängig kontrahierenden Ventrikel zu stimulieren. Ihr Serum-Kalium-Spiegel betrug 6,9 mmol/l, der Natrium-Spiegel 135 mmol/l, Chlorid-Spiegel 101 mmol/l und der Blutharnstoffstickstoff 22,5 mmol/l (135 mg/100 ml). Die Patientin wurde zur internen Intensivpflegestation verlegt, wo die Hyperkaliämie mit Natriumhydrogencarbonat, Glucose und Insulin behandelt wurde. Triamteren wurde abgesetzt. Innerhalb von 48 h war der Serum-Kalium-Spiegel auf 4,6 mmol/l abgesunken. Nach Absetzen der medikamentösen Therapie wurde der Schrittmacher belassen. Der Vorhofrhythmus ging in Vorhofflimmern mit einem atrioventrikulären Block über (74).

Somit gab es Perioden, in denen der Effekt der Hyperkaliämie bewirkt, daß auf Grund einer veränderten Schrittmacher-Reizschwelle das Herz nicht auf den Schrittmacher anspricht. Dies stellt bei Implantation eines permanenten Schrittmachers, bei welchem die Stromstärke nicht einstellbar ist, ein besonderes Problem dar.

Diese drei Fallberichte besagen, daß die Wechselwirkung von Diuretika mit Digitalis auf Grund mehrerer Mechanismen schwere Veränderungen der Herzfunktion hervorrufen können. Bei diesen Patienten ist die sorgfältige Verlaufsbeobachtung der Elektrolytwerte, insbesondere des Kaliums, eine zwingende Notwendigkeit. Bei bestehenden Abweichungen ist dieses Problem vor der Anästhesie und Operation zu beheben.

Anästhetika. Der Nachweis von Wechselwirkungen zwischen Anästhetika und Diuretika ist theoretisch und sporadisch. Gewiß sind Patienten, deren Flüssigkeitsvolumen durch übereifrige diuretische Therapie eingeschränkt ist, bevorzugte Kandidaten für einen kardiovaskulären Kollaps, wenn Anästhetika mit dämpfendem Effekt auf das Myokard oder mit starker Vasodilatation oder einer adrenerg blockierenden Wirkung verbunden sind, gegeben werden. In ähnlicher Weise wird eine ausgedehnte Sympathikusblockade durch eine regionale Analgesie schlecht vertragen. Dennoch gibt es experimentelle Beweise, die nahelegen, daß einige Allgemeinanästhetika das Herz von den durch die Intoxikation mit Digitalis verursachten Arrhythmien schützen. Klinische Berichte hierüber fehlen (75, 76). Die meisten Anästhesisten dürften sich an mindestens einen Fall mit kardialen Komplikationen (Hypotonie, Arrhythmie) erinnern, wenn sie einen Patienten mit nicht bekannter Hypokaliämie anästhesierten. Wie in Verbindung mit Digitalis gezeigt wurde, kann das andere Extrem ebenso gefahrvoll sein, da die Hyperkaliämie ebenfalls zum kardiovaskulären Kollaps führen kann (77). Die offenkundige Folgerung besagt, daß man, bevor man ein Anästhetikum verabreicht, den Status der Hydration und das Elektrolytgleichgewicht von Patienten, die Diuretika einnehmen, sorgfältig beurteilen muß. Die sorgfältige Korrektur einer derartigen Störung kann erhebliche Zeit erfordern, insbesondere bei einem Patienten mit einem geschädigten Herz-Kreislauf-System.

Muskelrelaxanzien. Ebenso wie bei Anästhetika kann der flüssigkeitsverarmte Patient auf eine hohe Dosis von d-Tubocurarin mit einem überstarken Blutdruckabfall reagieren. Die wichtigsten Wechselwirkungen zwischen neuromuskulär blockierenden Mitteln und den Diuretika beziehen auch hier wieder das Kalium-Ion ein. Theoretisch kann der hypokaliämische Patient eine herabgesetzte Skelettmuskelfunktion haben (78). Demzufolge bedarf die Verabreichung neuromuskulär blockierender Mittel bei diesem Patienten besonders großer Sorgfalt. Der Patient mit einer Hyperkaliämie kann sogar unter einem noch größeren Risiko stehen. Die Verabreichung von Succinylcholin an Patienten mit Nierenversagen und einem hohen Serum-Kalium ist mit schweren Arrhythmien und mit Herzstillständen belastet (79). Aus diesem Grund kann das Risiko für den Patienten, der kaliumsparende Diuretika (Spironolacton [Aldactone®, Aldopur®, Osyrol®, Spiro-Tablinen®] und Triamteren [Jatropur]) erhält und dessen Kaliumzufuhr oberhalb der Norm liegt, besonders groß sein. Auch hier wieder unterliegt es dem Anästhesisten, den Flüssigkeits- und Elektrolytstatus (insbesondere den des Kaliums) von Patienten, welche Diuretika erhalten genau zu ermitteln, bevor er Muskelrelaxanzien gibt. Bei hyperkaliämischen Patienten ist Succinylcholin am besten ganz zu vermeiden. Bei Patienten mit Hypokaliämie ist die Aufhebung der Wirkung von Muskelrelaxanzien mit den geringstmöglichen Antidotdosen vorzunehmen.

Spezifische Wechselwirkungen: Günstige Effekte

Diuretika – blutdrucksenkende Mittel. Da die Thiazide wahrscheinlich mittels eines direkten gefäßerweiterten Effekts eine leicht blutdrucksenkende Wirkung entfalten, sind oft kleinere Dosen stärker blutdrucksenkender Mittel wie Reserpin, Guanethidin, Alpha-Methyldopa, Minoxidil und Clonidin wirksam (80). Umgekehrt können die üblichen Dosen dieser Mittel einen unerwünschten Blutdruckabfall verursachen. Das durch starkwirksame Diuretika hervorgerufene Absinken des intravaskulären Volumens kann eine reflektorische Tachykardie auslösen, die durch kleine Dosen des Beta-Rezeptorenblockers Propranolol (Beta-Tablinen®, Dociton®, Efektolol®, Indobloc®, Propranur®, Propra-ratiopharm®) wirksam zu verhindern ist (81).

Spezifische Wechselwirkungen: Änderung des Dosiseffekts

Furosemid – krampfhemmende Mittel. Bei Patienten mit Krampfleiden, die Phenytoin (Diphenylhydantoin: Citrullamin®, Epanutin®, Zentropil®, Phenhyden®) und Phenobarbital einnehmen, wird der Effekt von oral oder intravenös zugeführtem Furosemid herabgesetzt (82). Dies könnte auf der Anregung des Natrium-Transports durch Membranen seitens dieser Mittel beruhen.

Furosemid – Indomethacin (Amuno®, Argun®, Indo-Hexal®, Indomet®, Indo-Phlogont®, Vonum®). Indomethacin als Hemmer der Prostaglandin-Synthese scheint den diuretischen Effekt auf Furosemid herabzusetzen (65, 66). Diese Abnahme steht wahrscheinlich im Zusammenhang mit der zuvor besprochenen Rolle der Prostaglandine bei der Regelung des Natrium- und Wasserhaushalts.

Spironolacton – Acetylsalicylsäure (Aspirin). Durch einen zur Zeit noch nicht bekannten Mechanismus setzt Aspirin den diuretischen Effekt auf Spironolacton herab (83).

Furosemid – d-Tubocurarin. Das nach d-Tubocurarin gegebene Furosemid verstärkte bei drei Patienten mit chronischer Niereninsuffizienz die neuromuskuläre Blockade (84). In-vitro-Versuche und am unversehrten Tier vorgenommene Untersuchungen legen nahe, daß diese Wechselwirkung an den motorischen Nervenendigungen erfolgen. Die Auswirkungen dieser Kombinationen sind noch nicht an Patienten mit normaler Nierenfunktion ermittelt worden (s. 17. Kap.).

Diuretika – Lithium. Die Schleifen-Diuretika (Furosemid [Furo-Puren®, Furosemid®, Fusid®, Lasix®, Mirfat®, Ödemase®, Sigasalur®] und Ethacrynsäure [Hydromedin®]) setzen die Natrium-Rückresorption im Tubulus herab und steigern umgekehrt die tubuläre Rückresorption von Lithium (85). Demzufolge steigen die Serumspiegel des Lithiums (Lithiumcarbonat®, Lithium-Dariles®, Quilonum®) an. Falls die Dosis nicht herabgesetzt wird, ist mit akuten Lithium-Vergiftungen zu rechnen (s. 13. Kap.).

Spironolacton – Digitalis. Spironolacton scheint die Serum-Halbwertszeit von Digitoxin herabzusetzen und die Ausscheidung seiner Metaboliten vermutlich durch Enzyminduktion zu vermindern (86). Andererseits wurde gezeigt, daß Spironolacton die renale Ausscheidung reduziert und die Plasmaspiegel des Digoxins erhöht (87). Furosemid dagegen beeinflußt die Pharmakokinetik von Digoxin beim Menschen nicht (88).

Ethacrynsäure – Warfarin. Von der Ethacrynsäure wurde berichtet, daß sie den gerinnungshemmenden Effekt von Warfarin sowohl verstärke als auch störe (89, 90). Daher bedarf die gleichzeitige Verabreichung von Coumadin und von Diuretika der sorgfältigen Überwachung des Gerinnungsstatus.

Thiazid-Diuretika – Chlorpropamid (Diabetoral®, Chloronase®). Die Thiazid-Diuretika besitzen eine schwach diabetogene Wirkung, [die bei dem blutdrucksenkenden Mittel Diazoxid (Hypertonalum®, Proglicem®), das aber kein Diuretikum ist, am stärksten ausgeprägt ist], daher kann ein Diabetes, insbesondere ein solcher bei Patienten, die mit Diät oder hypoglykämisierenden Mitteln eingestellt sind, durch die Einleitung einer diuretischen Behandlung verschlimmert werden (91).

Thiazid-Diuretika – Probenecid. Die Thiazid-Diuretika verursachen die Retention von Harnsäure und können selbst bei Patienten, die Probenecid einnehmen, das Aufflackern einer Gichtarthritis bewirken (92). Außerdem können die Auswirkungen einer Anästhesie und einer Operation die Ausscheidung der Harnsäure herabsetzen (93). Demzufolge bedürfen Patienten mit Gicht bei Anwendung von Anästhetika und von Diuretika sorgfältiger Beobachtung.

Spezifische Wechselwirkungen: Toxische Effekte

Ethacrynsäure und Aminoglykosid-Antibiotika. Unter Langzeitbehandlung mit hoher Dosierung können sowohl Ethacrynsäure als auch Aminoglykosid-Antibiotika zur Er-

taubung führen. Auch die Kombination niedrigerer Dosen eines jeden dieser Mittel hat zu dieser Komplikation geführt (94). Die Wahrscheinlichkeit des Auftretens dieser Komplikation ist bei Patienten mit Niereninsuffizienz besonders groß
Furosemid – Cephalosporine. Durch gleichzeitige Verabreichung mit Furosemid kann die Nierentoxizität von Cephalosporinen verstärkt werden (95).

Klinische Auswirkungen der Wechselwirkungen zwischen Diuretika und anderen Medikamenten

Gestörte Regulation von Salzen und Wasser

Es ist klar, daß die für den Anästhesisten wichtigsten Wechselwirkungen zwischen Diuretika und anderen Pharmaka auch die vorhersehbaren Effekte der Diurese auf die Homöostase von Salz und Wasser einschließen.
Bei allen Patienten, die regelmäßig Diuretika einnehmen und zu Anästhesie und Operation anstehen, ist der Zustand des zirkulierenden Blutvolumens sorgfältig zu beurteilen. Obwohl die Messungen mit Isotopen ideal erscheinen, sind sie zu umständlich. Die klinisch wichtigsten Zeichen sind die Reaktion von Blutdruck und Herzfrequenz auf Maßnahmen, die den venösen Rückstrom herabsetzen, wie rascher Wechsel zwischen Flachlagerung und Aufrichten oder die Vornahme des Valsalvaschen Versuchs. Ein Absinken des Blutdrucks um mehr als 15% und/oder eine Zunahme der Herzfrequenz um mehr als 25% sollte Verdacht erregen. Eine Abnahme des Hautturgors oder des Augendrucks ist bei Kindern ein guter Indikator. Sind diese Zeichen erst vorhanden, dann zeigen sie eine erhebliche Hypovolämie an (96). Eine trockene, rissige Zunge läßt ebenfalls eine Abnahme des Flüssigkeitsvolumens im Extrazellulärraum vermuten. Ein wertvolles Zeichen für ein angemessenes zirkulierendes Blutvolumen ist das Anwachsen des Urinvolumens nach einer Flüssigkeitsbelastung. Die Laborbefunde der Hämokonzentration (erhöhte Werte von Hämatokrit, Blutharnstoff-Stickstoff, Natrium und Chlorid) können den Verdacht auf eine Hypovolämie erhärten. Niedrige Werte von Zentralvenendruck oder Druck im linken Vorhof sind wertvolle bestätigende Zeichen.
Bei Patienten ohne bedeutsame Herz- oder Nierenerkrankungen können Flüssigkeitsdefizite gewöhnlich leicht über Nacht durch die Infusion von Elektrolytlösungen korrigiert werden, die dem Status des Patienten angemessen sind. Jedoch dürften die meisten Patienten, die regelmäßig Diuretika einnehmen, an einer Erkrankung des Herzens oder der Nieren leiden. Für geplante Eingriffe können ein bis zwei Tage zum sorgfältigen Ersatz unter Verwendung der Messung von Blut- und *Urin*elektrolyten als Anhalt erforderlich sein. Die Messungen der Urinelektrolyte zeigen die Reaktion der Niere auf Körperdefizite (oder -überschüsse) und dienen zur Steuerung der Ersatztherapie. Patienten, die zu Notoperationen anstehen, bedürfen schnellerer Korrekturen. Dies läßt sich durch sorgfältige Überwachung von Blutdruck, Herzfrequenz, Urinausscheidung und wenigstens des Zentralvenendruckes, vorzugsweise aber des Druckes im linken Vorhof mit einiger Sicherheit erreichen. Sowohl für die Anwendung der Anästhetika als auch der Muskelrelaxanzien ist ein angemessenes zirkulierendes Blutvolumen von wesentlicher Bedeutung.
Ein weiterer wichtiger Gesichtspunkt für die gestörte Homöostase ist der Zustand des Körper-Kaliums.

Fallbericht

Eine 46jährige fettleibige Frau wurde mit krampfartigen Oberbauchschmerzen nach einer fettreichen Mahlzeit im Krankenhaus aufgenommen. Das orale Cholezystogramm zeigt eine schlechte Darstellbarkeit und kleine strahlendurchlässige Gallenblasensteine. Sie hatte seit mehreren Jahren wegen Knöchelödemen «Wasserpillen» eingenommen, doch hatte man ihr gesagt, daß ihr Herz in Ordnung sei. Sie wurde zur Cholezystektomie und Gallengangsexploration aufgenommen. Zum Zeitpunkt der präanästhetischen Visite war noch kein Blut zur Elektrolytbestimmung abgenommen worden. Neben ihrer Fettleibigkeit (Körpergewicht 85 kg bei einer Körpergröße von 160 cm) und leichtem Hochdruck waren die Anamnese und die physikalische Untersuchung ohne Besonderheiten. wie es sich gehört, bestand der Anästhesist auf der Bestimmung der Elektrolytwerte. Bei der Ankunft im Operationssaal am nächsten Morgen teilte man ihm folgende Werte mit: Na 132 mmol/l, Cl 98 mmol/l, K 2,8 mmol/l, CO_2 23 mmol/l. Der Chirurg drang darauf, die Operation durchzuführen, weil er mit einer Verlegung des Ductus choledochus rechnete.

Bei der chronischen Behandlung mit Diuretika kommt die Hypokaliämie häufiger vor als die Hyperkaliämie. Obwohl die Hypokaliämie für die Niere eine mangelhafte Konzentrationsleistung zur Folge hat, sind ihre Effekte auf die Nerven- und Muskelaktivität für den Anästhesisten wichtiger. Hierzu gehören paralytischer Ileus, erhebliche Muskelschwäche oder schlaffe Lähmung, Hypotonie, Rhythmusstörungen der Vorhöfe und Ventrikel und die Potenzierung der Toxizität von Digitalis (97). Die Serum-Kalium-Spiegel sind keine zuverlässigen Indikatoren des Gesamtkörper-Kaliums. Es wurde behauptet, daß eine Serum-Kalium-Konzentration von 3 mmol/l einem Defizit von 200–400 mmol entspricht und daß unterhalb von 3 mmol jede Abnahme um 1 mmol/l Kalium im Serum einem zusätzlichen Verlust von 200–400 mmol entspricht (98, 99). Daher ist bei der im letzten Fallbericht beschriebenen Patientin ein Kaliumdefizit von mindestens 200 mmol anzunehmen. Es gibt praktisch keine wissenschaftliche Fundierung für die Festsetzung eines noch akzeptablen Mindest-Kalium-Spiegels im Serum. Wir glauben jedoch, daß es vertretbar ist, bis zur Feststellung anderer Werte bei nichtdigitalisierten Patienten einen Mindestspiegel von 3 mmol/l zu empfehlen und für digitalisierte Patienten einen solchen von 3,5 mmol Kalium im Serum.

Bis zur Erzielung annehmbarer Kaliumspiegel durch oralen Ersatz mit Kaliumchlorid und/oder Verabreichung kaliumsparender Diuretika innerhalb des therapeutischen Regimes sind planbare Operationen und Anästhesien aufzuschieben. Bei einem Noteingriff kann Kaliumchlorid auf intravenösem Wege zugeführt werden. Bei unserer Patientin bestand kein dringlicher Notfall. Ohne Nachweis einer Gallenwegsverlegung (normaler SMA-Wert von 12) ist es zweckmäßig, einen vorsichtigen Kalium-Ersatz durchzuführen. Die Geschwindigkeit der Kalium-Zufuhr sollte 40 mmol/h nicht überschreiten; falls keine fortlaufende Überwachung des Ekg erfolgt, sollte die Kalium-Konzentration nicht über 40 mmol/l hinausgehen. Wird die Kalium enthaltende Lösung zu rasch infundiert oder wird Kaliumchlorid mit in Kunststoffbeuteln befindlichen Lösungen ohne sorgfältiges Durchmischen zugesetzt, kann eine Hyperkaliämie auftreten (100, 101). Demzufolge wäre eine mindestens fünfstündige intravenöse Kalium-Behandlung erforderlich gewesen, um die Kalium-Bilanz dieser Patientin wieder auszugleichen. Bei hypokaliämischen Patienten ist zur Verhütung des Abwanderns von Kalium in die Zellen und des weiteren Absinkens des extrazellulären Kaliums eine respiratorische oder metabolische Alkalose sorgfältig zu vermeiden. Zufuhr von Glucose, Insulin und Lösungen von Hydrogencarbonat, selbst wenn diese Kalium enthalten, können das Kalium in die Zellen befördern und so die Hypokaliämie potenzieren. Daher sind diese Lösungen unter großer

Vorsicht zuzuführen (102). Diese Potenzierung ist beim digitalisierten Patienten besonders gefahrvoll.

Die Hyperkaliämie kann zu aufsteigender Muskelschwäche, Reizleitungsstörungen des Myokards, ventrikulären Arrhythmien und Ileus führen (103). Bei einem hyperkaliämischen Patienten sind planbare Operationen und Anästhesien nicht durchzuführen. Sie sind vielmehr aufzuschieben, bis durch geeignete Maßnahmen normale Serum-Kalium-Spiegel erzielt worden sind. Bei einem Patienten mit normaler Nierenfunktion kann man dies gewöhnlich durch Herabsetzen der Kalium-Zufuhr und/oder Absetzen der kaliumsparenden Diuretika erreichen. Bei Patienten mit Niereninsuffizienz kann es sich als notwendig erweisen, Ionenaustauschharze, die Peritoneal- oder Hämodialyse anzuwenden oder auch einige der im folgenden Abschnitt dargestellten Behandlungsverfahren.

Hyperkaliämische Patienten, die zu einer Notoperation in einem Krankenhaus aufgenommen werden, müssen auf eine aktivere Weise behandelt werden. Die Serum-Kalium-Spiegel lassen sich durch die intravenöse Zufuhr von 20–300 ml 10%igen Calciumgluconats, durch die Korrektur einer bestehenden metabolischen Azidose mit Natriumhydrogencarbonat oder durch die Verabreichung einer Kombination von Alt-Insulin mit 50 g Glucose herabsetzen. Hinsichtlich einer noch als sicher zu betrachtenden oberen Grenze der Serum-Kalium-Spiegel stehen keine ausreichenden Imformationen zur Verfügung. In einer Übersicht von Anästhesien bei 33 Patienten mit chronischer Niereninsuffizienz werden bei zwei Patienten deren präoperative Kalium-Spiegel mehr als 5,5 mmol/l betragen hatten (77), Herzstillstände beschrieben (77). Auf dieser Basis wurde empfohlen, einen Serum-Kalium-Spiegel von 5,5 mmol/l als den höchsten noch zulässigen Wert zu betrachten. Man muß sich daran erinnern, daß eine Azidose, depolarisierende Muskelrelaxanzien und bestimmte sympathikomimetische Amine das Serum-Kalium geringfügig anheben können (79, 104). Durch sorgfältige Beachtung der Kalium-Effekte von Digitalis, Anästhetika und Muskelrelaxanzien auf ein Minimum herabgesetzt.

Arten von Wechselwirkungen

Im allgemeinen ist die Erkenntnis, daß es zwischen den Diuretika und den hier erwähnten Medikamenten Wechselwirkungen gibt, der wichtigste Faktor. Verwirrende präoperative Symptome bei Patienten (wie z.B. die durch die toxische Lithium-Wirkung hervorgerufene Desorientiertheit) lassen sich so erklären. Man muß mit der erschwerten Einstellung des Patienten bei Diabetes und bei Gicht rechnen. Patienten, die Antikoagulanzien einnehmen, sollten ungeachtet des verwendeten Mittels vor der Anästhesie und Operation einer sorgfältigen Einschätzung unterworfen werden. Bei Patienten, die Diuretika erhalten, ist eine schlechte Einstellbarkeit verständlich. Der mit einer kombinierten medikamentösen Therapie behandelte Hypertoniker kann eine erhöhte Empfindlichkeit für die kardiodepressiv wirkenden Inhalationsanästhetika besitzen. Es ist wichtig, sich der Tatsache zu versichern, daß derartige Patienten gut hydriert sind.

Einige spezifische Wechselwirkungen sind für die intraoperative Betreuung der Patienten wichtig. Patienten, die krampflindernde oder entzündungshemmende Mittel (Aspirin, Indomethacin) einnehmen, bedürfen höherer Dosen von Diuretika. Werden Diuretika gegeben, insbesondere bei Patienten mit Nierenversagen, ist der Grad der neuromuskulären Blockade besonders sorgfältig zu überwachen. Schließlich kann die Toxizität der Aminoglykosid-Antibiotika gesteigert werden; möglicherweise sind diese

durch andere Mittel zu ersetzen, wenn der Patient ein Diuretikum erhält oder erhalten soll.
Wie auf allen anderen Gebieten der praktischen Anästhesie wird die Kenntnis der bei jedem Fall relevanten Pharmakologie und Physiologie die Ärzte befähigen, ihren Patienten eine optimale Behandlung zukommen zu lassen.

Literatur

1. Frazier, H.S., H. Yager: The clinical use of diuretics. N. Engl. J. Med. **288** (1973) 246, 455
2. Gifford, R.W.: A guide to the practical use of diuretics. J.A.M.A. **235** (1976) 1890
3. Martinez-Maldonado, M., G. Eknoyan, W.N. Suki: Diuretics in nonedematous states. Arch. Intern. Med. **131** (1973) 797
4. Early, L.E., J. Orloff: The mechanism of antidiuresis associated with the administration of hydrochlorothiazide to patients with vasopression-resistant diabetes insipidus. J. Clin. Invest. **41** (1962) 1988
5. Suki, W.N. u. Mitarb.: Acute treatment of hypercalcemia with furosemide. N. Engl. J. Med. **283** (1970) 836
6. Michenfelder, J.C., G.A. Gronert, K. Rehder: Neuroanesthesia. Anesthesiology **30** (1969) 65
7. Barry, K.G. u. Mitarb.: Mannitol infusion II: The prevention of acute renal failure during resection of an aneurysm of the abdominal aorta. N. Engl. J. Med. **264** (1961) 967
8. Barry, K.G.: Post-traumatic renal shutdown in humans: its prevention und treatment by the intravenous infusion of mannitol. Milit. Med. **128** (1963) 224
9. Franklin, S.S., M.H. Maxwell: Acute renal failure. In: Clinical Disorders of Fluid and Electrolyte Metabolism. Hrsg. M.H. Maxwell und C.R. Kleeman. New York, McGraw-Hill, 1972
10. O'Dell, R., B. Schmidt-Nielsen: Concentrating ability and kidney structure. Fed. Proc. **19** (1960) 366
11. Barger, A.C.: Renal hemodynamic factors in congestive heart failure. Ann. N.Y. Acad. Sci. **139** (1966) 276
12. Stein, J.H.: The renal circulation. In: The Kidney. Hrsg. B.M. Brenner und F.C. Rector, Jr. Philadelphia, W.B. Saunders, 1976
13. Daugharty, T.M. u. Mitarb.: Interrelationship of physical factors affecting sodium reabsorption in the dog. Am. J. Physiol. **215** (1968) 1442
14. Grandchamp, A., E.L. Boulpaep: Pressure control of sodium reabsorption and intracellular backflux across proximal kidney tubule. J. Clin. Invest. **54** (1974) 69
15. Brenner, B.M. u. Mitarb.: Quantitative importance of changes in postglomerular colloid osmotic pressure in mediating glomerulotubular balance in the rat. J. Clin. Invest. **52** (1973) 190
16. Martino, J.A., L.E. Earley: Demonstration of role of physical factors as determinants of natriuretic response to volume expansion. J. Clin. Invest. **46** (1967) 1963
17. DiBona, G.F., G.J. Kaloyanides, R.D. Bastron: Effect of increased perfusion pressure on proximal tubular re-absorption in an isolated kidney. Proc. Soc. Exp. Biol. Med. **143** (1973) 830
18. Starling, E.H., E.B. Verney: The secretion of urine as studied in the isolated kidney. Proc. R. Soc. Lond. (Biol.) **97** (1925) 321
19. Martino, J.A., L.E. Earley: Relationship between intrarenal hydrostatic pressure and hemodynamically induced changes in sodium excretion. Circ. Res. **23** (1968) 371

20. Rector, F.C., Jr., N.W. Carter, D.W. Seldin: The mechanism of bicarbonate reabsorption in the proximal and distal tubules of the kidney. J. Clin. Invest. **44** (1965) 278
21. Strickler, J.C. u. Mitarb.: Micropuncture study in inorganic phosphate excretion in the rat. J. Clin. Invest. **43** (1964) 1596
22. Kokko, J.P.: Sodium chloride and water transport in the descending limb of Henle. J. Clin. Invest. **49** (1970) 1838
23. Imai, M., J.K. Kokko: Sodium chloride, urea and water transport in thin ascending limb of Henle. Generation of osmotic gradients by passive diffusion of solutes. J. Clin. Invest. **53** (1974) 393
24. Burg, M.B. u. Mitarb.: Furosemide effect on isolated perfused tubules. Am. J. Physiol. **225** (1973) 119
25. Rocha, A.S., J.P. Kokko: Sodium chloride and water transport in the medullary thick ascending limb of Henle. Evidence for active chloride transport. J. Clin. Invest. **52** (1973) 612
26. Burg, M.B.: Renal chloride transport and diuretics (Hrsg.). Circulation **53** (1976) 587
27. Gross, J.B., M. Imai, J.P. Kokko: A functional comparison of the cortical collecting tubule and the distal convoluted tubule. J. Clin. Invest. **55** (1975) 1284
28. Giesbisch, G.: Functional organization of proximal and distal tubular electrolyte transport. Nephron **6** (1969) 260
29. Gottschalk, C.W.: Micropuncture studies of tubular function in the mammalian kidney. Physiologist **4** (1961) 35
30. Papper, S.: Sodium and water: an overview. Am. J. Med. Sci. **272** (1976) 43
31. Schrier, R.W., T. Berl: Nonosmolar factors affecting renal water excretion. N. Engl. J. Med. **292** (1975) 81
32. Lee, J.B., R.V. Patek, B.K. Mookerjee: Renal prostaglandins and the regulation of blood pressure and sodium and water homeostasis. Am. J. Med. **60** (1976) 798
33. Burg, M.B. u. Mitarb.: Preparation and study of fragments of single rabbit nephrons. Am. J. Physiol. **210** (1966) 1293
34. Goldberg, M.: The renal physiology of diuretics. In: Renal Physiology. Handbook of Physiology, Section 8. Hrsg. J. Orloff und R.W. Berliner. Washington, D.C., American Physiological Society, 1973
35. Flores, J. u. Mitarb.: The role of cell swelling in ischemic renal damage and the protective effect of hypertonic solute. J. Clin. Invest. **51** (1972) 118
36. Morris, C.R. u. Mitarb.: Restoration and maintenance of glomerular filtration by mannitol during hypoperfusion of the kidney. J. Clin. Invest. **51** (1972) 1555
37. Goldberg, M. M.A. Ramirez: Effects of saline and mannitol diuresis on the renal concentrating mechanisms in dogs: alterations in renal tissue solutes and water. Clin. Sci. **32** (1967) 475
38. Thurau, K.: Renal hemodynamics. Am. J. Med. **36** (1964) 698
39. Gennari, F.J., J.P. Kassirer: Osmotic diuresis. N. Engl. J. Med. **29** (1974) 714
40. Blantz, R.C.: Effect of mannitol on glomerular ultrafiltration in the hydropenic rat. J. Clin. Invest. **54** (1974) 1135
41. Seely, J.F., J.H. Dirks: Micropuncture study of hypertonic mannitol diuresis in the proximal and distal tubule of dog kidney. J. Clin. Invest. **48** (1969) 2330
42. Willerson, J.T. u. Mitarb.: Influence of hypertonic mannitol on ventricular performance and coronary blood flow in patients. Circulation **51** (1975) 1095
43. Mudge, G.H.: Drugs affecting renal function and electrolyte metabolism. In: The Pharmacological Basis of Therapeutics. Hrsg. L.S. Goodman und A. Gilman. New York, Macmillan, 1975
44. Rosin, J.M. u. Mitarb.: Acetazolamide in studying sodium reabsorption in diluting segment. Am. J. Physiol. **219** (1970) 1731
45. Maren, T.H.: Pharmacological and renal effects of Diamox (6063), new carbonic anhydrase inhibitor. Trans. N.Y. Acad. Sci. **15** (1953) 53

46. Maren, T.H.: Carbonic anhydrase: chemistry, physiology and inhibition. Physiol. Rev. 46 (1967) 597
47. Malnic, G., R.M. Klose, G. Giebisch: Micropuncture study of distal tubular potassium and sodium transfer in rat kidney. Am. J. Physiol. 211 (1966) 529
48. White, M.G., M.J. Asch: Acid-base effects of topical mafenide acetate in the burned patient. N. Engl. J. Med. 284 (1971) 1281
49. Burg, M.B., N.L. Green: Effect of mersalyl on the thick ascendings limb of Henle's loop. Kidney Int. 4 (1973) 245
50. Goldstein, M.H. u. Mitarb.: Effect of meralluride on solute and water excretion in hydrated man: Comments on site of action. J. Clin. Invest. 40 (1961) 731
51. Orloff, J., D.G. Davidson: The mechanism of potassium secretion in the chicken. J. Clin. Invest. 38 (1959) 21
52. Levy, R.I., I.M. Weiner, G.H. Mudge: The effects of acid-base balance on diuresis produced by organic and inorganic mercurials. J. Clin. Invest. 37 (1958) 1016
53. Kessler, R.H., H. Hierholzer, K.S. Guard: Localization of action of chlorothiazide in the nephron of the dog. Am. J. Physiol. 46 (1959) 1346
54. Holzgreve, H.: The pattern of inhibition of proximal tubular reabsorption by diuretics. In: Renal Transport and Diuretics. Hrsg. K. Thurae und J. Jahrmarker. Heidelberg, Springer-Verlag, 1969
55. Early, L.E., M. Kahn, J. Orloff: The effects of infusions of chlorothiazide on urinary dilution and concentration in the dog. J. Clin. Invest. 40 (1961) 857
56. Suki, W., Jr., F.C. Rector, D.W. Seldin: The site of action of furosemide and other sulfonamide diuretics in the dog. J. Clin. Invest. 44 (1965) 1458
57. Beyer, H.K. u. Mitarb.: Renotropic characteristics of ethacrynic acid: a phenoxyacetic saluretic-diuretic agent. J. Pharmacol. Exp. Ther. 147 (1965) 1
58. Hook, J.B., H.E. Williamson: Influence of probenecid and alterations of acid-base balance on the saluretic activity of furosemide. J. Pharmacol. Exp. Ther. 149 (1965) 404
59. Puschett, I.B., M. Goldberg: The acute effects of furosemide on acid and electrolyte excretion in man. J. Lab. Clin. Med. 71 (1968) 666
60. Burg, M. u. Mitarb.: Furosemide effect on isolated perfused tubules. Am. J. Physiol. 225 (1973) 119
61. Burg, M., N. Green: Effect of ethacrynic acid on the thick ascending limb of Henle's loop. Kidney Int. 4 (1973) 301
62. Williamson, H.E. u. Mitarb.: Inhibition of ethacrynic acid induced increase in renal blood flow by indomethacin. Prostaglandins 8 (1974) 297
63. Williamson, H.E. u. Mitarb.: Furosemide induced release of prostaglandin E to increase renal blood flow. Proc. Soc. Exp. Biol. Med. (1975) 150
64. Frolich, J. u. Mitarb.: Effect of indomethacin on furosemide stimulated renin and sodium excretion. Circulation (Suppl. 2) 52 (1975) 75
65. Patak, R. u. Mitarb.: Antagonism of the effects of furosemide by indomethacin in normal and hypertensive man. Prostaglandins 10 (1975) 649
66. Bailie, M.D., K. Crosslan, J.B. Hook: Natriuretic effects of furosemide after inhibition of prostaglandin synthetase. J. Pharmacol. Exp. Ther. 199 (1976) 469
67. Durate, C.G., F. Chomety, G. Giebisch: Effect of amiloride, ouabain and furosemide on distal tubular function in the rat. Am. J. Physiol. 22 (1971) 632
68. Quick, C.A., W. Hoppe: Permanent deafness associated with furosemide administration. Ann. Otol. Rhinol. Laryngol. 84 (1975) 94
69. Mitchell, J.R. u. Mitarb.: Hepatic necrosis caused by furosemide. Nature 251 (1974) 508
70. Liddle, G.W.: Aldosterone antagonists and triamterene. Ann. N.Y. Acad. Sci. 139 (1966) 466
71. Baba, W.I. u. Mitarb.: Pharmacological effects in animals and normal human subjects of the diuretic amiloride hydrochloride. Clin. Pharmacol. Ther. 9 (1968) 318

72. Baba, W.I., G.R. Tudhope, G.M. Wilson: Site and mechanism of action of the diuretic triamterene. Clin. Sci. 27 (1964) 181
73. Sobel, B.E.: Valvular heart disease, hyperkalemia and death. Am. J. Med. 62 (1977) 743
74. O'Rielly, M.V., D.P. Murnaghan, M.B. Williams: Transvenous pacemaker failure induced by hyperkalemia. J.A.M.A. 228 (1974) 336
75. Morrow, D.H., D.E. Knapp, J.R. Logic: Anesthesia and digitalis toxicity V: Effect of the vagus on ouabain-induced ventricular automaticity during halothane. Anesth. Analg. (Cleve.) 49 (1970) 23
76. Logic, J.R., D.H. Morrow: Effect of halothane on ventricular automaticity. Anesthesiology 36 (1972) 107
77. Hampers, C.L. u. Mitarb.: Major surgery in patients on maintenance hemodialysis. Am. J. Surg. 115 (1968) 747
78. Feldman, S.A.: Muscle Relaxants. London, W.B. Saunders, 1973
79. Koide, M., B.E. Waud: Serum potassium concentration after succinylcholine in patients with renal failure. Anesthesiology 36 (1972) 142
80. Ascione, F.J.: Guanethidine-hydrochlorothiazide. In: Evaluation of Drug Interactions. 2. Aufl. Washington, D.C., American Pharmaceutical Association, 1976
81. Lorimer, A.R. u. Mitarb.: Beta-adrenoreceptor blockade in hypertension. Am. J. Med. 60 (1976) 877
82. Ahmad, S.: Renal insensitivity to furosemide caused by chronic anti-convulsant therapy. Br. Med. J. 3 (1975) 657
83. Ascione, F.J.: Spironolactone-aspirin. In: Evaluations of Drug Interactions. 2. Aufl. Washington, D.C., American Pharmaceutical Association, 1976
84. Miller, R.D., Y.J. Sohn, R.S. Matteo: Enhancement of d-tubocurarine neuromuscular blockade by diuretics in man. Anesthesiology 45 (1976) 442
85. Ascione, F.J.: Lithium carbonate-chlorothiazide. In: Evaluations of Drug Interactions, 2. Aufl. Washington, D.C., American Pharmaceutical Association, 1976
86. Wirth, K.E. u. Mitarb.: Metabolism of digitoxin in man and its modification by spironolactone. Eur. J. Clin. Pharmacol. 9 (1976) 345
87. Steiness, E.: Renal tubular secretion of digoxin. Circulation 50 (1974) 103
88. Malcolm, A.D. u. Mitarb.: Digoxin kinetics during furosemide administration. Clin. Pharmacol. Ther. 21 (1977) 567
89. Koch-Weser, J., E.M. Sellers: Drug interactions with coumarin anticoagulants. Part I.N. Engl. J. Med. 285 (1971) 487
90. Koch-Weser, J., E.M. Sellers: Drug interactions with coumarin anticoagulants. Part II. N. Engl. J. Med. 285 (1971) 547
91. Ascione, F.J.: Chlorpropamide-hydrochlorothiazide. In: Evaluations of Drug Interactions. 2. Aufl. Washington, D.C. American Pharmaceutical Association, 1976
92. Ascione, F.J.: Probenecid-chlorothiazide. In: Evaluations of Drug Interactions. 2. Aufl. Washington, D.C. American Pharmaceutical Association, 1976
93. Samuelson, P.N. u. Mitarb.: Toxicity following methoxyflurane anesthesia. IV. The role of obesity and the effect of low dose anaesthesia on fluoride metabolism and renal function. Can. Anesth. Soc. J. 23 (1976) 465
94. Ascione, F.J.: Kanamycin-ethacrynic acid. In: Evaluations of Drug Interactions. 2. Aufl. Washington, D.C. American Pharmaceutical Association, 1976
95. Dodds, M.G., R.D. Foorb: Enhancement by potent diuretics of renal tubular necrosis induced by cephaloridine. Br. J. Pharmacol. 49 (1970) 277
96. Berry, F.A.: Pediatric fluid and electrolyte therapy. Regional Refresher Courses in Anesthesiology 3 (1975) 1
97. Lindeman, R.D.: Hypokalemia: causes, consequences and correction. N. Engl. J. Med. 272 (1976) 5
98. Hutch, E.J., R.D. Squires, J.R. Elkington: Experimental potassium depletion in normal

human subjects. II. Renal and hormonal factors in the development of extracellular alkalosis during depletion. J. Clin. Invest. 38 (1959) 1149
99. Schribner, B.H., J.M. Burnell: Interpretation of the serum potassium concentration. Metabolism 5 (1956) 468
100. Chambers, D.G.: Dangers of rapid infusion of potassium. Med. J. Aust. 2 (1973) 945
101. Williams, R.H.P.: Potassium overdosage: A potential hazard of non-rigid parenteral fluid containers. Br. Med. J. 1 (1973) 714
102. Kunin, A.S., B. Surawicz, E.A.H. Sims: Decrease in serum potassium concentrations and appearance of cardiac arrhythmias during infusion of potassium with glucose in potassium-depleted patients. N. Engl. J. Med. 266 (1962) 228
103. Whang, R.: Hyperkalemia: Diagnosis and treatment. Am. J. Med. Sci. 272 (1976) 19
104. Smith, N.T., A.N. Corbascio: The use and misuse of pressor agents. Anesthesiology 33 (1970) 58

12. Kapitel

Antiarrhythmika

John L. Atlee III.

Es wird immer häufiger von den Anästhesisten verlangt, Patienten, die unter einer antiarrhythmischen Therapie stehen, zu anästhesieren. Darüber hinaus ist bei Patienten mit möglichen kardiovaskulären, pulmonalen, renalen oder metabolischen Begleiterkrankungen mit der Entstehung von Rhythmusstörungen während der Anästhesie zu rechnen. Tatsächlich ist berichtet worden, daß bei einem hohen prozentualen Anteil bis zu 61,7 % aller anästhesierten Patienten Herzrhythmusstörungen auftreten (1). Der größte Teil dieser Arrhythmien ist jedoch nicht so schwerwiegend, um einer Behandlung mit antiarrhythmischen Medikamenten oder durch elektrischen Strom zu bedürfen. Arrhythmien müssen nur dann behandelt werden, wenn sie 1. durch Beseitigen der auslösenden Ursache nicht sofort zu beheben sind, 2. die hämodynamische Funktion oder die Sauerstoffversorgung des Myokards ernsthaft beeinträchtigt sind, und 3. die Art dieser Störung den Patienten zu noch bedrohlicheren Rhythmusstörungen wie ventrikulärer Tachykardie oder Kammerflimmern prädisponiert. Ungeachtet der Tatsache, ob ein zu anästhesierender Patient eine antiarrhythmische Therapie erhält oder nicht oder ob diese Behandlung auch im Verlauf der Anästhesie erforderlich ist, muß mit der Möglichkeit einer unerwünschten Reaktion von Medikamenten gerechnet werden. Dies überrascht nicht, da die Anästhetika und deren Adjuvantien so tiefgreifende und gleichzeitig unterschiedliche Wirkungen auf die Herzfunktion ausüben.

Klinisch ist mit 3 Typen von ungünstigen Wechselwirkungen zwischen Anästhetika und antiarrhythmischen Mitteln zu rechnen:

1. *Hämodynamische Effekte:* Die kardiovaskulären Nebenwirkungen von antiarrhythmischen Mitteln, die gewöhnlich eine Verminderung der Kontraktilität mit sich bringen, verstärken die durch die Anästhetika bedingte Kreislaufdepression.
2. *Veränderte antiarrhythmische Effekte:* Die erwartete antiarrhythmische Wirkung eines spezifischen Mittels wird durch Anästhetika oder Adjuvantien durch das Ausbleiben der üblichen Reaktion oder durch Auslösen einer noch schwerwiegenderen kardialen Irregularität verändert.

3. *Extrakardiale Effekte:* Die antiarrhythmischen Mittel besitzen pharmakologische Wirkungen, welche diejenigen der Anästhetika oder Adjuvantien verändern, wie z.B. die Potenzierung der neuromuskulären Blockade.

Elektrophysiologie der Rhythmusstörungen

Arrhythmien resultieren aus Abweichungen der Reizbildung, der Reizausbreitung oder von beiden (2). Die Impulsbildung oder der Automatismus ist eine Eigenschaft der innerhalb des Sinusvorhofknotens, des Atrioventrikularknotens und des His-Purkinje-Systems gelegenen spezialisierten Fasern. Diese Fasern unterscheiden sich von den gewöhnlichen Muskelfasern der Vorhöfe und Kammern durch ihre Fähigkeit, eine spontane diastolische Depolarisierung zu vollziehen. Die charakteristischen Herzaktionspotentiale der verschiedenen Herzfasern werden in Abb. 12.1 schematisch dargestellt. Eine ruhende Ventrikelmuskelfaser (Feld A) hat normalerweise ein transmembranäres Potential von annähernd − 90 mV auf der Innen- gegenüber der Außenseite. Bei Ankunft eines fortgeleiteten Aktionspotentials oder bei Verabfolgung eines äußeren elektrischen Reizes wird die Faser rasch depolarisiert (Phase 0). Die Polarität des transmembranösen Potentials wird auf Grund des raschen Zustroms von Natrium-Ionen, der von einem langsameren einwärts gerichteten Strom von Calcium-Ionen begleitet wird, umgekehrt und erreicht innerhalb der Zelle etwa + 30 mV. Danach repolarisiert sich die Faser zunächst rasch (Phase 1) und dann allmählich (Phase 2 oder Plateau) und noch einmal rasch (Phase 3). Die Repolarisation ist mit einem Auswärtsstrom von Kalium-Ionen verbunden,

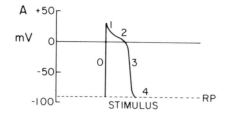

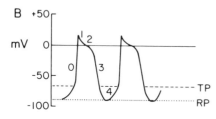

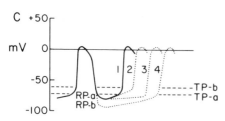

Abb. 12.1: Schematische Darstellungen von Aktionspotentialen, abgenommen von der Ventrikelmuskulatur (Feld A), von Purkinjeschen Fasern (Feld B) sowie von Fasern des S.A.-Knotens (Feld C). RP = Höhe des transmembranösen Ruhepotentials; TP = Schwellenpotential. Die Besprechung erfolgt im Text.

was das negative intrazelluläre Potential wiederherstellt. Während der Ruhephase 4, noch vor der Ankunft des nächsten Reizes oder fortgeleiteten Impulses, erfolgt die aktive Austreibung der Natrium-Ionen aus dem Zellinnern gegen einen elektrochemischen Gradienten. Die im vorangegangenen Abschnitt dargestellten Abläufe unterscheiden sich von denjenigen, die sich in einer Purkinjeschen Faser ereignen, die einen Automatismus zeigt (Abb. 12.1, Feld B). Diese Fasern sowie die Fasern des Sinus- oder des Atrioventrikularknotens (Abb. 12.1, Feld C) können sich diastolisch (Phase 4) spontan depolarisieren. Erreicht die Depolarisierung der Phase 4 eine kritische Höhe des Schwellenpotentials, folgt eine rasche (Phase 0) Depolarisierung. Die übrigen elektrophysiologischen Abläufe sind den für die Ventrikelmuskelfaser dagestellten ähnlich. Verschiedene Fasertypen (Abb. 12.1, Tafeln A, B und C) unterscheiden sich hinsichtlich des während der Phase 0 erreichten Ausmaßes des Überschießens oder der endständigen Positivität. Die Ausbreitung des Aktionspotentials erfordert ein kritisches Ausmaß des Überschießens. Die für die spontane Depolarisation der Phase 4 verantwortlichen Ionenmechanismen sind noch nicht völlig erforscht. Sie ändern sich wahrscheinlich nach dem Fasertyp; so unterscheiden sich z.B. die Purkinje-Fasern von den Fasern des Sinusknotens (3). Es wird angenommen, daß die normale Schrittmacheraktivität vom zeitabhängigen Abklingen des mit I_{K_2} bezeichneten transmembranösen Kalium-Stromes mit einem gleichlaufenden Verlust des transmembranären Potentials infolge eines im Hintergrund erfolgenden einwärts gerichteten Natrium-Stromes geregelt wird (3, 4).

Die Geschwindigkeit, mit welcher die Entladung der Schrittmacherzellen erfolgt, wird durch die Steilheit der Phasen-Depolarisation bestimmt und durch die Werte des transmembranären Ruhe- und Schwellenwert-Potentials (Abb. 12.1, Feld C). Die normale Entladungsfrequenz (Beispiel 1) wird durch Anheben des Schwellenwert-Potentials (TP-a auf TP-b, Beispiel 2) verlangsamt, durch Verminderung der Steilheit der Phase 4 (Beispiel 3) oder durch Herabsetzen des Ruhepotentials der Membran (RP-a auf RP-b, Beispiel 4). Adrenalin verstärkt die Automatik, indem es die Steilheit der Phase 4 verstärkt, dies ist jedoch von einer geringen Zunahme des Ruhe-Membranpotentials begleitet, was diesen Effekt begrenzt (3). Andererseits setzt Acetylcholin die Automatie herab, indem es gleichzeitig das Ruhe-Membranpotential erhöht (überpolarisiert) und die Geschwindigkeit der Depolarisation der Phase 4 herabsetzt (3). Durch Verringerung der spontanen Depolarisation der Phase 4 und durch Erhöhung des Schwellenwert-Potentials setzt Halothan die Herzfrequenz herab (5).

An einem zweiten Typ der Automatik, der sich von der der spontanen Phase 4-Depolarisation unterscheidet, sind Schwankungen (Oszillationen) des diastolischen transmembranären Potentials spezialisierter reizleitender Gewebe beteiligt. Diese werden als oszillatorische Nachpotentiale (OAP) bezeichnet (6, 7). Sind diese so stark, daß sie den Schwellenwert erreichen, so können sie Extrasystolen oder sogar Tachykardien auslösen. Die oszillatorischen Nachpotentiale werden hier erwähnt, weil sie wahrscheinlich dem Mechanismus vieler durch toxische Dosen von Digitalis ausgelöster Arrhythmien zugrunde liegen (8). Der hieran besonders interessierte Leser wird auf zwei Übersichten dieses Gebietes verwiesen (8, 9).

Die veränderte Impulsausbreitung oder Reizleitung ist der andere mögliche Arrhythmie-Mechanismus, der den durch erneutes Auftreten der Erregung verursachten Arrhythmien zugrunde liegt. Die Erregung tritt wieder auf, sobald ein Ungleichgewicht zwischen Reizleitung und Refraktärverhalten in Herzgeweben besteht. Das Wiederauftreten der Erregung wird in Abb. 12.2 schematisch dargestellt. Mit der Ausnahme der gelegentlich

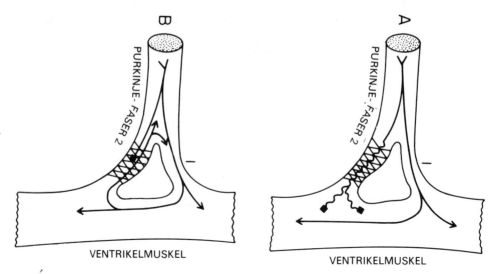

Abb. 12.2: Schematische Darstellung der sich aufzweigenden Purkinjeschen Faser, die in einer Muskelfaser der Kammermuskulatur endet; Modell für das Wiedereintreten der Erregung (reentry). Das Wiedereintreten ist auf Feld A verhindert, aber auf Feld B ermöglicht. Auf den Feldern A und B wird der von oben kommende Impuls auf normale Weise durch Zweig 1 geleitet und erregt die Muskelfaser. Der Impuls in Zweig 2 jedoch kann nicht normal fortgeleitet werden. Das kann sich ereignen, sobald die Fasern der Einwirkung von Hypoxie, Dehnung, Katecholaminen, Digitalisüberschuß, Elektrolytungleichgewicht oder möglicherweise von Anästhetika ausgesetzt sind. Auf Feld A breitet sich der Impuls langsam über Zweig 2 aus und erregt die Ventrikelfaser, die nun nach der vorherigen Erregung durch den über Zweig 1 geleiteten Impuls refraktär ist. Auf Feld A ist kein Wiedereintreten möglich, weil der über Zweig 1 fortgeleitete Impuls nicht antidrom durch Zweig 2 geleitet werden kann und der orthodrom und langsam durch Zweig 2 wandernde Impuls die Ventrikelfaser nicht erregen kann. Auf Feld B, wo der orthodrom geleitete Impuls im Zweig 2 blockiert wird, ist das Wiedereintreten der Erregung möglich. Der durch Zweig 1 geleitete Impuls erregt die Ventrikelfaser und kehrt antidrom durch Zweig 2 zurück, der nicht mehr absolut refraktär ist. Der über Zweig 2 zurückwandernde Impuls erregt die proximaleren Anteile der Purkinjeschen Faser und über Zweig 1 zurück und erregt die Ventrikelfaser, was in einer Rückfall-Extrasystole resultiert. Wird die Schaltung des Wiedereintritts beibehalten, so ist eine Serie von Extrasystolen oder eine Tachykardie die Folge. Der Wiedereintritt wird beseitigt, wenn ein anderer Impuls von oben Zweig 1 erreicht, bevor die Rückfall-Extrasystole über Zweig 2 zurückkommt. Während an der zuvor besprochenen Wiedereintrittsschaltung die Verbindung zwischen Ventrikelmuskel und Purkinjescher Faser beteiligt ist, ist das Potential für den Wiedereintritt überall im Herzen vorhanden.

auftretenden vorzeitigen Extrasystolen und der Parasystolie wurden fast alle klinischen Arrhythmien eine Zeit lang dem Wiedereintritt der Erregung zugeschrieben (10).
Der als Ursache für eine bestimmte Arrhythmie bezeichnete Mechanismus, sei es die Phase 4-Automatie, oszillatorische Nachpotentiale oder der Wiedereintritt der Erregung («reentry of excitation»), bestimmen die Art der anzuwendenden Therapie. Leider muß der unter Anästhesiebedingungen und unter anderen Bedingungen wirksame Mechanismus nicht derselbe sein. Arrhythmien im Zusammenhang mit der Anästhesie sind gewöhnlich einer abnormen Schrittmachertätigkeit zugeschrieben worden, d.h., der dominierende Schrittmacher des Sinusknotens wird unterdrückt, wobei latente Schrittmacher

innerhalb der atrioventrikulären Verbindungsgewebe oder darunter in Erscheinung treten (5, 11, 12). Dies trifft insbesondere auf durch Katecholamin-Sensibilisierung verursachte Arrhythmien zu. Dieser Mechanismus wurde jedoch von den Anhängern der Theorie des Wiedereintritts-Mechanismus (reentry) angefochten (13–15). Es ist gewiß, daß Anästhetika Effekte auf die spezialisierte atrioventrikuläre Reizleitung ausüben (16, 17). Diese Effekte können mit dem Wiedereintritt der Erregung im kausalen Zusammenhang stehen (17). Fernerhin werden die Effekte von Anästhetika auf die Reizleitung durch die Wirkungen der während der Anästhesie verwendeten Adjuvantien einschließlich der antiarrhythmischen Mittel verändert (18–21).
Zusammenfassend ist festzustellen, daß, obwohl viele Tatsachen über die Elektrophysiologie der kardialen Arrhythmien und die zu ihrer Behandlung verwendeten Mittel unter den außerhalb der Anästhesie herrschenden Bedingungen bekannt sind, vergleichbare Informationen über Arrhythmien im Zusammenhang mit der Anästhesie fehlen. Wir bedürfen weiterer Kenntnisse über die Art und Weise, mit welcher Anästhetika und deren Adjuvantien Arrhythmien hervorrufen sowie über die potentiellen ungünstigen Interaktionen zwischen den Anästhetika und den antiarrhythmischen Mitteln. Denn eine vernünftige Behandlung erfordert, daß man einen an den Ursachen orientierten Lösungsweg einschlägt, der auf bewährten und begründeten physiologischen und pharmakologischen Vorstellungen beruht.

Einteilung der Wirkungen antiarrhythmischer Medikamente

Die derzeit gültige Einteilung der antiarrhythmischen Medikamente beruht auf ihren bekannten elektrophysiologischen Effekten (22, 23). Diese Einteilung der antiarrhythmischen Medikamente mit der Angabe ihrer wichtigsten elektrophysiologischen Effekte ist in Tab. 12.1 zusammengefaßt (23–25). Zur Zeit [1981, Anm. d. Übers.] sind in den USA erst die ersten drei Klassen dieser Mittel (die Gruppen 1A, 1B und 2) zur Anwendung zugelassen.

Gruppe 1A. Die vorherrschenden elektrophysiologischen Eigenschaften von *Chinidin* und *Procainamid* beruhen auf deren Fähigkeit, den raschen Einstrom der Natrium-Ionen während der Depolarisierung der Phase 0 zu blockieren (23). Dies verursacht eine reduzierte Membranansprechbarkeit (26). Für auf jedem gegebenen Wert des transmembranösen Potentials erregter Herzfasern wird die Geschwindigkeit des Aufwärtsausschlages (Anstiegsgeschwindigkeit oder dV/dt) und das Überschießen des Aktionspotentials der Phase 0 herabgesetzt. Dadurch wird die Kurve, welche dV/dt mit dem Wert des transmembranären Potentials in Beziehung setzt, nach rechts verschoben. Ein herabgesetzter Wert der Membran-Ansprechbarkeit resultiert in einer verlangsamten Reizleitung. Neben ihren Wirkungen auf die Membranansprechbarkeit vermindern Chinidin und Procainamid die Steilheit der Depolarisation der Phase 4 (23). Daher besitzt diese Klasse von Medikamenten wichtige Effekte sowohl auf die Reizleitung als auch auf die Automatie. Die extrakardialen Wirkungen dieser Mittel werden in diesem Kapitel noch besprochen.

Gruppe 1B. *Lidocain* und *Phenytoin* (Diphenylhydantoin) haben mit Chinidin und Procainamid viele gemeinsame elektrophysiologische Eigenschaften. Diese Mittel zeigen jedoch nur einen geringen Effekt auf die Membranansprechbarkeit (23). Die bei diesen Mitteln gelegentlich klinisch beobachtete Besserung der atrioventrikulären Reizleitung

Tab. 12.1: Einteilung der Antiarrhythmika und Zusammenfassung ihrer wichtigsten elektrophysiologischen Effekte

Wirkung	Chinidin Procainamid (Gruppe 1A)	Lidocain Phenytoin (Gruppe 1B)	Propranolol (Gruppe 2)	Bretylium (Gruppe 3)	Verapamil (Gruppe 4)
Automatie (Phase 4)					
Sinusknoten	k.Ä.[1]	k.Ä.[1]	↓	k.Ä.[2]	↓[3]
latente Schrittmacher	↓	↓	↓	k.Ä.[2]	↓
Ansprechbarkeit dem Membran (Phase 0)	↓	k.Ä. oder ↓[4]	↓	k.Ä.	k.Ä.
Dauer des Aktionspotentials (Phasen 1 bis 3)	↑	↓		↑	↑[3]
Reizleitung					
AV-Knoten	↓[5]	k.Ä. oder ↑	↓	k.Ä.	↓
Purkinjesche Fasern	↓	k.Ä. oder ↑	↓	k.Ä.	k.Ä. oder ↑[3]

[1] k.Ä. = keine Änderung; ↑ = Zunahme; ↓ = Abnahme.
[2] Früheffekt ↑ infolge Freisetzung von Katecholaminen (24).
[3] Nach Cranefield (25).
[4] Dieser Effekt hängt von der extrazellulären K$^+$-Konzentration und dem Medikamentenspiegel ab (23).
[5] Chinidin besitzt eine anticholinerge Wirkung mit der Tendenz, diesen direkten Effekt aufzuheben (23).

steht nicht im Zusammenhang mit diesem geringen Effekt auf die Membranansprechbarkeit (23). In Verbindung mit Halothan dämpfen diese Mittel zusätzlich die spezialisierte atrioventrikuläre Reizleitung (19). Fernerhin sind die His-Purkinje- und die Ventrikelreizleitung in Verbindung mit Halothan und Lidocain frequenzabhängig, ein Effekt des Lidocains, der mit seiner Wirksamkeit bei der Behandlung von ventrikulären Arrhythmien während der Halothan-Anästhesie in Verbindung stehen kann.

Gruppe 2. *Propranolol* ist gegenwärtig in den Vereinigten Staaten der einzige für die klinische Anwendung zugelassene Beta-Rezeptorenblocker. Es dämpft sowohl die Automatie als auch die Reizleitung, wobei der letztgenannte Effekt weitgehend von der Höhe des bestehenden Sympathikotonus abhängt (24). Propranolol besitzt sowohl beta-adrenerg blockierende als auch bei höheren Dosen membrandämpfende Effekte, die zu seiner Gesamtwirksamkeit als antiarrhythmisches Mittel beitragen (23).

Gruppe 3. *Bretyliumtosylat*, der Prototyp dieser Klasse experimenteller Medikamente, ist kürzlich zur klinischen Anwendung in den Vereinigten Staaten zugelassen worden. Es verlängert die Dauer des Aktionspotentials sowohl in den Fasern des Ventrikels als auch in den Purkinjeschen Fasern, besitzt aber keine elektrophysiologischen Effekte auf die Vorhofmuskulatur (27, 28). Hierdurch ist es bei der Behandlung von ventrikulären, nicht aber von supraventrikulären Arrhythmien wirksam (23).

Gruppe 4. *Verapamil*, der Prototyp dieser Klasse von Medikamenten ist ein spezifischer Hemmer der langsamen Depolarisation, die wahrscheinlich durch einen langsamen, nach innen verlaufenden Strom von Calcium (und möglicherweise auch von Natrium) bewirkt wird und während der Phase 0 des Aktionspotentials eingeleitet wird, sobald der Wert des Potentials etwa -60 mV erreicht (25). Die langsame Reaktion ist wahrscheinlich für die Einleitung vieler Formen klinisch beobachteter arrhythmischer Erscheinungen von kritischer Bedeutung; somit ist ein spezifischer Hemmer dieser Reaktion gerade für Forscher von theoretischem Interesse (25). Verapamil ist ein klinisch wirksames antiarrhythmisches Mittel, das zur Zeit in Europa benutzt wird, aber in den Vereinigten Staaten noch nicht erhältlich ist. Durch die Blockierung des nach Membranaktivierung erfolgenden Übertritts von Calcium in die Zelle übt dieses Mittel einen negativ inotropen Effekt aus. Sobald Verapamil oder Mittel von ähnlicher Wirkung zur Verfügung stehen, dürfte bei seiner Anwendung bei anästhesierten Patienten äußerste Vorsicht geboten sein (Gefahr von Myokarddepression und Herzstillstand).

Die folgenden beiden Fallberichte, wovon der eine aus unserem Krankengut stammt und der andere der Literatur entnommen ist, betreffen die hämodynamischen Effekte, die antiarrhythmischen Wirkungen oder die extrakardialen Effekte von antiarrhythmischen Mitteln und Anästhetika (29).

Wechselwirkungen mit hämodynamischen und antiarrhythmischen Effekten

Fallbericht

Bei einem 62jährigen Mann wurde die Revaskularisierung von vier Herzkranzgefäßen vorgenommen. Die Anamnese ergab seit 5 Jahren auftretende Angina-pectoris-Anfälle, die mit Nitroglycerin und Ruhigstellung behandelt wurden. Er hatte täglich mehr als 10 Zigaretten geraucht. Weitere Risikofaktoren wie Fettleibigkeit oder Hypertonie fehlten.

Zwei Wochen vor der Krankenhausaufnahme erlitt der Patient einen schweren Angina-pectoris-Anfall mit Schwindel und Schwitzen, weswegen er in der Koronaren Intensivstation aufgenommen wurde. Die Anfangsdiagnose eines Koronarinfarkts ließ sich nicht bestätigen. Am 5. Tag seines Krankenhausaufenthaltes wurde ein Herzkatheterismus vorgenommen. Der Blutdruck des Patienten in der A. radialis war normal, desgleichen der Druck in der A. pulmonalis sowie der rechts- und linksseitige Füllungsdruck und der Herzindex. Der Patient hatte eine diffuse hochgradige Verschlußerkrankung der rechten und linken Kranzgefäße sowie von deren Hauptästen. Die A. coronaria sinistra anterior descendens, deren distale Abschnitte von Kollateralen gefüllt wurden, war zu 100% verschlossen. Für die folgende Woche wurde die Operation anberaumt.

Drei Tage vor dem Eingriff erhielt der Patient 0,25 mg Digoxin oral mit sublingualen Nitroglycerin-Gaben nach Bedarf. Am Tag vor der Operation waren die blutchemischen Werte und die Serumelektrolyte allesamt normal. Die Prämedikation bestand in 0,43 mg Scopolamin und 10 mg Morphin intramuskulär.

Bei der Ankunft im Operationssaal betrug sein arterieller Blutdruck (Riva-Rocci) 16,8/9,3 kPa (126/70 mm Hg) und seine Herzfrequenz 83 Schläge/min. Das Ekg zeigte einen Sinusrhythmus (Abb. 12.3 A). Ein peripherer und ein zentraler Venenkatheter wurden eingeführt; zur direkten Überwachung des arteriellen Druckes und zur Entnahme von Blutproben zur Blutgas- und Elektrolytbestimmung wurde eine perkutane Kanülierung der A. radialis vorgenommen. Die Anästhesie wurde mit 250 mg Thiopental intravenös eingeleitet, gefolgt von Halothan 0,5–2,0 Vol.-% im eingeatmeten Gemisch und 50% Lachgas. Nach der Einleitung der Anästhesie wurden 8 mg Pancuronium intravenös gegeben. Innerhalb von 3 min entwickelte sich eine supraventrikuläre Tachykardie von 150–160 Schlägen/min (Abb. 12.3 B). Dies war mit einem Absinken des Blutdrucks

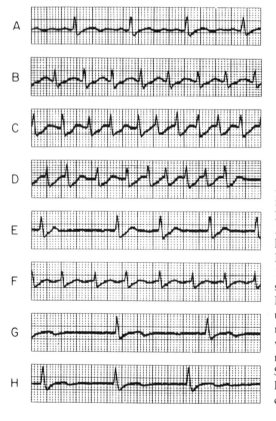

Abb. 12.3: Ekg-II-Ableitungen (25 mm/s) des im ersten Fallbericht beschriebenen Patienten. Feld A – Sinusrhythmus vor der Einleitung der Anästhesie. Feld B – supraventrikuläre Tachykardie nach der ersten Pancuronium-Dosis. Feld C – supraventrikuläre Tachykardie nach 10 mg Edrophonium intravenös. Feld D – supraventrikuläre Tachykardie nach 200 mg Lidocain intravenös. Feld E – Vorhofflattern unterschiedlicher Grade bei atrioventrikulärem Block nach 1,5 mg Propranolol intravenös. Feld F – supraventrikuläre Tachykardie nach der 2. Pancuronium-Dosis. Feld G – Sinusbradykardie vor der 3. Pancuronium-Dosis. Feld H – Junctionale Bradykardie nach der 3. Pancuronium-Dosis.

auf 10,7/6,7 kPa (80/50 mm Hg) verbunden. Die zu diesem Zeitpunkt entnommenen Blutgase zeigten folgende Werte: PO_2 29,3 kPa (220 mm Hg), PCO_2 4,4 kPa (33 mm Hg), pH 7,40, Serum-K^+ 3,4 mmol/l (präoperativer Wert 4,6 mmol/l). Halothan wurde abgesetzt und zur Beseitigung der Tachykardie wurden 10 mg Edrophonium erfolglos intravenös gegeben (Abb. 12.3C). Daraufhin wurden 200 mg Lidocain intravenös ebenfalls ohne Erfolg verabreicht (Abb. 12.3D), diesem folgten 1,5 mg Propranolol, langsam intravenös über zwei Minuten zugeführt.
Fünf Minuten nach der Verabreichung von Propranolol war die Kammerfrequenz des Patienten wesentlich abgesunken (Abb. 12.3E), und er hatte Vorhofflattern mit wechselnden Graden des atrioventrikulären Blocks. Sein arterieller Blutdruck betrug 20,0/10,7 kPa (150/80 mm Hg). Etwa 15 min nach der Gabe von Pancuronium war der Patient noch immer nicht in einem für die Vornahme der endotrachealen Intubation ausreichendem Maß relaxiert. Die periphere Nervenreizung zeigte einen gut beibehaltenen Tetanus ohne posttetanische Fazilitation oder Zuckungsunterdrückung. Halothan wurde wieder verabfolgt und eine zweite Pancuroniumdosis von 8 mg intravenös verabreicht. Daraufhin schien der Patient relaxiert zu sein, und die endotracheale Intubation ließ sich vornehmen. Die Tachykardie trat jedoch erneut auf (Abb. 12.3F) und war von einem Blutdruckabfall begleitet. Innerhalb von 15 min nach einer zusätzlichen Gabe von 0,5 mg Propranolol intravenös wurde der Sinusrhythmus wiederhergestellt. Dieser Rhythmus dauerte während der nächsten $2^{1}/_{2}$ h an, wobei der Blutdruck des Patienten stabil war (im Bereich von 16,0–18,7 kPa (120–140 mm Hg) systolisch. Zwei Minuten nach der zweiten Dosis Pancuronium betrug der Serum-Kalium-Spiegel des Patienten 2,6 mmol/l und 10 min später 4,1 mmol/l. Die gleichzeitig vorgenommene Blutgasanalyse ergab eine leichte kompensierte metabolische Azidose mit pH 7,41, PCO_2 33 und 35 mm Hg (4,3 und 4,7 kPa) der beiden in Abständen entnommenen Proben. Eine dritte Pancuronium-Dosis von 7 mg intravenös unmittelbar vor dem kardiopulmonalen Bypass führte zu einer junktionalen Bradykardie (Abb. 12.3H). Diese dauerte etwa 2 min lang und war von einem vorübergehenden Absinken des Serum-Kalium-Spiegels um 0,5 mmol/l begleitet. Der chirurgische, anästhesiologische und postoperative Verlauf war komplikationslos. Der Patient wurde 14 Tage nach der Operation aus dem Krankenhaus entlassen.

Dieser Fall schildert das Dilemma, in dem sich der Kliniker befindet, sobald er mit einer bedrohlichen Herzrhythmusstörung konfrontiert wird. Die aufgetretenen hämodynamischen Veränderungen und Rhythmusstörungen konnten von mehreren möglichen Arzneimittel-Wechselwirkungen hervorgerufen worden sein. Diese Arrhythmien konnten von Digitalis, Halothan und Pancuronium hervorgerufen sein. Bei Patienten, die zur Anlage eines aorto-coronaren Bypass operiert werden, wurde zur Herabsetzung der Häufigkeit perioperativer Arrhythmien die prophylaktische Digitalisierung empfohlen (30). Es ist jedoch noch nicht bewiesen, daß dieses Vorgehen Häufigkeit und Schwere intraoperativer Arrhythmien herabsetzt. Unsere Untersuchungen legen nahe, daß therapeutische Digoxin-Spiegel bei mit Halothan anästhesierten Hunden vorexperimentellen Vorhofarrhythmien schützen können (31). Fernerhin waren ähnliche experimentelle Vorhofarrhythmien an mit Halothan anästhesierten Hunden leichter auslösbar als bei Verwendung von Enfluran (17). Eine scheinbare Beziehung zwischen anästhesiebedingten Veränderungen der Reizleitung und der Häufigkeit von Arrhythmien legte für diese Arrhythmien das Bestehen eines Reentry-Mechanismus nahe. Mehrere zusammengenommene Berichte besagen, daß bei gleichzeitiger Verwendung von Halothan und Pancuronium sowohl mit supraventrikulären als auch ventrikulären Arrhythmien viel häufiger zu rechnen ist als bei Verwendung anderer verdampfbarer Anästhetika. Da dieser Zusammenhang nicht erwiesen ist, bedarf er noch weiterer klinischer Bestätigung (32–34).
Die bei dem Patienten unseres Fallberichtes aufgetretene Hypokaliämie schien zeitweise mit der Verabreichung des Pancuroniums in Zusammenhang zu stehen. Es wird jedoch

nicht angenommen, daß die Verabreichung von Pancuronium oder anderer nichtdepolarisierender Muskelrelaxanzien mit bedeutsamen akuten Veränderungen des Serum-Kaliums verbunden ist. Ungeachtet ihrer Ursache könnte die Hypokaliämie bei diesem Patienten, der sonst keinen toxischen Einwirkungen ausgesetzt war, die Digitalistoxizität ausgelöst haben. Die mit der mechanischen Ventilation hervorgerufene akute Hypokapnie kann mit einem gleichlaufenden Abfall des Serum-Kalium-Spiegels verbunden sein, was aber bei unserem Patienten nicht zuzutreffen scheint. Es ist gut bekannt, daß die akut herbeigeführte Hypokaliämie die Toxizität von Digitalis potenziert. Außerdem verstärkt die Hypokaliämie die neuromuskulären Effekte des Pancuroniums (35, 36). Ob die Hypokaliämie die elektrophysiologischen Wirkungen von Pancuronium oder Halothan am Herzen verändert, ist nicht bekannt.

Die Behandlung der supraventrikulären Tachykardie dieses Patienten bedarf noch einiger Erläuterungen. Auf Grund seiner Koronarsklerose wurde der Versuch einer Massage der A. carotis nicht unternommen, da dieses Verfahren zur Embolisierung arteriosklerotischer Plaques hätte führen können. Es sind Maßnahmen, welche den Parasympathikustonus erhöhen, wie die Anticholinesterase-Therapie oder alpha-adrenerge Vasopressoren, empfohlen worden (37, 38). Wegen der potentiellen Gefahr einer Hypertonie mit Tachykardie wurden bei diesem Patienten keine Vasopressoren angewendet. Neben der Entwicklung der kontraktilen Kraft sind die Herzfrequenz und der Blutdruck die wichtigsten Determinanten des Sauerstoffverbrauchs. Die Sauerstoffversorgung dieses Patienten schien ernsthaft beeinträchtigt gewesen zu sein. Da der Patient auf Edrophonium nicht ansprach, wurde kein länger wirkendes Anticholinesterase-Mittel (wie z. B. Neostigmin) gegeben. Trotz des in unserem Falle ausgebliebenen Effekts von Edrophonium erweist sich dieses bei der Behandlung der supraventrikulären Tachykardie oft als wirksam. Es verändert das Refraktärverhalten von supraventrikulären Reizleitungsbahnen unter parasympathischer Kontrolle. Vermutlich wird hierdurch die Reizleitung homogener und die Wahrscheinlichkeit für den Wiedereintrittsmechanismus herabgesetzt. Ungeachtet des Grundes für den bei unserem Patienten ausgebliebenen Effekt des Edrophoniums (man könnte argumentieren, daß man eine zusätzliche Dosis von 10 mg hätte geben können), war die Wahl des Edrophoniums berechtigt. Eine erhebliche Steigerung des Blutdrucks ohne gleichlaufende Herabsetzung der Herzfrequenz wäre für diesen an einer fortgeschrittenen Erkrankung der Kranzgefäße leidenden Patienten gefahrvoll gewesen. Auch die intravenöse Gabe von Lidocain war erfolglos. Ich konnte gelegentlich feststellen, daß bei offenkundigen Fällen supraventrikulärer Tachykardie während der Halothan- oder Enfluran-Anästhesie die intravenöse Verabreichung von 2–3 mg/kg Körpergewicht Lidocain zur Wiederherstellung des Sinusrhythmus führte. Während man Lidocain im allgemeinen bei supraventrikulären Arrhythmien als unwirksam betrachtet, kann ein günstiger Effekt während der Anästhesie auf einer Wirkung des Lidocains beruhen, die eine geringere seitliche Ausbreitung des Refraktärverhaltens in den Wiedereintrittsschleifen fördert, die für die supraventrikulären Arrhythmien verantwortlich sind. Die Wirkungen von Lidocain auf die supraventrikuläre Erregbarkeit während der Inhalationsanästhesie sind nicht untersucht worden. Es besteht auch die Möglichkeit, daß die Vermutung einer Wirksamkeit von Lidocain bei der Behandlung einiger supraventrikulärer Tachykardien falsch war. Die mit einer aberrierenden ventrikulären Reizleitung verbundene supraventrikuläre Tachykardie wird leicht mit einer ventrikulären Tachykardie verwechselt, zu deren Behandlung Lidocain das bevorzugte Mittel ist. Ich verfechte nicht die Anwendung von Lidocain als Mittel der Wahl zur Behandlung supraventrikulärer Arrhythmien, denn es kann beim Vorhofflattern eine alarmierende Steigerung der Kammerfrequenz verursachen; es wurde auch berichtet, daß es bei gleichzeitiger Anwendung mit Chinidin den Stillstand des SA-Knotens hervorrufen kann (30, 40). Wenn sich jedoch eine mutmaßliche supraventrikuläre Tachykardie mit aberrierender Kammerreizleitung nach cholinergen Interventionen nicht beseitigen läßt, muß man die Möglichkeit eines ventrikulären Ursprungs dieser Arrhythmie in Erwägung ziehen. Unter diesen Bedingungen kann man einen Versuch mit Lidocain unternehmen.

Propranolol ist zur Behandlung der supraventrikulären Tachyarrhythmien empfohlen worden (36). Bei dem Patienten unseres Fallberichtes diente Propranolol zur Verlängerung der Reizleitung des Atrioventrikularknotens, um damit die ventrikuläre Reaktion auf die supraventrikuläre Tachykardie zu verlangsamen. Neben der Herabsetzung des Sauerstoffbedarfs des Myokards kann die niedrigere Kammerfrequenz die Hämodynamik verbessern, weil dank der Zunahme der diastolischen Füllungszeit nicht nur die Ventrikelfüllung verbessert wird, sondern auch die Koronardurchblutung. Einen derartigen Effekt kann man auch von Digitalis erwarten, welches ebenfalls die Reizleitung des Atrioventrikularknotens herabsetzt. Bei diesem Patienten jedoch war es ungewiß, ob die Arrhythmie nicht die direkte Folge der akuten Digitalisintoxikation war, die durch plötzliche Änderung des Serum-Kalium-Spiegels zustande kam. Unter diesen Umständen schien daher die Gabe weiterer Digitalisdosen nicht ratsam. Propranolol erzielte die gewünschte Herabsetzung der Kammerfrequenz (Abb. 12.3E) sowie die Anhebung des Blutdrucks auf annehmbarere Werte (systolischer Bereich 16,0–18,7 (120–140 mm Hg)). Fernerhin deckte diese Maßnahme den auslösenden Mechanismus auf, nämlich Kammerflattern, das sich durch die kleinen regelmäßigen Wellenbildungen an der Grundlinie zu erkennen gibt (Abb. 12.3E). Die zur Behandlung der im Gefolge der zweiten Pancuronium-Dosis aufgetretenen Phase supraventrikulärer Tachykardie (Abb. 12.3F) verabreichte zweite Propranolol-Dosis von 0,5 mg setzte ebenfalls die Kammerfrequenz herab und stellte kurz darauf den Sinusrhythmus wieder her (Abb. 12.3G). Dieses Ergebnis könnte einem direkten membranstabilisierenden Effekt des Propranolols zugeschrieben werden oder der hämodynamischen Besserung und der Rückkehr des Serum-Kalium-Spiegel auf physiologische Werte.

Es wurde berichtet, daß Succinylcholin die während der Anästhesie aufgetretenen supraventrikulären Tachykardien wirksam beeinflußt (41). Retrospektiv dürfte dies die beste Behandlung nach der ersten Attacke der Tachykardie gewesen sein. Succinylcholin würde die Tachykardie entweder durch direkte Stimulierung des Myokards oder des postganglionären Sympathikus oder durch die gleichzeitige Anhebung des Serum-Kalium-Spiegels und die Erzielung einer für die endotracheale Intubation angemessenen Muskelerschlaffung beherrscht haben (42–44). Was die Anwendung der zusätzlichen Pancuronium-Dosis anbetrifft, kann man argumentieren, daß dies unrichtig war und daß d-Tubocurarin, ein Mittel, das weniger leicht Tachykardien auslöst, hätte gegeben werden sollen (34).

Dieser Fallbericht stellt die Kompliziertheit der Arrhythmiebehandlung während der Anästhesie dar. Diese Verwicklungen treten auf, weil wir über die Art der beteiligten Wechselwirkungen schlecht informiert sind. Bei Arrhythmien besteht nur eine geringe Sicherheit, daß das Mittel nicht schlimmer ist als die Erkrankung selbst.

Wechselwirkungen mit extrakardialen Effekten

Die wichtigsten derartigen Wechselwirkungen betreffen die gut bekannte Potenzierung einer nichtdepolarisierenden neuromuskulären Blockade durch Antiarrhythmika. Ein klinisches Beispiel liefert Chinidin. Der folgende Fallbericht wurde der Literatur entnommen (29).

Fallbericht

Nach einer akuten Cholezystitis wurde ein 71jähriger Mann zur Cholezystektomie vorgesehen. Drei Wochen vor der Aufnahme wurde bei dem Patienten wegen einer Hüftgelenksfraktur eine Allgemeinanästhesie ohne Probleme vorgenommen. Wegen vorzeitiger Kammerextrasystolen mit Phasen von Quadrigeminie und Trigeminie im präoperativen Ekg nahm der Patient 4 × täglich 200 mg Chinidin ein. Zum Zeitpunkt der Operation war der Sinusrhythmus wiederhergestellt.
Die Anästhesie wurde mit Cyclopropan eingeleitet, mit Lachgas/Sauerstoff unterhalten, ergänzt durch 160 mg Pethidin sowie 36 mg Tubocurarin. Mehrere intraoperative hypotone Phasen sprachen auf intravenöse Flüssigkeitszufuhr und Plasmaproteinfraktionen gut an. Außerdem wurden fraktioniert 100 mg Ephedrinsulfat intravenös und 45 mg intramuskulär gegeben. Nach Beendigung des 160 min dauernden Eingriffs wurde die neuromuskuläre Blockade mit 1,4 mg Atropin und 3,5 mg Prostigmin aufgehoben.
Der Zustand des Patienten war während der ersten Stunde im Aufwachraum stabil. Er erhielt sodann 300 mg Chinidin intramuskulär. Etwa 20 min später erschien der Patient etwas zyanotisch, und die Atmung war flach. Nun erhielt er Sauerstoff per Maske und eine weitere Gabe von je 1,0 mg Prostigmin und 0,4 mg Atropin. Der Patient sprach hierauf nicht an, und sein Zustand verschlechterte sich weiter bis zur völligen Apnoe. Er wurde nun nasotracheal intubiert und mit Sauerstoff kontrolliert beatmet. Der Zustand des Patienten verschlechterte sich weiter und war durch eine schwere Hypotonie und ventrikuläre Arrhythmie kompliziert. Die Hypotonie sprach auf intravenöse Flüssigkeitszufuhr und Ephedrin-Gabe nicht an. Erst nach einer Tropfinfusion von Metaraminol (Araminum®) wurde ein annehmbarer Blutdruckwert von 13,3 kPa (100 mm Hg) erreicht. Nach intravenöser Gabe von 10 mg Edrophonium (Tensilon®) besserte sich die neuromuskuläre Funktion nicht. Die kontrollierte Beatmung wurde etwa 6 Stunden fortgesetzt, wonach der Patient fähig war, spontan zu atmen, und der Endotrachealtubus entfernt wurde. Zu diesem Zeitpunkt war die Arrhythmien noch immer vorhanden, jedoch die neuromuskuläre Funktion normal.
Am folgenden Morgen war der Patient leicht zyanotisch und dyspnoisch. Ein Nasotrachealtubus wurde erneut eingeführt und mit intermittierendem Überdruck beatmet, worauf klinisch Besserung eintrat. Zu dieser Zeit zeigte das Ekg einen normalen Sinusrhythmus mit ST-T-Streckenveränderungen, wahrscheinlich entweder durch Chinidin oder infolge der Myokardischämie. Der übrige postoperative Verlauf des Patienten war komplikationslos.

Dieser Patient wurde wahrscheinlich recurarisiert, nachdem er im Aufwachraum Chinidin erhalten hatte. Chinidin und andere antiarrhythmische Mittel, die zur Zeit zur Anwendung in den Vereinigten Staaten zugelassen sind, wie Lidocain, Procainamid, Phenytoin und Propranolol, verstärken den durch d-Tubocurarin hervorgerufenen neuromuskulären Block (45, 46).
Die Wechselwirkungen zwischen neuromuskulär blockierenden und antiarrhythmischen Medikamenten kann auch unter einer weiteren Bedingung manifest werden. Es ist für den Kliniker nicht ungewöhnlich, vor der Verabreichung von Succinylcholin eine kleine, die faszikulären Muskelzuckungen verhütende Dosis von Pancuronium oder von d-Tubocurarin zu geben. Dies ist bei kleineren Operationen oder ambulanten Eingriffen

üblich, die eine endotracheale Intubation erfordern, wie Zahnextraktionen oder Laparoskopien. Viele dieser Patienten haben eine unauffällige Anamnese, aber dennoch häufig diastolische Drucke zwischen 85 und 95 mm Hg (11,3 bzw. 12,7 kPa) und systolische Drucke zwischen 17,3 bzw. 18,7 kPa (130 und 140 mm Hg). Die nach der Anästhesieeinleitung (Thiopental, Succinylcholin) vorgenommene endotracheale Intubation ist bei dieser Grenzwerthypertonie häufig mit einem Blutdruckanstieg verknüpft, der in einigen Fällen 26,7 kPa (200 mm Hg) und mehr erreicht. Eine Hypertonie dieses Ausmaßes ist häufig von ventrikulären Arrhythmien einschließlich multifokalen Extrasystolen begleitet. Auf Grund experimenteller Beweise, die von Prys-Roberts und Mitarb. gefunden wurden, gebe ich bei Patienten mit Grenzwerthypertonie 10 min vor der Einleitung der Anästhesie eine kleine intravenöse Propranolol-Dosis (1,0–2,0 mg) (47). Hierdurch wird die reaktive Hypertonie nach Laryngoskopie und chirurgischer Reizung wirksam unterdrückt. Ich habe jedoch nach einer Präcurarisierungsdosis von 1,0 mg Pancuronium, die 5 min nach Propranolol gegeben wurde, gesehen, daß Patienten schwach und akut dyspnoisch wurden. Dieselbe Reaktion trat auch nach einer Präcurarisierungsdosis von d-Tubocurarin ein. Die vernünftigste Erklärung für diese Erscheinung besteht in der Potenzierung des durch Pancuronium hervorgerufenen neuromuskulären Blockes durch Propranolol.

Antiarrhythmika

Neben den zuvor besprochenen elektrophysiologischen Effekten behandeln wir in diesem Abschnitt die den Anästhesisten interessierenden Wirkungen der einzelnen antiarrhythmischen Medikamente, die mit der höchsten Wahrscheinlichkeit Wechselwirkungen hervorrufen.

Chinidin (Chinidin-Duriles®, Chinidinum sulfuricum®, Optochinidin retard®, Systodin®)

Chinidin unterdrückt die Automatie des Myokards, die Reizleitung und die Kontraktilität. Hohe Dosen können durch die Erzielung einer peripheren Vasodilatation den arteriellen Druck herabsetzen (24). Außerdem besitzt Chinidin einen cholinergen Effekt, welcher der von ihm ausgeübten direkten Dämpfung der Reizleitung entgegengesetzt gerichtet ist (24). Dies ist ein Nachteil, wenn Chinidin zur Behandlung supraventrikulärer Tachyarrhythmien dient, weil es die Reizleitung des Atrioventrikularknotens verbessert und die effektive Refraktärzeit des Vorhofs verlängert. Leider sind diese Effekte das Gegenteil von dem, was zur Behandlung der paroxysmalen supraventrikulären Tachykardie notwendig ist. Chinidin ist zur Behandlung des Vorhofflatterns oder Vorhofflimmerns und von anderen supraventrikulären Arrhythmien äußerst wirksam. Nach dem Aufkommen anderer Mittel, die sowohl weniger toxisch als auch zumindest gleichermaßen wirksam waren (wie z.B. Procainamid, Phenytoin) ist Chinidin zur Dauerbehandlung ventrikulärer Arrhythmien nur selten benutzt worden. Zur Wiederherstellung des Sinusrhythmus bei supraventrikulären Tachyarrhythmien scheinen Chinidin und Propranolol, in herabgesetzten Dosen zusammen verabreicht, wirksamer zu sein als die Gabe hoher Dosen von einem dieser beiden Mittel (48, 49).
Bei Patienten, die Chinidin einnehmen, müssen die Anästhesisten nicht nur allein wegen der neuromuskulär blockierenden Wirkung des Chinidins große Vorsicht walten lassen,

sondern auch wegen seines kreislaufdämpfenden Effektes. Somit kann die parenterale Verabreichung von Chinidin an tief mit Halothan oder Enfluran anästhesierte Patienten eine zusätzliche Kreislaufdepression verursachen. Zur Behandlung der kardialen Arrhythmien stehen geeignetere und wirksamere Maßnahmen zur Verfügung, die neben den Medikamenten bei refraktären Fällen die Gleichstrom-Kardioversion einschließen.

Procainamid (Novocamid®, Procainamid Duriles®)

Procainamid besitzt Wirkungen, die denen des Chinidins ähnlich sind. Beim Patienten, dessen Kreislauf bereits beeinträchtigt ist, können nach intravenöser Verabreichung von Procainamid dessen kardial dämpfende und gefäßerweiternde Eigenschaften gefahrvoll sein. Bei Patienten mit forgeschrittenem atrioventrikulärem Reizleitungsblock sind weder Procainamid noch Chinidin einzusetzen und bei partiellem atrioventrikulären Block nur mit äußerster Vorsicht (24). Bei Patienten mit komplettem AV-Block, die von einem junktionalen oder idioventrikulären Schrittmacher abhängig sind, kann Procainamid diesen Schrittmacher unterdrücken und eine Asystolie herbeiführen. Fernerhin kann sich ein partieller AV-Block in einen kompletten Block umwandeln und ebenfalls zur Asystolie führen. Anästhetika können diesen unerwünschten Effekt verstärken (17, 18). Heute ist das Problem der Erzeugung einer Asystolie weniger bedrohlich, da die meisten Patienten mit einem erheblichen atrioventrikulären Reizleitungsblock mit Schrittmachern versorgt sind. Schließlich können Procainamid oder Chinidin bei Patienten, die am Sinusknotensyndrom («sick sinus syndrom») leiden, das sich klinisch als Bradykardie-Tachykardie-Syndrom manifestiert, auch in Verbindung mit Kammerschrittmachern eingesetzt werden (50). Diese Mittel kann man verwenden, wenn die vom Schrittmacher über die Ventrikel aus erfolgende retrograde Aktivierung der Vorhöfe die polytopen Vorhofrhythmen nicht zu unterdrücken vermag.

Lidocain (Lidocain®, neo-Novutox®, Xylocain®)

Lidocain ist ein zur Behandlung ventrikulärer Arrhythmien sicheres und rasch wirkendes, effektives Mittel, das sich gut zur intraoperativen Anwendung eignet. Es ist für die meisten ventrikulären Arrhythmien, die unter der Anästhesie auftreten, das bevorzugte Mittel, vielleicht mit der Ausnahme der durch zu hohe Digitalisdosen verursachten Rhythmusstörungen, bei welchen Phenytoin indiziert ist (s. den Abschnitt über Phenytoin). Lidocain wird zur Behandlung der supraventrikulären Arrhythmien nicht empfohlen, es sei denn, es besteht eine aberrierende Reizleitung, oder wenn die Möglichkeit nicht auszuschließen ist, daß es sich auch um eine ventrikuläre Tachykardie handeln könnte (s. die dem ersten Fallbericht folgende Besprechung) (24). Dieses Mittel hat das Ansprechen der Ventrikel während des Vorhofflatterns beschleunigt und bei gemeinsamer Anwendung mit Chinidin einen Sinusknotenstillstand verursacht (39, 40). Ich habe zuvor unter Bezugnahme auf den ersten Fallbericht bemerkt, daß Lidocain in Fällen einer mutmaßlichen supraventrikulären Tachykardie unter Enfluran- oder Halothan-Anästhesie oftmals den Sinusrhythmus wiederherstellt. Dieser günstige Effekt könnte unecht oder einer nicht diagnostizierten ventrikulären Tachykardie zuzuschreiben sein. Fernerhin kann Lidocain in Gegenwart starkwirksamer Inhalationsanästhetika, die für seine scheinbare Wirksamkeit bei einigen Fällen von supraventrikulärer Tachykardie verantwortlich sind, unterschiedliche elektrophysiologische Effekte auf das Herz ausüben (19). Solange jedoch nicht mehr Informationen zur Verfügung stehen, ist Lidocain zur Behandlung supraventrikulärer Arrhythmien unter der Anästhesie mit großer Vorsicht zu verwenden. Hier ist die Gabe von Cholinergika, Propranolol oder Digitalis vorzuziehen. Schließlich kann Lidocain Krampfanfälle hervorrufen. Um eine therapeutische Wirkung unter Vermeidung von Krampfanfällen zu erzielen, sollte die intravenöse Anfangsdosis von Lidocain 2–3 mg/kg Körpergewicht nicht überschreiten. Die Unterhaltungsdosis (1 g auf 250 ml 0,9 %ige Kochsalzlösung) kann mit einer Geschwindigkeit von 20–30 µg/kg Körpergewicht/min zugeführt werden.

Phenytoin, Diphenylhydantoin (Citrullamon®, Epanutin®, Penhydan®, Zentropil®)

Phenytoin oder Diphenylhydantoin hat mit Lidocain viele elektrophysiologische Eigenschaften gemeinsam (24). Es ist jedoch einzigartig in seiner Fähigkeit, durch Digitalisintoxikation verursachte ventrikuläre Arrhythmien zu antagonisieren. In dieser Hinsicht ist Lidocain nicht so wirksam wie Phenytoin (24). Procainamid ist ebenfalls bei ventrikulären Arrhythmien effektiv. Es unterschiedet sich vom Phenytoin insofern, als die atrioventrikuläre Reizleitung durch Procainamid nicht weiter beeinträchtigt wird, während Phenytoin die Reizleitung verbessert (51). Phenytoin kann den Sinusknoten dämpfen (24). Es ist bei intravenöser Anwendung, insbesondere in Verbindung mit starkwirksamen Inhalationsanästhetika, welche ebenfalls den Sinusknoten dämpfen, mit Vorsicht zu verwenden (5, 11). Aus diesen Gründen wird Phenytoin nicht zur Behandlung ventrikulärer Arrhythmien empfohlen, die nicht durch Digitalis verursacht sind. Für diese Aufgabe ist Lidocain das schneller wirkende und wirksamere Mittel. Phenytoin ist bei der Behandlung von Vorhofflattern oder Vorhofflimmern nur von geringem Nutzen, aber in einigen Fällen von supraventrikulärer Tachykardie, insbesondere in Verbindung mit toxischen Digitaliseffekten, wirksam (52). Therapeutische Phenytoin-Spiegel sind durch die langsame intravenöse Zufuhr von 50–100 mg alle 10–15 min bis zur Beobachtung eines therapeutischen Effekts oder bis zur Erzielung einer Maximaldosis von 10–15 mg/kg Körpergewicht zu erreichen (52–54).

Propranolol (Beta-Tablinen®, Dociton®, Efektolol®, Indobloc®, Propranolol®)

Der Hauptnutzen des Propranolols bei der Behandlung kardialer Arrhythmien besteht in der Regelung der Kammerfrequenz bei supraventrikulärer Tachykardie. Sein der chinidinartigen Wirkung entgegengesetzter beta-blockierender Effekt ruft eine Verlängerung der Refraktärzeit des atrioventrikulären Knotens hervor. Die beta-blockierende Wirkung des Propranolols hebt dieses aus allen anderen antiarrhythmischen Mitteln heraus, die gewöhnlich die atrioventrikuläre Reizleitung steigern und die Kammerfrequenz anheben (24). Sein Hauptnachteil in der Anästhesiepraxis besteht in seinen kardiodepressiven Effekten, die durch die Gegenwart von Anästhetika noch verstärkt werden. Deshalb ist Propranolol in kleinen Dosen, d.h. in intravenösen Teilgaben von bis zu 3,0 mg, zuzuführen. Viele Untersucher empfehlen die gleichzeitige Verabreichung von Digitalis (24). Der gewünschte Effekt besteht in einer das Herzminutenvolumen verbessernden ausreichenden Herabsetzung der Kammerfrequenz. Bei atrioventrikulärem Block ist äußerste Vorsicht geboten. Schließlich ist von Propranolol aufgrund experimenteller Ergebnisse zu erwarten, daß es die durch Halothan oder Enfluran hervorgerufene Verlangsamung der Reizleitung verstärkt (18).

Zusammenfassend ist festzustellen, daß unter der Anästhesie häufig Herzrhythmusstörungen auftreten, die für den Anästhesisten Grund zur Besorgnis sind. Sie bedürfen der

Behandlung, sobald die Beeinträchtigung der Hämodynamik die Perfusion der Gewebe verschlechtert, sobald ein Mißverhältnis zwischen Sauerstoffversorgung und Sauerstoffbedarf besteht oder sobald wahrscheinlich ist, daß sie den Patienten zu Kammertachykardie oder Kammerflimmern prädisponieren. In den meisten Fällen besteht die Behandlung in der Beseitigung der auslösenden Ursache, die häufig in Hypoxie, unzureichender Ventilation oder Elektrolytungleichgewicht besteht. Bei vielen Patienten ist die auslösende Ursache nicht ohne weiteres erkennbar oder wie im Falle der Digitalisintoxikation nicht leicht zu beseitigen. Bei unsachgemäßer Anwendung können die antiarrhythmischen Mittel selbst Arrhythmien verursachen oder bestehende Arrhythmien weiter verschlimmern. Es mehren sich die Hinweise, daß die Anästhetika die pharmakologischen Eigenschaften der allgemein verwendeten antiarrhythmischen Mittel verändern können. Die Aufklärung der Mechanismen und der Häufigkeit von Wechselwirkungen zwischen Anästhetika und antiarrhythmischen Mitteln bedarf weiterer Forschungsarbeit. In der Zwischenzeit wird empfohlen, sich diesen Problemen mit aller Vorsicht zu widmen. Seitens der Kliniker könnte die umfassende Kenntnis der Arrhythmie-Mechanismen sowie die Pharmakologie der Antiarrhythmika die Häufigkeit ungünstiger Nebenwirkungen herabsetzen oder zu deren korrekter Behandlung beitragen. Außerdem wird eine sorgfältige Auswahl der Medikamente, eine präzise Überwachung sowie die Verwendung kleinerer Dosen empfohlen.

Literatur

1. Kuner, J. u. Mitarb.: Cardiac arrhythmias during anesthesia. Dis. Chest **52** (1967) 580
2. Cranefield, P.F., A.L. Wit, B.F. Hoffman: Genesis of cardiac arrhythmias. Circulation **47** (1973) 190
3. Noble, D.: The Initiation of the Heartbeat. Oxford, Clarendon Press, 1975
4. Noble, D., R.W. Tsien: The kinetics and rectifier properties of the slow potassium current in cardiac Purkinje fibers. J. Physiol. (Lond.) **195** (1968) 185
5. Reynolds, A.K., J.F. Chiz, A.F. Pasquet: Halothane and methoxyflurane: A comparison of their effects on cardiac pacemaker fibers. Anesthesiology **33** (1970) 602
6. Ferrier, G.R., J.H. Saunders, C. Mendez: A cellular mechanism for the generation of ventricular arrhythmias by acetylstrophanthidin. Circ. Res. **32** (1973) 600
7. Hashimoto, K., G.K. Moe: Transient depolarizations induced by acetylstrophanthidin in specialized tissue of dog atrium and ventricle. Circ. Res. **32** (1973) 618
8. Ferrier, G.R.: Digitalis arrhythmias: Role of oscillatory afterpotentials. Prog. Cardiovasc. Dis. (1977) 459
9. Cranefield, P.F.: Action potentials, afterpotentials and arrhythmias. Circ. Res. **41** (1977) 415
10. Moe, G.K.: Evidence for reentry as a mechanism of cardiac arrhythmias. Rev. Physiol. Biochem. Pharmacol. **72** (1975) 55
11. Reynolds, A.K., J.F. Chiz, A.F. Pasquet: Pacemaker migration and sinus node arrest with methoxyflurane and halothane. Can. Anaesth. Soc. **18** (1971) 137
12. Reynolds, A.K., J.F. Chiz, T.K. Tanikella: On the mechanism of coupling in adrenaline-induced bigeminy in sensitized hearts. Can. J. Physiol. Pharmacol. **53** (1975) 1158
13. Sasniuk, B.I., P.E. Dresel: Mechanism and site of origin of bigeminal rhythms in cyclopropane-sentized dogs. Am. J. Physiol. **220** (1971) 1857
14. Zink, J., B.I. Sasyniuk, P.E. Dresel: Halothane-epinephrine-induced cardiac arrhythmias and the role of heart rate. Anesthesiology **43** (1975) 548

15. Hashimoto, K. u. Mitarb.: Effects of halothane on automaticity and contractile force of isolated blood-perfused canine ventricular tissue. Anesthesiology 42 (1975) 15
16. Atlee, J.L., S.C. Alexander: Halothane effects on conductivity of the AV node and His-Purkinje system in the dog. Anesth. Analg. (Cleve.) 56 (1977) 378
17. Atlee, J.L. u. Mitarb.: Supraventricular excitability in dogs during anesthesia with halothane and enflurane. Anesthesiology 49 (1978) 407
18. Atlee, J.L., B.F. Rusy: Halothane depression of A-V conduction studied by electrograms of the bundle of His in dogs. Anesthesiology 36 (1972) 112
19. Atlee, J.L., L.D. Homer, R.E. Tobey: Diphenylhydantoin and lidocaine modification of A-V conduction in halothane anesthetized dogs. Anesthesiology 43 (1975) 49
20. Morrow, D.H., J.R. Logic, J.V. Haley: Anti-arrhythmic anesthetic action 1: The effect of halothane on canine intracardiac impulse conduction during sinus rhythm. Anesth. Analg. (Cleve.) 56 (1977) 187
21. Geha, D.G. u. Mitarb.: Pancuronium bromide enhances atrioventricular conduction in halothane-anesthetized dogs. Anesthesiology 46 (1977) 342
22. Vaughan Williams, E.M.: Classification of antiarrhythmic drugs. I.: Symposium on Cardiac Arrhythmias. Hrsg. E. Sandoe, E. Flenstedt-Jensen und K.H. Olesen. Södertälje, Sweden, A.B. Astra, 1970
23. Singh, B.N., O. Hauswirth: Comparative mechanisms of action of antiarrhythmic drugs. Am. Heart J. 87 (1974) 367
24. Moe, G.K., J.A. Abildskov: Antiarrhythmic drugs. In: The Pharmacological Basis of Therapeutics. 5. Aufl. Hrsg. L.S. Goodman und A. Gilman. New York, Macmillan 1975
25. Cranefield, P.F.: The Conduction of the Cardiac Impulse. Mount Kisco, New York, Futura, 1975.
26. Weidmanns, S.: The effect of the cardiac membrane potential on the rapid availability of the sodium carrying system. J. Physiol. (Lond.) 127 (1955) 213
27. Bigger, J.T., C.C. Jaffe: The effect of bretylium tosylate on the electrophysiological properties of ventricular muscle and Purkinje fibers. Am. J. Cardiol. 27 (1971) 82
28. Papp, J.G., E.M. Vaughan Williams: The effect on intracellular atrial potentials of bretylium in relation to its local anesthetic potency. Br. J. Pharmacol. 35 (1969) 351
29. Way, W.L., B.G. Katzung, C.P. Larson, Jr.: Recurarization with quinidine. J.A.M.A. 200 (1967) 163
30. Johnson, L.W. u. Mitarb.: Prophylactic digitalization for coronary artery bypass surgery. Circulation 53 (1976) 819
31. Atlee, J.L.: Effect of serum digoxin levels on an experimental atrial arrhythmia in halothane anesthetized dogs. Fed. Proc. 37 (1978) 729
32. Basta, J.W., M. Lichtiger: Comparison of metocurine and pancuronium-myocardial tension-time index during endotracheal intubation. Anesthesiology 46 (1977) 366
33. Miller, R.D. u. Mitarb.: Pancuronium-induced tachycardia in relation to alveolar halothane, dose of pancuronium, and prior atropine. Anesthesiology 42 (1975) 372
34. Stoelting, R.K.: The hemodynamic effects of pancuronium and d-tubocuraine in anesthetized patients. Anesthesiology 36 (1972) 612
35. Edwards, R., A.P. Winnie, S. Ramamurthy: Acute hypocapneic hypokalemia: An iatrogenic anesthetic complication. Anesth. Analg. (Cleve.) 56 (1977) 786
36. Miller, R.D., L. Roderick: Diuretic-induced hypokalemia, pancuronium neuromuscular blockade and its antagonism by neostigmine. Br. J. Anaesth. 50 (1978) 541
37. Warner, H.: Therapy of common arrhythmias. Med. Clin. North Am. 58 (1974) 995
38. Sprague, D.H., S.D. Mandel: Paroxysmal supraventricular tachycardia during anesthesia. Anesthesiology 46 (1977) 75
39. Marriott, H.J.L., C.F. Bieza: Alarming ventricular acceleration after lidocaine administration. Chest. 61 (1972) 682

40. Jeresaty, R. M., A. H. Kahn, A. B. Landry, Jr.: Sinoatrial arrest due to lidocaine in a patient receiving quinidine. Chest. **61** (1972) 683
41. Galindo, A., S. R. Wyte, J. W. Wetherhold: Junctional rhythm induced by halothane anesthesia – Treatment with succinylcholine. Anesthesiology **37** (1971) 261
42. Galindo, A., T. B. Davis: Succinylcholine and cardiac excitability. Anesthesiology **23** (1962) 32
43. Dowdy, E. G., L. W. Fabian: Ventricular arrhythmias induced by succinylcholine in digitalized patients. Anesth. Analg. (Cleve.) **42** (1963) 501
44. Birch, A. A. B., G. D. Mitchell, G. A. Playford: Changes in serum potassium response to succinylcholine following trauma. J. A. M. A. **210** (1969) 490
45. Miller, R. D., W. L. Way, B. G. Katzung: The potentiation of neuromuscular blocking agents by quinidine. Anesthesiology **28** (1967) 1036
46. Harrah, M. D., W. L. Way, B. G. Katzung: The interaction of d-tubocurarine with antiarrhythmic drugs. Anesthesiology **33** (1970) 406
47. Prys-Roberts, C. u. Mitarb.: Studies of anesthesia in relation to hypertension V: Adrenergic beta-receptor blockade. Br. J. Anaesth. **45** (1973) 671
48. Stern, S.: Conversion of chronic atrial fibrillation of sinus rhythm with combined propranolol and quinidine treatment. Am. Heart J. **74** (1967) 170
49. Fors, W. J., C. R. Vanderark, E. W. Reynolds, Jr.: Evaluation of propranolol and quinidine in the treatment of quinidine-resistant arrhythmias. Am. J. Cardiol. **27** (1971) 190
50. Scarpa, W. J.: The sick sinus syndrome. Am. Heart J. **92** (1976) 648
51. Helfant, R. H., B. J. Scherlag, A. N. Damato: The electrophysiological properties of diphenylhydantoin sodium as compared to procainamide in the normal and digitalis-intoxicated heart. Circulation **36** (1967) 108
52. Bigger, J. T.: Arrhythmias and anti-arrhythmic drugs. Adv. Intern. Med. **18** (1972) 251
53. Lang, T. W. u. Mitarb.: The use of diphenylhydantoin for the treatment of digitalis toxicity. Arch. Intern. Med. **116** (1965) 573
54. Bigger, J. T., Jr., D. H. Schmidt, H. Kutt: Relationship between plasma level of diphenylhydantoin sodium and its cardiac antiarrhythmic effects. Circulation **38** (1968) 363

13. Kapitel

Psychopharmaka

Ester C. Janowski, S. Craig Risch und
David S. Janowski

Die Psychopharmaka sind wichtige Stützen der Behandlung von Schizophrenien, Manien und schweren Depressionen und spielen in der gesamten medizinischen Praxis eine wesentliche Rolle. Die oftmals miteinander kombiniert und auch mit anderen Medikamenten gegebenen Psychopharmaka üben im allgemeinen einen tiefgreifenden Einfluß auf Transmittermechanismen und auch auf den Ionenhaushalt aus. Daher stellt die vorangegangene Einnahme von Psychopharmaka für die Behandlung des zu operierenden Patienten eine wichtige Tatsache dar. In diesem Kapitel erfolgt eine Besprechung

1. der Antidepressiva (trizyklischen Antidepressiva sowie der Monoaminoxidase-Hemmer),
2. der dopaminblockierenden Antipsychotika (Phenothiazine, Thioxanthene sowie Butyrophenone),
3. des Katecholamin depletierenden Antipsychotikums Reserpin und
4. des Antimanikums Lithium, sowie
5. der anästhesiologischen Bedeutung der Anticholinergika, die zur Prophylaxe von extrapyramidalen Nebenwirkungen anderer Psychopharmaka eingesetzt werden.

Im allgemeinen erfolgt die Besprechung einer jeden Gruppe von Mitteln unter den Gesichtspunkten der psychiatrischen Indikationen, der vermutlichen psychobiologischen Wirkungsmechanismen, ihrer Wirkung auf verschiedene Anästhetika sowie der klinischen Auswirkungen und der Behandlung dieser Effekte.

Antipsychotika (Tab. 13.1)

Die Phenothiazine, Thioxanthene und Butyrophenone finden weite Anwendung zur Behandlung psychotischer Symptome bei Patienten, die an Schizophrenie, Manie sowie an organischen Hirnsyndromen leiden, die mit Psychosen verbunden sind. Sämtliche Antipsychotika heben den Prolactin-Spiegel im Serum an und blockieren die dopaminer-

Tab. 13.1: Einige Wechselwirkungen zwischen Phenothiazinen sowie Butyrophenonen und anderen in der Anästhesie verwendeten Medikamenten

Phenothiazine, Butyrophenone	Wechselwirkungen	
Inhalationsanästhetika	↓	arterieller Blutdruck (Halothan, Enfluran)
Starkwirksame Analgetika (Opiate)	↑, ↓	Analgesie
	↑	Atemdepression
	↑	Sedierung
Barbiturate	↑	Schlafdauer
Anticholinergika	↑	periphere Aktivität
	↑	zentrale Aktivität
Sympathikomimetika	↓	alpha-adrenerge Aktivität

gen Rezeptoren (1). Die Antipsychotika unterscheiden sich jedoch untereinander hinsichtlich ihrer zentralen und peripheren antiadrenergen und anticholinergen Eigenschaften und somit auch hinsichtlich ihrer Nebenwirkungen. Chlorpromazin (Megaphen®) und Thioridazin (Melleretten®, Melleril®) besitzen anticholinerge und antiadrenerge Wirkungen, weshalb ihre hervorstechenden Nebenwirkungen antidopaminerg-extrapyramidaler Natur sind (2).

Die derzeit populärste psychobiologische Theorie schreibt den Effekt der Antipsychotika ihren dopaminblockierenden Eigenschaften zu (1). Tatsächlich bewirken Phenothiazine und Butyrophenone eine wirksame Blockade der Dopamin-Rezeptoren, eine charakteristische Eigenschaft, über die verwandte Verbindungen, die keine antipsychotischen Effekte besitzen, nicht verfügen.

Seit der Einführung des lytischen Cocktails in Europa in den 50er Jahren werden Antipsychotika in der Anästhesiepraxis verwendet, wo sie eine wichtige Rolle spielen. Unter dem lytischen Cocktail versteht man eine vorzugsweise zur Injektion dienende Mischung, die Chlorpromazin (Megaphen®), Pethidin (Dolantin®) und Promethazin (Atosil®) enthält (3). Diese Mischung hat in den Vereinigten Staaten niemals Popularität erlangt und wurde später wegen der durch sie verursachten Blutdrucksenkung, der extrapyramidalen Symptome der längerdauernden Somnolenz weniger häufig angewendet (1). Im letzten Jahrzehnt jedoch wurde eine Form der Neuroleptanalgesie populär, wofür Droperidol, welches ein Butyrophenon-Derivat des Haloperidols ist, kombiniert mit Fentanylcitrat, einem synthetischen Opiat, verwendet wurde (5-9).

Effekte auf starkwirksame Analgetika (Opiate)

Im allgemeinen üben die antipsychotischen Medikamente in Kombination mit starkwirksamen Analgetika additive und/oder synergistische Effekte aus (10-12). Die Stärke der Analgesie durch Pethidin, Morphin und durch andere starkwirksame Analgetika wird in Gegenwart einiger auch zur Behandlung von Psychosen dienenden Phenothiazine erhöht. Dieser Effekt kann eher additiv als synergistisch sein (10). Unter den Phenothiazinen scheint Promethazin (Atosil®) stärker antianalgetisch wirksam zu sein, während andere wie Perphenazin (Decentan®), Prochlorperazin (in der BRD nicht im Handel), Fluphenazin (Dapotum®, Lyogen®, Omca®) und Trifluoperazin (Jatroneural®) nur leichte antianalgetische Effekte besitzen (13). Beim Menschen und bei Nagetieren werden die atemdämpfenden Effekte der starkwirksamen Analgetika in Gegenwart von Antipsychotika vermutlich durch eine synergistische Wechselwirkung verstärkt (12). Wird Pethidin mit Promethazin kombiniert, so entsteht ein additiver sedativ-hypnotischer Effekt (10). In ähnlicher Weise kann die Kombination eines starkwirksamen Analgetikums mit einer durch Antipsychotika herbeigeführten Senkung des Blutdrucks dramatische Blutdruckabfälle bewirken (13). Der Wirkungsmechanismus, auf Grund dessen die Antipsychotika die Effekte der starkwirksamen Analgetika potenzieren, ist ungewiß. Antipsychotika verstärken die Wirkungen der in der Anästhesiepraxis verwendeten starkwirksamen Analgetika (7, 8). Thalamonal®, eine Kombination des Butyrophenons Droperidol mit dem starkwirksamen Analgetikum Fentanyl, verdankt seine Wirksamkeit zum Teil dem Synergismus zwischen den Eigenschaften seiner Komponenten (5). Der Anästhesist muß sich jedoch darüber im klaren sein, daß die antipsychotisch wirksamen Medikamente den Bedarf an starkwirksamen Analgetika herabsetzen und daß bei Patienten, die therapeutische Dosen eines Analgetikums und gleichzeitig Antipsychotika erhalten, eine Hypotonie auftreten kann (11, 12, 14).

Wechselwirkungen mit Sedativa und Hypnotika

Im Tierexperiment verlängern antipsychotische Medikamente die von Barbituraten sowie von Sedativa und Hypnotika hervorgerufene Schlafzeit und vertiefen das Barbiturat-Koma. Somit setzen Antipsychotika wie Chlorpromazin (Megaphen®) und Trifluoperazin (Jatroneural®) in Gegenwart von zentralnervös dämpfenden Mitteln die Narkoseschwelle herab und verstärken die Atemdepression (15-19). Die wenigen beim Menschen zur Verfügung stehenden Berichte bestätigen diese am Tier erhobenen Befunde (4, 20, 21). Der Mechanismus dieser Wechselwirkung ist gegenwärtig noch ungewiß. Bei Patienten, die Antiphsychotika einnehmen und denen ein Barbiturat entweder als Prämedikation zur Elektrokrampfbehandlung oder als Hypnotikum zur Einleitung einer Allgemeinanästhesie erhalten, ist angesichts dieser Medikamenten-Wechselwirkung Vorsicht geboten.
Bei einer Untersuchungsreihe von 50 Patienten verlängerte Chlorpromazin die Schlafzeit des Thiopentals und setzte den Thiopental-Bedarf um 60% herab (20). Somit sind bei einem Patienten, der antipsychotische Medikamente erhält, niedrigere Dosen von sedierenden Hypnotika und von Barbituraten indiziert.

Wechselwirkungen mit Sympathikomimetika

Da einige Antipsychotika zentrale und periphere antiadrenerge und antidopaminerge Effekte ausüben, sind ihre potentiellen Wechselwirkungen mit verschiedenen blutdrucksteigernden Mitteln von Bedeutung (2). Die antipsychotisch wirksamen Medikamente blockieren gewöhnlich die blutdrucksteigernden Effekte von Noradrenalin und von mit diesem verwandten alpha-adrenerg stimulierenden Mitteln. Es wurde jedoch an Hunden gezeigt, daß die Vorbehandlung mit Chlorpromazin den blutdrucksteigernden Effekt des Noradrenalins geringfügig verstärkt, ein Effekt, welcher der Unterdrückung der Barorezeptoren-Reflexe zugeschrieben wird (22). Demgegenüber können Antipsychotika, insbesondere das Chlorpromazin (Megaphen®) und das Thioridiazin (Melleretten®, Melleril®), die Effekte anderer Mittel auf beta-adrenerge Rezeptoren verstärken.
Diese selektive Blockade von alpha-adrenergen Rezeptoren kann zu einem beta-adrenergen Überwiegen durch Mittel wie Adrenalin führen, die gewöhnlich sowohl alpha-adrenerge als auch beta-adrenerge Effekte ausüben und damit Vasodilatation und das

nachfolgende Absinken des Blutdrucks bewirken. Wie vorauszusehen ist, verursacht die Kombination von Adrenalin mit Chlorpromazin bei Tieren eine Hypotonie (22). Erfolgt bei Patienten, die Antipsychotika erhalten, eine paradoxe beta-adrenerge Aktivierung, so ist die Behandlung mit dem beta-adrenergen Beta-Rezeptorenblocker Propranolol angezeigt.

Zur Zeit wird das Dopamin als vasoaktives Mittel in der Anästhesie verwendet. Phenothiazine und Butyrophenone entwickeln bei der Blockade von Dopamin-Rezeptoren eine besondere Aktivität. Somit könnte theoretisch die blutdrucksteigernde Wirkung des Dopamins in Gegenwart dieser Mittel gemildert werden. Diese Hypothese ist jedoch noch nicht erwiesen (2, 23).

Wechselwirkungen mit Anticholinergika

Antipsychosemittel, insbesondere Chlorpromazin und Thioridazin besitzen ihnen eigentümliche anticholinerge Effekte, die sich mit anderen cholinergen Mitteln additiv verhalten können, wie z. B. die Antiparkinson-Mittel oder die zur Anästhesie-Prämedikation dienenden Anticholinergika. Da die Nebenwirkungen anticholinerger Mittel mit zunehmendem Alter häufiger werden, ist die Gefährdung durch derartige Nebenwirkungen während oder nach der Anästhesie bei Patienten, die unter Antipsychotika stehen, bei den älteren unter ihnen am größten. Bei Patienten, die neben Atropin oder Scopolamin Antipsychotika einnehmen, insbesondere in Kombination mit einem Antiparkinson-Mittel, können periphere anticholinerge Effekte entstehen, wie z. B. paralytischer Ileus, Glaukom, Harnverhaltung sowie eine zentrale anticholinerge Krise mit Verwirrtheit, Fieber, Phantasieren und Erregung (24–26).

Die Anwendung nicht zentral wirkender präanästhetischer Anticholinergika, wie z. B. Methylscopolamin oder Glycopyrroniumbromid (Robinul®), kann das Risiko dieser Komplikation herabsetzen (27).

Wechselwirkungen mit Inhalationsanästhetika

Außer den bereits besprochenen Wechselwirkungen können die halogenierten Anästhetika Enfluran und Isofluran, in Kombination mit den Antipsychotika einschließlich Chlorpromazin gegeben, hypotone Phasen hervorrufen (28, 29). In ähnlicher Weise kann die Kombination von Halothan und Droperidol (Dehydrobenzperidol®) die Häufigkeit von Blutdruckabfällen erhöhen (6). Der Mechanismus, auf Grund dessen die antipsychotischen Mittel die Effekte der halogenierten Allgemeinanästhetika betonen, ist nicht bekannt. Die adrenerg blockierenden Effekte zusammen mit der Ganglienblockade können hierzu beitragen (20, 28, 29).

Eine durch die Kombination von Inhalationsanästhetika mit Antipsychotika verursachte Hypotonie kann mit mittleren Dosen alpha-adrenerger Vasopressoren wie Noradrenalin oder Phenylephrin behandelt werden. Da eine derartige Hypotonie oft mit einer Hypovolämie verbunden ist, besteht die Indikation zur Zufuhr von Flüssigkeiten und/oder von Blut.

Weitere Wechselwirkungen zwischen Antipsychotika und Anästhetika

Werden Antipsychotika in der Anästhesie verwendet, so können mehrere andere Wechselwirkungen auftreten. Promethazin (Atosil®) und Antipsychotika verstärken gegenseitig ihre Nebenwirkungen (32). Ferner gab es zumindest einen Bericht über eine Apnoe bei einem mit Promethazin behandelten Patienten nach Gabe von Succinylcholin, die möglicherweise auf der Hemmung der Plasma-Cholinesterase-Aktivität beruhte (33). Außerdem verstärken die antipsychotischen Mittel die Effekte alpha-adrenerg blockierender Mittel wie Phentolamin und vergrößern die Neigung des Patienten zu Blutdrucksenkungen. Fernerhin können Antipsychotika vom Phenothiazin-Typ, insbesondere die Thioridiazine, direkte kardiodepressive Effekte haben, die denen des Chinidins ähnlich sind. Die gleichzeitige Anwendung von Antipsychotika vom Phenothiazin-Typ mit Chinidin kann zur additiven Myokarddepression führen, weshalb diese Kombination wahrscheinlich zu meiden ist.

In mehreren Arbeiten wurden die kardiovaskulären Komplikationen besprochen, die bei jungen Patienten vorkommen, die regelmäßig Phenothiazine einnehmen (34–36). Diese Komplikationen bestehen in plötzlichen Todesfällen, Herzrhythmusstörungen, Reizleitungsstörungen sowie in elektrokardiographischen Veränderungen, die auf einen Infarkt weisen. Bei Biopsien oder Autopsien gewonnene Herzgewebeproben können Bezirke von herdförmigen Myokardnekrosen zeigen, die denen nach Katecholaminverabreichung an Tieren auftretenden Myokardschäden ähnlich sind. Der Mechanismus, welcher diese Abnormitäten hervorruft, ist nicht klar, und es ist fraglich, ob diese Schädigungen nach Absetzen der Medikamente reversibel sind. Die Butyrophenone scheinen die Neigung der Phenothiazine zu toxischen Wirkungen am Myokard nicht zu besitzen.

Chlorpromazin und die anderen Phenothiazine setzen auch die Schwelle für Krampfanfälle herab, somit bietet ihre Anwendung mit Enfluran und Ketamin theoretisch die Möglichkeit der Erzeugung von Krampfanfällen während der Anästhesie. Über eine derartige Wechselwirkung gibt es jedoch bis jetzt noch keine Berichte (30).

Andererseits verhüten die Antipsychotika postoperatives Erbrechen, vermutlich durch Blockieren der Chemorezeptoren-Triggerzone in der Medulla oblongata (9). Jedoch haben frühe Untersuchungen über ihre Anwendung als Antiemetika gezeigt, daß ihre Vorteile in diesem Bereich durch ihre Nachteile aufgewogen werden, wozu die Hypotonie und das verzögerte Erwachen aus der Anästhesie gehören (4, 20).

Wechselwirkungen mit der Leitungsanästhesie

Es wurde über bedrohliche Blutdrucksenkungen bei Patienten berichtet, die Chlorpromazin einnahmen und bei welchen eine Peridural- und Spinalanästhesie oder eine Blockade des Plexus coeliacus angelegt wurde (31). Offensichtlich sind die Effekte der nach Peridural- und Spinalanästhesie oder nach Blockade des Plexus coeliacus auftretenden Sympathikusblockade mit den blutdrucksenkenden Effekten des Chlorpromazins additiv. Ebenso wie bei Inhalationsanästhetika kann die Infusion von Phenylephrin oder von Noradrenalin indiziert sein. Jedoch hatten zwei der drei beschriebenen Patienten Erkrankungen mit Hypovolämie (Ileus, Karzinomatose). Angaben über Bestimmung und Wiederauffüllung des zirkulierenden Volumens fehlten, einer wichtigen Maßnahme vor jedem Verfahren, welches eine ausgedehnte Unterbrechung der sympathischen Versorgung nach sich zieht. Welche Rolle Chlorpromazin unter diesen Bedingungen spielt, ist unklar.

Schließlich hat ein retrospektiver Bericht bei Patienten, die unter Langzeittherapie mit Phenothiazinen stehen, eine erhöhte postoperative Mortalität ergeben (37). In diesem Bericht hatten 12 Patienten eine Allgemeinanästhesie mit Ether oder Halothan in Kombination mit Muskelrelaxanzien und Lachgas/Sauerstoff erhalten. Die elf Sterbefälle, die sich innerhalb der ersten 12 postoperativen Tage ereigneten, waren Folge unterschiedlicher Ursachen wie Herzinsuffizienz, Atemstillstand und Komplikationen bei paralytischem Ileus, einem Zustand, zu welchem Patienten, die eine Langzeitbehandlung mit Phenothiazinen erhalten, besonders neigen (24). Bei derartigen Patienten wurden das adrenokortikotrope Hormon (ACTH) und Steroidhormone als präventive Maßnahme während der prä- und intraoperativen Phase empfohlen. Zur Verhütung der postoperativen Mortalität wurde präoperativ das Absetzen der antipsychotischen Medikation und postoperativ eine Intensivüberwachung empfohlen. Die allgemeine Bedeutung des von der Langzeit-Phenothiazin-Behandlung geleisteten Beitrages zur perioperativen Morbidität und Mortalität ist noch unbestimmt. Jedoch unterstreichen das autonome Ungleichgewicht und die Möglichkeit einer toxischen Kardiomyopathie die Notwendigkeit einer sorgfältigen präoperativen Einschätzung, besonders des kardiovaskulären Systems, und die Bedeutung der intra- und postoperativen Überwachung.

Reserpin (Tab. 13.2)

Die Rauwolfia-Alkaloide einschließlich des Reserpins (Reserpin®, Serpasil®) werden weiterhin als wirksame blutdrucksenkende Mittel benutzt (2). Während der 50er Jahre dienten diese Mittel verbreitet zur Behandlung von Manien und Schizophrenien (2, 38). Mit der Einführung des Chlorpromazins als Mittel gegen die Schizophrenie in den frühen 50er Jahren und mit der nachfolgenden Entwicklung von verwandten Antipsychose-Mitteln, die vermutlich weniger dämpfende, blutdrucksenkende und cholinomimetische Nebenwirkungen besaßen, war Reserpin für diesen Zweck klinisch überholt. Auf der Höhe seiner Popularität als Mittel gegen Psychosen schien Reserpin zur Behandlung von manischen und schizophrenen Psychosen erfolgreich (2, 38).

Während des letzten Jahrzehnts sind sich die Psychiater und Psychopharmakologen der Tatsache bewußt geworden, daß auch die neueren Antipsychotika (Phenothiazine, Butyrophenone und Thioxanthene) ernstliche Nachteile haben. Von diesen Nachteilen ragt die Tatsache heraus, daß man feststellen mußte, daß diese Mittel häufig irreversible choreoathetotische Bewegungen der Zunge, des Körpers und der Extremitäten hervorrufen, die als spät eintretende, sogenannte «tardive Dyskinesien» bezeichnet werden. Dieses Problem hat große Besorgnis auf seiten der Mediziner und Gerichtsmediziner erregt (39). Da Reserpin keine tardiven Dyskinesien verursacht, ist es möglich, daß es wieder an Popularität gewinnt und verbreitet als alternatives Antipsychotikum, insbesondere bei chronisch kranken Patienten, Anwendung findet.

Tab. 13.2: Einige Wechselwirkungen zwischen Reserpin und in der Anästhesie verwendeten Medikamenten

Reserpin	Wechselwirkung
Inhalationsanästhetika	↓ Mindestalveolarkonzentration (MAC) (Halothan)
Barbiturate	↑ Schlafdauer
Sympathikomimetika	↓ Effekt der indirekt wirkenden Mittel
	↑ Effekt der direkt wirkenden Mittel
Muskelrelaxanzien	↑ Dauer der Blockade mit d-Tubocurarin (beim Tier)

Wirkungsmechanismen

Reserpin bewirkt die Entleerung des intraneural gebundenen zentralen und peripheren Dopamins, Noradrenalins und Serotonins vermutlich durch Störung der Speicherung dieser Substanzen. Reserpin kann auch zentrale und periphere cholinozeptive Stellen aktivieren. Es wird angenommen, daß die Katecholaminverarmung den antipsychotischen und blutdrucksenkenden Effekten zugrunde liegt (2, 38).

Auswirkungen auf die Anästhesie

Die anästhesiologische Betreuung von Patienten, die Reserpin erhalten, erfordert in mehrerer Hinsicht besondere Aufmerksamkeit, nämlich

1. anästhesiologische Erwägungen bei Patienten, die einer Elektrokrampfbehandlung bedürfen;
2. Sicherheitsvorkehrungen seitens der Anästhesie bei der Verabreichung von Reserpin an Patienten, die Inhalationsanästhetika erhalten sollen;
3. Herabsetzung der Dosis von Anästhetika bei Patienten, denen Reserpin verabreicht wurde und die Barbiturate erhalten hatten; und
4. analoge Sicherheitsvorkehrungen bei der Verabreichung von Vasopressoren.

Elektrokrampfbehandlung

In den 50er Jahren wurde bei Patienten, die Reserpin erhalten hatten und einer Elektrokrampfbehandlung unterworfen wurden, über längerdauernde Apnoe und/oder plötzliche Todesfälle berichtet. Neben der Apnoe kam es bei den Patienten zu starker Blutdrucksenkung und Herzrhythmusstörungen, die in einigen Fällen zum Tode führten. Diese frühen Berichte enthalten aber keine Einzelheiten über die Art der verwendeten Anästhetika zur Elektrokrampfbehandlung oder ob überhaupt Anästhetika verwendet wurden. Ferner war die den Patienten vor der Elektrokrampfbehandlung verabreichte Reserpin-Dosis mit 10 mg intramuskulär sehr hoch. Die Informationen über diese Wechselwirkung sind unvollständig, und solange nicht noch mehr hierüber bekannt ist, sollte die Verwendung des Reserpins wahrscheinlich als Kontraindikation zur Elektrokrampfbehandlung betrachtet werden.
Es wird empfohlen, bei Patienten, die zur Elektrokrampfbehandlung anstehen, Reserpin 14 Tage zuvor abzusetzen (40, 41). Wenn möglich sollten bei dem Patienten, der zur Blutdrucksenkung Reserpin erhält und der einer Elektrokrampfbehandlung bedarf, andere Antihypertonika zur Anwendung kommen.

Inhalationsanästhetika

Bis zu den frühen 60er Jahren wurde Reserpin bei Verwendung in Verbindung mit Inhalationsanästhetika wie Cyclopropan, Ether, Halothan, Methoxyfluran und Trichlorethylen für bedrohliche Blutdruckabfälle oder Kreislaufinstabilität verantwortlich gemacht. In der Literatur wurde empfohlen, daß bei jedem Patienten, der eine Allgemeinanästhesie erhalten soll, insbesondere Ether und Halothan, mindestens bereits zwei Wochen zuvor kein Reserpin mehr zu geben ist (42–44). Jedoch haben mehrere gut kontrollierte Untersuchungen ergeben, daß die Reserpin-Behandlung der Hypertonie unter der Allgemeinanästhesie weder zu Blutdruckabfällen, noch zu anderen ungünstigen kardiovaskulären Effekten geführt hat. Derzeit herrscht die einhellige Meinung, den potentiellen Komplikationen der Reserpin-Behandlung die gebührende Aufmerksamkeit zu schenken und die parasympathischen Effekte des Reserpins mit einem Anticholinergikum wie Atropin zu behandeln, um das präoperative Absetzen zu vermeiden (45, 46). Im Tierversuch setzte Reserpin die Mindestalveolarkonzentration (MAC) von Halothan herab. Dieser Effekt schien dosisabhängig zu sein (47). Die Vermutungen über den Mechanismus dieser Wechselwirkung konzentrierten sich auf die Beziehung zwischen den zentralen Katecholaminspiegeln und dem Bedarf an Anästhetika. Interessanterweise erfolgten bei diesen mit Reserpin vorbehandelten und mit Halothan anästhesierten Tieren keine Angaben über das Fehlen oder Vorhandensein kardiovaskulärer Instabilität.

Wechselwirkungen zwischen Barbituraten und Reserpin

Mehrere an Tieren durchgeführte Untersuchungsreihen haben gezeigt, daß Reserpin bei kleinen Nagetieren die durch Barbiturate erzielte Schlafdauer ausdehnt und auch beim Menschen die Schlafdauer und Sedierung steigert (17, 48–51).

Der Mechanismus dieses Effekts ist nicht bekannt, er könnte aber auf der zentralen Katecholaminverarmung und/oder auf der Verstärkung der durch das Barbiturat hervorgerufenen Depression des Zentralnervensystems beruhen. Da Reserpin die Wirksamkeit einer gegebenen Barbituratdosis erhöht, wird empfohlen, dem Patienten, der Reserpin erhält, eine niedrigere Barbituratdosis zu geben. Diese Wechselwirkung wurde jedoch nur bei wenigen an Menschen vorgenommenen Versuchen nachgewiesen (50).

In ähnlicher Weise wurde auch bei Nagetieren festgestellt, daß Reserpin die Fähigkeit von Phenobarbital und Diazepam, die Krampfanfallsschwellen heraufzusetzen, senkt. Diese Beobachtung könnte für den Patienten mit einer Neigung zu Krampfanfällen, der Anästhetika wie Ketamin und Enfluran erhalten soll, die mit einer größeren Häufigkeit von Krampfanfällen belastet sind, bedeutungsvoll sein (52).

Wechselwirkungen zwischen Reserpin und Sympathikomimetika

Reserpin kann die Wirkung exogen verabreichter Sympathikomimetika beeinflussen. Da Reserpin gespeicherte Katecholamine freisetzt, sind die indirekt wirkenden blutdrucksteigernden Amine wie Metaraminol (Araminum®), Ephedrin, Amphetamin, Tyramin, Mephentermin, Phenylpropanolamin und Methylphenidat (Ritalin®) bei Tieren, die Reserpin erhielten, weniger wirksam und können theoretisch bei einem Patienten, der Reserpin erhält, die Reaktion auf diese Pharmaka herabsetzen (2, 53). Demgegenüber kann nach Vorbehandlung mit Reserpin wahrscheinlich auf Grund der Denervierungsüberempfindlichkeit eine Verstärkung der Reaktion des Patienten auf direkt wirkende sympathische blutdrucksteigernde Mittel wie Dopamin (Dopamin®), Phenylephrin[1], Noradrenalin (Arterenol®) und Adrenalin (Suprarenin®) eintreten. Somit wird beim Reserpin-Patienten eine Erhaltungsinfusion mit direkt wirkenden Sympathikomimetika anstelle von indirekt wirkenden zur Behandlung der Hypotonie bevorzugt, falls sich blutdrucksteigernde Mittel als notwendig erweisen sollten.

---

[1] In der Bundesrepublik Deutschland nur als Augentropfen im Handel; Anm. d. Übers.

Wechselwirkungen zwischen Reserpin und starkwirksamen Analgetika

Die an Tieren ermittelten Daten über die Wechselwirkung zwischen Reserpin und Morphin sind schwierig auswertbar. Die Potenzierung der Analgesie ist bei einigen Tierarten wie Ratten und Kaninchen offenkundig. Bei Mäusen kann Reserpin in Abhängigkeit vom verwendeten Testsystem die Morphin-Analgesie entweder potenzieren oder antagonisieren (54–56). Die Fähigkeit des Reserpins, die Effekte der starkwirksamen Analgetika zu beeinflussen, wurde am Menschen nicht gründlich genug untersucht. Daher ist die Bedeutung der Wechselwirkung zwischen dem Reserpin und starkwirksamen Analgetika ungewiß.

Weitere Wechselwirkungen zwischen Reserpin und Anästhetika

Bei Kaninchen wird der neuromuskulär blockierende Effekt von d-Tubocurarin durch Reserpin antagonisiert (57). Dies ist mit der cholinomimetischen Wirkung des Reserpins vereinbar. In ähnlicher Weise erhöht eine Reserpin-Vorbehandlung bei der Ratte die Letalität subletaler Dosen von Physostigmin (Anticholium®) und Neostigmin (Prostigmin®). Dieser Effekt wird durch die vorherige Verabreichung von Anticholinergika verhindert (58). Gegenwärtig gibt es noch keine Informationen über die Bedeutung dieser Wechselwirkungen am Menschen.

Bei Patienten, die Reserpin erhielten, können die Digitalisglykoside Wechselwirkungen hervorrufen. Diese Wechselwirkungen äußern sich in Herzrhythmusstörungen, Bradykardie und einer Herabsetzung des inotropen Effektes (32, 59). Reserpin kann das Ansprechen des Patienten auf Diuretika der Thiazid-Reihe erhöhen. Diese Wechselwirkung kann die Neufestsetzung der Dosis dieses Diuretikums erfordern (59).

Anticholinergika

Anticholinergika kommen in der psychiatrischen Praxis routinemäßig zur Anwendung. Diese Mittel wie Trihexyphenidyl (Artane®) und das Benzotropin-methansulfonat (Cogentinol®) dienen als Antidots gegen die häufigen durch die neuroleptische Blockade der Dopamin-Rezeptoren hervorgerufenen Nebenwirkungen in Gestalt von Dystonien und Parkinsonismus. Mit diesen Mitteln werden auch verwandte Symptome wie Tremor, Rigidität, schlurfender Gang und pathologischer Speichelfluß behandelt (2).

Wirkungsmechanismus

Die in der Psychiatrie verwendeten Anticholinergika üben ihre Wirkungen im allgemeinen durch ihre zentralen und peripheren antimuskarinartigen Wirkungen aus. Somit können die Anticholinergika zuzüglich der Linderung der Symptome des Parkinsonismus zu Hyperpyrexie, Verstopfung, Mydriasis, paralytischem Ileus, Harnverhaltung und anderen Symptomen erhöhter anticholinerger Aktivität führen (2).

Auswirkungen auf die Anästhesie

Patienten, die zur Behandlung eines durch Medikamenten-Nebenwirkung erzeugten Parkinsonismus Anticholinergika oder anticholinerge Mittel wie die trizyklischen Antidepressiva, Chlorpromazin oder Thioridazin (Melleretten®, Melleril®) erhalten, geraten, falls zusätzlich noch zentral wirkende Anticholinergika präoperativ zugegeben werden, in ein größeres Risiko eines zentralen anticholinergen Syndroms, das sich in Desorientiertheit, Halluzinationen und Gedächtnisverlust manifestiert (25). In ähnlicher Weise werden in der intraoperativen und postoperativen Phase bei Patienten, die Anticholinergika erhalten, periphere anticholinerge Nebenwirkungen verstärkt (24).

Die anticholinergen Effekte verschiedener Mittel sind additiv, weshalb die Effekte des präoperativ verabreichten Atropins und Scopolamins durch die vorherige Gabe anderer Anticholinergika verstärkt werden (25). Außerdem schienen die zentralen und peripheren Effekte durch Methylphenidat (Ritalin®), Barbiturate und Procainamid (Novocamid®) verstärkt zu werden. Zwischen Anticholinergika und Sympathikomimetika kann eine Wechselwirkung erfolgen, die sich in der Verstärkung der durch eine Verschiebung der autonomen Kontrolle (adrenerg-cholinerges Ungleichgewicht) verursachten sympathischen Effekte äußert (24–60). Fernerhin besitzt Pethidin anticholinerge Effekte, die sich zu denen anderer Anticholinergika additiv verhalten können (61). Es kann zweckmäßig sein, zur Verhütung eines zentralen anticholinergen Syndroms präoperativ Atropin oder Scopolamin entweder wegzulassen oder in geringerer Dosierung zu geben oder aber zur Prämedikation keine zentral wirkenden Anticholinergika, wie z.B. Homatropin, Glycopyrrolat (Robinul®) oder N-Methylscopolaminiumnitrat (Skopyl®) zu geben (27).

Trizyklische Antidepressiva (Tab. 13.3)

Die trizyklischen Antidepressiva dienen zur Behandlung verschiedener psychischer Symptome in der Psychiatrie. Diese Verbindungen, zu welchen Imipramin (Tofranil®), Amitryptilin (Laroxyl®, Saroten®, Tryptizol®), Desipramin (Pertofran®), Nortryptilin (Nortrilen®), Doxepin (Aponal®, Singuan®) und Protryptilin (Maximed®) gehören, sind strukturell mit den Phenothiazinen verwandt; tatsächlich erfolgte ihre Entwicklung mit der Absicht, sie als Antipsychotika einzusetzen, wozu sie sich jedoch nicht eigneten. Die trizyklischen Antidepressiva werden aber mit Erfolg zur Behandlung schwerer Depressionen angewendet (Tab. 13.3). Sie können außerdem zur Behandlung chronischer Schmerzen, phobischer Angstzustände und anderer psychosomatischer Störungen dienen. Die trizyklischen Antidepressiva blockieren die Aufnahme von Noradrenalin und/oder von Serotonin oder Dopamin in die präsynaptische Nervenendigung, wobei sie den zentralen und peripheren adrenergen Tonus verstärken. Dieser Effekt wurde mit ihrer antidepressiven Wirkung in Zusammenhang gebracht. Die Mehrzahl der trizyklischen Anti-

Tab. 13.3: Einige Wechselwirkungen zwischen trizyklischen Antidepressiva und in der Anästhesie verwendeten Medikamenten

Trizyklische Antidepressiva	Wechselwirkung
Starkwirkende Analgetika (Opiate)	↑ Analgesie
	↑ Atemdepression
Barbiturate	↑ Schlafdauer
Anticholinergika	↑ zentrale Aktivität
	↑ periphere Aktivität
Sympathikomimetika	↑ Effekt auf direkt wirkende Mittel

depressiva besitzen ebenfalls leichte anticholinerge Effekte, die ebenfalls die Depression zu lindern vermögen. Die von den trizyklischen Antidepressiva bewirkte anticholinerge Blockierung sowie die Blockierung der Aufnahme der Katecholamine scheinen deren wichtigste klinische Wechselwirkung mit den Anästhetika hervorzurufen.

Wechselwirkungen mit Vasopressoren

Die trizyklischen Antidepressiva Imipramin (Tofranil®) und Desipramin (Pertofran®) verstärken die Blutdrucksteigerung nach Injektion der direkt wirkenden sympathischen Amine einschließlich Noradrenalin, Adrenalin und Phenylephrin[1] um das 2- bis 10fache. Diese Reaktion hat zu Hyperthermie, Schwitzen, hypertonen Krisen, schweren Kopfschmerzen, Hirngefäßrupturen und zum Tode geführt. Tatsächlich sind diese unter kontrollierten Bedingungen ausgelösten Effekte noch dramatischer als die Auswirkungen der Kombination von direkt wirkenden Aminen mit einem Monoaminoxidase-Hemmer, die eine weit gefürchtetere Wechselwirkung zwischen Medikamenten darstellt (62–65). Ferner sei bemerkt, daß die Wechselwirkung zwischen trizyklischen Antidepressiva und sympathischen Aminen in Großbritannien bei zahnärztlichen Patienten nach der Verabreichung von Lokalanästhetika mit Zusatz des Vasokonstriktors Noradrenalin tatsächlich aufgetreten ist (66–68). Die Potenzierung der blutdrucksteigernden Wirkung des Adrenalins ist nicht so ausgeprägt wie diejenige des Noradrenalins. Jedoch können die durch Adrenalin verursachten Veränderungen von Herzfrequenz und Herzrhythmus durch ein trizyklisches Antidepressivum in gefährlichem Ausmaß potenziert werden (64). Ob bei anderen während der Anästhesie verwendeten Mitteln, die sympathikomimetische und/oder anticholinerge Effekte besitzen wie Ketamin, Pancuronium, Gallamin und Fluroxen, dieselbe Möglichkeit des Auftretens einer Hypertonie und/oder von Störungen der Herzfrequenz und des Herzrhythmus besteht, ist nicht bekannt. Bei einer kürzlich vorgenommenen Untersuchung, durchgeführt an Hunden nach zweiwöchiger Vorbehandlung mit Imipramin, erzeugte Pancuronium bei 40% der mit Halothan anästhesierten Tiere ventrikuläre Tachykardie und Kammerflimmern (62a). Der Wirkungsmechanismus, aufgrund dessen diese hypertonen Krisen auftreten, wurde versuchsweise mit der Fähigkeit der trizyklischen Antidepressiva in Verbindung gebracht, die Wiederaufnahme der Katecholamine zu blockieren (63). Diese Fähigkeit, die Wiederaufnahme der Amine zu blockieren, besitzen auch andere Medikamente einschließlich Cocain. Andererseits ist es auch möglich, daß die Induktion einer Rezeptor-Überempfindlichkeit durch das trizyklische Antidepressivum die Wechselwirkung dieser Pharmaka beeinflußt (64). Angesichts dieser Möglichkeit ist es ratsam, sämtliche trizyklischen Antidepressiva zwei Wochen vor dem beabsichtigten Eingriff abzusetzen. Ist dies wegen des psychiatrischen Befundes nicht möglich und muß in Gegenwart trizyklischer Antidepressiva ein chirurgischer Eingriff erfolgen, so wird empfohlen, direkt wirkende blutdrucksteigernde sympathische Amine zu vermeiden. Kommt es zur hypertonen Krise, so besteht die Behandlung in der Gabe von Chlorpromazin (Megaphen®) oder eines alpha-adrenerg blockierenden Mittels wie Phentolamin (Regitin®) oder des Vasodilatators Nitroprussidnatrium. Hat der Patient eine Hyperpyrexie, so sind geeignete Maßnahmen zur Kühlung zu ergreifen. Der synthetische Vasokonstriktor Felypressin (2-Phenylalanin, 8-L-Lysin-Vasopressin) reagiert mit trizyklischen Antidepressiva nicht ungünstig. Es wurde als Vasokonstriktor

---

[1] In der Bundesrepublik Deutschland nur als Augentropfen erhältlich; Anm. d. Übers.

in einer Konzentration von 0,03 IE/ml in einer Gesamtdosis von höchstens 8 ml zur Anwendung in Verbindung mit Lokalanästhetika bei Patienten empfohlen, die trizyklische Antidepressiva erhalten (64, 66). Felypressin ist zur Zeit in den Vereinigten Staaten und in der Bundesrepublik Deutschland noch nicht erhältlich.

Wechselwirkungen von Anticholinergika

Wie bereits zurvor erwähnt wurde, besitzen die trizyklischen Antidepressiva eine zentrale und auch periphere anticholinerge Aktivität. Da die anticholinergen Nebenwirkungen verschiedener Medikamente additiv sind, kann die präoperative Behandlung mit zentral wirksamen Anticholinergika zur Wechselwirkung mit trizyklischen Antidepressiva führen und während der postoperativen Phase Verwirrtheit und Phantasieren verursachen (25, 69). In Gegenwart trizyklischer Antidepressiva, insbesondere bei älteren Patienten, wird die präoperative Anwendung nicht zentral wirkender Anticholinergika empfohlen (27).

Wechselwirkungen mit starkwirksamen Analgetika

Obwohl es wenig Daten gibt, welche die Meinung untermauern, daß trizyklische Antidepressiva beim Menschen die Analgesie und andere Effekte der starkwirksamen Analgetika verstärken, potenzieren Imipramin (Tofranil®) und Amitryptilin (Laroxyl®, Saroten®, Tryptizol®) die Morphin-Analgesie bei der Maus und verstärken die von Pethidin bewirkte Atemdepression (70). Diese Effekte sind für den Anästhesisten theoretisch wichtig und legen nahe, bei Patienten, die trizyklische Antidepressiva einnehmen, niedrigere Dosen starkwirksamer Analgetika anzuwenden.

Wechselwirkungen zwischen Barbituraten und sedierenden Hypnotika

Einige Tierversuchsreihen lassen erkennen, daß die trizyklischen Antidepressiva die sedierenden und schlafmachenden Effekte der Barbiturate verstärken. In Gegenwart eines Barbiturats tritt eine erhöhte Letalität nach trizyklischen Antidepressiva auf und umgekehrt. Es ist bekannt, daß Imipramin (Tofranil®) die Hexobarbital-Anästhesie vermutlich infolge Enzyminhibition verlängert und auch die im Gefolge der Thiopental-Gabe aufgetretene Apnoe. Somit verstärken die trizyklischen Antidepressiva wahrscheinlich die das Zentralnervensystem dämpfenden Effekte der Barbiturate und der mit diesen verwandten sedierenden Hypnotika (18). Die Kenntnis der Möglichkeit dieser Wechselwirkung legt nahe, bei Patienten, die trizyklische Antidepressiva erhalten, niedrigere Barbituratdosen zu verwenden.

Weitere Wechselwirkungen

Außer den bereits behandelten wurden noch weitere Wechselwirkungen zwischen trizyklischen Antidepressiva und Anästhetika beschrieben. Bei Kaninchen haben die trizyklischen Antidepressiva Imipramin, Amitryptilin und Protriptylin den lokalanästhesedierenden Hypnotika (18). Die Kenntnis der Möglichkeit dieser Wechselwirkung legt wahrscheinlich mit dem sedierenden Effekt der trizyklischen Antidepressiva im Zusammenhang, wenngleich andere Mechanismen beteiligt sein können.

In Tierexperimenten antagonisieren die trizyklischen Antidepressiva die kardiovaskulären Effekte von Propranolol. Der Mechanismus dieser Wechselwirkung steht wahrscheinlich mit der cholinergen Wirkung der trizyklischen Antidepressiva im Zusammenhang. Die Bedeutung dieser Wechselwirkung am Menschen ist nicht bekannt, obwohl die toxischen Auswirkungen auf das Herz bei Vergiftung durch trizyklische Antidepressiva mit Propranolol behandelt wurden (72, 73).

Monoaminoxidase-Hemmer (Tab. 13.4)

Noch vor der Entwicklung und Propagierung der trizyklischen Antidepressiva ist eine Reihe von Monoaminoxidase-Inhibitoren (MAOI) entwickelt worden, die sich als Antidepressiva wirksam erwiesen hatten. Obgleich sie von den trizyklischen Antidepressiva überflügelt wurden, werden die MAOI noch immer in der Psychiatrie eingesetzt. Zu einer Zeit zunehmender medizinjuristischer Sanktionen gegen die Elektrokrampfbehandlung dienten die MAOI nicht selten als Mittel der zweiten Wahl zur Behandlung von Depressionen. Tatsächlich legen kürzlich veröffentlichte Übersichten nahe, daß die MAOI in Kombination mit trizyklischen Antidepressiva bei therpierefraktären Depressionen angewendet werden können. Zur Zeit ist in den Vereinigten Staaten nur ein MAOI, das Tranylcypromin (Parnate®), zur Behandlung der Depression und ein weiterer MAOI, das Pargylin, als Antihypertensivum zugelassen, weitere MAOI sind außerhalb der Vereinigten Staaten im Gebrauch.

Wirkungsmechanismus

Die Wirksamkeit der MAOI bei der Behandlung von Depressionen wird auf die Tatsache der Hemmung der Monoaminoxidase zurückgeführt. Diese Pharmaka hemmen noch weitere Enzyme, insbesondere diejenigen der Lebermikrosomen, die an der Verstoffwechselung vieler Medikamente beteiligt sind. Die Monoaminoxidasen kommen überall im Körper vor; jedoch in hohen Konzentrationen in der Leber und im Darm (74). Die Monoaminoxidase ist ein wichtiges intraneuronales Enzym, das zur oxidativen Desaminierung von Serotonin, Noradrenalin und Dopamin benötigt wird. Die Noradrenalin-(Katecholamin)-Hypothese der Depression bekräftigt die Wirksamkeit der MAOI, weil

Tab. 13.4: Einige Wechselwirkungen zwischen Monoaminooxidase-Hemmern (MAOI) und in der Anästhesie verwendeten Medikamenten

MAOI	Wechselwirkung
Inhalationsanästhetika	Muskelsteifigkeit, Hyperpyrexie (Halothan bei Tieren)
Starkwirksame Analgetika	Meperidin → exzitatorisches Syndrom
	→ ↑ Narkoseeffekt und Koma
Barbiturate	↑ Schlafdauer
Anticholinergika	↑ zentrale Aktivität
Sympathikomimetika	↑↑ Effekte indirekt wirkender Mittel
	↑ Effekte direkt wirkender Mittel
	↑ Dopamin-Effekte
Muskelrelaxanzien	↑ Dauer der neuromuskulären Blockade mit Succinylcholin (Phenelzin setzt die Aktivität der Plasma-Cholinesterase herab)

diese die Monoaminvorräte im Gehirn wiederauffüllen. Die Fähigkeit, die Verstoffwechselung der sympathischen Amine und anderer Monoamine zu hemmen, ist die Ursache der Mehrzahl ihrer Wechselwirkungen mit den Anästhetika und trägt zu den Gefahren der MAOI bei (2, 75).

Wechselwirkungen mit sympathischen Aminen

Die Monoaminoxidase-Hemmer sind berüchtigt wegen ihrer Fähigkeit zur Wechselwirkung mit einigen sympathomimetischen Substanzen, die gefährliche und oft tödliche hypertone Krisen verursachen. Die hypertone Krise kann in plötzlicher Hypertonie, Hyperpyrexie, Schwitzen, Tachykardie, pochenden Hinterhauptschmerzen und intrakranialer Blutung bestehen. Sie scheint durch einen «sympathischen Sturm» verursacht zu sein und ist den Auswirkungen einer Überdosis von Amphetaminen ähnlich (74, 76–84).

Da die MAOI am zentralen und peripheren Nervensystem primär intraneural wirken, ist wahrscheinlicher, daß Wechselwirkungen mit den indirekt wirkenden sympathischen Aminen erfolgen und hypertone Krisen verursachen, da diese Verbindungen intraneurale Monoamine freisetzen. Somit ist wahrscheinlich, daß zwischen den amphetaminähnlichen Psychostimulantien einschließlich Amphetamin, Methamphetamin (Pervitin®), Methylphenidat (Ritalin®) und anderer verwandter Medikamente in diesem Zusammenhang mit den MAOI eine Wechselwirkung eintritt. In ähnlicher Weise können die indirekt wirkenden Vasopressoren einschließlich Tyramin, Mephentermin[1], Metaraminol (Araminum®), Ephedrin[1] und Phenylpropanolamin, welche allesamt Noradrenalin und Dopamin aus gebundenen intrazellulären neuronalen Speichern freisetzen, zur Wechselwirkung mit den MAOI führen und hypertone Krisen hervorrufen (64, 65, 77–79, 85, 86). Die plötzliche Verabreichung von Reserpin an mit MAOI vorbehandelte Patienten kann ebenfalls zur hypertonen Krise führen, da Reserpin die intrazellulären Katecholamine depletiert, indem es ihre Freisetzung aus begrenzten Speichern bewirkt (87). Dasselbe Phänomen tritt bei Guanethidin und in ähnlicher Weise bei L-DOPA, einem Vorläufer von Dopamin, ein, durch welchen eine Wechselwirkung mit MAOI und Reaktionen ausgelöst werden können, die einer hypertonen Krise sehr ähnlich sind (88, 89). Die MAOI verstärken und verlängern die blutdrucksteigernden Effekte und verstärken die Aktion des Dopamins, nicht aber die des Noradrenalins auf die kontraktile Kraft des Herzens (81).

Interessanterweise neigen die direkt wirkenden sympathischen Amine einschließlich Noradrenalin und Adrenalin weniger zu Wechselwirkungen mit den MAOI (64, 65). Obwohl einige sporadische Berichte besagen, daß diese Mittel eine Hypertonie hervorrufen, haben kontrollierte Untersuchungen bei gleichzeitiger Anwendung von direkt wirkenden sympathischen Aminen und MAOI nur leichte blutdrucksteigernde Effekte ergeben (64, 90). Pharmakologisch kann der Grund für das Fehlen einer starken Reaktion darin liegen, daß die exogenen, direkt wirkenden sympathischen Amine den intrazellulären Wirkungsort der MAOI nicht mit Monoaminen überfluten und daß sie teilweise auf andere Weise durch das extrazelluläre Enzym Katechol-o-Methyltransferase (COMT) abgebaut werden. Die hypertone Reaktion wurde in der von den MAOI verursachten Denervierungs-Übersensibilität vermutet. Diese Hypertonie wurde in erster

---

[1] In der Bundesrepublik Deutschland nicht im Handel.

Linie nach wiederholten Verabreichungen von MAOI festgestellt, gewöhnlich nachdem sich eine orthostatische Hypotonie ausgebildet hat. Es wurde berichtet, daß die orale, nicht aber die intravenöse Gabe von Phenylephrin (ein sympathisches Amin mit einer eher direkten als indirekten Wirkung) in Verbindung mit den MAOI hypertone Krisen verursacht. Es wird angenommen, daß diese Wechselwirkung auf Grund der Hemmung der Monoaminoxidase des Gastrointestinaltrakts auftritt, die gewöhnlich das oral zugeführte Phenylephrin vor seiner systemischen Resorption abbaut[2].

Die Untersucher vermuten, daß sich die hypertonen Krisen durch Absetzen der Monoaminooxidase-Hemmer 2–3 Wochen vor der Verabreichung der Anästhesie vermeiden lassen. Müssen bei Patienten, die MAOI erhalten, während der Anästhesie blutdrucksteigernde Amine eingesetzt werden, so wird empfohlen, niedrige Dosen direkt wirkender Amine wie Noradrenalin anstelle indirekt wirkender Amine zu verwenden. Kommt es zur hypertonen Krise, so ist diese am besten mit alpha-adrenerg blockierenden Mitteln wie Phentolamin (Regitin®) und/oder Chlorpromazin (Megaphen®) oder mit einem Vasodilatator wie Nitroprussidnatrium (Nipruss®, Nipride®) neben der zur Linderung der Hyperpyrexie durchgeführten Kühlung zu behandeln (64, 83, 91). Herzrhythmusstörungen können durch ein beta-adrenerg blockierendes Mittel beherrscht werden (81). Um jedoch eine zusätzliche Hypertonie durch unbehinderte alpha-Aktivität zu verhindern, ist vor der Verabreichung von Beta-Blockern eine Alpha-Blockade vorzunehmen.

Wechselwirkungen mit starkwirksamen Analgetika

Neben den Wechselwirkungen der MAOI mit synthetischen sympathischen Aminen wurde ermittelt, daß auch eine Wechselwirkung der MAOI mit dem starkwirksamen Analgetikum Pethidin erfolgt (92–97) (s. 16. Kap., 2. Fallbericht). In diesem Fall tritt ein Syndrom auf, das sich durch Tremor, Erregung, Unruhe, Hypertonie, Kopfschmerzen, Rigidität, Krämpfe und Hyperpyrexie manifestiert (allesamt der hypertonen Krise ähnlich, wie sie durch die Wechselwirkung zwischen den MAOI und sympathischen Aminen verursacht wird). Eine ähnliche Reaktion wurde zwischen Phenelzin und Dextromethorphan (beide in der BRD nicht im Handel) beobachtet (98). Unter klinischen Bedingungen ist Morphin nicht als Ursache dieses Effektes angeschuldigt worden (99). Jedoch zeigte eine an Mäusen durchgeführte Untersuchung, daß die Vorbehandlung mit MAOI nicht nur die Mortalität von Pethidin, sondern auch von Morphin, Pentazocin und Phenazocin erhöhte. (100). Der Mechanismus, auf Grund dessen diese Arzneimittel-Wechselwirkung auftritt, ist ungewiß. Jedoch behaupten mehrere Autoren aufgrund von Tierexperimenten, daß diese Reaktion durch die Anhebung der Serotonin-Spiegel im Gehirn infolge der in Gegenwart von Pethidin eingetretenen Monoaminoxidase-Hemmung verursacht wird (94, 100, 101).

Obwohl die Verhütung die beste Behandlung einer derartigen Wechselwirkung zwischen einem starkwirksamen Analgetikum und den MAOI darstellt, empfehlen einige Autoren die intravenöse Verabreichung von 25 mg Prednisolonhemisuccinat sowie andere indizierte unterstützende Maßnahmen und im Falle einer massiven Hypertonie die gezielte Senkung des Blutdrucks (92, 93).

Andererseits wurde berichtet, daß die Wechselwirkung der MAOI mit starkwirksamen Analgetika, insbesondere mit Pethidin, Koma, Atemdepression und Hypotonie hervor-

---

[2] Phenylephrin ist in der Bundesrepublik Deutschland nur als Augentropfen im Handel.

rufen, Reaktionen, die offenbar durch die Potenzierung der primären Effekte der starkwirksamen Analgetika bedingt sind. Der Mechanismus, auf Grund dessen diese Wechselwirkung auftritt, wurde der Hemmung der Verstoffwechselung des starkwirksamen Analgetikums durch eine Aktion der MAOI auf andere Enzyme als Monoaminoxidase zugeschrieben, die den Anteil des freien Opiats erhöhen (96, 97). Zur primär unterstützenden Behandlung kann der Opiatantagonist Naloxon dienen (102, 103). Außerdem wurde zur Beschleunigung der Ausscheidung von Pethidin das sofortige Ansäuern des Urins durch die intravenöse Gabe von Lysin, Argininhydrochlorid oder Natriumdiphosphat sowie forcierte Diurese angestrebt (84).

Patienten, die MAOI einnehmen, sollten nur ein Viertel bis ein Fünftel der üblichen Menge erhalten, wenn sie aus irgendwelchen Gründen ein Opiat erhalten müssen. Während der nächsten 15–20 min bedarf der Patient einer sorgfältigen Überwachung seiner vitalen Zeichen sowie seiner Bewußtseinslage. Churchill Davidson beschrieb einen «Empfindlichkeitstest» unter Anwendung von stündlichen Injektionen von Teildosen von Morphin oder Pethidin und unter sorgfältiger Beobachtung des Patienten auf unerwünschte Nebenwirkungen (104). Jedoch rechtfertigt die Unvorhersehbarkeit der Reaktion des unter MAOI stehenden Patienten auf Pethidin es, dieses Mittel ganz zu vermeiden und bei Notwendigkeit eines Opiats Morphin in stark reduzierten Dosen zu geben.

Wechselwirkungen mit sedierenden Hypnotika und Barbituraten

Es wurde berichtet, daß die MAOI bei Mensch und Tier die Effekte der Barbiturate und der sedierenden Hypnotika verstärken (105). Der dieser Wechselwirkung zugrunde liegende Mechanismus beruht wahrscheinlich auf der durch die MAOI erfolgenden Hemmung der Enzyme der Lebermikrosomen, denen die Entgiftung der Barbiturate obliegt. Experimentell wird bei Tieren durch die Kombination der MAOI mit einem Barbiturat die Dauer des Schlafs und der Anästhesie verlängert und die Letalität erhöht. Beim Menschen wurden ähnliche Effekte beobachtet (105). Somit sind bei einem mit MAOI vorbehandelten Patienten niedrigere Barbituratdosen zu verwenden.

Wechselwirkungen mit Muskelrelaxanzien

Bei einem mit dem MAOI Phenelzin[1] vorbehandelten Patienten wurde nach Succinylcholin-Gabe bei der Elektrokrampfbehandlung eine längerdauernde Apnoe beobachtet. Diese Reaktion wurde einer Herabsetzung der Plasma-Cholinesterase zugeschrieben. Die Untersuchung der Plasma-Cholinesterase-Spiegel bei einer Reihe von 22 Patienten, die Phenelzin und andere MAOI einnahmen, zeigte, daß bei 40 % der Phenelzin Einnehmenden eine herabgesetzte Enzymaktivität bestand, während die unter anderen MAOI stehenden Patienten normale Werte zeigten (106). Bis jetzt existieren keine Berichte darüber, daß andere MAOI als Phenelzin einen derartigen Effekt auf die Plasma-Cholinesterase ausüben. Nach dem Absetzen des Phenelzins kehren die Plasma-Cholinesterase-Spiegel zur Norm zurück (106).

In einer Tierversuchsreihe wurde der Einfluß von d-Tubocurarin auf die Langzeitbehandlung mit MAOI untersucht, wobei sich keine Verlängerung der Wirkung des Rela-

---

[1] In der Bundesrepublik Deutschland nicht im Handel.

xans ergab (107). Angesichts des Fehlens klinischer Berichte über eine derartige Wechselwirkung ist es wahrscheinlich sicher, bei mit MAOI vorbehandelten Patienten dieses nichtdepolarisierende Relaxans zu verwenden. In diesem Zusammenhang existieren leider keine Untersuchungen mit Gallamin oder Pancuronium.

Verschiedene Wechselwirkungen zwischen MAOI und Anästhetika

Zwischen den MAOI und den in der Anästhesie verwendeten Mitteln sind noch weitere Wechselwirkungen beobachtet worden. Bei Katzen rufen die MAOI im Zusammenhang mit Halothan Muskelsteifigkeit hervor (108). Außerdem wurde berichtet, daß Pheniprazin[1] und Nialamid[1] noch während der Inhalation von Halothan zur Hyperpyrexie führen. Das in Verbindung mit MAOI gegebene Propranolol hat vermutlich durch die Blockade beta-adrenerger Rezeptoren und die unausgewogene Aktivierung alpha-adrenerger Rezeptoren hypertone Krisen ausgelöst (109). Bei gleichzeitiger Verabreichung von MAOI und von Diuretika der Thiazid-Reihe sind Blutdrucksenkungen eingetreten (110). Fernerhin haben die MAOI bei bleichzeitiger Gabe mit Atropin eine Verstärkung der anticholinergen Effekte hervorgerufen (81). Schließlich ist bei einem Patienten, der zuzüglich zu einem Monoaminoxidase-Hemmer eine hohe Droperidol-Dosis erhielt, eine 36 Stunden andauernde kardiovaskuläre Depression eingetreten (111).

Fallbericht

Ein 45jähriger, 90 kg schwerer Patient mußte sich einer Notoperation wegen Verletzung des rechten Handgelenks unterziehen. Er war adipös, aber sonst in einem befriedigenden Gesundheitszustand. Wegen einer Depression erhielt er 4 × täglich 30 mg Tranylcypromin (Parnate®). Nach oraler Prämedikation mit 10 mg Diazepam traf der Patient im Operationssaal ein.

Dieser Patient bot mehrere besondere Probleme für die Anästhesie. Adipositas, Notoperation und Behandlung mit MAOI. Wir ersparen uns hier eine ins Einzelne gehende Besprechung der Handhabung dieses Patienten im Hinblick auf seine Fettleibigkeit. Man muß mit Problemen seitens der Luftwege rechnen und mit intra- und postoperativen Schwierigkeiten hinsichtlich der Ventilation. Ein Patient, bei dem eine Notoperation vorzunehmen ist, kann einen vollen Magen haben, und der Zustand des Flüssigkeitshaushaltes ist schwer einschätzbar, insbesondere sein intravaskuläres Volumen. Klinische Volumentests, wie z. B. Kippen des Operationstisches, können wegen der Behandlung mit MAOI irreleiten, weil sie von sich aus zur orthostatischen Hypotonie führen können. Da es sich um eine Notoperation handelt, ist der geforderte MAOI-freie Zeitraum von zwei Wochen nicht einzuhalten. Das Vorgehen bei der Anästhesie muß daher die Wahrscheinlichkeit einer ungünstigen Wechselwirkung zwischen den MAOI und den Anästhetika auf ein Minimum herabsetzen.
Regionale Verfahren können erwogen werden. So könnte man eine Blockade des Plexus brachialis über einen axillären Zugang wählen. Ein Lokalanästhetikum wie Bupivacain könnte eine langdauernde Analgesie ohne Adrenalin-Zusatz bewirken. Blutdruckveränderungen durch die nur wenige Segmente ergreifende Sympathikusblockade sind bei diesem Vorgehen nicht zu befürchten, doch besteht die Gefahr einer unbeabsichtigten intravaskulären Injektion und nachfolgender Hyper- und/oder Hypotonie, die einer Behandlung bedürfen können. Bei Hypotonie wird einem direkt blutdrucksteigernden

Mittel gegenüber den indirekt wirkenden Vasopressoren wie Ephedrin oder Mephentermin der Vozug gegeben, weil Phenylephrin weniger dazu neigt, eine extreme Hypertonie hervorzurufen. Die durch intravenöse Injektion von Pethidin beabsichtigte Verstärkung der Plexus-brachialis-Analgesie könnte sich als gefährlich erweisen. Wird ein starkwirksames Analgetikum benötigt, so wähle man das Morphin in kleinen Dosen. Dies erfordert ständige Wachsamkeit, um unerwünschte Nebenwirkungen wie Trübung des Bewußtseins oder Hypotonie rechtzeitig zu erkennen. Als weitere Möglichkeit käme die Allgemeinanästhesie in Frage. Eine ausgewogene Anästhesietechnik (balancierte Anästhesie) unter Verwendung von starkwirksamen Analgetika ist nicht zu empfehlen. Bei angemessenen Sicherheitsvorkehrungen unter Einschluß blutdrucksteigernder Mittel könnte die Inhalation von Halothan oder Enfluran erfolgen. Wegen des vermutlich «vollen Magens» sollte nach der Einleitung eine rasche Intubation vorgenommen werden. Im Aufwachraum ist ebenfalls Vorsicht geboten, auch was die Anwendung stark wirksamer Analgetika angeht. Pethidin ist zu vermeiden und Morphin nur in geringen Dosen zu geben. Die ständige Überwachung der Temperatur ist wichtig. Geräte zur direkten Messung des arteriellen Drucks müssen griffbereit sein und auch geeignete Mittel zur Beherrschung einer Hypertonie wie Natriumnitroprussid. Die Kenntnis der vom Patienten eingenommenen Medikamente und der mit diesen möglichen ungünstigen Wechselwirkungen sind für die wirksame Behandlung dieses Patienten von entscheidender Bedeutung.

Lithiumcarbonat (Tab. 13.5)

Im Jahre 1949 entdeckte Cade die Wirksamkeit des Lithiums zur Behandlung der Manie, und seit den frühen 60er Jahren wird dieses Mittel bei dieser Indikation eingesetzt (112). Später wurde Lithium auch zur Behandlung von Rückfällen bei der Depression verwendet (113). Außerdem wurde die Lithium-Behandlung bei über 30 psychiatrischen und anderen Krankheitsbildern, die vom Alkoholismus über die Thyreotoxikose bis zur Huntingtonschen Chorea reichten, erprobt (114). Lithium ist ein monovalentes Kation, das leichteste aller Alkalimetalle und gehört mit Natrium und Kalium zur gleichen Gruppe im periodischen System der Elemente. Lithium kommt in der Natur im allgemeinen als Salz (Lithiumcarbonat, Lithiumchlorid), nicht aber als freies Element vor und ist allgegenwärtig. Die physiologische Rolle des Ions ist nicht bekannt (113). Etwa 95% des aufgenommenen Lithiums wird über die Nieren ausgeschieden, wobei die vollständige Ausscheidung sowohl bei der Kurzzeit- als auch bei der Langzeitbehandlung 10–14 Tage erfordert (115).

Auf zellulärem Niveau wirkt Lithium als unvollkommener Ersatz für Na^+. Es bewegt sich bei der Depolarisation zelleinwärts, wird aber nur mit einer Geschwindigkeit, die zehnmal

Tab. 13.5: Einige Interaktionen zwischen Lithiumcarbonat und bei der Anästhesie verwendeten Mitteln

Lithiumcarbonat	Interaktion
Barbiturate	↑ Schlafdauer
Muskelrelaxanzien	↑ Blockadedauer bei Pancuronium, Succinylcholin, Decamethonium

kleiner ist als die des Natriums, aus der Zelle herausbewegt. Daher sammelt sich Lithium im Zellinnern an und ist fähig, Vorgänge zu beeinflussen, die von der Bewegung monovalenter Kationen abhängig sind (115). Die Effekte des Lithiums auf den Stoffwechsel der Amine im Gehirn wurden in zahlreichen Arbeiten untersucht. Lithium hemmt die Freisetzung von Noradrenalin und Serotonin, steigert die Wiederaufnahme von Noradrenalin und erhöht möglicherweise die Synthese und Umsatzgeschwindigkeit von Serotonin. Dieses Mittel hat nur einen geringen Einfluß auf dopaminerge Systeme. Lithium hemmt die Aktivierung der Adenylcyclase im Zentralnervensystem von Versuchstieren. Es ist bis jetzt nicht gewiß, ob überhaupt diese Wirkungen für die Therapie von Bedeutung sind (112, 113).
Die Auswirkungen der Lithium-Therapie (Lithium-aspartat®, Lithiumcarbonat®, Lithium-Duriles®, Quilonum®) auf die Anästhesie lieferten Grund zur Besorgnis, nachdem in der neueren Literatur Fallberichte erschienen, in welchen mögliche Wechselwirkungen von in der Anästhesie verwendeten Mitteln mit Lithium beschrieben wurden (116–118).

Wechselwirkungen zwischen Lithium und Muskelrelaxanzien

Das zuerst festgestellte Problem bestand in einer Verlängerung der neuromuskulären Blockade nach Pancuroniumbromid und Succinylcholinhydrochlorid bei Patienten, die Lithiumcarbonat erhielten (116, 118). Daraufhin untersuchten Hill und seine Kollegen die Auswirkungen der Lithium-Behandlung auf die neuromuskuläre Blockade bei Hunden nach der Gabe von Succinylcholin, Decamethonium, d-Tubocurarin, Gallamin oder Pancuronium (119). Sie fanden, daß Lithium die neuromuskuläre Blockade nach Succinylcholin, Decamethonium und Pancuronium verlängerte, daß es aber keinen Effekt auf die durch Gallamin oder d-Tubocurarin hervorgerufene Blockade hatte. Lithium verlängerte den zur Aufhebung der Pancuronium-Wirkung durch Prostigmin benötigten Zeitraum. Bei 66 manisch-depressiven Patienten, die unter Lithium-Langzeitbehandlung standen, trat kein Effekt auf die Aktivität der Plasma-Cholinesterase ein (119). Der Lithium-Effekt auf die neuromuskuläre Blockade nach Succinylcholin oder Decamethonium sowie die Verländerung der Aufhebung der Pancuronium-Wirkung stimmen mit den Ergebnissen von Vizi und Mitarb. überein, die feststellten, daß Lithium die Synthese und Freisetzung von Acetylcholin in Tierpräparationen hemmte (120). Der auf die durch Pancuronium hervorgerufene Blockade ausgeübte Effekt ist schwieriger erklärbar und beruht auf unterschiedlichen Wirkungsmechanismen zwischen Pancuronium und den beiden anderen nichtdepolarisierenden Relaxanzien d-Tubocurarin und Gallamin. Pancuronium hat auf die neuromuskuläre Endplatte sowohl eine depolarisierende als auch eine nichtdepolarisierende Aktivität. Eine weitere Möglichkeit besteht darin, daß Pancuronium auf Grund der Steroidform seiner Struktur auf die zelluläre Verteilung von Natrium und Kalium einen tiefergreifenden Effekt ausübt als d-Tubocurarin oder Gallamin, insbesondere da Pancuronium einen mineralokortikoid-ähnlichen Effekt besitzt.

Wechselwirkungen zwischen Lithium und Barbituraten

Jephcott und Kerry haben über einen Fall verzögerter Erholung nach der Barbituratanästhesie zur Elektrokrampfbehandlung bei einem mit Lithiumcarbonat behandelten Patienten berichtet (117). Der Lithium-Spiegel im Serum dieses Patienten betrug 3,4 mmol/l (bei einem therapeutischen Bereich von 0,9–1,5 mmol/l). Die pränästhetische Untersuchung hatte keine Hinweise auf toxische Wirkungen des Lithiums erkennen lassen.

Mannisto und Saarnivaara untersuchten die Effekte der Kurzzeit- und Langzeitbehandlung mit Lithiumchlorid auf die Schlafdauer nach der intravenösen Gabe von Thiopental, Methohexital, Ketamin, Propanidid, Alphaxalon-alphadolonacetat und Diazepam bei weißen Mäusen (121). Sie fanden nach Kurzzeitbehandlung mit Lithiumchlorid eine Verlängerung der Schlafdauer nach Thiopental, Methohexital und Diazepam, aber keine signifikanten Effekte nach längerdauernder Behandlung (21 Tage). Jedoch waren die Serumspiegel des Lithiums bei den Kurzzeitversuchen viel höher ($2,3 \pm 0,2$ mmol/l) als bei den Langzeitversuchen ($0,6 \pm 0,1$ mmol/l), was einige der unterschiedlichen Ergebnisse erklären könnte.

Zur Zeit gibt es noch keine Berichte über Wechselwirkungen zwischen Lithium und Inhalationsanästhetika oder Lokalanästhetika.

Der therapeutische Bereich für die Lithium-Konzentration im Serum ist eng, wobei Spiegel unterhalb von 0,8 mmol/l im allgemeinen unwirksam und Spiegel oberhalb von 1,5 mmol/l toxisch sind. Die toxischen Symptome zeigen sich primär am Gastrointestinaltrakt, an der Muskulatur sowie am Zentralnervensystem und erstrecken sich zwischen sehr leichten Zeichen, wie Brechreiz oder feinschlägigem Tremor der Hände, bis zu schweren Symptomen wie Krämpfen und Todesfällen. Es kommt nicht selten vor, daß Patienten mit «im therapeutischen Bereich» liegenden Blutspiegeln Symptome der Vergiftung zeigen, wie Verwirrtheitszustände, insbesondere bei älteren Patienten, die Lithium langsamer ausscheiden als junge Patienten (113, 122, 123).

Lithium überschreitet die Plazentarschranke rasch. Zum Zeitpunkt der Entbindung sind die Konzentrationen dieses Ions im Serum des mütterlichen Blutes, der Nabelschnur und des Neugeborenen fast identisch (121). Bei einer Patientin, die während des letzten Schwangerschaftsmonats Lithium einnahm, traten bei Mutter und Neugeborenem schwere Vergiftungserscheinungen auf. Die Patientin erhielt gleichzeitig Thiazid-Diuretika und außerdem noch eine natriumarme Diät. Die Lithium-Konzentration im Serum der Mutter unmittelbar nach der Entbindung war 3,4 mmol/l, während die des Neugeborenen 2,4 mmol/l betrug (125). Die Verabreichung von Diuretika oder die Einschränkung der Natrium-Einfuhr stellt für Patienten, die Lithium erhalten, eine zusätzliche Gefahr dar. Eine Natrium-Belastung fördert die Ausscheidung des Lithiums, während die Natrium-Verarmung durch renale Mechanismen am proximalen Tubulus die Retention dieses Ions bewirkt (115). Eine kurzdauernde Behandlung mit Diuretika kann rasch zu Vergiftungserscheinungen führen (126). Diuretika, welche wie die Thiazide, Ethacrynsäure und Furosemid eine Verarmung von Natrium und Kalium bewirken, sind in dieser Hinsicht gefährlicher als die kaliumsparenden Diuretika wie Spironolacton und Triamteren (127). Die Behandlung der Lithium-Vergiftung besteht in der Stützung vitaler Funktionen. Osmotische Diurese, Alkalisieren des Urins und Verabreichung von Aminophyllin sind die wichtigen therapeutischen Maßnahmen. In schweren Fällen kann die Dialyse eingesetzt werden (113).

Für den Anästhesisten sind mehrere Nebenwirkungen der Lithium-Therapie von Interesse. Die wiederholte Lithium-Therapie kann eine gutartige und reversible Senkung der T-Wellen des Elektrokardiogramms zur Folge haben. Außerdem kann bei diesen Patienten ein nephrogener Diabetes insipidus entstehen, der gegenüber dem antidiuretischen Hormon resistent ist. Dieses Syndrom verschwindet nach Absetzen der Lithium-Therapie. Bei wenigen Patienten kann eine Struma entstehen. Diese Patienten bleiben im allgemeinen euthyreot, und die Schilddrüse verkleinert sich, sobald die Lithium-Behandlung beendet wird (115).

Fallbericht

Ein 64jähriger, 70 kg schwerer Mann war zu einer Kataraktoperation unter Allgemeinanästhesie vorgesehen. Die präoperative Beurteilung enthielt die anamnestische Angabe einer seit langem bestehenden manisch depressiven Psychose, die während der letzten zwei Jahre erfolgreich mit 4 × täglich 300 mg Lithiumcarbonat (Lithiumcarbonat®) behandelt worden war. Die weitere Untersuchung ergab keine Besonderheiten, und die präoperativen Laborwerte einschließlich der Serumelektrolyte waren normal. Der Lithium-Spiegel des Patienten betrug 1,2 mmol/l.

Bei der Betrachtung der anästhesiologischen Betreuung dieses Patienten gibt es mehrere wichtige Punkte:

1. Gemäß seiner präoperativen Beurteilung scheint sich der Patient in einem optimalen Zustand für eine geplante Operation zu befinden. Sein Lithium-Spiegel liegt im «therapeutischen» Bereich, und er läßt keine Zeichen einer Lithium-Vergiftung erkennen.
2. Die Operation erfordert eine endotracheale Anästhesie, die unter Beibehaltung des intraokularen Drucks oder auf den vor der Einleitung bestehenden Werten durchzuführen ist.

Man könnte die Anästhesie mit Halothan-Inhalation einleiten und bei angemessener Anästhesietiefe die endotracheale Intubation vornehmen und dabei jene Muskelrelaxanzien vermeiden, deren Wirkungsdauer unter Lithium verlängert werden kann. Wird ein Muskelrelaxans für notwendig erachtet, so verwendet man ein nichtdepolarisierendes Mittel, von dem bekannt ist, daß eine Wechselwirkung mit Lithium nicht erfolgt. Gallamin oder d-Tubocurarin wären die beste Wahl. Soweit man keine Hypotonie erzielen will, ist bei Verwendung von Halothan Gallamin wegen seines vagolytischen Effektes vorzuziehen. Der Effekt von Barbituraten am Menschen mit nichttoxischen Lithium-Spiegeln ist nicht bekannt. Jedoch sind niedrige Barbituratdosen angesichts an Tieren ermittelter Daten in Gegenwart «therapeutischer» Lithium-Spiegel wahrscheinlich als sicher zu betrachten. Somit kann in Abhängigkeit von den herrschenden Bedingungen entweder eine Allgemeinanästhesie mit Inhalationsanästhetika oder eine intravenöse Kombinationsanästhesie (balancierte Anästhesie) anzuwenden sein.

Abschließend ist festzustellen, daß die Psychopharmaka häufig zu Wechselwirkungen mit den unter der Anästhesie verwendeten Mitteln führen. Psychopharmaka werden sowohl in der Psychiatrie als auch in der Allgemeinmedizin häufig eingesetzt. Es ist daher für den Anästhesisten wichtig, bei allen Patienten festzustellen, welche dieser Medikamente eingenommen wurden. Alle mit Psychopharmaka behandelten Patienten erfordern die Zusammenarbeit zwischen dem Psychiater und dem Anästhesisten, um die anästhesiologische Betreuung abstimmen zu können.

Literatur

1. Snyder, S.H.: The dopamine hypothesis of schizophrenia. Am. J. Psychiatry 133 (1976) 197
2. Goodman, L.S., A. Gilman (Hrsg.): The Pharmacological Basis of Therapeutics. 5. Aufl. New York, Macmillan, 1975
3. Laborit, H., P. Huguenard, R. Allaume: Un nouveau stabilisateur végétatif (le 4460 RP). Presse Méd. 60 (1952) 206

4. Inglis, J. M., M. E. H. Barrow: Premedication – a reassessment. Proc. R. Soc. Med. 58 (1965) 29
5. Holderness, M. C., P. E. Chase, R. D. Dripps: A narcotic analgesic and a butyrophenone with nitrous oxide for general anesthesia. Anesthesiology 24 (1963) 336
6. Kreuscher, H.: Modifications of the classic neuroleptoanalgesic technique. Int. Anesthesiol. Clin. 11 (1973) 71
7. Corssen, G.: Neuroleptanalgesia and anesthesia in obstetrics. Clin. Obstet. Gynecol. 17 (1974) 241
8. Sadove, M. S. u. Mitarb.: Clinical study of droperidol in the prevention of the side effects of ketamine anesthesia. Anesth. Analg. (Cleve.) 50 (1971) 526
9. Foldes, F. F.: The prevention of psychotomimetic side effects of ketamine. Proceedings of the second ketamine symposium, Mainz, 1972. In: Ketamine: New Information in Research and Clincal Practice. Hrsg. N. Gemperle, H. Kreuscher und D. Langrehr. Anesthesiology and Resucitation Series, Vol. 69. Berlin und Heidelberg, und New York, Springer-Verlag, 1973
10. Keats, A. S., J. Telford, Y. Kurosu: «Potentiation» of meperidine by promethazine. Anesthesiology 22 (1961) 34
11. Jackson, C. L., D. Smith: Analgesic properties of mixtures of chlorpromazine with morphine and meperidine. Ann. Intern. Med. 45 (1956) 640
12. Lambertson, C. J., H. Wendel, J. B. Longenhagen: The separate and combined respiratory effects of chlorpromazine and meperidine in normal men controlled at 46 mm Hg alveolar PCO_2. J. Pharmacol. Exp. Ther. 131 (1961) 381
13. Dundee, J. W., R. M. Nicholl, J. Moore: Clinical studies of induction agents. X: The effect of phenothiazine premedication on thiopentone anaesthesia. Br. J. Anaesth. 36 (1964) 106
14. Prasad, C. R., K. Kar: Effect of atropine alone and in combination with tranquilizers on morphine-induced analgesia. Curr. Sci. 35 (1966) 308
15. Morris, R. W. Effects of phenothiazines on pentobarbital-induced sleep in mice. Arch. Int. Pharmacodyn Ther. 161 (1966) 380
16. Kissil, D., J. Yelnosky: A comparison of the effects of chlorpromazine and droperidol on the respiratory response to CO_2. Arch. Int. Pharmacodyn. Ther. 172 (1968) 73
17. Brodie, B. B.: Potentiating action of chlorpromazine and reserpine. Nature 175 (1955) 1133
18. Dobkin, A. B.: Potentiation of thiopental anaesthesia by derivatives and analogues of phenothiazine. Anesthesiology 21 (1960) 292
19. Dobkin, A. B.: Potentiation of thiopental anaesthesia with Tigan, Panectyl, Benadryl, Gravol, Marzine, Histadyl, Librium and Haloperidol. Can. Anaesth. Soc. J. 8 (1961) 265
20. Dripps, R. D. u. Mitarb.: The use of chlorpromazine in anesthesia and surgery. Ann. Surg. 142 (1955) 775
21. Wallis, R.: Potentiation of hypnotics and analgesics: clinical experience with chlorpromazine. N. Y. State J. Med. 55 (1955) 243
22. Eggers, G. N., G. Corssen, C. Allen: Comparison of vasopressor responses in the presence of phenothiazine derivatives. Anesthesiology 20 (1959) 261
23. Campell, J. B.: Long-term treatment of Parkinson's disease with levodopa. Neurology 20 (1970) 18
24. Warnes, H., H. E. Lehman, T. A. Ban: Adynamic ileus during psychoactive medication: a report of three fatal and five severe cases. Can. Med. Assoc. J. 96 (1967) 1112
25. El-Yousef, M. K. u. Mitarb.: Reversal of antiparkinsonian drug toxicity by physostigmine: a controlled study. Am. J. Psychiatry 130 (1973) 141
26. Grant, W. M.: Ocular complications of drugs. Glaucoma. J. A. M. A. 207 (1969) 2089
27. Janowsky, D. S., E. C. Janowsky: Methscopolamine as a preanesthetic medication (Briefe an den Hrsg.). Can. Anaesth. Soc. J. 23 (1976) 334
28. Gold, M. I.: Tranquilizers in the surgical patient. Surgery 56 (1964) 1027
29. Gold, M. I.: Profound hypotension associated with preoperative use of phenothiazines. Anesth. Analg. (Cleve.) 53 (1974) 844
30. Hatch, R. C.: Ketamine catalepsy and anesthesia in dogs pretreated with antiserotonergic or

antidopaminergic neuroleptics or with anticholinergic agents. Pharmacol. Res. Commun. 6 (1974) 289
31. Moore, D.C., L.D. Bridenbaugh: Chlorpromazine: a report of one death and eight near fatalities following its use in conjunction with spinal, epidural and celiac plexus block. Surgery 40 (1956) 543
32. Swidler, G.: Handbook of Drug Interactions. New York, Wiley-Interscience, 1971
33. Regan, A.G., J.A. Aldrete: Prolonged apnea after administration of promazine hydrochloride following succinylcholine infusion. Anesth. Analg. (Cleve.) 46 (1967) 315
34. Alexander, C.S., A. Nino: Cardiovascular complications in young patients taking psychotropic drugs. Am. Heart J. 78 (1969) 757
35. Fletcher, G.F., T.M. Kazamias, N.K. Wenger: Cardiotoxic effects of Mellaril: conduction disturbances and supraventricular arrhythmias. Am. Heart J. 78 (1969) 135
36. Hrsg.: Cardiovascular complications from psychotropic drugs. Br. Med. J. 1 (1971) 3
37. Marsuki, A. u. Mitarb.: Excessive mortality in schizophrenic patients on chronic phenothiazine treatment. Agressologie 13 (1972) 407
38. Alper, M.H., W. Flacke, O. Krager: Pharmacology of reserpine and its implications for anesthesia. Anesthesiology 24 (1963) 524
39. Fann, W.E., J.M. Davis, D.S. Janowsky: The prevalence of tardive dyskinesias in mental hospital patients. Dis. Nerv. Sys. 33 (1972) 182
40. Foster, M.W., jr., R.F. Gayle jr.: Dangers in combining reserpine with electroconvulsive therapy. J.A.M.A. 154 (1955) 1520
41. Bracha, S., J.P. Hes: Death occuring during combined reserpine-electroshock therapy. Am. J. Psychiatry 133 (1956) 257
42. Coakley, C.S., S. Alpert, J.S. Boling: Circulatory responses during anesthesia of patients on rauwolfia therapy. J.A.M.A. 161 (1956) 1143
43. Ziegler, C.H., J.B. Lovette: Operative complications after therapy with reserpine and reserpine compounds. J.A.M.A. 176 (1961) 916
44. Smessaert, A.A., R.G. Hicks: Problems caused by rauwolfia drugs during anesthesia and surgery. New York State J. Med. 61 (1961) 2399
45. Munson, W.M., J.A. Jenicek: Effect of anesthetic agents on patients receiving reserpine therapy. Anesthesiology 23 (1962) 741
46. Katz, R.L., H.D. Weintraub, E.M. Papper: Anesthesia, surgery and rauwolfia. Anesthesiology 25 (1964) 142
47. Miller, R.D., W.L. Way, E.T. Eger: The effects of alphamethyldopa, reserpine, guanethidine, and iproniazid on minimum alveolar anesthetic requirement (MAC). Anesthesiology 29 (1968) 1153
48. Child, K.J., P. Sutherland, E.G. Tomich: Some effects of reserpine on barbitone anesthesia in mice. Biochem. Pharmacol. 6 (1961) 252
49. Lessin, A.W., M.W. Parkes: The relationship between sedation and body temperature in the mouse. Br. J. Pharmacol. 12 (1957) 245
50. Ominsky, A.J., H. Wollman: Hazards of general anesthesia in the reserpinized patient. Anesthesiology 30 (1969) 443
51. Tammisto, T. u. Mitarb.: The effect of reserpine, chlordiazepoxide and imipramine treatment on the potency of thiopental in man. Ann. Chir. Gynaecol. 356 (1967) 323
52. Gray, W.D., C.E. Rauh: The anticonvulsant action of inhibitors of carbonic anhydrase: relation to endogenous amines in the brain. J. Pharmacol. Exp. Ther. 115 (1967) 127
53. Gelder, M.G., J.R. Vane: Interaction of the effects of tyramine, amphetamine, and reserpine in man. Psychopharmacologia 3 (1962) 231
54. Matilla, M.J., L. Saarnivaara: Potentiation with indomethacin of the morphine analgesia in mice and rabbits. Ann. Med. Exp. Biol. Fenn. 45 (167) 360
55. Ross, J.W., A. Ashford: The effect of reserpine and alpha methyldopa on the analgesic action of morphine in the mouse. J. Pharm. Pharmacol. 19 (1967) 709

56. Tabojnikova, M., V. Kovalcik: On the mechanism of the inhibiting effect of reserpine on morphine. Act. Nerv. Super **9** (1967) 317
57. Carrier, G.O., B.L. Pegram, O. Carrier: Antagonistic effects of reserpine on d-tubocurarine action on motor function of rabbits. Eur. J. Pharmacol. **6** (1969) 125
58. Janowsky, D.S., R. Pechnick, E.C. Janowsky: Lethal effects of reserpine plus physostigmine and neostigmine in mice. Clin. Exp. Pharmacol. Physiol. **3** (1976) 483
59. Therapeutic Drug Interactions. Hrsg. M.S. Cohen. Madison, Wisconsin, Drug Information Center, University of Wisconsin Medical Center, 1970
60. Meyler, L., A. Herxheimer (Hrsg.): Side Effects of Drugs. Baltimore, Williams & Wilkins, 1968, Vol. VI
61. Hartshorn, E.A.: Handbook of Drug Interactions. 2. Aufl. Hamilton, Illinois, Drug Intelligence Publications, 1973
62. Vapaatalo, H.I., P. Torofi: Effect of some antidepressive drugs on the blood pressure responses to the sympathomimetic amines. Ann. Med. Exp. Biol. Fenn. **45** (1967) 399
62a. Edwards, R.P. u. Mitarb.: Cardiac responses to imipramine and pancuronium during anesthesia with halothane or enflurane. Anesthesiology **50** (1979) 421
63. Svedmyr, N.: The influence of a tricyclic antidepressive agent (protriptyline) on some of the circulatory effects of noradrenaline and adrenaline in man. Life Sci. **7** (1968) 77
64. Boakes, A.J. u. Mitarb.: Interactions between sympathomimetic amines and antidepressant agents in man. Br. Med. J. **1** (1973) 311
65. Boakes, A.J.: Vasoconstrictors in Local Anesthetics and Tricyclic Antidepressants. In: Drug Interactions. Hrsg. D.G. Grahame-Smith. Baltimore, University Park Press, 1977
66. Verrill, P.J.: Adverse reactions to local anaesthetics and vasoconstrictor drugs. Practitioner **218** (1975) 380
67. Goldman, V.: Local anaesthetics containing vasoconstrictors. Br. Med. J. **1** (1971) 175
68. Jori, A.: Potentiation of noradrenaline toxicity by drug antihistaminic activity. J. Pharm. Pharmacol **18** (1966) 824
69. Milner, G., N. Hills: Adynamic ileus and nortriptyline. Br. Med. J. **1** (1966) 841
70. Griffin, J.P., P.F. D'Arcy: A Manual of Adverse Drug Interactions. Bristol, John Wright and Sons, 1975
71. Lechat, P., J. Fontagne, J.P. Giroud: Influence of previously given tricyclic antidepressants on the activity of local anesthetics. Therapie **24** (1969) 393
72. Marshall, L.J., V.A. Green: Propranolol and diazepam for imipramine poisoning. Lancet **2** (1968) 1249
73. Vohra, J.: Cardiovascular abnormalities following tricyclic antidepressant drug overdosage. Drugs **7** (1974) 323
74. Goldberg, L.I.: Monoamine oxidase inhibitors, adverse reactions and possible mechanisms. J.A.M.A. **190** (1964) 456
75. Jenkins, L.C., H.B. Graves: Potential hazards of psychoactive drugs in association with anesthesia. Can. Anaesth. Soc. J. **23** (1976) 334
76. Hunter, K.R. u. Mitarb.: Monoamine oxidase inhibitors and L-dopa. Br. Med. J. **3** (1970) 388
77. Lewis, E.: Hyperpyrexia with antidepressant drugs. Br. Med. J. **2** (1965) 1671
78. Krisko, I., E. Lewis, J. Johnson: Severe hyperpyrexia due to tranylcypromine-amphetamine toxicity. Ann. Intern. Med. **70** (1969) 559
79. Hirsh, M.S., R.M. Walter, R.J. Hasterlik: Subarachnoid hemorrhage following ephedrine and MAO inhibitor. J.A.M.A. **194** (1965) 1259
80. Blackwell, B. u. Mitarb.: Hypertensive interactions between monoamine oxidase inhibitors and foodstoffs. Br. J. Psychiatry **113** (1967) 349
81. Sjoquist, F.: Psychotropic drugs. (2) Interaction between monoamine oxidase (MAOI) inhibitors and other substances. Proc. R. Soc. Med. **58** (1965) 967
82. Elis, J. u. Mitarb.: Modification by monoamine oxidase inhibitors of the effect of some sympathomimetics on blood pressure. Br. Med. J. **2** (1967) 75

83. Raskin, A.: Adverse reactions to phenelzine, results of a nine hospital depression study. J. Clin. Pharmacol. 12 (1972) 22
84. Hrsg.: Analgesics and monoamine-oxidase inhibitor. Br. Med. J. 4 (1967) 284
85. Horler, A.R., N.A. Wynne: Hypertensive crisis due to pargyline and metaraminol. Br. Med. J. 2 (1965) 460
86. Mason, A.: Fatal reaction associated with tranylcypromine and methylamphetamine. Lancet 1 (1962) 173
87. Davies, T.S.: Monoamine oxidase inhibitors and rauwolfia compound. Br. Med. J. 2 (1960) 739
88. Hunter, K.R., G.M. Stern, D.R. Laurence: Use of levodopa with other drugs. Lancet 2 (1970) 1283
89. Teychenne, P.F. u. Mitarb.: Interactions of levodopa with inhibitors of monoamine oxidase and L-aromatic amino acid decarboxylase. Clin. Pharmacol. Ther. 18 (1975) 273
90. Horwitz, D., L.I. Goldberg, A. Sjoerdsma: Increased blood pressure responses to dopamine and norepinephrine produced by monoamine oxidase inhibitors in man. J. Lab. Clin. Med. 56 (1960) 747
91. Shepherd, M.: Psychotropic drugs. (1) Interaction between centrally acting drugs in man. Proc. R. Soc. Med. 58 (1965) 964
92. Palmer, H.: Potentiation of pethidine. Br. Med. J. 2 (1960) 944
93. Shee, J.C.: Dangerous potentiation of pethidine by iproniazid and its treatment. Br. Med. J. 2 (1960) 507
94. Rogers, K.J.: Role of brain monoamines in the interaction between pethidine and tranylcypromine. Eur. J. Pharmacol. 14 (1971) 86
95. Brownlee, G., G.W. Williams: Potentiation of amphetamine and pethidine by monoamine oxidase inhibitors. Lancet 1 (1963) 699
96. Eade, N.R., K.W. Renton: Effect of monoamine oxidase inhibitors on the n-demethylation and hydrolysis of meperidine. Biochem. Pharmacol. 19 (1970) 2243
97. Eade, N.R., K.W. Renton: The effect of phenelzine and tranylcypromine on the degradation of meperidine. J. Pharmacol. Exp. Ther. 173 (1970) 31
98. Rivers, N., B. Horner: Possible lethal reaction between Nardil and dextromethorphan. Can. Med. Assoc. J. 103 (1970) 85
99. Jounela, A.J., M.J. Mattila: Modification by phenelzine of morphine and pethidine analgesia in mice. Ann. Med. Exp. Biol. Fenn. 46 (1968) 66
100. Rogers, K.J., J.A. Thornton: The interaction between monoamine oxidase inhibitors and narcotic analgesics in mice. Br. J. Pharmacol. 36 (1969) 470
101. Jounela, A.J.: Effect of phenelzine on the rate of metabolism of pethidine. Ann. Med. Exp. Biol. Fenn. 46 (1968) 531
102. Vigran, I.M.: Dangerous potentiation of meperidine hydrochloride by pargyline hydrochloride. J.A.M.A. 187 (1964) 954
103. Cocks, D.P., A. Passmore-Rowe: Dangers of monoamine oxidase inhibitors. Br. Med. J. 2 (1962) 1545
104. Churchill-Davidson, H.C.: Anaesthesia and monoamine oxidase inhibitors. Br. Med. J. 1 (1965) 520
105. Domino, E., T.S. Sullivan, E.D. Luby: Barbiturate intoxication in a patient treated with a MAO inhibitor. Am. J. Psychiatry 118 (1962) 941
106. Bodley, P.O., K. Halwax, L. Potts: Low pseudocholinesterase levels complicating treatment with phenelzine. Br. Med. J. 3 (1969) 510
107. Cheymol, J. u. Mitarb.: Influence of chronic MAOI inhibitor administration on curarization. Therapie 21 (1966) 355
108. Summers, R.J.: Effects of monoamine oxidase inhibitors on the hypothermia produced in cats by halothane. Br. J. Pharmacol. 37 (1969) 400
109. Frieden, J.: Propranolol as an anti-arrhythmic agent. Am. Heart J. 75 (1967) 283
110. Moser, M.: Experience with isocarboxazid. J.A.M.A. 176 (1961) 276

111. Pelington, G.N.: Droperidol and monoamine oxidase inhibitors. Br. Med. J. **1** (1966) 483
112. Byck, R.: Drugs and the treatment of psychiatric disorders. In: The Pharmacological Basis of Therapeutics. Hrsg. L.S. Goodman und A. Gilman, New York, Macmillan 1975
113. Davis, J.M., D.S. Janowsky, M.K. El-Yousef: The use of lithium in clinical psychiatry. Psychiatric Annals **3** (1973) 78
114. Greist, J.H. u. Mitarb.: The lithium librarian. Arch. Gen. Psychiatry **34** (1977) 456
115. Peach, M.J.: Cations: calcium, magnesium, barium, lithium, and ammonium. In: The Pharmacological Basis of Therapeutics. Hrsg. L.S. Goodman und A. Gilman. New York, Macmillan, 1975
116. Borden, H., M. Clarke, H. Katz: The use of pancuronium bromide in patients receiving lithium carbonate. Can. Anaesth. Soc. J. **21** (1974) 79
117. Jephcott, G., R.J. Kerry: Lithium: an anesthetic risk. Br. J. Anaesth. **46** (1974) 389
118. Hill, G.E., K.C. Wong, M.R. Hodges: Potentiation of succinylcholine neuromuscular blockade by lithium carbonate. Anesthesiology **44** (1976) 439
119. Hill, G.E., K.C. Wong, M.R. Hodges: Lithium carbonate and neuromuscular blocking agents. Anesthesiology **46** (1977) 122
120. Vizi, E. u. Mitarb.: The effect of lithium on acetylcholine release and synthesis. Neuropharmacology **11** (1972) 521
121. Mannisto, P.T., L. Saarnivaara: Effect of lithium and rubidium on the sleeping time caused by various intravenous anaesthetics in the mouse. Br. J. Anaesth. **48** (1976) 185
122. Solomon, R., R. Vickers: Dysarthria resulting from lithium carbonate, a case report. J.A.M.A. **231** (1975) 280
123. Wahrton, R.: Geriatric Doses (Briefe an den Hrsg.). J.A.M.A. **233** (1975) 22
124. Mackay, A.V.P., R. Loose, A.I.M. Glen: Labour on lithium. Br. Med. J. **1** (1976) 878
125. Wilbanks, G.D. u. Mitarb.: Toxic effects of lithium carbonate in a mother and newborn infant. J.A.M.A. **213** (1970) 865
126. Macfie, A.C.: Lithium poisoning precipitated by diuretics. Br. Med. J. **1** (1975) 516
127. Ascione, F.J.: Lithium with Diuretics. Drug Ther. (Hosp.) **7** (1977) 125

14. Kapitel

Sedativa und Hypnotika

N. Ty Smith

Die im englischen Sprachraum übliche Bezeichnung «sedative-hypnotic» dürfte eine der irreführendsten Fehlbezeichnungen der modernen Therapie sein. Dieser Begriff bezeichnet keine spezifische Wirkung eines Mittels, sondern vielmehr ein Wirkungsspektrum, welches von Sedierung und hypnotischer Wirkung bis zur Allgemeinanästhesie und schließlich bis zum Koma reicht (1). Unter dieser Gruppe versteht man zahlreiche chemisch untereinander nicht verwandte Medikamente, die nach Aspirin zu den häufigst benutzten wie auch mißbrauchten Arzneimitteln gehören. Vor der Anästhesie ergibt die Anamnese häufig beim Patienten die gewohnheitsmäßige Einnahme dieser Medikamente bei Schlaflosigkeit oder als Beruhigungsmittel. Deshalb sollte der Anästhesist gezielt nach der Anwendung solcher Mittel fragen und auf andere Mittel achten, mit denen eine Wechselwirkung auftreten könnte.

Obwohl diese Mittel für unterschiedliche Zwecke auf mehrererlei Weise zugeführt werden, sollen hier hautpsächlich deren orale Langzeitanwendung und ihre Kurzzeitanwendung zur präanästhetischen Medikation betrachtet werden.

Fallbericht

Ein 58jähriger Mann wurde wegen eines Myokardinfarktes im Krankenhaus aufgenommen. Er erhielt auf der Station Digoxin, Lidocain, Phenobarbital und Dicumarol. Die Dosierung des Dikumarols wurde nach der Prothrombinzeit des Patienten ermittelt, die am Ende der Stabilisierungsphase 18,4s, bei einem Kontrollwert von 12,4s betrug. Nach zwei Wochen wurde die Barbituratbehandlung abgebrochen, die Dikumarol-Behandlung dagegen ohne Änderung der Dosierung fortgesetzt. Zwei Wochen später wurde der Patient mit einer Magenblutung in den Operationssaal gebracht. Der Anästhesist weigerte sich, irgendwelche Maßnahmen zu ergreifen, bevor nicht eine Bestimmung der Prothrombinzeit erfolgt war. Die Prothrombinzeit betrug 34s, bei einem Kontrollwert von 11,8s. Der Patient erhielt daraufhin Vitamin K, wonach die Prothrombinzeit auf den therapeutischen Bereich des Dicumarols absank und die Magenblutung aufhörte.

Dieser Fall ereignete sich lange Zeit vor dem Bekanntwerden der Wechselwirkung zwischen Barbituraten und dem Dicumarol. Der den bei diesem Patienten aufgetretenen

Problemen zugrundeliegende Wechselwirkungsmechanismus wird in diesem Kapitel im einzelnen beschrieben. Dieser Fallbericht weist auf mehrere wichtige Tatsachen hin. Er zeigt, daß ein Medikament die Geschwindigkeit des Abbaus und daher auch die Wirkung eines anderen Medikaments verändern kann. Der Bericht betont auch eine weniger gewürdigte Tatsache, nämlich die, daß das Absetzen eines an einer Wechselwirkung beteiligten Mittels, in diesem Falle des Phenobarbitals ebenfalls Auswirkungen haben kann. Schließlich zeigt der Bericht, daß große Wachsamkeit gegenüber jeglicher Wechselwirkung notwendig ist, gleichgültig, ob diese den Ablauf der Durchführung einer Anästhesie beeinflußt oder nicht.

In den folgenden Abschnitten erfolgt eine Beschreibung des den «sedierenden Hypnotika» zugrundeliegenden Mechanismus, einige der bekannteren Mittel dieser Gruppe, deren Wirkungsmechanismen und Anwendungsbereiche, die häufigsten Wechselwirkungen, an welchen diese Mittel beteiligt sind und eine Besprechung der klinischen Bedeutung dieser Wechselwirkungen. Zu diesen Mitteln gehören die Barbiturate, Alkohol, Diazepam, Chlordiazepoxid, Flurazepam, Chloralhydrat, Paraldehyd, die Antihistaminika, Meprobamat, Ethchlorvynol und Marihuana.

Pharmakologische Mechanismen

Ziel der sedierenden Behandlung ist die Beseitigung von Angst oder seelischer Spannung, ohne die normalen Aktivitäten des Patienten zu beeinträchtigen. Die erzielte Sedierung kann sowohl die Angst durch eine Neurose als auch die durch eine somatische Erkrankung lindern. Im allgemeinen sind die Sedativa bei gefühlsmäßig erregten oder neurotischen Patienten von größerem Nutzen als bei Patienten mit Psychosen. Die zur Behandlung von Psychosen dienenden Mittel sind im 13. Kap. ausführlich behandelt worden.

Obwohl die sedierenden Hypnotika auf sämtlichen Ebenen des Zentralnervensystems wirksam sind, ist das retikulär aktivierende System auf ihre dämpfende Effekte besonders empfindlich. Diese Wirkung scheint für die schlafanstoßenden Eigenschaften dieser Mittel verantwortlich zu sein (2). Die klinischen Effekte der sedierenden Hypnotika sind für die Barbiturate typisch, die nach oraler Einnahme rasch resorbiert und über den gesamten Körper verteilt werden. Normale hypnotische Dosen können die motorische Leistungsfähigkeit, das Urteilsvermögen und die Ausführung einfacher verstandesmäßiger Aufgaben beeinträchtigen (3–6). Es ist unklar, ob die Wirkung der Barbiturate auf zellulärem oder synaptischem Niveau erfolgt, und zur Erklärung ihrer Wirkungen sind viele Theorien entwickelt worden (2). Die Barbiturate haben eine antikonvulsive Aktivität, eine Eigenschaft, die sie mit vielen anderen Sedativa und Hypnotika gemeinsam haben. Es sei jedoch darauf verwiesen, daß man jetzt auf dem Standpunkt steht, die sedierenden und antikonvulsiven Eigenschaften der Barbiturate als voneinander zu trennende Phänomene zu betrachten (7).

Die von den Sedativa und Hypnotika auf das Zentralnervensystem ausgeübte dämpfende Wirkung erklärt eine beachtliche Zahl potentiell gefährlicher Wechselwirkungen mit anderen das Zentralnervensystem dämpfenden Mitteln. In dieser Hinsicht ist Alkohol ein erstrangiger Sündenbock. Obwohl das klassische «Micky Finn» genannte Gemisch aus Chloralhydrat und Alkohol nicht dokumentiert ist, kann die Wechselwirkung von Alkohol mit das Zentralnervensystem dämpfenden Mitteln bedrohliche Formen annehmen. Wahrscheinlich stehen die meisten Wechselwirkungen der als präanästhetische

Medikation dienenden sedierenden Hypnotika im Zusammenhang mit additiven Effekten auf das Zentralnervensystem. Es ist gewiß, daß die meisten unserer Kollegen intuitiv die Dosis eines zur Prämedikation dienenden Mittels herabsetzen, wenn wir ein weiteres Mittel hinzufügen. So geben wir z.B. in Gegenwart von Hydroxyzin nicht soviel Pentobarbital, wie wenn wir Pentobarbital allein gäben. Diese Wechselwirkungen sind jedoch nicht ausreichend belegt.

Noch weniger geklärt ist der Effekt der präanästhetischen Medikation auf die eigentlichen Anästhetika. Es ist gewiß, daß die zur Prämedikation dienenden Mittel die Durchführung der Anästhesie verändern. Sie ermöglichen eine glattere Einleitung der Anästhesie. Es ist zweifelhaft, ob man diese Effekte als echte Wechselwirkung zwischen Medikamenten bezeichnen darf. In ähnlicher Weise kann eine zeitlich schlecht anberaumte oder übermäßige Dosierung einer präanästhetischen Medikation die Erholungszeit eines Patienten verlängern. Welcher Anteil dieses Phänomens auf Wechselwirkungen der von diesen Mitteln auf das Zentralnervensystem ausgeübten Effekte beruht und welcher Anteil ganz einfach auf der viel längeren Wirkung der Medikation, ist nicht ermittelt worden.

Über die Fähigkeit der zur Prämedikation verabreichten Sedativa und Hypnotika, die Tiefe der Anästhesie zu verändern, gibt es nur wenig Informationen. Das Hauptproblem besteht darin, daß die Standardmessung der Anästhesietiefe (über die Mindestalveolarkonzentration = MAC) sich auf den Schmerz bezieht und daß Sedativa und Hypnotika keine analgesierende Wirkung besitzen. Meines Wissens sind andere Formen der MAC-Messung, wie z.B. der MAC im Wachzustand, zur Ermittlung der Effekte der Sedativa und Hypnotika auf Tiefe und Dauer der Anästhesie noch nicht erfolgt.

Die Sedativa und Hypnotika haben in der zur Prämedikation üblichen Dosierung wahrscheinlich nur einen geringen Einfluß auf das Anästhesierungsvermögen der Inhalationsanästhetika. Selbst Morphin mit seinem bekannten Analgesierungsvermögen setzt die MAC des Halothans nur um 0,05 Vol.-% herab (8). Werden 30 min vor einer chirurgischen Inzision 0,2 mg Diazepam/kg intravenös gegeben, so wird die MAC des Halothans von 0,73 auf 0,48 Vol.-% herabgesetzt, was einer Verminderung von 34% entspricht (9). Es ist anzunehmen, daß man bei kleineren, intramuskulär oder oral 2–3 Stunden vor der Injektion zugeführten Diazepam-Dosen mit einer erheblich geringeren Auswirkung des Diazepams rechnen kann. Diese Einflüsse wurden jedoch nicht untersucht.

Viele Hypnotika regen die Bildung mikrosomaler Enzyme in der Leber an. Dies ist die Grundlage einer Reihe von anderen bekannten Wechselwirkungen durch Medikamente dieser Gruppe. Die mikrosomale Enzyminduktion tritt zwischen 2 und 7 Tagen nach der Verabreichung dieser Mittel auf (10–13). Nach dem Absetzen des Mittels kann die Enzyminduktion bis zu einem Monat andauern (14). Phenobarbital als bestbekanntes enzyminduzierendes Mittel erhöht die Geschwindigkeit der Synthese des mikrosomalen Proteins bei der Maus und setzt die Geschwindigkeit von dessen Abbau herab. Dasselbe gilt für das mikrosomale Phospholipid der Ratte (15, 16). Somit läßt Phenobarbital das Protein der Lebermikrosomen um 20 bis 40% anwachsen (17–19). Die physiologische Wirkung des verstärkten Leberwachstums und die von den mikrosomalen enzyminduzierenden Medikamenten ausgeübte Funktion sind unbekannt (10). Viele Wechselwirkungen von Medikamenten treten jedoch aufgrund des unvermuteten und raschen Abbaus von Medikamenten auf, die gleichzeitig mit solchen Mitteln gegeben wurden, welche mikrosomale Enzyminduktion auslösen. Dieser Fallbericht ist nur eines von vielen Beispielen einer derartigen Wechselwirkung.

Spezifische Mittel

Barbiturate

Barbiturate sind oft an Wechselwirkungen mit anderen Medikamenten beteiligt. Sie werden von allen Bevölkerungsschichten zu vielen legalen und illegalen Indikationen verwendet. Überdosierung und physische sowie psychische Abhängigkeit sind übliche medizinische und soziale Probleme. Die Barbiturate werden im allgemeinen gut resorbiert. Sie sind bei oraler, parenteraler und rektaler Zufuhr wirksam. Alle diese Verabreichungswege sind klinisch üblich.
Die Wirkungsdauer eines Barbiturats hängt von seiner Umverteilung vom Gehirn auf die anderen Körpergewebe ab, von seinem in der Leber erfolgenden Abbau und von der über die Niere erfolgenden Ausscheidung des unveränderten Anteils dieses Barbiturats (2). Die über die Leber erfolgende Biotransformation ist offensichtlich im Sinne einer Limitierung für die Bestimmung der Wirkungsdauer des Barbiturats klinisch weniger wichtig. Obgleich empfohlen wurde, die Barbiturate bei Patienten mit Lebererkrankungen mit Vorsicht zu geben, muß eine sehr erhebliche Leberfunktionsstörung bestehen, um die Geschwindigkeit des Abbaus des Barbiturats in einem klinisch bedeutsamen Maß herabzusetzen (2, 20, 21).
Die Verteilung der Barbiturate wird von deren Lipidlöslichkeit, ihrer Proteinbindung und vom Grad ihrer Ionisierung bestimmt (2). Die Wirkung der stärker lipidlöslichen Barbiturate tritt rascher ein und ist von kürzerer Dauer. Die Albumine und andere Plasmaproteine gehen mit einem Anteil des Barbiturats eine reversible Bindung ein. Art und Grad der Bindung unterliegen je nach den physikochemischen Eigenschaften des betreffenden Barbiturats erheblichen Schwankungen (2). Die an Protein gebundenen Barbituratanteile stehen für die Ausübung der Wirkung des Barbiturats nicht mehr zur Verfügung. Somit verstärken alle Substanzen, welche durch die Konkurrenz um Bindungsstellen die Proteinbindung herabsetzen (wie z.B. die Sulfonamide oder das Aspirin) die pharmakologischen Effekte des Barbiturats und umgekehrt. Der Grad der Ionisierung beeinflußt die Verteilung durch Membranen hindurch, wie dies bei der Blut-Hirn-Schranke der Fall ist, und damit auch die im Hirn herrschende Barbituratkonzentration. Ein niedriger Plasma-pH hebt die Barbituratkonzentrationen im Hirngewebe an. Auch hier trifft das Gegenteil zu. Metabolische Veränderungen des Säure-Basen-Haushalts haben einen größeren Effekt auf die Barbituratverteilung und damit auf die Dämpfung des Zentralnervensystems als respiratorische Veränderungen (2).
Die Barbiturate verändern die Biotransformation und daher auch die Wirkung einer Anzahl von anderen Medikamenten. Diese Wechselwirkung besteht gewöhnlich in einer zweiphasischen Steigerung, der eine Herabsetzung der Wirkung folgt. Werden ein Barbiturat und ein weiteres in ähnlicher Weise abgebautes Mittel erstmalig gemeinsam verabreicht, so wird das Enzymsystem gesättigt, und die Effekte beider Mittel werden verstärkt (20, 22). Der anfänglich verstärkte Effekt tritt ein, weil Barbiturate wie Phenobarbital durch Kombination mit Cytochrom P-450 die Biotransformation einer Reihe von Medikamenten kompetitiv hemmen.
Das wahrscheinlich am besten dokumentierte und mit der Anästhesie im Zusammenhang stehende Beispiel für dieses Phänomen der akuten Hemmung ist die an Patienten zu beobachtende Wechselwirkung zwischen sedierenden Prämedikationen und Ketamin (23). Secobarbital, Diazepam (Diazemuls®, Diazepam®, Lamra®, Neurolytril®, Tran-

quase®, Tranquo-Tablinen®, Valium®) und Hydroxyzin (Atarax®, Masmoran®) verlängern allesamt die auf Ketamin folgende Nachschlafdauer bei Patienten. Wie an der Zunahme der Plasma-Halbwertszeit von Ketamin zu erkennen ist, scheinen diese Sedativa den Abbau des Ketamins zu hemmen.

Nach längerdauernder Anwendung eines Barbiturats und nachfolgender Gabe eines auf ähnliche Weise metabolisierten Medikaments wird jedoch dessen Effekt auf Grund der Zunahme der an seiner Biotransformation beteiligten Enzyme herabgesetzt (24). (Eine ausführlichere Besprechung dieses Sachverhalts erfolgte im 3. Kap.). Die nach Langzeitanwendung von Barbituraten zu beobachtende Toleranz beruht zumindest teilweise auf dieser erhöhten Aktivität des mikrosomalen Enzymsystems der Leber (24, 25). Bei Patienten unter einer Langzeitbehandlung mit Barbituraten sollte man eine erhöhte Toleranz gegenüber den meisten präanästhetischen Medikationen erwarten, dies ist aber niemals nachgewiesen worden.

Die von den Barbituraten ausgeübte Depression des Zentralnervensystems ist dagegen gut belegt. Auf Grund ihrer additiven Effekte mit anderen das Zentralnervensystem dämpfenden Mitteln (wie z.B. Ethanol oder Opiaten) wird ihr Mißbrauch als echte Gefahr eingeschätzt (26). Die gemeinsame Gabe von Barbituraten mit am Zentralnervensystem angreifenden Stimulantien wie Amphetamin kann umgekehrt zu Erregungszuständen führen, wenn auch die klinische Bedeutung dieser Wechselwirkung zweifelhaft ist (27).

Antikoagulanzien. Der Fallbericht zu Beginn des Kapitels beschreibt die häufigste und sicherlich am besten belegte Wechselwirkung von Medikamenten. (Auch das Versagen oraler Kontrazeptiva ist der Enzyminduktion durch Barbiturate angelastet worden (28). Die Verstärkung der Verstoffwechselung einiger östrogenartiger Verbindungen kann deren Unwirksamkeit verursachen. Diese Wechselwirkung beträfe den Anästhesisten erst dann, wenn sich die Patientin im Kreißsaal befindet. Die durch die Langzeittherapie von Barbituraten hervorgerufene Enzyminduktion steigert auch den Abbau von Antikoagulanzien des Cumarin-Typs (Coumadin®, Marcumar®, Sintrom®). Die Folge ist ein verminderter Cumarin-Effekt, und die gleichzeitige Anwendung eines Barbiturats kann zu Schwierigkeiten der Regelung der Cumarin-Dosis nach der Prothombinzeit führen. Weit gefährlicher ist vielleicht die nach Absetzen des Barbiturats und Beibehaltung der Cumarindosis eintretende Hypokoagulabilität. Somit traten bei unserem Fallbericht während der Barbituratbehandlung keine Probleme auf, obwohl das Barbiturat und Cumarin zur gleichen Zeit angesetzt wurden. Die Ärzte waren in der Lage, die Dosierung des Cumarols in einer die Effekte des Phenobarbitals kompensierenden Weise anzupassen. Zum Zeitpunkt des Absetzens des Phenobarbitals erfolgten die Bestimmungen der Prothrombinzeit mit geringerer Häufigkeit. Somit entdeckte niemand, daß eine gegebene Dicumarindosis mit der Verminderung ihrer Verstoffwechselung eine größere Wirksamkeit erlangte.

Unter Beachtung aller dieser Probleme ist es vorzuziehen, Hypnotika zu verwenden, bei welchen anscheinend keine Wechselwirkung mit Antikoagulanzien erfolgt, wie z.B. Flurazepam oder Diazepam.

Digitoxin (Coramedan®, Digimed®, Digimerck®, Digitoxin®, mono-glycocard®, Tardigal®). Auch für Digitoxin wurde die Herabsetzung der therapeutischen Wirkung einem ähnlichen Mechanismus des Abbaus zugeschrieben. Die Barbiturate steigern den Abbau des Digitoxins in Digoxin, das eine geringere Halbwertszeit besitzt, dies wiederum kann den therapeutischen Effekt herabsetzen (29) (s. 10. Kap.).

Andere Medikamente. Man kann sich jedoch nicht in allen Fällen darauf verlassen, daß die bei Langzeitbehandlung mit Barbituraten gesteigerte Verstoffwechselung vor einer Toxizitätssteigerung schützt. So können z.B. therapeutische Dosen der trizyklischen Antidepressiva bei Patienten, die regelmäßig Barbiturate einnehmen, schneller abgebaut werden. Jedoch können hohe Spiegel der trizyklischen Antidepressiva die durch die Barbiturate hervorgerufene Atemdepression potenzieren (30). Als weiteres Beispiel wird das Antikonvulsivum Phenytoin (Diphenylhydantoin) bei Patienten, die eine Langzeittherapie mit mäßigen Barbituratdosen erhalten haben, rascher abgebaut, obgleich höhere Barbituratdosen den Abbau des Phenytoins (Citrullamon®, Epanutin®, Phenhydan®, Zentropil®) kompetitiv hemmen können (31).

Alkalisierende Substanzen. Das Alkalisieren des Urins kann die biologische Halbwertszeit eines schwach sauren Barbiturats durch Ionisieren eines größeren Anteils verkürzen, da der ionisierte Anteil weniger leicht aus dem Tubulusurin resorbiert wird. Diese mit Ausnahme der langsam resorbierten Barbiturate wie Phenobarbital (Luminal®, Phaenaemal®) nicht sehr bedeutende Wechselwirkung wird im 5. Kap. im einzelnen beschrieben.

Das ZNS dämpfende Mittel. Es ist bekannt, daß zwischen den dieser Gruppe angehörenden Mitteln Wechselwirkungen mit zumindest additiven Effekten erfolgen. Die Kombinationen von Barbituraten und anderen Sedativa bilden keine Ausnahme. Es ist daher Aufgabe des Anästhesisten, nicht nur die laufende Therapie eines jeden Patienten zu prüfen, sondern auch bei der Verschreibung von zur Prämedikation dienenden Kombinationen sorgfältig vorzugehen. Eine allgemeine Regel besagt, daß die meisten das ZNS dämpfenden Mittel bei Kombination mit Barbituraten einen additiven oder potenzierenden Effekt besitzen. Dies trifft für die Phenothiazine zu, die in Kombination mit Barbituraten nicht nur die Sedierung verstärken, sondern auch die Hypotonie. Die Kombination von Alkohol mit Barbituraten ist besonders schädlich und wird im folgenden Abschnitt behandelt.

Alkohol (Ethanol)

Alkohol wird im Gastrointestinaltrakt rasch resorbiert, jedoch nur in begrenzten Mengen aus dem subkutanen Gewebe. Die intravenöse Alkoholtherapie wird zu medizinischen Zwecken eingesetzt wie z.B. zur Unterbindung der Wehen bei vorzeitigem Geburtstermin. Etwa 90 bis 98 % des Alkohols wird durch die Leber oxidiert. Der Rest wird über Lungen und Nieren ausgeschieden.

Die Mehrzahl der Patienten, die sich Operationen unterziehen, geben in ihrer Anamnese den Genuß von Alkohol an. Die akute Intoxikation stellt bei einer Notoperation ein schwerwiegendes Problem dar, und ihre Auswirkungen auf die Anästhesie sind gut bekannt. Alkohol ist vor allem eine das Zentralnervensystem dämpfende Substanz und übt bei Einnahme in Verbindung mit jedem anderen das ZNS dämpfenden Mittel additive Effekte aus. Die übermäßige Einnahme von Alkohol über längere Zeit stellt insbesondere wegen der Enzyminduktion in der Leber ein spezielles Problem dar. Anfangs setzt die Alkoholeinnahme den Abbau durch die Leberenzyme herab und steigert danach die Enzymaktivität.

Antikoagulanzien. Bei Patienten, die orale Antikoagulanzien einnehmen, ist die gelegentliche Einnahme von Alkohol in mäßigen Mengen nicht kontraindiziert. Erfolgt die Alkoholeinnahme jedoch über längere Zeiträume und in Mengen, die zu Leberfunktionsstörungen führen, so kann dies einen nachteiligen Einfluß auf die Therapie mit Antikoagulanzien haben (32). Bei diesen Patienten sind häufige Bestimmungen der Prothrombinzeit erforderlich, und der Anästhesist sollte nach plötzlichen Änderungen der Trinkgewohnheiten fragen.

Barbiturate. Die kombinierten Wirkungen von Alkohol und Barbituraten wurden als antagonistisch (33), additiv (34), potenzierend (35) und als synergistisch (36) bezeichnet. Diese Untersuchungen sind schwer vergleichbar, da sie sich auf unterschiedliche Tierarten, Dosierungen und Versuchsanordnungen beziehen.
Obwohl der Mechanismus der Wirkungsintensivierung auf dem Niveau des Zentralnervensystems nicht ganz aufgeklärt ist, wurden hierüber mehrere Theorien entwickelt. Eine Theorie betrifft das mikrosomale Enzymsystem der Leber, das nicht nur an der Verstoffwechselung zahlreicher Medikamente beteiligt ist, sondern auch als Ethanol oxidierendes System wirkt und für die adaptive Steigerung des Alkoholabbaus bei Alkoholikern verantwortlich ist (37).
Wird ein Enzymsystem durch Phenobarbital induziert, so wird der Abbau des Alkohols beschleunigt, und es entwickelt sich eine größere Alkoholtoleranz. Erfolgt die Induktion der Enzyme durch längerdauernden Alkoholkonsum, so wird Phenobarbital rascher abgebaut, und der Patient erwirbt eine größere Barbiturattoleranz. Somit scheint Phenobarbital das Verschwinden von Ethanol aus dem Blut zu beschleunigen, wodurch die Ethanol-Konzentrationen im Blut etwas herabgesetzt werden (38, 39). Der komplette Mechanismus dieses Effektes ist jedoch nicht bekannt. Hieran können neben der Beschleunigung des Abbaus des Alkohols in der Leber weitere Faktoren beteiligt sein. Werden Alkohol und Barbiturate gleichzeitig eingenommen, so führt die Konkurrenz um das Enzymsystem zu einer Hemmung der Oxidation und zur Verstärkung der dämpfenden Effekte auf das Zentralnervensystem (40, 41). Diese Theorie wurde jedoch bestritten (42, 43), weil die physiologische Bedeutung des ethanoloxidierenden Systems der Mikrosomen angezweifelt wird (44, 45).
Unter Ausnahme der Tatsache, daß die klinischen Folgen der Wechselwirkung im Zentralnervensystem intensiver sind, ähneln sie den Effekten eines jeden dieser allein gegebenen Mittel. Die Beeinträchtigung der Motorik und Trunkenheit sind die häufigsten Symptome (46–50). Bei niedrigen Dosen eines jeden Mittels ist die Atemdepression gering (49–51), kann jedoch bei hohen Dosen bedrohlich werden und zum Tode führen (46, 49).
Aus den soeben beschriebenen Mechanismen (und vermutlich aus zur Zeit noch nicht entdeckten) geht hervor, daß zwischen Akohol und den Barbituraten recht komplexe Wechselbeziehungen bestehen. Die klinisch wichtigsten Gesichtspunkte sind die Tatsachen, daß sie beide das Zentralnervensystem dämpfen und daß die akute Intoxikation mit Ethanol den Abbau des Barbiturats beeinträchtigen kann. Außerdem kann der beim langdauernden Alkoholkonsum beschleunigte Abbau von Medikamenten die bei chronischen Alkoholikern beobachtete Barbiturattoleranz erklären. Obwohl die Sicherheitsvorkehrungen bei kombinierter Anwendung von Alkohol und Barbiturat gut bekannt sind, ist es berechtigt zu wiederholen, daß die Kombination mit Vorsicht und unter Beachtung der Möglichkeit einer übermäßigen Atemdepression anzuwenden ist. Bei Patienten, die bereits durch diese Kombination gedämpft wurden, ist die Anästhesie mit äußerster Vorsicht einzuleiten.

Weitere Mittel mit sedativ hypnotischer Wirkung. Die Einnahme von Alkohol zusammen mit jedem anderen sedierenden Hypnotikum kann zu einer stärkeren Depression des Zentralnervensystem als bei alleiniger Einnahme einer jeden dieser Substanzen führen. Der Mechanismus ist bei den einzelnen Mitteln etwas unterschiedlich, obgleich er im allgemeinen derselbe wie bei den Barbituraten ist. Eine Ausnahme bildet das Glutethimid. Die kombinierte Verwendung von Alkohol und Glutethimid (Doriden®) hat zum Ansteigen der Blutalkoholkonzentration und zum Absinken der Glutethimid-Konzentration im Plasma geführt (38). Obwohl diese Effekte von klinischer Bedeutung sein können, ist es wahrscheinlich wichtiger, daran zu erinnern, daß beide Mittel das Zentralnervensystem dämpfen.

Guanethidin. Alkohol kann die blutdrucksenkenden Effekte von Guanethidin verstärken. Guanethidin interferiert mit der Speicherung und Freisetzung von Katecholaminen an den postganglionären sympathischen Nervenfasern und bewirkt hierdurch eine Blockade adrenerger Neuronen (52). Die Herabsetzung des Vasomotorentonus und die Beeinträchtigung der reflektorischen Anpassung an Lageänderungen oder Muskelarbeit kann zu Hypotonie und Kollaps führen. Der Alkohol bewirkt eine tiefgreifende Vasodilatation vor allem der Hautgefäße, während die Durchblutung der Skelettmuskulatur entweder unbeeinflußt oder herabgesetzt ist (53–56). Außerdem kann Alkohol einen direkten dämpfenden Effekt auf das Myokard ausüben (57, 58). Bereits eine so geringe Menge wie 60 ml Whisky kann eine statistisch signifikante Herabsetzung des Schlagvolumens und damit des Herzminutenvolumens bei chronischen Alkoholikern und Herzkranken durch unterschiedliche Ursachen bewirken (59).

Im Hinblick auf die Wechselwirkung zwischen Guanethidin und Alkohol sind keine spezifischen Untersuchungen durchgeführt worden. Immerhin sind bei mit Guanethidin behandelten Patienten nach Alkoholgenuß hypotone Phasen mit einer solchen Häufigkeit aufgetreten, die zu zahlreichen Kommentaren veranlaßte und zu einem warnenden Hinweis auf der in der Packung liegenden Gebrauchsanweisung (USA) (52, 60, 61). Es hat den Anschein, daß die Auslösung einer Hypotonie eines weiteren Stimulus bedarf. Dieser könnte in körperlicher Arbeitsbelastung, Duschen oder Baden oder raschem Erheben aus dem Sitzen oder Liegen bestehen (52). Damit besteht die wenn auch nicht dokumentierte Möglichkeit, daß eine bei diesen Patienten vorgenommene Allgemeinanästhesie oder Spinalanästhesie eine tiefgreifende Blutdrucksenkung hervorrufen kann.

Orale Antidiabetika. Mit Phenformin behandelte Diabetiker sollten den Genuß alkoholischer Getränke vermeiden, weil deren gleichzeitige Einnahme hypoglykämische Reaktionen oder eine lebensbedrohliche Lactat-Azidose mit Schock hervorrufen kann. Einige Patienten, die Phenformin[1] einnehmen, entwickeln eine ausgeprägte Anorexie und Alkoholintoleranz. Es ist bekannt, daß insulinabhängige Diabetiker nach dem Genuß übermäßiger Alkoholmengen in gefährliche hypoglykämische Phasen geraten. Die gleichzeitige Anwendung von Insulin und Alkohol durch Alkoholiker hat zumindest zwei Todesfälle und in drei weiteren Fällen zerebrale Schädigungen verursacht (62). In jedem dieser Fälle wurden die mit Insulin eingestellten Diabetiker nach dem Konsum übermäßiger Alkoholmengen im hypoglykämischen Schock bewußtlos oder kaum ansprechbar aufgefunden. Der Anästhesist muß bei Patienten, die solche Mittel kombiniert einnehmen, mit derartigen Reaktionen rechnen. Dies gilt nicht nur für den Operationssaal, sondern auch dann, wenn der Anästhesist im «Schockraum» für dringliche Notfälle oder auf der Intensivtherapiestation mit einem komatösen Patienten konfrontiert wird.

Zwischen Sulfonylharnstoffen und Alkohol erfolgen Wechselwirkungen mit multiplen Mechanismen, die unvorhersehbare Schwankungen der Glucose-Spiegel im Serum her-

---

[1] In der Bundesrepublik Deutschland nicht im Handel

vorrufen können. Bei Patienten, die mit einem Sulfonylharnstoff, insbesondere mit Chlorpropamid (Chloronase®, Diabetoral®) eingestellt sind, kann der Genuß von Alkohol auch eine disulfiramähnliche Reaktion auslösen (die in starker Rötung der Haut, Kopfschmerzen, Herzjagen und dem Gefühl der Luftknappheit besteht) (63).
Allgemeinanästhetika. Die klinische Erfahrung lehrt, daß die Einleitung der Anästhesie bei einem Patienten mit chronischem Alkoholmißbrauch verlängert und oft mit starker Exzitation verbunden ist. Bei diesen Patienten ist die Unterhaltung der Anästhesie durch die Notwendigkeit höherer Konzentrationen des Anästhetikums gekennzeichnet. Diese Eindrücke wurden durch Han untermauert, der zeigte, daß bei chronischen Alkoholikern eine Zunahme der Mindestalveolarkonzentration (MAC) für Halothan besteht (64). Andererseits konnte Munson bei Mindestalveolarkonzentrationen keine motorische Reaktion auf den durch den Schnitt des Chirurgen ausgeübten Reiz feststellen (65). Beim akut alkoholvergifteten Patienten sollte man mit einem geringen Bedarf an Anästhetika rechnen. Obwohl dies beim Menschen nicht dokumentiert worden ist, berechtigt die auffallende Wechselwirkung zwischen Alkohol und anderen das Zentralnervensystem dämpfenden Mitteln zu äußerster Vorsicht beim Anästhesieren eines unter Alkohol stehenden Alkoholikers (66).
Die Wechselwirkung zwischen Ethanol und beliebigen Allgemeinanästhetika kann auch verzögert eintreten, so daß der zu früh nach einer Allgemeinanästhesie konsumierte Alkohol katastrophale Folgen haben kann. Hügin hat empfohlen, allen Patienten, die eine Anästhesie unter ambulanten Bedingungen erhalten, ein Formblatt auszuhändigen, auf welchem sich diese verpflichten, bis zum folgenden Tag keinen Alkohol zu trinken und kein Kraftfahrzeug zu führen (67).

Diazepam (Diazemuls®, Diazepam®, Lamra®, Neurolytril®, Tranquase®, Tranquo-Tablinen®, Valium®)

Diazepam besitzt eine lange Wirkungsdauer und wird zu noch aktiven Metaboliten demethyliert. Man kann bei diesem Mittel gewiß eine geringere Menge anderer Einleitungsmittel verwenden, insbesondere wenn die Gesamtdosis 20 mg und mehr beträgt.
Das Fehlen einer Wechselwirkung mit den oralen Antikoagulanzien wurde bereits früher erwähnt. Ich habe auch festgestellt, daß das zur Prämedikation gegebene Diazepam die ketaminbedingte Dauer des Nachschlafs verlängert (23). Es ist interessant, daß mit Diazepam prämedizierte Patienten beim Erwachen höhere Ketamin-Spiegel im Plasma hatten als Patienten anderer Gruppen.
Durch Lidocain verursachte Krampfanfälle. Diazepam ist noch an weiteren Wechselwirkungen beteiligt. Eine davon ist seine bemerkenswerte Fähigkeit, einen Schutzeffekt gegenüber durch Lidocain verursachten Krampfanfällen auszuüben. Es gibt bei mehreren Tierarten sichere Beweise dafür, daß intramuskulär in zur Prämedikation üblichen Dosen verabreichtes Diazepam die krampferzeugenden Effekte von Lidocain in spezifischer Weise zu antagonisieren vermag (68–76). Hierdurch benötigt man zur Erzeugung von Krampfanfällen höhere Dosen und höhere Plasmakonzentrationen von Lidocain. Obwohl dieser Antagonismus am Menschen noch nicht nachgewiesen worden ist, dürfte der Anästhesist berechtigt sein, vor dem Anlegen einer größere Lidocain-Mengen erfordernden Lokalanästhesie mit Diazepam zu prämedizieren. Hierdurch kann man nur gewinnen, ohne etwas zu verlieren. Die Verwendung von Diazepam sollte jedoch kein unberechtigtes Gefühl der Sicherheit verleihen, da dennoch Krampfanfälle auftreten können. Ist dies

der Fall, so sind diese insofern schwieriger zu beherrschen, als sie höhere als normalerweise benötigte Dosen eines Antikonvulsivums erfordern.

Die *Behandlung* der durch Lidocain ausgelösten Krämpfe ist ein anders gelagertes Problem, da gegenteilige Meinungen in der Frage, ob ein ultrakurzwirkendes Barbiturat oder Diazepam zweckmäßiger ist, bestehen. Vor der Behandlung eines jeden Patienten sind mehrere Punkte zu beachten. Äquiprophylaktische Pentobarbital-Dosen potenzieren die Herz und Atmung dämpfenden Effekte der Lokalanästhetika stärker als Diazepam (69, 72, 73, 75). Diese Eigenschaft im Verein mit den unter diesen Bedingungen geringeren Effekten des Diazepams auf das Zentralnervensystem dürfte diesem Mittel den Vorzug gegenüber den Oxybarbituraten geben. Gewiß vermag Diazepam die durch Lokalanesthetika ausgelösten Krämpfe unter zunehmender toxischer Wirkung des Lidocains auf das kardiovaskuläre System zu verhindern (77). Ich bevorzuge es jedoch, aus verschiedenen Gründen ein Thiobarbiturat wie Thiopental zu verwenden:

1. Der Wirkungseintritt des Barbiturats erfolgt rascher als der von Diazepam und ermöglicht ein rasches «Titrieren» der krampfbeseitigenden Effekte.
2. Die Gefahren, eine Atem- oder kardiovaskuläre Depression hervorzurufen sind minimal, da bereits geringe Mengen von Thiopental (25–50 mg) einen durch Lidocain hervorgerufenen Krampfanfall beseitigen.
3. Die Wirkungsdauer der Barbiturate ist kürzer als die von Diazepam. Somit kann man nach Gabe kleiner Barbituratmengen und verzögertem Erwachen letzteres eher der Schlafphase nach dem Anfall zuschreiben als einem pharmakologischen Effekt.

Da Diazepam die systemische Toxizität von Lidocain auf das Zentralnervensystem antagonisiert, fürchtet man, daß auch die antiarrhythmische Wirkung des Lidocains vom Diazepam antagonisiert werden könnte. An Hunden vorgenommene Untersuchungen ergaben jedoch, daß Diazepam tatsächlich den antiarrhythmischen Effekt des Lidocains verstärkt (78).

Physostigmin. Unter den allgemein verwendeten Anticholinergika ist Physostigmin insofern einzig dastehend, als es anstelle eines quaternären Stickstoffatoms ein tertiäres besitzt. Daher vermag es die Blut-Hirn-Schranke rasch zu überschreiten und seine Wirkung auf das Zentralnervensystem auszuüben. Es sind mehrere Berichte erschienen, wonach Physostigmin die sedierenden oder atemdämpfenden Effekte von Diazepam oder Lorazepam (Tavor®) aufheben kann (79–83). Obwohl Physostigmin die zentralen Nebenwirkungen der Anticholinergika wie Atropin, Scopolamin, der Phenothiazine oder der trizyklischen Antidepressiva beseitigt, ist es überraschend, daß es auf die Benzodiazepine eine derartige Wirkung haben könnte.

Es gibt natürlich bei den beschriebenen Fallberichten viele Probleme. Es ist möglich, daß Physostigmin wie ein unspezifisches Analeptikum wirkt. Im EEG von Katzen ruft Physostigmin eine Weck-Reaktion, vermutlich durch seine Wirkung auf das retikuläre Aktivierungssystem, hervor (84). In vielen Berichten wurden andere Mittel gegeben, wovon die Wirkung einiger von diesen durch Physostigmin aufhebbar ist. Somit ist es unmöglich, einfache Wechselwirkungen zwischen zwei Medikamenten auszusondern. Noch wichtiger ist die Tatsache, daß in keinem dieser Berichte versucht wurde, im Rahmen einer Doppelblind-Untersuchung ein Placebo einzusetzen. Dies kann im Lichte einer leider nicht fertiggestellten Untersuchung von Bedeutung sein (85). War Diazepam das einzige während einer Spinalanästhesie verabreichte Mittel, so bestand zwischen isotoner Kochsalzlösung und Physostigmin kein Unterschied bei der Erzielung der Weck-Reaktion.

In der Physostigmin-Gruppe bestand die Vermutung auf eine größere Häufigkeit von Nebenwirkungen. Obwohl nur 12 Patienten darauf untersucht wurden, ob Physostigmin bei jedem Patienten eine Weck-Reaktion bewirkte und ob die Kochsalzlösung keinen Effekt hatte, hätte man 23 zusätzliche Patienten untersuchen müssen, um eine signifikante Differenz ermitteln zu können.
Andererseits zeigen vorläufige Ergebnisse, daß Physostigmin die Dauer der durch Diazepam an der Ratte bewirkten Somnolenz verkürzt (86) und die bei gesunden Versuchspersonen erzeugte Somnolenz rasch aufhebt (87). An der letztgenannten Gruppe war eine randomisierte Doppelblind-Untersuchung erfolgt. In diesen Untersuchungen waren die klinischen Weck-Reaktionen von den eindeutig klaren elektroenzephalographischen Zeichen begleitet. Physostigmin ist jedoch kein unbedenkliches Medikament. Während der durch Karen (85) und Avant vorgenommenen Untersuchungen traten bei 2 von 20 Patienten Vorhofarrhythmien, einmal Vorhofflattern und einmal Vorhofflimmern auf, die sich nach 1–2 Stunden zurückbildeten.
Muskelrelaxanzien. Eine vorläufige klinische Untersuchung ergab, daß Diazepam die Wirkungsdauer von Gallamin verlängerte und diejenige von Succinylcholin verkürzte (88). Jedoch haben später durchgeführte Arbeiten diese Befunde nicht bestätigt, und es ist wahrscheinlich, daß Diazepam selbst die Reaktion auf zahlreiche Muskelrelaxanzien nicht beeinflußt (89, 90).

Chlordiazepoxid (Librium®, Multum®)

Da in mehreren Untersuchungen gezeigt wurde, daß zwischen Chlordiazepoxid und den oralen Antikoagulanzien keine Wechselwirkung besteht, bedarf es bei Patienten, die orale Antikoagulanzien einnehmen, bei Gabe von Chlordiazepoxid keiner besonderen Sicherheitsvorkehrungen (91–93).

Flurazepam (Dalmadorm®, Staurodorm®)

Während der letzten Jahre hat Flurazepam als Einschlafmittel Popularität erlangt. Da es eine Benzodiazepin-Verbindung ist, kann man erwarten, daß es dieselben Wechselwirkungen wie Diazepam aufweist. Bis zum heutigen Tag ist jedoch noch keine klinisch bedeutsame Wechselwirkung mit Flurazepam dokumentiert worden (94–98). Ebenso wie Diazepam scheint Flurazepam die Aktivität keines der Antikoagulanzien zu verändern und kann daher mit diesen gefahrlos verwendet werden (97).

Chloralhydrat (Chloraldurat®, Chloralhydrat-Rectiole®)

Chloralhydrat ist in den USA noch immer ein populäres orales Schlafmittel. Es wird in der Leber und in anderen Geweben rasch in Trichlorethanol abgebaut, das für seine das Zentralnervensystem dämpfenden Effekte verantwortlich ist. Seine Metaboliten werden mit dem Urin und mit der Galle ausgeschieden. Hinsichtlich der Fähigkeit von Chloralhydrat oder von Trichlorethanol, das mikrosomale Enzymsystem zu induzieren, gibt es einander widersprechende Auffassungen (99–100). Obwohl in einem Bericht eine derartige Induktion vermutet und zitiert wurde, konnte dieses Phänomen bei den meisten in der Klinik und im Labor erfolgten Untersuchungen nicht nachgewiesen werden (12, 14, 99, 101–107). Dies überrascht nicht, da keines der beiden Medikamente vom mikrosomalen Enzymsystem der Leber metabolisiert wird (99).

Jedoch vermag Chloralhydrat die Wirkung der Antikoagulanzien vermutlich mittels eines anderen Mechanismus zu beeinflussen. Einer seiner Hauptmetaboliten, die Trichloressigsäure, kann saure Medikamente von den Plasmaproteinen verdrängen, was zur Verkürzung der Halbwertzeit, aber zur Erhöhung der Blutspiegel führt. Auf diese Weise scheint die Trichloressigsäure Warfarin (Coumadin®) aus der Plasmaproteinbindung zu verdrängen. Dies bewirkt eine vorübergehende Zunahme des freien (aktiven) Warfarins im Plasma und auch eine Beschleunigung seiner Verstoffwechselung. Bishydroxycumarin wird wahrscheinlich in ähnlicher Weise beeinflußt, doch betreffen alle verfügbaren Daten nur das Warfarin. Die Ergebnisse mehrerer klinischer Untersuchungen besagen, daß Chloralhydrat bei einigen Patienten vorübergehend den Prothrombin senkenden Effekt von Warfarin im Blut verstärkt (101, 103, 104, 108). Berichte über das gegenteilige Ergebnis betrafen Langzeiteffekte, die darauf hinweisen, daß die fortgesetzte Verabreichung beider Mittel wahrscheinlich den Prothrombin senkenden Effekt des Warfarins aufhebt (96, 109). Es ist damit zu rechnen, daß die Wechselwirkung nach Verabreichung von Chloralhydrat an Patienten, die bereits eine Langzeitbehandlung mit Warfarin erhalten, den entgegengesetzten Effekt hat.

Paraldehyd (Paraldehyd®)

Paraldehyd ist ein zur Behandlung von Krämpfen, Tetanus, Eklampsie und Status epilepticus dienendes Hypnotikum. Es ist bei oraler Gabe wirksam, wirkt jedoch bei parenteraler Verabreichung lokal reizend. Nach seiner Verabreichung werden 70–80% durch die Leber abgebaut, 11–28% ausgeatmet und 0,1–2,5% mit dem Urin ausgeschieden. Paraldehyd wird in der Leber zu Acetaldehyd abgebaut. Somit kann Disulfiram den Abbau des Acetaldehyds durch die Verminderung der Acetaldehyd-Dehydrogenase beeinträchtigen, so daß Paraldehyd bei Patienten, die Disulfiram erhalten, nicht empfohlen wird.

Antihistaminika

Die gleichzeitige Verabreichung eines Antihistaminikums und eines Barbiturats kann die von jedem dieser Mittel bewirkte Depression des Zentralnervensystems verstärken. Es gibt jedoch keine klinische Dokumentation darüber, daß dieser verstärkte Effekt eintritt (110). Dennoch sollte man bei der gleichzeitigen Verabreichung von Mitteln dieser beiden Klassen Vorsicht walten lassen.
Obwohl in der wissenschaftlichen Literatur häufig über Wechselwirkungen zwischen Warfarin und den Antihistaminika diskutiert worden ist, hat man hierüber keine klinisch signifikanten Beispiele veröffentlicht. Daher sind bei der gleichzeitigen Verabreichung dieser Mittel keine zusätzlichen Sicherheitsvorkehrungen erforderlich (111). Dies bedeutet auch, daß sedierende Antihistaminika bei Patienten, die orale Antikoagulanzien erhalten, als präanästhetische Medikation zulässig sind.

Meprobamat (Cyrpon®, Meprobamat®, Meprosa®, Urbilat®)

Meprobamat ist ein Tranquilizer mit dämpfenden Wirkungen auf das Zentralnervensystem die denen der Barbiturate ähnlich sind. Es wird im Gastrointestinaltrakt gut resorbiert, und es kann wie die Barbiturate die mikrosomalen Enzyme der Leber induzieren (10). Mit Ethanol erfolgt insofern eine Wechselwirkung, als bei kurzzeitiger Einnahme von Ethanol der Abbau von Meprobamat herabgesetzt wird, während die

Langzeit-Einnahme des Ethanols und die hieraus resultierende Enzyminduktion die Verstoffwechselung von Meprobamat beschleunigt (10, 112). Die Vermutung, daß Meprobamat die Antikoagulanzien des Cumarin-Typs beeinflussen könnte, ist nicht genügend dokumentiert.

Ethchlorvynol

Ethchlorvynol[1] ist ein als «Nachtzeit-Sedativum» dienender Alkohol. Er ist oral wirksam und wird in der Leber abgebaut, wenn auch bis zu 10% unverändert ausgeschieden werden können. Es wurde berichtet, daß dieses Mittel den Abbau der Antikoagulanzien des Cumarin-Typs in einer den Barbituraten ähnlichen Weise beschleunigt. Die klinische Bedeutung dieser Wechselwirkung ist jedoch nicht ermittelt worden (113).

Δ-9-Tetrahydrocannabinol (THC) (Marihuana)

Wenn man auch argumentieren kann, daß Marihuana kein sedierendes Hypnotikum ist, welches in Apotheken offizinell ist, bewirkt es dennoch eine Sedierung, und ein erheblicher Anteil der amerikanischen Bevölkerung ist der Einwirkung dieser Pflanze ausgesetzt gewesen (114–115). Damit ergibt sich die Frage, ob dieses Rauschgift die Reaktion auf die Anästhetika verändert. In voneinander unabhängigen Untersuchungen haben Stoelting und Mitarb. sowie Vitez und Mitarb. beobachtet, daß nach kurzzeitiger Verabreichung von %-9-Tetrahydrocannabinol (THC), einem aktiven gereinigten Bestandteil von Marihuana, der Bedarf für Halothan bei Hunden und für Cyclopropan bei Ratten herabgesetzt war (116, 117). Anderseits hat die Langzeitverabreichung von Marihuana die Mindestalveolarkonzentration (MAC) keines dieser Anästhetika verändert.

Marihuana wird oft gemeinsam mit Alkohol konsumiert, und die akuten additiven Effekte dieser Kombination könnten die erforderlichen Anästhetikamengen herabsetzen (118). Eine nach Langzeit-Rauchen von Marihuana bewirkte Enzyminduktion (119, 120) könnte die Biotransformation und die potentielle Toxizität bestimmter Mittel beeinflussen.

Die gereinigte Substanz THC zeigte interessante Effekte nach Verabreichung von Oxymorphon oder nach Pentobarbital (121). Die Verabreichung von THC verstärkte die vom Oxymorphon verursachte Sedierung und Atemdepression. Während Oxymorphon allein keine bedeutsamen kardiovaskulären Veränderungen hervorrief, erhöhte die Zugabe von THC den Herzindex und die Herzfrequenz und setzte den Gefäßwiderstand im großen Kreislauf herab. Bei Zugabe von THC zu Pentobarbital erzeugte dies bei 5 von 7 freiwilligen Versuchspersonen Halluzinationen und Angstzustände. Die kardiovaskulären Effekte der Zugabe des THC waren dieselben wie im Falle des Oxymorphons. Auch hier ahmte der Versuchsablauf die klinische Situation nicht nach, doch müssen uns diese Untersuchungen eine Atempause verschaffen.

Die Tatsache, daß man, um die erforderliche Anästhetikamenge zu beeinflussen, das THC innerhalb weniger Stunden vor Verabreichung der Anästhesie oder während derselben zuführen muß, scheint die klinische Bedeutung dieser Beobachtungen auf ein Minimum herabzusetzen, da vermutlich nur wenige Patienten am Morgen des Operationstages Marihuana rauchen (107, 108). Anderseits können einige zur Durchführung einer Notoperation aufgenommene Patienten der Einwirkung sogenannter «Straßendrogen»

---

[1] In der Bundesrepublik Deutschland nicht im Handel.

ausgesetzt gewesen sein, und man muß sich der Möglichkeit eines veränderten Bedarfs an Anästhetika stets bewußt sein. Vielleicht noch bedeutsamer ist die Tatsache, daß die Versuchsdosen des THC das Zehn- bis Zwanzigfache der zur Erzielung eines mit der Trivialbezeichnung «High» belegten Euphoriezustandes erforderlichen Dosis betrugen. Es liegt jedoch im Rahmen des Möglichen, daß eine oder mehrere der in Marihuana enthaltenen Substanzen schließlich Bestandteil einer routinemäßigen Prämedikation werden könnten, und es ist zum gegenwärtigen Zeitpunkt noch unmöglich, die Dosis vorauszusagen.

Zusammenfassend ist festzustellen, daß der Anästhesist mit Patienten zu tun haben wird, die mit größter Wahrscheinlichkeit sedierende Hypnotika, insbesondere wenn man Ethanol hinzurechnet, mehr als jedes andere Mittel einnehmen. Es hat den Anschein, daß die Wechselwirkung zwischen diesen Pharmaka und den oralen Antikoagulanzien die am häufigsten vorkommenden aller Wechselwirkungen sind. Dieser Eindruck beruht wahrscheinlich zum Teil auch auf der Leichtigkeit, mit welcher sich diese Wechselwirkung nachweisen läßt. Nur für wenige Mittel sind Labortests so dienlich wie die Prothrombinzeit-Bestimmung für die Antikoagulanzien. Weitere häufig vorkommende Wechselwirkungen betreffen solche, die innerhalb der Gruppe der sedierenden Hypnotika selbst auftreten. Diese Mittel rufen bei gleichzeitiger Verabreichung im allgemeinen eine additive Depression des Zentralnervensystems hervor. Die Kenntnis der Möglichkeit des Auftretens dieser Wechselwirkungen macht es leichter, sie nachzuweisen und zu beherrschen. Da den Ärzten diese Wechselwirkungen besser bekannt sind als viele andere, *scheint* die Häufigkeit ihres Auftretens groß zu sein. Tatsächlich ist die Anzahl wirklich bedrohlicher Wechselwirkungen angesichts der enormen verabreichten Mengen dieser Mittel und des ihnen innewohnenden theoretischen Potentials für derartige Wechselwirkungen verhältnismäßig niedrig geblieben.

Literatur

1. Way, W.L., A.J. Trevor: Sedative hypnotics. Anesthesiology 34 (1971) 170
2. Harvey, S.C.: Hypnotics and sedatives. The barbiturates. In: The Pharmacological Basis of Therapeutics. 5. Aufl. Hrsg. L.S. Goodman und A. Gilman. New York, Macmillan, 1975
3. Kornetsky, C.O. u. Mitarb.: Comparison of psychological effects of certain centrally acting drugs in man. Arch. Neurol. Psychiat. 77 (1957) 318
4. Goldstone S. u. Mitarb.: Effect of quinalbarbitone, dextroamphetamine and placebo on apparent time. Br. J. Psychol. 49 (1958) 324
5. Smith, G.M., H.K. Beecher: Amphetamine, secobarbital and athletic performance III: Quantitative effects on judgement. J.A.M.A. 172 (1960) 623
6. Goldstein, A.B. u. Mitarb.: Effects of secobarbital and of d-amphetamine on psychomotor performance of normal subjects. J. Pharmacol. Exp. Ther. 130 (1960) 55
7. MacDonald, R.L., J.L. Barker: Different actions of anticonvulsant and anesthetic barbiturates revealed by use of cultured mammalian nerves. Science 200 (1978) 775
8. Saidman, L.J., E.I. Eger: Effect of nitrous oxide and of narcotic premedication on the alveolar concentration of halothane required for anesthesia. Anesthesiology 25 (1964) 302
9. Perisko, J.A., D.R. Buechel, R.D. Miller: The effect of diazepam (Valium) on minimum alveolar anesthetic requirement in man. Can. Anaesth. Soc. J. 18 (1971) 536

10. Conney, A. H.: Pharmacological implications of microsomal enzyme induction. Pharmacol. Rev. **19** (1967) 317
11. Corn, M.: Effect of phenobarbital and glutethimide on the biological half-life of warfarin. Thromb. Diath. Haemorrh. **16** (1966) 606
12. Cucinell, S. A. u. Mitarb.: The effect of chloral hydrate on bishydroxycoumarin metabolism. J. A. M. A. **197** (1968) 366
13. Robinson, D. S., M. G. MacDonald: The effect of phenobarbital administration on the control of coagulation achieved during warfarin therapy in man. J. Pharmacol. Exp. Ther. **153** (1966) 250
14. MacDonald, M. G. u. Mitarb.: The effects of phenobarbital, chloral betaine, and glutethimide administration on warfarin plasma levels and hypoprothrombinemic response in man. Clin. Pharmacol. Ther. **10** (1969) 80
15. Shuster, L., H. Jick: The turnover of microsomol protein in the livers of phenobarbital-treated mice. J. Biol. Cehm. **241** (1966) 5361
16. Holtzman, J. L., J. R. Gillette: The effect of phenobarbital on the synthesis of microsomal phospholipid in female and male rats. Biochem. Biophys. Res. Commun. **24** (1966) 639
17. Conney, A. H. u. Mitarb.: Adaptive increases in drug-metabolizing enzymes induced by phenobarbital and other drugs. J. Pharmacol. Exp. Ther. **130** (1960) 1
18. Conney, A. N., A. G. Gilman: Puromycin inhibition of enzyme induction by 3-methylcholanthrene and phenobarbital. J. Biol. Chem. **238** (1963) 3682
19. Remmer, H., H. J. Merker: Drug-induced changes in the liver endoplasmic reticulum: Association with drug metabolizing enzymes. Science (N. Y.) **142** (1963) 1657
20. Brodie, B. B., J. J. Burns, M. Weiner: Metabolism of drugs in subjects with Laennec's cirrhosis. Med. Exp. **1** (1959) 290
21. Sessions, J. T., jr. u. Mitarb.: The effect of barbiturates in patients with liver disease. J. Clin. Invest. **33** (1954) 1116
22. Rubin, A., T. R. Tephly, G. J. Mannering: Kinetics of drug metabolism by hepatic microsomes. Biochem. Pharmacol. **13** (1964) 1007
23. Lo, J. N., J. F. Cumming: Interaction between sedative premedicants and ketamine in man and in isolated perfused rat livers. Anesthesiology **43** (1975) 307
24. Fingl, E., D. M. Woodbury: General principles. In: The Pharmacological Basis of Therapeutics. 5. Aufl. Hrsg. L. S. Goodman und A. Gilman. New York, Macmillan, 1975
25. Ascione, F. J.: Sedative and hypnotic therapy. In: Evaluations of Drug Interactions. 2. Aufl. Sashington, D. C. American Pharmaceutical Association, 1976
26. Hansten, P. D.: Drug Interactions. 3. Aufl. Philadelphia, Lea & Febiger, 1975, S. 201
27. Hansten, P. D.: Drug Interactions. 3. Aufl. Philadelphia, Lea & Febiger, 1975, S. 198
28. Janz, D., D. Schmidt: Anti-epileptic drugs and failure of oral contraceptives (Brief). Lancet **1** (1974) 1113
29. Hansten, P. D.: Drug Interactions. 3. Aufl. Philadelphia, Lea & Febiger, 1975, S. 129
30. Hansten, P. D.: Drug Interactions. 3. Aufl. Philadelphia, Lea & Febiger, 1975, S. 191
31. Hansten, P D.: Interaction between anticonvulsant drugs: primidone, diphenylhydantoin and phenobarbital. Northwest Med. J. **1** (1974) 17
32. Ascione F. J.: Warfarin-alcohol. In: Evaluations of Drug Interactions. 2. Aufl. Washington, D. C. American Pharmaceutical Association, 1976
33. Carrière, G. u. Mitarb.: Étude expérimentale des injections intraveineuses d'alcohol au cours d'intoxications par le gardenal. C. R. Soc. Biol. (Paris) **116** (1934) 188
34. Gruber, C. M. jr.: A theoretical consideration of additive and potentiated effects between drugs with a practical example using alcohol and barbiturates. Arch. Int. Pharmacodyn. Ther. **102** (1955) 17
35. Morselli, P. L. u. Mitarb.: Futher observations on the interaction between ethanol and psychotrophic drugs. Arzneim. Forsch. **21** (1971) 20

36. Jetter, W.W., R. McLean: Poisoning by the synergistic effect of phenobarbital and ethyl alcohol. An experimental study. Arch. Pathol. 36 (1943) 112
37. Ascione, F. J.: Phenobarbital-aclohol. In: Evaluations of Drug Interactions. 2. Aufl. Washington. D.C., American Pharmaceutical Association, 1976
38. Mould, G.P. u. Mitarb.: Interaction of glutethimide and phenobarbitone with ethanol in man. J. Pharm. Pharmacol. 24 (1972) 894
39. Mezey, F., E.A. Robles: Effects of phenobarbital administration on rates of ethanol clearance and on ethanol-oxidizing enzymes in man. Gastroenterology 66 (1974) 248
40. Lieber, C.S., L.M. De Carli: Effect of drug administration on the activity of the hepatic microsomal ethanol oxidizing system. Life Sci. 9 (1970) 267
41. Lieber, C.S., L.M. De Carli: The role of the hepatic microsomal ethanol oxidizing system (MEOS) for ethanol metabolism in vivo. J. Pharmacol. Exp. Ther. 181 (1972) 279
42. Khanna, J.M. u. Mitarb.: Significance in vivo of the increase in microsomal ethanol-oxidizing system after chronic administration of ethanol, phenobarbital and chlorcyclizine. Biochem. Pharmacol. 21 (1972) 2215
43. Roach, M.K. u. Mitarb.: Ethanol metabolism in vivo and the role of hepatic microsomal ethanol oxidation. Quart. J. Stud. Alc. 33 (1972) 751
44. Khanna, J.M., H. Kalant: Effect of inhibitors and inducers of drug metabolism on ethanol metabolism in vivo. Biochem. Pharmacol 19 (1970) 2033
45. Carter, E.A., K.J. Isselbacher: Hepatic microsomal ethanol oxidation. Mechanism and physiologic significance. Lab. Invest. 27 (1972) 283
46. Forney, R.F., F. Hughes: Combined Effects of Alcohol and Other Drugs. Springfield, Ill., Charles C. Thomas, 1968
47. Kielholz, P. u. Mitarb.: Fahrversuche zur Frage der Beeinträchtigung der Verkehrstüchtigkeit durch Alkohol, Tranquilizer und Hypnotika. Dtsch. Med. Wochenschr. 94 (1969) 301
48. Joyce, C.R.B. u. Mitarb.: Potentiation by phenobarbitone of effects of ethyl alcohol on human behavior. J. Ment. Dis. 105 (1959) 51
49. Mathew, H.: Acute Barbiturate Poisoning. Amsterdam, Excerpta Medica Foundation, 1971
50. Evans, M.A. u. Mitarb.: Quantitative relationship between blood alcohol concentration and psychomotor performance. Clin. Pharmacol. Ther. 15 (1974) 253
51. Johnstone, R.E., C.E. Reier: Acute respiratory effects of ethanol in man. Clin. Pharmacol. Ther 14 (1973) 501
52. Nickerson, M., B. Collier: Drugs inhibiting adrenergic nerves and structures innervated by them. In: Pharmacological Basis of Therapeutics. 5. Aufl. Hrsg. L.S. Goodman und A. Gilman. New York, Macmillan, 1975
53. Cook, E., G. Grown: The vasodilating effects of ethyl alcohol on the peripheral arteries. Proc. Mayo Clin 7 (1932) 449
54. Docter, R., R. Perkins: The effects of ethyl alcohol on autonomic and muscular responses in humans. Quart. J. Stud. Alc. 22 (1960) 374
55. Fewings, E. u. Mitarb.: The effects of ethyl alcohol on the blood vessels of the hand and forearm in man. Br. J. Pharmacol. Chemother. 27 (1966) 93
56. Gillespie, J.: Vasodilator properties of alcohol. Br. Med. J. 2 (1967) 274
57. Gimena. A. u. Mitarb.: Effects of ethanol on cellular membrane potentials and contractility of isolated rat atrium. Am. J. Physiol. 203 (1962) 194
58. Regan, R. u. Mitarb.: The acute metabolic and hemodynamic responses of the left ventricle to ethanol. J. Clin. Invest. 45 (1966) 270
59. Gould, L. u. Mitarb.: Cardiac effects of a cocktail. J.A.M.A. 218 (1971) 1799
60. Bienvenu, O.: Essential hypertension. Med. Clin. North Am. 51 (1967) 967
61. Meyer, F.H. u. Mitarb.: Review of Medical Pharmacology. Los Altos, Calif., Lange Medical Publications, 1968
62. Arky, R.A. u. Mitarb.: Irreversible hypoglycemia, A complication of alcohol and insulin. J.A.M.A. 206 (1968) 575

63. Ascione, F. J.: Tolbutamide-alcohol. In: Evaluations of Drug Interactions. 2. Aufl. Washington, D. C. American Pharmaceutical Association, 1976
64. Han, Y. H.: Why do chronic alcoholics require more anesthesia? Anesthesiology **30** (1969) 341
65. Munson, E. A.: Unveröffentliche Daten
66. Fitzgerald, M. G. u. Mitarb.: Alcohol sensitivity in diabetics receiving chlorpropamide. Diabetes **11** (1962) 40
67. Hügin, W.: Intentional beneficial and accidental or undesirable drug interactions in anesthesia. In: Drug Interactions. Hrsg. P. L. Morselli, S. Garattini und S. N. Cohen. New York, Raven Press, 1974
68. De Jong, R. H., J. E. Heavner: Diazepam prevents and aborts lidocaine convulsions in monkeys. Anesthesiology **41** (1974) 226
69. Feinstein, M. B., W. Lenard, J. Mathias: The antagonism of local anesthetic induced convulsions by the benzodiazepine derivative diazepam. Arch. Int. Pharmacodyn. Ther. **187** (1970) 144
70. Wale, N., L. C. Jenkins: Site of action of diazepam in the prevention of lidocaine induced seizure activity in cats. Can. Anaesth. Soc. J. **20** (1973) 146
71. De Jong, R. H., J. E. Heavner: Diazepam prevents local anesthetic seizures. Anesthesiology **34** (1971) 523
72. Aldrete, J. A., W. Daniel: Evaluation of premedicants as protective agents against convulsive (LD_{50}) doses of local anesthetic agents in rats. Anesth. Analg. (Cleve.) **50** (1971) 127
73. Wesseling, H., G. H. Bovenhorst, J. W. Wiers: Effects of diazepam and pentobarbitone on convulsions induced by local anesthetics in mice. Eur. J. Pharmacol. **13** (1971) 150
74. Munson, E. S., I. H. Wagman: Diazepam treatment of local anesthetic-induced seizures. Anesthesiology **37** (1972) 523
75. De Jong, R. H., J. E. Heavner: Local anesthetic seizure prevention: Diazepam versus pentobarbital. Anesthesiology **36** (1972) 449
76. Munson, E. S., M. J. Gutnick, I. H. Wagman: Local anesthetic drug-induced seizures in rhesus monkeys. Anesth. Analg. (Cleve.) **49** (1970) 986
77. De Jong, R. H., J. E. Heavner: Diazepam and lidocaine-induced cardiovascular changes. Anesthesiology **39** (1973) 633
78. Dunbar, R. W. u. Mitarb.: The effect of diazepam on the antiarrhythmic response to lidocaine. Anesth. Analg. (Cleve.) **50** (1971) 685
79. Larson, G. F., B. J. Hurlbert, D. W. Wingard: Physostigmine reversal of diazepam-induced arousal. Anesth. Analg. (Cleve.) **56** (1977) 348
80. Bernards, W.: Case history number 74: Reversal of phenothiazine-induced coma with physostigmine. Anesth. Analg. (Cleve.) **52** (1973) 938
81. DiLiberti, J., M. L. O'Brien, T. Turner: The use of physostigmine as an antidote in accidental diazepam intoxication. J. Pediatr. **86** (1975) 106
82. Rosenberg, H.: Physostigmine reversal of sedative drugs (Brief). J. A. M. A. **229** (1974) 1168
83. Blitt, C. D., W. C. Petty: Reversal of lorazepam delirium by physostigmine. Anesth. Analg. (Cleve.) **54** (1975) 607
84. Bradley, P. B., J. Elkes: The effect of atropine, hyoscyamine, physostigmine, and neostigmine on electrical activity of the conscious cat. J. Physiol. **120** (1953) 14
85. Karen, D.: Unveröffentliche Beobachtungen
86. Berman, M. L., R. D. Harbison: Induction of consciousness by physostigmine. Pharmacologist **18** (1976) 406
87. Avant, G. R. u. Mitarb.: Physostigmine reversal of dizepam-induced hypnosis in human volunteers. In: Abstracts of Scientific Papers. Park Ridge, III., American Society of Anesthesiologist, 1978
88. Feldman, S. A., B. E. Crawley: Interaction of diazepam with the muscle-relaxant drugs. Br. Med. J. **2** (1970) 336
89. Dretchen, K. u. Mitarb.: The interaction of diazepam with myoneural blocking agents. Anesthesiology **34** (1971) 463

90. Webb, S. N., E. G. Bradshaw: Diazepam and neuromuscular blocking drugs (Brief). Br. Med. J. 3 (1971) 640
91. Whitfield, J. B., u. Mitarb.: Changes in plasma α-glutamyl transpeptidase activity associated with alterations in drug metabolism in man. Br. Med. J. 1 (1973) 316
92. Robinson, D. S., D. Sylwester: Interaction of commonly prescribed drugs and warfarin. Ann. Intern. Med. 72 (1970) 853
93. Lackner, H., V. E. Hunt: The effect of Librium on hemostasis. Am. J. Med. Sci. 256 (1968) 368
94. Ascione, F. J.: Amitriptyline-chlordiazepoxide. In: Evaluations of Drug Interactions 2. Aufl. Washington, D. C. American Pharmaceutical Association, 1976
95. Ascione, F. J.: Diazepam-alcohol. In: Evaluations of Drug Interactions. 2. Aufl. Washington, D. C., American Pharmaceutical Association, 1976
96. Ascione, F. J.: Gallamine triethiodide-diazepam. In: Evaluations of Drug Interactions. 2. Aufl. Washington, D. C., American Pharmaceutical Association, 1976
97. Ascione, F. J.: Levodopa-diazepam. In: Evaluations of Drug Interactions. 2. Aufl. Washington, D. C., American Pharmaceutical Association, 1976
98. Ascione, F. J.: Warfarin-chlordiazepoxide. In: Evaluations of Drug Interactions. 2. Aufl. Washington, D. C., American Pharmaceutical Association, 1976
99. Harvey, S. C.: Hypnotics and sedatives. Miscellaneous Agents. In: The Pharmacological Basis of Therapeutics. 5. Aufl. Edited by L. S. Goodman und A. Gilman. New York, Macmillan, 1975
100. Ascione, F. J.: Warfarin-chloral hydrate. In: Evaluations of Drug Interactions. 2. Aufl. Washington, D. C., American Pharmaceutical Association, 1976
101. Weiner, M.: Species differences in the effect of chloral hydrate on coumarin anticoagulants. Ann. N. Y. Acad. Sci. 179 (1971) 226
102. Griner, P. F. u. Mitarb.: Chloral hydrate and warfarin interaction: Clinical significance. Ann. Intern. Med. 74 (1971) 540
103. Sellers, E. M., J. Koch-Weser: Kinetics and clinical importance of displacement of warfarin from albumin by acidic drugs. Ann. N. Y. Acad. Sci. 179 (1971) 213
104. Sellers, E. M., J. Koch-Weser: Potentiation of warfarin-induced hypoprothrombinemia by chloral hydrate. N. Engl. J. Med. 283 (1970) 827
105. Van Dam, I. E., M. J. H. Grinau-Overkamp: The effect of some sedatives (phenobarbital, glutethimide, chlordiazepoxide, chloral hydrate) on the rate of disappearance of ethyl biscoumacetate from the plasma. Folia Med. Neerl. 10 (1967) 141
106. Breckeneridge, A. u. Mitarb.: Drug interactions with warfarin: Studies with dichloralphenazone, chloral hydrate and phenazone (Antipyrine). Clin. Sci. 40 (1971) 351
107. Breckenridge, A., M. Orme: Clinical implications of enzyme induction. Ann. N. Y. Acad. Sci. 179 (1971) 421
108. Boston Collaborative Drug Surveillance Program: Interaction between chloral hydrate and warfarin. N. Engl. J. Med. 286 (1972) 53
109. Udall, J. A.: Chloral hydrate and warfarin therapy (Brief). Ann. Intern. Med. 75 (1971) 141
110. Ascione, F. J.: Chlorcyclizine-phenobarbital. In: Evaluations of Drug Interactions. 2. Aufl. Washington, D. C., American Pharmaceutical Association, 1976
111. Ascione, F. J.: Warfarin-diphenylhydramine. In: Evaluations of Drug Interactions. 2. Aufl. Washington, D. C., American Pharmaceutical Association, 1976
112. Hunninghake, D. B., D. L. Azarnoff: Drug interactions with warfarin. Arch. Intern. Med. 121 (1968) 349
113. Ascione, F. J.: Anticoagulant therapy. In: Evaluations of Drug Interactions. 2. Aufl. Washington, D. C., American Pharmaceutical Association, 1976
114. Hollister, L. E., R. K. Richard, H. K. Gillespie: Comparison of tetrahydrocannabinol and synhexyl in man. Clin. Pharmacol. Ther. 9 (1968) 783
115. Brill, N. Q.: The marihuana problems. Ann. Intern. Med. 73 (1970) 449
116. Stoelting, R. K. u. Mitarb.: Effects of delta-9-tetrahydrocannabinol on halothane MAC in dogs. Anesthesiology 38 (1973) 521

117. Vitez, T. S. u. Mitarb.: Effects of delta-9-tetrahydrocannabinol on cyclopropane MAC in the rat. Anesthesiology **38** (1973) 525
118. Beaconsfield, P., J. Ginsburg, R. Rainsbury: Marihuana smoking. Cardiovascular effects in man and possible mechanisms. N. Engl. J. Med. **287** (1972) 209
119. Berman, M. L.: «Pot» and anesthetics – how do they mix. J. A. M. A. **220** (1972) 914
120. Lemberger, L., J. Axelrod, I. Kopin: Metabolism and disposition of delta-9-tetrahydrocannabinol in man. Pharmacol. Rev. **23** (1971) 371
121. Johnstone, R. E. u. Mitarb.: Combination of Δ-9-Tetrahydrocannabinol with oxymorphone or pentobarbital: Effects on ventilatory control and cardiovascular dynamics. Anesthesiology **42** (1975) 674

15. Kapitel

Intravenöse Hypnotika

Ronald D. Miller und Leo D. H. J. Booij

Die intravenöse Injektion dient als Zufuhrweg einer großen Anzahl von Medikamenten, die sowohl als Anästhetika wie auch als Adjuvanzien zur Durchführung von Anästhesien benötigt werden. Somit sind viele Möglichkeiten für die Entstehung von Wechselwirkungen gegeben. Die mit Psychopharmaka in Verbindung mit starkwirksamen Analgetika zu erwartenden Interaktionen werden in den Kap. 13, 14 und 16 behandelt. In diesem Kapitel erfolgt die Beschreibung der im Zusammenhang mit Ketamin und mehreren neueren intravenösen Anästhetika auftretenden Wechselwirkungen.

Ketamin (Ketanest®)

Ketamin, ein Derivat des Phencyclidins, ruft einen mit der Bezeichnung «dissoziative Anästhesie» belegten Zustand hervor, der auch als katatonieähnlich beschrieben wurde. Es erzeugt bei Patienten Amnesie und Analgesie. Obwohl Ketamin ein in vielerlei Hinsicht zweckmäßiges Anästhetikum ist, haften ihm einige Nachteile an, die sich beim Erwachen in Desorientiertheit, Halluzinationen und lebhaften Träumen zeigen können und als Aufwachphänomene bezeichnet werden. Garfield und Mitarb. (1) führten eine in dieser Hinsicht höchst objektive Untersuchung durch und folgerten, daß Ketamin mit einer viel größeren Häufigkeit als andere Allgemeinanästhetika visuelle, auditive, propriozeptive Halluzinationen und/oder Verwirrtheitszustände hervorruft. Die intravenöse Verabreichung von 0,2–0,3 mg Diazepam/kg fünf Minuten vor der Gabe des Ketamins setzt die Häufigkeit des Auftretens aller Träume und Halluzinationen herab (2). Zweifelsohne wird man neben Diazepam noch weitere Mittel erproben, um diese Aufwachphänomene zu beseitigen. Dient auch Thiopental zur Einleitung der Anästhesie, so treten Träume weniger häufig auf (3).
Neben der Möglichkeit, die Häufigkeit von Träumen und Illusionen herabzusetzen, können Diazepam, Hydroxyzin und Secobarbital die Nachschlafdauer des Patienten und den Abbau von Ketamin verändern (4). Das lipophile Ketamin wird rasch in stark

vaskularisierte Organe befördert und danach auf weniger perfundierte Gewebe umverteilt, wobei gleichzeitig sein Abbau in der Leber und die Ausscheidung über Urin und Galle in Gang gesetzt werden. Die Vorbehandlung mit Phenobarbital, das bekanntlich eine Enzyminduktion bewirkt, beschleunigt die Verstoffwechselung von Ketamin und setzt dessen Halbwertszeit im Plasma herab (5). Da jedoch die Nachschlafdauer nicht verlängert war, schlußfolgerten Cohen und Trevor, daß die durch den Abbau erfolgende Inaktivierung des Ketamins nicht für die Beendigung seiner hypnotischen Effekte verantwortlich war (5). Die Untersucher nahmen an, daß die Umverteilung von Ketamin auf andere Gewebe dazu beiträgt, seinen hypnotischen Effekt zu eliminieren. Jedoch setzte die Vorbehandlung mit Phenobarbital die Dauer der posthypnotischen Ataxie und Bewegungsunruhe herab. Obwohl in der besprochenen Untersuchung Phenobarbital die hypnotischen Effekte des Ketamins nicht veränderte, verlängert die Prämedikation mit Diazepam vermutlich aufgrund der verzögerten Plasma-Clearance (Abb. 15.1B) und des herabgesetzten Abbaus die Nachschlafdauer (Abb. 15.1A) (4). Lo und Cumming vermuten, daß die Biotransformation von Diazepam und Ketamin durch das mikrosomale Enzymsystem der Leber in einer Weise erfolgt, bei welcher Diazepam den Abbau von Ketamin hemmt (4). Man kann folgern, daß, obwohl die Prämedikation mit Diazepam die Aufwachphänomene mildert, die Kliniker wissen müssen, daß die Nachschlafdauer verlängert und die Plasma-Clearance des Ketamins verzögert ist. Eine Toleranz gegenüber Ketamin könnte dem Diazepam entgegenwirken. Da sich eine Toleranz gegenüber Ketamin aber erst 6 Stunden nach der Anfangsdosis entwickeln könnte, dürfte eine derartige

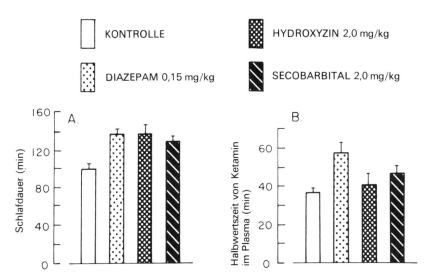

Abb. 15.1 A und B: Schlafdauer bei Patienten, die 10 mg/kg Ketamin intramuskulär erhielten. Die oben angegebenen Prämedikationen wurden 30 min vor der Ketamin-Einleitung der Anästhesie gegeben (Abb. 15.1A). Auf der rechten Seite (Abb. 15.1B) werden die Ketamin-Halbwertzeiten im Plasma von Patienten angegeben, die vor der Einleitung der Anästhesie 0,02 mg Atropin/kg intramuskulär erhielten (Kontrolle), und derjenigen, welche dieselbe Atropin-Dosis zuzüglich des angegebenen Sedativums erhielten. (Aus: Lo, J.N., and Cumming, J.F.: Interaction between sedative premedicants and ketamine in man and in isolated perfused rat livers. Anesthesiology 43 (1975) 307.)

Tab. 15.1: Zusammenfassung der Wechselwirkung zwischen Ketamin und Halothan

1. Ketamin setzt die MAC von Halothan herab (7).
2. Halothan verlängert die Dauer der pharmakologischen Effekte von Ketamin (8).
3. Halothan setzt die Plasma-Clearance, die Umverteilung und den Abbau von Halothan herab (8).
4. Während einer Halothan-Anästhesie gegebenes Ketamin verursacht eine Hypotonie (9, 11).
5. Sowohl Ketamin als auch Halothan verstärken die arrhythmogene Wirkung von Adrenalin (15).
6. Sowohl Ketamin als auch Halothan verstärken eine nichtdepolarisierende neuromuskuläre Blockade (9).

Wechselwirkung klinisch bedeutungslos sein (6). Wird Ketamin während der Halothan-Anästhesie gegeben, so können mehrere Wechselwirkungen auftreten, von denen einige klinisch von Bedeutung sind (Tab. 15.1). Ketamin setzt die Mindestalveolarkonzentration von Halothan herab (7). Ferner folgern White und Mitarb. aus der Tatsache, daß die MAC von Halothan über die Dauer mehrerer Stunden herabgesetzt war (Abb. 15.2), daß Ketamin keinesfalls als kurzwirkendes Anästhetikum zu betrachten ist (7). Ebenso bewirkten Ketamin-Dosen, die einen Schlaf von weniger als zehn Minuten hervorrufen, eine länger als eine Stunde andauernde herabsetzende Analgesie und Ataxie. Die Untersucher vermuten, daß der Effekt des Ketamins auf die Halothan-MAC auf der hohen Lipidlöslichkeit des Ketamins und dessen Umwandlung in den Ketamin-Metaboliten I, der selbst schwache anästhesierende Eigenschaften besitzt, beruht. White und Mitarb. schätzten, daß etwa 75% der verlängerten Depression der erforderlichen Anästhesiemenge nach der Verabreichung von Ketamin diesem selbst zuzuschreiben ist und daß die verbliebenen 25% mit der Bildung des Metaboliten I in Zusammenhang stehen, der etwa ein Drittel des Anästhesierungsvermögens von Ketamin besitzt (7).

Der Akzent dieser Untersuchung war darauf gerichtet, herauszufinden, welchen Effekt Ketamin auf Halothan ausübt. Jedoch übt das Halothan auch tiefgreifende Effekte auf Ketamin aus. Obwohl nur Halothan untersucht wurde, gelten diese Schlußfolgerungen wahrscheinlich auch für andere Inhalationsanästhetika. Halothan verlängert die Dauer des von Ketamin hervorgerufenen Schlafs sowie auch der Ataxie. Dies ist teilweise durch den Einfluß von Halothan auf die Pharmakokinetik des Ketamin erklärbar, denn

1. verzögert Halothan das Erreichen von Spitzenwerten der Plasmaspiegel und die Rate, mit welcher Ketamin das Plasma verläßt (Abb. 15.3),

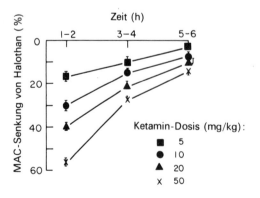

Abb. 15.2: Änderungen der MAC von Halothan zu verschiedenen Zeitpunkten nach der intramuskulären Injektion von Ketamin. (Aus: Winter, P.F., Johnston, R.R., and Rudwill, C.R.: Interaction of ketamine and halothane in rats. Anesthesiology 42 (1975) 179.)

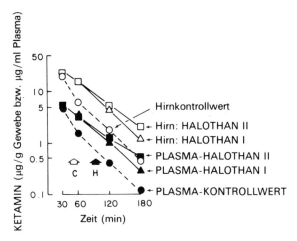

Abb. 15.3: Plasma- und Hirngewebespiegel von Ketamin auf einer logarithmischen Skala als Funktion der Zeit nach intramuskulärer Verabreichung von 50 mg Ketamin bei nicht anästhesierten Tieren (Kontrolle), bei Ratten, die nur während der ersten 60 min einer Anästhesie unterworfen wurden (Halothan I), und bei fortlaufend anästhesierten Tieren (Halothan II). Die Zeitpunkte des Wegfalls der Ataxie der Kontrolle (C) und von Halothan I (H) werden durch Pfeilspitzen bezeichnet. (Aus: White, P.F., et al.: Effects of halothane anesthesia on the biodisposition of ketamine in rats. J. Pharmacol. Exp. Ther. 196 (1976) 545.)

2. verzögert Halothan das Erreichen von Spitzenwerten des Metaboliten I sowie dessen Plasma-Clearance (Abb. 15.3) und
3. sind nach Verabreichung von Halothan die Spiegel des Metaboliten I herabgesetzt.

Somit verlängert Halothan den pharmakologischen Effekt von Ketamin durch die Herabsetzung seiner Aufnahme, Verteilung, Umverteilung sowie seines Abbaus (8).

Fallbericht

Bei einer 35jährigen Patientin war die Durchführung einer vaginalen Hysterektomie vorgesehen. Ihre Anamnese war unauffällig. Die Anästhesie wurde mit Halothan eingeleitet und unterhalten. Die neuromuskuläre Blockade wurde durch Messung der Kraft der Adduktion des Daumens auf Reizung des M. ulnaris quantifiziert. Diese Anästhesie war Teil einer klinischen Studie zur Ermittlung der Wirkung von Ketamin auf die durch Muskelrelaxanzien hervorgerufene neuromuskuläre Blockaden. Ketamin wurde in einer Dosierung von 75 mg/m² Körperoberfläche intravenös gegeben. Der systolische Blutdruck der Patientin sank von 14,0 auf 9,9 kPa (105 auf 74 mm Hg) ab, ihre Pulsfrequenz von 76 auf 60/min. Nach intravenöser Verabreichung von 0,4 mg Atropin bewirkte dies eine sofortige Anhebung von Blutdruck und Pulsfrequenz auf die Werte vor Ketamin-Gabe. Der weitere Verlauf war unauffällig.

Die kardiovaskulären Effekte von Ketamin bestehen in einer Steigerung von Herzfrequenz, Blutdruck und Herzminutenvolumen. Eine Übersicht des Mechanismus dieser Effekte wurde an anderer Stelle veröffentlich (10). Wir fanden jedoch, daß das während einer Halothan-Anästhesie verabreichte Ketamin bei 38 Patienten einschließlich des im letzten Fallberichtes beschriebenen eine Hypotonie bewirkte. Bidwai und Mitarb. haben zu einem späteren Zeitpunkt unsere ursprüngliche Beobachtung, wonach das während der

Halothan-Anästhesie gegebene Ketamin eine Hypotonie verursacht, bestätigt (11). Obwohl Ketamin noch immer eine Steigerung des peripheren arteriellen Gefäßwiderstandes hervorrief, bewirkte die ausgeprägte Herabsetzung des Herzminuten- und des Schlagvolumens eine arterielle Hypotonie. Wir stellten die Hypothese auf, daß Halothan, welches die Aktivität der Barorezeptoren und die ganglionäre Reizübertragung dämpft, den üblicherweise nach Ketamin-Verabreichung eintretenden Anstieg des Blutdrucks und der Pulsfrequenz verhindert haben könnte (9, 12, 13).

Allein verabreichtes Ketamin ruft an isolierten und denervierten Herzen eine Depression hervor (14). Demnach könnten wir zu der vom Halothan bewirkten kardialen Depression beigetragen haben, was zur Hypotonie führte. Diese von Koehntop und Mitarb. gegebene Erklärung vermutete, daß Ketamin einen Teil seines kardiovaskulären Effektes der Blockierung der intraneuronalen Aufnahme der Katecholamine verdankt (15). Während der Halothan-Anästhesie ist die Freisetzung der Katecholamine herabgesetzt, und die Katecholaminmenge, die durch Ketamin an der Aufnahme in die adrenergen Nervenendigungen gehindert wird, ist dementsprechend herabgesetzt. Infolgedessen kann weniger als die übliche Katecholaminmenge zum Rezeptor zurückgeführt oder am Verlassen dieses Bereichs gehindert werden und ermöglicht damit, daß der das Herz direkt dämpfende Effekt des Ketamins überwiegt. Außerdem fanden Koehntop und Mitarb., daß Ketamin die arrhythmogene Wirkung von Adrenalin verstärkt, ein Effekt der durch Halothan noch gesteigert wird (15). Daher erfordert die Verabreichung von Ketamin während einer Halothan-Anästhesie äußerste Vorsicht.

Schließlich verstärkt Ketamin die während der Halothan-Anästhesie mittels d-Tubocurarin herbeigeführte neuromuskuläre Blockade. Die ED_{50} des d-Tubocurarins (die Dosis, welche eine 50 %ige Herabsetzung der Zuckungsspannung bewirkte) betrug mit Halothan allein 4,9 mg/m^2 und nur 2,8 mg/m^2 bei Halothan plus Ketamin (75 mg/m^2 Körperoberfläche). In diesem Abschnitt werden nur einige Wechselwirkungen geschildert, an welchen Ketamin und andere Mittel während der Anästhesie beteiligt sind.

Flunitrazepam (Rohypnol®)

Flunitrazepam, ein Benzodiazepin und Derivat von Diazepam, ist das Ergebnis ständiger Bemühungen, ein sedierendes Hypnotikum zu entwickeln, das dem populären und erfolgreichen Diazepam noch überlegen ist. Nach den ersten Berichten schien Flunitrazepam sämtliche Vorteile von Diazepam zu besitzen, nämlich minimale kardiovaskuläre Effekte und einen rascheren Eintritt der Sedierung (< 1 min) (16). Bei mehr ins einzelne gehenden Untersuchung fanden Dundee und Mitarb., daß das Maximum des sedierenden Effekts etwa zur selben Zeit auftrat, die auch Diazepam benötigte (17). Unter Verwendung von annähernd äquipotenten Dosen fanden Clarke und Lyons, daß die vom Flunitrazepam hervorgerufene Senkung des arteriellen Blutdrucks derjenigen nach Verabreichung von Diazepam oder von Thiopental ähnlich war (Abb. 15.4) (18). Somit scheint Flunitrazepam gegenüber den häufiger verwendeten Mitteln wie Diazepam oder Thiopental keine Vorteile zu besitzen. Flunitrazepam wurde mit Diazepam und Procain zur Erzielung der Allgemeinanästhesie verwendet (19, 20). Obgleich zwischen diesen Mitteln offenkundige Wechselwirkungen bestehen, sind sie noch nicht quantitativ erfaßt worden.

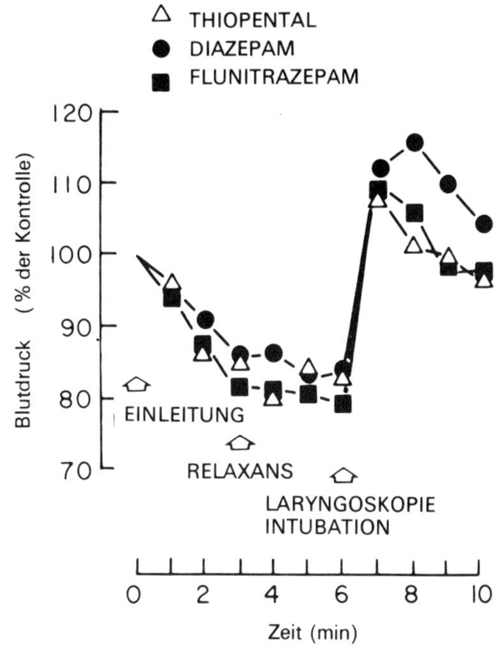

Abb. 15.4: Mittlerer arterieller Blutdruck in Prozent des Kontrollwertes während der Einleitung mit 0,036 mg Flunitrazepam/kg, 0,32 mg Diazepam/kg und 4 mg Thiopental/kg. (Nach Clarke, R. S. J., and Lyons, S. M.: Diazepam and flunitrazepam as induction agents for cardiac surgical operations. Acta Anaesthesiol. Scand. **21** (1977) 282.)

Propanidid (Epontol®)

Propanidid [3-Methoxy-4-(N,N-Diethylcarbamoylmethoxy-)Phenylessigsäure-n-Propylester] ruft mit etwa derselben Geschwindigkeit wie Thiopental eine Anästhesie hervor. Jedoch behaupten einige Autoren, daß nach Propanidid die Erholung früher abgeschlossen und die Wahrscheinlichkeit eines Kumulationseffektes geringer ist als bei Thiopental (21). Der Grund hierfür besteht in der Tatsache, daß Propanidid durch Cholinesterase rasch in inaktive Metaboliten abgebaut wird (22). Es ist vorauszusehen, daß bei niedriger Cholinesterase-Aktivität die Abbaugeschwindigkeit von Propanidid niedriger ist. Ferner ist die Proteinbindung von Bedeutung. Bei niedrigen Plasmaproteinspiegeln wird eine höhere Wirksamkeit des Propranidids beobachtet, und es erfolgt eine stärkere Hemmung der Cholinesterase.

Da der Abbau von Propanidid von der Aktivität der Cholinesterase abhängig ist, wurde vorausgesagt, daß Propanidid die Biotransformation von Succinylcholin stören könne. Diese Voraussage wurde bestätigt. Propanidid verlängert die von Succinylcholin hervorgerufene Apnoe (23, 24). Diese Verlängerung der Wirksamkeit, die weniger als 4 min beträgt, fällt klinisch nicht ins Gewicht.

Propanidid ruft primär infolge peripherer Vasodilatation und sekundär infolge eines geringen, negativ inotropen Effekts eine Hypotonie hervor (25). Gleichzeitig werden die Füllungsdrucke des Herzens erhöht. Jedoch ist die von Propanidid hervorgerufene Hypotonie nur vorübergehend und nicht größer als die durch Diazepam oder Thiopental verursachte (Abb. 15.5). Propanidid erzeugt einen biphasischen Effekt auf die Atmung. Bei Eintritt der Bewußtlosigkeit erfolgt eine etwa 30 s dauernde Phase der Hyperventilation,

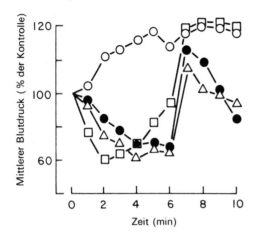

Abb. 15.5: Der mittlere arterielle Blutdruck in Prozent des Kontrollwertes während der Einleitung mit 0,46 mg Diazepam/kg, 2,0 mg Ketamin/kg, 4 mg Propanidid/kg und 4,3 mg Thiopental/kg, der nach 0,1 mg Pancuronium/kg nach 3 und 6 min später die endotracheale Intubation folgte. (Aus: Lyons, S.M., Clarke, R.S.J., and Dundee, J.W.: Some cardiovascular and respiratory effects of four non-barbiturate anesthetic induction agents. Eur. J. Clin. Pharmacol. 1 (1974) 275.)

der Hypoventilation und gelegentlich Apnoe folgen (27). Gewöhnlich beträgt die mit einer Dosierung von 10 mg Propanidid/kg erzielte Dauer der Apnoe etwa 30 s.
Auf Grund der raschen Erholung des Patienten, des offensichtlichen Fehlens eines kumulativen Effektes und der minimalen kardiorespiratorischen Effekte wäre Propanidid ein vielversprechendes Anästhetikum. Es ist jedoch über zahlreiche ungünstige Nebenwirkungen berichtet worden. Sowohl bei Epileptikern als auch bei sonst Gesunden sind gelegentlich Grand-mal-Anfälle aufgetreten (28). Thornton hat einige dieser Reaktionen, wie schwere Hypotonie, Zyanose im Gefolge von Hautrötung und Hypotonie, masernartiges Exanthem mit Ödem des Gesichts 15–20 min nach der Injektion, Laryngospasmus noch vor Eintritt der Bewußtlosigkeit, aufgeführt und einen Anästhesisten erwähnt, bei dem nach Berührung der Haut mit Propanidid Ödem und Juckreiz an den Fingern auftraten (29). Bei noch schwereren Reaktionen kam es zum Herzstillstand (30). Wenn auch die Ursache oft nicht erkennbar ist, setzen diese anaphylaktischen Reaktionen der Anwendbarkeit von Propanidid Grenzen.

Alphadion (Althesin)

Gyermek und Soyka haben eine Übersicht erarbeitet, in der das der Anwendung von Steroiden als Anästhetika entgegengebrachte Interesse dargestellt wird (31). Diesem Interesse ist zu verdanken, daß sich schließlich ein Gemisch zweier Steroide als wirksam erwies. Alphadion, die Kombination von Alphaxalon mit seinem 21-Acetoxy-Ester, erzeugt innerhalb von 30–60 s Schlaf, der zwischen 2 und 13 min andauert. Wenn diese Kombination auch noch nicht gründlich genug untersucht worden ist, kann angenommen werden, daß sie keine kumulative Wirkung entfaltet. Stärke und Dauer des Schlafs hängen wahrscheinlich zum Teil von der Geschwindigkeit der Infusion dieses Mittels ab (Abb. 15.6) (32). Alphadion verschwindet rasch aus dem Plasma und erscheint inner-

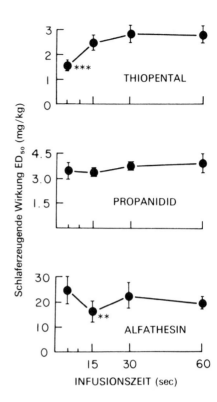

Abb. 15.6: Der Einfluß der intravenösen Infusionszeiten (sec) auf die ED_{50}-Werte der schlaferzeugenden Wirkung von Thiopental, Alfathesin und Propanidid. (Aus: Aveling, W., Bradshaw, A. D., and Crankshaw, D. P.: The effect of speed of injection on the potency of anesthetic induction agents. Anaesth. Intensive Care 6 (1978) 116.)

halb von 10 min nach der Injektion in der Galle (33). 30 min nach der Injektion ist das Mittel im Urin nachzuweisen. Nach 5 Tagen sind etwa 80% des Mittels mit dem Urin ausgeschieden. Strunin und Mitarb. vermuten, daß Alphadion rasch von der Leber aufgenommen und möglicherweise durch Konjugation in eine stärker polare Bindung verstoffwechselt und dann mit dem Urin ausgeschieden wird (33). Hiermit übereinstimmend fanden Novelli und Mitarb., daß die Wirksamkeit von Alphadion vom funktionellen Zustand der Leber abhängt (34). Alphadion wird tatsächlich in der Leber rasch durch mikrosomale Enzyme, insbesondere durch die Glucuronyltransferase abgebaut. Nach Enzyminduktion ist die Schlafdauer verkürzt. Somit kann ein Patient, der Mittel einnimmt, von denen bekannt ist, daß sie eine Enzyminduktion hervorrufen (wie z. B. Phenobarbital), eine verkürzte Schlafdauer (nach Alphadion) haben. Umgekehrt wird eine Depression des Leberstoffwechsels durch Gallenstauung oder herabgesetzte Aktivität der mikrosomalen Enzyme eine Verlängerung der Schlafdauer herbeiführen.

In ähnlichem Maße wie Thiopental bewirkt Alphadion eine Hypotonie und behält die Herzfrequenz des Patienten entweder bei oder steigert sie (35). Wenn auch der Mechanismus der kardiovaskulären Effekte des Alphadions nicht aufgeklärt wurde, folgerten Broadley und Taylor, daß man «Althesin (Alphadion) bei Patienten mit schlecht kompensierten Myokard- oder Herzklappenerkrankungen, wenn man es langsam in kleinen Teildosen zuführt, in zufriedenstellender Weise als Mittel zur Anästhesieeinleitung verwenden kann. Es verursacht aber einen stärkeren ausgeprägten Abfall des Herzminutenvolumens als Thiopental, gegenüber welchem es keine besonderen Vorteile bietet» (36). Es schien jedoch, daß Alphadion ebenso wie Thiopental in der Neurochirurgie anwendbar

ist. Alphadion setzt den intrakraniellen Druck, die Hirndurchblutung sowie Blutvolumen und Sauerstoffverbrauch des Gehirns herab, und erhöht den Hirngefäßwiderstand (37, 38).
Die in der Reihenfolge ihrer Häufigkeit genannten Nebenwirkungen von Alphadion sind Hautveränderungen, Hypotonie, Bronchospasmus und abdominale Symptome. Watkins hat diese Reaktionen näher untersucht und fand, daß sich unter 90 mitgeteilten Fällen nur ein Todesfall ereignet hatte (39). Die Reaktionen von Alphadion bewirken im allgemeinen eine überstarke Aktivierung des Komplements C_3 mit Histamin-Freisetzung und werden nicht von Reagin-Antikörpern vermittelt. Weitere Informationen sind der von Watkins erarbeiteten Übersicht zu entnehmen (39).
Obgleich es wahrscheinlich mehrere Wechselwirkungen zwischen Alphadion und anderen Medikamenten gibt, fanden wir nur zwei, die für den Anästhesisten von Interesse sind. Es wurde behauptet, daß Benzodiazepine (z.B. Diazepam) und Steroidanästhetika synergistisch wirken. Die hierfür vorgebrachten Argumente sind jedoch nicht überzeugend (10). Eine weitere nicht nur bei Alphadion beobachtete Wechselwirkung besteht im gehäuften Auftreten unwillkürlicher Bewegungen bei mit Scopolamin prämedizierten Patienten. Der Ersatz von Scopolamin durch Atropin setzt die Häufigkeit der unwillkürlichen Bewegungen herab (41). Vielleicht wird weder Scopolamin noch Atropin zur Prämedikation benötigt.

Etomidate (Hypnomidate®)

Etomidate, ein carboxyliertes Imidazol-Derivat, bewirkt Schlaf innerhalb einer Kreislaufzeit, der dann 4–10 min andauert. Die Schlafdauer läßt sich durch Erhöhen der Dosis oder durch konstantes Infundieren verlängern. Die Verteilung von Etomidate erfolgt rasch mit frühen Verteilungs-Halbwertszeiten von 2,6 und 28,7 min (42). Das Mittel ist lipidlöslich und hat daher ein großes Verteilungsvolumen vom etwa 4,5fachen des Körpergewichtes. Ist die Verteilung des Etomidate fast abgeschlossen, so befinden sich nur 7% im zentralen Kompartiment, die für die Ausscheidung zu beliebiger Zeit verfügbar sind. Vorläufige Untersuchungen am Menschen besagen, daß schließlich 90% der Substanz im Urin erscheinen, wovon nur 2% reines unverändertes Etomidate darstellen.
Dies legt nahe, daß die Gesamt-Clearance des Etomidate in erster Linie über den Abbau in der Leber als wichtigstem Organ erfolgt. Somit wird die Clearance des Etomidate durch Änderung der Leberdurchblutung und des Leberstoffwechsels beeinflußt, Veränderungen, mit denen während der Anästhesie zu rechnen ist. Es ist nicht belegt, ob dies von klinischer Bedeutung ist.
Die ersten Berichte über Etomidate waren ermutigend und beschrieben, daß Etomidate innerhalb von Sekunden Schlaf bewirkt, ohne die Herzfrequenz zu beeinflussen, und lediglich eine leichte Blutdrucksenkung und selten Apnoe verursacht (43).
Im Gegensatz zu vielen anderen intravenösen Anästhetika setzt Etomidate kein Histamin frei. Jedoch beobachteten Fragan und Mitarb. bei 70% der Anästhesien eine Myoklonie (wovon nur 10% schwerer Natur waren), bei 50% traten während der Injektion Schmerzen auf (44). Die Injektionsgeschwindigkeit schien die Häufigkeit der Nebenwirkungen nicht zu beeinflussen. Ghoneim und Yamada fanden, daß die myoklonischen Bewegungen nicht von Krampfentladungen im EEG begleitet waren (45). Die vorherige Verabreichung von Fentanyl oder Diazepam setzt die Häufigkeit der Myoklonien herab. Die Autoren

beobachteten, daß Patienten, die bei kurzdauernden Operationen Etomidate oder Thiopental erhielten, nach Etomidate schneller und ohne Wirkungsüberhang erwachten. Ghoneim und Yamada vermuteten deshalb, daß Etomidate für ambulante Patienten und kleine Eingriffe einen wesentlichen Vorteil biete (45). Bei anderen intravenösen Anästhetika soll keine so rasche und vollständige Wiederherstellung der geistigen und psychomotorischen Funktionen eintreten. Wir sind jedoch der Auffassung, daß, solange die Nachteile der Myoklonie und der Schmerzhaftigkeit der Injektion nicht beseitigt sind, Etomidate nur von begrenztem Wert ist.

Gammahydroxybuttersäure

Die Gammahydroxybuttersäure (GHBA) ist auf Grund ihrer engen chemischen Verwandtschaft mit normalerweise im Gehirn vorkommenden Substanzen von besonderem Interesse. Die Gammaaminobuttersäure wurde aus dem Gehirn isoliert. Sie wirkt als Hemmsubstanz zentraler und peripherer Synapsen. Sie passiert jedoch nicht die Blut-Hirn-Schranke. 1960 entwickelten Laborit und Mitarb. eine Modifikation der GHBA, welche die Blut-Hirn-Schranke überschritt und dieselbe Hemmwirkung am Nervensystem entfaltete wie die Aminoverbindung (46). Offenbar hat die GHBA den Vorteil, nicht toxisch zu sein und eine große Sicherheitsbreite zu besitzen. Als Anästhetikum verfügt die GHBA über einen einzig dastehenden Weg des Abbaus. GHBA wird wahrscheinlich zu Bernsteinsäuresemialdehyd und sodann zu Bernsteinsäure abgebaut, die nun wie ein normaler Metabolit im Krebs-Zyklus zu Kohlendioxid und Wasser verstoffwechselt wird (47). Da weniger als 2 % der GHBA über die Niere ausgeschieden werden, ist diese Substanz bei beeinträchtigter Nierenfunktion als ideal geeignet zu betrachten (48). Da die GHBA im wesentlichen ein Schlafmittel mit nur geringen hypnotischen Eigenschaften ist, muß es durch starkwirksame Analgetika oder mit Lachgas ergänzt werden (49). Gemäß unserer Erfahrung bewirkt die intravenöse Verabreichung von 60–80 mg GHBA/kg mit 1 mg Thiopental/kg die Einleitung der Anästhesie innerhalb von 5 min, die unter Zusatz von 50–70% Lachgas etwa 60 min andauert. Mit Ausnahme einer Tendenz zur Bradykardie ist die kardiorespiratorische Funktion stabil. Dieser Tendenz kann man durch Atropin-Gabe entgegenwirken. Ein erheblicher Nachteil der GHBA besteht darin, daß sich gelegentlich während der Einleitung der Anästhesie eine extrapyramidale Motorik zeigt (50). Nach unserer Erfahrung kann man diese Motorik entweder durch die Prämedikation mit Droperidol oder durch die Kombination eines starkwirksamen Analgetikums mit Diazepam verhindern. Alkohol verstärkt den hypnotischen Effekt der GHBA durch die Hemmung ihres Abbaus in der Leber. Relative Kontraindikationen sind Epilepsie (wegen der extrapyramidalen motorischen Symptome) und Alkoholismus (wegen des herabgesetzten Abbaus).
Neben ihrer Anwendung zur Anästhesie für operative Zwecke fand einer der beiden Autoren, daß sich die GHBA gut zur Sedierung von Patienten zur Gewöhnung an ein Beatmungsgerät eignet. GHBA wird zur Zeit in den Vereinigten Staaten nicht mehr verwendet, was wir bedauern.
Zusammengefaßt ist festzustellen, daß die beschriebenen intravenösen Anästhetika mit Ausnahme des Ketamins und möglicherweise der GHBA von begrenztem Nutzen, wenn überhaupt von Wert sind. Ein Hauptproblem beim Vergleich intravenöser Anästhetika besteht darin, daß man nicht weiß, wie hoch die entsprechenden äquipotenten Dosen

sein müssen. Wie kann man z. B. die kardiovaskulären Effekte zweier Medikamente miteinander vergleichen, wenn die äquipotenten Dosen nicht bekannt sind? Auf welche Weise läßt sich die äquipotente Dosis eines intravenösen Anästhetikums bestimmen? Crankshaw und Allt-Graham haben versucht, dieses Problem zu lösen (51). Sie bestimmten die ED_{50} verschiedener intravenöser Anästhetika unter Anwendung einer kumulativen Dosis-Wirkungs-Technik, wobei als Endpunkt der Untersuchung die Fähigkeit des Patienten dient, einen leichten Gegenstand zu ergreifen. Mit dieser Methode läßt sich das Anästhesierungsvermögen genau bestimmen, und sie dürfte einen genaueren Vergleich der verschiedenen intravenösen Anästhetika ermöglichen.

Literatur

1. Garfield, J. M. u. Mitarb.: A comparison of psychologic responses to ketamine and thiopental-nitrous oxide-halothane anesthesia. Anesthesiology 36 (1972) 329
2. Kothary, S.P., E.K. Zsigmond: A double-blind study of the effective antihallucinatory doses of diazepam prior to ketamine anesthesia. J. Clin. Pharmacol. Ther. 21 (1977) 108
3. Liang, H.S., H.G. Liang: Minimizing emergence phenomena: subdissociative dosage of ketamine in balanced surgical anesthesia. Anesth. Analg. (Cleve.) 54 (1975) 312
4. Lo, J.N., J.F. Cumming: Interaction between sedative premedicants and ketamine in man in isolated perfused rat livers. Anesthesiology 43 (1975) 307
5. Cohen, M.L., A.J. Trevor: On the cerebral accumulation of ketamine and the relationship between metabolism of the drug and its pharmacological effects. J. Pharmacol. Exp. Ther. 189 (1974) 351
6. Cumming, J.E.: The development of an acute tolerance to ketamine. Anesth. Analg. (Cleve.) 55 (1976) 788
7. White, P.F., R.R. Johnston, C.R. Pudwill: Interaction of ketamine and halothane in rats. Anesthesiology 42 (1975) 179
8. White, P. F. u. Mitarb.: Effects of halothane anesthesia on the biodisposition of ketamine in rats. J. Pharmacol. Exp. Ther. 196 (1976) 545
9. Johnston, R.R., R.D. Miller, W.L. Way: The interaction of ketamine with d-tubocurarine, pancuronium and succinylcholine in man. Anesth. Analg. (Cleve.) 53 (1974) 496
10. Tweed, W. A., M. Minuck, D. Mymin: Circulatory responses to ketamine anesthesia. Anesthesiology 37 (1972) 613
11. Bidwai, A.V. u. Mitarb.: The effects of ketamine on cardiovascular dynamics during halothane and enflurane anesthesia. Anesth. Analg. (Cleve.) 54 (1975) 588
12. Bristow, J.P. u. Mitarb.: Effects of anesthesia on baroreceptor control of heart rate in man. Anesthesiology 31 (1969) 422
13. Alper, M.H., T.H. Fleisch, W. Flacke: The effects of halothane on the response of cardiac ganglia to various stimulants. Anesthesiology 31 (1969) 429
14. Dowdy, E.G., K. Kayo: Studies of the mechanism of cardiovascular responses to CI-581. Anesthesiology 29 (1968) 931
15. Koehntop, D.E., J.C. Liao, F.H. Van Vergen: Effects of pharmacologic alterations of adrenergic mechanisms by cocaine, tropolone, aminophylline and ketamine on epinephrine-induced arrhythmias during halothane-nitrous oxide anesthesia. Anesthesiology 46 (1977) 83
16. Stover, J., R. Endresen, A. Osterud: Intravenous anesthesia with a new benzodiazepine. Acta Anesthesiol. Scand. 17 (1973) 163
17. Dundee, J.W. u. Mitarb.: Clinical studies of induction agents XLIII: flunitrazepam. Br. J. Anaesth. 48 (1976) 551

18. Clarke, R.S.J., S.W. Lyons: Diazepam and flunitrazepam as induction agents for cardiac surgical operations. Acta Anaesthesiol. Scand. 21 (1977) 282
19. De Castro, J.: Atar-analgesia with Ro 5-4200, pancuronium and ketamine. Symposium Nr. 4 Abstracts, 5. World Congress of Anesthesiology, Kyoto, 1972. Amsterdam, Excerpta Medica, North-Holland Publishing Co.
20. Vega, D.: Technique of intravenous general anesthesia utilizing a new benzodiazepine (Ro 5-4200), procaine and succinylcholine. In: Abstracts 5. World Congress of Anaesthesiology, Kyoto, 1972. Amsterdam, Excerpta Medica, North-Holland Publishing Co.
21. Conway, C.M., D.B. Ellis: Propanidid. Br. J. Anaesth. 42 (1970) 249
22. Doenicke, A. u. Mitarb.: Experimental studies of the breakdown of Epontol determinations of propanidid in human serum. Br. J. Anaesth. 40 (1968) 415
23. Torda, T.A., J. Burkhart, W. Toh: The interaction of propanidid with suxamethonium and decamethonium. Anesthesia 27 (1972) 159
24. Monks, P.S., J. Norman: Prolongation of suxamethonium-induced paralysis by propanidid. Br. J. Anaesth. 44 (1972) 1303
25. Bernhoff, A., B. Eklund, L. Kaijser: Cardiovascular effects of short-term anaesthesia with methohexitone and propanidid in normal subjects. Br. J. Anaesth. 44 (1972) 2
26. Lyons, S.M., R.S.J. Clarke, J.W. Dundee: Some cardiovascular and respiratory effects of four nonbarbiturate anaesthetic induction agents. Eur. J. Clin. Pharmacol. 7 (1974) 275
27. Harnik, E.: A study of the biphasic ventilatory effects of propanidid. Br. J. Anaesth. 36 (1964) 655
28. Barron, D.W.: Propanidid in epilepsy. Anaesthesia 29 (1974) 445
29. Thornton, H.L.: Apparent anaphylactic reaction to propanidid. Anaesthesia 26 (1971) 490
30. Johns, G.: Cardiac arrest following induction with propanidid. Br. J. Anaesth. 42 (1970) 74
31. Gyermek, L., L.F. Soyka: Steroid anesthetics. Anesthesiology 42 (1975) 331
32. Aveling, W., A.D. Bradshaw, D.P. Crankshaw: The effect of speed of injection on the potency of anaesthetic induction agents. Anaesth. Intensive Care 6 (1978) 116
33. Strunin, L. u. Mitarb.: Metabolism of ^{14}C-labelled alphaxalone in man. Br. J. Anaesth. 46 (1974) 319
34. Novelli, G.P., M. Marsili, P. Lorenzi: Influence of liver metabolism on the actions of Althesin and thiopentone. Br. J. Anaesth. 47 (1975) 913
35. Áronski, A. u. Mitarb.: Cardiovascular effects of Althesin. Anaesthesia 31 (1976) 195
36. Broadley, J.N., P.A. Taylor: An assessment of Althesin for the induction of anaesthesia in cardiac surgical patients. Br. J. Anaesth. 46 (1974) 687
37. Sari, A. u. Mitarb.: Effects of Althesin on cerebral blood flow and oxygen consumption in man. Br. J. Anaesth. 48 (1976) 545
38. Pickerodt, V.W.A. u. Mitarb.: Effects of Althesin on cerebral perfusion, cerebral metabolism and intracranial pressure in the anaesthetized baboon. Br. J. Anaesth. 44 (1972) 751
39. Watkins, J.: Anaphylactoid reactions to I.V. substances. Br. J. Anaesth. 51 (1979) 51
40. Gyermek, L.: Benzodiazepines for supplementing steroid anesthesia. Life Sci. 14 (1974) 1433
41. Clarke, R.S.J. u. Mitarb.: Clinical studies of induction agents. XL: Althesin with various premedicants. Br. J. Anaesth. 44 (1972) 845
42. Van Hamme, M.J., M.M. Ghoneim, J.J. Ambre: Pharmacokinetics of etomidate, a new intravenous anesthetic. Anesthesiology 49 (1978) 274
43. Morgan, M., J. Lumley, J.G. Whitwam: Etomidate, a new water-soluble nonbarbiturate intravenous induction agent. Lancet 2 (1975) 955
44. Fragen, R.J., N. Caldwell, E.A. Brunner: Clinical use of etomidate for anesthesia induction. Anesth. Analg. (Cleve.) 55 (1976) 730
45. Ghoneim, M.M., T. Yamada: Etomidate: A clinical and electroencephalographic comparison with thiopental. Anesth. Analg. (Cleve.) 56 (1977) 479
46. Laborit, H. u. Mitarb.: First report on experimental and clinical studies of sodium gamma-4-hydroxybutyrate in anesthesiology and neuropsychiatry. Neuropsychopharmacology 2 (1961) 490

47. Nirenberg, M.W., W.B. Jakoby: Enzymatic utilization of gamma hydroxybutyric acid. J. Biol. Chem. **235** (1960) 954
48. Helrich, M. u. Mitarb.: Correlation of blood levels of 4-hydroxybutyrate with state of consciousness. Anesthesiology **25** (1964) 771
49. Appleton. P.J., J.M.B. Burn: Gamma hydroxybutyric acid. Anesth. Analg. (Cleve.) **47** (1968) 164
50. Solway, J., M.S. Sadove: 4-hydroxybutyrate. Anesth. Analg. (Cleve.) **44** (1965) 532
51. Crankshaw, D.P., J. Allt-Graham: The ED_{50} values for thiopentone, methohexital, propanidid and alfathesin: a clinical experiment. Anaesth. Intensive Care **6** (1978) 36

16. Kapitel

Starkwirksame Analgetika (Narkoanalgetika, Opiate) und deren Antagonisten

David E. Longnecker

In der medizinischen Praxis, insbesondere in der Anästhesie, werden die starkwirksamen Analgetika oder Narkotika häufig eingesetzt. Ihre Anwendung erfolgt jedoch heute auch in illegaler Weise mißbräuchlich in Gestalt der «Straßendrogen», zumeist in Form des in beiden deutschen Staaten nicht offizinellen Heroins, durch die sog. Rauschgiftszene. Die Narkotika besitzen zwei fundamentale pharmakologische Wirkungen, denen sie ihre weit verbreitete Anwendung verdanken, nämlich ihre Fähigkeit, Analgesie (ohne Bewußtlosigkeit) und Euphorie hervorzurufen. Die vielleicht überzeugendsten Beispiele für den Einsatz der Opiate zur Analgesierung sind die häufig in der kardiovaskulären Chirurgie zur Anästhesie verwendeten Techniken, die sich hoher Dosen der starkwirksamen Analgetika der Opiate bedienen. Am anderen Ende des Spektrums konsumieren die illegalen Anwender diese Drogen nicht wegen ihrer analgesierenden, sondern wegen ihrer euphorisierenden Eigenschaften. Die häufigste Anwendung der Narkotika auf dem medizinischen Gebiet erfolgt bei Patienten, die sowohl einer Analgesie als auch einer euphorischen Wirkung bedürfen. Die durch die Narkotika bewirkte Linderung akuter und chronischer Schmerzen ergibt sich aus den beiden wichtigsten Eigenschaften dieser Verbindungen und erklärt ihre weitverbreitete Anwendung in der medizinischen Praxis.
Da die Opiate so häufig Anwendung finden, besteht eine große Wahrscheinlichkeit für das Zustandekommen von Wechselwirkungen mit anderen Medikamenten. Obgleich sich mit den Opiaten selbst viele Wechselwirkungen ergeben können, sind an den wichtigsten von ihnen deren Analoga, die Narkotika-Antagonisten, beteiligt. Die Narkotika-Antagonisten setzen sowohl die akuten als auch die chronischen Effekte der Analgetika-Überdosierung auf ein Minimum herab. Bei an Opiatsucht leidenden Personen dienen die Antagonisten dazu, die Euphorie, welche der Süchtige herbeisehnt, zu unterdrücken und auch zur Antagonisierung toxischer Nebenwirkungen. In der Anästhesiepraxis dagegen dienen die Antagonisten zur Behandlung der entweder unbeabsichtigt oder absichtlich herbeigeführten unvermeidlichen Atemdepression der zur Anästhesie verwendeten «Überdosen» von Opiaten.

In diesem Kapitel folgt eine kurzgefaßte Übersicht der Pharmakologie der Narkotika und eine Erläuterung einiger Wechselwirkungen zwischen Medikamenten und Narkotika. Ferner werden die Pharmakologie der Narkotika-Antagonisten beschrieben sowie deren wichtigste Wechselwirkungen mit den Narkotika und schließlich die potentiellen Wechselwirkungen zwischen den Narkotika-Antagonisten und andersartigen Medikamenten.

Narkotika

Pharmakologie der Narkotika

Wirkungen auf das ZNS. Wie zuvor erwähnt, erfolgen der Gebrauch sowie der Mißbrauch der Narkotika in der Hauptsache auf Grund ihrer auf das ZNS ausgeübten Effekte. Wichtigste therapeutische Indikation der Opiate ist die Schmerzlinderung, und das Analgesierungsvermögen dieser Verbindungen ist unübertroffen. Obwohl neuere Untersuchungsergebnisse vermuten lassen, daß die Narkotika auch peripher angreifen können, steht man allgemein auf dem Standpunkt, daß der primäre Ort ihrer Wirkung das ZNS ist. Neben den ihnen innewohnenden analgesierenden Eigenschaften können die Opiate auch die Schmerzwahrnehmung abwandeln. Durch die Verabreichung der Narkotika wird nicht nur die Schmerzschwelle angehoben, sondern auch die Schmerzwahrnehmung abgestumpft. Ist kein Schmerz zugegen, rufen die Opiate häufig einen Zustand der Euphorie (gelegentlich auch der Dysphorie) sowie Apathie hervor. Mit steigender Dosis treten zunehmend Schläfrigkeit, Konzentrationsschwäche, Eintrübung der sinnlichen Wahrnehmung und schließlich Bewußtseinsverlust ein.

Kardiovaskuläres System. Die weit verbreitete und zunehmende Anwendung von Anästhesieverfahren, die sich auf hohe Opiatdosen stützen und bei Patienten mit beeinträchtigter Leistungsfähigkeit des Myokards erfolgreich sind, sprechen für die Unschädlichkeit ihrer Effekte auf das kardiovaskuläre System des Menschen (1, 2). Unter der Voraussetzung, daß der Patient *auf dem Rücken* liegt, bleiben im allgemeinen arterieller Blutdruck, Herzfrequenz, Herzrhythmus und Herzminutenvolumen unverändert. Am aufrecht stehenden Patienten folgt jedoch der Verabreichung von Opiaten häufig eine orthostatische Hypotonie. Eine derartige Hypotonie ist primär Folge der peripheren Effekte der Opiate auf die Kapazitätsgefäße mit Ansammlung von Blut in den abhängigen Gefäßen und der hieraus resultierenden Abnahme von venösem Rückstrom, Herzminutenvolumen und arteriellem Blutdruck.

Atemsystem. Wegen der Möglichkeit tödlicher Folgen stellt die Atemdepression die wichtigste Nebenwirkung der Narkotika dar. Nach hohen Opiatdosen kann eine erhebliche Herabsetzung der Atemfrequenz oder auch eine völlige Apnoe eintreten. Durch direktes Angreifen der Opiate an den Zentren der Atemsteuerung des ZNS tritt eine Atemdepression ein. Sie erfolgt rasch und dauert mehrere Stunden an und läßt sich durch empfindliche Tests wie die Kohlendioxydbelastung zur Atemfunktionsprüfung nachweisen. Der Eintritt des Todes nach Überdosierung eines Narkotikums ist fast stets auf die Atemdepression zurückzuführen.

Wirkung auf weitere Organe. Brechreiz und Erbrechen sind bekannte Nebenwirkungen nach Verabreichung von Narkotika und Folge der Reizung der Chemorezeptoren-Triggerzone in der Medulla oblongata. Die Darmperistaltik ist herabgesetzt, dagegen der Tonus der Sphinkteren erhöht, was bei einigen Patienten zum paralytischen Ileus führt. Die

Narkotika können an den Gallenwegen zu Spasmen führen und Gallenkoliken auslösen. Die Verstärkung des Tonus des Blasensphinkters kann gelegentlich Harnverhaltung bewirken.

Wechselwirkungen zwischen Medikamenten und Opioid-Narkotika

Leider existieren über die Arzneimittel-Wechselwirkungen zwischen Narkotika und anderen Medikamenten nur wenig klinische Untersuchungsreihen. Wenn es auch zahlreiche Einzelberichte gibt, ist der Mangel an systematischer Forschungsarbeit und kontrollierten Studien nicht zu übersehen. Viele Tatsachen, die über die Arzneimittel-Wechselwirkungen mit Narkotika bekannt wurden, stammen von Tierversuchen, und selbst diese Ergebnisse sind uneinheitlich und oft verwirrend. Zum Teil spiegeln der Mangel an klinischen Untersuchungen und die einander widersprechenden Labordaten die Schwierigkeiten einer zuverlässigen Dokumentation der Wechselwirkungen dieser Mittel wider.

Die Intensität der Analgesie ist am Menschen schwierig quantitativ zu erfassen; nicht miteinander übereinstimmende Daten können das Ergebnis von Plazebo-Effekten, suggestiver Beeinflussung, veränderter Toleranz und Meßfehlern sein. Am Menschen sind die subjektiven Eigenschaften dieser Verbindungen ebenfalls schwierig quantitativ zu erfassen. Am Tier ist dies so gut wie unmöglich. Die einzige quantitativ bestimmbare Eigenschaft der Opiate ist der Effekt der Atemdepression. Es bedarf jedoch des einschränkenden Hinweises, daß die Atemdepression eine Nebenwirkung der Narkotika ist und nicht den gewünschten therapeutischen Effekt darstellt. Obwohl man der Versuchung ausgesetzt ist, Wechselwirkungen am Atemsystem auf andere Organsysteme zu extrapolieren, ist dies weder in quantitativer noch in qualitativer Hinsicht statthaft. Es ist nicht zu bezweifeln, daß man bei gleichzeitiger Verabreichung von Morphin und d-Tubocurarin eine Steigerung der Atemdepression bewirkt, doch ist schwer vorstellbar, daß durch diese Kombination eine Verstärkung der Analgesie oder der Euphorie erfolgen könnte.

Leider bringt die über dieses Problem vorhandene Literatur keine Klarheit. Man findet Berichte, die für Dopamin, Reserpin, Phenoxybenzamin, die Monoaminoxidase-Hemmer, L-Dopa, Dexamethason und Chlorpromazin sowohl Potenzierung als auch Hemmung des Analgesierungsvermögens behaupten. Im Lichte dieser Feststellungen ist die folgende Diskussion nur auf diejenigen Wechselwirkungen gerichtet, die am Menschen oder am Tier gut untermauert sind, oder auf die durch die klinische Erfahrung begründeten Wechselwirkungen, die noch der Bestätigung durch Laborversuche bedürfen.

Fallbericht

Nach einem Autounfall wurde ein 27jähriger Mann mit dem Verdacht auf eine Oberschenkelfraktur zur Notfallaufnahme gebracht. Seine Ausatemluft roch stark nach Alkohol. Er war unkooperativ, somnolent und streitsüchtig. Es gab keine Anzeichen für ein Kopftrauma, und nach Zeugenaussagen hatte der Patient das Bewußtsein nicht verloren. Der im Notfallraum tätige Arzt gab 15 mg Morphin intramuskulär und schickte den Patienten zur Röntgenabteilung, um das rechte Bein röntgen zu lassen. Etwa 20 min später wurde der Arzt dringlich zur Röntgenabteilung gerufen. Der Techniker berichtete, daß der Patient zunächst zunehmend somnolent wurde, schließlich nicht mehr reagierte und dann erbrach. Die Untersuchung ergab enge Pupillen, Mageninhalt im Pharynx und eine

Atemfrequenz von 6 Atemzügen/min. über beiden Unterfeldern der Lunge waren grobblasige feuchte Rasselgeräusche hörbar. Er reagiert nur schwach auf schmerzhafte Reize. Nach Konsultation mit einem Kollegen entschloß man sich zur Verdachtsdiagnose Narkotikaüberdosierung und Mißbrauch mehrerer Mittel, zumindest aber von Alkohol, und es folgten eine geeignete Behandlung der Überdosierung sowie das Absaugen des Mageninhalts. Nachdem der Patient erwacht war, erinnerte er sich, an einer Party teilgenommen zu haben, wo er vor dem Unfall etwa 500 ml Wodka und mehrere «Downers» in Gestalt von Barbiturattabletten zu sich genommen hatte.

Zentraldämpfende Mittel. Dieser Fall schildert ein wichtiges Prinzip der Wechselwirkungen mit Narkotika, das darin besteht, daß sich die das ZNS dämpfenden Eigenschaften der Narkotika mit denjenigen anderer Medikamente addieren. Unter gewöhnlichen Bedingungen wäre für diesen Patienten die Verordnung von 15 mg Morphin angemessen gewesen. Jedoch in Gegenwart zweier anderer zentraldämpfender Mittel (Alkohol und Barbiturat) genügte diese Menge des Narkotikums, um den Patienten in tiefe Bewußtlosigkeit mit nachfolgender Regurgitation und Aspiration von Mageninhalt in die Lunge zu bringen. Bei der Maus potenziert Morphin die akute Alkoholintoxikation (3). Beim Menschen ist die Mortalität früherer Methadon-Süchtiger, die Alkoholmißbrauch treiben, höher als bei Abstinenzlern.
Die Narkotika verstärken ebenfalls die Effekte anderer das Zentralnervensystem dämpfender Mittel einschließlich der Allgemeinanästhetika. Sowohl beim Menschen als auch am Tier wird die erforderliche Menge mehrerer Inhalationsanästhetika durch eine Narkotika enthaltende Prämedikation herabgesetzt (4).
Wenn auch die genaue Art und Weise der Wechselwirkung (ob einfach additiv oder echt synergistisch) im allgemeinen nicht bekannt ist, bewirken die Narkotika gemeinsam mit anderen das ZNS dämpfenden Mitteln Veränderungen der Bewußtseinslage.
Wenn auch die Wechselwirkungen zwischen den Opiaten und anderen das ZNS dämpfenden Mitteln auf die Bewußtseinslage gut untermauert sind, ist der Effekt der zentraldämpfenden Arzneimittel auf die von den Analgetika hervorgerufene Anästhesie weniger klar. So haben z.B. Barbiturate wie Thiopental, Pentobarbital und Phenobarbital sowohl am Menschen als auch am Tier die analgesierende Wirkung der Narkotika antagonisiert (5, 6). Die an Mäusen erzielten Ergebnisse lassen vermuten, daß der Gesamteffekt von Diazepam in der Antagonisierung der durch Morphin hervorgerufenen Analgesie besteht, obwohl kurz nach Verabreichung beider Mittel innerhalb von weniger als 30 min kurzfristig eine gewisse Verstärkung des analgetischen Effektes erfolgt (7).
Andere Medikamente. Am Tier hat eine große Anzahl von Mitteln die analgesierenden Eigenschaften der Narkotika verändert; eine neuere Veröffentlichung faßt viele dieser Wechselwirkungen zusammen (8). Der Mechanismus dieser Wechselwirkungen ist jedoch bestenfalls schlecht durchschaubar, und die klinische Bedeutung der meisten von ihnen bleibt unbekannt. Im allgemeinen hat es den Anschein, daß Mittel, welche die Speicher biogener Amine im Zentralnervensystem entleeren, die Opiatanalgetika antagonisieren, während Sympathikomimetika sowohl beim Menschen als auch beim Tier die von den Narkotika hervorgerufene Analgesie zu verstärken scheinen. Andererseits verändern weder die alpha- noch die beta-adrenerg blockierenden Mittel die von Morphin erzeugte Analgesie. Das cholinerge Nervensystem scheint ein positiver Modulator der von den Opiaten hervorgerufenen Analgesie zu sein. Bei Tieren verstärken Mittel wie Physostigmin, welche die cholinerge Aktivität erhöhen, die vom Morphin bewirkte Analgesie, während Atropin die Opiatanalgesie antagonisiert (9).
Gelegentlich werden Narkotika mit anderen Mitteln kombiniert verabreicht, um einen

Zustand der Beruhigung zur Herzkatheterisierung oder anderen radiologischen Verfahren zu erzielen. Obgleich man hofft, daß diese Kombination ohne Zunahme toxischer Manifestationen eine stärkere Sedierung hervorrufen möge, ist dies selten der Fall. Am Menschen ergaben sorgfältige Untersuchungen der atemdepressiven Eigenschaften von Pethidin und Chlorpromazin, allein oder kombiniert angewendet, daß bei der Kombination beider Mittel die Atemdepression potenziert war, was deutlich zeigte, daß die Kombination eine verstärkte Sedierung nicht ohne Erhöhung der Toxizität bewirken konnte (10).

Fallbericht

Bei einer 43jährigen Patientin war die Exzision eines Ganglions des Handgelenks geplant. Ihre Anamnese ergab seit Jahren bestehende Depression und Ängstlichkeit, weshalb sie täglich 45 mg Phenelzin einnahm. Sie war wegen der vorgeschlagenen Operation sehr ängstlich und lehnte eine Lokalanästhesie ab. Präoperativ wurden sämtliche Medikationen abgesetzt. Sie erhielt 60 min vor dem Eingriff eine intramuskuläre Prämedikation mit 75 mg Pethidin und 0,4 mg Atropin. Kurz nach Verabreichung der Prämedikation traten bei ihr zunächst ein Erregungszustand, Schweißausbruch, Stupor und Hypotonie ein, denen ein Koma mit deutlicher Zyanose und Bradypnoe folgte.

Monoaminoxidase-Hemmer. Dieser Fallbericht zeigt eine ungewöhnliche, aber bedrohliche Wechselwirkung zwischen Narkotika und Monoaminoxidase-Hemmern (MAOI), zu welchen Pargylin, Furazolidon, Isocarboxazid, Phenelzin, Nialamid und Tranylcypromin (Parnate®) gehören (11)[1]. Diese hochwirksamen Verbindungen sind wegen ihrer Toxizität und auch wegen ihrer Neigung zu Wechselwirkungen mit anderen Medikamenten, speziell mit Narkotika, bekannt. Die Wechselwirkung mit Opiaten kann Hypertonie oder Hypotonie, Tachykardie, Koma, Krämpfe, Schweißausbruch, Atemdepression und Hyperpyrexie auslösen. Pethidin war hieran am häufigsten beteiligt, doch sind auch sämtliche anderen Narkotika als potentielle Verursacher dieser bedrohlichen Wechselwirkung zu betrachten. Daher sind die MAO-Hemmer 14 Tage vor jedem planbaren Eingriff abzusetzen. Sollten dringliche Notfälle bei Patienten, die MAOI erhalten, ein starkwirksames Analgetikum benötigen, so ist die Behandlung unter größter Vorsicht mit kleinen Morphin-Dosen einzuleiten. Pethidin ist nicht zu verwenden. Obwohl die Wechselwirkung zwischen Pethidin und MAOI nicht häufig vorkommt, ist über zahlreiche Todesfälle berichtet worden, und es muß alles getan werden, um deren Zustandekommen zu vermeiden.

Opiatantagonisten

Fallbericht

Bei einer 73jährigen 55 kg schweren Patientin war die operative Behandlung einer Hüftgelenksfraktur mit innerer Schienung vorgesehen.
Anamnestisch litt sie schon lange unter Hypertonie, Angina pectoris und gelegentlich an Stauungsinsuffizienz des Herzens. Die physikalische Untersuchung ergab beidseitige Knöchelödeme, Luftnot in Rückenlage, mäßige Erweiterung der Jugularvenen und über beiden Lungenbasen Rasselgeräusche und Giemen. Die vorläufige Diagnose war neben der Hüftfraktur eine mäßige Stauungsinsuf-

---

[1] In der Bundesrepublik Deutschland ist nur Tranylcypromin (Parnate®) im Handel.

fizienz. Der Anästhesist wählte eine Morphin-Lachgas-Kombinationsanästhesie. Die Patientin wurde 90 min lang anästhesiert. Während dieser Zeit erhielt sie, zuzüglich der 6 mg Morphin präoperativ, weitere 30 mg Morphin intravenös. Sie wurde mit 0,3 mg Naloxon intravenös antagonisiert und in zufriedenstellender Verfassung in den Aufwachraum verbracht. Während der ersten Stunde nach der Operation war sie munter und fühlte sich wohl. Nach 90 min berichtete die Schwester des Aufwachraumes, daß die Patientin zyanotisch und lethargisch geworden sei und nur noch 6mal je Minute atmete. Angesichts der offenkundigen Wiederkehr der Morphin-Wirkung erhielt die Patientin nochmals 0,3 mg Naloxon, wodurch sowohl die Eintrübung des Bewußtseins als auch die Atemdepression prompt beseitigt wurden.

Dieser Fall zeigt die wichtigste Wechselwirkung der Narkotika, nämlich das Antagonisieren der Opiate durch die Narkotikaantagonisten. Im folgenden Abschnitt erfolgt eine Übersicht der wichtigsten Eigenschaften der Opiatantagonisten sowie eine Zusammenfassung ihrer Wechselwirkungen mit den Opiaten. Weitere Mittel, zwischen welchen Wechselwirkungen mit den Antagonisten erfolgen können, werden ebenfalls besprochen.

Pharmakologie

Geschichte. Bereits 1914 sind die narkotikaantagonistischen Eigenschaften des N-Allylnorcodeins erstmalig beobachtet worden, 1940 wurden N-Allylnormorphin (Nalorphin) synthetisiert und seine Eigenschaften als Opiatantagonist an Tieren nachgewiesen. Dessen ungeachtet wurde Nalorphin erst 1952 in die klinische Medizin eingeführt. Im Jahre 1966 erfolgte die Synthese von Naloxon. Diese Verbindung wurde aufgrund ihrer einzig dastehenden pharmakologischen Eigenschaften zum bevorzugten Mittel zur Antagonisierung der die Anwendung der Narkotika begleitenden Atemdepression.

Chemische Struktur. Die meisten Opiate enthalten ein methyliertes Stickstoffatom, und fast sämtliche Narkotikaantagonisten werden durch das Ersetzen dieser Methylgruppe durch eine längere Seitenkette, gewöhnlich durch eine Allylgruppe, synthetisiert (Abb. 16.1). Wenn auch weitere Substitutionen im Rahmen des Möglichen liegen, sind die wichtigsten derzeit erhältlichen Narkotinaantagonisten N-Allyl-Substitute eines Opiats. Nalorphin ist das N-Allyl-Derivat des Morphins, Levallorphan (Lorfan®) ist das N-Allyl-Substitut des Levorphanols und Naloxon (Narcanti®) ist das N-Allyl-Derivat des Oxymorphons.

Einteilung. Wenn es auch noch weitere Verbindungen gibt, die gewisse Opiate antagonisierende Eigenschaften besitzen, sind die hochwirksamsten Antagonisten im Grunde genommen nur drei, nämlich Nalorphin, Levallorphan und das Naloxon. Die Opiatantagonisten lassen sich nach ihrem Antagonisierungsvermögen in zwei Hauptgruppen unterteilen, nämlich in partielle Antagonisten und in reine Antagonisten. Sowohl Nalorphin als auch Levallorphan sind Teilantagonisten, d.h., falls diese Mittel einem Patienten verabreicht werden, die keinerlei Narkotikum erhalten hatten, so treten Zeichen einer leichten bis mäßig starken agonistischen Aktivität einschließlich einer Atemdepression ein (12). Im Grunde ist die therapeutische Basis dieser Mittel der Ersatz eines starken Agonisten durch einen schwächer wirksamen. Die dieser Art der Therapie anhaftenden Probleme liegen auf der Hand. Falls z.B. der komatöse Zustand eines Patienten unrichtigerweise als Folge einer Opiatüberdosis betrachtet wird, er aber tatsächlich irgendein Hypnotikum oder Sedativum eingenommen hat, wird die Zufuhr eines partiellen Antagonisten die Problematik eher verschlechtern als bessern. Gegenwärtig ist Naloxon der einzig erhältliche reine Antagonist. Selbst bei Verabreichung hoher Dosen von Naloxon an freiwillige Versuchspersonen ergaben sich keine Hinweise auf eine narkotische Wir-

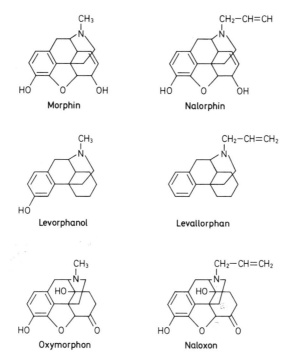

Abb. 16.1: Chemische Strukturen von Narkotika und den ihrem Aufbau entsprechenden Antagonisten. Man beachte, daß sämtliche hochwirksamen Antagonisten Allyl (C_3H_5)-Substitutionen des entsprechenden Narkotikums sind.

kung (12). (Naltrexone, ein weiterer reiner Antagonist, ist für die Verwendung am Menschen noch nicht zugelassen.)
Wirkungsmechanismus. Die Wirkung der Narkotikaantagonisten läßt sich mittels der Begriffe der Agonist-Antagonist-Rezeptortheorie der Arzneimittel-Wechselwirkungen erklären, die besagt, daß die Opiatantagonisten, die im Zentralnervensystem befindlichen Opiatrezeptoren besetzen und die Narkotika entweder von diesen verdrängen oder daran hindern, sich an diese Rezeptoren zu binden.
Vor kurzem wurden im ZNS spezifische Opiatrezeptoren nachgewiesen und charakterisiert (13). Diese Rezeptoren kommen bei Menschenaffen in den Nuclei Amygdalae, im Hypothalamus und Thalamus gehäuft vor; beim Menschen scheint eine ähnliche Art der Verteilung zu bestehen. Die Opiatrezeptoren können auch aus anderen Gebieten der grauen Substanz isoliert werden, doch gibt es keine Hinweise für eine Aktivität von Rezeptoren in der weißen Substanz. Die strukturbedingte Wirksamkeit steht im Vordergrund, weil sich die Nicht-Opiate nicht an den Rezeptor binden und nur die linksdrehenden Formen der Narkotika agonistische Eigenschaften zeigen. Die Bindung sowohl der Agonisten als auch der Antagonisten hängt von der im Rezeptorbereich herrschenden Natrium-Konzentration ab. In vitro wird durch steigende Natrium-Konzentrationen in Hirnhomogenaten die Bindung der Opiatagonisten herabgesetzt, während die Opiatantagonisten bei Erhöhung der Natrium-Konzentration fester an den Rezeptor gebunden werden. Dieser «Natrium-Effekt» kann klinisch von Bedeutung sein, da er

die größere Wirksamkeit der Antagonisten im Vergleich zu derjenigen der Agonisten erklärt, wie sich an der Tatsache zeigt, daß kleine Naloxon-Dosen hohe Narkotikadosen zu antagonisieren vermögen. Bei normalen Natrium-Konzentrationen im Körper sind die Antagonisten um das Zehn- bis Hundertfache fester an den Rezeptor gebunden als die Agonisten, und die Verdrängung des Narkotikums von der Rezeptorstelle erfordert kein 1 : 1-Mengenverhältnis zwischen Antagonist und Agonist.

Wirkungen der Antagonisten. Im allgemeinen wirken die Antagonisten fast allen Effekten der Opiate entgegen. Am ZNS werden die von den Narkotika hervorgerufenen Symptome wie Schläfrigkeit, Apathie, Euphorie und Bewußtseinsverlust aufgehoben. Am kardiovaskulären System werden die von den Narkotika hervorgerufene orthostatische Hypotonie und die periphere Vasodilatation beseitigt. Die bei weitem wichtigste Anwendung der Opiatantagonisten in der Anästhesie besteht in der Aufhebung der mit diesen starkwirksamen Analgetika verbundenen Atemdepression. Die Antagonisten heben prompt die selbst von hohen Narkotikadosen bewirkte Atemdepression auf. Bei Patienten, die einer etwa $2^1/_2$ Stunden dauernden Morphin-Stickoxydul-Anästhesie mit einer durchschnittlichen intravenösen Gesamtdosis von 1,5 mg Morphin/kg unterworfen worden waren, bewirkte eine intravenöse Dosis von 5 µg Naloxon/kg eine rasche Aufhebung der Morphinwirkung (14). Diese Ergebnisse zeigen die hohe Wirksamkeit von Naloxon als Opiatantagonist. Andere Autoren haben über ähnliche Ergebnisse berichtet und, wenn geringere Narkotikadosen zur Supplementierung der Stickoxydul-Anästhesie dienten, entsprechend geringere Naloxon-Dosen erfolgreich angewendet (15, 16). Sämtliche Untersucher erwähnten die kurze Wirkungsdauer des Naloxons, wenn Morphin als Agonist diente, und in vielen Fällen auch, wenn Fentanyl der Agonist war.

Wirkungsdauer von Naloxon. Die kurze Wirkungsdauer von Naloxon ist für den Kliniker von größter Bedeutung, wie dies auch klinische Studien am Menschen und Laborversuche am Tier bestätigt haben. Die Pharmakokinetik sowohl von Morphin als auch von Naloxon wurden in Tierversuchen ermittelt (17). Nach intravenöser Verabreichung von Naloxon überschreiten dessen Hirnkonzentrationen die Plasmakonzentrationen um das Drei- bis Vierfache. Im Gegensatz zu Naloxon beträgt die Anfangskonzentration des Morphins im Gehirn nur etwa ein Zehntel der im Plasma nachgewiesenen. Jedoch sinkt die Hirnkonzentration von Naloxon viel rascher ab als die Hirnkonzentration des Morphins, was vermuten läßt, daß die rasche Abwanderung von Naloxon aus dem ZNS die Erklärung für seine kurze Wirkungsdauer ist. Es wurde ermittelt, daß die Halbwertszeit von Naloxon im Plasma beim Menschen 64 min beträgt. Dieser Wert stimmt auch mit den klinischen Daten überein und zeigt, *daß die Sicherstellung einer angemessenen Antagonisierung des Morphins (oder hoher Fentanyl-Dosen) nach diesem Zeitraum zusätzliche Naloxon-Gaben erfordert.* Es sind zahlreiche Protokolle über die intravenöse Supplementierung mit Naloxon niedergelegt worden, doch ist die Supplementierung von Naloxon auf intramuskulärem Wege stets effektiv, dessen konstante Wirksamkeit und die Dosierung sind viel einfacher als die konstante intravenöse Infusion oder die intermittierende Gabe von Bolus-Injektionen des Naloxons (14, 15). Im allgemeinen kann intramuskulär die doppelte Menge der wirksamen intravenösen Dosis gegeben werden.

Nebenwirkungen der durch Naloxon bewirkten Antagonisierung. Die Antagonisierung der Narkotika durch Naloxon (Narcanti®) ist mit drei größeren Nebenwirkungen belastet, wie Brechreiz und Erbrechen, kardiovaskulärer Stimulation und Aufhebung der Analgesie.

Brechreiz und Erbrechen scheinen von der Geschwindigkeit der Injektion und von der Gesamtdosis des Naloxons abzuhängen. Erfolgte eine rasche Injektion bei Patienten, die Narkotika erhalten hatten, so wurde nach 60% dieser Injektionen Brechreiz und Erbrechen beobachtet (14). Andere Autoren haben bei postoperativen Patienten, die geringere Naloxon-Dosen erhielten, keine größere Häufigkeit des Auftretens von Brechreiz und Erbrechen als bei Patienten, die kein Naloxon erhielten, beobachtet (16). Wir haben den Eindruck, daß die über 2–3 min erfolgende langsame intravenöse Injektion von Naloxon bei postoperativen Patienten die Häufigkeit des Auftretens von Brechreiz und Erbrechen herabsetzt. Glücklicherweise erfolgt das Erwachen entweder vor oder gleichzeitig mit dem Erbrechen, was das Vorhandensein der Schutzreflexe bedeutet und eine Aspiration kaum befürchten läßt, wenn man auch damit rechnen sollte.

Über eine nach intravenöser Naloxon-Gabe bei Mensch und Tier erfolgende kardiovaskuläre Stimulation ist berichtet worden (18–20). Im allgemeinen besteht diese Reaktion in einer Reizung des sympathischen Nervensystems, die sich in Hypertonie und Tachykardie äußert. Weitere Autoren haben darüber berichtet, daß die Aufhebung der Morphin-Anästhesie durch Naloxon mit einer Übererregbarkeit der Ventrikel verbunden sei, obwohl sich diese Patienten in der frühen Postkardiotomie-Periode befunden und auch noch andere kardiovaskulär wirksamen Medikamente erhalten hatten (21). Schwerwiegende kardiovaskuläre Reaktionen nach Naloxon scheinen selten zu sein, wenn auch ein gewisser Anstieg der Herzfrequenz und des Blutdrucks nicht ungewöhnlich ist, falls Patienten postoperativ Opiatantagonisten erhalten.

Obwohl unvermeidlich ist, daß die postoperative Verabreichung von Naloxon mit einer gewissen Analgesieeinbuße einhergeht, läßt sich dieses Problem durch sorgfältiges Titrieren der Dosis des Antagonisten auf ein Minimum reduzieren (15, 16). Nach der intravenösen Gabe von Naloxon erfolgt das Erwachen prompt, und einige Patienten können kurz darauf über Schmerzen klagen. Innerhalb von 2 bis 3 min ist dieser Effekt (auch hier wieder in Übereinstimmung mit der Pharmakokinetik des Antagonisten) erheblich abgeklungen. Es wäre unklug zu folgern, daß sich die Atemdepression ohne einen gewissen Analgesie-Verlust herabsetzen ließe. Dennoch legen die Daten nahe, daß das Problem der Analgesie-Verluste minimal ist und daß man die Gabe der Narkotikaantagonisten aus diesem Grunde nicht unterlassen sollte, wenn sie sonst angezeigt ist (16). Man kann auf jeden Fall den Versuch unternehmen, Naloxon so zu titrieren, daß der Löwenanteil der Atemdepression verschwindet, ohne die Analgesie erheblich zu beeinträchtigen.

Wechselwirkungen von Opiatantagonisten mit Nichtnarkotika

Wenn es auch vereinzelte Berichte über die Wirksamkeit von Naloxon zur Aufhebung der Folgen von Überdosierungen von Nichtnarkotika wie Diazepam und Propoxyphen gibt, muß die Wirksamkeit dieses Antagonisten bei Überdosen von Nichtnarkotika so lange bezweifelt werden, bis überzeugende Daten vorliegen. Bei einer Untersuchung wurde eine teilweise Aufhebung der durch Halothan, Enfluran oder Cyclopropan hervorgerufenen Inhalationsanästhesie bei Ratten vermutet, während andere Untersuchungen einen derartigen Effekt nicht nachweisen konnten (22). Zum gegenwärtigen Zeitpunkt dürfte nur Naloxon und dieses nur für Narkotika ein *starkwirksamer* Antagonist sein. Obwohl Naloxon unter anderen Bedingungen allgemein-analeptische Eigenschaften zeigen kann, sind diese Effekte am Menschen nicht gut untermauert. Man sollte daher, solange keine weiteren beweisenden Daten vorhanden sind, Naloxon nicht als geeignetes Mittel zur Behandlung der durch Nichtnarkotika hervorgerufenen Depression des ZNS betrachten.

Die Wechselwirkung zwischen Opiatantagonisten hat bisher nur wenig Aufmerksamkeit erregt. Es wurde berichtet, daß am Tier die Narkotikaantagonisten durch Cortison, ACTH, L-Dopa und Propranolol potenziert werden, während Atropin und Physostigmin die Narkotikaantagonisten zu hemmen scheinen (8). Derzeit ist die klinische Bedeutung dieser Beobachtungen noch nicht bekannt.

Zusammenfassend ist festzustellen, daß die Narkotika und die Narkotikaantagonisten starkwirksame Medikamente sind, zwischen welchen untereinander Wechselwirkungen bestehen, wobei aber auch solche mit anderen Medikamenten möglich sind. Die Narkotikaantagonisten können annähernd alle agonistischen Effekte der Opiate aufheben, dienen aber therapeutisch gewöhnlich zur Aufhebung der mit Morphin und verwandten Verbindungen einhergehenden Atemdepression. Naloxon ist der einzige reine Opiatantagonist und das zur Antagonisierung der Opiate zu bevorzugende Mittel. Naloxon hat jedoch eine kurze Wirkungsdauer, und falls keine erneute intravenöse Verabreichung oder keine intramuskuläre Injektion erfolgt, ist mit erneutem Auftreten der narkotikabedingten Atemdepression zu rechnen. Wenn auch die Aufhebung der Narkotikawirkung von einer kardiovaskulären Stimulation begleitet sein kann, treten diese Effekte im allgemeinen bei sorgfältiger und langsamer Zufuhr des Antagonisten selten und in milder Form auf.

Zu den wichtigsten Wechselwirkungen der Narkotika mit anderen Medikamenten gehören additive Effekte mit anderen das ZNS dämpfenden Mitteln sowie die seltenen, aber dramatischen Wechselwirkungen mit den Monoaminoxidase-Hemmern. An Versuchstieren werden Narkotikaantagonisten durch verschiedene Medikamente entweder potenziert oder gehemmt. Die klinische Bedeutung dieser Effekte ist noch nicht bekannt.

Literatur

1. Lowenstein, E. u. Mitarb.: Cardiovascular responses to large doses of intravenous morphine in man. N. Engl. J. Med. 281 (1969) 1389
2. Stanley, T.H., L.R. Webster: Anesthetic requirements and cardiovascular effects of fentanyl-oxygen and fentanyl-diazepam-oxygen anesthesia in man. Anesth. Analg. (Cleve.) 57 (1978) 411
3. Eerpla, R. u. Mitarb.: Acute alcohol poisoning and morphine. Ann. Med. Exp. Biol. Fenn. 33 (1955) 253
4. Eger, E.I., II: Anesthetic Uptake and Action. Baltimore, Williams & Wilkins, 1974
5. Dundee, J.W.: Alterations in response to somatic pain associated with anesthesia. II. The effects of thiopentone and pentobarbitone. Br. J. Anaesth. 32 (1960) 407
6. Neal, M.J.: The hyperalgesic action of barbiturates in mice. Br. J. Pharmacol. 24 (1965) 170
7. Fennessy, M.R., J. Sawynok: The effect of benzodiazepines on the analgesic effect of morphine and sodium salicylate. Arch. Int. Pharmacodyn. Ther. 204 (1973) 77
8. Takemori, A.E.: Pharmacologic factors which alter the action of narcotic analgesics and antagonists. In: Interactions of Drugs of Abuse. Hrsg. E.S. Vessell und M.C. Braude. Ann. N.Y. Acad. Sci. 281 (1976) 262
9. Takemori, A.E., F.C. Tulunay, I. Yano: Differential effects on morphine analgesia and naloxone antagonism by biogenic amine modifiers. Life Sci. 17 (1975) 21
10. Lambertsen, C.J., H. Wendel, J.B. Longenhagen: The separate and combined respiratory effects of chlorpromazine and meperidine in normal men controlled at 46 mm Hg alveolar P_{CO_2}. J. Pharmacol. Exp. Ther. 131 (1961) 381

11. Goldberg, L.I.: Monoamine oxidase inhibitors. Adverse reactions and possible mechanisms. J.A.M.A. **190** (1964) 456
12. Foldes, F.F., T.A.G. Torda: Comparative studies with narcotics and narcotic antagonists in man. Acta Anaesthesiol. Scand. **9** (1965) 121
13. Snyder, S.H.: Opiate receptors and internal opiates. Sci. Am. **236** (1977) 44
14. Longnecker, D.E., P.A. Grazis, G.W.N. Eggers, jr.: Naloxone for antagonism of morphine-induced respiratory depression. Anesth. Analg. (Cleve.) **52** (1973) 447
15. Heisterkamp, D.V., P.J. Cohen: The use of naloxone to antagonize large doses of opiates administered during nitrous oxide anesthesia. Anesth. Analg. (Cleve.) **53** (1974) 12
16. Kripke, B.J. u. Mitarb.: Naloxone antagonism after narcotic-supplemented anesthesia. Anesth. Analg. (Cleve.) **55** (1976) 800
17. Ngai, S.H. u. Mitarb.: Pharmacokinetics of naloxone in rats and in man. Basis for its potency and short duration of action. Anesthesiology **44** (1976) 398
18. Tanaka, G.Y.: Hypertensive reaction to naloxone. J.A.M.A. **228** (1974) 25
19. Flacke, J.W., W.E. Flacke, G.D. Williams: Acute pulmonary edema following naloxone reversal of high-dose morphine anesthesia. Anesthesiology **47** (1977) 376
20. Patschke, D. u. Mitarb.: Antagonism of morphine with naloxone in dogs: Cardiovascular effects with special reference to the coronary circulation. Br. J. Anaesth. **49** (1977) 525
21. Michaelis, L.L. u. Mitarb.: Ventricular irritability associated with the use of naloxone hydrochloride. Ann. Thorac. Surg. **18** (1974) 608
22. Finck, A.D., S.H. Ngai, B.A. Berkowitz: Antagonism of general anesthesia by naloxone in the rat. Anesthesioloty **46** (1977) 241
23. Harper, M.H. u. Mitarb.: Naloxone does not antagonize general anesthesia in the rat. Anesthesiology **49** (1978) 3

17. Kapitel

Inhalationsanästhetika

John L. Neigh

Es kommt heute häufig vor, daß ein Patient, der sich einer Inhalationsanästhesie unterziehen muß, zuvor unter der Einwirkung mehrer Medikamente gestanden hat. Die Anästhesisten werden nicht nur mit Patienten konfrontiert, die zahlreiche Medikationen erhalten, sondern die Inhalationsanästhesie wird oft durch Anästhetika eingeleitet und unterhalten, die Bewußtlosigkeit, Analgesie, Beseitigung schädlicher Reflexe und Muskelerschlaffung bewirken. Der folgende Fallbericht ist ein häufig vorkommendes Beispiel für einen Patienten, der sich einer Anästhesie und einer Operation unterzieht und eine Behandlung mit vielen Medikamenten erhält.

Fallbericht

Ein 54jähriger Mann wurde wegen seit 4 Tagen bestehender Schmerzen im Abdomen und intermittierenden Diarrhoen im Krankenhaus aufgenommen. Am Tag vor der Aufnahme empfand er Fieberschauer und bemerkte eine Gelbfärbung der Skleren. Die Anamnese ergab eine seit 13 Jahren behandelte Hypertonie, mehrere Krankenhausaufnahmen wegen retrosternaler Schmerzen ohne elektrokardiographische oder enzymatische Hinweise auf einen akuten Myokardinfarkt. Er litt an Ohnmachten und an epileptischen Anfällen. Er nahm täglich bis zu 4,5 l Wein zu sich und rauchte seit 40 Jahren. Seine derzeitige Medikation bestand aus 4mal täglich 250 mg Methyldopa, 4mal täglich 50 mg Hydralazin, 4mal täglich 40 mg Propranolol, 1 Dyazid®-Kapsel täglich, 4mal täglich 100 mg Phenytoin (Diphenylhydantoin) und 4mal täglich 15 mg Phenobarbital.
Bei der Krankenhausaufnahme wurden ikterische Skleren, eine Kardiomegalie, ein holosystolisches Geräusch 3. Grades festgestellt sowie eine Druckschmerzempfindlichkeit des rechten oberen Bauchquadranten. Der Blutdruck des Patienten betrug (17,3/12,0 kPa) 130/90 mm Hg, sein Puls 72/min, seine Atemfrequenz 18/min und seine oral gemessene Temperatur 38,4°C. Laborwerte: Hb 8,13 mmol/l (13,1 g/100 ml), Hämatokrit 0,41, Leukozyten 15,56/l mit Linksverschiebung, Natrium 141 mmol/l, Kalium 4,2 mmol/l, Chlorid 105 mmol/l, Hydrogencarbonat 23 mmol/l, Blutharnstoff-Stickstoff 2,7 mmol/l (16 mg/100 ml), Kreatinin 97,2 µmol/l (1,1 mg/100 ml) und Gesamtbilirubin 154 µmol/l (9 mg/100 ml). Die Röntgenaufnahme des Thorax war, abgesehen von der Kardiomegalie unauffällig, und das Ekg zeigte eine Hypertrophie des linken Ventrikels mit Belastungszeichen. Das transkutane transhepatische Cholangiogramm zeigte einen Gallengangstein.

Für den folgenden Tag wurde der Patient zur Cholezystekomie und zur Exploration des Ductus choledochus vorgesehen.

In diesem Kapitel werden die Wechselwirkung von Inhalationsanästhetika mit der zuvor erfolgten medikamentösen Therapie sowie die Wechselwirkung von im Verlauf der Anästhesie verabreichten Mitteln besprochen. Es weist nach, daß dem Patienten die frühere medikamentöse Therapie bis zum Zeitpunkt der Anästhesie und Operation weiter zugutekommen kann.

Einfluß einer vorangegangenen medikamentösen Behandlung

Antihypertonika

Die Antihypertonika sind nach ihrem Wirkungsmechanismus einteilbar. Die Mehrzahl dieser Mittel bewirkt eine zentrale und periphere Hemmung des sympathischen Nervensystems (1–3). Die Rauwolfia-Alkaloide, deren Prototyp Reserpin ist, entleeren die Noradrenalin-Speicher in den zentralen und peripheren Neuronen. Alpha-Methyldopa (Aldometil®, Presinol®, Sembrina®) gelangt in den Weg der Biosynthese des Noradrenalins unter Bildung von Methylnoradrenalin, einem falschen Neurotransmitter, der auf Grund seiner geringeren Wirksamkeit eine Hypotonie erzeugt. Guanethidin (Ismelin®) hemmt nicht nur die Freisetzung des Noradrenalins, sondern bewirkt auch dessen Entleerung. Clonidin (Catapresan®) stimuliert die postsynaptischen alpha-adrenergen Rezeptoren in der Medulla, wodurch der Sympathikotonus vermindert wird. Die Betarezeptoren-Blocker setzen den Blutdruck durch mehrere Mechanismen herab, wie die Störung der kardialen Inotropie, die Hemmung der Renin-Sekretion und die Nachregelung der Barorezeptoren.
Der Sympathikotonus wird auch durch die alpha-adrenerg blockierenden Mittel verändert, obgleich diese, von der Behandlung des Phäochromozytoms abgesehen, selten benutzt werden. Die Ganglienblocker setzen den arteriellen Blutdruck durch Dilatation der Venen, herabgesetzten venösen Rückstrom und die Verringerung des Herzminutenvolumens herab. Weitere Antihypertonika, wie z.B. Hydralazin (Dihydralazinsulfat, Dihyzin®, Nepresol®) entfalten direkte gefäßerweiternde Wirkungen, andere Mittel wie die Veratrum-Alkaloide verstärken den Bezold-Jarisch-Reflex und hemmen damit reflektorisch die zentrale sympathische Kontrolle. Die Thiazid-Diuretika (z.B. Di-Chlotride®, Esidrix®) setzen mittels des Verlustes an Natriumchlorid und in geringerem Maße auch von Kaliumchlorid das Plasmavolumen herab. Sie sind die wichtigste Stütze der Hypertoniebehandlung, da sie nur wenig Nebenwirkungen haben.
Anfänglich fürchtete man angesichts der Tatsache, daß die Antihypertonika den Sympathikotonus sowie den Flüssigkeits- und Elektrolythaushalt verändern, während der Anästhesie mit Veränderungen der kardiovaskulären Funktion, insbesondere mit einer Hypotonie rechnen zu müssen. Cyclopropan, Diethylether und auch in geringerem Ausmaß Fluroxen, Mittel, bei welchen die Stützung des kardiovaskulären Systems auf der Reizung des sympathischen Nervensystems beruht, bewirken nach Entleerung der Katecholaminspeicher eine kardiovaskuläre Depression (4). Halothan oder Enfluran, die eine Myokarddepression und Vasodilatation hervorrufen, können in Verbindung mit

Antihypertonika zur Hypotonie führen. Die durch Thiazid-Behandlung hervorgerufene Hypovolämie kann diese Hypotonie noch erheblich verschlimmern.

Die Möglichkeit der Wechselwirkung von Antihypertonika mit den Inhalationsanästhetika ist im Rahmen der Beurteilung von Nebenwirkungen bei Patienten, die Reserpin erhielten, häufig untersucht worden. Frühere Berichte über Hypotonie, Bradykardie und ungenügendes Ansprechen auf blutdrucksteigernde Mittel unter der Allgemeinanästhesie bei unter Antihypertonika stehenden Patienten führten zu der Maßnahme, Reserpin 10 Tage bis zwei Wochen vor der Anästhesie abzusetzen. Später führte der Eindruck, daß die Hypotonie auf anderen Ursachen, wie Blutverlust oder reflektorischen Reaktionen auf chirurgische Manipulationen, beruhen könne, und die Erkenntnis, daß die Hypertoniker zu größeren Blutdruckschwankungen neigen, im Verein mit der Notwendigkeit der Durchführung von dringlichen Notoperationen an Patienten, die Reserpin eingenommen hatten, zu der Schlußfolgerung, daß diese Patienten solchen mit normalem Blutdruck entsprechen (5). Die Auswertung von Patienten, deren Blutdruck bis zum Zeitpunkt der Operation durch Reserpin gesenkt wurde steht in günstiger Übereinstimmung mit Patienten, bei denen Reserpin abgesetzt worden war und bestätigt die Sicherheit der antihypertonen Therapie (6–9).

Die durch unvollständige Entleerung der Neurotransmitter bewirkte Fortdauer der kompensatorischen Reflexe gilt auch für die mit Alpha-Methyldopa oder mit Guanethidin behandelten Patienten. Obgleich diese Mittel eine mehr orthostatische Form der Hypotonie hervorrufen, besagt die derzeitige Lehrmeinung, daß sie bis zum Zeitpunkt der Anästhesie verabreicht werden sollten (2, 3). Eine weitere Art der Untersuchung der Wechselwirkung zwischen der zur Hochdruckbehandlung dienenden Medikation und den Inhalationsanästhetika ist auf die Effekte eines ausgewählten Anästhesieverfahrens auf die kardiovaskuläre Reaktion von normalen Personen, von behandelten oder nicht behandelten Hypertonikern gerichtet. Die gründlichste Auswertung erfolgte mit 1 Vol.-% Halothan mit Lachgas/Sauerstoff an Patienten, die verschiedene Medikationen gegen den Hochdruck erhielten (10). Die Herabsetzung des arteriellen Druckes mit den Zeichen einer Myokardischämie im Ekg tritt bei Patienten mit unbehandeltem oder unzureichend behandeltem Hochdruck häufiger auf. Die wichtigste Veränderung der kardiovaskulären Funktion beim nicht behandelten Patienten besteht in der Herabsetzung des peripheren Gefäßwiderstandes. Bei der Gabe von Halothan zeigen Patienten mit gut eingestelltem Arteriendruck die gleichen Kreislaufveränderungen, wie Normotoniker (10). Die Hypotonie ist bei der Einleitung der Anästhesie am stärksten ausgeprägt, während bei der endotrachealen Intubation häufig Hypertonie, Tachykardie und Rhythmusstörungen auftreten (11). Die auf die endotracheale Intubation auftretenden Reaktionen sind durch Beta-Blockade beherrschbar (12).

Mittel, welche zur Entleerung der Katecholaminspeicher des Zentralnervensystems führen, setzen die erforderlichen Anästhetikamengen herab. Am Hund vermindert die Behandlung mit Alpha-Methyldopa oder mit Reserpin die Mindestalveolarkonzentration (MAC) von Halothan, während Guanethidin, das lediglich die peripheren Katecholaminspeicher entleert, die MAC nicht verändert (13).

Die Behandlung der Hypotonie bei Patienten, die unter Antihypertonika stehen, erfordert die Herabsetzung der Konzentration des Anästhetikums, Kopftieflage und möglichst Hochlagerung der Beine, Erhöhung des Sauerstoffanteils im eingeatmeten Anästhesiegemisch, Herabsetzung des Beatmungsdruckes, geeignete Infusionsbehandlung sowie Zufuhr von Atropin und von blutdrucksteigernden Mitteln. Die direkt wirkenden Vasopressoren wie Methoxamin[1] und Phenylephrin[1] sind den indirekt wirkenden vorzuziehen. Da die direkt wirkenden Vasopressoren auf Grund der Überempfindlichkeit der Rezeptoren des hochdruckbehandelten Patienten überschießende Reaktionen auslösen können, ist die Dosis des blutdrucksteigernden Mittels herabzusetzen. Ist die Kontraktilität des Myokards durch ein Inhalationsanästhetikum reduziert, kann sich ein durch den erhöhten Blutdruck erhöhter peripherer Gefäßwiderstand als gefahrvoll erweisen.

Zusammenfassend ist festzustellen, daß die Sicherheit und Zweckmäßigkeit der Fortsetzung der Hochdruckbehandlung bis zum Zeitpunkt der Anästhesie erwiesen ist. Der Wert der Einstellung des arteriellen Druckes ist unbestritten und bleibt wichtigster Gesichtspunkt der Durchführung der Anästhesie beim Hypertoniker.

Propranolol (Beta-Tablinen®, Dociton®, Efektolol®, Indobloc®, Propranolol®, Propranur®, Propra-ratiopharm®)

Die wichtigsten Wirkungen der Beta-Rezeptorenblockade spielen sich am Herzen ab. Die Stärke der Kontraktion des Myokards, die Geschwindigkeit der Verkürzung und der Entwicklung der Anspannung, die Herzfrequenz und der Blutdruck sind stets herabgesetzt. Der gesamte Sauerstoffbedarf des Herzens ist vermindert, und dies erhöht die Sauerstoffausnutzung des Myokards und die Arbeitstoleranz. Die Refraktärzeit des Atrioventikularknotens und die AV-Überleitungszeit sind verlängert (14, 15). Während in Europa außer Propranolol noch weitere selektive und nichtselektive Beta-Blocker, wie z.B. Practolol, erhältlich sind, ist in den Vereinigten Staaten nur Propranolol zu bekommen. Practolol hat einen mehr herzspezifischen Effekt, da es die Beta$_2$-Rezeptoren in der glatten Bronchialmuskulatur nicht zu blockieren vermag. Daher ist Practolol bei Asthmatikern vorzuziehen.

Die Behandlung mit Propanolol findet zunehmende Verbreitung bei Angina pectoris, kardialen Arrhythmien, Hypertonie, insbesondere bei systolischer Hypertonie in Verbindung mit einem hyperdynamen Kreislaufzustand, bei hypertrophischer obstruktiver Kardiomyopathie und einigen Tremorformen. Das abrupte Absetzen von Propranolol kann zum Anstieg des arteriellen Druckes, zu Angina-pectoris-Symptomen und zum hohen Risiko eines Myokardinfarkts führen. Demgemäß ist es üblich, die Behandlung mit Beta-Blockern bis zum Zeitpunkt der Anästhesie fortzuführen. Außerdem muß der Anästhesist die Effekte der Beta-Blockade und der herabgesetzten kardialen Reserve auf die Anästhesietoleranz und des zusätzlichen Stresses einer Operation kennen.

Über die Wechselwirkung zwischen Propranolol und Inhalationsanästhetika sind genügend Daten verfügbar. Ein Hauptgesichtspunkt ist die dem Anästhetikum innewohnende Fähigkeit zur beta-adrenergen Stimulation. Dieses Problem wurde sowohl mittels der intravenösen als auch mittels der oralen Langzeitverabreichung an Hunden untersucht, obwohl die intravenöse Verabreichung einen von der oralen Langzeitverabreichung abweichenden Effekt zeigen kann. Die intravenöse Propranolol-Gabe setzt bei Hunden, die Cyclopropan erhalten, das Herzminutenvolumen um 47% herab, ferner das Schlagvolumen und die Kontraktilität des Myokards und den systolischen Blutdruck (16). Bei der Anästhesie mit Diethylether wurden ähnliche Ergebnisse erzielt (17). Mit Trichlorethylen anästhesierte Hunde zeigten nach oraler Vorbehandlung mit Propranolol eine Herabsetzung des Herzminutenvolumens um 25% (18). Bei Hunden, die Methoxyfluran

---

[1] In der Bundesrepublik Deutschland nicht im Handel.

und intravenös Beta-Blocker erhalten, läßt sich eine additive myokarddämpfende Wirkung zeigen, bei welcher das Herzminutenvolumen um 15 % herabgesetzt ist. Es wird angenommen, daß Methoxyfluran keine Stimulation des sympathischen Nervensystems hervorruft (20).
Beim Hund setzen Halothan und über längere Zeit gegebene hohe Propranolol-Dosen Herzminutenvolumen, Schlagvolumen, Kontraktilität des Myokards und Herzfrequenz etwas herab (21, 22). Zunehmende Halothan-Konzentrationen senken den Arteriendruck, das Herzminutenvolumen und das Schlagvolumen ohne Veränderung der Herzfrequenz oder des peripheren Widerstandes weiter (21). Die von Propranolol zusätzlich bewirkte Depression ist einer Erhöhung der Halothan-Konzentration um 0,5 Vol.-% äquivalent. Die intravenöse Verabreichung von Propranolol an mit Enfluran anästhesierte Hunde, einem Anästhetikum, welches den Sympathikus nicht stimuliert, bewirkt eine Verschlechterung der kardiovaskulären Funktion mit starker Senkung des arteriellen Mitteldruckes, des Herzminutenvolumens und der Kontraktilität des Myokards (23, 24). Im Gegensatz hierzu bewirken Isofluran, ein Isomer des Enflurans, und intravenös zugeführtes Propranolol nur eine milde, der Halothanwirkung vergleichbare Depression (25). Die Ergebnisse der retrospektiven Analyse von Patienten und von prospektiven Untersuchungen bestätigen nicht immer die am Tier ermittelten Daten. Die Erfahrung früherer Jahre führte zu der gegenwärtigen nicht befolgten Empfehlung, zwischen dem Absetzen der oralen Einnahme von Propranolol und der Anästhesie ein Intervall von zwei Wochen Dauer einzulegen.
In diese Untersuchung waren einige Patienten einbezogen, die schwere Herzveränderungen hatten, die unter den Bedingungen der Herz-Lungen-Maschine operiert werden mußten. Diese Patienten konnten nach Absetzen vom Bypass ihre kardiovaskuläre Stabilität nicht wiedererlangen und starben. Obwohl sie Methoxyfluran erhielten, wird angenommen, daß ihr Grundleiden die wahrscheinlichste Todesursache darstellte (26). Ergebnisse einer größeren Anzahl von Patienten, bei denen Koronargefäßplastiken vorgenommen wurden, zeigten ungeachtet der Tatsache, ob Propranolol 24 Stunden, zwischen 24 und 48 Stunden oder mehr als 48 Stunden vor der Anästhesie mit Enfluran und Lachgas/Sauerstoff abgesetzt worden war, irgendwelche Unterschiede des Arteriendruckes, der Herzfrequenz oder der Häufigkeit des Auftretens von Hypotonien (27). Bei einer anderen großen Gruppe von Patienten, bei denen keine Herzoperationen erfolgten, zeigte ein ähnliches Schema des Absetzens von Propranolol in Verbindung mit der Anästhesie durch Lachgas/Sauerstoff mit Muskelrelaxans oder Lachgas/Sauerstoff/Halothan ungeachtet des verwendeten Anästhetikums keine Unterschiede hinsichtlich der Häufigkeit von Hypotonie oder Bradykardie (28). Bei einer Gruppe von zu Herzeingriffen anstehenden Patienten, die bis zu 6 Stunden vor dem Operationstermin Propranolol erhielten und mit Lachgas/Sauerstoff-Halothan anästhesiert wurden, erfolgte im Vergleich zu Herzpatienten, die kein Propranolol erhielten ein Absinken der Herzfrequenz, doch ergaben sich keine Unterschiede hinsichtlich Herzminutenvolumen, mittlerem Arteriendruck, Schlagvolumen oder peripherem Widerstand (29). Die unter Halothan erwiesene Stabilität besteht auch bei jenen Hypertonikern, die bis zum Morgen vor der Operation Beta-Blocker und die unterschiedlichsten herkömmlichen Antihypertonika erhalten. Nach intravenöser Atropin-Gabe zeigten Patienten mit Beta-Blockade einen höheren arteriellen Mitteldruck, ein höheres Herzminutenvolumen und einen niedrigeren peripheren Widerstand als eine Gruppe von Hypertonikern, die lediglich herkömmliche Antihypertonika erhielten (12). Bei Patienten mit Beta-Blockade nach der

endotrachealen Intubation wurden Arrhythmien und Zeichen einer Myokardischämie im Ekg weniger häufig beobachtet (11).
Der hinzukommende Streß durch Blutverlust wurde bei Hunden unter der akuten Herabsetzung ihres Blutvolumens um 20–25% untersucht. Beta-blockierte, mit Halothan anästhesierte Hunde mit und ohne ausgelösten Myokardinfarkt vertragen diesen Blutverlust gut, auch die Hunde, welche Isofluran erhielten (25, 30, 31). Unter der Anästhesie mit Trichlorethylen, Methoxyfluran und insbesondere Enfluran wurde die Belastung durch Blutverlust und Beta-Blockade schlecht toleriert (18, 19, 24).
Diese Ergebnisse besagen, daß man unter einigen klinischen Bedingungen die orale Propranolol-Gabe bis zu 6–12 Stunden vor der mit einigen Inhalationsanästhetika vorgenommenen Anästhesie fortsetzen darf. Die bei bestimmten Tierversuchen verursachte Depression kann mit der intravenösen Zufuhr von Beta-Blockern im Zusammenhang stehen, doch beweisen die klinischen Berichte die Sicherheit von Halothan, Enfluran und Lachgas. Daher werden intravenöse Anfangsdosen von 0,25–0,5 mg Propranolol empfohlen.
Da die Halbwertszeit von Propranolol zwischen 3 und 6 Stunden beträgt und gezeigt wurde, daß dieses Mittel innerhalb von 24–48 Stunden aus dem Plasma und Myokard verschwindet, kann es notwendig sein, die Dosierung von Propranolol innerhalb mehrerer Tage zu ändern (32, 33). Heutzutage ist das Absetzen oder Herabsetzen einer therapeutischen Dosis wegen der möglichen Zunahme jener Symptome, gegen die Propranolol gegeben wurde, weniger üblich. Wirksame orale Dosen müssen auf Grund des seiner Verteilung zum Herzmuskel vorausgehenden teilweisen Abbaus in der Leber groß sein. Die erwiesene Sicherheit der Inhalationsanästhetika in Verbindung mit Propranolol ist ein weiterer Grund, die Gabe dieses Mittels fortzusetzen.
Die im Zusammenhang mit Propranolol unter der Anästhesie auftretende Blutdrucksenkung wird durch Herabsetzen der Konzentration des eingeatmeten Anästhetikums, Erhöhung der Infusionsgeschwindigkeit sowie die Gabe von Atropin und von blutdrucksteigernden Mitteln behandelt. Die Gabe von Calcium kann die Herzleistung verbessern. Da die Beta-Blockade ihrer Natur nach eine kompetitive ist, steht Isoproterenol in Konkurrenz um den Rezeptor. Erhöhte Isoproterenol-Dosen bzw. Gabe von Isoprenalin (Aludrin®) und Orciprenalin (Alupent®) können erforderlich sein, und den inotropen Effekten können Arrhythmien und Tachykardien vorangehen. Glukagon und Digitalis umgehen ebenfalls die Beta-Blockade.

L-Dopa (Brocadopa®, L-Dopa-ratiopharm®, Larodopa®, Levodopa®)

Levodopa ist der unmittelbare Voläufer des Dopamins. Es vermag im Gegensatz zu Dopamin die Blut-Hirn-Schranke zu überschreiten. Damit wird der geschwindigkeitsbegrenzende Schritt der Katecholaminsynthese umgangen und Levodopa rasch in Dopamin umgewandelt. Dopamin hemmt die Dopamin-Neuronen in den Basalganglien, welche die extrapyramidale Funktion regeln. Levodopa wird auch in peripheren Geweben in Dopamin umgewandelt; für die kardiovaskulären Nebenwirkungen sind erhöhte Dopamin-Mengen verantwortlich (34–36). Die lagerungsbedingte Hypotonie beruht auf mehreren Mechanismen wie dem dopaminergen Effekt auf das periphere Gefäßbett, dem Ersatz von Noradrenalin durch Dopamin und auf einer möglichen zentralen Wirkung von Dopamin selbst. Auch Arrhythmien und Hypertonie treten auf, wenngleich weniger

häufig als Hypotonien, und auch eine Herabsetzung des intravaskulären Volumens wird beobachtet. Wegen der Wirksamkeit von Levodopa bei der Beherrschung der Symptome der Parkinsonschen Erkrankung, seiner kurzen Wirkungsdauer und der kurz nach seinem Absetzen auftretenden Muskelrigidität im Thoraxbereich sowie übermäßigem Speichelfluß ist die Gabe von Levodopa bis zum Zeitpunkt der Anästhesie beizubehalten (37).
Die zwischen Levodopa und Inhalationsanästhetika auftretende Wechselwirkung ist von geringer Bedeutung und wird wahrscheinlich durch die rasch absinkenden peripheren Dopamin-Konzentrationen verursacht. Auf Grund der Effekte des Dopamins in Verbindung mit der von den Anästhetika hervorgerufenen Vasodilatation und kardialen Depression ist mit einer Hypotonie zu rechnen. Obwohl Dopamin nur $1/75$ der arrhythmogenen Fähigkeit von Noradrenalin besitzt, können durch Dopamin im Zusammenhang mit Anästhetika, welche das Myokard gegenüber den Katecholaminen sensibilisieren, Arrhythmien ausgelöst werden (38). Die Butyrophenone blockieren die dopaminerge Aktivität des Dopamins; auch das zur Neuroleptanalgesie verwendete Droperidol ruft eine Muskelrigidität hervor (39).

Trizyklische Antidepressiva

Die trizyklischen Antidepressiva blockieren den Mechanismus der Wiederaufnahme der Katecholamine aus dem Synapsenspalt in die intrazellulären Speicherbereiche und blockieren außerdem den Mechanismus der eigentlichen Katecholaminspeicherung. Die wichtigsten Nebenwirkungen dieser Mittel spielen sich am Herzen ab und treten in Gestalt eines atropinartigen Effektes, von Myokarddepression und Arrhythmien bei hohen therapeutischen Dosen oder bei Überdosierung auf. Normalerweise rufen therapeutische Dosen der trizyklischen Antidepressiva keine kardiovaskulären Nebenwirkungen hervor (40). Die trizyklischen Antidepressiva müssen vor der Anästhesie nicht abgesetzt werden. Bei der Auswahl der Anästhetika ist jedoch die Möglichkeit einer Myokarddepression und von Arrhythmien in Verbindung mit der Therapie durch die trizyklischen Antidepressiva in Betracht zu ziehen. Wenn auch in Verbindung mit den trizyklischen Antidepressiva über verzögertes Erwachen und die Herabsetzung der Mindestalveolarkonzentration berichtet wurde, ist eine Wechselwirkung mit Inhalationsanästhetika ungewöhnlich (42, 43). Wechselwirkungen zwischen diesen Antidepressiva und den Antihypertonika können zu Problemen bei der präoperativen Blutdruckregelung führen; der Verabreichung eines blutdrucksteigernden Mittels kann eine über das beabsichtigte Niveau hinausschießende Reaktion folgen (3, 43). Bei mit Halothan anästhesierten Patienten, die in chronischer Behandlung mit trizyklischen Antidepressiva stehen, ist die Anwendung von Pancuronium kontraindiziert. In dieser Situation kann Pancuronium Kammerflimmern hervorrufen (42).

Monoaminoxidase-Hemmer (MAOI)

Gegenwärtig werden die MAO-Hemmer zur Therapie psychischer Erkrankungen oder als Antihypertonika selten verwendet. Die Hemmung der Monoaminoxidase beeinflußt den Katecholaminhaushalt sowie die Freisetzung von Noradrenalin und hebt die Spiegel anderer Katecholamine, wie denjenigen von Dopamin, an. Die wichtigsten Wechselwirkungen im Zusammenhang mit MAO-Hemmern sind bedrohliche Hypertonie nach Verabreichung indirekt wirkender sympathikomimetischer Amine und Hypertonie, Hypotonie, Tachykardie, Krämpfe, Koma und Atemdepression nach Verabreichung von

Pethidin. Die anderen starkwirksamen Analgetika (Narkotika) können ähnliche Wirkungen hervorrufen und sind mit größter Vorsicht und mit niedrigen Probedosen anzuwenden (44). Die Wechselwirkungen zwischen den MAO-Hemmern und den Inhalationsanästhetika sind nicht klar umgrenzt. Aus mehreren Gründen wurde vorgeschlagen, die Inhalationsanästhetika bei Patienten, die MAO-Hemmer erhalten, zu vermeiden. Das sympathische Nervensystem wird durch bestimmte Anästhetika oder Techniken stimuliert. Die Therapie mit Narkotika und blutdrucksteigernden Mitteln kann mit Schwierigkeiten verknüpft sein. Nach der Verabreichung von Barbituraten kann der Patient verzögert erwachen, vermutlich infolge einer Teilstörung des Barbituratstoffwechsels durch MAO-Hemmer. Weitere Sedativa und Narkotika können die Effekte der MAO-Hemmer in ähnlicher Weise verlängern. Bei Patienten, die MAO-Hemmer erhalten, kann nach Inhalationsanästhesien das Erwachen verzögert sein, obwohl die MAC von Halothan beim Hund durch Iproniazid nicht erhöht ist. An der Ratte dagegen hebt Iproniazid die MAC von Halothan an (13). Aufgrund der langsamen Aufhebung der Enzymhemmung wird gemäß der gegenwärtigen Lehrmeinung empfohlen, die MAO-Hemmer zwei Wochen vor der Anästhesie abzusetzen. Reaktive Blutdrucksenkungen sind mit kleinen Dosen direkt wirkender Vasopressoren zu behandeln, während die Hypertonie durch Adrenolytika oder Ganglienblocker oder durch direkt wirkende Vasodilatatoren zu beherrschen ist.

Phenothiazine

Die Phenothiazine, ihnen verwandte Substanzen und ihre Derivate sind wirksame Medikamente zur Behandlung der Schizophrenie. Gewöhnlich werden diese Mittel in steigender Dosierung bis zur Erzielung eines therapeutischen Nutzens oder bis zum Auftreten extrapyramidaler Symptome verabreicht. Bei der Verabreichung von Inhalationsanästhetika können die von den Phenothiazinen hervorgerufenen kardiovaskulären Effekte sowie die durch sie bedingte Sedierung wichtige Auswirkungen haben.
Die Wechselwirkung mit Phenothiazinen hat zwei wichtige klinische Aspekte. Obwohl die Phenothiazine keine guten Hypnotika sind, wurden sie zur Prämedikation, oft mit Narkotika kombiniert, herangezogen. Hypotonien, und weniger häufig auch Tachykardien, sind zu beobachten, was den Wert der Phenothiazine mindert (45–47). Die Verabreichung kleiner Dosen der Phenothiazine vor der Inhalationsanästhesie verursacht keine größeren kardiovaskulären Veränderungen. Große Chlorpromazin-Dosen von 400 mg und darüber können die Hypotonie unter der Inhalationsanästhesie verstärken und das Erwachen verzögern (48). Der Mechanismus der durch die Phenothiazine hervorgerufenen Hypotonie ist unklar, doch wurden hierfür eine schwache alpha-adrenerge Blockade, periphere Gefäßerweiterung und Effekte am Zentralnervensystem verantwortlich gemacht. Die derzeitige Lehrmeinung empfiehlt, das betreffende Phenothiazin bis zur Einleitung der Anästhesie weiterzugeben, wenn diese Behandlung zur Erhaltung einer stabilen Gemütsverfassung des Patienten von wesentlicher Bedeutung ist. Wird eine Änderung der Dosierung benötigt, so können die Phenothiazin-Spiegel innerhalb von 48 Stunden wirksam verändert werden. Die Beibehaltung eines angemessenen Blutvolumens und die richtige Einschätzung der von bestimmten Inhalationsanästhetika sowie von anderen Adjuvanzien zusätzlich hervorgerufenen kardiovaskulären Depression ist für die erfolgreiche Betreuung dieser Patienten von großer Bedeutung. Die Wirksamkeit der Vasopressoren kann durch die Aufhebung der Adrenalinwirkung beeinträchtigt wer-

den. Es hat den Anschein, daß Noradrenalin als ein Alpha- und Beta-Rezeptorenstimulator zur Behandlung der Hypotonie wirksamer als reine Alpha-Stimulanzien ist (49). Die Verabreichung hoher Butyrophenon-Dosen kann ähnliche Probleme verursachen. Die mit der Verabreichung kleinerer Droperidol-Dosen in der Neuroleptanalgesie gewonnene Erfahrung zeigt, daß nach der peripheren Vasodilatation mit schwacher alpha-adrenerger Blockade eine kurzdauernde Blutdrucksenkung eintreten kann (50, 51). Mit der Ausnahme des hypovolämischen oder an einer schweren Myokarderkrankung leidenden Patienten, bei welchem der arterielle Blutdruck absinken kann, tritt nach Zugabe von Lachgas nur eine geringe Veränderung der kardiovaskulären Funktion ein (50, 51).

Ethanol

Bei Alkoholikern erfolgt die Einleitung der Anästhesie oft erheblich verzögert und ist durch Exzitation und einen erhöhten Bedarf an Anästhetika gekennzeichnet. Diese Eindrücke werden durch an Ratten erfolgte Untersuchungen untermauert, welche zeigen, daß die ständige über 10 bis 20 Tage erfolgende Einnahme von Ethanol die erforderliche anästhesierende Konzentration (ED_{50}) oder mittlere wirksame Dosis von Isofluran erhöht (52). Die gegenüber der Anästhesie erworbene Toleranz dauert noch mehr als zwei Monate nach dem Absetzen des Ethanols an. Am Menschen erhöht die chronische Einnahme von Ethanol die erforderliche Mindestalveolarkonzentration von Halothan (53). Die plötzliche Ethanol-Intoxikation setzt an der Ratte die ED_{50} von Isofluran herab. Man sollte auch beim akut alkoholvergifteten Patienten einen herabgesetzten Bedarf für Anästhetika erwarten.

Einfluß von unter der Anästhesie verabreichten Mitteln

Prämedikation

Die zur Prämedikation verwendeten Barbiturate, Benzodiazepine und andere Sedativa dämpfen Kreislauf und Atmung in einem nur minimalen Ausmaß, dagegen kann die Prämedikation durch Phenothiazine eine Hypotonie hervorrufen (47, 51). Die Phenothiazine bewirken nur selten eine klinisch signifikante Zunahme der Kreislaufdepression nach der Einleitung der Inhalationsanästhesie, wenn auch die Bestimmungen der Mindestalveolarkonzentration besagen, daß die erforderliche Menge des Inhalationsanästhetikums geringer als die sonst benötigte ist (54). Die Dauer bis zum Erwachen nach der Anästhesie ist nicht verzögert. Die allein oder mit anderen Sedativa verwendeten starkwirksamen Analgetika können die von den Inhalationsanästhesien hervorgerufene kardiovaskuläre oder respiratorische Depression verstärken, den Bedarf an Anästhetika herabsetzen und die Schlafdauer verlängern (55, 56).

Intravenöse Hypnotika

Die Gabe von Thiopental setzt die Kontraktilität des Myokards (und damit auch das Herzminutenvolumen) herab, ebenfalls den arteriellen Druck, und hebt die Herzfrequenz an (57). Thiopental setzt ferner beim Patienten mit nicht eingestelltem Hochdruck den Gefäßwiderstand im großen Kreislauf herab (11). Die kardiorespiratorisch dämpfenden Effekte von Thiopental sind von so kurzer Dauer, daß sie gewöhnlich die Reaktion des Patienten auf die Inhalationsanästhesie nicht verändern. Beim hypovolämischen Patienten kann mit der Erzielung der Anästhesie eine kardiovaskuläre Depression aller Schattierungen eintreten.

Trotz einer längeren Wirkungsdauer ruft Diazepam durch Herabsetzung des arteriellen Blutdrucks und des Herzminutenvolumens ohne Änderung des peripheren Gefäßwiderstandes nur minimale kardiovaskuläre Veränderungen hervor. Diese Reaktion auf Diazepam ist gewöhnlich bei intravenösen Dosen von mehr als 10 mg zu beobachten (58–60). Eine Atemdepression ist nach intravenösen Diazepamgaben häufiger zu erwarten (58, 59). Sowohl die kardiovaskulären als auch die respiratorischen Effekte von Diazepam können zu Wechselwirkungen mit den Inhalationsanästhetika führen. Durch die mit Diazepam erfolgte Einleitung der Anästhesie wird der Bedarf an Anästhetika herabgesetzt (54).

Mit der zunehmenden Verwendung von Ketamin bei der in rascher Aufeinanderfolge vorgenommenen Anästhesieeinleitung bei bedrohlich erkrankten Patienten, bei denen ein Anstieg von Blutdruck, Herzfrequenz und Herzminutenvolumen erwünscht ist, wird die Wechselwirkung zwischen Ketamin und den Inhalationsanästhetika in zunehmendem Maß zur wichtigen klinischen Erwägung (61). Wird jedoch Ketamin an Patienten verabfolgt, die bereits Halothan oder Enfluran erhalten, so sind die kardiorespiratorisch stimulierenden Effekte von Ketamin blockiert, weshalb ein Absinken des Herzminutenvolumens und des Blutdrucks zu beobachten ist (61a, 61b). Ketamin setzt die erforderliche Mindestalveolarkonzentration von Halothan herab, und in Verbindung mit anderen Inhalationsanästhetika ist ein ähnlicher Effekt zu erwarten (61c).

Man kann die Anästhesie langsam durch die intravenöse Zufuhr hoher Morphin-Dosen (1 mg/kg oder darüber) mit Pethidin oder mit der Kombination von Droperidol mit Fentanyl einleiten (Neuroleptanalgesie). Die intravenöse Morphin-Gabe ruft beim Gesunden selten Kreislaufveränderungen hervor (62), während die Kombination von Droperidol und Fentanyl den arteriellen Blutdruck und den Gefäßwiderstand im großen Kreislauf herabsetzen kann (40, 51, 63). Die Beigabe von 70% Lachgas zu einer hohen Morphin-Dosis setzte bei freiwilligen Versuchspersonen Herzfrequenz und Herzminutenvolumen herab, ohne den arteriellen Druck zu verändern (64). An Patienten mit Herzklappen- oder Herzkranzgefäßerkrankungen sind bei Verwendung von Morphin mit Lachgas ähnliche Veränderungen zu sehen, die als Herabsetzung des Arteriendruckes, des Schlagvolumens sowie des Herzminutenvolumens und in einer Zunahme des peripheren Gefäßwiderstandes in Erscheinung traten (65).

Niedrigere Lachgaskonzentrationen (10–50%) bei Patienten, die Morphin für Klappenersatzoperationen erhalten, rufen eine der Konzentration proportionale Herabsetzung des Herzminutenvolumens und des mittleren Arteriendruckes hervor (66). An Patienten mit Erkrankungen der Koronararterien bewirken niedrige Halothan-Konzentrationen in Kombination mit Morphin eine ähnliche kardiovaskuläre Depression (67). Nach der Einleitung mit 10 μg Fentanyl/kg und 100 μg Droperidol/kg mit 60% Lachgas wird derselbe Effekt erzielt wie bei Patienten mit Herzgefäßerkrankungen, die mit Morphin und Stickoxydul anästhesiert wurden (68).

Inhalationsanästhetika

Die häufigste Wechselwirkung zwischen Inhalationsanästhetika erfolgt während der Lachgas/Sauerstoff-Anästhesie mit den anderen weit stärker wirksamen Inhalationsanästhetika. Die Ergebnisse dieser Wechselwirkung können mehrere Organsysteme beeinflussen.

Durch die Verwendung von Lachgas wird die Mindestalveolarkonzentration der verdampfbaren Anästhetika herabgesetzt. Diese Wechselwirkung ist additiver Natur. Unter der Annahme einer MAC des Lachgases von 100% wird die Zufuhr von 70% Lachgas die MAC des anderen Mittels um 70% zu vermindern. Beträgt die MAC von Halothan/Sauerstoff 0,74%, so setzt die Zufuhr von 70% Lachgas die MAC für Halothan auf 0,29% herab (69). Beträgt die MAC für Fluroxen/Sauerstoff 3,4%, so vermindert die Zufuhr von 70% Lachgas die MAC auf 0,8% (70). Beträgt die MAC für Methoxyfluran/Sauerstoff 0,16%, so setzt die Zufuhr von 70% Lachgas die MAC auf 0,07% herab (71). Für Enfluran/Sauerstoff beträgt die MAC 1,68%, und die Zufuhr von 70% Lachgas vermindert die MAC auf 0,7% (72). Für Isofluran/Sauerstoff beträgt die MAC 1,28%, und die Zufuhr von 70% Lachgas setzt die MAC auf 0,56% herab (Tab. 17.1) (73). Bei gleichzeitiger Anwendung mit einem anderen Mittel beschleunigt Lachgas die Einleitung der Anästhesie. Diese Beschleunigung beruht teilweise auf der raschen Äquilibrierung der eingeatmeten Lachgaskonzentration mit der alveolären Lachgaskonzentration. Dank seines raschen Wirkungseintritts vermindert der anästhetische Effekt von Lachgas die lokal reizenden Effekte des verdampfbaren Mittels. Die zu Beginn hohe Aufnahme von Lachgas bewirkt, daß die Aufnahme des anderen Inhalationsanästhetikums mit einer höheren Geschwindigkeit erfolgt als bei dessen Verwendung mit einem anderen Trägergas wie Sauerstoff oder Luft (Zweitgaseffekt) (74). Die Konzentration des anderen verdampfbaren Anästhetikums wird sowohl durch einen konzentrierenden Effekt des Zweitgases infolge der raschen Lachgasaufnahme als auch durch eine Steigerung der Ventilation erhöht, welche die Lunge erneut mit derselben Anfangskonzentration des zugeführten Gemisches aus einem halboffenen System füllt (75). Wenn auch der Zweitgaseffekt eine gewisse Bedeutung besitzt, wird die Einleitung gewöhnlich entweder durch Steigerung der Ventilation oder der eingeatmeten Konzentration des verdampfbaren Anästhetikums beschleunigt.

Die Zugabe von Lachgas setzt die Effekte der verdampfbaren Anästhetika auf die Atmung herab. Bei gleichwirksamen Dosen des Anästhetikums kann die Verwendung von Lachgas zu einer geringeren Atemdepression führen als bei alleiniger Anwendung des verdampfbaren Anästhetikums. Die Zunahme der Atemfrequenz ermöglicht die Beibehaltung des Atemminutenvolumens. Bei der MAC für Halothan mit 70 Vol.-% Lachgas sind die Ruheventilation und die Kohlendioxidauswaschung weniger gedämpft als bei der MAC für Halothan mit Sauerstoff (76). Während gleicher MAC für Isofluran mit Lachgas und die Isofluran/Sauerstoff-Anästhesie sind die Atemfrequenz und das Minutenvolumen mit dem Lachgas enthaltenden Gemisch trotz ähnlicher Kohlendioxidspannungen

Tab. 17.1: Verhalten der Mindestalveolarkonzentration einiger verdampfbarer Anästhetika nach Zufuhr von 70% Lachgas/Sauerstoff

Anästhetikum	MAC (Vol.-%)	MAC (Vol.-%) nach 70 Vol.-% N_2O
Halothan/Sauerstoff	0,74	0,29
Fluroxen/Sauerstoff	3,4	0,8
Methoxyfluran/Sauerstoff	0,16	0,07
Enfluran/Sauerstoff	1,68	0,7
Isofluran/Sauerstoff	1,28	0,56

höher (77). Die Zugabe von 70% Lachgas zu 0,8 bzw. 1,5 Vol.-% Halothan setzt das Atemzugvolumen herab und erhöht bei nur geringfügiger Zunahme der Kohlendioxidspannung die Atemfrequenz (76). An freiwilligen Versuchspersonen wird die Ansprechbarkeit der Atmung auf die Einatmung von Kohlendioxid durch die Beifügung von 70 Vol.-% Lachgas zu 0,8 oder 1,5 Vol.-% Halothan nicht verändert (76). Unter der Voraussetzung, daß vor der Gabe von Thiopental kein starkwirksames Analgetikum (Narkotikum) gegeben wurde, hat die leichte atmungsstimulierende Wirkung von Lachgas selbst die nach Thiopental eintretende Atemdepression abgeschwächt (78). Die Verwendung von Lachgas mit verdampfbaren Anästhetika in Verbindung mit dem durch den Hautschnitt des Chirurgen gesetzten atemanregenden Reiz setzt die Atemdepression herab (79) (Tab. 17.1).

Aus der Wechselwirkung zwischen Lachgas und verdampfbaren Anästhetika können in Gegenwart einer kardiovaskulären Depression wichtige Vorteile erwachsen. Gewöhnlich ist diese Depression weniger ausgeprägt als bei alleiniger Verwendung des verdampfbaren Anästhetikums mit Sauerstoff. 0,3 Vol.-% Halothan in Lachgas dämpfen bei spontan atmenden freiwilligen Versuchspersonen den arteriellen Druck und das Herzminutenvolumen in geringerem Ausmaß als 0,8 Vol.-% Halothan in Sauerstoff (76). Unter kontrollierter Beatmung mit 1,2-2,4 MAC-Äquivalenten setzt das Halothan/Lachgas-Sauerstoffgemisch das Herzminutenvolumen, den mittleren arteriellen Druck und die Ventrikelarbeit weniger herab als Halothan in Sauerstoff (80).

Die Beifügung von Lachgas zu 0,8 Vol.-% Halothan bei spontan atmenden Versuchspersonen erhöht Herzminutenvolumen, Herzfrequenz, Schlagvolumen und mittleren arteriellen Druck ohne Änderung des peripheren Widerstandes (76). Demgegenüber führte die Beigabe von Lachgas zu 1,5 Vol.-% Halothan bei diesen Versuchspersonen zu kardiovaskulärer Depression (76). Bei einer weiteren Untersuchungsreihe führte die 15minütige Beigabe von Lachgas bei Versuchspersonen unter flacher Halothan-Anästhesie (0,8-1,2 Vol.-%) und kontrollierter Beatmung zur Erhöhung des arteriellen Druckes und des peripheren Widerstandes ohne Änderung des Herzminutenvolumens, während die Beigabe von Lachgas bei tieferer Halothan-Anästhesie (1,5-2,0 Vol.-%) eine stärkere Erhöhung der zuvor genannten Parameter ergab (81). Nach mehrstündiger Halothan-Anästhesie an Freiwilligen setzte die Verabreichung von Lachgas über längere Zeiträume bei einer Halothan-Konzentration von 0,8 Vol.-% den peripheren Widerstand herab und erhöhte das Schlag- sowie das Herzminutenvolumen. Weder veränderte Lachgas bei 1,2 und 1,6 Vol.-% Halothan diese Variablen, noch erhöhte es den peripheren Widerstand unter Absinken des Herzminutenvolumens. Das Herzminutenvolumen war mittels einer gegenüber der vorhergehenden Untersuchung unterschiedlichen Methode bestimmt worden. Bei allen Halothan-Konzentrationen blieben der arterielle Druck und die Herzfrequenz unverändert (82). Bei Patienten mit erworbenen Herzklappenerkrankungen änderte die Beigabe von Lachgas zu 0,55 Vol.-% Halothan weder arteriellen Druck, Herzfrequenz, Schlagvolumen oder Herzindex noch den peripheren Widerstand (83). Bei niedrigen Halothan-Konzentrationen tritt eine Stimulation des Myokards ein, während höhere Konzentrationen von Halothan stets eine Depression des Herzens bewirken. Eine kardiovaskuläre Stimulation erfolgt auch, wenn Lachgas bei einer Etheranästhesie zugeführt wird, weil hierbei der Gefäßwiderstand im großen Kreislauf und der mittlere arterielle Druck ohne Veränderung des Herzminutenvolumens ansteigen (84). Eine ähnliche Stimulation wird bei gleichwirksam anästhesierenden Konzentrationen von 5 Vol.-% Fluroxen in Sauerstoff und von 2,5 Vol.-% Fluroxen mit 70 Vol.-% Lachgas beobachtet.

Der arterielle Blutdruck steigt unter geringerer Anhebung des peripheren Widerstandes und ohne die Veränderung des Herzminutenvolumens an, die bei der Kombination von Lachgas mit Fluroxen zu beobachten ist. Die Beigabe von Lachgas zu 5 Vol.-% Fluroxen erhöht den arteriellen Druck und den peripheren Widerstand, während die Beigabe von Lachgas zu 9 Vol.-% Fluroxen die Herzfrequenz und das Herzminutenvolumen anhebt und den peripheren Widerstand herabsetzt (85).

Bei äquivalenten MAC unterdrückt das Enfluran-Lachgas-Gemisch das kardiovaskuläre System weniger intensiv als Enfluran-Sauerstoff. Die kardiovaskuläre Stützfunktion ist bei Anästhetikaspiegeln der $1^1/_2$fachen MAC am ausgeprägtesten. Bei freiwilligen Versuchspersonen ergab die Beigabe von Lachgas zu einer im gleichförmigen Zustand befindlichen Enfluran-Sauerstoff-Anästhesie keine Änderung der kardiovaskulären Funktion (86). Diese Kombination setzt den arteriellen Druck und das Herzminutenvolumen herab und erhöht den peripheren Widerstand bei Patienten, die sich Operationen unterziehen, bei welchen außerdem mehrere Anästhesieadjuvanzien zur Anwendung kommen (87). Vergleichende Untersuchungen von Lachgas-Isofluran und Isofluran-Sauerstoff bei gleichstark anästhesierenden Konzentrationen zeigen, daß aufgrund des höheren peripheren Widerstandes die Hypotonie weniger ausgeprägt ist. Herzfrequenz, Schlagvolumen und Herzminutenvolumen werden durch beide Kombinationen in ähnlicher Weise beeinflußt (77).

Aufgrund der zwischen Patienten und freiwilligen Versuchspersonen bestehenden Unterschiede hinsichtlich von Veränderungen der Ventilation und der arteriellen Kohlendioxidspannung, von Veränderungen aufgrund des Zweitgaseffektes bei Versuchen mit gleicher Anästhesietiefe und von Abweichungen der Dosierung und der Reihenfolge der Verabreichung beider Anästhetika sowie der Dauer der Verabreichung der Anästhesie selbst, zeigen die über die Wechselwirkung von Lachgas mit anderen Anästhetika ermittelten Daten eine große Schwankungsbreite. Auch der Übergang von der hohen Sauerstoffkonzentration des Trägergases auf 30 Vol.-% Sauerstoff bei der Zugabe von 70 Vol.-% Lachgas wurde hierfür verantwortlich gemacht. Jedoch besagen diejenigen Untersuchungen mit Halothan, Ether, Fluroxen und Enfluran, bei welchen Stickstoff zur Herabsetzung der Sauerstoffspannung dient, daß bei ihrer Herabsetzung keine Änderung eintrat. Die Beigabe von Lachgas zu verdampfbaren Anästhetika oder zur mit starkwirksamen Analgetika (Narkotika) vollzogenen Anästhesieeinleitung ruft eine Kombination von alpha- und beta-stimulierenden Effekten sowie eine Myokarddepression hervor. Bei den verdampfbaren Anästhetika überwiegt die sympathische Aktivierung, wie die nach Lachgas auftretende Pupillenerweiterung und der erhöhte Noradrenalin-Spiegel im Plasma beweisen (81). Bei der Katze wird die Entladung aus den präganglionären zervikalen sympathischen Nerven und aus dem N. splanchnicus verstärkt (88). Die Verstärkung des sympathischen Ausstroms hängt von einer auf suprapontinem Niveau angreifenden Wirkung ab (89). Die direkte Wirkung von Lachgas dämpft Vasomotoren-Neuronen auf dem Niveau von Hirnstamm und Rückenmark (89). Die Wechselwirkung zwischen Lachgas und verdampfbaren Anästhetika und den Narkotika kann die kardiovaskulären Reaktionen abwandeln. Man kann normalerweise erwarten, daß bei der Kombination Lachgas mit verdampfbaren Anästhetika eine geringere kardiovaskuläre Depression erfolgt. Unter anderen Bedingungen führt die Beigabe von Lachgas zur kardiovaskulären Depression. Es ist offensichtlich, daß man Lachgas nicht als reaktionsloses Trägergas ohne wichtige Eigeneffekte betrachten kann, das von bedeutsamen Wechselwirkungen mit anderen Mitteln frei ist.

Muskelrelaxanzien

Die Wechselwirkung zwischen Inhalationsanästhetika und Muskelrelaxanzien ist von großer Bedeutung. Auch hohe Konzentrationen einiger Inhalationsanästhetika erlauben es, aufgrund der von ihnen auf das Zentralnervensystem ausgeübten Wirkung der Unterdrückung der spinalen Reflexe eine für die Durchführung von Eingriffen im Bauchraum genügende Muskelerschlaffung zu erzielen (90). Die Inhalationsanästhetika rufen an der Nervenendplatte eine geringgradige Blockade hervor. An der Nervenendplatte sind auch geringgradigere Effekte der Inhalationsanästhetika feststellbar. Durch hohe tetanische Stimulationsraten kann ein Schwund der Kontraktion der innervierten Muskulatur erzeugt werden, die neuromuskuläre Refraktärzeit ist verlängert, und hohe Konzentrationen von Diethylether und Enfluran setzen die Höhe der Muskelreizantwort herab (91–94). Der vermutete Mechanismus dieser Wirkungen von Diethylether, Halothan und Enfluran sowie anderer Inhalationsanästhetika an der Nervenendplatte besteht in deren Desensibilisierung (95–97). Die Desensibilisierung in Verbindung mit der von den nichtdepolarisierenden Relaxanzien hervorgerufenen kompetitiven Blockade verstärkt die Intensität der neuromuskulären Blockade. Eine bei Enfluran und Isofluran beobachtete Blutfülle in der Muskulatur kann ebenfalls für die Potenzierung der nichtdepolarisierenden Blockaden durch diese beiden Mittel von Bedeutung sein. Dies könnte auch erklären, warum die Potenzierung an isolierten Nerv-Muskel-Präparaten nicht immer beobachtet worden ist, und kann für die nur mit Isofluran beobachtete Potenzierung von Succinylcholin verantwortlich sein (98, 99). Die Potenzierung der Muskelrelaxanzien durch die Inhalationsanästhetika hat zwei Aspekte:

1. wird, je tiefer die Inhalationsanästhesie ist, eine um so geringere Menge des neuromuskulär blockierenden Mittels benötigt, um den gewünschten Grad der Blockierung zu erzielen (100). Bei der 0,5-, 1,0- und 1,5fachen MAC von Halothan betragen die zur Erzielung einer identischen Unterdrückung der Muskelreizantwort benötigten Pancuronium-Mengen 0,82, 0,49 bzw. 0,35 mg/m^2 Körperoberfläche;
2. hängt bei gleichstarken Anästhesietiefen verschiedener Anästhetika die Dosis eines neuromuskulär blockierenden Mittels, die zur Erzeugung identischer Grade der Unterdrückung der neuromuskulären Funktion erforderlich ist, vom betreffenden Inhalationsanästhetikum ab (91, 99–100).

Die Potenzierung bei Enfluran, Isofluran, Diethylether und Methoxyfluran ist relativ groß, geringer bei Halothan und bei Lachgas am geringsten. Wird Tubocurarin als Beispiel aller applizierten nichtdepolarisierenden Relaxanzien mit modifizierter Dosis angewendet, so rufen ungefähr 0,3 mg/kg mit Lachgas eine 95% betragende Unterdrückung der Muskelreizantwort hervor, die Hälfte dieser Dosis erzielt dieselbe Depression mit Halothan, und bei einer durch die 1^1/4fache MAC von Enfluran erzeugten Anästhesietiefe wird ein Drittel dieser d-Tubocurarin-Dosis benötigt (91, 102, 103). Bei gleichen MAC-Werten ist die für eine gleich neuromuskuläre Blockade benötigte Succinylcholin-Menge während der Halothan- und Enfluran-Anästhesie von ähnlicher Höhe, kann aber bei der Halothan-Anästhesie um bis zu 50% höher sein als während der Isofluran-Anästhesie (99, 102).

Die Daten zur Potenzierung betreffen zumeist die Beurteilung der Intensität der neuromuskulären Blockade. Wenn auch die Effekte der Interaktion zwischen Muskelrelaxanzien und der Dosis des Anästhetikums auf die Dauer der neuromuskulären Blockade nicht bestimmt worden sind, wird eine durch die Überdosis eines Relaxans in Verbindung mit einem potenzierenden Inhalationsanästhetikum ausgelöste tiefgreifende neuromuskuläre Blockade ganz unvermeidbar die Dauer der Erholungsphase verlängern.

Sympathikomimetische Amine (Sympathikomimetika)

Die Inhalationsanästhetika sensibilisieren das Myokard gegenüber endogenen und exogenen sympathikomimetischen Aminen und rufen Arrhythmien hervor. Diese Sensibilisierung beruht auf Veränderungen der Depolarisationsphase 4, auf der Zunahme des Automatismus des Herzmuskels und auf der Auslösung einer Hypertonie (104, 105). Die Tendenz bestimmter Anästhetika, ventrikuläre Arrhythmien auszulösen, wurde in zahlreichen Untersuchungen an Hunden bei verschiedenen Anästhesietiefen, verschiedenen Graden der Atemdepression und verschiedenen Adrenalin-Dosen erforscht. Beim Hund ist die Reihenfolge der abnehmenden Empfindlichkeit bekannter Anästhetika wie folgt: Trichlorethylen, Cyclopropan, Halothan und verschiedene halogenierte Ether (104). Die Übertragung dieser Ergebnisse auf den Menschen ist umstritten, doch ist eine derartige Rangfolge der Empfindlichkeit der Anästhetika in der klinischen Praxis zweckmäßig; die am Menschen vorgenommenen Untersuchungen zeigen die grundsätzliche Richtigkeit dieses Lösungsweges. Adrenalin (Suprarenin®) und Noradrenalin (Arterenol®) neigen am stärksten zur Auslösung von Arrhythmien. Die peripher wirkenden Mittel wie Methoxamin[1] und Phenylephrin[1] sowie Ephedrin (Ephedrin®, Ephetonin®), Mephentermin[1] und Dopamin (Dopamin®) werden als weniger zu Arrhythmien neigend betrachtet als die beiden erstgenannten Mittel. Diese Wechselwirkung ist deswegen so wichtig, weil die sympathikomimetischen Amine, insbesondere Adrenalin, nach submuköser oder subkutaner Injektion zur Blutstillung dienen. Das größte Risiko besteht bei den Kombinationen von Cyclopropan mit Adrenalin. In einer klinischen Versuchsreihe traten bei der Verabreichung einer Adrenalin-Lösung von 1 : 60000, 6 ml alle 5 min bis zu einer Gesamtdosis von 30 ml (mit 0,5 mg) bei 30% der Patienten ventrikuläre Arrhythmien auf (106). Während Trichloräthylen beim Hund sensibilisierend wirkt, zeigt eine klinische Untersuchung, daß man Adrenalin in Konzentrationen von 1 : 60000 bis 1 : 120000 mit einer nicht zu überschreitenden Gesamtdosis von 10 ml innerhalb von 10 min oder 30 ml/h mit der notwendigen Sicherheit anwenden kann (107).

Die beiden zuvor erwähnten Anästhetika werden jetzt nur noch selten benutzt, doch ist die Sicherheit der Anwendung des Adrenalins in Verbindung mit Halothan und mit den neueren halogenierten Ethern ein hochinteressantes Thema. Am Hund durchgeführte Untersuchungen besagen, daß 10 µg Adrenalin/kg oder darunter sofort ventrikuläre Extrasystolen hervorrufen (104). Bei Methoxyfluran beträgt die zur Erzielung dieses Grades der ventrikulären Übererregbarkeit benötigte Andrenalin-Menge 14 µg/kg, bei Fluroxen mehr als 40 µg/kg und bei Isofluran mehr als 20 µg/kg (108–110).

Frühere Daten zur Kombination von Enfluran mit Adrenalin am Hund ergaben bei 10 µg Adrenalin/kg eine Häufigkeit des Kammerflimmerns von 45%, doch besagen neuere Untersuchungen, daß die Dosis von 17 µg Adrenalin/kg mit größerer Wahrscheinlichkeit Arrhythmien hervorruft (109, 111). Klinische Untersuchungen ergeben für die Kombination von Halothan mit Adrenalin eine stärkere Sensibilisierung als mit Enfluran oder mit Isofluran (112–115). Bei nicht prämedizierten Patienten ohne Barbiturateinleitung, die

---

[1] In der Bundesrepublik Deutschland nicht im Handel.

unter gleichwirksamen Anästhetikakonzentrationen Adrenalin in die Submukosa injiziert bekamen, wurden mit 2,1 µg Adrenalin/kg in Verbindung mit Halothan drei oder mehr vorzeitige Kammerkontraktionen beobachtet, ferner bei 3,7 µg/kg Halothan-Anästhesie und während der Injektion mit Lidocain gemischtem Adrenalin, bei 6,7 µg Adrenalin/kg mit Isofluran und 10,0 µg Adrenalin/kg auch mit Enfluran (113).

Trotz dieser unterschiedlichen Adrenalin-Dosen zeigen unsere klinischen Untersuchungen, daß man die Adrenalin-Lösungen 1 : 100000 bis 1 : 200000 mit der notwendigen Sicherheit während der Anästhesie mit Halothan oder mit halogenierten Ethern verwenden kann, wenn nicht mehr als 10 ml innerhalb von 10 min oder nicht mehr als 30 ml innerhalb von einer Stunde gegeben werden. Bei den halogenierten Ethern scheint eine größere Toleranz gegenüber Adrenalin zu bestehen (112).

Es gibt hier noch immer ungelöste Probleme. Als Ergebnis einer Untersuchung wird vermutet, daß bei Mischung des Adrenalins mit Lidocain Arrhythmien weniger häufig auftreten. In anderen Untersuchungen erfolgte keine Beurteilung der Adrenalin-Lidocain-Gemische (113). Eine angemessene Ventilation wird zur Vermeidung von Arrhythmien als wichtig angesehen, wenn auch in einer Untersuchung gefolgert wurde, daß ein zunehmender $PaCO_2$ in Gegenwart von Halothan, Isofluran und Fluroxen keine vermehrten Arrhythmien nach sich zieht (110). Die Bedeutung der Tiefe der Anästhesie oder eines der Arrhythmie vorangehenden erhöhten arteriellen Druckes für das Zustandekommen der Übererregbarkeit der Ventrikel ist nicht gut definiert.

Die sympathikomimetischen Amine werden auch während der Anästhesie zur Behandlung der Hypotonie eingesetzt. Die intravenöse Injektion von Adrenalin und von Noradrenalin ist gefahrvoll. Diese Substanzen sind nach Verwendung von sensibilisierenden und nichtsensibilisierenden Anästhetika nur im Rahmen von Wiederbelebungsmaßnahmen bei schwerster Myokarddepression intravenös oder intrakardial zu injizieren. Obwohl es üblich ist, weitere sympathikomimetische Amine intravenös anzuwenden, sind diese nicht in ausreichendem Maß auf Wechselwirkungen mit Anästhetika untersucht worden. Diese gelegentlich auch zur chirurgischen Blutstillung lokal angewendeten Mittel werden gewöhnlich intravenös zugeführt. Bei gleichwirksamer Anästhesie mit Halothan oder Isofluran an Hunden werden durch Metaraminol (Araminum®) nach intravenöser Gabe Arrhythmien verursacht und in geringerem Ausmaß auch durch die intravenöse Gabe von Ephedrin. Bei der Isofluran-Anästhesie ist die hierzu erforderliche Menge sympathikomimetischer Amine größer. Auch Phenylephrin ruft ventrikuläre Arrhythmien hervor, jedoch in höherer Dosierung als bei Ephedrin oder Metaraminol (116). Diese Effekte sind dosisabhängig und Grund zu äußerster Vorsicht bei der intravenösen Anwendung der sympathikomimetischen Amine während der Halothan-Anästhesie. Die peripher wirkenden blutdrucksteigernden Mittel werden jedoch besser vertragen.

Abbau

Die Entstehung einer verzögert eintretenden organtoxischen Wirkung nach einer Inhalationsanästhesie kann mit dem Abbau dieses Mittels im Zusammenhang stehen. Eine zuvor erfolgte medikamentöse Behandlung induziert die mikrosomalen Enzyme der Leber mit dem Ergebnis eines beschleunigten Abbaus (117, 118). Wichtige enzyminduzierende Substanzen sind die Barbiturate, Ethanol, Chlorpromazin, Meprobamat, Chlordiazepoxid, Diphenylhydantoin, Diphenhydramin und verschiedene Steroide (117).

Auch Inhalationsanästhetika können eine Enzyminduktion bewirken. Halothan, Methoxyfluran, Enfluran und Diethylether induzierten Cytochrom P-450 und haben den Abbau von Medikamenten beschleunigt (119–124). Wenn auch die Inhalationsanästhetika nur schwach induzierende Substanzen sind, verbleiben die stärker löslichen Anästhetika lange genug in den Geweben um eine bedeutsame Enzyminduktion zu bewirken. Die von Anästhetika hervorgerufene Enzyminduktion kann den Abbau desselben Anästhetikums bei einer späteren Verabreichung beschleunigen, ebenso den von anderen Anästhetika oder von anderen auch in der postoperativen Phase gegebenen Medikamenten. Die genauere Definition dieser Problematik bedarf noch der weiteren Bearbeitung.

Beim Vorhandensein hoher Spiegel von Verstoffwechselungsprodukten insbesondere von Serum-Fluoriden aus dem Abbau von Methoxyfluran oder Enfluran können niedrige Metabolitenspiegel sich mit anderen Medikamenten von bekannter organtoxischer Wirkung kombinieren und denselben toxischen Effekt hervorrufen. Eine derartige Stimulation wurde bei oligurischem Nierenversagen infolge Methoxyfluran-Verabreichung an mit Tetracyclinen behandelte Patienten beschrieben (125).

Zusammenfassend werden in diesem Kapitel Wechselwirkungen zwischen Inhalationsanästhetika und den in der prä- und intraoperativen Phase verabreichten Medikamenten besprochen. Diese Wechselwirkungen sind soweit erforscht, daß sie dem Anästhesisten für die Durchführung der Anästhesie wichtige Informationen liefern. Mit Ausnahme der Gabe von Monoaminoxidase-Hemmern sollte dem Patienten weiterhin bis zum Zeitpunkt der Anästhesie der Nutzen einer zuvor durchgeführten medikamentösen Dauerbehandlung zugute kommen. Die Beibehaltung eines stabilen kardiovaskulären Systems und die Beherrschung von Störungen des Zentralnervensystems ermöglichen es dem Patienten, dem Streß von Anästhesie und Operation sicherer zu widerstehen. Die zur Erzielung zufriedenstellender Anästhesiebedingungen erforderliche Anwendung vieler Mittel ist mit der Gefahr von Wechselwirkungen zwischen den Inhalationsanästhetika selbst sowie mit den starkwirksamen Analgetika (Narkotika), Sedativa, Muskelrelaxanzien und sympathikomimetischen Aminen verbunden.

Diese Wechselwirkungen sind von so großer Bedeutung, daß sie bei der Verabreichung einer jeden Anästhesie zu berücksichtigen sind.

Literatur

1. Hayes, A. H., D. W. Schneck: Antihypertensive Pharmacology. Postgrad. Med. **59** (1976) 155
2. Foëx, P., C. Prys-Roberts: Anesthesia and the hypertensive patient. Br. J. Anaesth. **46** (1974) 575
3. Goldberg, L. L.: Anesthetic-management of patients treated with antihypertensive agents or levodopa. Anesth. Analg. (Cleve.) **51** (1972) 625
4. Price, H. L. u. Mitarb.: Sympathoadrenal responses to general anesthesia in man and their relation to hemodynamics. Anesthesiology **20** (1959) 563
5. Munson, W. M., J. A. Jenicek: Effects of anesthetic agents on patients receiving reserpine therapy. Anesthesiology **23** (1962) 741
6. Alper, M. H., W. Flycke, O. Krayer: Pharmacology of reserpine and its implications for anesthesia. Anesthesiology **24** (1963) 524
7. Katz, R. L., H. D. Weintraub, E. M. Papper: Anesthesia, surgery, and rauwolfia. Anesthesiology **25** (1964) 142
8. Hickler, R. B., L. D. Vandam: Hypertension. Anesthesiology **33** (1970) 214

9. Ominski, A. J., H. Wollman: Hazards of general anesthesia in the reserpinized patient. Anesthesiology 30 (1969) 443
10. Prys-Roberts, C., R. Meloche, P. Foëx: Studies of anesthesia in relation to hypertension I: Cardiovascular responses of treated and untreated patients. Br. J. Anaesth. 43 (1971) 122
11. Prys-Roberts, C. u. Mitarb.: Studies of anesthesia in relation to hypertension II: Haemodynamic consequences of induction and endotracheal intubation. Br. J. Anaesth. 43 (1971) 531
12. Prys-Roberts, C. u. Mitarb.: Studies of anaesthesia in relation to hypertension V: Adrenergic beta-receptor blockade. Br. J. Anaesth. 45 (1973) 671
13. Miller, R. D., W. L. Way, E. L. Eger, II: The effects of alpha-methyldopa, reserpine, guanethidine and iproniazid on minimum alveolar anesthetic requirement (MAC). Anesthesiology 29 (1968) 1153
14. Merin, R. G.: Anaesthetic management problems posed by therapeutic advances; III Beta-adrenergic blocking drugs. Anesth. Analg. (Cleve.) 51 (1972) 617
15. Shand, D. G.: Propranolol. N. Engl. J. Med. 293 (1975) 280
16. Craythorne, N. W. B., P. E. Huffington: Effects of propranolol on the cardiovascular response to cyclopropane and halothane. Anesthesiology 27 (1966) 580
17. Jorfeldt, L. u. Mitarb.: Cardiovascular pharmacodynamics of propranolol during ether anesthesia in man. Acta Anaesthesiol. Scand. 11 (1967) 159
18. Foëx P. u. Mitarb.: Is beta-adrenergic blockade compatible with trichloroethylene anesthesia? Br. J. Anaesth. 46 (1974) 798
19. Saner, C. A. u. Mitarb.: Methoxyflurane and practolol: a dangerous combination? Br. J. Anaesth. 47 (1975) 1025
20. Li, T. H., M. S. Shand, B. E. Etsten: Decreased adrenal venous catecholamine concentration during methoxyflurane anesthesia. Anesthesiology 29 (1968) 1145
21. Roberts, J. G. u. Mitarb.: Haemodynamic interactions of high-dose propranolol pretreatment and anaesthesia in the dog I: Halothane dose response studies. Br. J. Anaesth. 48 (1976) 315
22. Roberts, J. G. u. Mitarb.: Haemodynamic interactions of high-dose propranolol pretreatment and anesthesia in the dog II: The effects of acute arterial hypoxaemia at increasing depths of halothane anesthesia. Br. J. Anesth. 48 (1976) 403
23. Millar, R. A. u. Mitarb.: Further studies of sympathetic actions of anesthetics in intact and spinal animals. Br. J. Anaesth. 42 (1970) 366
24. Horan, B. F. u. Mitarb.: Haemodynamic responses to enflurane anaesthesia and hypovolemia in the dog, and their modification by propranolol. Br. J. Anaesth. 49 (1977) 1189
25. Horan, B. F. u. Mitarb.: Haemodynamic responses to isoflurane anaesthesia and hypovolemia in the dog and their modification by propranolol. Br. J. Anaesth. 49 (1977) 1179
26. Viljoen, J. F., G. Estafanous, G. A. Kellner: Propranolol and cardiac surgery. J. Thorac. Cardiovasc. Surg. 64 (1972) 826
27. Kaplan, J. A. u. Mitarb.: Propranolol and cardiac surgery: A problem for the anesthesiologist? Anesth. Analg. (Cleve.) 54 (1975) 571
28. Kaplan, J. A., R. W. Dunbar: Propranolol and surgical anesthesia. Anesth. Analg. (Cleve.) 55 (1976) 1
29. Kopriva, C. J., A. C. D. Brown, G. Papas: Hemodynamics during general anesthesia in patients receiving propranolol. Anesthesiology 48 (1978) 28
30. Roberts, J. G. u. Mitarb.: Haemodynamic interactions of high-dose propranolol pretreatment and anaesthesia in the dog III: The effects of haemorrhage during halothane and trichloroethylene anaesthesia. Br. J. Anaesth. 48 (1976) 411
31. Prys-Roberts, C. u. Mitarb.: Interaction of anesthesia, beta-receptor blockade, and blood loss in dogs with induced myocardial infarction. Anesthesiology 45 (1976) 326
32. Evans, G. H., D. G. Shand: The disposition of propranolol. VI. Independent variations in steady-state circulating drug concentration and half-life as a result of plasma binding in man. Clin. Pharmacol. Ther. 14 (1973) 494

33. Faulkner, S.L. u. Mitarb.: Time required for complete recovery from chronic propranolol therapy. N. Engl. J. Med. 289 (1973) 607
34. Goldberg, L.I.: Dopamine – clinical uses of an endogenous catecholamine. N. Engl. J. Med. 291 (1974) 707
35. Goldberg, L.I.: Levodopa and anesthesia. Anesthesiology 34 (1971) 1
36. Liu, P.L., L.J. Kronis, S.H. Ngai: The effect of levodopa on the norepinephrine stores in the rat heart. Anesthesiology 34 (1971) 4
37. Ngai, S.H.: Parkinsonism, levodopa, and anesthesia. Anesthesiology 37 (1972) 344
38. Katz, R.L., C.O. Lord, K.E. Eakins: Anesthetic-dopamine cardiac arrhythmias and their prevention by beta-adrenergic blockade. J. Pharmacol. Exp. Ther. 158 (1967) 40
39. Wicklund, R.A., S.H. Ngai: Rigidity and pulmonary edema after Innovar in a patient on levodopa therapy: report of a case. Anesthesiology 35 (1971) 545
40. Williams, R.B., C. Sherter: Cardiac complications of tricyclic antidepressant therapy. Ann. Intern. Med. 74 (1971) 395
41. Jenkins, L.C., H.B. Graves: Potential hazards of psychoactive drugs in association with anesthesia. Can. Anaesth. Soc. J. 12 (1965) 121
42. Edwards, R., R.D. Miller: Persönliche Mitteilung
43. Raisfeld, I.H.: Cardiovascular complications of antidepressant therapy – interactions at the adrenergic neuron. Am. Heart J. 88 (1972) 129
44. Campbell, G.D.: Dangers of monoamine oxidase inhibitors. Br. Med. J. 1 (1963) 750
45. Eckenhoff, J.E., M. Helrich, W.D. Rolph: The effects of promethazine upon respiration and circulation in man. Anesthesiology 18 (1957) 703
46. Dobbkin, A.B., R.C.G. Gilbert, K.I. Melville: Chlorpromazine review and investigation as a premedicant in anesthesia. Anesthesiology 17 (1956) 135
47. Dundee, J.W. u. Mitarb.: Studies of drugs given before anesthesia. VI: The phenothiazine derivates. Br. J. Anaesth. 37 (1965) 332
48. Gold, M.I.: Profound hypotension associated with preoperative use of phenothiazines. Anesth. Analg. (Cleve.) 53 (1974) 844
49. Eggers, G.W.N., jr., G. Corssen, C.R. Allen: Comparison of vasopressor responses in the presence of phenothiazine derivatives. Anesthesiology 20 (1959) 261
50. Graves, C.L., N.H. Downes, A.B. Browne: Cardiovascular effects of minimal analgesic quantities of Innovar, fentanyl, and droperidol in man. Anesth. Analg. (Cleve.) 54 (1975) 15
51. Prys-Roberts, C., G.R. Kelman: The influence of drugs used in neuroleptanalgesia on cardiovascular and ventilatory function. Br. J. Anaesth. 39 (1967) 134
52. Johnstone, R.E., R.A. Kulp, T.C. Smith: Effects of acute and chronic ethanol administration on isoflurane requirement in mice. Anesth. Analg. (Cleve.) 54 (1975) 277
53. Han, Y.H.: Why do chronic alcoholics require more anesthesia? Anesthesiology 30 (1969) 341
54. Perisho, J.A., D.R. Buechel, R.D. Miller: The effect of diazepam (Valium) on minimum alveolar anesthetic requirement in man. Can. Anaesth. Soc. J. 18 (1971) 536
55. Saidman, I.I., E.I. Eger, II: Effect of nitrous oxide and of narcotic premedication on the alveolar concentration of halothane required for anesthesia. Anesthesiology 25 (1964) 302
56. Munson, E.S., L.J. Saidman, E.I. Eger, II: Effect of nitrous oxide and morphine on the minimum anesthetic concentration of fluroxene. Anesthesiology 26 (1965) 134
57. Filner, B.E., J.S. Kasliner: Alterations of normal left ventricular performance by general anesthesia. Anesthesiology 45 (1976) 610
58. Rao, S. u. Mitarb.: Cardiopulmonary effects of diazepam. Clin. Pharmacol. Ther. 14 (1973) 182
59. Dalen, J.E. u. Mitarb.: The hemodynamics and respiratory effects of diazepam. Anesthesiology 30 (1969) 259
60. Cote, P., T. Gueret, M.G. Bourassa: Systemic and coronary hemodynamic effects of diazepam in patients with normal and diseased coronary arteries. Circulation 50 (1974) 1210
61. Tweed, W.A., M. Minuk, D. Mymin: Circulatory responses to ketamine anesthesia. Anesthesiology 37 (1972) 613

61a. Johnston, R.R., R.D. Miller, W.L. Way: The interaction of ketamine with d-tubocurarine, pancuronium, and succinylcholine in man. Anesth. Analg. (Cleve.) 53 (1974) 496
61b. Bidwai, A.V. u. Mitarb.: The effects of ketamine on cardiovascular dynamics during halothane and enflurane anesthesia. Anesth. Analg. (Cleve.) 54 (1975) 588
61c. White, P.F., R.R. Johnston, C.R. Pudwill: Interaction of ketamine and halothane in rats. Anesthesiology 42 (1975) 179
62. Lowenstein, E. u. Mitarb.: Cardiovascular responses to large doses of intravenous morphine in man. N. Engl. J. Med. 281 (1969) 1389
63. Tarhan, S. u. Mitarb.: Hemodynamic and blood gas effects of Innovar in patients with acquired heart disease. Anesthesiology 34 (1971) 250
64. Wong, K.C. u. Mitarb.: The cardiovascular effects of morphine sulfate with oxygen and with nitrous oxide in man. Anesthesiology 38 (1973) 542
65. Stoelting, R.K., P.S. Gibbs: Hemodynamic effects of morphine and morphine-nitrous oxide in valvular heart disease and coronary artery disease. Anesthesiology 38 (1973) 45
66. McDermott, R.W., T.H. Stanley: The cardiovascular effects of low concentrations of nitrous oxide during morphine anesthesia. Anesthesiology 44 (1974) 89
67. Stoelting, R.K. u. Mitarb.: Circulatory effects of halothane added to morphine anesthesia in patients with coronary-artery disease. Anesth. Analg. (Cleve.) 53 (1974) 449
68. Stoelting, R.K. u. Mitarb.: Hemodynamic and ventilatory responses to fentanyl, fentanyl-droperidol, and nitrous oxide in patients with acquired valvular disease. Anesthesiology 42 (1975) 319
69. Saidman, L.J., E.I. Eger, II: Effect of nitrous oxide and of narcotic premedication on the alveolar concentration of halothane required for anesthesia. Anesthesiology 25 (1964) 302
70. Munson, E.S., L.J. Saidman, E.I. Eger, II: Effect of nitrous oxide and morphine on the minimum anesthetic concentration of fluroxene. Anesthesiology 26 (1965) 134
71. Stoelting, R.K.: The effect of nitrous oxide on the MAC of methoxyflurane needed for anesthesia. Anesthesiology 34 (1971) 353
72. Torri, G., G. Dania, M. Fabiani: Effect of nitrous oxide on the anesthetic requirement of enflurane. Br. J. Anaesth. 46 (1974) 468
73. Stevens, W.C. u. Mitarb.: Minimal alveolar concentrations (MAC) of isoflurane with and without nitrous oxide in patients of various ages. Anesthesiology 42 (1975) 197
74. Epstein, R.M. u. Mitarb.: Influence of the concentration effect on the uptake of anesthetic mixtures: The second gas effect. Anesthesiology 25 (1964) 364
75. Stoelting, R.K., E.I. Eger, II: An additional explanation for the second gas effect. Anesthesiology 30 (1969) 273
76. Hornbein, T.F. u. Mitarb.: Nitrous oxide effects on the circulatory and ventilatory responses to halothane. Anesthesiology 31 (1969) 250
77. Dolan, W.M. u. Mitarb.: The cardiovascular and respiratory effects of isoflurane-nitrous oxide anaesthesia. Can. Anaesth. Soc. J. 21 (1974) 557
78. Eckenhoff, J.E., M. Helrich: The effect of narcotics, thiopental and nitrous oxide upon respiration and respiratory response to hypercapnia. Anesthesiology 19 (1958) 240
79. Eger, E.I., II, u. Mitarb.: Surgical stimulation antagonizes the respiratory depression produced by Forane. Anesthesiology 36 (1972) 544
80. Bahlman, S.H. u. Mitarb.: The cardiovascular effects of nitrous oxide-halothane anesthesia in man. Anesthesiology 35 (1971) 274
81. Smith, N.T. u. Mitarb.: The cardiovascular and sympathomimetic responses to the addition of nitrous oxide to halothane in man. Anesthesiology 32 (1970) 410
82. Hill, G.E. u. Mitarb.: Cardiovascular responses to nitrous oxide during light, moderate, and deep halothane anesthesia in man. Anesth. Analg. (Cleve.) 57 (1978) 84
83. Stoelting, R.K., R.R. Reis, D.E. Longnecker: Hemodynamic responses to nitrous oxide-halothane and halothane in patients with vascular heart disease. Anesthesiology 37 (1972) 430

84. Smith, N.T. u. Mitarb.: The cardiovascular responses to the addition of nitrous oxide to diethyl ether in man. Can. Anaesth. Soc. J. **19** (1972) 42
85. Smith, N.T. u. Mitarb.: The cardiovascular responses to the addition of nitrous oxide to fluroxene in man. Br. J. Anaesth. **44** (1972) 142
86. Smith, N.T. u. Mitarb.: Impact of nitrous oxide on the circulation during enflurane anesthesia in man. Anesthesiology **48** (1978) 345
87. Bennett, G.M. u. Mitarb.: Cardiovascular responses to nitrous oxide during enflurane and oxygen anesthesia. Anesthesiology **46** (1977) 227
88. Millar, R.A., J.C. Warden, L.H. Cooperman: Central sympathetic discharge and mean arterial pressure during halothane anesthesia. Br. J. Anaesth. **41** (1969) 918
89. Fukunage, A.F., R.M. Epstein: Sympathetic excitation during nitrous oxide-halothane anesthesia in the cat. Anesthesiology **39** (1973) 23
90. Ngai, S.H., E.C. Hanks, S.E. Farhie: Effects of anesthetics on neuromuscular transmission and somatic reflexes. Anesthesiology **26** (1965) 162
91. Miller, R.D. u. Mitarb.: Comparative neuromuscular effects of Forane and halothane alone and in combination with d-tubocurarine in man. Anesthesiology **35** (1971) 38
92. Epstein, R.A., S.H. Jackson: The effect of depth of anesthesia on the neuromuscular refractory period of anesthetized man. Anesthesiology **32** (1970) 494
93. Katz, R.L.: Neuromuscular effects of diethyl ether and its interaction with succinylcholine and d-tubocurarine. Anesthesiology **27** (1966) 52
94. Lebowitz, M.H., C.D. Bliff, L.F. Walts: Depression of twitch response to stimulation of the ulnar nerve during Ethrane anesthesia in man. Anesthesiology **33** (1970) 52
95. Gissen, A.I., H.H. Karis, W.L. Nastuk: The effect of halothane on neuromuscular transmission. J.A.M.A. **190** (1966) 770
96. Karis, J.H., A.J. Gissen, W.L. Nastuk: Mode of action of diethyl ether in blocking neuromuscular transmission. Anesthesiology **27** (1966) 42
97. Waud, B.E., D.R. Waud: The effects of diethyl ether, enflurane, and isoflurane at the neuromuscular junction. Anesthesiology **42** (1975) 275
98. Vitez, T.S. u. Mitarb.: Comparison in vitro of isoflurane and halothane potentiation of d-tubocurarine and succinylcholine neuromuscular blockades. Anesthesiology **41** (1974) 53
99. Miller, R.D. u. Mitarb.: Comparative neuromuscular effects of pancuronium, gallamine, and succinylcholine during Forane and halothane anesthesia in man. Anesthesiology **35** (1971) 509
100. Miller, R.D., W.L. Way, W.M. Dolan: The dependence of pancuronium- and d-tubocurarine-induced neuromuscular blockades on alveolar concentrations of halothane and Forane. Anesthesiology **37** (1972) 573
101. Katz, R.L., A.J. Gissen: Neuromuscular and electromyographic effects of halothane and its interaction with d-tubocurarine in man. Anesthesiology **28** (1967) 564
102. Fogdall, R.P., R.D. Miller: Neuromuscular effects of enflurane, alone and in combination with d-tubocurarine, pancuronium, and succinylcholine in man. Anesthesiology **42** (1975) 173
103. Donlon, J.V., H.H. Ali, J.J. Savarese: A new approach to the study of four nondepolarizing relaxants in man. Anesth. Analg. (Cleve.) **53** (1974) 934
104. Katz, R.L., G.J. Gail: Surgical infiltration of pressor drugs and their interaction with volatile anesthetics. Br. J. Anaesth. **38** (1966) 712
105. Katz, R.L., R.A. Epstein: The interaction of anesthetic agents and adrenergic drugs to produce cardiac arrhythmias. Anesthesiology **29** (1968) 763
106. Matteo, R.S., R.L. Katz, E.M. Papper: The injection of epinephrine during general anesthesia with halogenated hydrocarbons and cyclopropane in man. 3. Cyclopropane. Anesthesiology **24** (1963) 327
107. Matteo, R.S., R.L. Katz, E.M. Papper: The injection of epinephrine during general anesthesia with halogenated hydrocarbons and cyclopropane in man. 1. Trichloroethylene. Anesthesiology **23** (1962) 360

108. Bamforth, B.J. u. Mitarb.: Effect of epinephrine on the dog heart during methoxyflurane anesthesia. Anesthesiology 22 (1961) 169
109. Munson, E.S., W.K. Tucker: Doses of epinephrine causing arrhythmia during enflurane, methoxyflurane and halothane anesthesia in dogs. Can. Anaesth. Soc. J. 22 (1975) 495
110. Joas, T.A., W.C. Stevens: Comparison of the arrhythmic doses of epinephrine during Forane, halothane, and fluroxene anesthesia in dogs. Anesthesiology 35 (1971) 48
111. McDowell, S.A., K.D. Holl, C.R. Stephen: Difluoro-methyl 1, 1, 2-trifluoro-2chloroethyl ether; experiments on dogs with a new inhalational anaesthetic agent. Br. J. Anaesth. 40 (1968) 511
112. Katz, R.L., R.S. Matteo, E.M. Papper: The injection of epinephrine during general anesthesia with halogenated hydrocarbons and cyclopropane in man. 2. Halothane. Anesthesiology 23 (1962) 597
113. Johnston, R.R., E.I. Egar, II, C. Wilson: A comparative interaction of epinephrine with enflurane, isoflurane and halothane in man. Anesth. Analg. (Cleve.) 55 (1976) 709
114. Konchigeri, H.N., M.H. Shaker, A.P. Winnie: Effect of epinephrine during enflurane anesthesia. Anesth. Analg. (Cleve.) 53 (1974) 894
115. Lippman, M., L.S. Reisner: Epinephrine injection with enflurane anesthesia: Incidence of cardiac arrhythmias. Anesth. Analg. (Cleve.) 53 (1974) 886
116. Tucker, W.K., A.D. Rackstein, E.S. Munson: Comparison of arrhythmic doses of adrenalin, metaraminol, ephedrine, and phenylephrine during isoflurane and halothane anaesthesia. Br. J. Anaesth. 46 (1974) 392
117. Brown, B.R., jr.: Hepatic microsomal enzyme induction. Anesthesiology 39 (1973) 178
118. Reynolds, E.S., B.R. Brown, jr., L.D. Vandam: Massive hepatic necrosis after fluroxene anesthesia – a case of drug interaction? N. Engl. J. Med. 286 (1972) 530
119. Linde, H.W., M.L. Berman: Non-specific stimulation of drug metabolizing enzymes by inhalation anesthetic agents. Anesth. Analg. (Cleve.) 50 (1971) 656
120. Van Dyke, R.A.: Metabolism of volatile anesthetics III: Induction of microsomal dechlorinating and ether-cleaving enzymes. J. Pharmacol. Exp. Ther. 154 (1966) 365
121. Berman, M.L., B.S. Bochantin: Nonspecific stimulation of drug metabolism in rats by methoxyflurane. Anesthesiology 32 (1970) 500
122. Hitt, B.A. u. Mitarb.: Species, strain, sex and individual differences in enflurane metabolism. Br. J. Anaesth. 47 (1975) 1157
123. Berman, M.L. u. Mitarb.: Enzyme induction by enflurane in man. Anesthesiology 44 (1976) 496
124. Brown, B.R., jr., A.M. Sagalyn: Hepatic microsomal enzyme induction by inhalation anesthetics: Mechanism in the rat. Anesthesiology 40 (1974) 152
125. Kuzucu, E.Y.: Methoxyflurane, tetracycline and renal failure. J.A.M.A. 211 (1970) 1162

18. Kapitel

Muskelrelaxanzien

Ronald D. Miller

Es gibt zahlreiche Berichte über Wechselwirkungen zwischen Medikamenten und den Muskelrelaxanzien und ihren Antagonisten (1–4). Mehrere Probleme erschweren es jedoch, diese Wechselwirkungen zu deuten. Es ist wichtig festzustellen, welche Wechselwirkungen klinisch von Bedeutung sind und welche ausschließlich von pharmakologischen oder von akademischem Interesse. Die Schwierigkeit der Übertragung von am Tier gewonnenen Daten auf den Menschen wird nirgendwo deutlicher sichtbar als bei dieser Problematik.
Der Unterschied ist nicht nur ein quantitativer, sondern auch ein qualitativer, da Wechselwirkungen am Menschen von völlig unterschiedlichen Mechanismen abhängen können (Herabsetzung der über die Niere erfolgenden Ausscheidung, Hyperkapnie, vertiefte Anästhesie).
Im Idealfall müßten alle Wechselwirkungen von Medikamenten klinisch feststellbar sein und durch klinische oder tierexperimentelle Untersuchungen bestätigt werden können. Diese Besprechung beschränkt sich daher lediglich auf Wechselwirkungen, die entweder in der Klinik dokumentiert wurden oder an Tierarten, von denen bekannt ist, daß sie ähnlich wie der Mensch reagieren. Die hier zu besprechenden Mittel sind Azathioprin, Furosemid, Antibiotika, Steroide, Inhalationsanästhetika, Lokalanästhetika, Antiarrhythmika, Ketamin, Lithium, Magnesiumsulfat, andere Muskelrelaxanzien, Acetylcholinesterase-Hemmer, Pseudocholinesterase-Hemmer, blutdrucksenkende Mittel und zur Behandlung der Niereninsuffizienz dienende Mittel. Viele Wechselwirkungen werden durch unseren Erfahrungen entstammende Fallberichte oder durch Literaturberichte erläutert. Es werden nur jene Medikamente berücksichtigt, von denen bekannt ist, daß zwischen ihnen und den Muskelrelaxanzien Wechselwirkungen erfolgen, die möglicherweise von klinischer Bedeutung sind. Im folgenden Fallbericht wird ein Patient beschrieben, bei dem eine überlang dauernde neuromuskuläre Blockade nach d-Tubocurarin auftrat. Bei einer bestehenden Niereninsuffizienz erhielt der Patient sieben Medikamente, welche die neuromuskuläre Blockade verlängert haben können. Alle diese Mittel werden im Anschluß an den Fallbericht besprochen.

Fallbericht

Ein 38jähriger, 64 kg schwerer Mann im Endstadium der chronischen Glomerulonephritis wurde vor einer Nierentransplantation in der chirurgischen Klinik der Universität von Kalifornien aufgenommen. Der Patient war zuvor einer Hämodialyse unterzogen worden, vor der Operation betrug sein Blutdruck 22,7/13,3 kPa (170/100 mm Hg), der Hämoglobin-Wert 4,22 mmol/l (6,8 g/dl), Serum-Kreatinin 530 μmol/l (6,0 mg/dl), das Serum-Kalium 5,3 mmol/l. Er nahm täglich per os 300 mg Azathioprin, 120 mg Prednison, 10 Tropfen Lugolsche Lösung und 250 mg Alpha-Methyldopa. Der Patient erhielt keine Prämedikation. Die Anästhesie wurde mit Halothan und 60% Lachgas eingeleitet. Seine Trachea wurde ohne Anwendung weiterer Mittel intubiert. Die neuromuskuläre Funktion wurde unter Aufzeichnung der Muskelreizantwort (Zuckungshöhe) überwacht. Obwohl der Patient bereits anästhesiert war, mußte die Operation wegen vielfacher traumatisierender Versuche, einen Foley-Katheter in die Blase einzuführen, mit einer Verzögerung begonnen werden. Da das Trauma Ursache einer Septikämie hätte werden können, erhielt der Patient 120 mg Gentamycin intravenös. Obwohl der Patient zuvor kein Muskelrelaxans erhalten hatte, begann daraufhin die Zuckungshöhe («twitch height») bei der Relaxometrie sofort abzusinken (Abb. 18.1). 20 min später beseitigte eine kleine d-Tubocurarin-Dosis von 6 mg die Zuckung vollständig (Abb. 18.1), zwei Stunden, bevor die ersten Zuckungen wieder eintraten. Der Patient

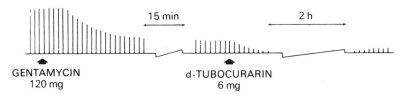

Abb. 18.1: Der Effekt von 120 mg intravenös zugeführtem Gentamycin bei einem 64 kg schweren Patienten, der zuvor kein Muskelrelaxans erhalten hatte. 6 mg d-Tubocurarin beseitigten die Muskelreizantwort vollständig. Sie trat erst nach 2 Stunden wieder auf.

begann sich erst nach drei Stunden von der Verabreichung des d-Tubocurarins zu erholen. Unmittelbar vor der Eröffnung des Gefäßbettes der Niere erhielt der Patient 80 mg Furosemid in geteilten Dosen und 12,5 g Mannitol intravenös. Die neuromuskuläre Blockade wurde hierdurch verstärkt und verlängert (Abb. 18.2). Am Ende der Operation wurde das subkutane Gewebe des Wundbetts mit einer Neomycin-Bacitracin-Lösung ausgespült. Trotz der intravenösen Verabreichung von 5 mg Prostigmin und 1 mg Atropin war der Patient im Aufwachraum muskelschwach und dyspnoisch. Nach dreistündiger kontrollierter Beatmung kehrte die neuromuskuläre Funktion wieder zurück, was der Meßwert der Vitalkapazität von 3,8 l und die beibehaltene Reaktion auf einen tetanischen 50 Hz-Reiz sowie das Fehlen der posttetanischen Erleichterung bewiesen.

Viele Medikamente und/oder physiologische Veränderungen einschließlich von Azathioprin, Furosemid, Mannitol, Bacitracin, Neomycin, Gentamycin, Prednison, Niereninsuffizienz und Halothan können für die Verlängerung der neuromuskulären Blockade verantwortlich sein. Jeder dieser Punkte wird gesondert behandelt. Dieser Fall zeigt auch die besondere Bedeutung der Überwachung der neuromuskulären Funktion. Hätte man nicht erkannt, daß Gentamycin einen partiellen neuromuskulären Block herbeigeführt hatte, so wären vielleicht mehr als 6 mg d-Tubocurarin geben worden, was einen noch größeren Wirkungsüberhang zur Folge gehabt haben dürfte.

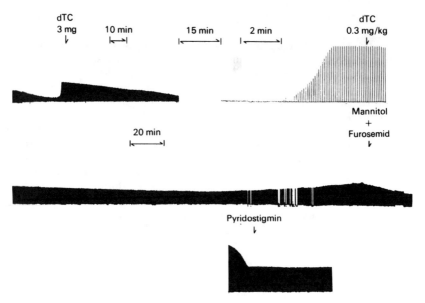

Abb. 18.2: Die Tafel ist von rechts nach links zu lesen. Abnahme der Zuckungsspannung nach intravenöser Gabe von 12,5 g Mannitol und 80 mg Furosemid. (dTc = d-Tubocurarin.)

Azathioprin (Imurek®)

Das Mercaptopurin-Derivat Azathioprin ist ein Immunosuppressivum, das bei Patienten, die sich einerNierentransplantation unterziehen müssen, Verwendung findet. Es antagonisiert eine nichtdepolarisierende und verstärkt die depolarisierende neuromuskuläre Blockade (5). Dieser Effekt beruht wahrscheinlich auf der Hemmung der Phosphodiesterase an der motorischen Endplatte. Standaert und Mitarb. haben die Rolle der zyklischen Nucleotide bei der neuromuskulären Reizübertragung betont (6). Ich bezweifle jedoch, daß diese Wechselwirkung eine klinische Bedeutung besitzt. Nach der intravenösen Gabe von 300 mg Azathioprin wurde eine antagonistische Wirkung auf eine bereits bestehende nichtdepolarisierende neuromuskuläre Blockade beobachtet. Gewöhnlich wird jedoch Azathioprin in dieser Dosis oral einige Stunden vor der Anästhesie gegeben. Bei der letzterwähnten Sachlage ist nicht wahrscheinlich, daß Azathioprin die durch Muskelrelaxanzien hervorgerufene neuromuskuläre Blockade signifikant beeinflußt.

Diuretika

Man könnte versucht sein voraussagen zu wollen, daß die Diuretika die Ausscheidung der nichtdepolarisierenden Muskelrelaxanzien beschleunigen und damit die Dauer der neuromuskulären Blockade verkürzen. Jedoch beschleunigen die Diuretika keineswegs die Ausscheidung von d-Tubocurarin, einige Diuretika können sogar die von ihm hervorgerufene neuromuskuläre Blockade verstärken und deren Dauer verlängern. Die Ausscheidung der Muskelrelaxanzien wird deshalb nicht beschleunigt, weil die Diuretika an solchen Stellen der Niere wirken, die nicht mit denen identisch sind, welche die Ausscheidung der Relaxanzien regeln (7). Die Muskelrelaxanzien haben ein niedriges Molekulargewicht und unterliegen der Filtration in den Glomeruli. Sie werden ionisiert, aber nicht vom Tubulusepithel rückresorbiert und daher prompt durch die Niere ausgeschieden. Die Diuretika beeinflussen in erster Linie die Tubulusfunktion und haben wenig Einfluß auf die glomeruläre Ausscheidung der Muskelrelaxanzien.

So hat das Mannitol (Eufusol®, Mannit®, Osmofundin 10%®) auf die neuromuskulär blockierenden Mittel wenig oder gar keinen Einfluß, Furosemid (Furo-Puren®, Furosemid®, Fusid®, Lasix®, Mirfat®, Ödemase®, Sigasalur®) kann eine nichtdepolarisierende neuromuskuläre Blockade durch einen direkten Effekt an der Nervenendplatte hervorrufen, indem es das Relaxans von nichtaktiven an aktive Stellen verdrängt. Die Beweise für diese Hypothese sind nicht sehr überzeugend und beruhen auf Beobachtungen an einem Patienten, bei welchem Furosemid die Plasmakonzentration von d-Tubocurarin ansteigen ließ, obwohl während der vorangegangenen Stunde kein d-Tubocurarin gegeben worden war (8). Eine wahrscheinliche Erklärung besteht darin, daß Furosemid einen direkten dämpfenden Effekt auf die neuromuskuläre Endplatte ausüben könnte, vermutlich indem es das Einströmen von Calcium in die motorische Nervenendigung herabsetzt, das zur Freisetzung von Acetylcholin notwendig ist. Die Verminderung des Calcium-Einstroms kann Ergebnis der Hemmung einer Proteinkinase sein (9). Klinische Konzentrationen von Furosemid beeinflussen anscheinend die Zuckungshöhe nicht, verstärken aber eine nicht depolarisierende neuromuskuläre Blockade (10). Es ist nicht erwiesen, daß Prostigmin eine durch Furosemid in Verbindung mit einem nichtdepolarisierenden Relaxans hervorgerufene kombinierte neuromuskuläre Blockade wieder aufheben kann.

Antibiotika

Über die Verstärkung der neuromuskulären Blockade durch Antibiotika gibt es mehr als 120 Berichte (11). Wenn auch die meisten Antibiotika eine neuromuskuläre Blockade hervorrufen, die derjenigen nach d-Tubocurarin ähnlich ist, ist die Art und Weise, in welcher deren neuromuskulär blockierenden Wirkungen durch Neostigmin (Prostigmin®) und Pyridostigmin (Mestinon®) aufgehoben werden, nicht voraussagbar (Tab. 18.1). Calcium entfaltet nicht immer einen andauernden antagonistischen Effekt. Dagegen scheint die durch Antibiotika hervorgerufene neuromuskuläre Blockade durch 4-Aminopyridin (Pymadine®; in der Bundesrepublik Deutschland nicht im Handel) in anhaltender und voraussagbarer Weise antagonisiert zu werden (11a). Gegenwärtig ist 4-Aminopyridin in den Vereinigten Staaten für die routinemäßige klinische Anwendung noch nicht erhältlich.

Die chemische Vielfalt der verschiedenen Antibiotika, welche eine neuromuskuläre Blockade hervorrufen können, mit ihren zahlreichen Möglichkeiten erschwert die Suche nach dem hierfür verantwortlichen Mechanismus. Eine verbreitete Theorie besagt, daß Streptomycin, Neomycin und Kanamycin die neuromuskuläre Blockade durch Herabsetzung der Calcium-Konzentrationen im Serum bewirken. Diese Hypothese ist jedoch durch die Bestimmung des ionisierten Calciums anstelle der Gesamt-Calcium-Spiegel entkräftet worden (11).

Versuche, die Mechanismen der durch Antibiotika hervorgerufenen neuromuskulär blockierenden Mechanismen zu erklären, waren entmutigend. Das Verhalten von Poly-

Tab. 18.1: Wechselwirkung von Antibiotika, Muskelrelaxanzien, Neostigmin und Calcium

	Vom Antibiotikum allein hervorgerufene neuromuskuläre Blockade Antagonisierung durch		Verstärkung der neuromuskulären Blockade durch		Neuromuskuläre Blockade durch das Antibiotikum und durch d-Tubocurarin. Antagonisierung durch	
	Neostigmin	Calcium	d-Tubocurarin	Succinylcholin	Neostigmin	Calcium
Neomycin	manchmal	manchmal	ja	ja	gewöhnlich	gewöhnlich
Streptomycin	manchmal	manchmal	ja	ja[1]	gewöhnlich	gewöhnlich
Gentamycin	manchmal	ja[3]	ja	ja[1]	manchmal	ja[3]
Kanamycin	manchmal	manchmal	ja	ja	manchmal	manchmal
Paromomycin	ja[3]	ja[3]	ja	[1]	ja[3]	ja[3]
Viomycin	ja[3]	ja[3]	ja	[1]	ja[3]	ja[3]
Polymyxin A	nein	nein	ja	[1]	nein	nein
Polymyxin B	nein[2]	nein	ja	ja	nein[2]	nein
Colistin	nein	manchmal	ja	ja	nein	manchmal
Tetracyclin	nein	[1]	ja	nein	teilweise	teilweise
Lincomycin	teilweise	teilweise	ja	[1]	teilweise	teilweise
Clindamycin	teilweise	teilweise	ja	[1]	teilweise	teilweise

[1] Nicht untersucht.
[2] Neuromuskuläre Blockade wird durch Neostigmin (Prostigmin®) verstärkt.
[3] Dessenungeachtet ist damit zu rechnen, daß beim Antagonisieren dieser vom Antibiotikum hervorgerufenen neuromuskulären Blockade Schwierigkeiten auftreten.

myxin B ist ein Beispiel hierfür. Die zuletzt eingegangene Information besagt, daß Polymyxin B seinen primär neuromuskulär blockierenden Effekt durch Unterdrückung der Endplattenreaktion auf Acetylcholin ausübt (12). Träfe dies zu, so müßten wir zumindest in der Lage sein, diese neuromuskuläre Blockade durch Anheben der Acetylcholin-Konzentration an der neuromuskulären Synapse mittels Prostigmin-Verabreichung teilweise zu antagonisieren. Es geschieht jedoch das Gegenteil, denn Prostigmin verstärkt die neuromuskuläre Blockade durch Polymyxin B, anstatt sie zu antagonisieren (13). Dies ist ein Beispiel für einander widersprechende Literaturangaben im Hinblick auf die durch Antibiotika hervorgerufene neuromuskuläre Blockade.
Die Behandlung einer kombinierten neuromuskulären Blockade durch Relaxans und Antibiotikum ist von vorrangiger Bedeutung. Ich verabreiche absichtlich bis zu 5 mg Prostigmin/70 kg. Soweit keine Hypokalzämie besteht, wird kein Calcium gegeben. Calcium ist ein unbeständiger Antagonist und kann den antibakteriellen Effekt aufheben (13a). Der folgende, einem Artikel von Fogdall entnommene Fallbericht setzt auseinander, warum zur Antagonisierung der neuromuskulären Blockade nicht mehr als 5 mg Prostigmin/70 kg zu geben sind (14).

Fallbericht
Ein 76jähriger Mann wurde zur blutigen Reposition und inneren Fixierung einer rechtsseitigen Schenkelhalsfraktur 1972 im Krankenhaus aufgenommen. Mit Ausnahme angeborener Paresen der Augen und der Schenkelhalsfraktur zeigte die physikalische Untersuchung keine Abweichung. Die Anästhesie wurde mit einer endexspiratorischen Konzentration von 0,75 Vol.-% Halothan und 60% Lachgas eingeleitet und unterhalten. Die Trachea des Patienten wurde ohne Gabe eines weiteren Medikaments intubiert. Die neuromuskuläre Funktion wurde durch supramaximale Reizung des N. ulnaris am Handgelenk überwacht und die Kraft der Adduktion des Daumens mit einem Transducer gemessen. 35 min nach der Anästhesieeinleitung wurden 2,4 mg Pancuroniumbromid/m^2 (4,8 mg) intravenös gegeben, was zur 100%igen Depression der Zuckungshöhe der Muskelreizantwort führte. 50 min später wurde bei noch immer fehlender Zuckung die Operationswunde mit einem Liter isotoner Kochsalzlösung, die 250000 Einheiten Polymyxin B und 50000 Einheiten Bacitracin enthielt, gespült. Da 103 min nach Verabreichung des Pancuroniums noch immer eine 100%ige neuromuskuläre Blockade bestand und das Ende des chirurgischen Eingriffs vorauszusehen war, wurde versucht, die neuromuskuläre Blockade durch eine Bolusinjektion von 14,5 mg Pyridostigmin und 0,6 mg Atropin zu antagonisieren. Diese Pyridostigmin-Dosis ist etwa 2,8 mg Prostigmin äquivalent. Da 26 min später die Zuckung nur bis auf 10% der Kontrollhöhe wieder eingetreten war, wurden weitere 10 mg Pyridostigmin gegeben.
Etwa 4 Stunden nach Verabreichung von Pancuronium (und 2 Stunden nach der 1. Verabreichung von Pyridostigmin) hatte die Zuckungshöhe nur etwa 80% der Kontrollhöhe erreicht, und bei einem spontanen Atemzugvolumen von 350 ml wurde die Reaktion auf einen 5 s dauernden tetanischen Reiz mit 50 Hz nicht unterhalten. Die bisher gegebenen Gesamtdosen waren 24,5 mg Pyridostigmin, 1,0 mg Prostigmin, 10 mg Edrophonium und 1200 mg Calciumchlorid.
Im Aufwachraum wurde die neuromuskuläre Funktion während der nächsten 2 Stunden weiter überwacht, wobei weitere 200 mg Calciumchlorid ohne Erfolg zugeführt wurden. Der Patient reagierte auf mündliche Kommandos mit einem leichten Nicken des Kopfes, war aber weder fähig, den Kopf zu heben, noch einen Bleistift zu halten. Da das bei Spontanatmung vorhandene Atemzugvolumen nur 200 ml betrug, wurde der Patient kontrolliert beatmet. 6 Stunden nach Verabreichung des Pancuroniums wurde die Reaktion auf den Tetanus noch immer nicht beibehalten, doch wurde die Überwachung der neuromuskulären Blockade mit dem Wandler abgebrochen. 13 Stunden nach der Verabreichung des Pancuroniums war die Vitalkapazität des Patienten auf 600 ml angestiegen, doch betrug die maximale inspiratorische Kraft weniger als 1,961 kPa (20 cm WS). Die kontrollierte Beatmung wurde fortgesetzt.

21 Stunden nach der Verabreichung des Pancuroniums war der Patient fähig, seinen Kopf für mindestens 20 s vom Kissen abzuheben, und die Kraft seines beidseitigen Händedrucks war genauso stark wie die seines Betreuers. Seine maximale inspiratorische Kraft betrug mehr als 3,923 kPa (40 cm WS), sein Atemzugvolumen betrug 1000 ml, und seine Thoraxaufnahme war normal. Es ließ sich auf einen 5 s dauernden tetanischen Reiz mit 30 Hz eine durchgehende Reaktion auslösen. Als der Patient ohne Endotrachealtubus spontan zu atmen begann, betrugen sein arterieller PO_2 16,3 kPa (122 mm Hg), der PCO_2 5,5 kPa (41 mm Hg) und der pH 7,40 unter Zufuhr von 5 l Sauerstoff/min über einen Nasenkatheter. Der Patient erholte sich ohne weitere Komplikationen.

Dieser Fallbericht schildert das Problem wiederholter Versuche, auf pharmakologischem Wege eine durch Antibiotika und Relaxanzien hervorgerufene neuromuskuläre Blockade zu antagonisieren. Was die Anästhesisten einschließlich meiner Person nicht wußten, war die Tatsache, daß Prostigmin eine durch Polymyxin B hervorgerufene neuromuskuläre Blockade *verstärkt* (43). Somit hätte sich der Patient, wären keine Versuche unternommen worden, die neuromuskuläre Blockade zu antagonisieren, viel früher erholt. Leider ist es dem Anästhesisten unmöglich, den Anteil des Antibiotikums an der neuromuskulären Blockade unter Gegenüberstellung mit demjenigen des nichtdepolarisierenden Relaxans einzuschätzen; denn nur der Beitrag des nichtdepolarisierenden Relaxans läßt sich in zuverlässiger Weise durch Prostigmin oder Pyridostigmin antagonisieren. Aus diesen bereits zuvor angegebenen Gründen müssen sich unsere Versuche zur Antagonisierung einer derartigen neuromuskulären Blockade auf die Verabreichung von 5 mg Prostigmin/70 kg oder von 15 mg Pyridostigmin/70 kg Körpergewicht beschränken. Schlägt dies fehl, so muß bis zur spontanen Beendigung der neuromuskulären Blockade kontrolliert beatmet werden.

Niereninsuffizienz

Bei Patienten ohne Nierenfunktion ist die neuromuskuläre Blockade durch Relaxanzien wie Gallamin (Flaxedil®) und Decamethonium, deren Ausscheidung völlig von der Niere abhängt, von erheblich längerer Dauer, falls keine geringe Dosierung verwendet wird. Churchill-Davidson und Mitarb. berichteten über eine längerdauernde neuromuskuläre Blockade bei 7 derartigen Patienten (15). Um das Gallamin zu eliminieren, mußten drei dieser Patienten dialysiert werden. Die Untersucher folgern, daß man Patienten mit beeinträchtigter Nierenfunktion kein Gallamin geben soll; wahrscheinlich trifft dieselbe Folgerung auch für Decamethonium zu. White und Mitarb. stimmen nicht mit Churchill-Davidson überein und schlagen Gallamin in «geeigneter Dosierung» als zufriedenstellendes Relaxans bei Patienten ohne Nierenfunktion vor (16). Sie ziehen als Beweis das Fehlen einer von ihnen so bezeichneten «Recurarisierungs-Lähmung» bei 17 Patienten, die 1–2 mg Gallamin/kg erhielten, heran. Wenn auch White und Mitarb. ihre Ergebnisse mit der Vermutung zu erklären versuchten, daß Gallamin im Stoffwechsel abgebaut wird, gibt es eine einfachere und wahrscheinlichere Erklärung. Ich vermute, daß die Gallamin-Dosen der Autoren nicht hoch genug waren, um die inaktiven Depots zu sättigen. Dies läßt sich durch die Bestimmung des Verteilungsvolumens von Gallamin mittels einer pharmakokinetischen Analyse quantitativ ermitteln. Sind die inaktiven Depots gesättigt, so wird die über den Urin erfolgende Ausscheidung zum einzigen Weg, über den sich Gallamin aus dem Plasma entfernen läßt. Da das Volumen der inaktiven Depots klein ist, bedarf es keiner großen Menge eines in so hohem Maß ionisierten Mittels wie Gallamin, um diese zu sättigen. Daher sollte Gallamin, wie White und Mitarb. betonten, bei Patienten mit Niereninsuffizienz sparsam angewendet werden (16). Ich glaube, daß, obwohl White und Mitarb. aus rein pharmakologischen Gründen Recht haben, die von Churchill-Davidson empfohlene Lösung die praktischere ist (15, 16). Bei Patienten mit Niereninsuffizienz sind nur solche Relaxanzien zu verwenden, deren Ausscheidung nicht völlig von der Nierenfunktion abhängig ist.

Unlängst vorgenommene Untersuchungen besagen, daß d-Tubocurarin (Curarin-Asta®) bei Patienten mit Niereninsuffizienz dem Pancuronium (Pancuronium®) vorzuziehen ist. Beim Menschen werden 40% der injizierten d-Tubocurarin-Dosen über den Urin ausgeschieden (17). Da die übrigen 60% auf unbekannten extrarenalen Wegen aus dem Körper beseitigt werden, verschwindet d-Tubocurarin selbst bei fehlender Nierenfunktion aus dem Plasma und von der neuromuskulären Synapse (Abb. 18.3) (17). Im Gegensatz hierzu wird die Elimination von Pancuronium aus dem Plasma durch eine Niereninsuffizienz beeinträchtigt (Abb. 18.3) (18). Aus den in Abb. 18.3 dargestellten Kurven wurde errechnet, daß 80% einer injizierten Pancuronium-Dosis über den Urin eliminiert werden. Dies ist jedoch nicht durch tatsächlich vorgenommene Messungen bestätigt worden.

Unter Verwendung eines pharmakokinetischen Modells der Computer-Simulation für die Ausscheidung von d-Tubocurarin trafen Gibaldi und Mitarb. die Voraussage, daß

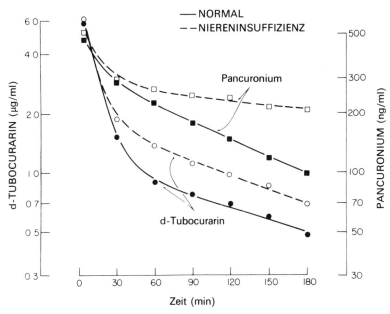

Abb. 18.3: Die Geschwindigkeiten, mit welchen die Plasmakonzentrationen von d-Tubocurarin und Pancuronium bei Patienten mit normaler Nierenfunktion und mit Niereninsuffizienz absinken. Man beachte, daß die Abklinggeschwindigkeiten (die Neigungen der Linien bei Patienten mit normaler Nierenfunktion) etwa dieselben sind. Jedoch ist die Abklinggeschwindigkeit bei Patienten mit Niereninsuffizienz, die Pancuronium erhalten, viel geringer als bei Patienten, die d-Tubocurarin erhalten. Die Daten für Pancuronium stammen von McLeod und Mitarb. (90) und diejenigen für d-Tubocurarin von Miller und Mitarb. (17). (Aus: Miller, R.D.: Reversal of neuromuscular blockade. Regional Refresher Courses in Anesthesiology 5 (1977) **134**.)

der Ausfall der Nierenfunktion die Wirkungsdauer von d-Tubocurarin nur dann verlängert, wenn eine hohe Einzeldosis oder multiple Dosen injiziert werden (19). So sagen diese Untersucher z.B. voraus, daß die von 18 mg d-Tubocurarin/m² hervorgerufene neuromuskuläre Blockade etwa zwei Stunden andauern wird. Dies stimmt auch mit den von Churchill-Davidson und Mitarb. mitgeteilten Dosen überein (15). Riordan und Mitarb. berichteten über eine längerdauernde, durch große und wiederholte Dosen von d-Tubocurarin hervorgerufene neuromuskuläre Blockade (20). Somit dürfte bei Verabreichung von unterhalb von 18 mg d-Tubocurarin/m² (0,4 mg d-Tubocurarin/kg) keine wesentlich längerdauernde neuromuskuläre Blockade auftreten.

Diese Besprechung der Niereninsuffizienz handelt nicht von der Arzneimittel-Wechselwirkung im eigentlichen Sinne. Dennoch kann jedes Mittel, das die glomeruläre Filtration hemmt, die Ausscheidung von d-Tubocurarin oder Pancuronium verzögern und damit die neuromuskuläre Blockade verlängern. Halothan setzt z.B. die glomeruläre Filtration um etwa 40–50% herab (18). Es ist jedoch nicht bekannt, ob Halothan die Ausscheidung dieser Relaxanzien verzögert, da diese Frage noch nicht untersucht worden ist.

Prednison

Adrenalektomierte und hypophysektomierte Tiere zeigen eine herabgesetzte Amplitude der von der neuromuskulären Synapse erzeugten Aktionspotentiale. Dieser Zustand ist durch die Zufuhr von Cortison oder ACTH aufhebbar. ACTH vermag auch die neuromuskuläre Funktion bei Patienten mit Myasthenia gravis zu bessern. Vor kurzem hat Meyers die Durchführung der Anästhesie bei Patienten unter Cortison-Langzeitbehandlung beschrieben (19). Nach der Einleitung der Anästhesie rief die Verabreichung von Pancuronium eine längerdauernde neuromuskuläre Blockade hervor, die durch Hydrocortison teilweise antagonisiert wurde. Beim Patienten bestand der Verdacht einer unzureichenden Substitutionsbehandlung mit Nebennierenrinden-Hormonen.
Der Wirkungsmechanismus der Kortikosteroide an der neuromuskulären Synapse ist unbekannt. Die Steroide haben wahrscheinlich an der neuromuskulären Synapse nur einen geringen Effekt, soweit beim Patienten keine Verarmung an diesen Substanzen vorliegt. In diesem Falle ist vorstellbar, daß zu der von Meyers beschriebenen längerdauernden neuromuskulären Blockade niedrige Prednison-Spiegel beigetragen haben könnten (19). Die Aufklärung der Rolle der Kortikoide auf die neuromuskuläre Übertragung bedarf noch weiterer Untersuchungen.

Inhalationsanästhetika

Bei dem Patienten des Fallberichtes, der sich einer Nierentransplantation unterzog, könnte das Halothan den Nicht-Depolarisationsblock intraoperativ verstärkt haben, nicht aber im Aufwachraum, zu einem Zeitpunkt, da das meiste Halothan von der neuromuskulären Synapse eliminiert worden sein müßte. Die Inhalationsanästhetika verstärken dosisabhängig die von nichtdepolarisierenden Relaxanzien hervorgerufene Muskelerschlaffung (Abb. 18.4), die überraschenderweise nicht von der Dauer der Anästhesie abhängig ist (20, 21). Von den untersuchten Inhalationsanästhetika verstärken die neuromuskuläre Blockade in der Reihenfolge absteigender Intensität: Isofluran und Enfluran

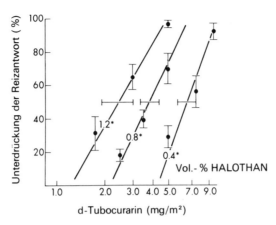

Abb. 18.4: Die Effekte dreier Alveolarkonzentrationen von Halothan auf die mittlere Depression der Zuckungshöhe durch d-Tubocurarin. Jeder massive Punkt repräsentiert die mittlere Depression der Zuckungshöhe ($\pm$ Standardabweichung) für 3 Patienten. Von diesen Daten wurden Linien der linearen Regression bestimmt. (Aus: Miller, R.D., et al.: The dependence of pancuronium and d-tubocurarine induced neuromuscular blockades on alveolar concentrations of halothane and Forane. Anesthesiology 37 (1972) 573.)

(Ethrane®), Halothan (Fluothane®, Halothan®, Rhodialothan®), Fluroxen und Cyclopropan sowie die Lachgas-Barbiturat-Opiat-Anästhesie (22, 23).
Über die Mechanismen, durch welche die Inhalationsanästhetika Muskelerschlaffung hervorrufen und die durch Muskelrelaxanzien bewirkte neuromuskuläre Blockade verstärken, gibt es mehrere Theorien. Die nicht neuromuskulär bedingten Mechanismen sind:

1. Depression des Zentralnervensystems,
2. erhöhte Durchblutung der Muskulatur (Isofluran),
3. herabgesetzte glomeruläre Filtration,
4. herabgesetzte Leberdurchblutung und
5. poikilotherme Hypothermie.

Die neuromuskulären Mechanismen sind folgende:

1. Durch einige Inhalationsanästhetika wird die Durchblutung der Muskulatur erhöht, wodurch der neuromuskulären Synapse ein größerer Anteil des injizierten Relaxans zugeführt wird (24). Dies gilt wahrscheinlich nur für Isofluran, das die Durchblutung der Muskulatur mehr als alle anderen Inhalationsanästhetika steigert.
2. Die Inhalationsanästhetika setzen die Muskelerschlaffung an einer proximal der neuromuskulären Synapse gelegenen Stelle in Gang, die offensichtlich das Zentralnervensystem ist (25).
3. Die Inhalationsanästhetika setzen die Empfindlichkeit der Endplattenmembran gegenüber der Depolarisation herab (29, 30).
4. Die Inhalationsanästhetika wirken möglicherweise an einer distal des cholinergen Rezeptors und der Endplattenmembran gelegenen Stelle wie an der Muskelzellmembran (27, 28, 31).

Die Inhalationsanästhetika behindern nicht die Freisetzung des Acetylcholins an der motorischen Nervenendigung und haben keinen nachweisbaren Effekt auf den cholinergen Rezeptor (26–28). Obgleich die meisten Inhalationsanästhetika wie Halothan die Zuckungsspannung der Muskelreizantwort nicht herabsetzen, setzen sie begreiflicherweise die Sicherheitsbreite der neuromuskulären Übertragung herab. Waud gibt an, daß Halothan an einer distal des cholinergen Rezeptors gelegenen Stelle wirkt, vielleicht durch Störung des Calcium-Leitvermögens oder durch dessen Freisetzung bei der Depolarisation, was die Muskelkontraktion stören kann (28, 29, 31). In seiner ausgezeichneten Übersicht weist Ngai darauf hin, daß die Inhalationsanästhetika durch ihre Wirkung auf das Zentralnervensystem fähig sind, eine Muskelerschlaffung mit nur minimaler neuromuskulärer Blockade hervorzurufen (31). Somit können die Inhalationsanästhetika eine angemessene Muskelerschlaffung bewirken, ohne eine neuromuskuläre Blockade hervorzurufen.

Fallbericht

(Abschlußbesprechung des Fallberichtes über die Nierentransplantation)
Von allen gegebenen Möglichkeiten dürften die herabgesetzte Nierenfunktion und die Gabe von Antibiotika sowie von Furosemid die wahrscheinlichsten Ursachen einer verlängerten, durch d-Tubocurarin hervorgerufenen neuromuskulären Blockade sein. Mehrere Stunden vor der Verabreichung der Muskelrelaxanzien waren Azathioprin und Prednison gegeben worden, und vermutlich waren deren Konzentration im Blut niedrig. Fernerhin antagonisiert Azathioprin eine nichtdepolarisierende neuromuskuläre Blockade, anstatt sie zu verstärken. Die Verabreichung des Halothans war bereits beendet worden, dennoch dauerte die Blockade im Aufwachraum noch an. Es war bekannt, daß Mannitol die neuromuskuläre Übertragung nicht beeinflußt.

Lokalanästhetika

In hohen Dosen blockieren die meisten Lokalanästhetika die neuromuskuläre Übertragung, in kleineren Dosen verstärken sie die sowohl von den nichtdepolarisierenden als auch von den depolarisierenden Muskelrelaxanzien hervorgerufene neuromuskuläre Blockade (32, 33). Bei teilweise mit Nortoxiferin relaxierten Patienten fanden Telivuo und Katz nach Lidocain, Prilocain und Bupivacain eine zusätzliche Abnahme der Zuckungshöhe und des Atemzugvolumens (32). Somit können die intra- oder postoperativ als Antiarrhythmika zugeführten Lokalanästhetika eine neuromuskuläre Restblockade verstärken.
In niedrigen Dosen unterdrücken die Lokalanästhetika die posttetanische Erleichterung, von welcher angenommen wird, daß es sich um einen neuralen präsynaptischen Effekt handelt (34).
In höheren Dosen blockieren die Lokalanästhetika die durch Acetylcholin ausgelösten Muskelkontraktionen. Dieser Effekt läßt eine Stabilisierung der Endplattenmembran vermuten (35, 36). Die Lokalanalgetika besitzen auch einen direkten Effekt auf die Muskelmembran, da sie die Kontraktionsstärke eines denervierten Muskels oder eines kurarisierten Muskels, der auf eine Einzelreizung reagiert, herabsetzen (37). Vor kurzem wurde gezeigt, daß Procain das Calcium vom Sarkolemm verdrängt und somit die durch Coffein ausgelöste Kontraktion des Skelettmuskels hemmt (38). Diese Wirkungsmechanismen treffen wahrscheinlich für Lokalanästhetika zu. Im wesentlichen über die Lokal-

anästhetika Wirkungen auf präsynaptische, postsynaptische und auf die Muskelmembranen aus.

Wenn es auch andere Situationen gibt, bei welchen Lokalanästhetika und Muskelrelaxanzien während der Operation gegeben werden, erfolgt am häufigsten die intravenöse Verabreichung von 50–100 mg Lidocain/70 kg zur Behandlung der ventrikulären Übererregbarkeit. Es ist daher eine wichtige Frage, ob diese Lidocain-Menge eine partielle neuromuskuläre Blockade verstärkt. Der folgende Fall ist ein Beispiel für eine derartige Sachlage.

Fallbericht

Eine 48jährige Frau würde zur Einpflanzung eines Herzschrittmachers mit Fluroxen und Lachgas anästhesiert. Uns war zu diesem Zeitpunkt noch nicht bekannt, daß ihre Dibucain-Zahl 23% betrug. 3 min nach der Verabreichung von 3 mg d-Tubocurarin wurden 70 mg Succinylcholin intravenös gegeben. Es bestand eine 100%ige neuromuskuläre Blockade, was die vollständige Aufhebung aller Reaktionen auf die Reizung peripherer Nerven bewies. Etwa 40 min später trat die Zuckung wieder auf, und der Patient begann wieder spontan zu atmen. Ein Dualblock der Phase II lag vor, wie sich an dem Potentialschwund auf den tetanischen 50-Hz-Reiz und an der posttetanischen Erleichterung zeigte. 10 min später war die volle Zuckungshöhe wieder eingetreten, und die Bestimmung des Atemzugvolumens ergab 400 ml. Es traten jedoch etwa 6- bis 8mal in der Minute vorzeitige Kammerkontraktionen auf, weshalb 50 mg Lidocain intravenös gegeben wurden. Die Patientin wurde apnoisch, und die Zuckung verschwand. Etwa 45 min später betrug das Atemzugvolumen 450 ml, und die Reaktion auf einen tetanischen Reiz mit 50 Hz wurde beibehalten. Der weitere Verlauf war komplikationslos.

Dieser Fall zeigt, daß die intravenöse Zufuhr von Lidocain (Lidocain®, Xylocain®), sei es als Bolusinjektion von 50–100 mg oder durch Infusion, einen durch Succinylcholin erzeugten neuromuskulären Block der Phase II oder einen nichtdepolarisierenden Block nach d-Tubocurarin oder Pancuronium, verstärken kann. Die Wechselwirkung zwischen Lidocain und Muskelrelaxanzien kann im Aufwachzimmer besondere Bedeutung erlangen, falls der Patient eine unentdeckte neuromuskuläre Restblockade hat, die das Atemzugvolumen noch nicht beeinträchtigt. Erhält er dann wegen Übererregbarkeit der Ventrikel Lidocain, so kann eine tiefgreifende neuromuskuläre Blockade eintreten.

Antiarrhythmika (ohne Lokalanästhetika)

Mehrere zur Behandlung von Arrhythmien dienende Mittel können die durch Muskelrelaxanzien, insbesondere d-Tubocurarin, hervorgerufene neuromuskuläre Blockade verstärken (39). Z. B. wurden Patienten, die im Aufwachraum Chinidin (Chinidin-Duriles®, Chinidinum sulfuricum®, Optochinidin®, Systodin®) erhielten «rekurarisiert». Diese Fälle dürften durch unerkannte Resteffekte von Curare erklärbar sein, die durch die Verabreichung von Chinidin verstärkt werden. Es ist fernerhin wahrscheinlich, daß bei mit Thiopental und Succinylcholin anästhesierten Patienten, denen zur Erleichterung der Kardioversion Chinidin verabreicht wurde, eine längerdauernde neuromuskuläre Blockade auftreten kann (40). Chinidin potenziert die sowohl durch nichtdepolarisierende als auch durch depolarisierende Muskelrelaxanzien hervorgerufene neuromuskuläre Blockade (41). Edrophonium vermag die nach Chinidin aufgetretene nichtdepolarisierende neuromuskuläre Blockade nicht aufzuheben. In klinischen Dosen scheint Chinidin an der präsynaptischen Membran zu wirken, da es die durch Acetylcholin ausgelöste Muskelkontraktion nicht beeinflußt. Intraarteriell gegebene hohe und in der Klinik nicht übliche Chinidin-Dosen rufen jedoch eine neuromuskuläre Blockade hervor, die durch Edrophonium verstärkt wird (42).

Ketamin (Ketanest®)

Obgleich Ketamin Stärke und Dauer der durch das gleichzeitig verabreichte d-Tubocurarin hervorgerufenen neuromuskulären Blockade erhöht, ruft es allein verabreicht eine unzureichende Muskelerschlaffung hervor (43). Die neuromuskuläre Blockade durch Succinylcholin scheint nicht beeinflußt zu werden. In vivo an der Katze und in vitro am Frosch vorgenommene Untersuchungen mit Mikroelektroden haben gezeigt, daß Ketamin die Empfindlichkeit der postsynaptischen Membran gegenüber Acetylcholin herabsetzt (44).

Magnesiumsulfat

Am Nerv-Muskel-Präparat des Frosches durchgeführte Untersuchungen lassen vermuten, daß Magnesium sowohl prä- als auch postsynaptische Wirksamkeit besitzt (45). Somit setzt Magnesium
1. die Amplitude des Endplatten-Potentials herab,
2. die depolarisierende Wirkung des direkt aufgetragenen Acetylcholins und die Erregbarkeit der Muskelfaser selbst herab und
3. auch die Menge des durch Nervenimpulse an der motorischen Nervenendigung freigesetzten Acetylcholins.

Magnesiumsulfat dient zur Behandlung der präeklamptischen und eklamptischen Schwangerschaftstoxämie[1]. Diese Patientinnen können während der Anästhesie zur Schnittentbindung auch Muskelrelaxanzien erhalten. Die neuromuskulär blockierenden Eigenschaften sowohl von d-Tubocurarin als auch von Succinylcholin werden durch Magnesium wahrscheinlich auf additive Weise verstärkt (46, 47). Eine Verstärkung der durch d-Tubocurarin hervorgerufenen neuromuskulären Blockade ist leicht erklärbar, da Magnesium die Abgabe von Acetylcholin aus der motorischen Nervenendigung vermindert und auch die Empfindlichkeit der postsynaptischen Membran herabsetzt. Diese Faktoren müßten eigentlich die neuromuskuläre Blockade durch Succinylcholin antagonisieren, jedoch tritt das genaue Gegenteil ein. Jedoch scheint Succinylcholin durch Magnesium weniger beeinflußt zu werden als d-Tubocurarin (47).

---

[1] In der Bundesrepublik Deutschland sind nur Magnesiumorotat®, Magnesium-DL-hydrogenaspartat (Magnetrans®, Mg5-Longoral®), Magnesiumascorbat (Magnorbin®) und Magnesium-D-gluconat (Mikroplex®) im Handel.

Lithiumcarbonat, Lithium-aspartat®, Lithiumcarbonat®, Lithium-Duriles®

Lithiumcarbonat findet in der Psychiatrie zunehmende Anwendung. Wird bei einem Patienten, der Lithium erhält, die von Muskelrelaxanzien verursachte neuromuskuläre Depression verlängert? Nur ein Fallbericht in der Literatur legt nahe, daß die durch nichtdepolarisierende Muskelrelaxanzien hervorgerufene neuromuskuläre Blockade verlängert wird (48). Die zwischen Succinylcholin und Lithium auftretende Wechselwirkung ist durch Hill und Mitarb. gut dokumentiert worden. Ihrem Artikel ist der folgende Fall in verkürzter Form entnommen worden (49).

Fallbericht

Eine 38jährige Frau wurde zur Durchführung einer Schnittentbindung anästhesiert. Sie hatte zuvor Lithiumcarbonat per os erhalten, wodurch ein Blutspiegel von 0,4 mmol/l resultierte. Die Anästhesie wurde mit 350 mg Thiopental, 0,5 mg Pancuronium und 150 mg Succinylcholin intravenös eingeleitet. Hieran schloß sich eine Tropfinfusion mit Succinylcholin in einer Gesamtdosierung von 310 mg in 120 min an. Es wurde ein Neugeborenes von 2440 g entwickelt (die Apgar-Werte waren 5 und 9).
Postoperativ blieb die Patientin weitere vier Stunden apnoisch. Die Reizung des N. ulnaris zeigte die Wahrscheinlichkeit einer neuromuskulären Blockade der Phase II. Nach vierstündiger mechanischer Beatmung konnte sie ihren Kopf anheben. Das Atemzugvolumen betrug 450 ml und die Sekundenkapazität 900 ml. Ihr Händedruck war kräftig. Die Patientin wurde ohne weitere respiratorische Probleme extubiert. Ihre Dibucain-Zahl betrug 73.

Hill und Mitarb. führten zur weiteren Aufklärung der Wechselwirkung zwischen Succinylcholin und Lithium weitere Untersuchungen in ihrem Laboratorium durch (49). Sie fanden, daß sowohl die erforderliche Zeit zur Erzielung des Spitzeneffektes (Wirkungsbeginn) und die Dauer der von Succinylcholin hervorgerufenen neuromuskulären Blockade durch die gleichzeitige Verabreichung klinischer Lithium-Dosen verlängert wurden. Dies scheint eine wohl bewiesene Tatsache zu sein. Der verzögerte Wirkungseintritt verdient einen zusätzlichen Kommentar. Versucht der Anästhesist, die Einleitung der Anästhesie bei einem mit Lithium vorbehandelten Patienten zu beschleunigen, besteht die Tendenz, da die Erschlaffung nicht so prompt wie erwartet eintritt, wiederholt Succinylcholindosen zu geben. Sobald man den Verzögerungseffekt des Lithiums völlig aufgeklärt hat, dürfte sich dieses Vorgehen vermeiden lassen.
Im Grunde genommen ist der eigentliche Wirkungsmechanismus auf die neuromuskuläre Synapse unbekannt geblieben.

Wechselwirkungen zwischen nichtdepolarisierenden Muskelrelaxanzien und Succinylcholin

In Abhängigkeit vom verwendeten Prüfverfahren zeigen die nichtdepolarisierenden Muskelrelaxanzien (wie d-Tubocurarin, Pancuronium und Gallamin) und die depolarisierenden Mittel wie Succinylcholin und Decamethonium antagonistische oder additive Eigenschaften (50, 51). In drei klinischen Situationen erfolgt die gleichzeitige Verabreichung beider Arten von Relaxanzien.

Die Verabreichung von Succinylcholin geschieht gewöhnlich zur Erleichterung der Durchführung der endotrachealen Intubation. Ihr folgt meist ein länger wirkendes nichtdepolarisierendes Relaxans wie d-Tubocurarin oder Pancuronium. Vermutlich wird die von einem nichtdepolarisierenden Relaxans hervorgerufene neuromuskuläre Blockade nicht beeinflußt, wenn das länger wirkende Mittel erst nach dem Abklingen der von Succinylcholin hervorgerufenen Blockade zugeführt wird. Katz hat jedoch berichtet, daß die zuvor erfolgte Verabreichung von Succinylcholin die von derselben Pancuronium-Dosis verursachte Herabsetzung der Zuckungshöhe annähernd verdoppelte (51). Die Dauer der neuromuskulären Blockade war in ähnlicher Weise verlängert. Obwohl angenommen wird, daß sich Succinylcholin und d-Tubocurarin antagonistisch verhalten, haben Katz und Mitarb. die Hypothese aufgestellt, daß die Endplatte durch die Erstdosis Succinylcholin desensibilisiert bleibt (51). Träfe dies zu, so könnte dies die unerwartete zeitliche Ausdehnung der nichtdepolarisierenden neuromuskulären Blockade erklären, die durch die vorangegangene Verabreichung von Succinylcholin verursacht wurde.

Das zweite mögliche Zusammentreffen beider Relaxanzien ist die Injektion von d-Tubocurarin oder Pancuronium zum Zwecke einer verlängerten Muskelerschlaffung, der das kürzer wirkende Succinylcholin für die Erleichterung des Peritonealverschlusses folgt. Die zur Erzielung einer ausreichenden Erschlaffung erforderliche Dosis Succinylcholin ist vom Unfang der der von d-Tubocurarin oder Pancuronium verursachten Resterschlaffung direkt abhängig. Wird z. B. Succinylcholin bei einer 65%igen, durch d-Tubocurarin verursachten Blockade zusätzlich gegeben, so wird der Wirkungseintritt des Succinylcholins um 150% verzögert, und seine Wirkungsdauer sinkt von 9 auf etwa 7 min ab (52). Obwohl der Wirkungseintritt der Succinylcholin-Blockade verzögert erfolgt, wird deren Dauer bei Hinzufügung zu einer bereits zuvor herrschenden partiellen neuromuskulären Blockade durch Pancuronium auf 17 min verlängert (100%ige Zunahme). Der Mechanismus, durch welchen Pancuronium eine durch Succinylcholin hervorgerufene Blockade verlängert, ist unbekannt. Pancuronium hemmt die Plasma-Cholinesterase, wenn diese Hemmung auch klinisch unbedeutend ist (52). Trotz der fragwürdigen pharmakologischen Beweisführung scheint die gleichzeitige Verabreichung eines Antagonisten mit einem Agonisten in geeigneter Dosierung wirksam zu sein (53). Ob dies den besten Lösungsweg darstellt, wird bestritten. Viele Anästhesisten bevorzugen es, entweder eine zusätzliche Dosis eines nichtdepolarisierenden Relaxans zu geben, die sich am Operationsende leicht antagonisieren läßt, oder die Dosis oder Konzentration des Anästhetikums zu erhöhen, da die Muskelerschlaffung und die Verstärkung des Effektes der Muskelrelaxanzien von der Dosierung des Anästhetikums abhängig sind (20). Diesen Weg bevorzuge auch ich (s. 1. Kap.).

Zur Verhütung von ungünstigen Nebenwirkungen wird gewöhnlich vor der Verabreichung von Succinylcholin eine kleine Dosis eines nichtdepolarisierenden Relaxans gegeben. Die Verabreichung von Succinylcholin kann den Innendruck im Auge und im Magen erhöhen, Muskelschmerzen verursachen und Kalium freisetzen (54, 57). Diese Nebenwirkungen können durch vorherige Verabreichung einer noch nicht muskelerschlaffenden Dosis von d-Tubocurarin oder Gallamin entweder abgeschwächt oder verhütet werden. Trotz seiner Vorteile ist dieses Vorgehen aus zwei Gründen in Frage gestellt worden, weil es

1. zur Erzielung einer ausreichenden Muskelerschlaffung mehr Succinylcholin erfordert und weil

2. nach einem Desensibilisierungsblock eine längerdauernde Apnoe auftreten kann.

Der letztgenannte Effekt ist jedoch nicht dokumentiert worden (53). Der erstgenannte dagegen ist schon lange erwiesen, er verursacht aber keine klinischen Schwierigkeiten (58, 59). Mit einer ausgezeichneten Untersuchung hat Dery weitere Beweise für die Sicherheit dieses Vorgehens erbracht (60). Ich habe lediglich d-Tubocurarin und Gallamin erwähnt, obwohl Pancuronium denselben Zweck erfüllen dürfte. Es ist jedoch nicht ermittelt worden, ob Pancuronium die Steigerung des Innendrucks am Auge und am Magen zu verhindern vermag. Auf jeden Fall scheint vor der Gabe von Succinylcholin die Verabreichung von 3 mg d-Tubocurarin/70 kg oder von Gallamin vertretbar.

Wechselwirkung des Neostigmins mit Succinylcholin

Die Bedeutung der Wechselwirkung zwischen Neostigmin (Prostigmin®) und Succinylcholin wirft zwei Fragen auf:
1. Ist es zweckmäßig, nach Antagonisierung einer nichtdepolarisierenden neuromuskulären Blockade durch Prostigmin Succinylcholin zu verabreichen?
2. Soll man zur Antagonisierung eines Desensibilisierungsblocks der Phase II Prostigmin verwenden?

Die Beantwortung der ersten Frage besagt, daß man, obwohl dieses Vorgehen zweckmäßig ist, sich der Tatsache bewußt sein muß, daß die Dauer der von Succinylcholin hervorgerufenen neuromuskulären Blockade verlängert wird (6). Dies beruht auf der Tatsache, daß Prostigmin neben der Hemmung der Acetylcholinesterase an der Endplatte auch die Plasma-Cholinesterase hemmt. Infolgedessen wird der Abbau des nach Prostigmin verabreichten Succinylcholins verzögert. Meine Erfahrung sagt, daß bei Verabreichung von 0,75–1,5 mg Succinylcholin/kg innerhalb von 20 min nach der Gabe von 2–3 mg Prostigmin/70 kg die eintretende neuromuskuläre Blockade 60–90 min lang dauern kann. Diese Beobachtung wurde von Nastuk und Mitarb. bestätigt, die eine Herabsetzung der Konzentration des zur Erzielung der Muskelerschlaffung in Gegenwart von Acetylcholinesterase-Hemmern erforderlichen depolarisierenden Mittels beobachteten (62). Es ist nicht bekannt, welcher Zeitraum nach der Verabreichung von Prostigmin verstreichen muß, bevor man wieder mit einer normalen Reaktion auf Succinylcholin rechnen kann. Prostigmin hat eine Wirkungsdauer von 50–90 min, die wahrscheinlich dem für die Rückkehr einer normalen Reaktion auf Succinylcholin erforderlichen Zeitintervall entspricht (63).
Was die zweite Frage angeht, kann ein gut ausgeprägter Dualblock der Phase II durch Succinylcholin mit Prostigmin antagonisiert werden. Meine Meinung weicht von der durch Katz und Churchill-Davidson vertretenen ab, die bei Patienten, die eine verlängerte Reaktion auf Succinylcholin zeigen, empfehlen, Prostigmin ganz zu vermeiden (64). Diese Meinungsunterschiede beruhen auf Berichten, die besagen, daß Prostigmin einen durch Succinylcholin hervorgerufenen Desensibilisierungsblock der Phase II entweder antagonisieren oder verstärken kann (61, 65, 66). Wie läßt sich die erfolgreiche Antagonisierung eines neuromuskulären Desensibilisierungsblocks voraussagen? Gissen und Mitarb. schreiben dem Vorhandensein von Succinylcholin im Plasma einige Bedeutung zu (67). Befindet sich im zirkulierenden Blut kein Succinylcholin, so antagonisieren die Anticholinesterase-Mittel einen durch Succinylcholin hervorgerufenen Desensibilisierungsblock. Befindet sich dagegen Succinylcholin im zirkulierenden Blut, so werden die Anticholinesterase-Mittel den durch Succinylcholin hervorgerufenen Desensibilisierungsblock

entweder unbeeinflußt lassen oder ihn verstärken. Da zur Bestimmung von Succinylcholin im Plasma keine einfache Methode zur Verfügung steht, empfehlen diese Untersucher, die Anticholinesterasemittel zur Behandlung von Patienten, deren Reaktion auf Succinylcholin verlängert ist, nicht zu verwenden.

Wie zuvor festgestellt, glaube ich, daß unter ganz bestimmten Bedingungen Versuche zur Antagonisierung einer längerdauernden Succinylcholin-Blockade angebracht sind. Zur Vermeidung der Möglichkeit einer Verlängerung dieser Blockade durch Prostigmin wende ich Edrophonium als Diagnostikum an. Wenn nach Gabe von Edrophonium der Tetanus eindeutig erhalten bleibt, die posttetanische Erleichterung verschwindet und für die Dauer von mindestens 3–5 min Atemzugvolumen, Vitalkapazität oder inspiratorische Kraft anwachsen, ist man berechtigt anzunehmen, daß durch Prostigmin eine vollständige andauernde Antagonisierung der durch Succinylcholin hervorgerufenen Blockade erfolgt. Es ist offensichtlich, daß man am apnoischen Patienten nicht den Versuch einer Antagonisierung eines Dualblocks wagen soll (65). Eine Übersicht mitgeteilter Fälle mit niedriger Dibucain-Zahl zeigte, daß Versuche, durch Succinylcholin hervorgerufene Desensibilisierungsblockaden vor dem Nachweis spontaner Muskeltätigkeit aufzuheben, zu noch tiefgreifenderer und längerdauernder neuromuskulärer Blokkierung führten. Dies weist vielleicht auf einen hohen Succinylcholin-Spiegel im Plasma hin. In den Fällen jedoch, bei denen die spontane Muskeltätigkeit aufzutreten begann, erfolgte nach Verabreichung von Anticholinesterasen gewöhnlich eine sofortige und anhaltende Antagonisierung der neuromuskulären Blockade (65).

Mittel, die die Succinylcholin-Blockade durch Hemmung der Pseudo-Cholinesterase verlängern

Die folgenden Mittel können eine durch Succinylcholin hervorgerufene neuromuskuläre Blockade durch Hemmung der Pseudo-Cholinesterase (Plasma-Cholinesterase) verlängern: Ecothiopat (Phospholinjodid®-Augentropfen), Hexafluorenium, Phenelzin, Tetrahydroaminoacridin (Tacrin [USA]) und Zytostatika (Alkylanzien) einschließlich Stickstoff-Mutagene und Cyclophosphamid (Cyclosin®, Endoxan®). Die Pseudo-Cholinesterase baut Succinylcholin durch Hydrolyse ab. Ist keine Pseudo-Cholinesterase vorhanden, kann eine verlängerte neuromuskuläre Blockierung auftreten. Das Ausmaß, in welchem die Pseudo-Cholinesterase herabgesetzt sein muß, bevor es zur Verlängerung der Blockade kommt, ist nicht festgestellt worden, man schätzt jedoch, daß dies eine Herabsetzung der Aktivität um mindestens 20% erfordert. Ich bespreche hier lediglich jene Mittel, die eine so starke Hemmung der Pseudo-Cholinesterase bewirken, daß diese zu einem klinisch nachweisbaren Effekt führt.

Echothiophatiodid, das zur Glaukombehandlung dient, hat wahrscheinlich die größte Aufmerksamkeit auf sich gezogen. Es hemmt die Aktivität der Pseudo-Cholinesterase in einem Bereich zwischen 15 und 40% (68). Es verlängert die Dauer der neuromuskulären Blockade durch Succinylcholin um 10–20 min. Weitere Einzelheiten sind in der ausgezeichneten Übersicht von Pantuck und Pantuck zu finden (68).

Auch Phenelzin[1], ein Monoaminooxidase-Hemmer, der zur Behandlung von Depressions-

---

[1] In der Bundesrepublik Deutschland nicht im Handel.

zuständen dient, verlängert ebenfalls durch Hemmung der Pseudo-Cholinesterase die Dauer der durch Succinylcholin hervorgerufenen neuromuskulären Blockade.
Offensichtlich nehmen die Cholinesterase-Spiegel zwei Wochen nach Absetzen von Phenelzin wieder normale Werte an (68). Obwohl Phenelzin bei einigen Patienten die Pseudocholinesterase-Spiegel auf dramatische Weise herabsetzen kann, ist diese Verminderung der Pseudocholinesterase nicht voraussagbar und fehlt manchmal gänzlich (68). Die Gründe für diese Unberechenbarkeit sind nicht bekannt.
Es wurde mitgeteilt, daß die zytostatischen oder alkylierenden Substanzen den von Succinylcholin hervorgerufenen neuromuskulären Block durch die Alkylierung der Pseudo-Cholinesterase verlängern (69, 70). Vor kurzem berichteten Bennett und Mitarb. über einen Fall längerdauernder neuromuskulärer Blockade durch Pancuronium bei einem Patienten, der ein alkylierendes Mittel, Triethylenethiophosphorsäuretriamid (Thiotepa®), erhielt (71). Diese Wechselwirkung steht nicht mit der Pseudo-Cholinesterase im Zusammenhang. Dieser Patient litt jedoch an einer Myasthenia gravis, was diesen Mechanismus der Wechselwirkung in Zweifel ziehen muß. Die Bestätigung dieser Beobachtung bedarf weiterer Untersuchungen (71).

Blutdrucksenkende Mittel

Die Ganglienblocker, insbesondere Trimethaphan (Arfonad) können die neuromuskuläre Blockade durch mehrere Mechanismen beeinflussen, nämlich durch Änderung der Durchblutung, Hemmung der Pseudo-Cholinesterase und Herabsetzung der Empfindlichkeit der postsynaptischen Membran. Zur Blutdrucksenkung dienende Mittel können die neuromuskuläre Blockade durch Veränderung der Durchblutung an der neuromuskulären Synapse beeinflussen. Im allgemeinen wird eine Herabsetzung der Muskeldurchblutung den Wirkungseintritt der neuromuskulären Blockade verzögern und deren Dauer verlängern. Eine von Goats und Mitarb. durchgeführte Untersuchung lieferte Beweise dafür, daß eine Verminderung der Muskeldurchblutung eine nichtdepolarisierende neuromuskuläre Blockade nicht verlängert (72). Sie berichteten, daß die für ein 25- bis 75%iges Abklingen der Blockade erforderlichen Zeiten nicht verlängert sind, doch teilten die Untersucher nicht die eigentliche Dauer der neuromuskulären Blockade mit. Daher kann man feststellen, daß die Geschwindigkeit des Abklingens der Wirkung nicht verlangsamt war, doch kann diese Untersuchung auf Grund der mitgeteilten Daten keine Folgerung über die Dauer der neuromuskulären Blockade liefern. Man könnte z.B. fragen, wie lange es bis zur Erzielung eines 25%igen Abklingens der Blockade dauern wird. Außerdem wurden die Durchblutungsveränderungen mittels einer über mit einem Nebenschluß angeordneten Rollenpumpe bewirkt, einem System das wahrscheinlich nicht annähernd den nach blutdrucksenkenden Mitteln herrschenden Bedingungen einer niedrigen Durchblutung entspricht. Daher kann diese Untersuchung die Theorie, wonach eine Herabsetzung der Durchblutung der Muskulatur die neuromuskuläre Blockade verlängern kann, nicht widerlegen.
Können die blutdrucksenkenden Mittel die neuromuskuläre Synapse unabhängig von der Durchblutung der Muskulatur auf direktem Wege beeinflussen? Offensichtlich übt Nitroprussid-Natrium (Nipride®, Nipruss®) keine Wirkung auf die neuromuskuläre Synapse aus (73). Gergis und Mitarb. haben vermutet, daß Trimetaphan (Arfonad) die postsynaptische Membran dämpft, wie die herabgesetzte Empfindlichkeit der Membran

gegenüber iontophoretisch appliziertem Acetylcholin zeigt (73). Dies würde eine verlängerte nichtdepolarisierende Blockade erklären, nicht aber die klinische Beobachtung, daß Prostigmin die Blockade verstärken kann, anstatt sie zu antagonisieren (74, 75). Es liegt auf der Hand, daß die Wechselwirkung zwischen Neostigmin (Prostigmin®), Trimethaphan und den nichtdepolarisierenden Relaxanzien noch weitere Untersuchungen erfordert; bis wir mehr hierüber wissen werden, bediene ich mich bei dieser Wechselwirkung eines willkürlich gewählten empirischen Lösungsweges. Tritt bei einem Patienten, der Trimetaphan erhielt, die Verlängerung einer nichtdepolarisierenden neuromuskulären Blockade ein, so gebe ich 2,5–5,0 mg Prostigmin/70 kg oder 10–15 mg Pyridostigmin/70 kg. Erfolgt keine Antagonisierung dieser Blockade, ist der Patient solange kontrolliert zu beatmen, bis die Blockade spontan abgeklungen ist, da die Verabreichung weiterer Anticholinesterase-Mittel die neuromuskuläre Blockade verstärken kann (73, 75).

Neben der Veränderung der Wirkung der Muskelrelaxanzien durch Herabsetzung der Durchblutung und der direkten Beeinflussung der neuromuskulären Synapse hemmt Trimetaphan die Aktivität der Pseudo-Cholinesterase (75). Sklar und Mitarb. haben geschätzt, daß Trimethaphan die Aktivität der Pseudo-Cholinesterase in so hohem Maß unterdrückt, daß eine Verdopplung der Wirkungsdauer von Succinylcholin eintritt (76). Nitroprussid-Natrium setzt jedoch die Cholinesterase-Aktivität nicht herab (76). Zusammenfassend ist festzustellen, daß Trimetaphan die Wirkung der Muskelrelaxanzien auf mehreren Wegen verändert, während Nitroprussid-Natrium lediglich die Durchblutung der Muskulatur herabzusetzen scheint.

Interaktionen, die die kardiovaskulären Wirkungen von d-Tubocurarin und Pancuronium betreffen

Fallbericht

Ein 69jähriger Mann wurde mit Halothan und 60% Lachgas zur Durchführung einer Hüftgelenksendoprothesen-Operation anästhesiert. Die Anästhesie wurde mit einer endexspiratorischen Halothan-Konzentration von 0,75 Vol.-% unterhalten. Der systolische Blutdruck des Patienten betrug 17,3 kPa (130 mm Hg). 3 min nach der Verabreichung von 12 mg d-Tubocurarin/m² (insgesamt 21 mg) begann der Blutdruck abzusinken. 10 min später betrug der Blutdruck 9,3 kPa (70 mm Hg). Halothan wurde abgesetzt, 15 mg Ephedrin wurden intravenös zugeführt. Der Blutdruck des Patienten stieg prompt auf 16,0 kPa (120 mm Hg) an. Halothan wurde allmählich steigernd wieder zugeführt. Der Blutdruck blieb stabil.

In diesem Falle scheint die Hypotonie mit der Verabreichung von d-Tubocurarin im Zusammenhang zu stehen. Obwohl die Gabe von Ephedrin die Hypotonie mit Erfolg beseitigte, ist ein derartiges Vorgehen gefahrvoll. Das sowohl direkte als auch indirekte sympathische Reaktionen auslösende Ephedrin steigert im Zusammenhang mit Halothan die Häufigkeit von Arrhythmien. Die Wechselwirkung zwischen Ephedrin und Halothan wird im 6. Kap. behandelt.

Die Hypotonie nach d-Tubocurarin beruht wahrscheinlich auf einer Histamin-Freisetzung und auf einer Ganglienblockade (77, 78). Das Ausmaß der Hypotonie hängt wahrscheinlich von mehreren Faktoren ab, unter denen die Tiefe der Anästhesie, die Dosis des verabreichten d-Tubocurarins, das Alter des Patienten und das intravaskuläre Volumen die wichtigsten sind (Abb. 18.5) (79, 80). Die Situation, in welcher eine Hypotonie

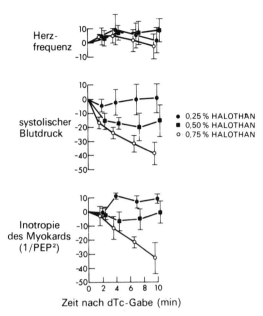

Abb. 18.5: Effekte der alveolären Halothan-Konzentration auf systolischen Blutdruck, Herzfrequenz und Inotropie des Myokards ($1/PEP^2$) nach Gabe von 12 mg d-Tubocurarin/m² in Gestalt einer intravenösen Bolus-Injektion. Jeder Punkt repräsentiert die Mittelwerte von 5 Patienten (± Standardabweichung). Alle Patienten erhielten außerdem 60% Lachgas. (Aus: Munger, W.L., Miller, R.D., and Stevens, W.C.: The dependence of d-tubocurarine hypotension on alveolar concentration of halothane, dose of d-tubocurarine and nitrous oxide. Anesthesiology 40 (1974) 442.)

mit hoher Wahrscheinlichkeit zu erwarten ist, besteht beim alten, bettlägerigen Patienten, der tief anästhesiert ist und eine hohe Dosis d-Tubocurarin erhält. Nach meiner Erfahrung tritt bei Verwendung von d-Tubocurarin-Dosen von unter 9 mg/m² (15 mg/70 kg) selten eine Hypotonie auf (Abb. 18.5). Da zur Erzielung einer ausreichenden Muskelerschlaffung unter der Halothan-Anästhesie höhere Dosen als diese nicht benötigt werden, dürfte die von d-Tubocurarin bewirkte Hypotonie kein ernstes Problem darstellen.

Warum ist die durch d-Tubocurarin verursachte Hypotonie bei höheren Halothan-Konzentrationen stärker ausgeprägt? Dies kann deswegen so sein, weil beide Mittel die ganglionäre Übertragung in dosisabhängiger Weise blockieren und beide einen additiven Effekt haben können (80, 81). Bei tieferen Stadien der Halothan-Anästhesie tritt die von d-Tubocurarin bewirkte Ganglienblockade mit geringeren Dosen ein und umgekehrt. Diese Bedingungen gelten sicher auch für andere Inhalationsanästhetika.

Fallbericht

Eine 48jährige, 60 kg schwere Frau war für eine radikale Mammaamputation vorgesehen. Nach Einleitung mit 150 mg Thiopental wurde sie mit Halothan und 60% Lachgas anästhesiert. Nach der Einleitung der Anästhesie betrug ihr systolischer Blutdruck 17,3 kPa (130 mm Hg) und ihre Herzfrequenz 90 Schläge/min. Nun wurden 6 mg Pancuronium intravenös gegeben. Innerhalb von 3 min betrug die Herzfrequenz der Patientin etwa 180 Schläge/min, ihr systolischer Blutdruck war auf 12,0 kPa (90 mm Hg) abgesunken. Die intravenöse Zufuhr von 100 mg Lidocain hatte keinen

Effekt. Nun wurden 1,5 mg Prostigmin intravenös gegeben. Dies führte zu einem prompten Absinken der Herzfrequenz auf 80 Schläge/min und zum Anstieg des Blutdrucks auf 16,0 kPa (120 mm Hg). Die neuromuskuläre Blockade war hierdurch antagonisiert. Anästhesie und Operation verliefen ohne weitere Besonderheiten. Postoperativ wurde die Patientin wegen der Möglichkeit ungenügender Angaben über ihre Medikationen bei der präoperativen Visite noch gründlicher befragt, wobei sich herausstellte, daß sie seit mehr als einem Jahr das trizyklische Antidepressivum Imipramin einnahm.

Dieser Fallbericht beschreibt eine dreifache Medikamenten-Wechselwirkung, nämlich zwischen Pancuronium (Pancuronium®), trizyklischem Antidepressivum und Halothan. Die Verabreichung von Pancuronium ruft eine vorübergehende Tachykardie und leichte Hypotonie hervor (82).

Die Tachykardie beruht wahrscheinlich auf der vagolytischen Wirkung des Pancuroniums, aber auch die Reizung des sympathischen Nervensystems wurde als Ursache der Tachykardie vermutet. Durch Pancuronium sind die negativ chronotrope und inotrope Wirkung cholinerger Mittel wie Acetylcholin und Carbachol in spezifischer Weise blokkiert. Diese Effekte untermauern die Theorie des vagolytischen Wirkungsmechanismus von Pancuronium (83). Außerdem beeinflußt die zuvor erfolgte Verabreichung von Atropin die durch Pancuronium hervorgerufene Tachykardie (Abb. 18.6) (82).

Jedoch haben Seed und Chamberlain gefunden, daß Pancuronium einen positiv inotropen Effekt ausübt, der von einer Herzfrequenzsteigerung unabhängig ist (84). Fernerhin lassen Berichte über einen Anstieg der Katecholamin-Plasma-Konzentration nach Pancuronium und die Blockierung der Wiederaufnahme der Katecholamine im Myokard eine Aktivie-

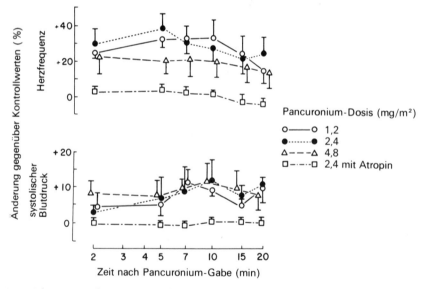

Abb. 18.6: Beziehung zwischen prozentualer Zunahme von Herzfrequenz sowie systolischem Blutdruck und Zeit nach Gabe von Pancuronium in den Dosierungen von 1,2, 2,4 oder 4,8 mg/m². Eine Patientengruppe erhielt 0,33 mg Atropin/m² vor der Verabreichung von Pancuronium. Jedes Symbol repräsentiert den Mittelwert von 5 Patienten ± 1 Standardabweichung. (Aus: Miller, R. D., et al.: Pancuronium induced tachycardia in relation to alveolar halothane, dose of pancuronium, and prior atropine. Anesthesiology 42 (1975) 352.)

rung des Sympathikus vermuten (85, 86). Die vorhandenen Beweise sprechen für eine primär vagolytische Wirkung. Obwohl Zsigmond und Mitarb. keinen Anstieg der Katecholaminkonzentration im Plasma fanden, deuten alle anderen Tatsachen auf eine sekundäre Stimulation des sympathischen Nervensystem hin (87).
Die in diesem Fall gemachten Beobachtungen entsprechen einem kombinierten vagolytischen und sympathikomimetischen Effekt. Die Tatsache, daß Halothan das Myokard gegen die Katecholamine «sensibilisiert», ist wohlbekannt. Demzufolge treten Arrhythmien oder AV-Blöcke nach der Verabreichung von Atropin oder blutdrucksteigernden Mitteln unter der Halothan-Anästhesie mit größerer Wahrscheinlichkeit auf (82, 88). Eine größere Wahrscheinlichkeit für das Auftreten derartiger Arrhythmien besteht auch nach Verabreichung von Pancuronium unter der Halothan-Anästhesie (82). Die Neigung zu Herzrhythmusstörungen wird durch trizyklische Antidepressiva wie Imipramin, von denen bekannt ist, daß sie die Wiederaufnahme der Katecholamine blockieren, weiter erhöht (89).
Neuere Arbeiten in unserem Laboratorium weisen darauf hin, daß derartige Arrhythmien mit geringerer Wahrscheinlichkeit auftreten, wenn man Anästhetika verwendet, die das Myokard nicht gegenüber Katecholaminen sensibilisieren, wie z.B. Enfluran oder die Anästhesie mit Opiaten und Lachgas (89a).
Daher verwenden wir bei einem Patienten, der trizyklische Antidepressiva eingenommen hat, andere Muskelrelaxanzien als Pancuronium oder Gallamin. Ist andererseits Pancuronium verabreicht worden, so verwenden wir Anästhetika, die das Myokard nicht gegenüber Katecholaminen sensibilisieren.

Mittel, die die erforderlichen Dosen von Neostigmin oder Pyridostigmin verändern

Mehrere Antibiotika erhöhen die zur Antagonisierung erforderliche Neostigmin- oder Pyridostigmin-Dosis, doch ist in Gegenwart dieser Antibiotika das Eintreten einer völligen Antagonisierung nicht möglich, gleichgültig, welche Prostigmin-Dosis gegeben wird. Es gibt vermutlich noch weitere Medikamente, die ähnlich wirken, aber noch nicht bekannt sind. Jene Mittel, welche die Wechselwirkung zwischen Neostigmin und d-Tubocurarin zu stören vermögen, dürften wahrscheinlich die durch nichtdepolarisierende Relaxanzien wie Tubocurarin hervorgerufene neuromuskuläre Blockade verstärken. Somit ist es, falls sich eine neuromuskuläre Blockade nicht antagonisieren läßt, schwer feststellbar, ob die Blockade zu intensiv ist, um antagonisierbar zu sein, oder ob im Zusammenhang mit der Wechselwirkung zwischen Neostigmin und dem Relaxans noch ein besonderes Problem existiert.
Obwohl keine weiteren Medikamente bekannt sind, welche die Wechselwirkung zwischen Neostigmin und einem entsprechenden nichtdepolarisierenden Relaxans in spezifischer Weise verändern, können einige Medikamente Sekundärbedingungen schaffen, die die Aufhebung der neuromuskulären Blockade stören. Diese Bedingungen sind

1. eine zu intensive neuromuskuläre Blockade (Hypothermie und Niereninsuffizienz),
2. Antibiotika,
3. respiratorische Azidose sowie
4. metabolische Alkalose (Hypokaliämie und Hypokalzämie).

Bei den letzten drei Bedingungen wird nicht nur weiteres Neostigmin benötigt, sondern es ist auch unmöglich, die neuromuskuläre Blockade vollständig aufzuheben, bevor nicht das Antibiotikum ausgeschieden oder die Säure-Basen-Störung korrigiert ist.

Die Narkotika haben einen geringen oder gar keinen Effekt auf eine nichtdepolarisierende neuromuskuläre Blockade als solche. Ist jedoch eine respiratorische Azidose Folge ihrer Verabreichung, so ist die vollständige Antagonisierung schwierig und oft genug unmöglich (91, 92). Dies ist ein den Narkotika zu Unrecht angelasteter Effekt.

Es gibt noch weitere Medikamente, die einen geringen direkten Effekt auf die neuromuskuläre Übertragung haben, aber sekundäre Veränderungen verursachen, die wichtige Folgen haben. Die Langzeit-Behandlung mit Diuretika verursacht eine Hypokaliämie, die eine nichtdepolarisierende neuromuskuläre Blockade verstärkt und die zur Aufhebung der neuromuskulären Blockade erforderliche Neostigmindosis erhöht (93). Die Allgemeinanästhetika, insbesondere Halothan und Enfluran, setzen die Nieren- und Leberfunktion herab und beeinträchtigen die Fähigkeit, eine normale Körpertemperatur beizubehalten. Die herabgesetzte Nierenfunktion und der hypotherme Zustand verzögern die Ausscheidung der Muskelrelaxanzien (Abb. 18.3 und 18.7) (17, 90, 94–97).

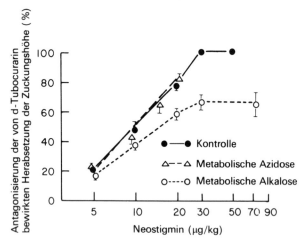

Abb. 18.7: Korrelation zwischen Neostigmin-Dosis und Prozentsatz der Antagonisierung der von d-Tubocurarin herabgesetzten Zuckungshöhe. Jedes Symbol repräsentiert den Mittelwert ± 1 Standardabweichung (Aus: Miller, R.D., et al.: The effect of acid-base balance on neostigmine antagonism of d-tubocurarine-induced neuromuscular blockade. Anesthesiology 42 (1975) 377.)

Die Zufuhr von Natriumhydrogencarbonat bis zur Anhebung des arteriellen pH-Wertes auf über 7,5 schafft eine Sachlage, in welcher eine neuromuskuläre Blockade durch d-Tubocurarin oder Pancuronium durch Neostigmin nicht vollständig antagonisierbar ist (91, 92).

Man könnte irrtümlich folgern, daß die unvollständige Antagonisierung auf dem erhöhten pH-Wert beruht, jedoch setzt die Bicarbonatzufuhr auch den Calcium- und Kalium-Spiegel im Plasma herab.

Bei normalen Calcium- und Kalium-Spiegeln hat ein erhöhter pH-Wert keinen Effekt auf eine nichtdepolarisierende neuromuskuläre Blockade oder auf deren Antagonisierung durch Neostigmin (98).

Im allgemeinen dürften 2,5–5,0 mg Neostigmin (Prostigmin®) oder 10–20 mg Pyridostigmin (Mestinon®) eine nichtdepolarisierende neuromuskuläre Blockade antagonisieren. Was ist zu unternehmen, falls diese Dosen versagen? Unter diesen Bedingungen ist kein weiterer Antagonist zu geben, soweit nicht folgende Fragen beantwortet sind (99):

1. Stand genügend Zeit zur vollen Entfaltung der Wirkung von Neostigmin und Pyridostigmin zur Verfügung?
2. Ist die neuromuskuläre Blockade zu intensiv, um antagonisierbar zu sein?
3. Wie verhält sich der Säure-Basen-Haushalt des Patienten?
4. Welche Körpertemperatur hat der Patient?
5. Erhält der Patient ein Medikament, das die Aufhebung der Muskelerschlaffung stören könnte?

Die Beantwortung dieser Fragen kann dazu beitragen, Zustände zu korrigieren, welche die prompte und vollständige Aufhebung der neuromuskulären Blockade durch Neostigmin verhindern.

Literatur

1. Miller, R.D.: Antagonism of neuromuscular blockade. Anesthesiology 44 (1976) 293
2. Foldes, F.F.: Factors which alter the effects of muscle relaxants. Anesthesiology 20 (1959) 464
3. Miller, R.D.: Factors affecting the action of muscle relaxants. In: Muscle Relaxants. Hrsg. R.L. Katz. Amsterdam, Excerpta Medica, North Holland Publishing Co., 1975
4. Ali, H.H., J.J. Savarese: Monitoring of neuromuscular function. Anesthesiology 45 (1976) 216
5. Dretchen, K.L. u. Mitarb.: Azathioprine: effects on neuromuscular transmission. Anesthesiology 45 (1976) 604
6. Standaert, F.G., Dretchen, K.L., L.R. Skirboll: A role of cyclic nucleotides in neuromuscular transmission. J. Pharmacol. Exp. Ther. 199 (1976) 553
7. Matteo, R.S. u. Mitarb.: Urinary excretion of d-tubocurarine in man – effect of osmotic diuretic. In: Abstracts of Scientific Papers, Chicago, American Society of Anesthesiology, 1975
8. Miller, R.D., Y.J. Sohn, R. Matteo: Enhancement of d-tubocurarine neuromuscular blockade by diuretics in man. Anesthesiology 45 (1976) 442
9. Scapaticci, K.A. u. Mitarb.: Effects of furosemide on the motor nerve terminal. Fed. Proc. (im Druck)
10. Ham, J. u. Mitarb.: Effects of furosemide on neuromuscular transmission. (im Druck)
11. Pittinger, C.B., R. Adamson: Antibiotic blockade of neuromuscular function. Annu. Rev. Pharmacol. 12 (1972) 169
11a. Foldes, F.F.: Persönliche Mitteilung
12. Wright, J.M., B. Collier: The site of the neuromuscular block produced by polymyxin B and rolitetracycline. Can. J. Physiol. Pharmacol. 54 (1976) 926
13. Van Nyhuis, L.S., R.D. Miller, R.P. Fogdall: The interaction between d-tubocurarine, pancuronium, polymyxin B, and neostigmine on neuromuscular function. Anesth. Analg. (Cleve.) 55 (1976) 237
13a. Giesecke, A.H.: Persönliche Mitteilung
14. Fogdall, R.P., R.D. Miller: Prolongation of a pancuronium-induced neuromuscular blockade by polymyxin B. Anesthesiology 40 (1974) 84
15. Churchill-Davidson, H.C., W.L. Way, R.H. de Jong: The muscle relaxants and renal excretion. Anesthesiology 28 (1967) 540

16. White, R.D., J.H. de Weerd, B. Dawson: Gallamine in anesthesia for patients with chronic renal failure undergoing bilateral nephrectomy. Anesth. Analg. (Cleve.) 50 (1971) 11
17. Miller, R.D. u. Mitarb.: Influence of renal failure on the pharmacokinetics of d-tubocurarine in man. J. Pharmacol. Exp. Ther. 202 (1977) 1
18. Deutsch, S. u. Mitarb.: Effects of halothane anesthesia on renal function in normal man. Anesthesiology 27 (1966) 793
19. Meyers, E.F.: Partial recovery from pancuronium neuromuscular blockade following hydrocortisone administration. Anesthesiology 46 (1977) 148
20. Miller, R.D. u. Mitarb.: The dependence of pancuronium and d-tubocurarine induced neuromuscular blockades on alveolar concentrations of halothane and Forane. Anesthesiology 37 (1972) 573
21. Miller, R.D., M. Criqui, E.I. Eger, II: The influence of duration of anesthesia on a d-tubocurarine neuromuscular blockade. Anesthesiology 44 (1976) 207
22. Miller, R.D. u. Mitarb.: Comparative neuromuscular effects of pancuronium, gallamine, and succinylcholine during Forane and halothane anesthesia in man. Anesthesiology 35 (1971) 509
23. Fogdall, R.P., R.D. Miller: Neuromuscular effects of enflurane alone and in combination with d-tubocurarine, pancuronium, and succinylcholine in man. Anesthesiology 42 (1975) 173
24. Vitez, T.S., R.D. Miller, E.I. Eger, II: An in vitro comparison of halothane and isoflurane potentiation of neuromuscular blockade. Anesthesiology 41 (1974) 53
25. Ngai, S.H., E.C. Hanks, S.E. Farhie: Effects of anesthetics on neuromuscular transmission and somatic reflexes. Anesthesiology 26 (1965) 162
26. Gergis, S.D. u. Mitarb.: Effect of anesthetics on acetylcholine release from the myoneural junction. Proc. Soc. Exp. Biol. Med. 141 (1972) 629
27. Waud, B.E., D.R. Waud: The effects of diethyl ether, enflurane, and isoflurane at the neuromuscular junction Anesthesiology 42 (1975) 275
28. Waud, B.E., D.R. Waud: Comparison of drug-receptor dissociation constants at the mammalian neuromuscular junction in the presence and absence of halothane. J. Pharmacol. Exp. Ther. 187 (1973) 40
29. Karis, J.H., A.J. Gissen, W.L. Nastuk: Mode of action of diethyl ether in blocking neuromuscular transmission. Anesthesiology 27 (1966) 42
30. Gissen, A.J., J.H. Karis, W.L. Nastuk: Effect of halothane on neuromuscular transmission. J.A.M.A. 197 (1966) 770
31. Ngai, S.H.: Action of general anesthetics in producing muscle relaxation: interaction of anesthetics and relaxants. In: Muscle Relaxants. Hrsg. R.L. Katz. Amsterdam, Excerpta Media, North-Holland Publishing Co., 1975
32. Telivuo, L.R.L. Katz: The effects of modern intravenous local analgetics on respiration during partial neuromuscular block in man. Anaesthesia 25 (1970) 30
33. Usubiaga, J.E. u. Mitarb.: Interaction of intravenously administrared procaine, lidocaine, and succinylcholine in anesthetized subjects. Anesth. Analg. (Cleve.) 46 (1967) 39
34. Usubiaga, J.E., F. Standaert: The effects of local anesthetics on motor nerve terminals. J. Pharmacol. Exp. Ther. 159 (1968) 353
35. Steinback, A.B.: Alteration by xylocaine (lidocaine) and its derivatives on the time course of end plate potentials. J. Gen. Physiol. 52 (1968) 144
36. Kordas, M.: The effect of procaine on neuromuscular transmission. J. Physiol. 209 (1970) 689
37. Gesler, R.M., M. Matsuba: Neuromuscular blocking actions of local anesthetics. J. Pharmacol. Exp. Ther. 103 (1951) 314
38. Thorpe, W.R., P. Seeman: The site of action of caffeine and procaine in skeletal muscle. J. Pharmacol. Exp. Ther. 179 (1971) 324
39. Harrah, M.D., W.L. Way, B.G. Katzung: The interaction of d-tubocurarine with antiarrhythmic drugs. Anesthesiology 33 (1970) 406
40. Grogono, A.W.: Anesthesia for atrial defibrillation. Effect of quinidine on muscle relaxation. Lancet 2 (1963) 1039

41. Miller, R.D., W.L. Way, B.G. Katzung: The potentiation of neuromuscular blocking agents by quinidine. Anesthesiology 28 (1967) 1036
42. Miller, R.D., W.L. Way, B.G. Katzung: The neuromuscular effects of quinidine. Proc. Soc. Exp. Biol. Med. 129 (1968) 215
43. Johnston, R.R., R.D. Miller, W.L. Way: The interaction of ketamine with neuromuscular blocking drugs. Anesth. Analg. (Cleve.) 53 (1974) 496
44. Cronnelly, R.: Interaction of ketamine HCl with neuromuscular agents. Fed. Proc. 31 (1972) 535
45. Del Castillo, J., L. Engback: The nature of the neuromuscular block produced by magnesium. J. Physiol. 124 (1954) 370
46. Giesecke, A.H. u. Mitarb.: Of magnesium, muscle relaxants, toxemic parturients, and cats. Anesth. Analg. (Cleve.) 47 (1968) 689
47. Ghoneim, M.M., J.P. Long: The interaction between magnesium and other neuromuscular blocking agents. Anesthesiology 32 (1970) 23
48. Borden, H., M. Clarke, H. Katz: The use of pancuronium bromide in patients receiving lithium carbonate. Can. Anaesth. Soc. J. 21 (1974) 79
49. Hill, G.E., K.C. Wong, M.R. Hodges: Potentiation of succinylcholine neuromuscular blockade by lithium carbonate. Anesthesiology 44 (1976) 439
50. Walts, L.F., J.B. Dillon: Clinical studies of the interaction between d-tubocurarine and succinylcholine. Anesthesiology 31 (1969) 39
51. Katz, R.L.: Modification of the action of pancuronium by succinylcholine and halothane. Anesthesiology 35 (1971) 602
52. Ivankovich, A.D. u. Mitarb.: Dual action of pancuronium on a succinylcholine block. Can. Anaesth. Soc. J. 24 (1977) 228
53. Miller, R.D.: The advantages of giving d-tubocurarine before succinylcholine. Anesthesiology 37 (1972) 569
54. Miller, R.D., W.L. Way, R.L. Hickey: Inhibition of succinylcholine induced increased intraocular pressure by nondepolarizing muscle relaxants. Anesthesiology 29 (1968) 123
55. Miller, R.D., W.L. Way: Inhibition of succinylcholine induced increased intragastric pressure by nondepolarizing muscle relaxants and lidocaine, Anesthesiology 34 (1971) 185
56. Lamoreaux, L.F., K.F. Urback: Incidence and prevention of muscle pain following administration of succinylcholine. Anesthesiology 21 (1960) 394
57. Birch, A.A.B., G.D. Mitchell, G.A. Playford: Changes in serum potassium response to succinylcholine following trauma. J.A.M.A. 210 (1969) 490
58. Miller, R.D., W.L. Way: The interaction between succinylcholine and subparalyzing doses of d-tubocurarine and gallamine in man. Anesthesiology 35 (1971) 567
59. Cullen, D.J.: The effect of pretreatment with nondepolarizing muscle relaxants on the neuromuscular blocking action of succinylcholine. Anesthesiology 35 (1971) 572
60. Dery, R.: The effects of precurarization with a protective dose of d-tubocurarine in the conscious patient. Can. Anaesth. Soc. J. 21 (1974) 68
61. Baraka, A.: Suxamethonium-neostigmine interaction in patients with normal or atypical cholinesterase. Br. J. Anaesth. 49 (1977) 479
62. Nastuk, W.L., A.J. Gissen: Actions of acetylcholine and other quaternary ammonium compounds at the muscle postjunctional membrane. In: Muscle. Hrsg. W.M. Paul und E.C. Daniel. Oxford, Pergamon Press, Ltd., 1967
63. Miller, R.D. u. Mitarb.: Comparative time to peak effect and duration of neostigmine and pyridostigmine. Anesthesiology 41 (1974) 27
64. Churchill-Davidson, H.C., R.L. Katz: Dual, phase II, or desensitization block? Anesthesiology 27 (1966) 546
65. Vickers, M.D.A.: The mismanagement of suxamethonium apnea. Br. J. Anaesth. 35 (1963, 1966) 260
66. Katz, R.L., G.J. Katz: Clinical use of muscle relaxants. In: Advances in Anesthesiology: Muscle Relaxants. Hrsg. L.C. Clark und E.M. Papper. New York, Hoeber, 1967

67. Gissen, A.J., R.L. Katz, J.H. Karis: Neuromuscular block in man during prolonged arterial infusion with succinylcholine. Anesthesiology 27 (1966) 242
68. Pantuck, E.J., C.B. Pantuck: Cholinesterases and anticholinesterases. In: Muscle Relaxants. Hrsg. R.L. Katz. Amsterdam, Excerpta Medica, North-Holland Publishing Co., 1975
69. Zsigmond, E.K., G. Robbins: The effect of a series of anticancer drugs on plasma cholinesterase activity. Can. Anaesth. Soc. J. 19 (1972) 75
70. Wang, R.I.H., C.A. Ross: Prolonged apnea following succinylcholine in cancer patients receiving AB-132. Anesthesiology 24 (1963) 363
71. Bennett, E.J. u. Mitarb.: Muscle relaxants, myasthenia, and mustards? Anesthesiology 46 (1977) 220
72. Goat, V.A. u. Mitarb.: The effect of blood flow upon the activity of gallamine triethiodide. Br. J. Anaesth. 48 (1976) 69
73. Gergis, S.D., M.D. Sokoll, J.T. Rubbo: Effect of sodium nitroprusside and trimethaphan on neuromuscular transmission in the frog. Can. Anaesth. Soc. J. 24 (1977) 220
74. Wilson, S.L. u. Mitarb.: Prolonged neuromuscular blockade associated with trimethaphan: a case report. Anesth. Analg. (Cleve.) 55 (1976) 353
75. Deacock, A.R., T.D.W. Davis: The influence of certain ganglionic blocking agents on neuromuscular transmission. Br. J. Anaesth. 30 (1958) 217
76. Sklar, G.S., K.W. Lanks: Effects of trimethaphan and sodium nitroprusside on hydrolysis of succinylcholine in vitro. Anesthesiology 47 (1977) 31
77. Norman, N., B. Lofstrom: Interaction of d-tubocurarine, ether, cyclopropane, and thiopental on ganglionic transmission. J. Pharmacol. Exp. Ther. 114 (1955) 231
78. Westgate, H.D., F.H. van Bergen: Changes in histamine blood levels following d-tubocurarine administration. Can. Anaesth. Soc. J. 9 (1962) 497
79. Stoelting, R.K., D.E. Longnecker: Influence of end-tidal halothane concentration on d-tubocurarine hypotension. Anesth. Analg. (Cleve.) 51 (1972) 364
80. Munger, W.L., R.D. Miller, W.C. Stevens: The dependence of d-tubocurarine hypotension on alveolar concentration of halothane, dose of d-tubocurarine, and nitrous oxide. Anesthesiology 40 (1974) 442
81. Price, H.L., M.L. Price: Has halothane a predominant circulatory action? Anesthesiology 27 (1966) 764
82. Miller, R.D. u. Mitarb.: Pancuronium-induced tachycardia in relation to alveolar halothane, dose of pancuronium, and prior atropine. Anesthesiology 42 (1975) 352
83. Saxena, P.R., I.L. Bonta: Specific blockade of cardiac muscarinic receptors by pancuronium bromide. Arch. Intern. Pharmacodyn. 189 (1971) 410
84. Seed, R.F., J.H. Chamberlain: Myocardial stimulation by pancuronium bromide. Br. J. Anaesth. 49 (1977) 401
85. Nana, S., E. Cardan, M. Domokos: Blood catecholamine changes after pancuronium. Acta Anaesthesiol. Scand. 17 (1973) 83
86. Domenech, J.S. u. Mitarb.: Pancuronium bromide: an indirect sympathomimetic agent. Br. J. Anaesth. 48 (1976) 1143
87. Zsigmond, E. u. Mitarb.: The effect of pancuronium bromide on plasma norepinephrine and cortisol concentrations during thiamylal induction. Can. Anaesth. Soc. J. 21 (1974) 147
88. Jones, R.E., S. Deutsch, H. Turndorf: Effects of atropine on cardiac rhythm in conscious and anesthetized man. Anesthesiology 22 (1961) 67
89. Axelrod, J., L.G. Whitby, G. Hertting: Effect of psychotropic drugs on the uptake of H^3-norepinephrine by tissues. Science 133 (1961) 383
89a. Edwards, R. u. Mitarb.: Unveröffentlichte Daten
90. McLeod, K., M.J. Watson, M.D. Rawlines: Pharmacokinetics of pancuronium in patients with normal and impaired renal function. Br. J. Anaesth. 48 (1976) 341
91. Miller, R.D., L. Roderick: Acid-base and a pancuronium neuromuscular blockade and its antagonism by neostigmine. Br. J. Anaesth. 50 (1978) 317

92. Miller, R. D. u. Mitarb.: The effect of acid-base balance on neostigmine antagonism of d-tubocurarine-induced neuromuscular blockade. Anesthesiology **42** (1975) 377
93. Miller, R. D., L. Roderick: Diuretic-induced hypokalemia and a pancuronium neuromuscular blockade and its antagonism by neostigmine. Br. J. Anaesth. **50** (1978) 541
94. Miller, R. D., L. S. van Nyhuis, E. I. Eger, II: The effect of temperature on a d-tubocurarine neuromuscular blockade and its antagonism by neostigmine. J. Pharmacol. Exp. Ther. **195** (1975) 237
95. Miller, R. D., L. Roderick: Pancuronium-induced neuromuscular blockade and its antagonism by neostigmine at 29, 37, and 41 °C. Anesthesiology **46** (1977) 333
96. Ham, J. u. Mitarb.: The effect of temperature on the pharmacodynamics and pharmacokinetics of d-tubocurarine. Anesthesiology **49** (1978) 324
97. Miller, R. D. u. Mitarb.: Hypothermia and the pharmacodynamics and pharmacokinetics of pancuronium in the cat. J. Pharmacol. Exp. Ther. **207** (1978) 532
98. Miller, R. D., S. Agoston, F. Van der Pool: Is the effect of metabolic alkalosis on a pancuronium neuromuscular blockade and its antagonism by neostigmine a pH effect? (In Vorbereitung)
99. Miller, R. D.: Reversal of neuromuscular blockade. Regional Refresher Courses in Anesthesiology **5** (1977) 134

19. Kapitel

Lokalanästhetika

Edwin S. Munson

Unter einer Wechselwirkung zwischen Medikamenten verstehen wir die Abwandlung der Effekte eines Mittel durch die zuvor oder gleichzeitig erfolgende Verabreichung eines anderen Mittels. Durch die Verabreichung von Lokalanästhetika auftretende Wechselwirkungen können Folge der Änderungen von Resorption, Verteilung oder Ausscheidung eines Mittels durch ein anderes sein oder der Kombination ihrer Wirkungen auf verschiedene Organsysteme. Die Besprechung von chemischen oder physikalischen Unverträglichkeiten der Mittel untereinander, mit ihren Konservierungsmitteln oder ihren Behältnissen liegt außerhalb des Rahmens dieses Kapitels.

Resorption

Fallbericht

Eine gesunde 36jährige Frau wurde zur operativen Korrektur einer starken Deviation des Nasenseptums im Krankenhaus aufgenommen. Präoperativ erhielt sie 100 mg Pethidin, 100 mg Pentobarbital und 0,4 mg Atropin intramuskulär. Die Anästhesie wurde mit 250 mg Thiopental eingeleitet und mit 60 Vol.-% Lachgas und 1 Vol.-% Halothan unterhalten. 100 mg Cocain-Flocken und 1 ml der Adrenalin-Lösung 1 : 1000 (1000 µg) wurden miteinander gemischt und auf drei Wattetupfern 3 min lang in der Nasenhöhe deponiert. Sie wurden dann wieder herausgenommen. Während dieser 3 min wurden 20 ml einer 2%igen Lidocain-Lösung, die 0,5 ml der Adrenalin-Zubereitung 1 : 1000 enthielt, hergestellt. Von dieser Lösung wurden 3 ml in den Nasenrücken und die infraorbitalen Bezirke injiziert. Beim Hautschnitt wurde festgestellt, daß das austretende Blut dunkel war. Nach wenigen Minuten berichtet der Anästhesist über einen unregelmäßigen Puls und niedrigen Blutdruck. Es kam zum Herzstillstand, und die ergriffenen Wiederbelebungsmaßnahmen blieben ohne Erfolg.

Dieser Fall zeigt die potentielle Gefährdung durch die Verwendung hoher Adrenalin-Dosen (> 1000 µg) in Verbindung mit Cocain und einem Inhalationsanästhetikum mit bekannter Tendenz zur Auslösung von Herzrhythmusstörungen. Die Verwendung von

Cocain und Adrenalin mit diesem Inhalationsanästhetikum (insbesondere mit Halothan und Cyclopropan) kann die Häufigkeit des Auftretens durch Katecholamine ausgelöster Arrhythmien vergrößern.

Cocain

Beim Menschen auf die Nasenschleimhaut aufgebrachtes 10%iges Cocain kann auf Grund der gleichzeitig auftretenden Vasokonstriktion seine eigene Resorption verzögern. Van Dyke und Mitarb. fanden, daß, obwohl die Plasmaspiegel des Cocains zwischen 15 und 60 min nach der Auftragung einen Spitzenbereich zwischen 0,12–0,47 µg/ml erreichten, das Mittel 4–6 Stunden im Plasma verblieb (1). Da an der Nasenschleimhaut noch nach einer so langen Zeitspanne wie 3 Stunden Cocain-Reste nachweisbar sind, dauerte die Resorption an, was persistierende Plasmaspiegel zur Folge hatte. Außerdem sind bei zahnärztlichen Fällen mit kardiovaskulären Erkrankungen die Plasma-Cocain-Spiegel höher und von längerer Dauer. Daneben ist mit der Möglichkeit der Potenzierung von im Verlauf der Anästhesie und während chirurgischer Eingriffe verabreichter sympathikomimetischer Amine zu rechnen. Schließlich können Mittel wie Cocain, welche die intraneurale Aufnahme von Katecholaminen verhindern, die Entstehung adrenalininduzierter Arrhythmien während der Halothan-Anästhesie fördern (2).

Adrenalin

Der Adrenalin-Zusatz in lokalanästhetischen Lösungen setzt die Konzentration der Lokalanästhetika im Plasma herab und verlängert die Dauer der Analgesie; sie hat nur einen geringen oder gar keinen Effekt auf den Wirkungsbeginn der Analgesie. Scott und Mitarb. zeigten, daß ein Zusatz der Adrenalin-Lösung von 1 : 200 000 in einer 2%igen Lidocain-Lösung bei Injektion von 400 mg Lidocain bei verschiedenen Lokalanästhesieverfahren die Plasmaspiegel herabsetzte (Abb. 19.1) (3).

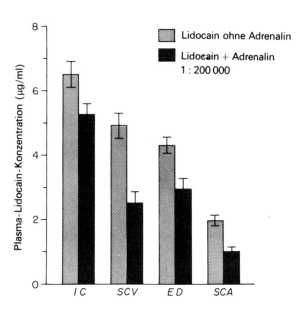

Abb. 19.1: Mittlere maximale Plasmakonzentrationen von Lidocain nach Injektion von jeweils 400 mg zur interkostalen (IC), subkutanen vaginalen (SCV), extraduralen (ED) und subkutanen abdominalen (SCA) Blockade. Der Adrenalin-Zusatz setzte die Plasmaspiegel von Lidocain jedesmal in signifikanter Weise ($p < 0,01$) herab. (Umzeichnung nach Scott, D.B., et al. (3).)

Werden Adrenalin enthaltende Lösungen in Gegenwart eines Inhalationsanästhetikums appliziert, so ist mit einer größeren Wahrscheinlichkeit mit Arrhythmien zu rechnen. Die Wechselwirkung zwischen Halothan und Adrenalin ist gut dokumentiert (s. 6. Kap. «Sympathikomimetika»). Johnston und Mitarb. fanden, daß die intravenöse Zufuhr einer halbprozentigen Lidocainlösung die Anwendung des Adrenalins während der Halothan-Anästhesie sicherer gestaltete (4).

Die Hersteller der Lösungen von adrenalinhaltigen Lokalanästhetika setzen diesen Natriumbisulfit als reduzierenden Stabilisator zu. Wenn auch der oxidative Abbau des Adrenalins verhindert wird, reagiert Natriumbisulfit stark sauer und nimmt das Pufferungsvermögen der Gewebe zusätzlich in Anspruch (5). Klinisch wird im Vergleich zur stabilisatorfreien Lösung eine höhere Anfangskonzentration der Lokalanästhetika benötigt, um dieselbe Wirkung zu erzielen. Die Verabreichung von Adrenalin soll aus Einzeldosen enthaltenden Ampullen von Lokalanästhetika mit Adrenalin-Zusatz und ohne chemische Stabilisatoren oder mittels frisch zubereiteter Adrenalin-Lösung erfolgen.

Kohlendioxid

Bromage und Mitarb. haben gezeigt, daß CO_2-haltige Lösungen von Lidocain und Prilocain einen um 20–40% beschleunigten Wirkungsbeginn und eine um denselben Betrag stärkere Intensität der Blockade besitzen als die Hydrochlorid-Salze (6). Diese Untersucher vermuten, daß die Kombination mit Kohlendioxid, einer die Membran rasch durchwandernden und säuernden Substanz, die Verteilung des Lokalanästhetikums in den verschiedenen Bestandteilen des Nervengewebes verbessert. Kohlendioxid wandelt die Säureamid-Lokalanästhetika durch Herabsetzen des pH im Membraninnern leichter in das aktivere Ammonium-Ion um. Dieser Effekt des Kohlendioxids ist dem der Gewebsazidose wie dem durch Infektion des Gewebes oder durch die Injektion von Natriumbisulfit entgegengesetzt, welche beide den extramuralen Pufferbedarf erhöhen.

Dextran

Die Beigabe von niedermolekularem Dextran (MG = 40000) zu lokalanästhesierenden Lösungen verlängert durch Herabsetzung der Resorptionsgeschwindigkeit deren Wirkungsdauer (7–9). Dieses Vorgehen bietet bei der Blockierung der Interkostalnerven zur Erzielung längerdauernder und auch postoperativer Anästhesie besondere Vorteile. Kaplan und Mitarb. zeigten, daß die Blockierung von Nerven mit 0,75% Bubivacain mit Dextran (MG = 40000) 36 Stunden betrug, verglichen mit nur 12 Stunden bei Kombination von Bupivacain mit isotoner Kochsalzlösung (9).

Verteilung

Fallbericht

Ein 27jähriger Mann von 60 kg mit schwerer chronischer Glomerulonephritis und Stauungsinsuffizienz wurde zur Revision eines zuvor angelegten arteriovenösen Shunts zur chronischen Dialysebehandlung im Krankenhaus aufgenommen. Es wurde versucht, eine linksseitige Blockade des Plexus brachialis vom axillären Zugang aus anzulegen, wobei 30 ml 1,5%ige Lidocain-Lösung mit Adrenalin 1 : 200000 injiziert wurden. Da keine zufriedenstellende Analgesie bestand, wurden weitere Mengen derselben Lösung injiziert, wodurch die Erstdosis von 450 mg Lidocain auf eine innerhalb einer Stunde gegebene Gesamtdosis von 1400 mg gesteigert wurde. Am Gesicht und an den Extremitäten des Patienten traten Zuckungen auf, weshalb sofort Sauerstoff über eine Gesichtsmaske zugeführt wurde. Die Krämpfe unterblieben sofort, aber der Patient blieb benommen und war nicht ansprechbar, während die vitalen Parameter keine wesentlichen Veränderungen zeigten. Nun wurde eine lokale Infiltration zur Anlage des Shunts mit einer kleinen Menge Procain vorgenommen. Der Patient erholte sich ohne weitere Komplikationen (10).

Dieser Bericht beschreibt eine toxische Reaktion auf eine Überdosis Lidocain bei einem Patienten mit Herz- und Niereninsuffizienz. Neben der übergroßen Dosis des Lokalanästhetikums haben die Herabsetzung des Verteilungsvolumens und der Nieren-Clearance wahrscheinlich auch zu der toxischen Reaktion des Patienten beigetragen.

Herzinsuffizienz

Bei Patienten mit Herzinsuffizienz und kardiogenem Schock nach Myokardinfarkt ist der Abbau von Lidocain herabgesetzt. Bei der Herzinsuffizienz sind sowohl das Verteilungsvolumen als auch die Plasma-Clearance herabgesetzt. Bei Patienten mit Herzinsuffizienz ist die Plasmakonzentration während der intravenösen Infusion von Lidocain höher, wobei deren terminale Plasma-Halbwertszeit um das 3- bis 6fache verlängert sein kann. Die Verwendung eines Säureamidlokalanästhetikums für regionale Blockadeverfahren kann bei diesen Patienten potentiell toxische Plasmaspiegel hervorrufen, insbesondere dann, wenn zur Beherrschung kardialer Arrhythmien zusätzlich Lidocain zugeführt worden ist. Bei Patienten mit kardiovaskulären Erkrankungen sind demzufolge nach intranasaler Applikation von Cocain dessen Plasmaspiegel höher und deren Dauer länger als die bei gesunden zahnärztlichen Patienten (1).

Blutung

Bei einer Blutung sind die Plasmaspiegel von Lidocain von Tieren höher als bei Tieren mit normalem Blutvolumen (13). Die erhöhten Blutspiegel sind Folge der Herabsetzung der Clearance-Geschwindigkeiten und der Verteilungsvolumina. Die erhöhten Blutkonzentrationen sind den bei Patienten mit Stauungsinsuffizienz beobachteten ähnlich.

Sympathikomimetika

Die Verabreichung von sympathikomimetischen Medikamenten während der Infusion von Lidocain kann dessen Blutkonzentrationen beeinflussen. Die Leberdurchblutung wird durch Isoproterenol erhöht und durch Noradrenalin herabgesetzt (13). Gleichgewichts-Blutspiegel von Lidocain sind den Änderungen der Leberdurchblutung direkt proportional (Abb. 19.2). Die Veränderungen der Clearance von Lokalanästhetika stehen nicht mit einer Änderung des Ausscheidungsverhältnisses im Zusammenhang, sondern mit Veränderungen der Leberdurchblutung. Branch und Mitarb. haben bei Hunden nach Verabreichung von Propranolol ebenfalls eine herabgesetzte Lidocain-Clearance beschrieben (14). In der Klinik könnte die Verabreichung von Noradrenalin bei Patienten mit zuvor stabilen Lidocain-Spiegeln im Plasma zur Lidocain-Toxizität führen.
Auch die Verwendung blutdrucksteigernder Mittel zur Behandlung der arteriellen Hypotonie kann die Toxizität von Lokalanästhetika steigern. Mather und Mitarb. fanden nach intravenöser Ephedrin-Gabe zur Behebung kardiovaskulärer Depressionen im Gefolge von einer Periduralanästhesie erhöhte Lidocain-Spiegel im Plasma (15). Die am Ort der

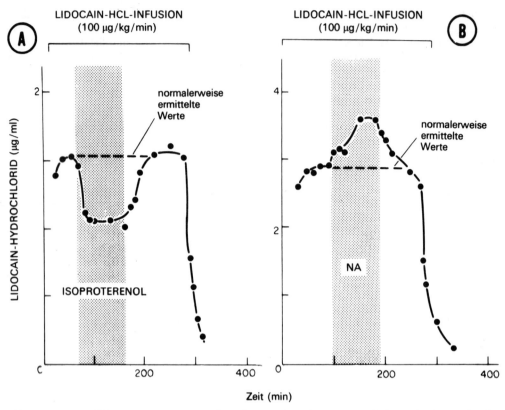

Abb. 19.2: Die Effekte von Isoproterenol und Noradrenalin (NA) auf das Gleichgewicht der arteriellen Lidocain-Konzentrationen beim Rhesusaffen. Die Vasopressoren wurden in dem durch die Schraffierung angegebenen Zeitraum zugeführt. Die gestrichelten Linien geben die normalerweise ohne Vasopressoren ermittelten Werte an. (Aus: Benowitz, N., et al.: Lidocaine disposition kinetics in monkey and man. II. Effects of hemorrhage and sympathomimetic drug administration. Clin. Pharmacol. Ther. 16 (1974) 99.)

Periduralanästhesie gesteigerte Resorption dürfte ebenfalls die Zeitspanne der kardiovaskulären Depression verkürzen.

Proteinbindung

Tucker und Mitarb. haben gezeigt, daß Lokalanästhetika hinsichtlich ihres Plasmaprotein-Bindungsvermögens folgende Reihenfolge zeigen: Bupivacain, Mepivacain, Lidocain (16). Fernerhin stimmt diese Reihenfolge auch in bezug auf das Analgesierungsvermögen dieser Mittel. Da die Bindung von Medikamenten an die Plasmaproteine reversibel und nicht spezifisch ist, können die Medikamente untereinander um Bindungsstellen konkurrieren. Demnach können, da die Proteinbindung die Verteilung und Ausscheidung von Medikamenten beeinflußt, Änderungen der Bindung entweder als Folge physiologischer Änderungen oder durch andere Medikamente verursacht, die Wirkung und Wirkungsdauer von Lokalanästhetika verändern. So bewirkt z.B. das Hinzufügen von Phenytoin (Diphenylhydantoin, Citrullamon®, Epanutin®, Phenhydan®, Zentropil®), Chinidin (Chinidin-Duriles®, Optochinidin®, Systodin®), Pethidin (Dolantin®) oder von Desipramin (Pertofran®) zu normalem menschlichen Plasma eine Verdrängung von Bupivacain (17). Träte dieser Effekt in vivo ein, so dürften Patienten, die diese Mittel erhalten, eine vier- bis sechsfache Zunahme des ungebundenen oder aktiven Bupivacains zeigen. Wenn auch über klinische Wechselwirkungen dieses Typs nicht berichtet worden ist, muß man mit der Möglichkeit einer erhöhten Toxizität der Lokalanästhetika rechnen.

Der Blut-pH kann ebenfalls die Bindung der Lokalanästhetika an die Plasmaproteine verändern (18). Bei einer Herabsetzung des pH von 7,6 auf 7,0 wird die Proteinbindung von Lidocain herabgesetzt. Diese Herabsetzung der Proteinbindung läßt vermuten, daß bei einer Azidose die Konzentration des frei verfügbaren (aktiven) Lidocains größer ist. Da die Depression des Zentralnerven- und des kardiovaskulären Systems gewöhnlich von einer Azidose begleitet ist, müssen die metabolische und die respiratorische Azidose zur Herabsetzung der Toxizität und zur Unterbrechung dieses sich selbst erhaltenden Effektes korrigiert werden.

Ausscheidung

Fallbericht

Bei einer 22jährigen Frau waren Zahnextraktionen vorgesehen. Wenige Minuten nach der Injektion von Procain fühlte sie sich schwach, empfand Brechreiz und Atemnot, wurde danach zyanotisch und verlor das Bewußtsein. Die Patientin wurde durch Beatmung mit Sauerstoff und Gabe von Vasopressoren wiederbelebt (7). Jahre später zeigte dieselbe Patientin nach der Verabreichung von Succinylcholin eine langdauernde Apnoe. Die daraufhin erfolgenden Untersuchungen zeigten, daß sie eine atypische Homozygote mit einer Dibucain-Zahl von 18 war und herabgesetzte Hydrolysegeschwindigkeiten für Benzylcholin und Procain aufwies. Die Familienanamnese ergab, daß die Schwester der Patientin nach der Verabreichung von 320 mg Procain zur Analgesierung der Nervi pudendi einen kardiovaskulären Kollaps gehabt hatte. Die spätere Testung zeigte, daß ihre Cholinesterase-Aktivität sowie die Dibucain-Zahl abnorm niedrig waren (19).

Das gleichzeitige Vorkommen zentralnervöser und neuromuskulärer toxischer Manifestationen am selben Patienten ist ungewöhnlich. Da jedoch sowohl die Ester-Lokalanästhetika als auch Succinylcholin von der Plasma-Pseudo-Cholinesterase hydrolysiert werden, entsteht jedesmal, wenn beide Mittel gleichzeitig gegeben werden, ein Phänomen der Konkurrenz. Das Auftreten einer längerdauernden Apnoe nach Succinylcholin sollte den Kliniker auf die Möglichkeit einer atypischen Plasma-Cholinesterase aufmerksam machen. Daher kann die Anwendung großer Mengen von Ester-Lokalanästhetika bei diesen Patienten zu schweren allgemein-toxischen Erscheinungen führen. Viele weitere Medikamente und pathologische Zustände können ebenfalls die Ausscheidung der Lokalanästhetika beeinflussen.

Enzymatische Hydrolyse

Anticholinerge Mittel. Neostigmin und Pyridostigmin dienen sehr häufig zur Aufhebung der von nichtdepolarisierenden Muskelrelaxanzien hervorgerufenen neuromuskulären Blockade. Neben der Hemmung der Acetylcholinesterase hemmen Neostigmin und Pyridostigmin auch die Plasma-Cholinesterase (20). Die Unterdrückung der Plasma-Cholinesterase-Aktivität kann eine sogar bis zu 2 Stunden nach der Verabreichung des Pyrido-

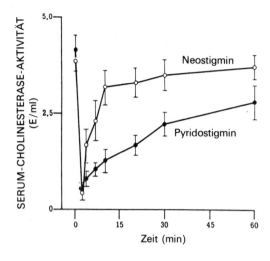

Abb. 19.3: Die Mittelwerte (± Standardabweichung) der Serum-Cholinesterase-Aktivität wurden nach Verabreichung von Neostigmin für die Dauer von 5 min und nach Pyridostigmin für mindestens 120 min signifikant (p < 0,05) herabgesetzt. (Aus: Stoelting, R. K.: Serum cholinesterase activity following pancuronium and antagonism with neostigmine or pyridostigmine. Anesthesiology 45 (1976) 674.)

stigmins andauern (Abb. 19.3). Patienten, die Neostigmin oder Pyridostigmin erhalten, sollten nur stark herabgesetzte Mengen von Succinylcholin und Ester-Lokalanästhetika bekommen.

Ecothiopatiodid (Pholipinjodid®-Augentropfen). Patienten, die an Glaukom leiden, werden häufig mit Echothiophat-Augentropfen behandelt. Diese Organophosphatverbindung ist ein über längere Zeit wirksamer Hemmer sowohl der Acetylcholinesterase als auch der Pseudo-Cholinesterase. Wenn auch die veröffentlichten Wechselwirkungen des Echothiophatiodids die Verlängerung der nach Verabreichung von Succinylcholin auftretenden neuromuskulären Blockade betrafen, existiert auch die Möglichkeit einer Wechselwirkung mit den Ester-Lokalanästhetika (21). Ähnliche Erwägungen gelten auch für Patienten, die der Einwirkung mit den dem Ecothiopatiodid verwandten Alkylphosphat-Verbindungen wie Diisopropylfluorphosphat (DFP) ausgesetzt sind. Diese Verbindungen sind noch immer in vielen Insektiziden enthalten.

Glukokortikoide. Foldes und Mitarb. berichteten, daß die Aktivität der Butylcholinesterase-Aktivität im Plasma bei Patienten, die hohe Prednison-Dosen erhalten, um etwa 50% absinkt (22). Spätere Untersuchungen an Hunden zeigten, daß sowohl Methylprednisolon als auch Dexamethason die Cholinesterase-(Pseudo-Cholinesterase)-Aktivität im Plasma herabsetzen. Das Enzym Cholinesterase ist für die Hydrolyse sowohl des Succinylcholins als auch der Ester-Lokalanästhetika wie z. B. Procain (Procain®, Novocain®) und Tetracain (Pantocain®, Tetracain®) verantwortlich. Die von den Glukokortikoiden bewirkte Herabsetzung der Cholinesterase kann durch die Hemmung der Proteinsynthese in der Leber verursacht sein und dürfte ebenfalls die Erhöhung der allgemeintoxischen Wirkung der mit dem Procain verwandten Medikamente erwarten lassen (Abb. 19.3).

Zytostatika. Bei Patienten, die an bestimmten Arten von Karzinomen leiden, kann die Cholinesterase-Aktivität niedriger sein als bei gesunden Personen (23). Ferner haben Wang und Ross über längerdauernde Apnoe nach Verwendung von Succinylcholin bei zwei Patienten berichtet, die ein Zytostatikum erhielten (24). Das Chemotherapeutikum AB-132, nämlich Ethyl-n-(bis[2-2-diethylenimido]phosphoro)carbamat (DTIC) hemmt erwiesenermaßen die Cholinesterasen im Plasma und in den Erythrozyten. Die Warnung, Succinylcholin an Patienten, die dieses Chemotherapeutikum erhalten, nicht zu verab-

reichen, gilt auch für die Ester-Lokalanästhetika. In Gegenwart weiterer Chemotherapeutika mit hemmender Wirkung auf die Cholinesterase-Aktivität im Plasma ist eine ähnliche Wechselwirkung auch zwischen den hydrolysierbaren Lokalanästhetika zu erwarten.
Schwangerschaft. Während der Schwangerschaft und in der postpartalen Periode sinkt die Cholinesterase-Aktivität ab. Die meisten Berichte über eine längerdauernde Apnoe im Zusammenhang mit der Schnittentbindung sind einer herabgesetzten enzymatischen Hydrolyse zugeschrieben worden. Jedoch haben Blitt und Mitarb. zwischen der Cholinesterase-Aktivität im Plasma und der Dauer der von Succinylcholin hervorgerufenen Muskelerschlaffung keine Korrelation gefunden (25). In ähnlicher Weise wies Finster nach, daß bei Schwangeren die Hydrolyserate von Chlorprocain sich nicht von derjenigen von Männern oder nichtschwangeren Frauen unterschied (26). Jedoch kann die Empfindlichkeit von Säuglingen gegenüber den Ester-Lokalanästhetika erhöht sein, da, wie Reidenberg zeigte, Neugeborene Procain viel langsamer hydrolysieren als gesunde Erwachsene (27).

Enzyminduktion

Mittel, die wie Phenobarbital (Luminal®, Phenaemal®, Seda-Tablinen®) die mikrosomalen Enzymsysteme der Leber induzieren, können die Geschwindigkeit des Abbaus der Säureamid-Lokalanästhetika verändern und die der Bildung von Metaboliten des Lidocains steigern. Durch Vorbehandlung von Hunden mit Phenobarbital wird die Leber-Clearance von Lidocain um 25–50% erhöht (Abb. 19.4) (28). Bei 7 mit Phenobarbital behandelten Epileptikern waren die Plasmaspiegel des Lidocains ebenfalls niedriger als bei Probanden, welche dieselbe intravenöse Lidocain-Dosis erhielten (Abb. 19.5) (29). Obwohl 4 dieser 7 Patienten regelmäßig Dosen anderer Barbiturate für die Dauer von zwischen 1 und 4 Jahren eingenommen hatten, waren fast allen von ihnen auch Phenytoin sowie andere Mittel gegeben worden, von denen bekannt ist, daß sie eine Enzyminduktion hervorrufen können. Patienten, die Mittel erhalten, welche die Medikamente metabolisierenden Enzyme induzieren, können eine erhöhte Toleranz gegenüber den Allgemeineffekten wiederholter Lidocain-Dosen haben. Dies kann bei Patienten mit chronischen Lebererkrankungen infolge ihres Unvermögens, auf die mikrosomale Enzyme induzierenden Medikamente anzusprechen, nicht zutage treten (30).

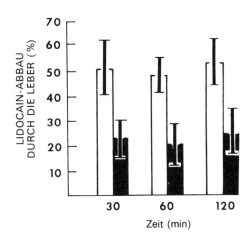

Abb. 19.4: Die Mittelwerte der von der Leber abgebauten prozentualen Lidocain-Fraktionen (± Standardabweichung) von mit Phenobarbital vorbehandelten Hunden (weiße Säulen) waren im Vergleich zu Kontrolltieren (schwarze Säulen) signifikant erhöht. (Aus: DiFazio, C.A., and Brown, R.E.: Lidocaine metabolism in normal and phenobarbital pretreated dogs. Anesthesiology 36 (1972) 238.)

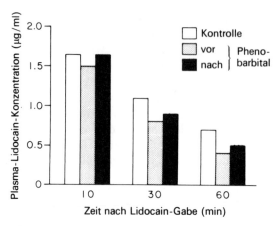

Abb. 19.5: Mittelwerte der Lidocain-Spiegel im venösen Plasma bei unbehandelten Kontrollpersonen (weiße Säulen) und von Epileptikern (schraffierte und schwarze Säulen) vor und nach Verabreichung von Phenobarbital. 30 bis 60 min nach der Gabe von Lidocain waren die Plasmaspiegel des Lidocains signifikant niedriger (p < 0,01) als bei den Kontrollpersonen. Jedoch zeigte die zusätzlich zu anderen Antiepileptika vor diesem Versuch erfolgte Gabe von Phenobarbital keine weitere Enzyminduktion oder weitere Herabsetzung der Lidocain-Spiegel im Blut. (Graphische Darstellung der von Heinonen, J. u. Mitarb. ermittelten Daten (29).)

Elimination durch die Leber

Lebererkrankung. Bei an Lebererkrankungen leidenden Patienten ist die Lidocain-Clearance aus dem Plasma herabgesetzt (11, 30). Bei einem Patienten mit einer Lebererkrankung, der Lidocain mit einer von Gesunden gut verträglichen Zufuhrgeschwindigkeit erhielt, traten allgemein toxische Erscheinungen seitens des Zentralnervensystems auf (31). Forrest und Mitarb. berichteten, daß die Elimination von Lidocain bei Patienten mit chronischen Lebererkrankungen längere Zeit in Anspruch nimmt (30). Die mittlere Halbwertszeit ($\pm$ Standardabweichung) des oral zugeführten Lidocains betrug unter 19 von 21 Patienten mit Lebererkrankungen 6,6 $\pm$ 1,1 Stunden verglichen mit gesunden Versuchspersonen, deren Halbwertszeit 1,4 $\pm$ 0,3 Stunden betrug. Da Lidocain und andere Säureamid-Lokalanästhetika primär durch die in der Leber erfolgende Verstoffwechselung eliminiert werden, hängt deren Entfernung aus der Leber primär von der Perfusion der Leber ab. Die bei Patienten mit Lebererkrankungen beeinträchtigte Elimination von Lidocain ist das Ergebnis der infolge Zirrhose herabgesetzten Perfusion der Leber und des vergrößerten Shunts zwischen Pfortaderkreislauf und großem Kreislauf (32).

Die Plasma-Halbwertszeiten von Lidocain, Antipyrin und Paracetamol zeigten, daß wichtige Korrelationen zur Serum-Albumin-Konzentration bestehen. Von diesen drei untersuchten Mitteln war die verlängerte Halbwertszeit des Lidocains der empfindlichste Indikator der Leberfunktionsstörung. Bei Patienten mit Lebererkrankungen, von denen bekannt war, daß sie Medikamente eingenommen hatten, die eine Induktion der mikrosomalen Enzyme hervorrufen können, unterschieden sich die Halbwertszeiten von bestimmten Medikamenten nicht signifikant von denen bei anderen Patienten, die gemäß der Ergebnisse ihrer Routine-Leberfunktionsproben an Lebererkrankungen ähnlicher

Schwere litten (30). Bei der Festsetzung der Lidocain-Dosen bei Patienten mit chronischen Lebererkrankungen ist der Schweregrad der Leberfunktionsstörung zu berücksichtigen.

Allgemeinanästhesie. Werden Patienten mit starkwirksamen Inhalationsanästhetika anästhesiert, so ist mit einer Herabsetzung der über die Leber erfolgenden Elimination der Lokalanästhetika zu rechnen. Bei mit Halothan anästhesierten Tieren erfolgte die über die Leber stattfindende Eliminierung des Lidocains langsamer als bei Tieren, die Lachgas und Curare erhielten (28, 33). Die herabgesetzte Elimination kann mit der herabgesetzten Leberdurchblutung und mit der vom Halothan hervorgerufenen Depression der Lebermikrosomen im Zusammenhang stehen. Klinische Untersuchungsreihen an freiwilligen Versuchspersonen und an mit einer Lachgas-Gallamin-Kombination mit und ohne Halothan anästhesierten Patienten haben gezeigt, daß die Allgemeinanästhesie nach oraler Einnahme von Lidocain dessen Konzentrationsanstieg im Plasma verzögert (34). Diese Resorptionsverzögerung ist von einer verzögerten Abwanderung von Lidocain aus dem Plasma begleitet, was vermuten läßt, daß der Abbau des Lidocains während der Halothan-Anästhesie verlangsamt ist (Abb. 19.6).

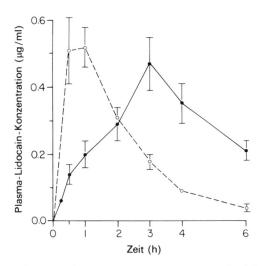

Abb. 19.6: Mittelwerte der Plasma-Lidocain-Konzentration (± Standardabweichung) bei 7 wachen Versuchspersonen (helle Kreise) und 12 anästhesierten Patienten (dunkle Kreise) nach Einnahme von 400 mg Lidocain. Man beachte die deutliche Verzögerung des Ansteigens der Lidocain-Konzentration im Plasma bei den anästhesierten Patienten, was auf eine Resorptionsverzögerung hinweist. Die verzögerte Abwanderungsgeschwindigkeit des Lidocains aus dem Plasma läßt eine Beeinträchtigung der Verstoffwechselung von Lidocain während der Anästhesie vermuten. (Graphische Darstellung der Daten von Adjepon-Yamoah, K. K., u. Mitarb. (34).)

Propranolol. Bei mit Morphin und Chloralose anästhesierten Patienten verlängert die Verabreichung von Propranolol die Plasma-Halbwertszeit von Lidocain um 50% (14). Die beta-adrenerge Blockade zuzüglich der Herabsetzung von Herzminutenvolumen und Leberdurchblutung setzt die Lidocain-Clearance unter geringfügiger Veränderung der über die Leber erfolgenden Lidocain-Eliminierung herab. Diese Wechselwirkung resultiert in höheren Plasma-Lidocain-Spiegeln, als diese bei Patienten zu erwarten sind, die nicht unter der Wirkung beta-adrenerg blockierender Mittel stehen.

Ausscheidung über die Niere

Für die meisten Lokalanästhetika und deren Metaboliten ist die Niere der wichtigste Ausscheidungsweg. Die Ester-Lokalanästhetika werden durch die Plasma-Pseudo-Cholinesterase hydrolysiert, doch wird der primäre Metabolit des Procains, die Para-Aminobenzoesäure, durch die Niere ausgeschieden. Säureamid-Lokalanästhetika, die ein geringes Proteinbindungsvermögen haben, wie z. B. Prilocain (Xylonest®), zeigen eine schnellere Nieren-Clearance (35). Die Nieren-Clearance ist dem Urin-pH umgekehrt proportional, daher wird jede klinische Situation, die eine über die Niere erfolgende Ansäuerung fordert, die Elimination der Lokalanästhetika verstärken. Patienten mit beeinträchtigter Nierenfunktion hydrolysieren Procain langsamer als gesunde Erwachsene (27). Obgleich die Verlangsamung der Hydrolyse von Procain bei Patienten mit Nierenerkrankungen zu den Blutharnstoff-Stickstoffwerten proportional ist, steht dieser Mechanismus mit herabgesetzten Werten der Enzymaktivität im Zusammenhang und nicht mit einer kompetitiven Enzymhemmung. Bei Patienten mit Nierenerkrankungen sind die Ester-Lokalanästhetika in herabgesetzter Dosierung zu geben.

Pharmakologische Wechselwirkungen

Fallbericht

Ein 8jähriger Junge von 25 kg Gewicht wurde zur Durchführung eines intravenösen Pyelogramms und einer Nierenbiopsie ins Krankenhaus aufgenommen. 60 min vor Legen eines peripheren Venenkatheters erhielt der Junge 50 mg Pethidin und 50 mg Phentobarbital intramuskulär. Anstelle des Röntgenkontrastmittels erhielt der Patient versehentlich 300 mg Mepivacain (Meaverin®, Scandicain®) ohne Ephedrin unter rascher Injektion. Sofort traten generalisierte Krämpfe auf, die sich unter Sauerstoffatmung mittels Maske und intravenöser Gabe von 10 mg Diazepam rasch beheben ließen. Die Ventilation wurde assistiert, und das Kind war eine Stunde später wach und unterhielt sich auf normale Weise. Zwei Tage später wurden die diagnostischen Untersuchungen ohne Komplikationen durchgeführt, und das Kind verließ das Krankenhaus am folgenden Tag (36).

Dieser Bericht über eine grobe Überdosierung von Mepivacain (12 mg/kg) bei einem Kind hebt mehrere Punkte hervor:

1. Die allgemein zur Prämedikation benutzten Mittel bieten nur einen geringen, wenn überhaupt keinen Schutz gegen das Auftreten toxischer Wirkungen am Zentralnervensystem;
2. Diazepam ist ein wirksames und rasch wirkendes Antikonvulsivum, das nur minimale Sekundäreffekte auf Kreislauf und Atmung hat und
3. bei Aufrechterhaltung von Atmung und Kreislauf des Patienten erfolgt die Erholung auch von einer größeren Dosis eines Lokalanästhetikums rasch.

Gehirn, Herz und neuromuskuläres System sind gegenüber der Wirkung der Lokalanästhetika, die im allgemeinen erregbare Membranen dämpfen, besonders empfindlich. Daher kann in der klinischen Praxis die Verwendung anderer dämpfender Mittel zu erheblichen Wechselwirkungen führen.

Antikonvulsiva

Obwohl die Barbiturate seit langem den Ruf genießen, Antikonvulsiva zu sein, zeigt das Benzodiazepinderivat Diazepam (Diazemals®, Diazepam®, Lamra®, Neurolytril®, Tranquase®, Tranquo-Puren®, Valium®) durch seine Wirkung auf das limbische System des Gehirns einen spezifischen Antagonismus. Klinisch zeigt die mit Diazepam behandelte Überdosierung von Lokalanästhetika im Vergleich zur Barbituratbehandlung eine geringere Rest-Depression, und die Erholung erfolgt daher rascher. Bei Tieren wird durch Verabreichung von Pentobarbital die letale Lidocain-Dosis erhöht (37). Es wurde außerdem gezeigt, daß die Vorbehandlung von Tieren mit Diazepam sowohl die krampferzeugende Dosis als auch die Plasmakonzentration von Lidocain, bei welcher Krämpfe auftreten, erhöht (38, 39). Wenn auch Diazepam die Krampfschwelle erhöht, kann es gleichzeitig die Zeichen drohender toxischer Wirkungen verschleiern. Treten bei mit Diazepam vorbehandelten Tieren Krämpfe auf, so erfordert deren Beherrschung höhere Dosen des Antikonvulsivums als bei Unterlassung der Prämedikation durch Diazepam. Diazepam wird zwar zur Beherrschung von Krämpfen empfohlen, doch lassen sich durch die Verabreichung von Lokalanästhetika hervorgerufene Krämpfe ebenfalls durch andere intravenöse Anästhetika, aber auch durch Inhalationsanästhetika wirksam behandeln. Epileptiker unter Langzeitbehandlung mit Barbituraten und/oder mit anderen Antikonvulsiva können eine erhöhte Toleranz gegenüber Lokalanästhetika zeigen, da eine Enzyminduktion erfolgt sein kann (s. den Abschnitt «Enzyminduktion» dieses Kapitels sowie die Abb. 19.5).

Störungen von Säure-Basen-Haushalt und Gasstoffwechsel

Sauerstoff. Die Höhe der arteriellen Sauerstoffspannung ist, solange sie 8,0 kPa (60 mm Hg) nicht unterschreitet, kein kritischer Parameter für das Zustandekommen toxischer Wirkungen am Zentralnervensystem. Wenn auch die Inhalation von Sauerstoff die Krampftätigkeit seitens des ZNS nicht verhindern kann, ist eine überreichliche Sauerstoffzufuhr nach Einsetzen von Krämpfen von günstiger Wirkung, einmal wegen des unter dem Krampfanfall erhöhten Sauerstoffverbrauchs, und zum anderen kann trotz infolge der im Krampfanfall herrschenden, oft erheblichen Hypoventilation, die arterielle Sauerstoffsättigung beibehalten werden (40).
Kohlendioxid. An anästhesierten Katzen ließ sich zeigen, daß die krampfauslösende Dosis von Lidocain der arteriellen Kohlendioxidspannung umgekehrt proportional ist (41). Weitere Untersucher haben diese Beziehung auch an Hunden, nicht aber an Affen bestätigt (42, 43). Der Effekt der Hyperkapnie kann im Zusammenhang mit der die Hirndurchblutung steigernden Rolle des Kohlendioxids im Zusammenhang stehen und daher die Geschwindigkeit erhöhen, mit welcher die Lokalanästhetika ins Zentralnervensystem gelangen.
Wasserstoffion. Auch die erhöhte Wasserstoffionen-Konzentration steigert die toxische Wirkung der Lokalanästhetika am Gehirn (42). Während einer Azidose ist auch die Proteinbindung von Lidocain herabgesetzt, wodurch der aktive Anteil des Lidocains erhöht und dessen toxische Wirkung gesteigert werden (18). Zur Behandlung jeglicher durch Lokalanästhetika hervorgerufener Krämpfe wird die Hyperventilation empfohlen, um die zerebrale Krampfschwelle herabzusetzen und die Proteinbindung des Lidocains zu erhöhen. Es ist hier festzustellen, daß bei Tieren die kardiovaskulären Reaktionen auf Lidocain mit Änderungen der arteriellen Kohlendioxidspannungen im Bereich zwischen

1,7 bzw. 9,7 kPa (12 und 73 mm Hg) und des pH im Bereich zwischen 7,99 und 7,11 nicht korrelierten (44).

Inhalationsanästhetika

Die von Lokalanästhetika hervorgerufenen toxischen Wirkungen können durch die Inhalationsanästhetika abgewandelt werden. Die Verabreichung von Lachgas oder niedrigen Konzentrationen anderer Mittel schützt vor Krämpfen, die durch Lidocain, Procain oder Tetracain hervorgerufen werden können (45, 46). De Jong und Mitarb. waren in der Lage, durch Atmen von 70 % Lachgas bei Katzen den krampferzeugenden Schwellenwert für Lidocain um 50 % heraufzusetzen (Abb. 19.7) (45). Ich habe bei Rhesusaffen mit Lachgas ähnliche Beobachtungen gemacht. Jedoch verstärkte die Inhalation hoher Konzentrationen von Halothan, Fluorexen und Methoxyfluran die tödlichen Effekte sowohl der Säureamid- als auch der Ester-Lokalanästhetika (46). Diese Toxizitätssteigerungen erfolgen wahrscheinlich durch eine Wechselwirkung der depressiven Wirkungen dieser Mittel auf das kardiorespiratorische System. An Hunden vorgenommene Untersuchungsreihen zeigen, daß die Blutspiegel von Lokalanästhetika nach Zufuhr gleicher Dosen während der Anästhesie in der Reihenfolge nachstehender Mittel abnahmen: Diethylether, Chloroform, Thiopental. Außerdem beträgt die tödliche Procain-Dosis an mit Ether anästhesierten Hunden ungefähr die Hälfte der bei Chloroform beobachteten Dosis (47).

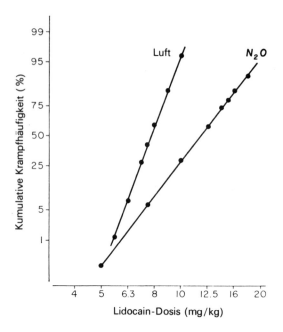

Abb. 19.7: Dosis-Antwort-Geraden von wachen Katzen (links) und mit 70 Vol.-% Lachgas anästhesierten Katzen (rechts) zeigen, daß bei den anästhesierten Tieren der krampferzeugende Schwellenwert von Lidocain um 50% angehoben war. (Aus: De Jong, R.H., Heavner, J.E., and de Oliveira, L.F.: Effects of nitrous oxide on the lidocaine seizure threshold and diazepam protection. Anesthesiology 37 (1972) 299.)

Die Verabreichung von Lidocain während der Anästhesie mit Diethylether beim Menschen und mit Enfluran beim Hund verursachte eine Atemdepression (48, 49). Da Lidocain auch die erforderliche Menge an Anästhetikum (MAC) verringert, läßt sich durch Herabsetzung der Konzentration des Inhalationsanästhetikums eine Verstärkung der Atemdepression vermeiden (49).

Mischungen von Lokalanästhetika

Lokalanästhetika werden häufig miteinander kombiniert, um einen raschen frühen Wirkungseintritt und eine Verlängerung der Wirkungsdauer zu erreichen. Obgleich man die Verabreichung hoher Dosen mehrerer Mittel als wichtige Ursache toxischer Wirkungen der Lokalanästhetika betrachtet, deuten klinische Berichte darauf hin, daß man Säureamid- und Ester-Lokalanästhetika enthaltende Lösungen ohne offensichtliche Toxizitätssteigerung anwenden kann. Jedoch zeigen an Rhesusaffen durchgeführte Untersuchungsreihen, daß gleichstark wirksame Gemische von Lidocain mit Etidocain sowie von Lidocain mit Tetracain an diesen Tieren bei intravenöser Gabe dieselbe Toxizität zeigen wie bei alleiniger Verabreichung eines jeden Mittels. Das heißt, daß sich die Toxizität additiv verhält (50).

Weitere Berichte besagen, daß die wiederholte Verabreichung von Lokalanästhetika von sich aus die krampfauslösende Dosis oder den Krampfschwellenwert zu ändern vermag (39, 51). Man müßte jedoch erwarten, daß die Toxizität von Mischungen der Ester-Lokalanästhetika zumindest sich additiv verhält, da alle diese Mittel durch die Serum-Cholinesterase aktiviert werden. Es wurde jedoch gezeigt, daß die Beigabe von Tetracain zu Procain und Chlorprocain[1] bei konstanter intravenöser Zufuhrgeschwindigkeit an Ratten die Toxizität steigert (52).

Im Gegensatz zur unbeabsichtigten raschen intravenösen Injektion kann die klinische Toleranz eines bei regionalen Anästhesieverfahren verwendeten Gemisches von Lokalanästhetika noch höher sein, wenn die kombinierten Mittel unterschiedliche Charakteristika hinsichtlich ihrer Pharmakokinetik oder hinsichtlich ihres Abbaus haben. So werden z. B. die Wirkungsdauer der Ester-Derivate wie Procain und Tetracain und das Zustandekommen hoher Blutspiegel dieser Mittel durch die Aktivität der Serum-Cholinesterase begrenzt. Im Gegensatz hierzu unterliegt das Abklingen der Blutspiegel der Säureamid-Derivate wie Lidocain langsameren Vorgängen wie der Umverteilung, dem Abbau in der Leber und der Ausscheidung.

Es wurde über die Auslösung deliranter Zustände durch die Kombination von Lidocain mit Procainamid (Novocamid®) berichtet; Bupivacain (Bupivacain®, Carbostesin®) und andere Säureamid-Lokalanästhetika wie Etidocain (Duranest®) haben die Hydrolyse von Chlorprocain durch Serum-Cholinesterase gehemmt (53, 54). Sind diese Mittel gleichzeitig zu verabreichen, so ist deren Dosierung herabzusetzen. Chlorprocain enthaltende Säureamid-Ester-Lokalanästhetika-Gemische können außerdem den aktiven (nicht geladenen) Anteil des in der Lösung befindlichen Säureamid-Lokalanästhetikums herabsetzen. Diese Erscheinung steht mit dem niedrigen pH-Wert des Chlorprocains von 3,5 im Zusammenhang und kann nach wiederholten Verabreichungen in Gebiete mit begrenzter Pufferkapazität wie z. B. im Extraduralraum zur Tachyphylaxie gegenüber der lokalanästhesierenden Lösung führen (55).

Muskelrelaxanzien

Die kombinierte Anwendung von Lokalanästhetika mit anderen Medikamenten, mit denen sie gemeinsame Bahnen des Abbaus besitzen, kann bedeutsame Wechselwirkungen zur Folge haben. Werden Succinylcholin und die procainähnlichen Ester-Lokalanästhetika einschließlich Cocain gemeinsam verabreicht, können eine längerdauernde Apnoe oder

---

[1] In der Bundesrepublik Deutschland nicht im Handel.

eine schwere toxische Allgemeinreaktion oder auch beide Phänomene auftreten, da der hydrolytische Abbau und die Inaktivierung beider Typen von Verbindungen von der Serum-Cholinesterase abhängig sind (56). Weitere Verbindungen mit bekannten Anticholinesterase-Eigenschaften sind Pancuronium, Hexafluorenium und das blutdrucksenkende Mittel Trimethaphan (57–59).

De Kornfeld und Steinhaus berichteten, daß bei Hunden 10 min nach der Verabreichung von Lidocain die von einer Succinylcholin-Dosis hervorgerufene apnoische Phase fast zweimal länger als bei Unterlassung der Lidocain-Gabe zu erwarten war (60). Außerdem verursachte die Verabreichung von Lidocain nach einer apnoischen Succinylcholin-Dosis bei allen untersuchten Tieren Apnoe. Während die Möglichkeit besteht, daß an diesem Effekt eine Wechselwirkung von Medikamenten an der neuromuskulären Synapse beteiligt ist, vermuteten diese Untersucher, daß die längerdauernde Apnoe mit der Konkurrenz der beiden Medikamente um die Cholinesterase in Zusammenhang steht. Bei diesen mit Pentobarbital anästhesierten Tieren wurde eine Lidocain-Dosis von 10 mg/kg empfohlen. Obwohl diese Dosierung höher ist, als der klinischen Anwendung entspricht, ist jegliche Kombination dieser beiden Mittel mit Vorsicht anzuwenden, da damit zu rechnen ist, daß die von Succinylcholin hervorgerufene Apnoe in Gegenwart von Lidocain länger dauert.

Die nichtdepolarisierenden Muskelrelaxanzien Gallamin und d-Tubocurarin heben beide an nichtbehandelten Affen die Krampfdosis und den Lidocain-Schwellenwert an, was für Succinylcholin nicht zutrifft (51). Jedoch fanden Acheson, Bull und Glees, daß die vorherige Verabreichung von Succinylcholin in einer Dosierung von 1 mg/kg bei mit Lachgas anästhesierten Katzen die Krampfdosis von Lidocain von 10 auf 5 mg/kg herabsetzte (61). Bei einer ähnlichen Untersuchungsreihe fanden de Kornfeld und Steinhaus, daß bei anästhesierten und mit nicht apnoischen Succinylcholin-Dosen vorbehandelten Hunden in einer Dosierung von 10 mg/kg zugeführtes Lidocain eine Apnoe hervorrief (60). Für diese Wechselwirkung wurde noch keine vernünftige Erklärung gefunden.

Telivuo und Katz haben gezeigt, daß die intravenöse Verabreichung von Lidocain, Mepivacain, Prilocain und Bupivacain am Menschen einen leichten neuromuskulär blockierenden Effekt und eine Atemdepression hervorruft (62). Diese Untersuchungsreihen und diejenigen, die mit Inhalationsanästhetika durchgeführt wurden, lassen vermuten, daß in Abwesenheit von Muskelrelaxanzien die Hauptursache der durch Lokalanästhetika hervorgerufenen Atemdepression in erster Linie mit einer direkten Wirkung auf das Zentralnervensystem im Zusammenhang steht. Später haben Matsuo und Mitarb., die ein Nervus-phrenicus-Zwerchfellhälften-Präparat verwendeten, gezeigt, daß die neuromuskulär blockierenden Mittel und die Lokalanästhetika die neuromuskulär blockierenden Effekte gegenseitig verstärken (63). Bei der Verabreichung von Lidocain zur Behandlung von Herzrhythmusstörungen chirurgischer Patienten, die auch Muskelrelaxanzien erhielten, ist diese Wechselwirkung zu berücksichtigen.

Trizyklische Antidepressiva

Der Krampfschwellenwert von Lidocain scheint dem 5-Hydroxytryptophan-Spiegel im Gehirn umgekehrt proportional zu sein. Mit 5-Hydroxytryptophan vorbehandelte Katzen zeigten eine Herabsetzung des Krampfschwellenwertes von Lidocain und eine Verlängerung der Krampfaktivität (64). Bei anderen Untersuchungsreihen bewirkte die Anhebung des 5-Hydroxytryptamin-Gehalts im Gehirn durch die Zufuhr von 5-Hydroxytryptophan eine Erhöhung der Lidocain-Empfindlichkeit, während die Zufuhr von p-Chlor-p-Phenylalanin die Lidocain-Empfindlichkeit herabsetzte (65). Diese Beobachtung ist im Hinblick auf die Empfindlichkeit der Corpora amygdaloidea interessant, weil diese dem limbischen System zugehören und einen Hirnbezirk darstellen, der bekanntlich einen hohen 5-Hydroxytryptophan-Gehalt besitzt. Zwischen Katecholamine enthaltenden lokalanästhesierenden Lösungen und den trizyklischen Antidepressiva können Wechselwirkungen eintreten, die sich als Hypertonie und Tachykardie zu erkennen geben. Noradrenalin enthaltende Lidocain- und Mepivacain-Lösungen haben bei zwei mit Protryptilin (Maximed®) behandelten Patienten zu schweren Kopfschmerzen geführt (66). An Hunden ist eine ähnliche Wechselwirkung zwischen Noradrenalin und Desmethylimipramin nachgewiesen worden (67). Die beobachteten kardiovaskulären Veränderungen stehen in Beziehung zur Wechselwirkung zwischen den Katecholaminen und den Monoaminooxidase-Hemmern. Es ist damit zu rechnen, daß weitere trizyklische Mittel, welche die Noradrenalin-Spiegel an den Nervenendigungen erhöhen, wie das den Ester-Lokalanästhetika zugehörige Cocain, einen ähnlichen Effekt zeigen.

Metaboliten der Lokalanästhetika

Bei einigen Patienten können pharmakologisch wirksame Metaboliten des Lidocains zu toxischen Wirkungen am Zentralnervensystem beitragen. Strong und Mitarb. wiesen bei Patienten, die zur Behandlung von Herzrhythmusstörungen Lidocain erhalten, die Substanzen Monoethylglycinxylidid und Glycinxylidid nach (68). Da einige Patienten, die Anzeichen toxischer Wirkungen am Zentralnervensystem aufwiesen, Plasmakonzentrationen des Lidocains innerhalb des zulässigen therapeutischen Bereiches hatten (weniger als 2,8 µg/ml), sind vermutlich die Metaboliten wirksam und tragen zu den beobachteten toxischen Erscheinungen bei. Diese Vermutung wird durch Tierversuche untermauert, die zeigen, daß Lidocain und Monoethylglycinxylidid über ein gleich starkes Vermögen zur Auslösung von Krämpfen verfügen (69).
Monoethylglycinxylidid als primärer Metabolit des Lidocains hatte als Schutz vor der mit Strophanthin hervorgerufenen Vorhofarrhythmie des Meerschweinchens etwa 80% der Wirksamkeit der Muttersubstanz (Abb. 19.8). Glycinxylidid hat nur etwa ein Zehntel dieser Wirksamkeit (70). Bei der Beurteilung der Lidocain-Behandlung und der Toxizität der Lokalanästhetika sind die Plasmakonzentrationen des Lidocains einschließlich seiner Metaboliten zu berücksichtigen. Diese Grundsätze dürften auch für die Verabreichung von Lidocain und anderer Säureamidlokalanästhetika gelten, die eine Langzeit-Lidocain-Behandlung erhalten haben.
Es gibt auch Hinweise dafür, daß nichttoxische Dosen von Para-Aminobenzoesäure, des primären Metaboliten von Procain, sowie Natrium- und Ammoniumbenzoat bei Ratten die tödlichen Dosen von Procain und Lidocain erhöhen. Molgo und Mitarb. vermuten, daß diese Mechanismen mit zellulären Effekten im direkten Zusammenhang stehen und nicht mit der Inaktivierung der Verstoffwechselung der Lokalanästhetika (71). An Patienten, die eine Vielzahl von Anästhetika einschließlich Cyclopropan und Cocain erhielten, vorgenommene Ekg-Untersuchungen besagen, daß die intravenöse Verabreichung von Diethylaminoethanol Häufigkeit und Schweregrad der zum Zeitpunkt der endotrachealen Intubation hervorgerufenen Herzrhythmusstörungen herabsetzt (72).

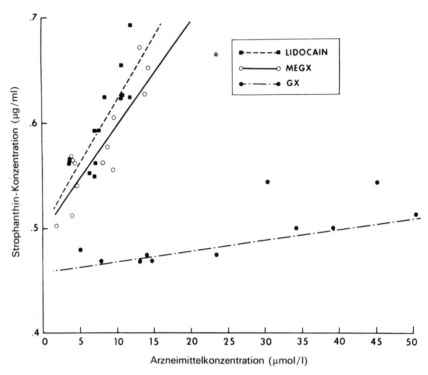

Abb. 19.8: Die schützenden Effekte von Lidocain und Monoethylglycinxylidid (MEGX) gegenüber durch Strophanthin am Vorhof des Meerschweinchens ausgelösten Arrhythmien. Die Wirksamkeit von Lidocain und Monoethylglycinxylidid ist etwa gleich groß, während die Wirksamkeit von Glycinxylidid (GX) nur etwa ein Zehntel derjenigen der Muttersubstanz beträgt. (Aus: Burney, R. G., et al.: Anti-arrhythmic effects of lidocaine metabolites. Am. Heart J. 88 (1974) 765.)

Tagesrhythmen

Unabhängig von der Dosierung können Versuchstiere nach Lidocain unterschiedliche Reaktionen seitens des Zentralnervensystems zeigen (73). Diese Reaktionen unterliegen einem Rhythmus, der mit dem Tageszyklus zwischen Licht und Dunkelheit im Zusammenhang steht. Bedeutung und Anwendung dieses Phänomens für die klinische Praxis sind unbekannt.

Literatur

1. Van Dyke, C. u. Mitarb.: Cocaine: plasma concentrations after intranasal application in man. Science 191 (1976) 859
2. Koehntop, D. E., J. C. Liao, F. H. van Bergen: Effects of pharmacologic alterations of adrenergic mechanisms by cocaine, tropolone, aminophylline, and ketamine on epinephrine-induced arrhythmias during halothane-nitrous oxide anesthesia. Anesthesiology 46 (1977) 83

3. Scott, D.B. u. Mitarb.: Factors affecting plasma levels of lignocaine and prilocaine. Br. J. Anaesth. **44** (1972) 1040
4. Johnston, R.R., E.I. Eger, II, C. Wilson: A comparative interaction of epinephrine with enflurane, isoflurane, and halothane in man. Anesth. Analg. (Cleve.) **55** (1976) 709
5. De Jong, R.H., S.C. Cullen: Buffer-demand and pH of local anesthetic solutions containing epinephrine. Anesthesiology **24** (1963) 801
6. Bromage, P.R. u. Mitarb.: Quality of epidural blockade. III. Carbonated local anaesthetic solutions. Br. J. Anaesth. **39** (1967) 197
7. Loder, R.E.: A local anesthetic solution with longer action. Lancet **2** (1960) 346
8. Chinn, M.A., K. Wirjoatmadja: Prolonging local anesthesia. Lancet **2** (1967) 834
9. Kaplan, J.A., E.D. Miller, jr., E.G. Gallagher: Postoperative analgesia for thoracotomy patients. Anesth. Analg. (Cleve.) **54** (1975) 773
10. Marx, G.F. u. Mitarb.: Drug overdose in axillary block of brachial plexus. N.Y. State J. Med. **68** (1968) 304
11. Thomson, P.D. u. Mitarb.: Lidocaine pharmacokinetics in advanced heart failure, liver disease, and renal failure in humans. Ann. Intern. Med. **78** (1973) 499
12. Prescott, L.F., K.K. Adjepon-Yamoah, R.G. Talbot: Impaired lignocaine metabolism in patients with myocardial infarction and cardiac failure. Br. Med. J. **1** (1976) 939
13. Benowitz, N. u. Mitarb.: Lidocaine disposition kinetics in monkey and man. II. Effects of hemorrhage and sympathomimetic drug administration. Clin. Pharmacol. Ther. **16** (1974) 99
14. Branch, R.A. u. Mitarb.: The reduction of lidocaine clearance by dl-propranolol: An example of hemodynamic drug interaction. J. Pharmacol. Exp. Ther. **184** (1973) 515
15. Mather, L.E. u. Mitarb.: Hemodynamic drug interaction: peridural lidocaine and intravenous ephedrine. Acta Anaesthesiol. Scand. **20** (1976) 207
16. Tucker, G.T. u. Mitarb.: Binding of anilide-type local anesthetics in human plasma: I. Relationships between binding, physiochemical properties, and anesthetic activity. Anesthesiology **33** (1970) 287
17. Ghoneim, M.M., H. Pandya: Plasma protein binding of bupivacaine and its interaction with other drugs in man. Br. J. Anaesth. **46** (1974) 435
18. Burney, R.G., C.A. DiFazio, J. Foster: Effects of pH on protein binding of lidocaine. Anesth. Analg. (Cleve.) **57** (1978) 478
19. Zsigmond, E.K., T.E. Eilderton: Abnormal reaction to procaine and succinylcholine in a patient with inherited atypical plasma cholinesterase: case report. Can. Anaesth. Soc. J. **15** (1968) 498
20. Stoelting, R.K.: Serum cholinesterase activity following pancuronium and antagonism with neostigmine or pyridostigmine. Anesthesiology **45** (1976) 674
21. Pantuck, E.J.: Echothiopate iodide eye drops and prolonged response to suxamethonium. A case report. Br. J. Anaesth. **38** (1966) 406
22. Foldes, F.F. u. Mitarb.: The influence of glucocorticoids on plasma cholinesterase (38 219). Proc. Soc. Exp. Biol. Med. **146** (1974) 918
23. Kaniaris, P. u. Mitarb.: Serum cholinesterase levels in patients with cancer. Anesth. Analg. (Cleve.) **58** (1979) 82
24. Wang, R.I.H., C.A. Ross: Prolonged apnea following succinylcholine in cancer patients receiving AB-132. Anesthesiology **24** (1963) 363
25. Blitt, C.D. u. Mitarb.: Correlation of plasma cholinesterase activity and duration of action of succinylcholine during pregnancy. Anesth. Analg. (Cleve.) **56** (1977) 78
26. Finster, M.: Toxicity of local anesthetics in the fetus and the newborn. Bull. N.Y. Acad. Med. **52** (1976) 222
27. Reidenberg, M.M., M. James, L.G. Dring: The rate of procaine hydrolysis in serum of normal subjects and diseased patients. Clin. Pharmacol. Ther. **13** (1972) 279
28. DiFazio, C.A., R.E. Brown: Lidocaine metabolism in normal and phenobarbital-pretreated dogs. Anesthesiology **36** (1972) 238

29. Heinonen, J., S. Takki, L. Jarho: Plasma lidocaine levels in patients treated with potential inducers of microsomal enzymes. Acta Anaesthesiol. Scand. 14 (1970) 89
30. Forrest, J. A. H. u. Mitarb.: Antipyrine, paracetamol, and lignocaine elimination in chronic liver disease. Br. Med. J. 1 (1977) 1384
31. Selden, R., A. A. Sasahara: Central nervous system toxicity induced by lidocaine. Report of a case in a patient with liver disease. J. A. M. A. 202 (1967) 908
32. Stenson, R. E., R. T. Constantino, D. C. Harrison: Interrelationships of hepatic blood flow, cardiac output, and blood levels of lidocaine in man. Circulation 43 (1971) 205
33. Burney, R. G., C. A. DiFazio: Hepatic clearance of lidocaine during N_2O anesthesia in dogs. Anesth. Analg. (Cleve.) 55 (1976) 322
34. Adjepon-Yamoah, K. K., D. B. Scott, L. F. Prescott: Impaired absorption and metabolism of oral lignocaine in patients undergoing laparoscopy. Br. J. Anaesth. 45 (1973) 143
35. Eriksson, E., P. O. Granberg: Studies on the renal excretion of Citanest and Xylocaine. Acta Anesthesiol. Scand. (Suppl.) 16 (1965) 79
36. Mepivacaine overdosage in a child (Discussion, E. S. Munson) Anesth. Analg. (Cleve.) 52 (1973) 422
37. Richards, R. K., N. T. Smith, J. Katz: The effects of interaction between lidocaine and pentobarbital on toxicity in mice and guinea pig atria. Anesthesiology 29 (1968) 493
38. De Jong, R. H., J. E. Heavner: Diazepam prevents and aborts lidocaine convulsions in monkeys. Anesthesiology 41 (1974) 226
39. Ausinsch, B., M. H. Malagodi, E. S. Munson: Diazepam in the prophylaxis of lignocaine seizures. Br. J. Anaesth. 48 (1976) 309
40. Munson, E. S., P. A. Pugno, I. H. Wagman: Does oxygen protect against local anesthetic toxicity? Anesth. Analg. (Cleve.) 51 (1972) 422
41. De Jong, R. H., I. H. Wagman, D. A. Prince: Effect of carbon dioxide on the cortical seizure threshold to lidocaine. Esp. Neurol. 17 (1967) 221
42. Englesson, S., S. Grevsten: The influence of acid-base changes on central nervous system toxicity of local anaesthetic agents II. Acta Anaesthesiol. Scand. 18 (1974) 88
43. Munson, E. S., I. H. Wagman: Acid-base changes during lidocaine induced seizures in Macaca mulatta. Arch. Neurol. 20 (1969) 406
44. Yakaitis, R. W., J. D. Thomas, J. E. Mahaffey: Cardiovascular effects of lidocaine during acid-base imbalance. Anesth. Analg. (Cleve.) 55 (1976) 863
45. De Jong, R. H., J. E. Heavner, L. F. de Oliveira: Effects of nitrous oxide on the lidocaine seizure threshold and diazepam protection. Anesthesiology 37 (1972) 299
46. Staniweski, J. A., J. A. Aldrete: The effects of inhalation anaesthetic agents on convulsant (LD-50) doses of local anaesthetics in the rat. Can. Anaesth. Soc. J. 17 (1970) 602
47. Hulpieu, H. R., V. V. Cole: The effects of thiopental sodium, chloroform, and diethyl ether on the metabolism and toxicity of procaine. J. Pharmacol. Exp. Ther. 99 (1950) 370
48. Siebecker, K. L. u. Mitarb.: Effect of lidocaine administered intravenously during ether anesthesia. Acta Anaesthesiol. Scand. 4 (1960) 97
49. Himes, R. S., jr. E. S. Munson, W. J. Embro: Enflurane requirement and ventilatory response to carbon dioxide during lidocaine infusion in dogs. Anesthesiology 51 (1979) 131
50. Munson, E. S., W. L. Paul, W. J. Embro: Central-nervous-system toxicity of local anesthetic mixtures in monkeys. Anesthesiology 46 (1977) 179
51. Munson, E. S., I. H. Wagman: Elevation of lidocaine seizure threshold by gallamine in rhesus monkeys. Arch. Neurol. 28 (1973) 329
52. Daos, F. G., L. Lopez, R. W. Virtue: Local anesthetic toxicity modified by oxygen and by combination of agents. Anesthesiology 23 (1962) 755
53. Ilyas, M., D. Owens, G. Kvasnicka: Delirium induced by a combination of anti-arryhthmic drugs. Lancet 2 (1969) 1368
54. Lalka, D. u. Mitarb.: Bupivacaine and other amide local anesthetics inhibit the hydrolysis of chloroprocaine by human serum. Anesth. Analg. (Cleve.) 57 (1978) 534

55. Brodsky, J.B., J.G. Brock-Utne: Mixing local anaesthetics (Correspondence). Br. J. Anaesth. 50 (1978) 1269
56. Jatlow, P. u. Mitarb.: Cocaine and succinylcholine sensitivity: A new caution. Anesth. Analg. (Cleve.) 58 (1979) 235
57. Stovner, J.N. Oftedal, J. Holmboe: The inhibition of cholinesterase by pancuronium. Br. J. Anaesth. 47 (1975) 949
58. Bennett, E.J. u. Mitarb.: Pancuronium and the fasciculations of succinylcholine. Anesth. Analg. (Cleve.) 52 (1973) 892
59. Poulton, T.J., F.M. James, O. Lockridge: Prolonged apnea following trimethaphan and succinylcholine. Anesthesiology 50 (1979) 54
60. DeKornfeld, T.J., J.E. Steinhaus: The effect of intravenously administered lidocaine and succinylcholine on the respiratory activity of dogs. Anesth. Analg. (Cleve.) 38 (1959)
61. Acheson, F., A.B. Bull, P. Glees: Electroencephalogram of the cat after intravenous injection of lidocaine and succinylcholine. Anesthesiology 17 (1956) 802
62. Telivuo, R.L. Katz: The effects of modern intravenous local analgesics on respiration during partial neuromuscular block in man. Anaesthesia 25 (1970) 30
63. Matsuo, S. u. Mitarb.: Interaction of muscle relaxants at the neuromuscular junction. Anesth. Analg. (Cleve.) 57 (1978) 580
64. De Oliveira, L.F., J.E. Heavner, R.H. de Jong: 5-hydroxytryptophan intensifies local anesthetic-induced convulsions. Arch. Int. Pharmacodyn. Ther. 207 (1974) 333
65. De Oliveira, A.D. Bretas: Effects of 5-hydroxytryptophan, iproniazid and p-chlorophenylalanine on lidocaine seizure threshold of mice. Eur. J. Pharmacol. 29 (1974) 5
66. Dornfest, F.D.: Drug interaction (Briefe an den Hrsg.). S. Afr. Med. J. 46 (1972) 1104
67. Goldman, V., A. Astrom, H. Evers: The effect of a tricyclic antidepressant on the cardiovascular effects of local anaesthetic solutions containing different vasoconstrictors. Anaesthesia 26 (1971) 91 (abstract)
68. Strong, J.M., M. Parker, A.J. Atkinson, jr.: Identification of glycinexylidide in patients treated with intravenous lidocaine. Clin. Pharmacol. Ther. 14 (1973) 67
69. Blumer, J., J.M. Strong, A.J. Atkinson, jr.: The convulsant potency of lidocaine and its N-dealkylated metabolites. J. Pharmacol. Exp. Ther. 186 (1973) 31
70. Burney, R.G. u. Mitarb.: Anti-arrhythmic effects of lidocaine metabolites. Am. Heart J. 88 (1974) 765
71. Molgo, J., G. Montoya, S. Guerrero: Influencia del benzoato de sodio, benzoato de amonio y acido p-aminobenzoico sobre la dosis letal media de procaina y lidocaina en la rata macho. Arch. Biol. Med. Exp. (Santiago) 9 (1973) 50
72. Burstein, C.L., G. Zaino, W. Newman: Electrocardiographic studies during endotracheal intubation. III. Effects during general anesthesia and intravenous diethylaminoethanol. Anesthesiology 12 (1951) 411
73. Lutsch, E.F., R.W. Morris: Circadian periodicity in susceptibility to lidocaine hydrochloride. Science 156 (1967) 100

20. Kapitel

Medikamente und Anästhesietiefe

David J. Cullen

Fallbericht

Eine 33jährige Frau wurde wegen einer Colitis ulcerosa im Krankenhaus aufgenommen. Sie klagte über Schmerzen im Bauch, blutigen Durchfall und Appetitlosigkeit. Bei einer im Jahre 1971 vorgenommenen Probelaparotomie wegen des Verdachts auf ein Megacolon mit intestinaler Intoxikation wurde das Kolon belassen und die Appendix entfernt. Die mit Halothan, Lachgas/Sauerstoff und Curare durchgeführte Anästhesie sowie der postoperative Verlauf der Patientin waren seinerzeit ohne Besonderheiten. Die Patientin erhielt damals Sulfadiazin, 30 mg Prednison täglich, Opium-Tinktur mit Belladonna, Diazepam, Eisen und Fiorinal.
Bei der Krankenhausaufnahme betrug der Hämatokrit 0,35, und sie hatte eine Leukozytenzahl von 8,9 G/l. Eine Röntgenübersichtsaufnahme des Abdomens zeigte große erweiterte Kolonschlingen und eine linksseitige Hochdrängung des Zwerchfells durch die stark dilatierte Flexura lienalis. Zur Beherrschung der Schmerzen durch die Distention des Kolons und der damit verbundenen Schmerzen sowie toxischen Erscheinungen erhielt die Patientin 3stündlich 75–100 mg Pethidin. Nach 3tägigem Krankenhausaufenthalt wurde bei der Patientin erneut wegen des toxischen Megacolons und des Verdachts auf eine Kolonperforation eine Laparotomie vorgenommen.
Nach intravenöser Gabe von 1,5 ml Thalamonal® (= 0,075 mg Fentanyl + 3,75 mg Droperidol) wurden noch 250 mg Thiopental und 100 mg Succinylcholin zugeführt. Die Trachea der Patientin ließ sich rasch und leicht intubieren, die Anästhesie wurde mit 4 l Lachgas und 2 l Sauerstoff unterhalten. Vor dem Hautschnitt wurden weitere 50 mg Thiopental und 1,5 ml Thalamonal® sowie 4 mg Pancuronium gegeben. Etwa 30 min nach Operationsbeginn wurde Fentanyl in Teildosen bis zu einer Gesamtmenge von 0,15 mg gegeben. Die bis zum Verschluß der Bauchdecken verabreichten Gesamtmengen an Anästhetika und Adjuvanzien betrugen 300 mg Thiopental, 3 ml Thalamonal® (1 ml Thalamonal® = 0,05 mg Fentanyl + 2,5 mg Droperidol), 0,15 mg Fentanyl und 6 mg Pancuronium.
Die Patientin war 163 cm groß und wog 59 kg. Vor der Einleitung der Anästhesie betrug ihre Pulsfrequenz 140/min und ihr Blutdruck 16,0/8,0 kPa (120/60 mm Hg). Nach der Einleitung sank ihre Pulsfrequenz auf 120/min ab, und ihr Blutdruck lag während der gesamten Operationsdauer zwischen 13,3 und 16,0 kPa (100 und 120 mm Hg) systolisch. Während des 3stündigen Eingriffs sank ihre Temperatur von 37,5 auf 36 °C ab. Die Patientin wurde kontrolliert beatmet. Nach den Angaben des Anästhesisten traten keine Pupillenerweiterung, Tränensekretion, Schwitzen, Grimassieren,

Hypertonie, Herzfrequenzanstieg oder andere Zeichen zu flacher Anästhesierung auf. Der postoperative Verlauf der Patientin war unter Ausnahme zweier Ereignisse komplikationslos, und sie wurde drei Wochen später aus dem Krankenhaus entlassen.

Komplikationen:
1. Am ersten Tag nach der Operation stellte der Chirurg fest, daß die Patientin sich recht genau an ihre Empfindungen während des Eingriffs erinnern konnte, auch an ein aus sieben Buchstaben bestehendes Wort, das der Chirurg aussprach, als er an der Perforationsstelle am Zwerchfell unabsichtlich das Kolon eröffnete. Der Anästhesist berichtete, daß sich die Patientin an Gespräche der Operationsmannschaft, Mißempfindungen im Bauchraum, an ihre Bewegungsunfähigkeit und an Einzelheiten verschiedener Maßnahmen erinnern konnte. Obwohl die Patientin über ihre Erlebnisse nicht übermäßig aufgeregt war, blieb dem Anästhesisten bei Verwendung der üblichen klinischen Kriterien verborgen, daß sie die Operation praktisch miterlebte. Die Patientin zeigte keine Tränensekretion. Die Augäpfel waren fixiert ohne konjugierte Bewegungen, und ihre Pupillen waren beständig auf 2 mm verengt, ohne sich auf chirurgische Reize zu erweitern; obwohl ständig eine Tachykardie bestand, zeigten sich weder Hyperventilation durch Erschwerung der kontrollierten Beatmung noch eine Hypertonie.
2. Bei der Ankunft im Aufwachraum wurde zur Bestimmung der Lage des zentralen Venenkatheters eine Übersichtsaufnahme des Thorax angefertigt. Es zeigte sich ein linksseitiger Pneumothorax, was bedeutet, daß bei der Exzision der vom Zwerchfell gedeckten Perforationsstelle des Kolons die linke Pleura unbeabsichtigt eröffnet worden war. Die Patientin war wach und litt nicht an Atemnot, war weder hyperpnoisch noch zyanotisch. Nach Anlegen einer Pleuradrainage entfaltete sich die linke Lunge wieder vollständig. Vor Anlage der Pleuradrainage betrug ihre Atemfrequenz 20–24/min, ihr zentraler Venendruck war 883 Pa (9 cm WS), ihr Blutdruck 16,0/10,7 kPa (120/80 mm Hg), die Frequenz ihres Herzspitzenstoßes betrug 100/min bei regelmäßigem Puls. Nach Anlage der Pleuradrainage veränderten sich die Vitalzeichen der Patientin nicht. Vor Anlage der Pleuradrainage war keine Blutgasanalyse erfolgt. Der 5 Stunden nach Pleuradrainage bestimmte PaO_2 betrug bei Luftatmung 10,9 kPa (82 mm Hg), der PCO_2 5,2 kPa (39 mm Hg) und der pH 7,44.

Ein Jahr später wurde bei der Patientin unter Enfluran-Lachgas-Anästhesie eine Arthrodese vorgenommen, einen Monat nach der Arthrodese ein totaler Kniegelenkersatz unter Halothan-Lachgas/Sauerstoff-Anästhesie. Beide Anästhesieverläufe waren komplikationslos. Ein Jahr später erfolgte auch an der anderen Seite ein totaler Kniegelenkersatz. Auch hier wieder war der Anästhesieverlauf glatt, obwohl nur 4 ml Thalamonal® (0,2 mg Fentanyl + 10 mg Droperidol), 7 mg Morphin und 42 mg Curare verwendet wurden. Die Patientin hatte während der vorangegangenen Jahre keine starkwirksamen Analgetika eingenommen.

Die Patientin ist eine angenehme intelligente Persönlichkeit, die sich gut auszudrücken versteht und eine realistische Einstellung zu ihrer Erkrankung und ihren Krankenhauserfahrungen hat. Während ihres Krankenhausaufenthaltes anläßlich der Kolektomie wurde sie von ihrem Anästhesisten, der das folgende Gespräch festhielt, über die Ereignisse, an die sie sich erinnerte, befragt:

«Sagen Sie mir bitte, was Sie empfanden, als Sie zum ersten Mal in den Operationssaal herunterkamen.»

«Ich möchte sagen, daß ich, als ich zum ersten Mal in den Operationssaal herunterkam, äußerst verängstigt war. Ich war unruhig und nicht ausgeruht, da ich vor der Operation keinerlei Medikamente bekommen hatte, und ich war so aufgeregt und wußte nicht, was mich erwartete. Meine Stimmung war gut, ich würde nicht sagen wollen, daß sie es nicht war. Ich war recht optimistisch. Ich war keinesfalls in einer bekümmerten Gemütsverfassung, und mir war die Tatsache, daß mir ein operativer Eingriff bevorstand, nur insofern bewußt, als mir klar war, welche enorme Schmerzlinderung mich erwartete.»

«Können Sie sich überhaupt an den Hautschnitt am Operationsbeginn erinnern?»

«Ich kann mich an den Hautschnitt erinnern, nur würde ich es so nicht mit meinen Worten ausgedrückt haben. Wie ich früher schon sagte, empfand ich, als betätige jemand eine Heckenschere, und er schnitt einmal hier und entschloß sich dann, da nicht genug Gras erfaßt wurde, den Rasenmäher zu nehmen und diesen etwas härter von der rechten zur linken Seite zu bewegen. Und sie machten so weiter und nahmen meinen halben Magen mit, wobei der Rasenmäher noch tiefer sank und eine enorme Menge Schmerzen und übergroßen Druck erzeugte, was ich auszudrücken versuchte, wozu ich aber keine Möglichkeit hatte. Ich wollte meine Arme oder meine Beine bewegen oder sprechen, und ich hatte tatsächlich keine Kraft in mir, dies zu tun.»

«An welches besondere Gespräch können Sie sich erinnern, als Sie schliefen?»

«Eines der Dinge, an die ich mich im Verlauf der Operation zu erinnern glaube, ist, daß ich zwei oder drei Leute sagen hörte, glauben Sie, daß die Maschinerie richtig arbeitet? Ich weiß nicht, ob mir selbst dies bewußt war oder ob ich dies jemand habe sagen hören und es aufgeschnappt habe. Ich begann deshalb nervös zu werden, da ich dachte, die Maschinerie arbeitet nicht, weil ich so viel Schmerz empfand, und fragte mich, ob dies jemand bemerken würde oder nicht.»

«Können Sie sich daran erinnern, ob irgend einer der Chirurgen etwas besonderes gesagt hat?»

«Ich erinnere mich an Bemerkungen der Chirurgen von Zeit zu Zeit, die nicht alle zwangsläufig die Operation betrafen, aber doch Bemerkungen über das Herreichen von Instrumenten und Fragen, ob mein Blutdruck hoch genug sei und ähnliches. Ich glaube, daß ich mich daran erinnere, daß jemand sagte, daß dies viel länger dauern werde, bin mir aber nicht ganz sicher.»

«Können Sie sich daran erinnern, daß ich an Ihnen irgend etwas machte, Sie anfaßte oder an irgend etwas ähnliches?»

«Ich erinnere mich recht gut daran. Ich erinnere mich, daß Sie viele Male versuchten, meine Augen zu öffnen und daß diese gar nicht geöffnet bleiben wollten. Als Sie meine Augen öffneten, wollte ich etwas zu Ihnen sagen, daß ich diese ungeheuren Schmerzen hätte, es bestand aber keine Möglichkeit, mich Ihnen mitzuteilen. Ich wußte nicht, ob Sie mitbekamen, was ich empfand. Ich war mir nicht sicher, ob der Monitor, an welchen Sie mich angeschlossen hatten, diesen Schmerz anzeigte oder auch nicht. Ich hatte Schmerzen, und ich wollte während der ganzen Zeit etwas sagen, sei es durch eine Bewegung der Augen oder der Handgelenke. Da aber meine Arme so weit abgespreizt waren, konnte ich angesichts des Fehlens jeglicher Koordinierung meine Botschaft nicht an den Mann bringen. Aber ich befand mich dauernd in einem Zustand der Panik, weil ich merkte, daß ich Ihnen aus irgend einem Grund aus den Händen geglitten war.»

«Können Sie die Natur Ihrer Schmerzen beschreiben, waren sie scharf oder stumpf, waren sie beständig, oder kamen und gingen sie wieder weg?»

«Ich müßte sagen, daß der Schmerz kam und ging, und wenn er langsam einsetzte, kam eine enorme Schmerzwelle über mich und dann dieser (ich nenne ihn Rasenmäher, weiß Gott, weshalb nur?), wenn er wieder bergauf fuhr, ließ der Schmerz nach und kam denn wieder herunter, wurde der Schmerz wegen der Fläche, die der Schnitt freigelegt hatte, wieder um so intensiver. Ich hatte richtige Schmerzen, was ich keineswegs erwartet hatte. Ich empfand, daß ich die gesamte Operation erlebt habe. Hätte ich gewußt, was mir wirklich bevorstand, wäre ich zu ängstlich gewesen, mich diesem Eingriff zu unterwerfen, wegen all der Schmerzen, die ich empfand, aber ich dachte doch, daß ich irgendwie aus diesem Elend wiederherauskomme, das war aber nicht der Fall, und als ich schließlich aufwachte, war ich völlig erschöpft, und ich empfand, daß ich keineswegs entspannt oder überhaupt erleichtert war, und ich glaube nicht, daß ich nach der Operation wirklich viel geschlafen habe. Ich war wacher als irgend jemand sonst.»

«Waren die Erlebnisse während der Operation irgendwie verschwommen?» «Sie waren recht verschwommen. Eine Angelegenheit, die für mich ganz sonderbar ist, daß jedermann mich als systematisch vorgehende Person kennt, und ich dieses kleine schwarze Buch immer bei mir habe. Es ist so etwa wie eine kleine Bibel, alles Wichtige mündet in ihr. Ich kann mich daran erinnern, auf dem Operationstisch zu liegen, in der einen Hand dieses Buch und in der anderen Hand ein anderes und ich versuche alles, was sie mit mir machen, zu katalogisieren, damit ich es, falls ich dies überstehen sollte, mit Ihnen durchsprechen kann, weil ich mich dafür interessierte. Ich wollte mir eine objektive Meinung bilden, aber nach einer Weile ereigneten sich viele Dinge Schlag auf Schlag, daß die ganze Reihenfolge ins Wanken kam.»

«Hätten Sie Angst davor, sich überhaupt noch einer erneuten Anästhesie zu unterziehen?»
«Nein, keineswegs. Dies hat mein Vertrauen in die sogenannte moderne Medizin nicht zerstört; da ich auch tatsächlich in einigen Monaten mit einer weiteren Operation rechnen muß und ich mir der Tatsache bewußt bin, daß dies wieder eine dieser Launen der Natur war, wie sie eben vorkommen. Ich habe das Gefühl, daß einer der Gründe, daß ich nicht so tief anästhesiert war, als ich hätte sein müssen, vielleicht darin bestand, daß ich nicht früh genug vorbereitet worden bin. So viele Patienten werden schon viele Stunden zuvor vorbereitet und bekommen Sedativa, und ich denke nicht, daß ich viel Zeit zum Entspannen hatte, und glaube, daß dies von Bedeutung für mein Mißgeschick war. Aber ich möchte ganz klar sagen, daß ich nicht zögern würde, mich erneut operieren zu lassen, wenn dies sein muß.»

Der Begriff Allgemeinanästhesie wird als Zustand der allgemeinen Empfindungslosigkeit gegenüber Schmerzen und anderen Sensationen definiert. Damit der Anästhesist sich davon überzeugen kann, ob der Patient Schmerzen oder andere Sensationen empfindet, muß der Patient in der Lage sein, auf verschiedene schädliche Reize zu reagieren. Dieser Fall zeigt, daß die Patientin definitionsgemäß keine Allgemeinanästhesie gehabt hatte. Außerdem hatte die Patientin weder durch somatische noch durch sympathische Reaktionen die Möglichkeit, dem Anästhesisten kundzutun, daß sie von Schmerzen oder anderen Empfindungen geplagt wurde. Leider ist es nur durch die Retrospektive erkennbar, daß die Patientin gar nicht anästhesiert war.
Die wahrscheinlichste Erklärung für diesen Zustand der Empfindung von Wahrnehmungen (Gewahrsein) der Patientin ist die verhältnismäßig niedrige mit dem Lachgas verabreichte Fentanyl-Dosis, die in Gegenwart der starken chirurgischen Stimuli die erhoffte Analgesie nicht zu erzeugen vermochte. Außerdem hat die zuvor erfolgte dreitägige Anwendung von Pethidin zur Linderung der am Megakolon bestehenden Schmerzen die Toleranz gegenüber den während der Operation verabreichten Narkotikadosen erhöht. Schließlich haben die zur Erleichterung der Bauchoperation gegebenen Muskelrelaxanzien ihr die Möglichkeit genommen, dem Anästhesisten ihren Zustand des Gewahrseins oder der Wachheit auf irgendeine Weise mitzuteilen.
Mit Hilfe des Begriffs der Mindestalveolarkonzentration (MAC) läßt sich die Anästhesie quantifizieren. Unter dem Begriff der MAC versteht man die in einer Atmosphäre herrschenden Mindestalveolarkonzentration eines Anästhetikums, die bei 50% der Patienten oder Tiere, die einem schädlichen schmerzhaften Reiz ausgesetzt waren, Unbeweglichkeit hervorruft. Die MAC wurde zur Messung der Anästhesie gewählt, weil sie einen zuverlässigen reproduzierbaren und sichtbaren Index des Anästhesierungsvermögens darstellt (1). Ihr Endpunkt, der Ausfall der Körperbewegung, ist von klinischer Bedeutung. Der Begriff MAC ist auf alle Inhalationsanästhetika anwendbar. Er setzt die Beobachtung von Körperbewegungen oder deren Abwesenheit der Reaktion auf einen schmerzhaften Reiz mit dem Partialdruck des Anästhetikums an dessen Wirkungsort im Gehirn in Beziehung (unter der Annahme, daß der Partialdruck in der Alveole mit der Hirnkonzentration im Gleichgewicht steht). Nachdem man die MAC für verschiedene Inhalationsanästhetika bestimmt hatte, fand man Variable heraus, welche die MAC oder die Tiefe der Anästhesie verändern (2). Wenn ein Medikament die MAC um 30% herabsetzt, besagt das, daß dieses Mittel 30% der Anästhesie bewirkt, obwohl es selbst kein Anästhetikum sein muß. Viele der zur Zeit bekannten Substanzen, welche die Anästhesietiefe verändern, sind Medikamente. Ihre auf die Anästhesietiefe ausgeübten Effekte werden in diesem Kapitel beschrieben und, wo dies möglich ist, mit der klinischen Anästhesieführung in Beziehung gesetzt. Außerdem wird auf allgemeine pathophysiologische Veränderungen hingewiesen, welche die Anästhesietiefe zu verändern vermögen.

Quantitative Bestimmung der Anästhesietiefe

Im Jahre 1965 entwickelten Eger und Mitarb. das Konzept der Mindestalveolarkonzentration (MAC) und begannen damit Faktoren zu untersuchen, welche die MAC am Tier beeinflussen (2). Diese Untersucher legten auf der Dosis-Wirkungs-Kurve den Punkt fest, an welchem die Dosis der alveolären Konzentration und der Reaktion des Patienten auf den Hautschnitt entsprach (Tab. 20.1). Der Ausgangspunkt dieser Kurve ist der Wachzustand ohne Anästhesierung. Ob die Werte zwischen diesen beiden Punkten durch eine gerade Linie miteinander verbunden werden können, ist nicht bekannt.

Später haben de Jong und Eger diejenige Dosis von Anästhetika bestimmt, die nicht nur 50%, sondern 95% einer Patientenpopulation anästhesiert (AD_{95}) (Abb. 20.1) (3). Dieser Begriff ist für die Praxis weit wichtiger, denn kein Kliniker würde den Versuch machen, Patienten mit einer Konzentration zu anästhesieren, bei welcher eine 50%ige Möglichkeit besteht, daß nach dem Hautschnitt Körperbewegungen erfolgen. Der Anästhesist benötigt eine höhere Wahrscheinlichkeit für das Unterbleiben von Körperbewegungen. Bei einigen Inhalationsanästhetika liegt die AD_{95} nahe bei der AD_{50} oder MAC, während bei anderen Anästhetika die AD_{95} von der MAC weiter entfernt liegt (Tab. 20.1). Auf Grund der unterschiedlichen Aufnahme und Verteilung der Anästhesie ist es schwierig, die Anästhesietiefe zu beurteilen, da eine gegebene Steigerung der eingeatmeten Konzentration noch keine vergleichbare Zunahme der Alveolarkonzentration und der Anästhesietiefe ergibt (4).

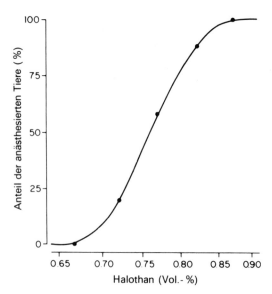

Abb. 20.1: Logarithmische Dosis-Wirkungs-Kurve von Halothan. Der Prozentsatz der anästhesierten Tiere (d.h. derjenigen, die nicht auf den Hautschnitt reagieren) innerhalb der fünf Halothan-Dosisbereiche liegen auf der senkrechten Achse. Die horizontale Achse ist gemäß des Logarithmus der alveolären Halothan-Konzentration kalibriert. Man beachte die Symmetrie der Kurve im Bereich der mittleren Punkte (der 50%igen Reaktion). (Aus: De Jong, R.H., and Eger, I.E., II.: MAC expanded AD_{50} and AD_{95} values of common inhalation anesthetics in man. Anesthesiology 42 (1975) 386.)

Tab. 20.1: Drei charakteristische Endpunkte zur Festlegung der Mindestalveolarkonzentration von Anästhetika und der Reaktion des Patienten

	MAC-Wachzustand (39)		MAC (1-3)		ED_{95} (3)	
	Alveolarkonzentration	Prozentsatz der MAC	Alveolarkonzentration	Prozentsatz der MAC	Alveolarkonzentration	Prozentsatz der MAC
Halothan	0,41	55	0,74	100	0,90	122
Methoxyfluran	0,081	51	0,16	100	0,22	138
Ether	1,41	73	1,92	100	2,22	116
Fluroxen	2,2	65	3,4	100	3,57	105

Die MAC-Werte des Wachzustandes und die effektive Dosis ED_{95} von vier Anästhetika werden als Alveolarkonzentration und als Prozentsatz des MAC-Wertes (= 100%) aufgeführt.

De Jong und Mitarb. sowie Freund und Mitarb. vermuten, daß die Anästhesie-«Tiefe» auch eine Funktion der Wirkung der Anästhetika auf das Zentralnervensystem ist (Abb. 20.2). Sie weisen eine fast lineare Reaktion der monosynaptischen Leitungsbahnen und die Empfindlichkeit des H-Reflexes auf ansteigende Konzentrationen von Anästhetika nach. Sie dokumentierten auch, daß die Anästhesie ein fortlaufender Vorgang im Sinne eines *Kontinuums* ist und keiner «Alles-oder-Nichts-Reaktion» entspricht (5, 6).

Cullen und Larson haben mit Recht die Forderung aufgestellt, daß die Anästhesisten der Beurteilung der Anästhesietiefe höchste Aufmerksamkeit widmen müssen,

«weil bei einem jeden Patienten nur die den chirurgischen Erfordernissen gerecht werdende Anästhesietiefe erzielt werden sollte. Wir stehen grundsätzlich auf dem Standpunkt, daß, je weniger die lebenswichtigen Organe und Systeme des Patienten in Mitleidenschaft gezogen werden, das heißt, je niedriger die Konzentration des Mittels oder je weniger «tief» die Anästhesie ist, die vorübergehende oder auch vielleicht permanente Schädigung des Patienten um so geringer sein wird. Wir betonen jedoch, daß wir daran festhalten, dem Patienten zu einer den Erfordernissen des chirurgischen Eingriffs genügenden Anästhesietiefe zu verhelfen. Wir glauben, daß eine Anästhesie, die so flach ist, daß auf chirurgische Reize Reaktionen wie Hypertonie, Tachykardie, eine erhöhte Muskelspannung und die Erinnerung an schmerzhafte Reize auftreten, eine vermeidbare Schädigung

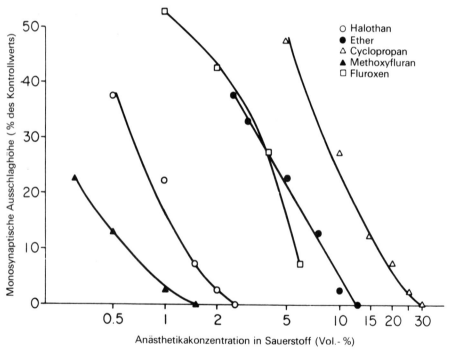

Abb. 20.2: Die Mittelwerte der monosynaptischen Ausschlaghöhen (Impulse) sind gegen die eingeatmeten Konzentrationen von fünf allgemein gebräuchlichen Anästhetika auf einer halblogarithmischen Skala eingetragen. Mit ansteigender Konzentration des Anästhetikums begann die Amplitude der Ausschlaghöhe abzusinken. Somit war die Depression der synaptischen Übertragung dem Logarithmus der Anästhetikumkonzentration umgekehrt proportional. (Aus: De Jong, R.H., et al.: Anesthetic potency determined by depression of synaptic transmission. Anesthesiology 29 (1968) 1142.)

des Patienten bedeuten können. Es ist daher für den Anästhesisten ganz wesentlich, die verschiedenen Reaktionen des Patienten zu kennen, die Schlüsse über die Tiefe der Anästhesie zu ziehen ermöglichen. Kein Patient ist mit einem anderen identisch. Bei größeren chirurgischen Eingriffen entspricht bei den meisten Patienten der bei Operationsbeginn bestehende Zustand nicht demjenigen während der Operation oder bei deren Beendigung. Fernerhin sind die Chirurgen nicht miteinander identisch, die chirurgischen Erfordernisse auch nicht, und noch weniger die Operationsbedingungen. Wir gestehen zu, daß bei der Vielfältigkeit der Variablen der anästhesiologischen Gegebenheiten der Anästhesist es verstehen muß, diese subtilen, aber oft offenkundigen Veränderungen bei jedem einzelnen Patienten zu erkennen und sich darauf reagierend einzustellen. Glücklicherweise zeigen viele Patienten ihm geläufige Reaktionen. So bewegen z. B. als Reaktion auf einen schmerzhaften Reiz manche Patienten eine Hand, andere verziehen eine Augenbraue oder bemühen sich, ein Bein zu bewegen, weitere Patienten reagieren mit einem Blutdruckanstieg, Zu- oder Abnahme von Puls- und Atemfrequenz, zeigen Tränensekretion und Pupillenveränderungen, während wieder andere charakteristische Atemmuster bieten» (7).

Die Verabreichung einer Anästhesie bedarf der Einstellung auf ein besonderes Individuum, wobei der Patient als seine eigene Vergleichsperson dient. Wenn auch Cullen und Larson die klinischen Zeichen der flachen, mitteltiefen und tiefen Anästhesie beschrieben haben, variieren diese Zeichen stark in Abhängigkeit vom jeweils verwendeten Anästhetikum und sind daher nicht allgemein anwendbar (8).

Zu den klinischen Mitteln zur Beurteilung der Anästhesietiefe gehören die Herzfrequenz, Blutdruck, Pupillendurchmesser, Reaktivität der Pupille auf Lichteinfall, Tränenfluß, Augapfelbewegungen, Atemzugvolumen, Atemfrequenz und die Spannung der Bauchmuskulatur. Viele dieser klinischen Zeichen legen nur für bestimmte Inhalationsanästhetika die Anästhesietiefe fest (8). Ein absinkender Blutdruck zeigt z. B. eine Vertiefung der Halothan-Anästhesie an, während ein ansteigender Blutdruck eine Vertiefung der Fluroxen-Anästhesie anzeigt (Abb. 20.3). Da es zahlreiche ähnliche Beispiele gibt, ist es nicht möglich, den Blutdruck als einzigen Anhalt für die Anästhesietiefe zu verwenden. Um die Situation noch mehr zu verwirren, verändern außer der Anästhesietiefe noch weitere Faktoren die bekannten Zeichen der Anästhesietiefe. Hierzu gehören die Prämedikation, die zur Einleitung verwendeten Mittel, Krankheit, Alter und Allgemeinzustand des Patienten, Lokalisation und Ausmaß der chirurgischen Reizung, Verwendung von Muskelrelaxanzien und/oder der kontrollierten Beatmung, Körpertemperatur sowie PCO_2 des Patienten und die Dauer der Anästhesie. Unsere Daten setzten die klinischen Anästhesiezeichen mit mehreren von freiwilligen Versuchspersonen inhalierten Anästhetika in Beziehung, bei welchen sämtliche erwähnten Variablen überwacht wurden (8). Obwohl besondere Richtlinien zur Beurteilung der Anästhesietiefe für jedes Anästhetikum entwickelt worden sind, wird jede klinische Situation zweifellos viele Anästhesiezeichen abwandeln.

Es ist für klinische Zwecke höchst bedeutsam, die Anästhesietiefe kurz vor dem Anlegen der Hautschnitte, während des Hautschnittes und zu verschiedenen Zeiten während des chirurgischen Eingriffs zu beurteilen, sobald die chirurgische Reizung zu- oder abnimmt. *Die Anästhesietiefe muß stets im Zusammenhang mit dem chirurgischen Stimulus betrachtet werden.*

Die klinische Erfahrung besagt, daß es äußerst schwierig ist, auf Grund der vor dem Schnitt des Chirurgen bestehenden Zeichen das Ausmaß der nachfolgenden Reaktion auf die Operation vorauszusagen. Es ist viel zweckmäßiger, die Reaktion auf den Hautschnitt des Chirurgen als Brennpunkt zur Bestimmung der Anästhesietiefe zu verwenden. Vor dem Hautschnitt bestimmt der Anästhesist (soweit er den Patienten spontan atmen

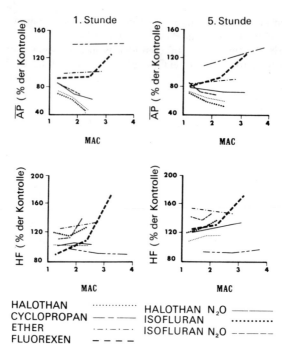

Abb. 20.3: Reaktionen des mittleren arteriellen Drucks ($\overline{AD}$) und der Herzfrequenz (HF) auf mehrere Konzentrationen von 7 Anästhetika. Um einen Vergleich der Anästhetika bei gleich wirksamen Konzentrationen zu ermöglichen, repräsentiert die horizontale Achse Vielfache der MAC. Die dünne Linie ist der Kontrollwert des Wachzustandes. Man beachte, daß die $\overline{AD}$-Reaktion von einem Anästhetikum zu einem anderen sehr unterschiedlich sind und daß sich die $\overline{AD}$-Reaktion mit zunehmender Anästhesiedauer ändert.

läßt), Atemzugvolumen und Atemfrequenz, Blutdruck und Herzfrequenz, Augapfelstellung, Pupillendurchmesser, Vorhandensein oder Fehlen von Tränensekretion, Schweißsekretion und soweit möglich den Tonus der Bauchmuskulatur. Es lassen sich drei mögliche Reaktionen auf die chirurgische Inzision beschreiben, die auch unter der Bezeichnung «Goldilocks-Testung» bekannt sind:

1. Ist die Anästhesie *zu flach*, bewegt sich der Patient unstet, wehrt sich gegen den Endotrachealtubus (eine bei Enfluran häufige Erscheinung) oder zeigt einen dramatischen Anstieg von Blutdruck und Herzfrequenz.
2. Ist die Anästhesie *zu tief*, so bewegt sich der Patient nicht, zeigt aber, was noch wichtiger ist, keine reflektorische autonome Reaktion auf die Inzision, d.h. Tachykardie, Blutdruckanstieg, Pupillenerweiterung. Vertiefung des Atemzugvolumens oder Steigerung der Atemfrequenz bleiben aus.
3. Ist die Anästhesietiefe *korrekt*, bewegt sich der Patient nicht als Reaktion auf die Inzision, zeigt jedoch ein gewisses reflektorisches Gewahrwerden der Auslösung des schmerzhaften Reizes. Die Pupillen können sich erweitern, gewöhnlich steigen Herzfrequenz und Blutdruck um 10–20%, und auch das Atemzugvolumen steigt deutlich an (Abb. 20.4). Interessanterweise klingen 2 min nach dem Hautschnitt während der Operation die reflektorischen Veränderungen der klinischen Zeichen ab und kehren in

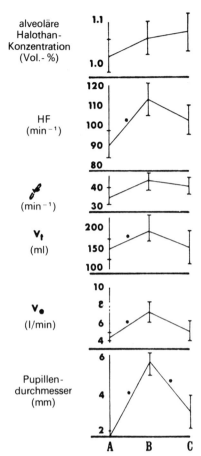

Abb. 20.4: An 8 gesunden Patienten werden die Effekte des Hautschnittes auf die klinischen Zeichen der Anästhesie dargestellt. Die am Punkt A ermittelten Werte wurden unmittelbar vor dem Hautschnitt ermittelt, am Punkt B unmittelbar nach dem Hautschnitt und am Punkt C 12 min nach dem Hautschnitt während des Fortgangs der Operation. Der Stern * bezeichnet eine signifikante Änderung gegenüber früheren Werten. Man beachte, daß unmittelbar nach dem Hautschnitt die Herzfrequenz (HF), das Atemzugvolumen ($\dot{V}_T$), das Atemminutenvolumen ($\dot{V}_E$) und der Pupillendurchmesser signifikant zunahmen, was bei der Atemfrequenz (f) nicht der Fall war. Diese Werte waren 12 min nach dem Hautschnitt beim Fortgang der Operation zu den Kontrollwerten zurückgegangen.

den meisten Fällen zum vor der Inzision herrschenden Zustand zurück, was die besondere überragende Bedeutung des Hautschnitts im Vergleich zu anderen chirurgischen Reizen unterstreicht.

Während des chirurgischen Eingriffs ist es zweckmäßig, die eingeatmete Konzentration des Anästhetikums allmählich bis zur Auslösung leichter reflektorischer Reaktionen herabzusetzen, um festzustellen, ob die Anästhesie tatsächlich die korrekte Tiefe aufweist. Da eine konstante eingeatmete Konzentration zu einer ansteigenden Alveolarkonzentration führt, wird der Patient, falls die eingeatmete Konzentration nicht herabgesetzt wird, tiefer anästhesiert werden (4). Die erneute Prüfung auf das Erscheinen klinischer Reaktionen wird zeigen, ob eine weitere Herabsetzung der eingeatmeten Konzentration unzweckmäßig ist.

Effekte von Medikamenten auf die Tiefe der Anästhesie (Tab. 20.2)

Neben der zu erwartenden Potenzierung der Allgemeinanästhetika durch Sedativa und Narkotika wurde gezeigt, daß nur noch zwischen einer weiteren wichtigen Gruppe von Medikamenten und den Allgemeinanästhetika Wechselwirkungen bestehen. Dies sind jene Mittel, welche die Katecholaminfunktion im Zentralnervensystem verändern. Mittel, welche die Noradrenalin-Spiegel im Zentralnervensystem erhöhen, heben die MAC an, während Mittel, welche die zentralen Noradrenalin-Spiegel herabsetzen, auch die MAC herabsetzen.

Antagonisierung der Allgemeinanästhesie

Iproniazid.[1] Miller und Mitarb. verabreichten bei Ratten 125 mg Iproniazidphosphat/kg intraperitoneal und beobachteten eine Zunahme der MAC von Cyclopropan um 8%, was eine statistisch signifikante Veränderung darstellt (9).

Amphetamin. Amphetamin ist ein Sympathikomimetikum, welches die Funktion des Zentralnervensystems anregt und, was noch wichtiger ist, im Zentralnervensystem Noradrenalin freisetzt. Wurden während der Halothan-Anästhesie 0,1, 0,5 und 1 mg Dextroamphetamin zugeführt, stieg die eine Stunde später bestimmte MAC um 19, 67 bzw. 96% an. Wurde jedoch Dextroamphetamin wiederholt verabreicht, so sank die MAC um 22% ab. Die kurzdauernde Verabreichung von Dextroamphetamin setzt Katecholamine von den Nervenendigungen frei, die das Zentralnervensystem stimulieren und anschließend die MAC anheben. Die Langzeit-Verabreichung von Dextroamphetamin verarmt die Katecholamine des Zentralnervensystems und setzt anschließend die MAC herab. Somit können Patienten, die kürzlich Amphetamin eingenommen hatten, zur Erzielung der Anästhesie über der Norm liegende Halothan-Konzentrationen benötigen, während chronische Amphetamin-Verbraucher nur unter der Norm liegende Anästhetikamengen benötigen (10).

Die Amphetamin-Untersuchungen wurden erweitert, um zu zeigen, daß zwei Mittel, welche die Katecholaminspiegel im Gehirn herabsetzen, nämlich Reserpin und Alpha-Methyl-Tyrosin (AMT) die von Dextroamphetamin bewirkte Zunahme der MAC kleinhalten. Nach der Gabe von 1 mg Dextroamphetamin/kg zeigten anstelle einer 90%igen Zunahme der Halothan-MAC mit 2 mg Reserpin/kg oder mit 100 mg Alpha-Methyl-p-Tyrosin (AMT)/kg vorbehandelte Hunde eine Zunahme der MAC von nur 50 bzw. 17%. Zur weiteren Abgrenzung dieses Wirkungsmechanismus blockierte Parachlorphenylalanin (in einer Dosierung von 350 mg/kg), ein Mittel, welches die Serotonin-Spiegel des Zentralnervensystems anhebt, nicht den Effekt des Dextroamphetamins auf die MAC, so auch Reserpin oder AMT nicht, die beide die zentralen Katecholaminspiegel herabsetzen. Diese Arbeit untermauert zusätzlich die Hypothese, wonach die Katecholamine des Zentralnervensystems die Reaktion auf Allgemeinanästhetika verändern können (11).

---

[1] In der Bundesrepublik Deutschland nicht im Handel.

Tab. 20.2: Medikamente, die den Bedarf an Anästhetikum herabsetzen

Medikament		Dosierung	Anästhetikum	Prozentuale Änderung der MAC	Art	Lit.
Alpha-Methyldopa		50–600 mg/kg intravenös × 3 Tage	Halothan	↓ 16–31	Hund	(9)
Amphetamin	akut	0,5 mg/kg intravenös	Halothan	↑ 67	Hund	(10)
	chronisch	2,5 mg/kg intramuskulär 2 × tägl. × 7 Tage	Halothan	Halothan	Hund	(10)
Atropin		0,015 mg/kg intraperitoneal	Cyclopropan	keine Änderung	Ratte	(29)
Cocain		2 oder 4 mg/kg intravenös	Halothan	↑ 27	Hund	(12)
Diazepam		0,2 mg/kg intravenös	Halothan	↓ 35	Mensch	(27)
Guanethidin		15 mg/kg/d intravenös × 3 Tage	Halothan	keine Änderung	Hund	(9)
Iproniazid		12,5 mg/kg intraperitoneal	Cyclopropan	↑ 8	Ratte	(9)
Isoproterenol		0,8 µg/ml intravenös zur Herzfrequenzsteigerung um 80%	Halothan	keine Änderung	Hund	(18)
Ketamin		50 mg/kg intravenös	Halothan	↓ 56	Ratte	(21)
Levodopa		10 mg/kg intravenös	Halothan	↓ 52	Hund	(20)
Levodopa		50 mg/kg intravenös	Halothan	↑ 41	Hund	(20)
Lidocain		bis zur Erzielung einer Plasmakonzentration von > 3 µg/ml	Halothan	↓ 45	Hund	(24)
Morphin		8–15 mg subkutan	Halothan	↓ 10	Mensch	(25)
Morphin		10–12 mg intramuskulär	Fluroxen	↓ 20	Mensch	(26)
Naloxon		10 mg/kg intravenös	Halothan	↑ qualitativ	Ratte	(13)
		10 mg/kg intravenös	Enfluran	↑ qualitativ	Ratte	(13)
		10 mg/kg intravenös	Cyclopropan	↑ qualitativ	Ratte	(13)
Phenobarbital		10 mg/kg per os × 10 Tage	Halothan	keine Änderung	Hund	(40)
Propranolol		2 mg/kg, danach 10 mg/kg intravenös	Halothan	keine Änderung	Hund	(18)
Reserpin		0,2–8 mg/kg intramuskulär	Halothan	↓ 14–33	Hund	(9)
Scopolamin		0,48 mg/kg	Cyclopropan	↓ 14	Ratte	(29)
Tetrahydrocannabinol		1 mg/kg intraperitoneal	Cyclopropan	↓ 15	Ratte	(30)
		2 mg/kg intraperitoneal	Cyclopropan	↓ 25	Ratte	(30)
		0,5 mg/kg intravenös	Halothan	↓ 32	Hund	(31)

Cocain. Cocain hemmt die Wiederaufnahme der Katecholamine an den Nervenendigungen des Gehirns. Stoelting und Mitarb. stellten fest, daß Cocain die MAC von Halothan bei Hunden um 27% anhob. Auch diese Untersuchung unterstützt die Auffassung, wonach die Anästhesietiefe durch die im Hirn herrschende Katecholaminkonzentration beeinflußt wird (12).

Naloxon (Narcanti®). Finck und Mitarb. antagonisierten an Ratten die Allgemeinanästhesie durch Halothan oder Enfluran mit der intravenösen Zufuhr von 10 mg Naloxon/kg. Dieser Wirkungsmechanismus ist jedoch noch nicht aufgeklärt (13).

Hypernatriämie. Wenn auch dieser Zustand nicht durch Medikamente herbeigeführt wird, können durch Veränderungen der Elektrolytkonzentrationen Veränderungen der Anästhesietiefe eintreten. Tanifui und Eger zeigten, daß eine Hypernatriämie mit einem Serum-Natrium von 179 mmol/l, die ausreichte, um den Natrium-Spiegel des Liquors auf 181 mmol/l heraufzusetzen, die Halothan-MAC bei Hunden um 43% steigerte. Mannitol, welches die Osmolarität erhöhte, erhöhte ebenfalls die MAC, weil die Dehydrierung den Na^+-Spiegel des Liquors auf 176 mmol/l anhob. Eine nicht mit einem erhöhten Na^+-Spiegel im Liquor verbundene Hyperosmolarität hob die MAC nicht an. Änderungen des Kalium-Spiegels hatten keinen Effekt auf die MAC (Tab. 20.3) (14).

Hyperthermie. Steffey und Eger zeigten, daß die MAC von Halothan bei Hunden, deren Temperatur von 37 auf 42 °C erhöht worden war, anstieg, und danach wieder absank (Abb. 20.5) (Tab. 20.3). Das Verhältnis beim MAC-Anstieg auf 42 °C betrug 8%/°C. Unter der Annahme einer Übertragung dieses Befundes auf die Bedingungen der Klinik ist anzunehmen, daß fiebernde Patienten mehr Halothan zur Unterhaltung der Anästhesie benötigen (15).

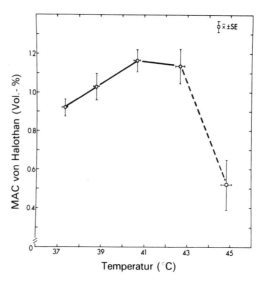

Abb. 20.5: Der Effekt der Hyperthermie auf die MAC von Halothan. Man beachte die bis etwa 41 °C erfolgende Erhöhung der MAC von Halothan. Bei einer mittleren Temperatur von 45,9 °C trat der Tod ein. (Aus: Steffey, E.P., and Eger, E.I., II: Hyperthermia and halothane MAC in the dog. Anesthesiology 41 (1974) 393.)

Tab. 20.3: Pathophysiologische Zustände, die den Bedarf von Anästhetika verändern

Zustand	Anästhetikum	Prozentuale Änderung der MAC	Art	Lit.
Hypernatriämie (Serum-Na$^+$ 179 mmol/l)	Halothan	↑ 43	Hund	(14)
Hyperthermie (37–42°C)	Halothan	↑ 8°C	Hund	(15)
Hypoxie (PaO$_2$ (4,0 kPa) 30 mm Hg)	Halothan	↓ progressiv gegen Null	Hund	(32)
Hyperkapnie (PaCO$_2$ (2,7–32,8 kPa) 95–245 mm Hg)	Halothan	↓ progressiv gegen Null	Hund	(34)
Hypokapnie (PaCO$_2$ (1,3 kPa) 100 mm Hg)	Halothan	keine Änderung	Hund	(35)
Schwangerschaft	Halothan	↓ 25	schwangere Mutterschafe	(37)
Schwangerschaft	Methoxyfluran	↓ 32	schwangere Mutterschafe	(35)
Schwangerschaft	Isofluran	↓ 40	schwangere Mutterschafe	(37)
Hypotonie (mittlerer arterieller Druck 5,3–8,0 kPa (40–50 mm Hg)	Halothan	↓ 20	Hund	(41)

Potenzierung der Allgemeinanästhesie

Die Verarmung des Noradrenalins und des Dopamins im Gehirn ohne Veränderung des Serotonins vermindert die MAC von Halothan um einen kleinen, aber signifikanten Betrag (16). In ähnlicher Weise setzen Mittel, welche das Serotonin vermindern, ohne die Noradrenalin- oder Dopamin-Konzentrationen zu verändern, ebenfalls die MAC geringgradig herab. Dieser Effekt war jedoch nicht an Ratten sichtbar, die der Einwirkung von Cyclopropan ausgesetzt worden waren. Mueller vermutete, daß nur die Wirkung derjenigen Anästhetika wie Halothan, welches die Aktivität der Neuronen in fortschreitender Weise dämpft, durch die zentralen Katecholamine beeinflußt wird, während die Wirkung eines Mittels wie des Cyclopropans, welches zu Beginn die Neuronen erregt, durch die zentralen Katecholamine nicht beeinflußt wird (16).

Roizen und Mitarb. zerstörten spezifische hohe Noradrenalin- oder Serotonin-Mengen enthaltende Hirngebiete und erzielten eine Herabsetzung der MAC von Halothan um 40% (17).

In einem für die Zwecke der Klinik anwendbaren Bericht stellten Miller, Way und Eger fest, daß Patienten, die täglich zwischen 1 und 6 g Alpha-Methyldopa (AMD, Aldomet®, Aldometil®) erhielten, niedrigere Konzentrationen der zur Erzielung chirurgischer Anästhesie erforderlichen Allgemeinanästhetika benötigten (9). Diese Untersucher stellten die Behauptung auf, daß Alpha-Methyldopa das Noradrenalin im Zentralnervensystem verdrängt und daß dieser Vorgang die Anästhesietiefe potenzieren könne. An Hunden verminderten Alpha-Methyldopa und Reserpin, Mittel, welche den zentralen und peripheren Noradrenalin-Spiegel herabsetzen, die MAC in dosisabhängiger Weise um 30% (Abb. 20.6). Guanethidin, welches lediglich eine Verarmung der peripheren Katecholamine bewirkt, beeinflußte die MAC nicht.

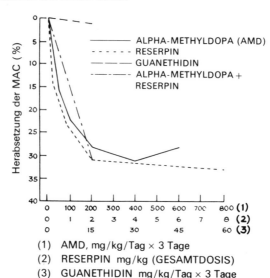

(1) AMD, mg/kg/Tag × 3 Tage
(2) RESERPIN mg/kg (GESAMTDOSIS)
(3) GUANETHIDIN mg/kg/Tag × 3 Tage

Abb. 20.6: Die Verabreichung von Alpha-Methyldopa oder Reserpin sowie von Alpha-Methyldopa mit Reserpin an Hunde setzte die MAC in dosisabhängiger Weise herab. Nach Guanethidin trat keine Veränderung der MAC von Halothan ein. (Aus: Miller, R. D., Way, W. L., and Eger, E. I., II: The effects of alpha-methyldopa, reserpine, guanethidine and iproniazide on the minimum alveolar anesthetic concentration (MAC). Anesthesiology 29 (1968) 1156.)

Isoproterenol (Isuprel®) und Propranolol (Beta-Tablinen®, Dociton®, Efektolol®, Indobloc®, Propranolol®, Propranur®, Propra-ratiopharm®). Tanifuji und Eger berichteten, daß sowohl Isoproterenol in Dosierungen, die eine Verdoppelung der Herzfrequenz hervorriefen, als auch Propranolol in einer intravenösen Dosierung von 2 oder 10 mg/kg bei Hunden keinen Einfluß auf die MAC des Halothans hatten (8). Es ist nicht berichtet worden, daß Isoproterenol in signifikanten Mengen in das Zentralnervensystem gelangt. Obwohl Propranolol die Blut-Hirn-Schranke überschreitet, führt es keine Veränderung der Noradrenalin-Spiegel im Gehirn herbei (19).

Levodopa (Brocadopa®, L-Dopa-ratiopharm®, Larodopa®, Levodopa®). Da Levodopa als neuroinhibitorischer Transmitter den Dopamin-Gehalt in den Basalganglien erhöht und eine Vorläufersubstanz für die Synthese der Katecholamine des Zentralnervensystems ist, behaupteten Johnston und Mitarb., daß dieses Mittel die MAC vermindern kann. Bei Hunden setzten niedrigere intravenöse Dosen von Levodopa von 5, 10 oder 25 mg/kg die MAC von Halothan um den recht hohen Betrag von 52% herab (Abb. 20.7).

Jedoch erhöhte eine Levodopa-Dosis von 50 mg/kg die MAC während der ersten und zweiten Stunde um 41%, wohingegen die MAC während der dritten und vierten Stunde um 37% unter den Kontrollwert absank. Die Langzeitbehandlung mit Levodopa zeigte unterschiedliche Ergebnisse. Die Autoren vermuteten, daß kleinere Levodopa-Dosen

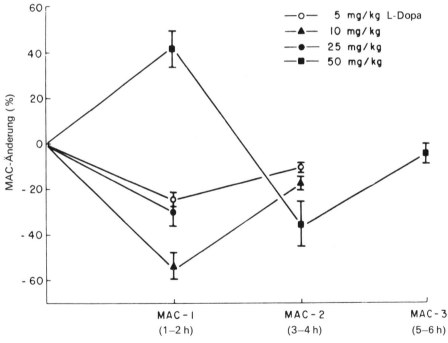

Abb. 20.7: Nach intravenöser Levodopa-Gabe bei Hunden im zeitlichen Ablauf eingetretene Änderungen der MAC von Halothan. Man beachte die Abnahme der MAC bei den niedrigen Levodopa-Dosen und die während der ersten beiden Stunden unter der hohen Levodopa-Dosis erfolgte Erhöhung der MAC um 41%. Sämtliche Werte sind Mittelwerte ± 1 Standardabweichung. (Aus: Johnston, R.R., et al.: Effect of levodopa on halothane anesthetic requirement. Anesth. Analg. (Cleve.) 54 (1975) 179.)

die Dopamin-Spiegel anheben, die infolge Hemmung der Impulsübertragung im Nervengewebe mit der Verminderung der MAC zu vereinbaren wären. Jedoch können größere Levodopa-Dosen Noradrenalin von den Nervenendigungen im Zentralnervensystem verdrängen. Diese Vermutung deckt sich daher mit den früher von diesen Untersuchern erhobenen Befunden, die besagen, daß erhöhte zentrale Noradrenalin-Spiegel die MAC erhöhen (20).

Ketamin (Ketanest®). An Ratten rief die intramuskuläre Gabe von 50 mg Ketamin/kg eine dosisabhängige Herabsetzung der MAC von Halothan hervor (Abb. 20.8). Die MAC blieb über mehrere Stunden niedrig, woran sich die lange Wirkungsdauer des Ketamins zeigt (21).

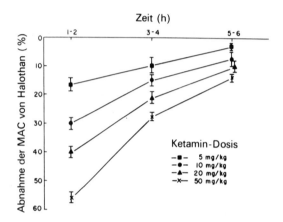

Abb. 20.8: Änderung der MAC von Halothan im zeitlichen Ablauf nach intramuskulärer Injektion von Ketamin. Sämtliche Werte sind Mittelwerte ± 1 Standardabweichung. (Aus: White, P.F., Johnston, R.R., and Pudwill, C.R.: Interaction of ketamine and halothane in rats. Anesthesiology 42 (1975) 183.)

Lidocain (Lidocain®, neo-Novutox®, Xylocain®, Xyloneural®). Lidocain ist als Adjuvans der Allgemeinanästhesie verwendet worden (22). Jedoch erfolgte die quantitative Bestimmung seiner Effekte erst durch DiFazio, der berichtete, daß es bei Ratten bei einem Anstieg seiner Plasmakonzentration auf 1 µg/ml die MAC von Cyclopropan linear um bis zu 42% verminderte (23). Vor kurzem haben DiFazio und Mitarb. berichtet, daß unter der Lachgasanästhesie am Menschen Lidocain-Konzentrationen zwischen 2 und 6 µg/ml zwischen 13–28% des Anästhetikumbedarfs deckten (24). Bei diesen Untersuchungen betrug die ED_{50} (mittlere wirksame Dosis) von Lidocain 3,2 µg/ml. War der Lidocain-Spiegel im Plasma und im Liquor höher als 3 µg/ml, so sank an mit Halothan anästhesierten Hunden die MAC um bis zu 45% ab (Abb. 20.9A und 20.9B). Angesichts dieser Herabsetzung der MAC könnte der Anästhesist, falls Lidocain zur Unterdrückung des Hustenreflexes bei Eingriffen wie bei Bronchoskopie, Lungenresektion oder plastischer Rekonstruktion der Trachea dient, die Konzentration dämpfender Anästhetika wie Halothan vermindern.

Morphin (Amphiolen Morphinum hydrochloricum®, Morphin Thilo®). Zur Prämedikation gegeben, setzt Morphin die MAC geringfügig herab. 8–15 mg Morphinsulfat, 1½ Stunden vor der Operation subkutan gegeben, verminderten die MAC von Halothan

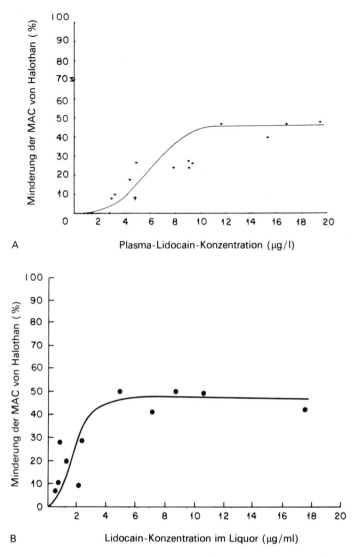

Abb. 20.9: A. (Aus DiFazio, C.A., Burney, R.G., and Himes, R.S., Jr.: Alterations in general anesthetic requirements with lidocaine. In: Abstracts of Scientific Papers, San Francisco, American Society of Anesthesiologists, 1976). **B.** Die Herabsetzung der MAC von Halothan ist gegen die anwachsende Lidocain-Konzentration im Liquor aufgetragen. (Aus: DiFazio, C.A., Burney, R.G., and Himes, R.S., Jr.: Alterations in general anesthetic requirements with lidocaine. In: Abstracts of Scientific Papers, San Francisco, American Society of Anesthesiologists, 1976.)

von 0,75 Vol.-% auf 0,68 Vol.-% (Abb. 20.10) (25). 10–12 mg Morphinsulfat, etwa $1^{1}/_{2}$ Stunden vor dem Hautschnitt intramuskulär gegeben, setzten die MAC von Fluroxen von 3,4 Vol.-% auf 2,7 Vol.-% herab (Abb. 20.11) (26).

Diazepam (Diazemuls®, Diazepam®, Lamra®, Neurolytril®, Tranquase®, Tranquo-Tablinen®, Valium®). Die intravenöse Gabe von 0,2 mg Diazepam/kg 15–30 min vor

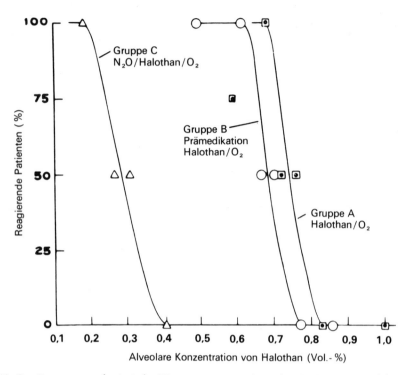

Abb. 20.10: Der Prozentsatz der in jeder Vierergruppe reagierenden Patienten ist auf der vertikalen Achse gegen die mittlere Alveolarkonzentration dieser Vierergruppe aufgetragen, die auf der horizontalen Achse verzeichnet ist. Man beachte, daß die subkutane Prämedikation mit 8 bis 15 mg eine geringe Herabsetzung der MAC (Gruppe B) ergab. Die Verabreichung von Lachgas mit Halothan führte zu einer starken Herabsetzung der MAC (Gruppe C). (Aus: Saidman, L. J., and Eger, E. I., II: Effect of nitrous oxide and of narcotic pre-medication on the alveolar concentration of halothane required for anesthesia. Anesthesiology 25 (1964) 304.)

Operationsbeginn verminderte die MAC von Halothan von 0,73 Vol.-% auf 0,48 Vol.-%, was einer Verminderung um 35% entspricht (27). Die intravenöse Gabe von 0,4 mg Diazepam/kg setzte die MAC von Halothan weiter herab, aber diese Dosis ist für die routinemäßige klinische Anwendung zu hoch.
Lachgas. Lachgas vermindert die MAC für Halothan und Fluroxen (Abb. 20.12) sowie Isofluran für jedes Vol.-% zugeführten Lachgases um etwa 1% (25, 26, 28).
Atropin und Scopolamin. Während erwiesen ist, daß Atropin die MAC nicht beeinflußt, verursachen hohe Scopolamin-Dosen an Ratten von 0,48 mg/kg eine maximale Verminderung der MAC von 14% (29). Ob dies von klinischer Bedeutung ist, unterliegt einigem Zweifel, weil am Menschen erheblich geringere Scopolamin-Dosen zur Prämedikation dienen.
Tetrahydrocannabinol (THC). Vitez und Mitarb. errechneten, daß bei Ratten, die 1 oder 2 mg Tetrahydrocannabinol intraperitoneal erhielten, die MAC von Cyclopropan um 15 bzw. 25% absank (30). Bei Hunden verminderte THC in einer Dosierung von 0,5 mg/kg die MAC eine Stunde nach dessen Injektion um 32%, wobei die Kontrollwerte nach drei Stunden wieder erreicht wurden (Abb. 20.13) (31). Dieser kurzlebige Effekt ist mit

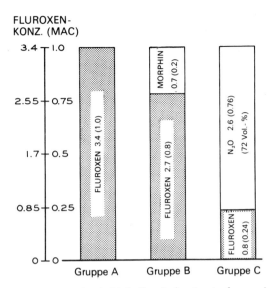

Abb. 20.11: Die Fluroxen-Konzentration in Vol.-% mit den äquivalenten Anteilen der MAC-Werte werden auf der vertikalen Achse gezeigt. Die Fluroxen-Konzentration und der MAC-Wert sind in den Säulen angegeben. In der Gruppe A entsprechen 3,4 Vol.-% einer MAC von 1,0. In der Gruppe B ist Morphin 0,7 Vol.-% Fluroxen = 0,2 MAC äquivalent. In der Gruppe C ist Lachgas der Alveolarkonzentration 72 Vol.-% 2,6 Vol.-% Fluroxen = 0,76 MAC äquivalent. (Aus: Munson, E.S., Saidman, L.J., and Eger, E.I., II: Effect of nitrous oxide and morphine on the minimum anesthetic concentration of fluroxene. Anesthesiology 26 (1965) 137.)

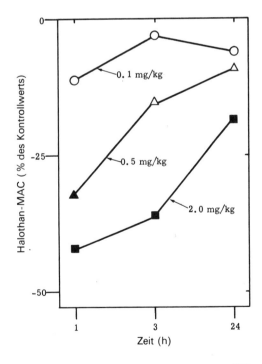

Abb. 20.12: Veränderungen der MAC nach Verabreichung von Tetrahydrocannabinol, aufgetragen als prozentuale Änderung gegenüber dem Kontrollwert. (Aus: Stoelting, R.K., et al.: Effects of delta-9-tetrahydrocannabinol on halothane MAC in dogs. Anesthesiology 38 (1973) 523.)

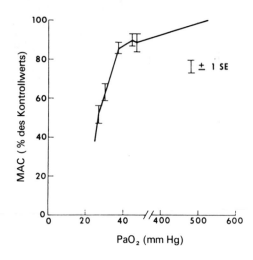

Abb. 20.13: Vor dem Absinken des PaO$_2$-Wertes unter 5,1 kPa = 38 mm Hg änderte sich die MAC noch nicht in signifikanter Weise. Danach erfolgte jedoch ein steiles Absinken der MAC.

den klinischen Beobachtungen vereinbar, die nach THC-Injektionen in Form von Analgesie, Sedierung und verlängerter Barbiturat-Nachschlafzeit festgestellt wurden. Ob diese Effekte für den Menschen von klinischer Bedeutung sind, ist zweifelhaft, da bereits die Dosierung von 0,05 mg THC die gewünschte Euphorie erzielen läßt.

Wechselwirkungen zwischen Anästhesietiefe und pathophysiologischen Veränderungen (Tab. 20.3)

Von einem PaO$_2$ von 5,1 kPa (38 mm Hg) absteigend, setzt die Hypoxie die MAC von Halothan am Hund in rasch fortschreitendem Ausmaß herab (Abb. 20.13) (32). Dieser PaO$_2$ liegt dem Hypoxieparameter von 4,6 kPa (35 mm Hg) beim Menschen äußerst nahe, bei welchem der Verlust des Bewußtseins eintritt. Bei Konstanthalten des PaO$_2$ auf 4,0 kPa (30 mm Hg) und der hierdurch zustandekommenden metabolischen Azidose sinkt die MAC ab (32). Zur Erkundung des für die Verminderung der MAC verantwortlichen Mechanismus wurden unter der Hypoxie beim Hund Hirnoberflächenelektroden

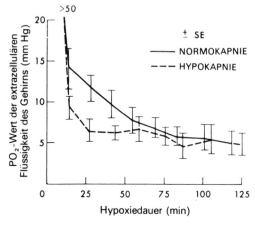

Abb. 20.14: Der PO$_2$ der Extrazellulärflüssigkeit des Gehirns sank bei einem PaO$_2$ von 4,0 kPa = 30 mm Hg ab und entsprach einer Herabsetzung der MAC von Halothan.

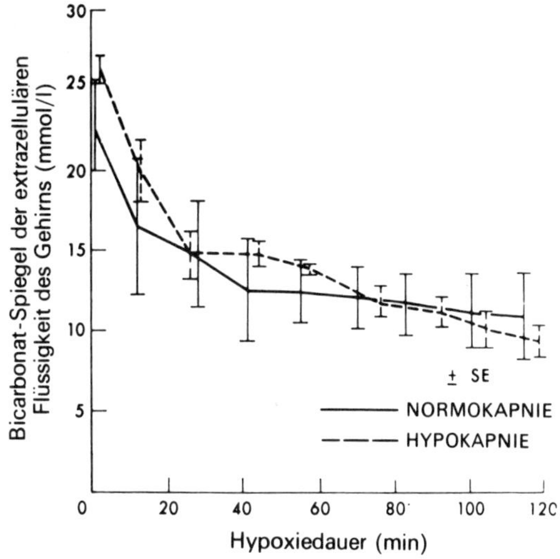

Abb. 20.15: Bei einem PaO_2 von 4,0 kPa = 30 mmHg bei sowohl hypokapnischen Hunden sanken die Bicarbonat-Werte der extrazellulären Flüssigkeiten des Gehirns rasch ab und korrelierten mit einer entsprechenden Herabsetzung der MAC von Halothan.

an der Hirnrinde angeordnet. Sobald die Hypoxie einen PaO_2-Wert von 4,0 kPa (30 mm Hg) zu erreichen begann, sank der PO_2 der extrazellulären Hirnflüssigkeit in den Bereich zwischen 1 und 10 mm Hg (0,1 und 1,3 kPa) ab (Abb. 20.14). Nach zwei Stunden andauernder Hypoxie ging der pH-Wert der ECF auf 6,93 zurück, und auch deren Bicarbonat-Spiegel sank auf etwa 10 mmol/l (Abb. 20.15). Bei diesem Ausmaß der Hypoxie übertrifft der Stoffwechselbedarf des Gehirns die vorhandene Zufuhr, was seinerseits die MAC herabsetzt (33).

Kohlendioxid

Innerhalb klinisch bedeutsamer Bereiche hat CO_2 keinen Einfluß auf die MAC. Die MAC blieb bis zum Ansteigen auf $PaCO_2$-Werte oberhalb von 12,7 kPa (95 mm Hg) konstant (34). Oberhalb von einem PCO_2-Wert von 12,7 kPa (95 mm Hg) wurde die MAC fortschreitend herabgesetzt, bei 32,7 kPa (245 mm Hg) bestand völlige Anästhesierung (Abb. 20.16). Sobald der pH des Liquors unter 7,1 absank, begann auch die MAC abzusinken,

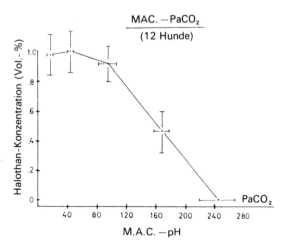

Abb. 20.16: Bis zu einem $PaCO_2$ von 12,7 kPa = 95 mm Hg bleibt die MAC verhältnismäßig konstant. Oberhalb eines $PaCO_2$-Wertes von 12,7 kPa = 95 mm Hg sinkt die MAC fortschreitend ab, bis CO_2 völlig anästhesierend wirkt. (Aus: Eisele, J.H., Eger, E.I., II, and Muallem, M.: Narcotic properties of carbon dioxide in the dog. Anesthesiology 28 (1967) 858.)

bei einem Liquor-pH von 6,8 bewirkte CO_2 völlige Anästhesierung. Jedoch ist der niedrige Liquor-pH nicht die Ursache für den anästhesierenden Effekt von CO_2. Hypoxie-Versuche zeigten, daß selbst bei einem so niedrigen pH-Wert der extrazellulären Hirnflüssigkeit wie von 6,3 die MAC von Halothan oberhalb von Null lag (33). CO_2 wirkt in hohen Konzentrationen selbst anästhesierend. Trotz der Ähnlichkeit der physikalischen Eigenschaften hat CO_2 ein stärkeres Anästhesierungsvermögen als Lachgas, das zur Erzielung der Allgemeinanästhesie die Zufuhr eines oberhalb einer Atmosphäre liegenden Druckes bedarf. Eine bis auf einen PCO_2-Wert von 1,3 kPa (10 mm Hg) heruntergetriebene Hypokapnie, welche die Hirndurchblutung maximal herabsetzt, vermindert die MAC nicht in signifikantem Ausmaß (35) trotz des klinischen Eindruckes, daß hyperventilierte Patienten tiefer anästhesiert erscheinen als spontan atmende. Unter der Annahme äquivalenter alveolärer Konzentrationen des Anästhetikums und einer zur Äquilibrierung im Gehirn genügend langen Zeit bestünde eine Möglichkeit, den dieser Beobachtung zugrunde liegenden Mechanismus zu erklären, darin, daß die Hypokapnie die spontane Aktivität der Formatio reticularis aufhebt und afferente Impulse zur Hirnrinde und zum N. phrenicus herabsetzt.

Schwangerschaft

Wenn auch die Schwangerschaft nicht als pathophysiologische Störung zu betrachten ist, setzt sie die erforderliche Menge der Inhalationsanästhetika herab (37). Bei schwangeren Mutterschafen sinkt die MAC von Halothan um 25%, die von Methoxyfluran um 32% und die von Isofluran um 40%. Die Verminderung der MAC dürfte mit dem starken Ansteigen der Progesteron-Spiegel während der Spätschwangerschaft im Zusammenhang stehen. Neben der Herabsetzung der MAC ist von klinischer Bedeutung, daß bei schwangeren Patientinnen Aufnahme und Verteilung rascher vollzogen werden. Wird bereits bei einer niedrigeren Alveolarkonzentration eine Anästhesierung erzielt, so besteht eine erhöhte Gefährdung durch Aspiration und Verlegung der Luftwege.

Zusammenfassend ist festzustellen, daß viele Medikamente und klinische Situationen fähig sind, die erforderliche Menge an Anästhetikum herabzusetzen. Die wenigen Medikamente oder auch klinischen Zustände, welche die erforderliche Anästhetikummenge erhöhen, heben die Katecholaminspiegel im Gehirn an. Werden sämtliche Variablen, welche die erforderliche Anästhetikummenge beeinflussen, berücksichtigt, wie Alter (38), präoperative Medikation, Anästhesieadjuvanzien, Erkrankung des Patienten, Art des Eingriffs, Säure-Basen-Haushalt, Oxygenierung, die Temperatur und ungenau arbeitende Anästhesiegeräte, so hängt die Vermeidung der Überdosierung des Anästhetikums oder einer unzureichenden Anästhesierung einzig und allein von der sorgfältigen Überwachung der klinischen Zeichen der Anästhesie ab. Der Zeitpunkt zur Prüfung der Anästhesietiefe ist der Augenblick der Ausführung des Hautschnittes durch den Chirurgen, wobei deutliche Reaktionen sichtbar sind, insbesondere am nicht relaxierten Patienten. Sobald eine angemessene Anästhesietiefe gewährleistet ist, kann, falls erforderlich, ein Relaxans gegeben und die eingeatmete Anästhetikum-Konzentration allmählich herabgesetzt werden, bis Zeichen einer zu flachen Anästhesierung zu bemerken sind. Mit Hilfe der Beobachtung der klinischen Zeichen des Patienten und durch sorgfältiges entsprechendes Nachregeln der eingeatmeten Konzentration läßt sich trotz der die MAC beeinflussenden Faktoren die richtige Anästhesietiefe aufrechterhalten. Diese Faktoren geben dem Anästhesisten einen Rahmen von Bezugsgrößen an die Hand, doch ist letztlich entscheidendes Kriterium die einzig dastehende Reaktion des Patienten auf das Gleichgewicht zwischen der von der Anästhesie verursachten Depression und dem von der Operation hervorgerufenen Stimulus.

Literatur

1. Eger, E.I., II: Anesthetic Uptake and Action. Baltimore, Williams & Wilkins, 1974
2. Eger, E.I., II, L.J. Saidman, B. Brandstater: Minimum alveolar anesthetic concentration: A standard of anesthetic potency. Anesthesiology 26 (1965) 756
3. De Jong, R.H., E.I. Eger, II: MAC expanded: AD_{50} and AD_{95} values of common inhalation anesthetics in man. Anesthesiology 42 (1975) 384
4. Eger, E.I., II: Anesthetic Uptake and Action. Baltimore, Williams & Wilkins, 1974
5. De Jong, R.H. u. Mitarb.: Anesthetic potency determined by depression of synaptic transmission. Anesthesiology 29 (1968) 1139
6. Freund, F.G., W.E. Martin, T.F. Hornbein: The H reflex as a measure of anesthetic potency in man. Anesthesiology 30 (1969) 642
7. Cullen, S.C., C.P. Larson, jr.: Essentials of Anesthetic Practice. Chicago, Yearbook Medical Publishers, 1974
8. Cullen, D.J. u. Mitarb.: Clinical signs of anesthesia. Anesthesiology 36 (1972) 21
9. Miller, R.D., W.L. Way, E.I. Eger, II: The effects of alpha-methyldopa, reserpine, guanethidine and iproniazide on minimum alveolar anesthetic requirement (MAC). Anesthesiology 29 (1968) 1153
10. Johnston, R.R., W.L. Way, R.D. Miller: Alteration of anesthetic requirement by amphetamine. Anesthesiology 36 (1972) 357
11. Johnston, R.R., W.L. Way, R.D. Miller: The effects of CNS catecholamine-depleting drugs on dextroamphetamine-induced elevation of halothane MAC. Anesthesiology 41 (1974) 57
12. Stoelting, R.K., C.W. Creasser, R.C. Martz: Effect of cocaine administration on halothane MAC in dogs. Anesth. Analg. (Cleve.) 54 (1975) 422
13. Finck, A.D., S.H. Ngai, B.A. Berkowitz: Antagonism of general anesthesia by naloxone in the rat. Anesthesiology 46 (1977) 241
14. Tanifuji, Y., E.I. Eger, II: Effect of brain sodium, potassium and osmolality on anesthetic requirements. In: Abstracts of Scientific Papers. San Francisco, American Society of Anesthesiologists, 1976
15. Steffey, E.P., E.I. Eger, II: Hyperthermia and halothane MAC in the dog. Anesthesiology 41 (1974) 392
16. Mueller, R.A. u. Mitarb.: Central monaminergic neuronal effects on minimum alveolar concentrations (MAC) of halothane and cyclopropane in rats. Anesthesiology 42 (1975) 143
17. Roizen, M.F. u. Mitarb.: The effect of destructive lesions in several key serotonin or norepinephrine brainstem areas on halothane and cyclopropane MAC. In: Abstracts of Scientific Papers. San Francisco, American Society of Anesthesiologists, 1976
18. Tanifuji, Y., E.I. Eger, II: Effect of isoproterenol and propranolol on halothane MAC in dogs. Anesth. Analg. (Cleve.) 55 (1976) 383
19. Laverty, R., K.M. Taylor: Propranolol uptake into the central nervous system and the effect on rat behavior and amine metabolism. J. Pharm. Pharmacol. 20 (1968) 605
20. Johnston, R.R. u. Mitarb.: Effect of levodopa on halothane anesthetic requirement. Anesth. Analg. (Cleve.) 54 (1975) 178
21. White, P.F., R.R. Johnston, C.R. Pudwill: Interaction of ketamine and halothane in rats. Anesthesiology 42 (1975) 179

22. Blancata, L. S., A. T. C. Peng, D. Alonsabe: Intravenous lidocaine: adjunct to general anesthesia for endoscopy. N. Y. State J. Med. 70 (1970) 1659
23. DiFazio, C. A., J. R. Niederlehner, R. G. Burney: The anesthetic potency of lidocaine in the rat. Anesth. Analg. (Cleve.) 55 (1976) 818
24. DiFazio, C. A., R. G. Burney, R. S. Himes, jr.: Alterations in general anesthetic requirements with lidocaine. In: Abstracts of Scientific Papers. San Francisco, American Society of Anesthesiologists, 1976
25. Saidman, L. J., E. I. Eger, II: Effect of nitrous oxide and of narcotic pre-medication on the alveolar concentration of halothane required for anesthesia. Anesthesiology 25 (1964) 302
26. Munson, E. S., L. J. Saidman, E. I. Eger, II: Effect of nitrous oxide and morphine on the minimum anesthetic concentration of fluroxene. Anesthesiology 26 (1965) 134
27. Perisho, J. A., D. R. Buechel, R. D. Miller: The effect of diazepam (Valium) on minimum alveolar anesthetic requirement (MAC) in man. Can. Anaesth. Soc. J. 18 (1971) 536
28. Stevens, W. C. u. Mitarb.: Minimum alveolar concentrations (MAC) of isoflurane with and without nitrous oxide in patients of various ages. Anesthesiology 42 (1975) 197
29. Eger, E. I., II: Anesthetic Uptake and Action. Baltimore, Williams & Wilkins, 1974
30. Vitez, T. S. u. Mitarb.: Effects of delta-9-tetrahydrocannabinol on cyclopropane MAC in the rat. Anesthesiology 38 (1973) 525
31. Stoelting, R. K. u. Mitarb.: Effects of delta-9-tetrahydrocannabinol on halothane MAC in dogs. Anesthesiology 38 (1973) 521
32. Cullen, D. J., E. I. Eger, II: Effects of hypoxia and isovolemic anemia on the halothane requirement (MAC) of dogs. I: The effect of hypoxia. Anesthesiology 32 (1970) 28
33. Cullen, D. J. u. Mitarb.: The effects of hypoxia and isovolemic anemia on the halothane requirement (MAC) of dogs. II: The effects of acute hypoxia on halothane requirement and cerebral-surface P_{O_2}, P_{CO_2}, pH, and bicarbonate. Anesthesiology 32 (1970) 35
34. Eisele, J. H., E. I. Eger, II, M. Muallem: Narcotic properties of carbon dioxide in the dog. Anesthesiology 28 (1967) 856
35. Cullen, D. J., E. I. Eger, II: The effect of extreme hypocapnea on the anesthetic requirement (MAC) of dogs. Br. J. Anaesth. 43 (1971) 339
36. Bonvallet, M., A. Hugelin, P. Dell: Sensibilité comparée du système réticule activateur ascendant et du centre respiratoire aux gaz du sang et à l'adrenaline. J. Physiol. (Paris) 47 (1955) 651
37. Palahniuk, R. J., S. M. Shnider, E. I. Eger, II: Pregnancy decreases the requirement for inhaled anesthetic agents. Anesthesiology 41 (1974) 82
38. Gregory, G. A., E. I. Eger, II, E. S. Munson: The relationship between age and halothane requirement in man. Anesthesiology 30 (1969) 488
39. Stoelting, R. K., D. E. Longnecker, E. I. Eger, II: Minimum alveolar concentrations in man on awakening from methoxyflurane, halothane, ether, and fluroxene anesthesia. MAC awake. Anesthesiology 33 (1970) 5
40. Viegas, O., R. K. Stoelting: Halothane MAC in dogs unchanged by phenobarbital. Anesth. Analg. (Cleve.) 55 (1976) 677
41. Tanifuji, Y., E. I. Eger, II: Effect of arterial hypotension on anesthetic requirement in dogs. Br. J. Anaesth. 48 (1976) 947

21. Kapitel

In der Geburtshilfe verwendete Medikamente und deren Wirkungen auf Mutter, Fetus und Neugeborenes

Milton H. Alper

Da die perinatale Pharmakologie Mutter, Fetus, Plazenta, Geburt und Anpassung des Neugeborenen an das extrauterine Leben einbezieht, ist sie im Grunde genommen kompliziert. Trotz dieser Komplexität und der zunehmenden Kenntnis der Wechselwirkungen von Medikamenten sind die über Wechselwirkungen in diesem Gebiet vorhandenen Informationen sehr begrenzt. Dies ist eine überraschende Tatsache, da in der Schwangerschaft und unter der Geburt bestehende Faktoren die Patientin zu ungünstigen Reaktionen und Wechselwirkungen von Medikamenten prädisponieren. Diese Faktoren umfassen:
1. Die Vielzahl von Medikamenten, die durch ärztliche Verschreibung oder einfach über den Ladentisch lieferbar sind und von den Schwangeren konsumiert werden. Bei einer Untersuchungsreihe betrug die Durchschnittszahl der eingenommenen Mittel 10,3 mit einer Spanne von 3 bis 29, wobei Anästhetika, intravenöse Flüssigkeiten, Vitamine, Eisen, Zigarettenkonsum sowie Einwirkung von Schädlingsbekämpfungsmitteln, Farbstoffen oder von Chemikalien bereits ausgenommen waren (1). Zu den am häufigsten eingenommenen Mitteln gehörten Analgetika (hauptsächlich Salicylate), Diuretika, Antihistaminika, Antibiotika, Antiemetika, Antazida und Sedativa. Daß hier mit unerwarteten Reaktionen zu rechnen ist, zeigt der Fall einer Patientin, die täglich während der Schwangerschaft 25 Tabletten zu 0,3 g Salicylat (7,5 g!) einnahm und nach Einnahme einer «routinemäßigen Dosis eines sedierenden und schmerzstillenden Mittels» während der Geburt einen Atemstillstand erlitt. Während der postpartalen Periode kam es zu einer profusen Uterusblutung, welche die Exstirpation des Uterus erforderte.
2. Es können physiologische Veränderungen während der Schwangerschaft insbesondere im Hinblick auf den Hormonhaushalt sowie auf die Hämodynamik, die Nieren und die Leberfunktion zu Veränderungen der Reaktionen auf Medikamente führen. Somit können die während der Schwangerschaft von Medikamenten ausgeübten Wirkungen andersartig sein als bei nicht schwangeren Patienten.
3. Es bestehen Unterschiede zwischen der Medikamentenempfindlichkeit und der Pharmakokinetik von Fetus und Neugeborenem gegenüber dem ausgereiften Organismus.

Trotz dieser Faktoren sind Berichte über Wechselwirkungen zwischen Medikamenten während der Schwangerschaft, unter der Geburt oder beim Neugeborenen spärlich. In diesem Kapitel soll keine ins Einzelne gehende Darstellung des physiologischen und pharmakologischen Milieus der perinatalen Periode erfolgen. Ich werde stattdessen mehrere Fallberichte über erwiesene oder vermutete Wechselwirkungen zwischen Medikamenten bringen, die sich in spezifischer Weise auf die Praxis der geburtshilflichen Analgesie und Anästhesie beziehen. In jedem Fall folgt eine Übersicht der pharmakologischen und physiologischen Ursachen der betreffenden Wechselwirkung.

Uterotonika, Vasopressoren und die Anästhesie

Die Uterotonika finden bei geburtshilflichen Patientinnen zur Einleitung und Unterstützung der Wehentätigkeit verbreitete Anwendung sowie zur Erleichterung der Ausstoßung der Placenta, zur Verstärkung der postpartalen Uteruskontraktionen zur Verringerung der Nachblutung oder zur Behandlung einer Atonie (2–5). Die klinisch üblichen Mittel für diese Zwecke sind Oxytocin und die beiden Mutterkornalkaloide Ergonovin und Methylergonovin. Wegen der größeren Komplikationsrate und der nicht erwiesenen Überlegenheit gegenüber Oxytocin werden die Mutterkornalkaloide heute weniger häufig verwendet.

Oxytocin (Pitocin®, Orasthin®, Oxytocin®, Partocon®, Syntocinon®) ist ein synthetisches Oktapeptid und mit dem normalerweise im Hypophysenhinterlappen gebildeten und freigesetzten Oktapeptid identisch, aber frei von Verunreinigungen durch andere Polypeptidhormone und Proteine, die in den früheren natürlichen Präparaten anzutreffen waren. Viele der in den früheren Veröffentlichungen beschriebenen Komplikationen waren Folge der Beimischung des Oxytocins durch Vasopressin (ADH), einem starkwirksamen Oktapeptid-Vasopressor, der an den Herzkranzgefäßen vasokonstriktorisch wirkt. Das reine synthetische Oxytocin hat einige kardiovaskuläre Effekte, doch weniger als das ADH, und steigert Frequenz und Intensität der Uteruskontraktionen in spezifischer Weise.

Ergonovinmaleat und Methylergonovinmaleat[1] unterscheiden sich vom Oxytocin hinsichtlich ihrer Uteruswirksamkeit. Während die Effekte des Oxytocins auf den Uterus normalen Kontraktionen stark ähneln, sind die von den Ergotalkaloiden ausgelösten Uteruskontraktionen von längerer Dauer. Auch der Uterustonus und die Intensität der Kontraktionen sind erhöht. Daher ist die Verwendung der Ergotamin-Präparate auf die postpartale Periode beschränkt.

Die Verabreichung des Oxytocins in Form einer intravenösen Infusion bietet größere Sicherheit. Es werden 10 internationale Einheiten (1,0 ml) zu 1000 ml Infusionslösung gegeben, Während der Geburt schwanken die Infusionsgeschwindigkeiten zwischen 1 mE/min und 10 mE/min. Dies setzt die Verwendung einer Infusionspumpe voraus und eine sorgfältige Überwachung zur rechtzeitigen Erkennung der Zeichen von fetaler Asphyxie. Nach der Geburt können Infusionsgeschwindigkeiten zwischen 20 mE und 100 mE/min verwendet werden. Der Effekt tritt innerhalb von 3 min ein, erreicht sein Maximum nach etwa 20 min und klingt 15–20 min nach Beendigung der Infusion ab.

---

[1] In der Bundesrepublik Deutschland ist das chemisch verwandte Ergotaminpräparat Methylergometrinhydrogenmaleat (Methergin®) im Handel.

Gewöhnlich gibt man die Ergotalkaloide in einer intramuskulären Dosis von 0,2 mg zur Behandlung der postpartalen Blutung und der Uterusatonie. Der Wirkungsbeginn erfolgt innerhalb von 10 min, und die Verstärkung der Uteruskontraktionen hält zwischen 2 und 6 Stunden an. Der folgende Bericht schildert die Wechselwirkung zwischen Oxytocin und einem häufig verwendeten Vasopressor, dem Ephedrin.

Fallbericht

Bei einer 23jährigen Frau wurde für eine unkomplizierte tiefe Zangenentbindung eine Spinalanästhesie mit Tetracain vorgenommen. Vor Gabe des Lokalanästhetikums erhielt die Patientin zur Verhütung einer Hypotonie 25 mg Ephedrin intramuskulär. Während der Geburt lag der Blutdruck der Patientin ständig bei 14,7/9,7 kPa (110/70 mm Hg). Nach der Geburt eines gesunden Kindes erhielt sie bei in Gang befindlicher Infusion der verdünnten Oxytocin-Lösung 0,2 mg Methergin intramuskulär. Als sie den Kreißsaal verließ, war ihr Blutdruck 16,0/10,7 kPa (120/80 mm Hg). 20 min später klagte die Patientin über schwere klopfende Kopfschmerzen im Stirn- und Hinterhauptbereich. Ihr systolischer Blutdruck lag über 29,3 kPa (220 mm Hg). Sie wurde mit intravenösen Serieninjektionen von 2,5 mg Chlorpromazin behandelt, bis innerhalb von 20 min insgesamt 10 mg zugeführt waren. Ihr Blutdruck sank auf 18,7/10,7 kPa (140/80 mm Hg) ab, und ihre Kopfschmerzen verschwanden. Der weitere Verlauf war komplikationslos.

Kardiovaskuläre Nebenwirkungen der Uterotonika

Die kardiovaskulären Nebenwirkungen der Uterotonika bei geburtshilflichen Patientinnen sind schon lange Zeit bekannt. Im Jahre 1949 beobachteten z.B. Greene und Barcham eine Zunahme des systolischen Blutdrucks von 6,7 kPa (50 mm Hg) bis 13,3 kPa (100 mm Hg) bei Patientinnen, die sowohl einen Vasopressor als auch Oxytocin erhalten hatten (6). Tatsächlich erlitt eine der Patientinnen eine Hemiplegie. Casady u. Mitarb. gaben hierüber den umfangreichsten Bericht. Sie untersuchten 741 Frauen, die eine fortlaufende Kaudalanästhesie erhielten. Vor dem Anlegen dieser Anästhesie erhielten sie prophylaktisch Methoxamin und zum Zeitpunkt der Ausstoßung der Plazenta ein Uterotonikum (entweder Ergonovin oder Methylergonovin und/oder Oxytocin) (7). Von diesen 741 Patientinnen stieg bei 34 (4,6%) der Blutdruck nach der Entbindung auf Werte über 18,7 kPa (140 mm Hg) an. Bei einer dieser Patientin kam es zur Ruptur eines Hirngefäßaneurysmas. Dies hatte die Aufgabe der prophylaktischen Gabe von blutdrucksteigernden Mitteln zur Folge.

Wenn auch die nach der kombinierten Anwendung von Vasopressoren und Oxytocin auftretende Hypertonie nicht völlig voraussagbar ist, muß man sie dennoch als eine schwerwiegende Wechselwirkung betrachten. Als Ursache dieser Hypertonie wurden sämtliche allgemein gebräuchlichen Vasopressoren einschließlich des in den USA gegenwärtig in der Geburtshilfe als Mittel der Wahl betrachteten Ephedrins angeschuldigt, aber auch die Ergotalkaloide und die Oxytocin-Präparate des Hypophysenhinterlappens. Patientinnen mit einer milden Hypertonie, die nach der Entbindung ein Ergotalkaloid erhalten, neigen besonders zu schweren Hypertonien. Nach Infusion verdünnter Oxytocin-Lösungen wird die Hypertonie seltener beobachtet.

Die meisten Ergotalkaloide üben am kardiovaskulären System komplexe Wirkungen aus, wobei die durch direktes Angreifen an der glatten Muskulatur eintretende periphere Vasokonstriktion von großer Bedeutung ist. Die Ergotalkaloide[1] zeigen ein für partielle

---

[1] Z.B. Methylergometrinhydrogenmaleat (Methergin®).

Agonisten charakteristisches Wirkungsspektrum, weil sie alpha-adrenerge Rezeptoren sowohl zu stimulieren als auch zu blockieren vermögen. Ergonovin und Methylergonovin besitzen keine blockierende Eigenschaft gegenüber den Alpha-Rezeptoren und sind schwach wirksame Vasokonstriktoren, die sich jedoch hinsichtlich dieses Effektes zu den Vasopressoren Ephedrin und Phenylephrin additiv verhalten (8).

Oxytocin (Orasthin®, Oxytoxin®, Partocon®, Syntocinon®) übt ebenfalls mehrere Effekte am kardiovaskulären System aus wie z. B. eine bis zur Hypertonie führende Vasokonstriktion, die nach chirurgischer oder chemischen Blockade der sympathischen Leitungsbahnen noch stärker ausgeprägt ist (9). Die Blockierung der sympathischen Leitungsbahnen ist eine unvermeidliche Begleiterscheinung umfangreicher Leitungsanästhesien, wie z. B. aller Formen der Peridural- und Spinalanästhesie.

Da die routinemäßige Verwendung von Vasopressoren selten erforderlich ist, sollte man hierauf ganz verzichten. Durch Verlagern des Uterus nach links und intravenöse Flüssigkeitszufuhr läßt sich die Hypotonie meist vermeiden. Eine längerdauernde Hypotonie kann zusätzlich mit Ephedrin behandelt werden, welches die Blutversorgung des Uterus nicht herabsetzt. Falls Vasopressoren verwendet wurden, sind Ergotalkaloide am besten zu vermeiden, stattdessen ist die langsame intravenöse Infusion der verdünnten Oxytocin-Lösung vorzunehmen, wobei der Blutdruck sorgfältig zu überwachen ist, um bereits die ersten Anzeichen einer Hypertonie erfassen zu können. Erweist sich nach der Entbindung die Verwendung von Ergotalkaloiden dennoch als angezeigt, so ist die intramuskuläre Injektion der intravenösen vorzuziehen. Tritt eine Hypertonie ein, so muß sofort mit deren Behandlung begonnen werden. Die intravenöse Gabe von Chlorpromazin (Megaphen®) in einer Dosierung von 2,5 mg alle 15–20 s bis zur Erzielung annehmbarer Blutdruckwerte hat sich als sicher und wirksam erwiesen. Die hierzu benötigte Gesamtdosis Chlorpromazin beträgt gewöhnlich 10–15 mg. Auch Nitroprussid-Natrium (Nipride®, Nipruss®) dürfte sich als wirksam erweisen, wird jedoch bei dieser Situation noch nicht so häufig verwendet wie Chlorpromazin.

Neben den gut abgegrenzten Gefahren, welche den Uterotonika in Verbindung mit ihrer Verwendung mit Vasopressoren anhaften, können zwischen ihnen und den Anästhetika gefährliche Wechselwirkungen auftreten. Im Jahre 1962 zeigten Lipton und Mitarb. das Fehlen signifikanter kardiovaskulärer Effekte bei der Verwendung *verdünnten* synthetischen Oxytocins während der Allgemeinanästhesie (10). Diese Beobachtung ist sowohl am Menschen als auch am Tier bestätigt worden. Im Gegensatz hierzu können insbesondere im Zusammenhang mit Halothan Bolusinjektionen von natürlichen und synthetischen Oxytocinen Hypotonie, Tachykardie und Arrhythmien hervorrufen (11–15). Diese Effekte sind vorübergehender Natur, dauern 5–10 min an und beruhen auf einer peripheren Vasodilatation. Obwohl diese kardiovaskulären Reaktionen von sonst gesunden Patientinnen gut vertragen werden, können sie sich bei Patientinnen mit Hypovolämie oder Herzerkrankungen als gefahrvoll erweisen (13, 14).

Im Gegensatz hierzu war die intravenöse Injektion von Ergonovin oder von Methylergonovin mit bedrohlicheren Reaktionen infolge intensiver Vasokonstriktion in Form von Hypertonie, Krämpfen, Hirnblutungen und Netzhautablösung begleitet (7, 13, 16, 17). Diese Mittel sollten bei Patientinnen mit Präeklampsie, Hypertonie oder Herzerkrankungen nicht verwendet werden.

Kürzlich vermochten Moodie und Moir bei gebärenden Patientinnen, die unter der fortlaufenden lumbalen Periduralanästhesie entweder Ergonovin oder Oxytocin erhielten, keine unterschiedlichen Blutverluste nachzuweisen (18). Nach Ergonovin betrug die

Häufigkeit von Brechreiz, Erbrechen oder Würgen 46%, während nach Oxytocin derartige Symptome nicht auftreten. Diese Daten im Verein mit den beschriebenen kardiovaskulären Nebenwirkungen legen nahe, daß Oxytocin am sichersten durch die Infusion verdünnter Lösungen mittels einer Präzisionspumpe anstelle einer intravenösen Bolusinjektion zugeführt wird und daß die Anwendung der Ergotalkaloide wahrscheinlich auf die Behandlung der postpartalen Uterusatonie zu beschränken ist.

Weitere Wirkungen von Oxytocin

Davis und seine Mitarb., die beobachtet hatten, daß die Gesamt-Bilirubin-Spiegel bei 2 und 5 Tage alten Säuglingen, bei deren Müttern eine künstliche Geburtseinleitung durch Fruchtblasensprengung und unmittelbar nachfolgende intravenöse Oxytocin-Infusion vorgenommen worden war, höhere Werte aufwiesen, vermuteten die Möglichkeit einer unterschiedlichen Wechselwirkung mit Oxytocin (19). Im Gegensatz hierzu zeigten spontan geborene Säuglinge mit Unterstützung durch Oxytocin und ohne Verwendung von Oxytocin keine erhöhten Gesamt-Bilirubin-Spiegel. Diese Untersucher behaupteten, daß die erhöhten Bilirubin-Spiegel auf der häufigeren Verabreichung von Medikamenten nach der künstlichen Geburtseinleitung beruhen. Sie hielten das Benzodiazepin-Sedativum Nitrazepam und das zur Periduralanästhesie verwendete Bupivacain für verdächtig. Wenn auch kein direkter Zusammenhang zwischen der Verwendung eines dieser beiden Mittel oder zwischen Oxytocin und der Hyperbilirubinämie des Neugeborenen bekannt ist, treten bei der spontanen Geburtseinleitung höhere Cortisol-Spiegel im Nabelschnurblut auf als nach künstlicher Geburtseinleitung (20). Die unter der Geburt angelegte Periduralanästhesie verhindert den sonst erfolgenden Anstieg der mütterlichen Cortisol-Spiegel (21). Vielleicht sind die Konzentrationen der von den Kortikosteroiden induzierten Leberenzyme auch bei der Periduralanästhesie niedrig, die nach der künstlichen Geburtseinleitung vorgenommen wird. Dies bringt der fetalen Leber den Nachteil, daß ihre Enzyme den Abbau dieser frühzeitigen postnatalen Bilirubinbelastung allein bewältigen müssen. Diese interessante und provozierende Hypothese bedarf der Bestätigung oder Ablehnung durch weitere Untersuchungen.

Schließlich haben Hodges und seine Mitarbeiter 1959 nach Succinylcholin bei einer Gruppe von Patientinnen, die Oxytocin-Infusionen von einer Dauer zwischen 8 Stunden und 5 Tagen erhalten hatten, eine längerdauernde neuromuskuläre Blockade beobachtet (22). Sie vermuteten, daß bei derartigen Patientinnen die Effekte von Succinylcholin infolge einer von Oxytocin hervorgerufenen Kalium-Umverteilung an der neuromuskulären Synapse verstärkt werden. Wenn auch beim Menschen leicht erhöhte Kalium-Werte gemessen worden sind, konnten Versuche am Menschen und am Tier die Beobachtungen von Hodges nicht bestätigen (23, 24). Es ist wahrscheinlich, daß die veränderte Reaktion auf Succinylcholin eher die Folge anderer im Zusammenhang mit der langen Geburtsdauer eingetretener Veränderungen war als das Ergebnis der Verwendung des Oxytocins.

Magnesiumsulfat und Anästhesie

Die mit Hypertonie verbundenen Schwangerschaftsintoxikationen bieten Gefahren für Mutter und Fetus. Trotz intensiver Forschung und ins Einzelne gehender Kennzeichnung der Pathophysiologie der Präeklampsie und Eklampsie bleibt ihre Ursache unbekannt, und ihre Behandlung ist rein empirisch (25, 26). Bei 6–7% aller Schwangerschaften treten Toxämien auf, die für etwa 20% aller mütterlichen Todesfälle und für eine perinatale Mortalitätsziffer zwischen 15 und 30% verantwortlich sind.

Über die anästhesiologische Betreuung von Patientinnen mit EPH-Gestosen gibt es einander widersprechende Meinungen. Die Regionalanästhesie, insbesondere die Periduralanästhesie, sind sowohl zur vaginalen Entbindung als auch zur Schnittentbindung empfohlen worden. Bei der Wahl der Allgemeinanästhesie ist die Trachea zu intubieren, und es ist wahrscheinlich, daß Muskelrelaxanzien zum Einsatz kommen. Eine bei diesen Patientinnen häufig eintretende Wechselwirkung erfolgt zwischen Magnesium und Muskelrelaxanzien, wie der folgende, der Literatur entnommene Fallbericht zeigt (27).

Fallbericht

Eine 24jährige Schwangere mit einer Präeklampsie wurde mit Phenobarbital, Hydralazin und Magnesiumsulfat in einer Dosierung von 60 g in geteilten Dosen intramuskulär über 14 Stunden verteilt behandelt. 3 Stunden nach der letzten Injektion von Magnesiumsulfat wurde die Anästhesie zur Schnittentbindung mit Thiopental, 50 mg Succinylcholin, Lachgas-Sauerstoff eingeleitet. Nach 30 mg d-Tubocurarin wurde die Patientin kontrolliert beatmet. Nach Beendigung des Eingriffs konnte die neuromuskuläre Blockade trotz der üblichen Maßnahmen nicht aufgehoben werden. 10 ml 10%iges Calciumgluconat brachten eine gewisse Besserung, doch mußte die Patientin weitere acht Stunden mechanisch beatmet werden.

Pharmakologie von Magnesiumsulfat

Die Hauptstütze der Behandlung der Patientinnen mit Schwangerschaftstoxämie besteht in der parenteralen Verabreichung von Magnesiumsulfat. Ein übliches Vorgehen besteht in der intravenösen Injektion von 20 ml 20%igem Magnesiumsulfat (Magnorbin®) (4 g) innerhalb von 3 min, der sofort die tiefe intramuskuläre Injektion von 10 ml der 50%igen Magnesiumsulfat-Lösung (5 g) in jede Gesäßseite folgt. Danach folgen alle vier Stunden weitere Injektionen, falls der Patellarsehnenreflex vorhanden ist, in den vorangehenden vier Stunden die Urinausscheidung 100 ml nicht unterschritten hat und keine Atemdepression besteht (28). Dauern die Krämpfe an, so wird bis zu 0,25 g Natriumamobarbital in kleinen intravenösen Teildosen gegeben. Bleibt der diastolische Blutdruck der Patientin oberhalb von 14,7 kPa (110 mm Hg), so wird Hydralazin (Nepresol®) in geteilten Dosen intravenös bis zu Gesamtdosen zwischen 5 und 20 mg solange zugeführt, bis der diastolische Druck auf etwa 13,3 kPa (100 mm Hg) absinkt. Unter 154 in dieser Weise behandelten Patientinnen trat kein mütterlicher Todesfall ein. 77% dieser Patientinnen wurden vaginal entbunden und 23% durch Kaiserschnitt. Alle Feten, die bei Behandlungsbeginn lebten und bei der Entbindung mindestens 1800 g wogen, überlebten.

Das Magnesium-Ion ist normalerweise im Plasma in einer Konzentration von 0,75 bis 1,1 mmol/l vorhanden. Überschreitet seine Konzentration nach parenteraler Verabreichung 2–2,5 mmol/l, so werden die tiefen Sehnenreflexe abgeschwächt und verschwinden bei einer Konzentration von etwa 5 mmol/l. Bei 6,0–7,5 mmol/l können Atemlähmung sowie elektrokardiographische Veränderungen wie z. B. ein Herzblock eintreten.

Eine Zeit lang glaubte man, daß die Magnesium-Salze das Zentralnervensystem dämpfende Mittel seien, die sich zur Allgemeinanästhesie eigneten. Im Jahre 1916 beschrieben Peck und Meltzer drei Operationen bei Patienten, die außer Magnesiumsulfat keine anderen Mittel erhalten hatten (29). Im Jahre 1966 widerlegten Somjen und Mitarb. diese Vorstellung, indem sie an zwei freiwilligen Versuchspersonen soviel Magnesiumsulfat verabreichten, daß sich Blutspiegel von 7,3 und 7,65 mmol/l einstellten (30). Beide Versuchspersonen waren stark gelähmt und schienen anästhesiert zu sein, blieben jedoch bei Bewußtsein und in Kontakt mit ihrer Umgebung, empfanden Schmerzreize und zeigten keine Symptome einer Depression des Zentralnervensystems. Das macht die von Peck und Meltzer gemachten Beobachtungen unerklärlich.

Hauptwirkung eines Überschusses von Magnesium-Ionen ist die Unterdrückung der peripheren neuromuskulären Funktion durch die Verminderung der als Reaktion auf Nervenimpulse von den motorischen Nervenendigungen freigesetzten Acetylcholin-Menge (31). Magnesium setzt auch die Empfindlichkeit der Endplatte gegenüber dem auf sie applizierten Acetylcholin sowie die direkte Erregbarkeit der Muskelfasern selbst herab. Experimentell antagonisiert die steigende Calcium-Konzentration die Wirkung von Magnesium an den Nervenendigungen und stellt die neuromuskuläre Übertragung wieder her. An Affen durchgeführte Untersuchungsreihen haben gezeigt, daß Magnesium den arteriellen Mitteldruck herabsetzt und die Perfusion des Uterus erhöht (32).

Muskelrelaxanzien und Magnesium

Morris und Giesecke haben 1968 erstmalig die Auswirkungen der Magnesium-Behandlung bei der geburtshilflichen Patientin beschrieben. Sie stellten bei einer Gruppe Patientinnen, die wegen einer Schwangerschaftstoxämie mit Magnesiumsulfat behandelt worden waren, eine Herabsetzung der erforderlichen Succinylcholin-Mengen fest (33).

In einer weiteren Untersuchung an Katzen berichteten Giesecke und Mitarb., daß Magnesiumsulfat, obwohl an der neuromuskulären Synapse nur 1/1000 so wirksam wie d-Tubocurarin, die sowohl von d-Tubocurarin als auch die von Succinylcholin hervorgerufene neuromuskuläre Blockade verstärkte (34). Ghoneim und Long berichteten über ähnliche Versuche an der Ratte mit ähnlichen Ergebnissen mit dem Unterschied, daß die Wirkung von d-Tubocurarin und Decamethonium etwa vierfach, diejenige von Succinylcholin durch Magnesiumsulfat nur zweifach verstärkt wurden (27). Die geringgradigere Potenzierung von Succinylcholin kann das Ergebnis seiner rascheren Zerstörung in Gegenwart erhöhter Magnesium-Konzentrationen sein, da die Cholinesterase-Aktivität durch Magnesium verstärkt wird (35) (s. 17. Kap.).

Trotz einer möglicherweise bei mit Magnesium behandelten Patienten verlängerten neuromuskulären Blockade sind die Muskelrelaxantien zu wertvoll, als daß man auf ihre Dienste verzichten könnte. Ich glaube, daß die Gefahren der Einleitung durch eine Inhalationsanästhesie bei diesen schwerkranken geburtshilflichen Patientinnen die Gefahren aufwiegen, die sich durch die Potenzierung der neuromuskulären Blockade ergeben. Es ist wahrscheinlich sicherer, die langwirkenden nichtdepolarisierenden Muskelrelaxanzien zu meiden oder deren Dosis herabzusetzen. Gewiß war die im Fallbericht erwähnte Dosis von 30 mg d-Tubocurarin übermäßig hoch. Man hätte Succinylcholin in etwa der Hälfte der üblichen Dosis unter sorgfältiger Überwachung der neuromuskulären Funktion mit einem Nervenstimulator geben sollen. Obwohl man experimentell die durch Magnesium hervorgerufene neuromuskuläre Blockade durch Calcium antagonisieren kann, ist dies klinisch nicht möglich (31). Die unter diesen Bedingungen erfolgte Verabreichung von Calciumgluconat war unwirksam (27). Das Unvermögen von Calcium, eine durch Magnesium hervorgerufene neuromuskuläre Blockade vollständig zu antagonisieren, steht wahrscheinlich mit den vielfältigen Wirkungen des Magnesiums an der neuromuskulären Synapse im Zusammenhang. In jedem Falle ist bis zur völligen Erholung des Patienten die Atmung maschinell zu stützen.

Weitere Wirkungen von Magnesium

Das nicht intramuskulär, sondern intravenös gegebene Magnesium kann bei der Mutter und beim Neugeborenen zur Hypokalzämie führen (36, 37). Bei einer von Lipsitz durchgeführten Untersuchungsreihe zeigten die Neugeborenen nach 12- bis 14stündiger intravenöser Magnesium-Therapie der Mutter gewöhnlich die für die Hypermagnesiämie typischen Symptome wie Schlaffheit und Hyporeflexie, Atemdepression sowie einen schwachen oder fehlenden ersten Schrei (38). Die am schwersten beeinträchtigten Kinder bedurften der Wiederbelebung und der mechanischen Beatmung für 24–36 Stunden. In einer großen Fallreihe konnten Stone und Pritchard nach der zuvor beschriebenen intramuskulären Darreichung des Magnesiums keine signifikanten nachteiligen Effekte an Feten oder Neugeborenen nachweisen (39). Dies bedeutet wahrscheinlich, daß bei intramuskulärer Gabe des Magnesiums anstelle der intravenösen die Magnesium-Spiegel im Zentralnervensystem und im Blut niedriger waren.

Schließlich hatten Alexander und Mitarb. bei der anästhesiologischen Betreuung von 14 eklamptischen Patientinnen, die sich nach hohen Dosen von Reserpin und/oder Hydralazin einer Schnittentbindung unterzogen, keine kardiovaskulären Probleme (40). Die sich zwischen den Antihypertonika und den Allgemeinanästhetika ergebenden Wechselwirkungen wurden bereits in diesem Buch (auf S. 125 ff.) beschrieben.

Wechselwirkungen am Fetus und Neugeborenen

Die fetale Pharmakologie, insbesondere die des menschlichen Feten, stellt ein neues Forschungsgebiet dar. Die Anästhesisten haben bereits vor längerer Zeit erkannt, daß die meisten der zur geburtshilflichen Analgesie und Anästhesie verwendeten Medikamente die Plazentarschranke überschreiten. Trotz des besseren Verständnisses der Pharmakokinetik der Übertragung von Medikamenten von der Mutter auf den Feten und der größeren Verfeinerung der Messung von fetalen Medikamenten-Wirkungen wurde kein Fall einer Wechselwirkung bekannt. Es ist aber in Zukunft mit dem Auftreten derartiger Wechselwirkungen zu rechnen.

In der Vergangenheit hat man dem Effekt der an die Mutter verabfolgten Medikamente auf das Neugeborene viel Besorgnis entgegengebracht, weil das Neugeborene große homöostatische Anpassungsvorgänge vollziehen muß, welche der Übergang vom intrauterinen auf das extrauterine Leben erfordert. Gleichzeitig ist das Neugeborene seiner über die Nabelschnur bestehenden Verbindung mit der Mutter beraubt und muß nun selbst mit der ihm auferlegten Belastung von Medikamenten fertigwerden, die es während der Geburt noch von der Mutter mitbekommen hat.

Transplazentar zugeführte Mittel können die physiologischen Anpassungsvorgänge des Neugeborenen wie insbesondere Atmung, Kreislauf und Temperaturregelung beeinflussen; umgekehrt können diese größeren funktionellen Veränderungen selbst die Verteilung der Medikamente im Neugeborenen und deren Wirkungen beeinflussen. Wie in kürzlich erschienenen Übersichtsarbeiten betont wird (41–48), ist unsere Kenntnis über das Schicksal von Medikamenten im Neugeborenen begrenzt, doch wird vermutet, daß gegenüber größeren Kindern und Erwachsenen so tiefgreifende Unterschiede bestehen, daß man das Neugeborene als einen «einzigartigen Medikamentenempfänger» bezeichnet hat (47). Einige der diese Unterschiede erklärenden Faktoren sind auf der Tab. 21.1 aufgeführt.

Tab. 21.1: Faktoren, die das Schicksal der Medikamente beim Neugeborenen beeinflussen

1. Entwicklungsalter und Reifegrad
   a) Organentwicklung
   b) Empfindlichkeit der Medikamentenrezeptoren
2. Herabgesetzte Esterase-Aktivität
3. Plasma-Proteinbindung
   a) herabgesetzte Proteinkonzentration
   b) qualitativ unterschiedliches Albumin
   c) hohe Konzentration von Bilirubin und freien Fettsäuren
   d) niedriger Blut-pH
   e) Konkurrenz endogener und exogener Substrate um Bindungsstellen
   f) scheinbar erhöhtes Verteilungsvolumen für Medikamente
4. Verteilung des Medikaments
   a) veränderliches Verhalten der regionalen Blutversorgung
   b) verhältnismäßig größere Hirn- und Lebermasse
   c) niedrigerer Myelin-Gehalt des Gehirns
   d) höheres Verhältnis zwischen Gesamtkörperwasser- und extra- und intrazellulärem Wassergehalt
   e) begrenztes Fettgewebe
5. Biotransformation
   a) Unreife bestimmter Enzymsysteme der Leber
   b) Enzyminduktion oder Enzymhemmung
6. Eingeschränkte Nierenfunktion

Sämtliche der in Tab. 21.1 aufgeführten Faktoren können die Wirkungen von Medikamenten erklären, die sich beim Neugeborenen sowohl quantitativ als auch qualitativ von den Effekten an größeren Kindern und Erwachsenen unterscheiden. Mehrere Wechselwirkungen von Medikamenten, die für den Anästhesisten von Interesee sind, wurden beschrieben.

Beim Neugeborenen ist die Fähigkeit, mit dem wichtigen endogenen Substrat Bilirubin fertig zu werden, von besonderer Bedeutung (49, 50). Medikamente können Abbau und Ausscheidung des Bilirubins in zweierlei Weise stören: entweder durch die Konkurrenz um Bindungsstellen am Plasmaprotein des Neugeborenen oder durch Veränderung der für den Abbau des Bilirubins verantwortlichen Leberenzymsysteme.

Bilirubin wird im Blut des Neugeborenen in zwei Formen, konjugiert und nichtkonjugiert, transportiert. Das nichtkonjugierte lipidlösliche Bilirubin ist zu 99% an Plasma-Albumin gebunden, was ihm daher den Zugang zum Gehirn verwehrt. Das nicht gebundene nichtkonjugierte Bilirubin ist fähig, ins Gehirn einzudringen. Wird eine genügend hohe Konzentration des Bilirubin im Gehirn erreicht, so ist eine Enzephalopathie oder Kernikterus die Folge. Jeder Faktor, welcher die Bindung des nichtkonjugierten Bilirubins an seine Albumin-Bindungsstellen herabsetzt, vergrößert die Gefahr einer Enzephalopathie. Klinisch dürfte dies wahrscheinlich bei Frühgeborenen von besonderer Bedeutung sein oder bei Neugeborenen, die nach der Entbindung eine abnorm hohe Bilirubin-Belastung bewältigen müssen (50).

Beim Neugeborenen konkurrieren einige Medikamente mit dem Bilirubin um Bindungsstellen am Plasmaprotein (51). Das vielleicht bestbekannte Beispiel ist Sulfisoxazol

(Gantrisin®), dessen Verabreichung am Neugeborenen sowohl beim Menschen als auch beim Tier mit einer erhöhten Häufigkeit des Auftretens eines Kernikterus belastet ist. Parenteral verabreichtes Diazepam (Diazemuls®, Diazepam®, Lamra®, Tranquase®, Tranquo-Puren®, Tranquo-Tablinen®, Valium®) erregt die besondere Besorgnis des Anästhesisten. Schiff und Mitarb. haben 1971 in vitro gezeigt, daß das injizierbare Diazepam ein starkwirksamer Verdränger des Bilirubins von den Plasmaproteinen sei. Es zeigte sich jedoch, daß das im puffernden Konservierungsmittel enthaltene Natriumbenzoat diese Verdrängung bewirkte und nicht das Diazepam (52). Dieser Befund stimmte gut mit früheren Beobachtungen über die verdrängende Wirkung von Coffeinnatriumbenzoat überein, einem früher beim Neugeborenen mit Atemdepression verwendeten Mittel zur Anregung der Atmung.

Vor kurzem wurde gezeigt, daß Methylparaben, ein weiterer Bestandteil von Medikamenten-Mischungen, das häufig als Konservierungsmittel in lokalanästhesierenden Lösungen, in injizierbarer Kochsalzlösung und in bakteriostatischem Wasser verwendet wird, auch eine ähnliche verdrängende Wirkung besitzt (53).

Da das injizierbare Diazepam häufig während der Geburt als Adjuvans verwendet wird, war man besorgt über die Möglichkeit, daß sowohl beim Fetus als auch beim Neugeborenen eine Verdrängung von Bilirubin erfolgen könne. Adoni und Mitarb. haben jedoch 1973 im Nabelschnurblut von Müttern, die unter der Geburt Diazepam erhalten hatten, feststellen können, daß keine Änderung des Bilirubin-Bindungsvermögens bestand (54). Benzoat ist wahrscheinlich entweder unfähig, die Plazenta zu durchwandern, oder wird von der mütterlichen Leber so rasch verstoffwechselt, daß im Fetus keine signifikanten Konzentrationen erreicht werden. Beim Neugeborenen mit Hyperbilirubinämie ist das injizierbare Diazepam jedoch mit Vorsicht anzuwenden. Die Fähigkeit anderer Analgetika und Anästhetika, die Bilirubin-Albumin-Bindung beim Neugeborenen zu verändern, ist noch keiner systematischen Untersuchung unterzogen worden.

Ein weiterer Bereich der Besorgnis betrifft die von Medikamenten induzierten Veränderungen des Abbaus verschiedener Substrate einschließlich Bilirubin beim Fetus und Neugeborenen. Das bestbekannte Beispiel ist die pränatale Verabreichung von Phenobarbital an die Mutter mit entsprechend beschleunigter Konjugierung von Bilirubin durch die Induktion des Leberenzyms Glucuronyltransferase. Unter diesen Bedingungen sind am Neugeborenen niedrigere Bilirubin-Spiegel nachgewiesen worden (44). Da bereits über 200 enzyminduzierende Medikamente gefunden worden sind, kann der Abbau von exogenen Substraten und Medikamenten beeinflußt werden.

Morselli et al. haben die Effekte sowohl der Verabreichung von Phenobarbital an die Mutter und der Reife des Neugeborenen auf dessen Fähigkeit, Diazepam aus dem Blutstrom zu beseitigen, klinisch untersucht (55). Die Plasma-Halbwertszeit von Diazepam betrug bei Kindern zwischen 4 und 8 Jahren 18 ± 3 (Standardabweichung) Stunden und bei 4 Frühgeborenen 74 ± 37 Stunden bei einem Bereich zwischen 38 und 120 Stunden. Bei einer Gruppe reifer Neugeborener, deren Mütter innerhalb von 24 Stunden vor der Entbindung Diazepam erhalten hatten, betrug die Plasma-Halbwertszeit durchschnittlich 31 ± 2 Stunden. Der auffallendste Befund war eine durchschnittliche Halbwertszeit von Diazepam von $16 \pm 2,5$ Stunden bei drei reifen Neugeborenen, deren Mütter mindestens 8 Tage vor der Entbindung Phenobarbital und Diazepam innerhalb von 24 Stunden vor der Entbindung erhalten hatten. Die Untersucher folgern, daß die Phenobarbital-Behandlung der Mütter den Abbau und die Ausscheidung von Diazepam bei diesen Neugeborenen auf das bei den älteren Kindern beobachtete Niveau angehoben hatte.

Die Phenobarbital-Behandlung schwangerer Ratten und Kaninchen während der letzten Schwangerschaftswoche bewirkte bei den Neugeborenen eine beschleunigte Verstoffwechselung sowohl von Pentobarbital als auch von Pethidin (56). Obwohl keine Untersuchung während der Schwangerschaft erfolgte, führte die Phenobarbital-Behandlung bei Kälbern zum rascheren Verschwinden von Thiopental aus ihrem Kreislauf und zur Verkürzung der postanästhetischen Depression (57). Zweifellos werden noch weitere Beispiele von Enzyminduktion von spezifischer klinischer Bedeutung für die geburtshilfliche Anästhesie auf den Plan treten.

Schließlich haben Drew und Kitchen über den Einfluß 20 verschiedener an die Mütter verabreichter Medikamente auf die Gesamt-Bilirubin-Spiegel von über 1000 Säuglingen im Alter von 48 und 72 Stunden berichtet (58). Sie fanden, daß die Verabreichung von Pethidin an die Mutter mit niedrigeren Bilirubin-Spiegeln beim Neugeborenen verbunden war. Die Verabreichung von Diazepam an die Mutter zeigte etwas höhere Bilirubin-Spiegel beim Neugeborenen, während verschiedene Phenothiazin-Derivate, die Regionalanalgesie und die Allgemeinanästhesie keinen derartigen Effekt hatten. Im allgemeinen war das Ausmaß dieser Veränderungen nicht groß, und ihre klinische Bedeutung vielleicht mit Ausnahme der durch eine Hyperbilirubinämie gefährdeten Säuglinge zweifelhaft.

Trotz der Hypothese, daß beim Fetus und Neugeborenen ein fruchtbarer physiologischer Nährboden für Wechselwirkungen infolge der an die Mutter verabreichten Analgetika und Anästhetika bestehe, gibt es keine Berichte über klinische bedeutsame Reaktionen. Man kann jedoch damit rechnen, daß derartige Wechselwirkungen höchstwahrscheinlich bei Risikosäuglingen nachgewiesen werden dürften.

Literatur

1. Hill, R. M.: Drugs ingested by pregnant women. Clin. Pharmacol. Ther. **14** (1973) 654
2. Munsick, R. A.: The pharmacology and clinical application of various oxytocic drugs. Am. J. Obstet. Gynecol. **93** (1965) 442
3. Pauerstein, C. J.: Ecbolic agents. Clin. Anesth. **10** (1973) 299
4. Brazeau, P.: Oxytocics. In: The Pharmacologic Basis of Therapeutics. 5. Aufl. Hrsg. L. S. Goodman und A. Gilman. New York, Macmillan, 1975
5. Brenner, W. E.: The oxytocics: actions and clinical indications. Contemp. OB/GYN 7 (1976) 125
6. Greene, B. A., J. Barcham: Cerebral complications resulting from hypertension caused by vasopressor drugs in obstetrics. N. Y. State J. Med. **49** (1949) 1424
7. Casady, G. N., D. C. Moore, D. L. Bridenbaugh: Postpartum hypertension after use of vasoconstrictor and oxytocic drugs. J. A. M. A. **172** (1960) 1011
8. Munson, W. M.: The pressor effect of various vasopressor-oxytocic combinations: a laboratory study and a review. Anesth. Analg. (Cleve.) **44** (1965) 114
9. Lloyd, S., M. Pickford: The action of posterior pituitary hormones and oestrogens on the vascular system of the rat. J. Physiol. **155** (1961) 161
10. Lipton, B., S. G. Hershey, S. Baez: Compatibility of oxytocics with anesthetic agents. J. A. M. A. **179** (1962) 410
11. Nakano, J., R. D. Fisher: Studies on the cardiovascular effects of synthetic oxytocin. J. Pharmacol. **142** (1963) 206
12. Andersen, T. W. u. Mitarb.: Cardiovascular effects of rapid intravenous injection of synthetic oxytocin during elective cesarean section. Clin. Pharmacol. Ther. **6** (1965) 345

13. Hendricks, C.H., W.E. Brenner: Cardiovascular effects of oxytocic drugs used post partum. Am. J. Obstet. Gynecol. **108** (1970) 751
14. Weis, F.R., J. Peak: Effects of oxytocin on blood pressure during anesthesia. Anesthesiology **40** (1974) 189
15. Weis, R.R. u. Mitarb.: Cardiovascular effects of oxytocin. Obstet. Gynecol. **46** (1975) 211
16. Gombos, G.M., D. Howitt, S. Chen: Bilateral retinal detachment occurring in the immediate postpartum period after methylergonovine and oxytocin administration. Eye Ear Nose Throat Mon. **48** (1969) 680
17. Abouleish, E.: Postpartum hypertension and convulsion after oxytocic drugs. Anesth. Analg. (Cleve.) **55** (1976) 813
18. Moodie, J.E., D.D. Moir: Ergometrine, oxytocin and extradural analgesia. Br. J. Anaesth. **48** (1976) 571
19. Davies, D.P. u. Mitarb.: Neonatal jaundice and maternal oxytocin infusion. Br. Med. J. **2** (1973) 476
20. Ohrlander, S., G. Gennser, P. Eneroth: Plasma cortisol levels in human fetus during parturition. Obstet. Gynecol. **48** (1976) 381
21. Buchan, P.C., M.K. Milne, M.C.K. Browning: The effect of continuous epidural blockade on plasma 11-hydroxycorticosteroid concentrations in labour. J. Obstet. Gynaecol. Br. Commonw. **80** (1973) 974
22. Hodges, R.J.H. u. Mitarb.: Effects of oxytocin on the response to suxamethonium. Br. Med. J. **1** (1959) 413
23. Keil, A.M.: Effects of oxytocin on the response to suxamethonium in rabbits, sheep, and pigs. Br. J. Anaesth. **34** (1962) 306
24. Ichiyanagi, K., Y. Ito, E. Aoki: Effects of oxytocin on the response to suxamethonium and d-tubocurarine in man. Br. J. Anaesth. **35** (1963) 611
25. Pritchard, J.A., P.C. MacDonald: Williams Obstetrics. 15. Aufl. New York, Appleton-Century-Crofts, 1976
26. Speroff, L.: Toxemia of pregnancy: mechanism and therapeutic management. Am. J. Cardiol. **32** (1973) 582
27. Ghoneim, M.M., J.P. Long: The interaction between magnesium and other neuromuscular blocking agents. Anesthesiology **32** (1970) 23
28. Pritchard, J.A., S.A. Pritchard: Standardized treatment of 154 consecutive cases of eclampsia. Am. J. Obstet. Gynecol. **123** (1975) 543
29. Peck, C.H., S.J. Meltzer: Anesthesia in human beings by intravenous injection of magnesium sulphate. J.A.M.A. **67** (1916) 1131
30. Somjen, G., M. Hilmy, C.R. Stephen: Failure to anesthetize human subjects by intravenous administration of magnesium sulfate. J. Pharmacol. **154** (1966) 652
31. Del Castillo, J., L. Engbaek: The nature of the neuromuscular block produced by magnesium. J. Physiol. **124** (1954) 370
32. Harbert, G.M., G.W. Cornell, W.N. Thornton: Effect of toxemia therapy on uterine dynamics. Am. J. Obstet. Gynecol. **105** (1969) 94
33. Morris, R., A.H. Giesecke: Magnesium sulfate therapy in toxemia of pregnancy. South. Med. J. **61** (1968) 25
34. Giesecke, A.H. u. Mitarb.: Of magnesium, muscle relaxants, toxemic parturients and cats. Anesth. Analg. (Cleve.) **47** (1968) 689
35. Nachmanson, D.: Action of ions on cholinesterase. Nature **145** (1940) 513
36. Monif, G.R.G., J. Savory: Iatrogenic maternal hypocalcemia following magnesium sulfate therapy. J.A.M.A. **219** (1972) 1469
37. Savory, J., G.R.G. Monif: Serum calcium levels in cord sera of the progeny of mothers treated with magnesium sulfate for toxemia of pregnancy. Am. J. Obstet. Gynecol. **110** (1971) 556
38. Lipsitz, P.J.: The clinical and biochemical effects of excess magnesium in the newborn. Pediatrics **47** (1971) 501

39. Stone, S. R., J. A. Pritchard: Effect of maternally administered magnesium sulfate on the neonate. Obstet. Gynecol. 35 (1970) 574
40. Alexander, J. A. u. Mitarb.: Cesarean section in the eclamptic patient on antihypertensive therapy: a review of fourteen cases. South. Med. J. 57 (1964) 1282
41. Yaffe, S. J., Hrsg.: Symposium on pediatric pharmacology. Pediatr. Clin. North Am. 19 (1972) 1
42. Ecobichon, D. J., D. S. Stephens: Perinatal development of human blood esterases. Clin. Pharmacol. Ther. 14 (1973) 41
43. Dancis, J., J. C. Hwang: Perinatal Pharmacology: Problems and Priorities. New York, Raven Press, 1974
44. Eriksson, M., S. J. Yaffe: Drug metabolism in the newborn. Annu. Rev. Med. 24 (1973) 29
45. Yaffe, S. J., M. Juchau: Perinatal pharmacology. Annu. Rev. Pharmacol. 14 (1974) 219
46. Gillette, J. R., B. Stripp: Pre- and postnatal enzyme capacity for drug metabolite production. Fed. Proc. 34 (1975) 172
47. Morselli, P. L.: Clinical pharmacokinetics in the neonate. Clin. Pharmacokinetics 1 (1976) 81
48. Yaffe, S. J.: Developmental factors influencing interactions of drugs. Ann. N. Y. Acad. Sci. 281 (1976) 90
49. Odell, G. B.: The distribution and toxicity of bilirubin. Pediatrics 46 (1970) 16
50. Dodson, W. E.: Neonatal metabolic encephalopathies, hypoglycemia, hypocalcemia, hypomagnesemia, and hyperbilirubinemia. Clin. Perinatol. 4 (1977) 131
51. Stern, L.: Drug interactions – Part II. Drugs, the newborn infant, and the binding of bilirubin to albumin. Pediatrics 49 (1972) 916
52. Schiff, D., G. Chan, L. Stern: Fixed drug combinations and the displacement of bilirubin from albumin. Pediatrics 48 (1971) 139
53. Rasmussen, L. F., C. E. Ahlfors, R. P. Wennberg: The effect of paraben preservatives on albumin binding of bilirubin. J. Pediatr. 89 (1976) 475
54. Adoni, A. u. Mitarb.: Effect of maternal administration of diazepam on the bilirubin-binding capacity of cord blood serum. Am. J. Obstet. Gynecol. 115 (1973) 577
55. Morselli, P. L. u. Mitarb.: Drug interactions in the human fetus and newborn infant. In: Drug Interactions. Hrsg. P. L. Morselli, S. N. Cohen und S. Garattini. New York, Raven Press, 1974
56. Pantuck, E., A. H. Conney, R. Kuntzman: Effect of phenobarbital on the metabolism of pentobarbital and meperidine in fetal rabbits and rats. Biochem. Pharmacol. 17 (1968) 1441
57. Sharma, R. P., C. M. Stowe, A. L. Good: Alteration of thiopental metabolism in phenobarbital-treated calves. Toxicol. Appl. Pharmacol. 17 (1970) 400
58. Drew, J. H., W. H. Kitchen: The effect of maternally administered drugs on bilirubin concentrations in the newborn infant. J. Pediatr. 89 (1976) 657

22. Kapitel

Die klinisch wichtigsten Wechselwirkungen von Pharmaka und Antibiotika in der Anästhesiologie und Intensivtherapie – ein Tabellarium

Csaba Nemes

Tab. 22.1: Die klinisch wichtigsten Arzneimittel-Wechselwirkungen in der Anästhesie und Intensivmedizin (s. auch Tab. 22.2: Wechselwirkungen von Antibiotika mit anderen Pharmaka)

Medikament 1	Medikament 2	Folgen der Wechselwirkung	Wirkungsmechanismus Anmerkungen
Acetazolamid (Diamox®, Glaupax®)	Chinidin	Erhöhter Serumspiegel von Chinidin.	Alkalisierung des Urins.
	Herzglykoside	Verstärkte Glykosidwirkung bei Kalium-Mangel.	Erhöhte Kaliurese.
	Katecholamine	Verstärkte Katecholaminwirkung.	
	Kortikosteroide	Verstärkter Kalium-Verlust.	Erhöhte Kaliurese.
	Lithiumsalze	Toxische Lithium-Konzentration im Plasma.	
	Orale Antidiabetika	Herabsetzung der hypoglykämischen Wirkung.	
	Trizykl. Antidepressiva	Erhöhter Plasmaspiegel der Antidepressiva.	verstärkte tubuläre Reabsorption.
Adrenalin s. Katecholamine			
Alkohol (Ethylalkohol; s. (9, 17, 18, 20))	Antihistaminika	Verstärkte depr. Wirkung auf das ZNS.	Additiv sedative Wirkung.
	Barbiturate	Verstärkte depr. Wirkung auf das ZNS bzw. erhöhte Barbiturat-Toleranz.	Bei akutem Alkoholkonsum. Enzyminduktion bei chron. Alkoholismus.

Medikament 1	Medikament 2	Folgen der Wechselwirkung	Wirkungsmechanismus Anmerkungen
	Benzodiazepine	Verstärkte depr. Wirkung auf das ZNS.	Additiv/potenz. Wirkung von Alkohol.
	Disulfiram (Antabus®)	Disulfiram-Reaktion = Acetaldehyd-Vergiftung[1]). (s. auch Disulfiram).	Hemmung der Acetaldehyd-Dehydrogenase durch Disulfiram.
	Guanethidin	Orthostatische Hypotension.	Alkoholbedingte Vasodilatation.
	Inhalationsanästhetika	Abnahme der MAC bei ak. Alkoholkonsum. Toleranz (erhöhte MAC-Werte) bei chron. Alkoholismus.	Additiv depr. Wirkung auf das ZNS. Enzyminduktion (hält 2 Monate nach Absetzen des Ethanols an!).
	Insulin und orale Antidiabetika	Gefahr von Hypoglykämie, Lactat-Azidose, Anorexie und Alkoholintoleranz (Disulfiram-Reaktion[1]). ZNS-Schädigung d. hypoglyk. Schock.	Potenzierung der hypoglykämischen Wirkung der Antidiabetika.
	Kumarin-Derivate	Die Wirkung von Kumarin-Derivaten kann durch Alkohol verstärkt oder vermindert werden.	
	Nitro-Präparate	Orthostatische Hypotonie.	Alkoholinduzierte Vasodilatation.
	Phenothiazine	Verstärkte Somnolenz.	Additiv depr. Wirkung durch Alkohol.
	Phenytoin	Verminderte Wirksamkeit von Phenytoin.	Mikrosomale Enzyminduktion.
	Salicylate	Erhöhte Gefahr gastrointestinaler Blutung!	
	Trizykl. Antidepressiva	Verstärkte depr. Wirkung auf auf das ZNS.	
	Urikosurika	Verminderung der urikosurischen Wirkung.	
	Vitamin B_{12}	Vit. B_{12}-Mangel bei chron. Alkoholikern.	Hemmung der enteralen Resorption von Vitamin B_{12}.
	Zytostatika	Gefahr von Atemlähmung und Koma! Verstärkung der hepatotoxischen Wirkung (20)!	
Alpha-Methyldopa (s. auch (Tab. 6.1) (Aldomet®, Aldometil®, Presinol®, Sembrina®)	Betablocker	Paradox hypertone Reaktion auf Betablocker.	Alpha-stimulierende Wirkung der Methyldopa-Metabolite.
	Butyrophenone	Mot. Verlangsamung, Desorientiertheit, Demenz.	Blockade von Dopamin-Rezeptoren im ZNS[2]).

Medikament 1	Medikament 2	Folgen der Wechselwirkung	Wirkungsmechanismus Anmerkungen
	Phenothiazine, Anästhetika, Antihypertonika	Verstärkte Blutdrucksenkung. (Vasodilatation, Abfall des HZV). Herabsetzen der MAC-Werte.	Alpha-Methyldopa ist ein falscher Neurotransmitter im ZNS^2).
Amphetamin	Anästhetika	Erhöhter Narkotikabedarf, Hyperreflexie, Fieber, Arrhythmie (bei akutem Amphetamin-Konsum). Kreislaufkollapsgefahr, MAC von Inhalationsanästhetika vermindert (chron. Abusus).	Stimulation des ZNS. Alpha- und beta-adrenerge Stimulation. Katecholamin-Entspeicherung im ZNS.
Amiodaron (32) (Cordarex®)	Anästhetika	Hypotonie, atropinresistente Bradykardie!	
	Beta-Rezeptorenblocker	Verstärkte kardiodepressive Wirkung.	Gefahr von AV-Block, Asystolie!
	Chinidin	Kammertachykardie, QT-Verlängerung.	Erhöhter Chinidin-Plasmaspiegel.
	Digoxin	Digitalisintoxikation.	Erhöhter Digoxin-Plasmaspiegel.
	Kumarin-Derivate	Erhöhte Blutungsneigung (Dosisanpassung!).	(s. auch F.I. Marcus: Drug interactions with amiodarone. Amer. Heart J. 106 (1983) 924).
	Verapamil	Kombination vermeiden!	
Antazida (32)	Cimetidin, Eisen, Herzglykoside, Isoniazid, Ketoconazol, Nitrofurantoin, Penicilline, Pentobarbital, Salicylate, Sulfonamide, Tetracycline.	Verringerte Absorption der genannten Substanzen, dadurch Wirkungsverlust (geringere Interaktion durch getrennte Gabe im Abstand von 2 Std!).	
Antidiabetika *Biguanid-Antidiabetika* (Phenformin, Metformin) (Glucophage®)	Alkohol	Schwere Lactat-Azidose, Anorexie und Alkoholintoleranz.	
Sulfonylharnstoffe	Alkohol	Gefährliche Hypoglykämie nach Alkoholkonsum!	Ungenügende KH-Zufuhr (Fasten). Disulfiram (Antabus®)-Reaktion^1).

Medikament 1	Medikament 2	Folgen der Wechselwirkung	Wirkungsmechanismus Anmerkungen
	Allopurinol, Anabolika, Beta-Rezeptorenblocker, Chloramphenicol, Cyclophosphamid, Guanethidin, Insulin, Isoniazid, Kumarin-Derivate, Levodopa, MAC-Hemmer, Phenylbutazon, Salicylate, Sulfonamide.	Wirkungsverstärkung der oralen Antidiabetika (Hypoglykämie, hypoglykämisches Koma), bes. bei Nieren- und Leberschädigung, Fasten und geriatrischen Patienten.	
	Acetazolamid, Barbiturate, Glukokortikoide, Phenothiazine, Rifampicin, Saluretika, Schilddrüsenhormone, Sympathomimetika, Thiazid-Diuretika.	Wirkungsabschwächung der Sulfonylharnstoff-Antidiabetika.	
	Östrogene (orale Kontrazeptiva)	Veränderung der KH-Toleranz.	
	Hypnotika/Sedativa	Verstärkt sedierende Wirkung.	
Antihistaminika	Antikoagulanzien	Keine Wechselwirkung!	Keine Dosisanpassung erforderlich.
	Barbiturate	Gegenseitige Potenzierung (erhöhte hypnotisch-sedierende Wirkung beider Mittel).	Additiv sedierende Wirkung in der Prämedikation berücksichtigen.
Aprindin (Amidonal®)	Alkohol Antiarrhythmika, Lidocain, Mepivacain, Tetracain.	Erhöhte Krampfbereitschaft. Schwerwiegende Summationseffekte wie tonisch-klonische Konvulsionen, Atemdepression und Atemstillstand.	Vor Verabreichung von Lokalanästhetika, Lidocain und anderen Antiarrhythmika Aprindin rechtzeitig absetzen! (Mittlere Plasma-Halbwertszeit: 27 Std.!).
Atropin	Amantadin (Contenton®, PK-Merz®, Symmetrel®)	Verstärkte anticholinerge Wirkungen.	

Medikament 1	Medikament 2	Folgen der Wechselwirkung	Wirkungsmechanismus Anmerkungen
	Trizyklische Antidepressiva, Chinidin	Bei Kombination mit trizykl. Antidepressiva: Gefahr einer zentr. anticholinergen Krise!	
	Digoxin	Verbesserte Resorption.	
	Halothan	Erhöhte Arrhythmiegefahr (s. Kap. 9).	
Barbiturate (32)	Acetylsalicylsäure	Stärkere Barbituratwirkung.	Verdrängung der Barbiturate aus der Proteinbindung.
	Alkalisierung des Urins	Kürzere HWZ von Barbituraten. (Wichtig bei Barbituratvergiftung!)	Verminderte tubuläre Rückresorption.
	Antidiabetika	Hypoglykämiegefahr, verstärkte Somnolenz.	
	Benzodiazepine	Verstärkte hypnotische Wirkung.	
	Digitalis-Alkaloide	Herabsetzung der Digitaliswirkung.	Enzyminduktion (verkürzte HWZ!).
	Ethylalkohol	Ak. Alkoholeinfluß: Verstärkte Somnolenz, Hypnose und Koma.	Additiv/potenzierende hypnotische Wirkung.
		Chron. Alkoholabusus: Barbiturattoleranz erhöht.	Mikrosomale Enzyminduktion[3].
	Ketamin	Ketamin-Nachschlafdauer verlängert. Ketamin und Barbiturate sind chemisch inkompatibel!	Abbau von Ketamin d. Barbiturat gehemmt (Hemmung des P-450-Enzyms[3]).
	Kontrazeptiva	Versager (verringerte Sicherheit).	Barbituratinduzierte Enzyminduktion.
	Kortikosteroide	Verstärkte Wirkung der Barbiturate; verminderte Kortikosteroid-Wirkung.	
	Kumarin-Derivate	Verminderte Antikoagulanzien-Wirkung (Dosisanpassung!) Nach Absetzen der Barbiturate: Blutungsneigung bei gleichbleibender Kumarin-Dosis (nochmalige Dosisanpassung!).	Enzyminduktion.
	Opiate	Verstärkte Atemdepression.	
	Phenothiazine	Stärkere Somnolenz und hypotone Wirkung.	Additiv zentr. dämpfende Wirkung.
	Phenytoin	Verminderte Phenytoin-Wirkung.	Enzyminduktion.

Medikament 1	Medikament 2	Folgen der Wechselwirkung	Wirkungsmechanismus Anmerkungen
	Sulfonamide	Verstärkte Barbituratwirkung.	Verdrängung der Barbiturate aus der Proteinbindung.
	Trizykl. Antidepressiva.	Potenzierung der Atemdepression von Barbituraten. HWZ der Antidepressiva kürzer.	Enzyminduktion d. Barbiturate.
Benzodiazepine Bromazepam Camazepam Clobazam Chlordiazepoxid Chlorazepat Clotiazepam Diazepam Dikaliumclorazepat Ketazolam Lorazepam Medazepam Midazolam Oxazepam Prazepam	Aminophyllin	Antagonisierung der diazepaminduzierten Somnolenz (30)! Hierzu erforderliche Dosis: 1–2 mg/kg KG.	Analeptische Wirkung durch Wechselwirkung mit Diazepam am Adenosin-Rezeptor (30)?
	Antazida	Verminderte Resorption von Chlordiazepoxid und Diazepam.	
	Antihistaminika	Verstärkte Sedierung.	Additiv zentral-dämpfende Wirkung.
	Barbiturate	Verstärkte Sedierung.	Additiv zentral-dämpfende Wirkung.
	Butyrophenone	Verstärkte ZNS-dämpfende Wirkung.	
	Ethylalkohol	Verstärkte zentral-sedative Wirkung.	Additiv dämpfende W. im ZNS.
	Halothan	Reduzierung der MAC um 34% (bei einer Diazepam-Dosis von 0,2 mg/kg i.v.).	
	Ketamin	Ketamin-Nachschlafdauer verlängert[4]).	Sättigung des Enzyms P450[3]).
	Kumarin-Derivate	Keine Wechselwirkung!	Keine Dosisanpassung erforderlich.
	Lidocain	Verminderte Krampfbereitschaft.	Antikonvulsive W. von Diazepam.
	Muskelrelaxanzien	Succinylcholin: Kürzere Wirkdauer nach Diazepam (17)? Relaxationstiefe und -dauer von kompetitiven Muskelrelaxanzien verlängert?	Dosisreduktion bei kompetitiven Muskelrelaxanzien erforderlich. Überwachung der Relaxation (Relaxometrie)!
	Phenothiazine	Verstärkte sedative Wirkung.	
	Thyreostatika	Vermehrte antithyreoidale Aktivität (12).	
	Trizykl. Antidepressiva	Verstärkung der sedativen und anticholinergen Wirkungen der Benzodiazepine.	Gefahr von zentraler anticholinergischer Krise.
Beta-Rezeptorenblocker (s. auch Tab. 7.2–7.5)	Alpha-Methyldopa	Paradox hypertone Krisen.	S. Alpha-Methyldopa.
	Antiarrhythmika	Verstärkte negativ inotrope Wirkung.	Blockade der Beta$_1$-Rezeptoren.

Medikament 1	Medikament 2	Folgen der Wechselwirkung	Wirkungsmechanismus Anmerkungen
	Anticholinergika (Neostigmin, Pyridostigmin, Physostigmin)	Ausgeprägte Bradykardie.	
	Antidiabetika	Hypoglykämie-Gefahr (Symptome oft maskiert!).	Dosisanpassung von Antidiabetika!
	Antihistaminika	Verminderte Antihistamin-Wirkung.	
	Antihypertonika	Verstärkte blutdrucksenkende Wirkung.	Hemmung der Renin-Sekretion und Verstellung der Barorezeptoren durch Betablocker.
	Barbiturate	Verstärkte kardiodepressive Wirkung.	
	Calcium-Antagonisten	Nifedipin: Hypotonie, Herzversagen. Verapamil: Additive kardiodepressive Wirkung, verzögerte AV-Überleitung!	
	Cimetidin	Verzögerte Ausscheidung von Labetalol und Propranolol. Toxischer Propranolol-Spiegel!	
	Clonidin	Paradox hypertone Krisen.	
	Digitalis	Schwere Bradykardie, Herzstillstandgefahr bei Patienten mit partiellem Herzblock.	
	Entzündungshemmende Mittel (Glukokortikoide, Phenylbutazon, Salicylate)	Verminderte oder aufgehobene entzündungshemmende Wirkung.	
	Ergot-Alkaloide	Verstärkte Vasokonstriktion!	
	Indometacin	Verminderte blutdrucksenkende Wirkung der Beta-Rezeptorenblocker.	
	Inhalationsanästhetika	Additiv negativ inotrope Wirkung (s. auch Abb. 7.12 und Abb. 7.13). Präoperatives Absetzen von Beta-Blockern, bes. bei hypertonen Pat. mit ischämischer Herzerkrankung nicht mehr empfohlen und gefährlich (s. (9) und Kap. 7).	Ausgeprägte kardiodepressive Wirkung bei Diethylether, Cyclopropan und Methoxyfluran, weniger bei Halothan und Enfluran. Keine Kreislaufdepression bei Isofluran.
	Insulin	Verstärkte Insulin-Wirkung (Hypoglykämiegefahr!).	
	Lidocain	Verzögerte Ausscheidung von Lidocain. (Toxischer Lidocain-Plasmaspiegel!).	

Medikament 1	Medikament 2	Folgen der Wechselwirkung	Wirkungsmechanismus Anmerkungen
	Opiate	Verstärkter kardiodepressiver Effekt.	
	Theophyllin-Derivate	Verzögerte Ausscheidung (höhere Plasmaspiegel).	
Butyrophenone (Neuroleptika) Dehydrobenzperidol® Haloperidol® Trifluperidol® Benperidol® (s. auch Tab. 13.1)	Alkohol und andere ZNS-dämpfende Mittel (Analgetika, Hypnotika, Opiate, Tranquilizer, Sedativa)	Verstärkte ZNS-dämpfende Wirkung (Somnolenz, Sopor).	1. Imitationsantagonismus mit den GABA-Rezeptoren im ZNS. 2. Hemmung der Aufnahme von Dopamin, Noradrenalin und 5-Hydroxytryptamin in die Neuronen.
	Alpha-Methyldopa	Motorische Verlangsamung, Desorientiertheit, Demenz.	Blockade der Dopamin-Rezeptoren im ZNS[2]).
	Antihypertonika	Verstärkte antihypertensive Wirkung, Hypotonie.	
	Antikoagulanzien (orale)	Abschwächung der neuroleptischen Wirkung von Haloperidol.	
	Dopamin	Hemmung des dopaminergen Effekts.	Blockade der Dopamin-Rezeptoren.
	Guanethidin	Antagonisierung der Guanethidin-Wirkung!	
	Halothan	Ausgeprägte Hypotonie (s. Tab. 13.1).	Alpha-Rezeptorenblockade (Butyrophenone) + Gangioplegie (Halothan).
	Katecholamine	Verminderte Wirkung von Vasopressoren.	
	Levodopa, MAO-Hemmer, Reserpin	Provokation von extrapyramidalen Dyskinesien.	Blockade der zentralen dopaminergen Rezeptoren.
	Trizyklische Antidepressiva	Verstärkung der sedativen und anticholinergen Wirkungen der Butyrophenone.	
Calcium-Antagonisten (Diltiazem®, Etafenon®, Fendilin®, Nifedipin®, Perhexilinmaleat®, Prenylamin®, Verapamil®)	Amiodaron		Kombination vermeiden!
	Antihypertonika	Verstärkte blutdrucksenkende Wirkung.	Direkte Vasodilatation d. Calcium-Antagonisten + additiv kardiodepressive Wirkung.
	Betablocker	Orthostasesyndrom, manifeste Herzinsuffizienz.	
	Digitalis-Alkaloide	Erhöhte Digoxin-Serumspiegel (bei Nifedipin bis zu 50%). Digitalisintoxikation.	

Medikament 1	Medikament 2	Folgen der Wechselwirkung	Wirkungsmechanismus Anmerkungen
Chinidin (22)	Acetazolamid	Erhöhte Chinidin-Spiegel.	Erhöhung des nicht-ionisierten Anteils des Chinidins (Acetazolamid).
	Amiodaron	Erhöhte Chinidin-Spiegel, atyp. Kammertachykardie.	
	Antibiotika	S. Wechselwirkungen von Antibiotika mit anderen Pharmaka, Tab. 22.2.	
	Anticholinergika	Erhöhte anticholinerge Wirkung.	Schwache anticholinerge W. von Chinidin.
	Anticholinesterasen	Antagonisierung der W. von Anticholinesterasen.	
	Antikoagulanzien	Verstärkte Antikoagulanzien-Wirkung.	
	Digitalis	Digitalisintoxikation.	Erhöhte Digitalisblutspiegel.
	Enfluran, Halothan	Stark additiv kardiodepressive Wirkung.	
	Lidocain	Gefahr eines Sinusknotenstillstandes!	
	Natriumhydrogencarbonat	Erhöhte Chinidin-Plasmaspiegel.	Alkalisierung des Urins.
	Propranolol	Additiv neg. inotrope Wirkung, Bradykardie.	
	Reserpin	Verstärkte Chinidin-Wirkung.	
	Thiazid-Diuretika	Erhöhte Chinidin-Plasmaspiegel.	Verzögerte Ausscheidung v. Chinidin (Alkalisierung des Urins).
	Trizykl. Antidepr.	Verstärkte Kardiotoxizität d. Antidepressiva.	

Chlorpromazin s. Phenothiazine

Cholinesterase-Hemmer[5]	Succinylcholin (SCC) (s. auch dort)	Lang anhaltende Apnoe nach SCC bei Vorbehandlung mit langwirkenden Miotika[5], Hexafluorenium, Phenelzin, Tetrahydroaminoacridin (Tacrin) und Zytostatika (Stickstoff-Mutagene und Cyclophosphamid).	Irreversible Hemmung der Pseudocholinesterase über 20% klinisch relevant.

Cimetidin (Tagamet®)	Antazida	Verringerte Cimetidin-Resorption.	
	Antikoagulanzien	Verstärkte Antikoagulanzien-Wirkung.	Dosisanpassung v. Antikoagulanzien! Überwachung der Prothrombin-Zeit!

Medikament 1	Medikament 2	Folgen der Wechselwirkung	Wirkungsmechanismus Anmerkungen
	Benzodiazepine	Langanhaltende Sedierung, Somnolenz. (Keine Interaktion mit Lorazepam u. Oxazepam).	Verzögerte Ausscheidung (längere HWZ).
	Captopril	Neuropathie.	
	Chlormethiazol	Gehemmter Abbau der genannten Substanzen.	
	Ketoconazol (Nizoral®)	Verminderte Ketoconazol-Absorption.	In 2stündigem Abstand verabreichen!
	Labetalol/Metoprolol	Erhöhte Labetalol- u. Metoprolol-Verfügbarkeit.	
	Lidocain	Toxische Lidocain-Plasmaspiegel. (A. B. Knapp et al.: The cimetidine-lidocain-interaction. Ann. int. Med. 98 (1983) 174).	Reduktion von Verteilungsvolumen, Eiweißbindung und Clearance des Lidocains.
	Metoclopramid	Verminderte Cimetidin-Bioverfügbarkeit.	
	Mexiletin	Verzögerte Mexiletin-Elimination.	
	Morphin	Gehemmter Morphin-Abbau.	
	Phenobarbital	Verstärkte Metabolisierung des Cimetidins.	Enzyminduktion.
	Phenytoin	Erhöhte Phenytoin-Serumkonzentration.	
	Propranolol, Theophyllin	Gehemmter Abbau beider Substanzen.	Dosisanpassung erforderlich!
Clonidin (Catapresan®, Dixarit®) s. (36)	Alkohol, Barbiturate	Verstärkte Sedierung möglich.	
	Antikoagulanzien (oral)	Verstärkte Antikoagulanzien-Wirkung.	Blutungsgefahr! Dosisanpassung!
	Betablocker	Alpdrücken, verstärkte Entzugssymptomatik, Bradykardie, paradox hypertone Krise.	
	Digitalisglykoside	Verzögerung der AV.-Überleitung (Gefahr von AV.-Blockierung).	
	Guanethidin, Phenoxybenzamin, Phentolamin, Reserpin	Antagonisierung der Clonidin-Wirkung.	Beachte: Schwere Rebound-Hypertonie nach Absetzen des Clonidins!
	Trizykl. Antidepressiva	Herabgesetzte blutdrucksenkende Wirkung. Beim Absetzen des Antidepressivums: Hypotonie.	

Medikament 1	Medikament 2	Folgen der Wechselwirkung	Wirkungsmechanismus Anmerkungen
Cocain	Adrenalin, Trizykl. Antidepr.	Provozieren einer hypertonen Krise, Arrhythmien.	Blockieren der Wiederaufnahme von Noradrenalin in die zentr. Neuronen. Periphere Vasokonstriktion.
	Halothan	Erhöhte Arrhythmieneigung.	
Dantrolen Dantrolen i. v.® Dantamacrin®	Calcium-Salze	Gleichzeitige parenterale Gabe kontraindiziert.	Hemmung der Calcium-Freisetzung aus dem sarkoplasmatischen Retikulum.
	Orale Kontrazeptiva.	Gesteigerte Hepatotoxizität.	
	Zentral dämpfende Pharmaka	Gegenseitige Wirkungsverstärkung (Somnolenz, Atemdepression, Muskelschwäche).	
Dehydrobenzperidol	S. Butyrophenone		
Diazepam	S. Benzodiazepine		
Diazoxid (Hypertonalum®, Proglicem®)	Antidiabetika, Insulin	Abschwächung der Wirkung von Antidiabetika (diabetogene Wirkung von Diazoxid).	Hemmung der endogenen Insulin-Sekretion durch Diazoxid.
	Antikoagulanzien (oral)	Verstärkte Antikoagulanzien-Wirkung.	Überwachung des Prothrombin-Spiegels.
	Betablocker	Starke und lang anhaltende Blutdrucksenkung.	Vasodilatation d. Diazoxid.
	Digitalis	Verstärkte Digitaliswirkung bei Kalium-Mangel.	
	Glukokortikoide	Erhöhte Kaliurese, dadurch Kalium-Mangel.	
	Katecholamine	Provozieren einer hypertonen Krise bei Phäochromozytom!	Anregung der Katecholamin-Freisetzung bei Phäochromozytom d. Diazoxid.
	Lithium-Salze	Verstärkte kardio- und neurotox. Wirkung von Lithium.	
	Phenytoin	Verminderte Phenytoin-Wirkung.	
	Thiazid-Diuretika	Potenzierung der diabetogenen Wirkung bd. Medikamente!	
Digitalisalkaloide (s. auch Kap. 10)	Antazida	Herabsetzung der Resorption von Digitalis.	

Medikament 1	Medikament 2	Folgen der Wechselwirkung	Wirkungsmechanismus Anmerkungen
	Aktivkohle, Colestyramin, Kaolin-Pectin	Abschwächung der Digitaliswirkung d. Unterbrechung des enterohepatischen Kreislaufs.	
	Antibiotika	Veränderte Digoxin-Plasmaspiegel.	S. Wechselwirkungen von Antibiotika mit anderen Pharmaka (Tab. 22.2).
	Barbiturate	Herabsetzung der Digitaliswirkung.	Enzyminduktion d. Barbiturate.
	Beta-Blocker	Hemmung der pos. inotropen Wirkung und Verstärkung der neg. dromotropen Wirkung.	
	Calcium-Präparate (parenteral)	Steigerung der Digitaliswirkung, Digitalisintoxikation, Provozieren von Arrhythmien.	Additiver Synergismus zw. Hyperkalzämie und Digitalis.
	Chinidin	Steigerung der Digitaliswirkung, evtl. Digitalisintoxikation. AV-Blockierung!	Verminderte renale Elimination? Verdrängung des Digoxins aus den Gewebebindungsstellen durch Chinidin?
	Colestyramin	Verminderte Digitalisresorption.	Unterdigitalisierung!
	Glucose-Infusion	Steigerung der Digitaliswirkung.	Hypokaliämie durch Kalium-Einstrom in die Zelle.
	Halothan (9)	Reduzierung der Digitalistoxizität unter Halothan-Narkose.	Unter Halothan-Narkose werden höhere Digitalis-Plasmaspiegel vertragen!
	Heparin	Antagonisierung der digitalisinduzierten Hyperkoagulabilität durch Heparin?	
	Hypokaliämie (Hyperventilation, Diuretika, Amphotericin B, Laxanzien, Insulin, Glucose, Steroide)	Erhöhte Digitalistoxizität bei Kalium- und Magnesium-Mangel.	Stärkere Bindung von Digitalisglykosiden an das Myokard bei K^+- und Mg^{++}-Mangel.
	Insulin	Erhöhte Digitalis-Toxizität.	Hypokaliämie durch Insulin
	Kortikosteroide	Steigerung der Digitaliswirkung (gesteigerte Kaliurese).	Hypokaliämiegefahr. Überwachung des Kalium-Spiegels unter Steroidtherapie.
	Kumarin-Derivate	Herabgesetzte Antikoagulanzien-Wirkung.	
	Lithium-Salze	Verstärkte kardiotox. Wirkung von Lithium.	

Medikament 1	Medikament 2	Folgen der Wechselwirkung	Wirkungsmechanismus Anmerkungen
	Penicillin G	Steigerung der Digitaliswirkung.	Erhöhte Kaliurese d. Penicillin.
	Phenylbutazon, Phenytoin	Verminderte Digitaliswirkung.	Enzyminduktion.
	Reserpin	Provozieren von Arrhythmien, bes. bei Pat. mit Vorhofflimmern.	Zentr. Wirkungen von Digitalis im ZNS? Katecholamin-Freisetzung d. Reserpin.
	Salicylate	Gesteigerte Digitalis-Toxizität.	Erhöhter Kalium-Verlust d. Salicylate.
	Succinylcholin	Kammerarrhythmien bei volldigitalisierten Patienten.	Unklar (K-Verlust aus den Zellen durch Succinylcholin?).
	Sympathikomimetika	Provozierung von Arrhythmien (bes. bei Isoproterenol, Adrenalin).	Potenzierung der pos. bathmotropen Wirkung der Digitalis-Alkaloide.
Disopyramid (Rythmodul®, Norpace®)	Anticholinergika	Potenzierung der anticholinergen Wirkung.	Additiver Synergismus.
	Beta-Blocker	Kombination vermeiden! Stark neg. Inotropie.	
	Furosemid	Wirksamkeitsminderung von Disopyramid.	Gesteigerte renale Elimination von Disopyramid durch Furosemid.
	Phenothiazine	Zusätzliche Verzögerung der AV-Überleitung.	
	Phenytoin	Herabsetzung des Disopyramid-Serumspiegels.	Gesteigerter Abbau d. Enzyminduktion.
	Sedativa	Additiv sedative Wirkung.	Verschlechterung des Reaktionsvermögens!
Disulfiram (Antabus®)	Barbiturate	Steigerung der hypnotischen Wirkung.	Reaktionsvermögen herabgesetzt!
	Dopamin	Antagonisierung der Dopamin-Wirkung (Bildung von Noradrenalin aus Dopamin herabgesetzt).	Hemmung der Dopamin-Beta-Hydroxylase durch Disulfiram.
	Ethylalkohol	Acetaldehyd-Intoxikation[3]).	Blockieren der Acetaldehyd-Dehydrogenase d. Disulfiram (s. Tab. 6.1).
	Metronidazol	Verwirrtheitszustände, psychotische Reaktion.	
	Orale Antikoagulantien	Verstärkung der Antikoagulanzien-Wirkung (Blutungsgefahr! Dosisanpassung erforderlich).	Hemmung des Abbaus von Antikoagulanzien (bes. bei Warfarin).

Medikament 1	Medikament 2	Folgen der Wechselwirkung	Wirkungsmechanismus Anmerkungen
	Phenytoin	Toxische Phenytoin-Plasmaspiegel.	Enzyminduktion durch Disulfiram.

Diuretika s. Acetazolamid, Furosemid, Spironolacton, Thiazid-Diuretika

Medikament 1	Medikament 2	Folgen der Wechselwirkung	Wirkungsmechanismus Anmerkungen
Dopamin (Dopamin®)	Butyrophenone	Antagonisierung der Dopaminwirkung.	Blockade der Dopaminrezeptoren durch Butyrophenone.
	Cimetidin, Inhalationsanästhetika	Potenzierung der arrhythmogenen Wirkung von Dopamin.	Sensibilisierung des Myokards (arrhythmogene Wirkung von Noradrenalin ist 75mal größer als die von Dopamin!).
	Guanethidin	Verstärkte sympathomimetische Wirkung.	
	Ketamin	Abschwächung der Dopamin-Wirkung!	Unklar (Hemmung der intraneuralen Aufnahme von Dopamin d. Ketamin?)
	Levodopa	Erhöhte kardiovaskuläre Nebenwirkungen (Orthostasesyndrom, Arrhythmien) von Levodopa.	Dopamin besetzt die zentr. dopaminergen Rezeptoren. In der Peripherie vermehrte Dopamin-Bildung aus Levodopa.
	MAO-Hemmer	Potenzierung der Dopamin-Wirkung!	Geringere Dopamin-Dosis erforderlich.
	Phenytoin	Blutdruckabfall und Bradykardie!	
	Phenothiazine	Abschwächung der Dopamin-Wirkung.	Blockade der dopaminergen Rezeptoren durch die Phenothiazine.
	Trizykl. Antidepr.	Potenzierung der Dopamin-Wirkung. Gesteigerter Sympathikustonus.	Blockade der Aufnahme von Dopamin in die präsynaptischen Nervenendigungen durch die Antidepressiva.
	Uterotonika	Hypertone Krise.	

Etomidate s. Iv. Hypnotika

Fentanyl s. Opioid-Pharmaka

Medikament 1	Medikament 2	Folgen der Wechselwirkung	Wirkungsmechanismus Anmerkungen
Furosemid (Furo-Puren®, Furosemid®, Fusid®, Lasix®, Mirfat®, Ödemase®, Sigasallur®) S. auch Kap. 11	Alkohol Allopurinol	Orthostatische Hypotonie Verminderte Allopurinol-Wirkung.	Vermindertes Plasmavolumen.
	Aminoglykosid-Antibiotika	Verstärkte Ototoxizität.	Bei Tobramycin am wenigsten ausgeprägt.
	Antidiabetika	Verminderte Blutzuckersenkung.	
	Antihypertonika	Verstärkte antihypertone Wirkung, Orthostase!	Vermindertes Plasmavolumen (nachweisbar durch Valsalva-Manöver: Ein RR-Abfall von mehr als 15% und Pulsanstieg von mehr als 25% können klin. Hinweise für vermindertes Plasmavolumen sein!).
	Barbiturate Carboanhydrase-Hemmer	Orthostatische Hypotonie. Wirkungsverstärkung.	S. oben. Hemmung des Carboanhydrase-Enzyms durch Furosemid.
	Cephalosporin-Antibiotika	Verstärkte Nephrotoxizität.	Nur bei hohen Furosemid-Dosen!
	Digitalis	Prädisposition zur Digitalisintoxikation.	Furosemidbedingter Kalium- und Magnesium-Verlust.
	Doxycyclin	Azotämie.	Besonders bei beeinträchtigter Nierenfunktion.
	Ethacrynsäure	Schwere Hypokaliämie, hypochlorämische, hypokaliämische metabolische Alkalose.	Verstärkter Verlust von Kalium, Chlor und Natrium über die prox. Tubuli.
	Glukokortikoide	Verstärkter Kalium-Verlust (s. oben).	Bei der Kombination ist stets eine Kalium-Substitution erforderlich!
	Indometacin	Abschwächung der diuretischen Wirkung von Furosemid.	Die diuretische Wirkung von Furosemid wird durch die renalen Prostaglandine vermittelt. Prostaglandin-Antagonisten bewirken eine Hemmung der Natriurese.
	Lithium-Salze	Erhöhte Lithium-Toxizität. Überwachung des Lithium-Spiegels!	Furosemid begünstigt die tubuläre Reabsorption von Lithium-Salzen.

Medikament 1	Medikament 2	Folgen der Wechselwirkung	Wirkungsmechanismus Anmerkungen
	Muskelrelaxanzien (kompetitive)	Verstärkung der neuromuskulären Blockade! Überwachung der neuromuskulären Blockade durch Relaxometrie erforderlich! Klin. Bedeutung nur bei Niereninsuffizienz erwiesen!	Unklar: 1. Hypokaliämie? 2. Verdrängung von Muskelrelaxantien von aktiven Rezeptorstellen durch Furosemid (s. Kap. 18)?
	Phenobarbital	Abschwächung der Furosemid-Wirkung.	Unklar: Stimulierung des intrazellulären Natrium-Transports?
	Phenytoin	Abschwächung der Furosemid-Wirkung.	Verminderte Furosemid-Resorption bei oraler Gabe.
	Tetracycline	Azotämie bei bestehender Niereninsuffizienz.	
Ganglienblocker Hexamethonium-Br. Pentolinium Mecamylamin Trimetaphancamphorsulfonat	Antihypertonika Inhalationsnarkotika Muskelrelaxanzien (kompetitive)	Gefährliche therapieresistente Hypotonie. Potenzierung der Ganglioplegie (in der Technik der kontrollierten Hypotension ausnützbar; vorteilhafte Interaktion).	1. Dilatation der «capacitance»-Gefäße. 2. Abfall des ven. Rückstroms und des Herzzeitvolumens.
	Muskelrelaxanzien (Succinylcholin)	Verlängerung der neuromuslären Blockade. (Bei Trimetaphancamphorsulfonat, Arfonad®). Verzögerter Abbau von SCC (längere Apnoe) bei Trimetaphancamphorsulfonat (Arfonad®).	1. Abnahme der Muskeldurchblutung? 2. Desensibilisierungsblock an der postsynaptischen Membran?⁶⁾ 3. Herabsetzung der Plasma-Pseudocholinesterase durch Arfonad®.
	Phenothiazine	Potenzierung der hypotensiven Wirkung bd. Mittel.	
Glaukommittel s. Cholinesterasehemmer			
Glukokortikoide	Acetazolamid	Verstärkter Kalium-Verlust.	Arrhythmien bei volldigitalisierten Patienten!
	Amphotericin B	Hypokaliämie, Stauungsinsuffizienz.	
	Anticholinergika	Erhöhter Augeninnendruck.	
	Antidiabetika (orale)	Diabetogene Wirkung von Glukokortikoiden.	Dosisanpassung von Antidiabetika!

Medikament 1	Medikament 2	Folgen der Wechselwirkung	Wirkungsmechanismus Anmerkungen
	Barbiturate	Verstärkte Barbituratwirkung.	
	Digitalisglykoside	Verstärkte Digitaliswirkung.	Hypokaliämie.
	Diuretika	Erhöhter Kalium-Verlust.	
	Enzyminduktoren	Gefahr einer Addison-Krise bei kortisonabhängigen Patienten (Abbau v. Kortikoiden erhöht).	Bei: Barbituraten, Gluthetimid, Phenothiazinen, Phenytoin.
	Kumarin-Derivate	Abschwächung der Antikoagulanzien-Wirkung.	Glukokortikoide rufen eine Hyperkoagulabilität hervor.
	Kontrazeptiva (Östrogene)	Verstärkte Glukokortikoidwirkung.	Verzögerter Abbau von Glukokortikoiden.
	Muskelrelaxanzien	Verlängerung der kompetitiven neuromuskulären Blockade (Pancuronium) bei kortisonabhängigen Pat. (nur bei ungenügender Substition!).	Unklar. Glukokortikoide verbessern die neuromuskuläre Übertragung bei Myasthenia gravis.
	Phenothiazine	Verstärkte Glukokortikoidwirkung.	Gesteigerte Resorption.
	Salicylate	Häufigeres Vorkommen von Magen-Darm-Ulzera. Niedrigere Salicylat-Plasmaspiegel.	Verstärkte Ausscheidung von Salicylaten durch Glukokortikoide.
	Sedativa/Hypnotika	Verstärkte sedierende Wirkung.	Reaktionsvermögen!
	Trizyklische Antidepressiva	Erhöhung des Augeninnendruckes.	
	Beachte: Glukokortikoide sind mit Heparin und Katecholaminen chemisch inkompatibel (Präzipitation)!		
Glycopyrroniumbromid (Robinul®)	Amantadin, Chinidin, Trizyklische Antidepressiva	S. Atropin (zu beachten: Bei Glycopyrrolat Gefahr einer zentr. anticholiner. Krise).	Dosisreduktion bei Vorbehandlung mit Levodopa, MAO-Hemmern und Phenothiazinen ebenfalls empfohlen.
Guanethidin (Ismelin®) S. auch (36)	Alkohol	Verstärkung der blutdrucksenkenden Wirkung von Guanethidin (Vasodilatation d. Alkohol).	Entspeicherung von Katecholaminen an den postggl. symp. Fasern (Guanethidin).
	Digitalisglykoside	Ausgeprägte Bradykardie!	
	Inhalationsnarkotika	Keine Interaktion (MAC-Werte unverändert). Halothan: Verstärkte Guanethidin-Wirkung!	Guanethidin permeiert nicht die Blut-Hirn-Schranke!
	Insulin	Verstärkte Insulin-Wirkung (Hypoglykämiegefahr).	

Medikament 1	Medikament 2	Folgen der Wechselwirkung	Wirkungsmechanismus Anmerkungen
	Katecholamine (CA)	Paradox starke Wirkung von direkt wirksamen Katecholaminen (Adrenalin, Noradrenalin, Dopamin, Isoproterenol, Methoxamin, Phenylephrin). Antagonisierung der Wirkung von indirekt wirksamen Vasopressoren wie Tyramin, Amphetamin, Ephedrin, Metaraminol und Mephentermin.	Sensibilisierung der Effektorzellen gegenüber den Katecholaminen durch CA-Entspeicherung. Entleerung der CA-Depots durch Guanethidin.
	Levodopa	Verstärkte Guanethidin-Wirkung.	Guanethidin-Dosis verringern!
	Reserpin (Rauwolfia)	Gefährliches Orthostasesyndrom, Bradykardie.	
	Trizykl. Antidepr.	Antagonisierung der Guanethidin-Wirkung.	Blockieren der Noradrenalin-Aufnahme d. trizykl. Antidepressiva.
Haloperidol	S. Butyrophenone	Cave: Erhöhte Haloperidol-Toxizität bei Lithium- und Methyldopa-Behandlung!	
Heparin	Antihistaminika, Digitalis, Penicillin, Phenothiazine, Tetracycline.	Verminderte Heparin-Wirkung (Dosisanpassung kann erforderlich werden).	
	Acetylsalicylsäure	Erhöhte Blutungsneigung.	Hemmung der Thrombozytenagglutinationsfähigkeit und der ulkuserzeugenden Wirkung von Salicylaten.
	Chinidin, Dextran, Ethacrynsäure Indometacin, Phenylbutazon, Zytostatika	Erhöhtes Blutungsrisiko.	
	Protaminsulfat	Vollständige Antagonisierung der Heparin-Wirkung durch Protamin (Wirkungsmechanismus: Komplexbildung mit Heparin, dadurch Inaktivierung).	Neutralisierungsdosis: Protamin-Dosis = ca. 1,3 × Heparin-Dosis bzw. 1–1,5 mg Protamin pro 100 I.E. Heparin.
	Zu beachten: Heparin ist mit Hydrocortison und Penicillinen inkompatibel (Präzipitation)!		

Medikament 1	Medikament 2	Folgen der Wechselwirkung	Wirkungsmechanismus Anmerkungen
Hydralazin, Dihydralazin (Dihyzin®, Nepresol®), s. (36)	Alkohol	Orthostasesyndrom	Alkoholbedingte Vasodilatation.
	Chinidin, Procainamid	Stärker ausgeprägte Reflextachykardie.	
	Reserpin	Leberzellschädigung.	
	Sympathikomimetika	Antagonisierung der Hydralazin-Wirkung.	
Inhalationsanästhetika Cyclopropan, Diethylether	Antihypertonika, (Alpha-Methyldopa, Guanethidin, Reserpin)	Cyclopropan und Ether bewirken nach Entleerung der Katecholamin-Speicher eine kardiovaskuläre Depression: Hypotonie, Bradykardie und ungenügendes Ansprechen auf indirekt wirksame Vasopressoren. Dennoch werden die Antihypertonika vor einem operativen Eingriff nicht mehr abgesetzt[7]).	
	Betablocker (s. auch Kap. 17)	Verstärkung der neg. inotropen Wirkung von halogenierten Inhalationsanästhetika. Dennoch dürfen Halothan, Enfluran und Lachgas bei Pat. mit präoperativer Propranolol-Behandlung zur Anwendung kommen, wenn auf ausreichende Atropin-Wirkung, exakten Volumenersatz und niedrigere Dampfkonzentration geachtet wird.	Präoperative Propranolol-Therapie soll, besonders bei Pat. mit Hypertonie und koronarer Herzkrankung, nicht mehr vor Operation abgesetzt werden. HWZ von Propranolol: 3–6 Std. Intraoperativ max. 0,25–0,5 mg Propranolol pro dosi!
Halothan	Digitalis-Glykoside	Provozieren von VH-Tachykardien und Arrhythmien? (Bisher nur experimentell erwiesen.)	Begünstigung des «re-entry»-Mechanismus durch Halothan u. Hypokaliämie.
Halogenierte Anästhetika	Enzyminduktoren	Erhöhte Leber- und Nierentoxizität. Beachte: Die Inhalationsanästhetika können auch selbst wenngleich nur schwach, eine Enzyminduktion bewirken und den Abbau desselben Anästhetikums bei einer späteren Verabreichung beschleunigen!	Erhöhte Biotransformation durch mikrosomale Enzyme (Anstieg von toxischen Zwischenmetaboliten (z.B. CF_3COOH, das zur Haptenbildung fähig ist) und anorganischem Fluorid im Plasma (Nierentoxizität).
	Ethylalkohol	S. Alkohol	

Medikament 1	Medikament 2	Folgen der Wechselwirkung	Wirkungsmechanismus Anmerkungen
Verdampfbare Anästhetika (Forts.)	Lachgas (s. Kap. 7 und 20)	1. Schnellere Anflutungszeit («second gas»-Effekt).	Klinisch äußerst wirksame und vorteilhafte Interaktionen!
		2. Deutliche Reduzierung der MAC-Werte d. N$_2$O.	
		3. Kardiovaskuläre Stimulation durch Lachgas (bei Ether, Halothan, Enfluran, Fluroxen und Isofluran). Die Alpha- und Beta-Rezeptoren stimulierende Wirkung des Lachgases (erhöhte Noradrenalin-Spiegel) wirkt der negativen Inotropie (bedingt d. verdampfbare Inhalationsanästhetika) entgegen.	Kardiodepressive Wirkung (Abfall von Blutdruck, HZV und TPR) unter Halothan-Narkose ausgeprägter, wenn Lachgas durch O$_2$ ersetzt wurde! (Einzelheiten s. Kap. 7).
		4. Atemanaleptische Wirkung von Lachgas (nach Zufuhr von Barbituraten und anderen Inhalationsnarkotika); wirksame Opiatdosis erlöscht sie.	Zunahme der Atemfrequenz nach Lachgaszufuhr erlaubt die Beibehaltung des AMV unter Einleitung mit Inhalationsanästhetika.
	iv. Hypnotika: – Barbiturate	Verstärkung der kardiodepressiven Wirkung bei Pat. mit nicht eingestelltem Hochdruck und Hypovolämie.	Thiopentalinduzierte Vasodilatation
	– Benzodiazepine	Markante Reduzierung der MAC-Werte. Potenzierung der Atemdepression!	z.B. Herabsetzung der MAC von Halothan um 35% nach 0,2 mg/kg Diazepam i.v.
Halothan (s. auch (29))	– Ketamin	Verminderung des MAC-Wertes über mehrere Stunden. Potenzierung der Wirkung von depolarisierenden Muskelrelaxanzien. Wird Ketamin erst nach Zufuhr von Inhalationsanästhetika verabreicht, bleiben die bekannten kreislaufstimulierenden Wirkungen (Tachykardie, Hypertonie und Hyperzirkulation) vollständig aus!	Halothan setzt plasmatische Clearance und Metabolismus von Ketamin herab (s. Tab. 15.1). Beachte: Erhöhte Arrhythmiegefahr bei gleichzeitiger Zufuhr von Ketamin, Halothan und Adrenalin! Ketamin verursacht eine Hypotonie während der Halothananästhesie!

Medikament 1	Medikament 2	Folgen der Wechselwirkung	Wirkungsmechanismus Anmerkungen
Verdampfbare Anästhetika (Forts.)	Katecholamine s. Kap. 6 und Tab. 6.2	Sensibilisierung des Myokards gegenüber endogenen und exogenen Katecholaminen, dadurch Arrhythmiegefahr! (S. auch Tab. 6.2). Größte Arrhythmiegefahr bei: Cyclopropan und Adrenalin! Arrhythmogene Wirkung ausgeprägt bei: Adrenalin > Noradrenalin > Dopamin (dosisabhängig). Weniger: Dobutamin, Ephedrin, Methoxamin und Phenylephrin.	Grad der Sensibilisierung in der Depolarisationsphase IV): Trichloräthylen > Cyclopropan > Halothan > Isofluran > Enfluran > Methoxyfluran > Fluroxen.
	Muskelrelaxanzien (s. dort)	Provozieren von Tachyarrhythmien durch Pancuronium während Halothan-Narkose.	Begünstigung von «re-entry»-Mechanismen.
	Opiate	Verstärkte Kreislauf- und Atemdepression, Verminderung der MAC-Werte, verzögertes Erwachen nach Inhalationsanästhesie.	Potenzierung der zentral dämpfenden Wirkung von Inhalationsnarkotika.
	Reserpin (Rauwolfia-Alkaloide)	Bradykardie und Hypotension während Cyclopropan und Ether-Anästhesie[7]).	Entspeicherung der Katecholamin-Depots durch Reserpin, dadurch ungenügendes Ansprechen auf indirekt wirkende Vasopressoren[7]).
	Schleifendiuretika	Verstärkte Kreislaufdepression bei Halothan- und Enfluran-Narkose.	Vermindertes Plasmavolumen bei mit Diuretika vorbehandelten Patienten.
Insulin	Alkohol	Verminderte Alkoholtoleranz, Hypoglykämie.	Path. Kohlenhydratstoffwechsel.
	Adrenalin, Chlorpromazin, Chlorprothixen, Chlortalidon, Kortikosteroide, Diazoxid, Lithium, Nicotinate, orale Kontrazeptiva, Saluretika, Schilddrüsenhormone, Sympathikomimetika, trizykl. Antidepressiva	Wirkungsminderung des Insulins, Hyperglykämie.	

Medikament 1	Medikament 2	Folgen der Wechselwirkung	Wirkungsmechanismus Anmerkungen
	Amphetamin, Beta-Rezeptoren-Blocker, Clofibrat, Cyclophosphamid, Guanethidin, Ifosfamid, MAO-Hemmer, Methotrexat, Alpha-Methyldopa, orale Antidiabetika, Phenothiazine, Pyrazolone, Salicylate, Sulfonamide, Tetracycline	Wirkungsverstärkung des Insulins, Hypoglykämie.	
Intravenöse Hypnotika	s. auch: Barbiturate, Benzodiazepine, Butyrophenone, Ketamin und Kap. 15!		
Alphadion	Benzodiazepine	Synergistische hypnotische Wirkung?	
	Enzyminduktoren (z.B. Phenobarbital-Vorbehandlung)	Verminderte Schlafdauer nach Alphadion.	Gesteigerter Abbau von Alphadion durch das mikrosomale Enzym Glucuronyltransferase.
	Scopolamin (Prämedikation)	Provozieren von extrapyramidalen Dyskinesien.	
Etomidate (Hypnomidate®)	Antihypertonika, Vasodilatanzien	Potenzierung der peripheren Gefäßdilatation durch Etomidate möglich.	
	Fentanyl (bei Vorgabe)	Unterdrückung von Phlebalgie und unwillkürlichen Massenbewegung nach Etomidate.	Klinisch sinnvolle Wechselwirkung (wird in der Einleitung der NLA ausgenützt).
Gamma-Hydroxybuttersäure (Somsanit®)	Opiate, Diazepam, Dehydrobenzperidol	Unterdrückung der extrapyramidalen Massenbewegungen.	Klinisch sinnvolle Wechselwirkung!
Propanidid (Epontol®)	Ketamin, Phenothiazine	Provozieren von epileptischen Anfällen möglich.	Herabsetzung der Krampfschwelle durch Propanidid.
	Succinylcholin	Verlängerung der SCC-Apnoe.	Reversible Hemmung der Plasma-Cholinesterase durch Propanidid.

Medikament 1	Medikament 2	Folgen der Wechselwirkung	Wirkungsmechanismus Anmerkungen
Kalium-Salze: K-Bikarbonat K-Chlorid K-Gluconat K-Phosphat K-Para-aminobenzoat K-Triplex	Amilorid Digitalis (s. auch Kap. 10)	Hyperkaliämie. Hyperkaliämie setzt die Toxizität und Wirkung von Digitalis herab; bei Hypokaliämie erhöhte Gefahr einer Digitalisintoxikation.	
	Disopyramid und andere Antiarrhythmika	Erhöhte Arrhythmiegefahr bei Hyperkaliämie.	
	Kortikosteroide Lidocain	Hypokaliämie! Verminderte Lidocain-Wirkung bei Hypokaliämie.	
	Muskelrelaxanzien	SCC + Hyperkaliämie: Potenzierung. Kompetitive Relaxanzien + Hyperkaliämie: Antagonismus. Kompetitive Relaxanzien + Hypokaliämie: Starke Potenzierung, sog. neostigminresistente neuromuskuläre Blockade.	Beachte: Durch die Anti-Curare-Wirkung der Hyperkaliämie sind höhere Dosen von kompetitiven Relaxanzien erforderlich!
	Schleifendiuretika	Erhöhte Kalium-Ausscheidung.	Anpassung der Kalium-Zufuhr!
	Spironolacton, Triamteren	Gefahr von Hyperkaliämie.	Überwachung des Kalium-Spiegels erforderlich.

Katecholamine s. auch Dopamin u. Vasopressoren

Adrenalin	Antihistaminika	Hypertonie.	
	Betarezeptoren-Blocker	Verstärkte Hypertonie, Bradykardie.	
	Cocain, MAO-Hemmer, trizykl. Antidepressiva	Provozieren von hypertoner Krise und Arrhythmien.	Blockade von «reuptake» und Abbau von Katecholaminen. Die zur Auslösung von Arrhythmien erforderliche Adrenalin-Dosis (ED_{50}): 2,1 µg/kg (bei Halothan), 6,7 µg/kg (bei Isofluran) und 10,9 µg/kg (bei Enfluran (9). Notfalltherapie: Bei VES: Lidocain, bei Tachykardie: Propranolol.
	Halogenierte Inhalationsanästhetika	Provozieren von Sinustachykardie, multifokalen Kammerextrasystolen, Kammertachykardie und evtl. auch Kammerflimmern! Max. zulässige Dosis von adrenalinhaltigen Lokalanästhetika während der Halothan/Enfluran-Anästhesie: 20 ml einer Verdünnung 1 : 200000 innerhalb von 10 min (bzw. nicht mehr als	

Medikament 1	Medikament 2	Folgen der Wechselwirkung	Wirkungsmechanismus Anmerkungen
		30 ml/Std). Bei Adrenalin-Dosen von max. 1,8 µg/kg (Halothan) bzw. 5,4 µg/kg (Isofluran) treten bei submuköser Gabe keine Arrhythmien auf (9).	
	Orale Antidiabetika, Insulin	Hyperglykämie.	Dosisanpassung erforderlich
	Phenothiazine	Hemmung der Adrenalin-Wirkung (Sympatholyse).	
	Phenoxybenzamin	Wirkungsumkehr: Blutdrucksenkung nach Adrenalinzufuhr.	
	Pancuronium	Provozieren von Kammerarrhythmien (bes. bei gleichzeitiger Halothan-Zufuhr (s. Lit.(6,31)).	
	Uterotonika	Gefahr von hypertoner Krise mit langanhaltender Blutdrucksteigerung.	
Dobutamin	Vasodilatanzien (Nitroprussid-Na, Nitroglycerin)	Besserung der Herzleistung durch a) Inotropiezuwachs (Vorlastsenkung) und b) Abnahme des periph. Gefäßwiderstands (Nachlastsenkung).	Sinnvolle Wechselwirkung, bes. im Lungenkreislauf! Arrhythmogene Wirkung von Dobutamin ist minimal.
Isoproterenol Orciprenalin (Alupent®)	Antidiabetika	Wirkung von Antidiabetika abgeschwächt.	
	Guanethidin	Abschwächung der Guanethidin-Wirkung.	
	Trizykl. Antidepressiva	Gegenseitige Potenzierung (erhöhte kardiotoxische Wirkung, Arrhythmiegefahr).	
	Vasodilatanzien	Potenzierung, starker Blutdruckabfall.	Isoproterenol nicht geeignet für Reanimation (zu starke Vasodilatation).
Ketamin	Barbiturate	S. Barbiturate.	S. Barbiturate
	Beta-Rezeptorenblocker	Ausbleiben der kreislaufstimulierenden Wirkung von Ketamin möglich.	Endogene Katecholaminfreisetzung bei Beta-Rezeptoren-Blockade unwirksam.
	Diazepam	Verlängerte Nachschlafzeit nach Ketamin.	Verzögerter Abbau, verminderte plasmatische Clearance von Ketamin durch Diazepam[8]).

Medikament 1	Medikament 2	Folgen der Wechselwirkung	Wirkungsmechanismus Anmerkungen
	Halothan (s. Tab. 15.1)	Verminderter MAC-Wert über mehrere Stunden.	
	Katecholamine	Arrhythmie durch pos. bathmotrope Wirkung. Antagonisierung der pos. inotropen Wirkung von Isoproterenol u. Dopamin durch Ketamin!	Stimulierung der Med. obl. und des limbischen Systems durch Ketamin. Hemmung der intraneuralen Wiederaufnahme von Katecholaminen durch Ketamin.
	Lithium	Verlängerung der Schlafdauer nach Ketamin.	
	Phenothiazine, Reserpin	Herabsetzung der Krampfschwelle durch 2 potentiell konvulsive Substanzen.	
	Thyroxin	Gefahr von hypertoner Krise, parox. Tachykardie.	Freisetzung von endogenen Katecholaminen nach Ketamin-Applikation.
	Trizykl. Antidepressiva	S. dort	S. dort.
Kontrazeptiva	S. Ovulationshemmer		
Laxantien	Herzglykoside	Verstärkte Glykosidwirkung.	Laxanzienbedingte Hypokaliämie.
Levodopa	Diazepam	Verschlechterung des Parkinsonismus durch Diazepam bei mit Levodopa behandelten Pat.	
	S. Dopamin	L-Dopa (Levodopa) wird in Dopamin umgewandelt, daher ist die Wirkung mit der von Dopamin identisch (Inhalationsanästhetika und Butyrophenone, s. Dopamin).	Beachte: L-Dopa permeiert die Blut-Hirn-Schranke (Dopamin nicht) und besetzt die dopaminergen Rezeptoren in den basalen Ganglien.
	Methyldopa	Hypotensionsgefahr!	
	Phenothiazine	Hemmung der Levodopa-Wirkung: Provozieren von extrapyramidalen Dyskinesien.	
	Reserpin	Provozieren von extrapyramidalen Dyskinesien.	Antagonisierung der Wirkung von Levodopa durch reserpinbedingte Dopamin-Ausschüttung im Gehirn.

Medikament 1	Medikament 2	Folgen der Wechselwirkung	Wirkungsmechanismus Anmerkungen
Lidocain (Lidocain®) (neo-Novutox®) (Xylestesin®) (Xylocain®) (Xyloneural®) S. auch Abb. 19.1, 19.2 bis 19.7	Azidose	Erhöhte Lidocain-Toxizität.	Verminderte Eiweißbindung bei Azidose.
	Beta-Rezeptorenblocker (Vorbehandlung)	Verlängerung der Plasma-Halbwertszeit von Lidocain um ca. 50%!	Verminderung der hepatischen Lidocain-Clearance durch Beta-Rezeptoren-Blockade.
	Chinidin	Sinusknotenstillstand möglich!	Cave: Gefahr von schneller Überleitung beim VH-Flimmern d. Lidocain!
	Diazepam	Erhöhung der Lidocain-Krampfschwelle bei Lidocain-Intoxikation.	Sinnvolle Wechselwirkung! Diazepam-Sedierung während Lokalanästhesie.
	Inhalationsanästhetika	1. Reduktion der MAC-Werte durch Lidocain. 2. Erhöhung der Lidocain-Krampfschwelle durch Inhalationsnarkotika (nur in geringer Konz.). 3. Restitution des Sinusrhythmus durch Lidocain während Halothan/Enfluran-Narkose.	Cave: Hohe Gaskonzentrationen verstärken die neg. inotrope (kardiodepressive) Wirkung von Lidocain!
	kompetitive Muskelrelaxanzien	Verstärkung der neuromuskulären Blockade, Unterdrückung der posttetanischen Fazilitation (Potenzierung).	Stabilisierung (Abdichtung) der postsynaptischen Membran d. Lidocain. Wichtige Komplikationsquelle im Aufwachraum. Recurarisationsgefahr!
	Succinylcholin	Potenzierung der Muskelrelaxation, besonders Verstärkung eines Dualblocks (Phase II-Block) durch Lidocain möglich.	Muskelrelaxierende Wirkung von Lokalanästhetika bei Inhalationsnästhetika berücksichtigen!
Lithium-Salze Lithiumaspartat Lithiumcarbonat Lithiumorotat Lithiumsulfat	Aminophyllin, Acetazolamid	Erhöhte renale Ausscheidung von Lithium, dadurch Beeinträchtigung der ther. Wirkung.	
	Barbiturate	Verlängerte Schlafdauer.	
	Diazepam	Verlängerte Schlafdauer, Hypothermiegefahr.	
	Ethylalkohol	Verminderte Alkoholtoleranz.	
	Inhalationsanästhetika	Keine Wechselwirkung.	
	Lokalanästhetika	Keine Wechselwirkung.	

Medikament 1	Medikament 2	Folgen der Wechselwirkung	Wirkungsmechanismus Anmerkungen
	Muskelrelaxanzien	Potenzierung der neuromuskulären Blockade (nur bei Succinylcholin und Pancuronium). Cave: Wirkungseintritt von SCC verzögert!	Hemmung der Acetylcholin-Synthese. Hemmung der Acetylcholin-Freisetzung. Keine Hemmung der Plasma-ChE.
	Vasopressoren	Abschwächung der Wirkung von Katecholaminen und Vasopressoren. Antagonisierung der blutdrucksteigernden Wirkung von Noradrenalin.	Hemmung der Freisetzung von Noradrenalin (und Serotonin). Steigerung der intraneuralen Wiederaufnahme von Noradrenalin d. Lithium-Salze.
Lokalanästhetika	S. Cocain, Lidocain; s. Kap. 19		
Magnesium-Salze (Magnorbin®) (Magnesium-Diasporal®)	Anästhetika/Hypnotika	Additiv sedierende Wirkung.	Zentral dämpfende und antikonvulsive Wirkung von Mg^{++}.
	Digitalisglykoside	Erhöhte Digitalistoxizität.	Verzögerte Reizleitung durch Mg^{++}.
(Magnesiocard®) (Magnesium-Chelat®) (Magnetrans®) (Magnesiumorotat®) (Magnesium Verla®)	Muskelrelaxanzien.	Potenzierung der Wirkung von SCC und d-Tubocurarin. Die intensive neuromuskuläre Blockade läßt sich unter klinischen Bedingungen durch Calcium nicht antagonisieren!	Hemmung der Freisetzung von ACh aus den präsynaptischen Granula. (Die Mg-bedingte Aktivitätssteigerung der Plasma-ChE ist nicht von praktischer Bedeutung).
(Mg 5-Longoral®) (Mikroplex-Magnesium®)	Neomycin, Polymyxin, Streptomycin, Tetracycline	Inaktivierung durch Magnesium.	Magnesium läßt sich nur phosphatfreien Zucker- und Elektrolytlösungen zusetzen (sonst Präzipitation!).
	Spironolacton	Magnesiumsalicylat kann Spironolacton als Konkurrent von Aldosteron an der Rezeptorstelle verdrängen.	
Methyldopa Aldometil® Dopahexal® Methyldopa® Presinol® Sembrina®, s. a. Levodopa s. auch Lit. (36)	Antidiabetika	Erhöhtes Dyskrasierisiko.	
	Cumarin-Derivate	Verstärkte Antikoagulanzienwirkung.	
	Haloperidol	Motorische Verlangsamung, Desorientiertheit.	
	Hypnotika (Barbiturate)	Verstärkte Kreislaufdepression.	
	Lithium-Salze	Erhöhte Lithium-Toxizität.	

Medikament 1	Medikament 2	Folgen der Wechselwirkung	Wirkungsmechanismus Anmerkungen
	MAO-Hemmer	Hypertonie, Kopfschmerzen, Halluzinationen.	
	Noradrenalin	Schwere, anhaltende Hypertension möglich.	
	Phenothiazine	Potenzierung der hypotensiven Wirkung.	
	Propranolol	Potenzierung der hypotensiven Wirkung.	
	Sympathikomimetika	Gefahr von Hypertension, Tachykardie und Arrhythmie.	
	Vasodilatatoren	Verstärkte Hypotension.	
Methylprednisolon s. auch Glukokortikoide	Diuretika	Verstärkter Kalium-Verlust (s. Kalium-Salze).	
	Indometacin	Häufigeres Vorkommen von Magen-Darm-Ulzera.	
	Vitamin A	Antagonisierung der antiphlogistischen Wirkung bei systemischer Zufuhr von Vitamin A?	
Metoclopramid Gastronerton® Gastrosil® Paspertin®	Alkohol, Antidepressiva	Potenzierung der Wirkung.	
	Anticholinergika	Antagonisierung der Metoclopramid-Wirkung.	Kombination von Metoclopramid u. Anticholinergika in der Prämedikation vermeiden!
	Chinidin, Diazepam, Lithium, Paracetamol, Salicylate, Tetracycline	Beschleunigte Resorption der angegebenen Substanzen (rascherer Wirkungseintritt, tox. Plasmaspiegel).	
	Cimetidin, Digoxin	Verminderte Bioverfügbarkeit u. Resorption.	
	Levodopa, Phenothiazine	Potenzierung der Wirkung bd. Substanzen.	
Mexiletin (Mexitil®)	Antiarrhythmika (mit membranstabilisierender Wirkung)	Kombination vermeiden.	Über Kombination von Mexitil mit anderen Antiarrhythmika und Beta-Rezeptorenblockern liegen bisher nur tierexperimentelle Ergebnisse vor (17). Cave: Bei Plasmakonz. 2 µg/ml Verschlimmerung der Arrhythmie!
	Opioid-Pharmaka	Verzögerung der Resorption von oral verabreichten Mexiletin.	
	Prenylamin (Segontin®)	Verlängerte AV-Überleitungszeit!	

Medikament 1	Medikament 2	Folgen der Wechselwirkung	Wirkungsmechanismus Anmerkungen
Monoamin-oxidase-Hemmer (MAO-Hemmer) Tranylcypromin (Parnate®); s. auch trizyklische Antidepressiva	Adrenalin, adrenalinhaltige Lokalanästh., Noradrenalin (direkt wirk. Sympathikomimetika	Interaktion weniger ausgeprägt als mit indirekt wirkenden Sympathikomimetika. Hypertone Krise, Tachykardie u. Arrhythmie können dennoch auftreten.	Beachte: MAO-Hemmer sollen 2–3 Wochen vor elektiven Eingriffen und Anästhesie abgesetzt werden!
	Atropin	Verstärkung der anticholinergen Wirkung.	Hemmung der mikrosomalen Enzyme der Leber durch MAO-Hemmer.
	Barbiturate/Hypnotika	Tieferes Koma, Verlängerung d. Schlafdauer.	
	Dehydrobenzperidol	Ausgeprägte, langanhaltende Kreislaufdepression.	
	Dopamin, L-Dopa, tyraminhaltige Nahrung	Auslösen von schwerer, anhaltender hypertoner Krise, Tachykardie, Hyperpyrexie.	Erhöhter Katecholaminspiegel durch Hemmung der Desaminierung von Katecholaminen (Konz. von Adrenalin, Noradrenalin und 5-Hydroxytryptamin in Hirn, Darmmukosa und Plasma erhöht).
	Indirekt wirkende Sympathikomimetika	Keine indirekt wirk. Vasopressoren wie Amphetamin, Metamphetamin, Ephedrin, Mephentermin, Metaraminol u. Phenylpropanolamin verabreichen (sie setzen Noradrenalin frei)!	
	Guanethidin, Reserpin	Provozieren von hypertoner Krise möglich (nur bei i.v. Gabe von Reserpin bei mit MAO-Hemmern vorbehandelten Pat.: Freisetzung von Noradrenalin!).	«Denervations-Hypersensibilität» nach Entspeicherung der Katecholamin-Depots.
	Inhalationsanästhetika	Gefahr von maligner Hyperthermie bei Kombination von MAO-Hemmern und Halothan!	
	Opiate (bes. Pethidin)	Atemdepression, tiefes Koma, hypertone Krise, (evtl. auch Hypotension), Tachykardie, Konvulsionen, Hyperthermie und Schwitzen («sympathetic storm»).	Das Vollbild des «sympathetic storm» kann bei Kombination von MAO-Hemmern und Pethidin tödlich verlaufen!
	Propranolol	Provozieren einer hypertonen Krise.	Überwiegen der Alpha-Rezeptoren-Stimulation bei Beta-Rezeptoren-Blockade.
	Thiazid-Derivate	Ausgeprägte Blutdrucksenkung.	

Morphin s. Opioid-Pharmaka

Medikament 1	Medikament 2	Folgen der Wechselwirkung	Wirkungsmechanismus Anmerkungen
Muskelrelaxanzien s. auch Dantrolen, s. auch Tab. 22.2	Antiarrhythmika	Chinidin: Potenzierung der Wirkung von SCC und kompetitiven Muskelrelaxanzien.	Membranstabilisierender Effekt (Gefahr von Recurarisation!)
	Antibiotika	S. Tab. 22.2 (Wechselwirkungen von Antibiotika mit anderen Pharmaka) und Lit. (21, 28).	
	Azathioprin (Imurek®)	Depolarisierende Relaxanzien: Potenzierung. Kompetitive Relaxanzien: Antagonisierung.	Hemmung der Phosphodiesterase an der motorischen Endplatte.
	Diuretika[9]	Furosemid: Potenzierung der nichtdepolarisierenden Blockade[9].	Wirkungsmechanismus unklar: Verdrängung des Relaxans aus den inaktiven Bindungsstellen? Hemmung der Proteinkinase (dadurch Hemmung der Freisetzung von Acetylcholin)?
	Inhalationsanästhetika (s. auch Abb. 18.4)	Verstärkung der nichtdepolarisierenden Blockade in der Reihenfolge absteigender Intensität: Isofluran, Enfluran, Halothan, Fluroxen, Cyclopropan und Lachgas-Barbiturat-Opiat-Kombinationsanästhesie.	1. Dämpfung spinaler Reflexe. 2. Direkte neuromuskuläre Blockade (bei Diethylether, Isofluran, Enfluran und Methoxyfluran). 3. Herabsetzung der glomerulären Filtration und der Leberdurchblutung. 4. Hypothermie.
Succinylcholin	*Isofluran*	Isofluran potenziert auch den Depolarisationsblock.	Zunahme der Muskeldurchblutung während Isofluran-Anästhesie?
	Kalium-Salze	S. dort.	
	Ketamin	SCC: Verlängerung der Depolarisationsblockade. Kompetitive Relaxanzien: Potenzierung durch Ketamin.	Herabsetzung der Empfindlichkeit der postsynaptischen Membran gegenüber ACh?
	Lithium-Salze	S. dort.	
	Lokalanästhetika	Dosisabhängige Potenzierung von kompetitivem Block u. Depolarisationsblockade; Unterdrückung der posttetanischen Erleichterung (Desensibilisierungsblock/Dualblock).	In niedriger Dosis: Präsynaptische Blokkade, in höherer Dosis: Membranstabilisierung der prä- und postsynaptischen Membran.

Medikament 1	Medikament 2	Folgen der Wechselwirkung	Wirkungsmechanismus Anmerkungen
	Magnesium-Salze	Besonders starke Potenzierung der kompetitiven neuromuskulären Blockade (Verstärkung des Depolarisationsblocks ist weniger ausgeprägt).	Additiver Synergismus (Hemmung der Freisetzung von ACh-Quanten? Verminderte Erregbarkeit von postsynaptischer Membran und Muskelfasern? Mg. setzt die Amplitude des Endplattenpotentials herab.
Succinylcholin	Neostigmin	Die Vorgabe von Anticholinesterasen verlängert die SCC-Apnoe.	Hemmung der Plasma-Cholinesterase. Wurde bei der Intubation längere SCC-Apnoe beobachtet, ist die Gabe von Anticholinesterasen nach kompetitiven Relaxanzien nicht ratsam.
Kompetitive Muskelrelaxanzien	Succinylcholin (SCC)	SCC +d-Tubocurarin/Gallamin: Gegenseitige Abschwächung beider Blockadetypen.	Membrandepolarisation durch SCC bzw. Besetzung der ACh-Rezeptoren durch kompetitive Relaxanzien.
		SCC +Pancuronium: Deutliche Wirkungsverlängerung der Depolarisationsblockade (Wirkungseintritt von SCC jedoch auch hierbei verzögert!).	Unklar: Hemmung der Plasma-Acetylcholinesterase durch Pancuronium? Desensibilisierung der motorischen Endplatte durch SCC?
	Opiate	Keine direkte Wechselwirkung; die opiatbedingte Atemdepression und resp. Azidose können allerdings die kompetitive neuromuskuläre Blockade verstärken.	
	Prednisolon, ACTH (Glukokortikoide)	Langzeitbehandlung mit Kortikosteroiden (bzw. Adrenalektomie) bewirkt eine langanhaltende neuromuskuläre Blockade nach Pancuronium-Gabe, die durch Hydrocortison i.v. antagonisiert werden kann.	Pathomechanismus unbekannt.

Medikament 1	Medikament 2	Folgen der Wechselwirkung	Wirkungsmechanismus Anmerkungen
	Trizykl. Antidepressiva	Gefahr von paroxysmaler Tachykardie, Tachyarrhythmie oder Kammerflimmern bei der Kombination mit trizykl. Antidepressiva, Atropin, und Pancuronium!	Unklar: Ausgeprägter peripherer u. zentraler adrenerger Tonus (Atropin u. Antidepressiva)? Freisetzung von Katecholaminen und Blockieren der intraneuralen Wiederaufnahme von Katecholaminen nach Pancuronium?
Narcanti s. Opiatantagonisten			
Neostigmin s. Muskelrelaxanzien			
Nifedipin s. Calcium-Antagonisten			
Opiate s. Opioid-Pharmaka			
Opiatantagonisten Naloxon (Narcanti®)	Opiate	Provozieren von Entzugssymptomen bei Drogenabhängigen (auch bei Pentazocin!). Antagonisierung von opiatinduzierter Somnolenz, Analgesie, Atemdepression, orthostatischer Hypotonie und Vasodilatation.	Die deutlich kürzere Wirkungszeit von Naloxon (ca. 90 min) bei der Antagonisierung länger wirksamer Opiate berücksichtigen!
	ACTH, Cortison, L-Dopa, Propranolol	Potenzierung der Naloxon-Wirkung beachten!	
	Physostigmin/ Atropin	Mäßige Antagonisierung der Naloxon-Wirkung möglich.	Diese Interaktion wurde bisher nur bei Tierexperimenten beobachtet.
Opioid-Pharmaka	Anticholinergika	Starke anticholinerge Wirkung durch die cholinolytische Wirkung von Pethidin. Antagonisierung der Opiatanalgesie (Atropin).	Additiver Synergismus.
	Barbiturate, Benzodiazepine	Verlängerte Schlafdauer nach Hypnotika u. ausgeprägtere Atemdepression. Kurzfristige	Additiv synergistischer Effekt im ZNS. Klinisch bedeutsame Interaktion

Medikament 1	Medikament 2	Folgen der Wechselwirkung	Wirkungsmechanismus Anmerkungen
Fentanyl		Verstärkung der Opiatanalgesie durch beide Hypnotika.	(Prämedikation, Valium-Kombinationsanästhesie, Ataralgesie).
	Dehydrobenzperidol	Klinisch sinnvolle Interaktion (NLA). Butyrophenone setzen den Bedarf an starkwirksamen Opiaten herab.	Kombination von Droperidol und Fentanyl (Thalamonal®) für die Prämedikation relativ ungeeignet.
	Ethylalkohol	Starke Potenzierung der Alkoholvergiftung: tiefes Koma, Atemdepression und Aspirationsgefahr!	Additiv zentral-dämpfende Wirkung.
	Inhalationsnarkotika	Starke Wirkungspotenzierung bd. Substanzen (Starke Reduktion der MAC-Werte).	
	MAO-Hemmer	S. dort.	
	Opiatantagonisten	S. dort.	
	Phenothiazine	Ausgeprägtere Somnolenz, Atemdepression und Blutdrucksenkung. Phenothiazine setzen den Bedarf an starkwirksamen Opiaten herab (Technik der künstlichen Hibernation).	Klinisch brauchbare Interaktion (Cocktail lytique für die künstliche Hibernation).
	Physostigmin, Trizykl. Antidepressiva	Starke Potenzierung der opiatinduzierten Analgesie, Somnolenz und Atemdepression!	
	Reserpin, Alpha-Methyldopa, Levodopa	Potenzierung der morphininduzierten Somnolenz, Analgesie und Atemdepression möglich!	Medikamente, die die Speicher biogener Amine im ZNS entleeren, verstärken die Wirkung von Opiaten.
Ovulationshemmer (Östrogen-Progesteron-Kombinationen zur Konzeptionsverhütung)	Analgetika (Phenacetin, Phenylbutazon), Antibiotika, Antikonvulsiva, Antiparkinsonmittel, Antituberkulotika, Tranquilizer	Stoffwechselbeschleunigung, dadurch unsicherer Empfängnisschutz und vermehrtes Ulkus- und Blutungsrisiko.	Beachte: Thromboembolierisiko unter Pilleneinnahme 4–6mal höher! Transaminasen und alkalische Phosphatase oft erhöht, die Plasma-Cholinesterase-Aktivität ist erniedrigt.
	Orale Antidiabetika, Orale Antikoagulanzien, Trizykl. Antidepressiva, Antihypertonika	Verminderte Wirksamkeit der genannten Arzneimittelgruppen.	

Medikament 1	Medikament 2	Folgen der Wechselwirkung	Wirkungsmechanismus Anmerkungen
	Glukokortikoide	Ausgeprägtere Glukokortikoidwirkung.	Verzögerter Metabolismus der Glukokortikoide.
	Insulin	Wirkungsminderung des Insulins, Hyperglykämie.	
	Neuroleptika	Stärkere neuroleptische Wirkung!	
	Pethidin	Stärkere Opiatwirkung!	
	Tuberkulin-Hauttest	Test kann negativ (oder abgeschwächt) ausfallen!	
Oxytocin	Adrenalin(haltige) Lokalanästhetika	Adrenalin-Zusatz (bei Lokalanästhetika) kann tokolytisch wirken!	Adrenalinhaltige Lokalanästhetika sind in der Geburtshilfe zu meiden.
	Inhalationsnarkotika	Uterusrelaxation durch Inhalationsanästhetika (bes. bei Halothan).	Oxytocin bewahrt seine uterustonisierende Wirkung, wenn die Halothan-Konzentration max. 0,5 Vol.-% beträgt.
	Succinylcholin	Gefahr eines Dualblocks bei wiederholter Gabe von SCC und Oxytocin.	
Parkinsonmittel s. auch Atropin, Levodopa			
a) Adamantinsulfat (Amantadin®) PK-Merz® Symmetral®	Alkohol	Verminderte Alkoholtoleranz.	Zu beachten: Parkinsonmittel wie Amantadin, Anticholinergika, Bromocriptin und Levodopa sollen vor der Operation nicht abgesetzt werden, sonst besteht die Gefahr der Exazerbation des Parkinson-Syndroms!
	Anticholinergika	Verstärkte anticholinerge Wirkung.	
	Levodopa	Verstärkte Levodopa-Wirkung (s. auch dort).	
	Sympathikomimetika	Verstärkte zentrale Wirkung.	
b) Anticholinergika Benzatropin, Biperiden (Akineton®), Metixen (Tremarit®), Orphenadrin, Prinidol, Procyclidin, Trihexyphenidyl	Atropin, Scopolamin, Trizykl. Antidepressiva	Potenzierung der peripheren und zentralen antimuskarinartigen Nebenwirkungen. Gefahr einer zentr. anticholinergen Krise.	
	Barbiturate	Potenzierung der Barbiturat-Wirkung.	
	Haloperidol	Erhöhter Augeninnendruck.	
	Phenothiazine	Verstärkte Sedierung nach Phenothiazinen.	
	Sympathikomimetika	Ausgeprägterer adrenerger Effekt durch anticholinerge Wirkung von Parkinsonmitteln.	

Medikament 1	Medikament 2	Folgen der Wechselwirkung	Wirkungsmechanismus Anmerkungen
Phenothiazine Chlorpromazin (Megaphen®) Promethazin (Atosil®) Perphenazin (Decentan®) Fluphenazin (Dapotum®, Lyogen®, Omca®) Trifluoperazin (Jatroneural®) Triflupromazin (Psyquil®)	Adrenalin (in niedriger Dosis)	Hypotonie (Alpha-adrenerge Blockade durch Phenothiazine).	Überwiegen der adrenalinbedingten Beta-Rezeptoren-Stimulation.
	Anticholinergika	Peripher additiv anticholinerge Nebenwirkungen, bes. bei älteren Menschen (paralyt. Ileus, Glaukomanfall, Harnverhaltung u. Fieber). Auslösen einer zentr. anticholinergen Krise!	Keine Gefahr einer zentr. anticholinergen Krise bei Glykopyrrolat (Robinul®).
	Chinidin	Gesteigerte Chinidin-Toxizität.	
	Dehydrobenzperidol	Starke Blutdrucksenkung durch Potenzierung der droperidolbedingten Alpha-Rezeptorenblockade (peripher) und durch Blockade der zentr. dopaminergen Rezeptoren (Phenothiazine)!	Blockade von zentr. dopaminergen Rezeptoren u. Noradrenalin-«re-uptake». Orthostatische Hypotonie und Reflextachykardie während der Narkose (nur indirekt wirkende Sympathikomimetika wie Phenylephrin oder Methoxamin anwenden).
	Enfluran/Ketamin	Potenzierung der konvulsiven Wirkung bd. Substanzen (bisher keine klinischen Fälle bekannt).	Herabsetzung der Krampfschwelle durch die Phenothiazine.
	Inhalationsnarkotika	Ausgeprägte hypotone Wirkung (bes. bei Hypovolämie) und verzögertes Erwachen.	
	Lokalanästhesie	Tiefe Hypotonie bei rückenmarksnahen Blockaden möglich (Potenzierung der Alpha-Rezeptoren-Blockade durch die Sympathikolyse).	
	Noradrenalin	Paradox starker Vasopressoreneffekt bei mit Chlorpromazin vorbehandelten Pat.	Unterdrückung der Barorezeptor-Reflexe durch Chlorpromazin.
	Opiate	Verstärkter Blutdruckabfall, Hypotonie.	Additiv zentral dämpfende Wirkung
Promethazin	Succinylcholin	Verlängerte SCC-Apnoe.	Reversible Hemmung der Plasma-Cholinesterase durch Promethazin.
	Trizykl. Antidepressiva	Verstärkte sedative u. anticholinerge Wirkung von Phenothiazinen.	

Medikament 1	Medikament 2	Folgen der Wechselwirkung	Wirkungsmechanismus Anmerkungen
Phenylbutazon	Acetylsalicylsäure	Potenzierung der ulkuserzeugenden Nebenwirkung beider Mittel.	
	Antikoagulanzien	Verstärkte Antikoagulanzienwirkung.	
	Digitalisglykoside	Verminderte Digitaliswirkung (bes. bei Digitoxin).	Rascher Abbau durch Enzyminduktion.
	Insulin, orale Antidiabetika	Verstärkte blutzuckersenkende Wirkung.	
	Kortikosteroide	Erhöhte Blutungsgefahr im Magen-Darm-Trakt.	
	Levodopa	Verminderte Levodopa-Wirkung.	
	Lithium-Salze	Erhöhte Serum-Lithium-Spiegel.	
	Penicilline.	Abnahme der plasmatischen Clearance.	
	Phenytoin	Verstärkte Phenytoin-Wirkung, Toxizitätsgefahr!	
	Spironolacton	Antagonisierung der Spironolacton-Wirkung.	
	Sulfonamide	Intensivere, jedoch kürzere Sulfonamidwirkung.	
	Thiazid-Diuretika	Antagonisierung der blutdrucksenkenden Wirkung.	
Phenytoin (Diphenylhydantoin) Epanutin® Phenhydan® Citrullamon® Zentropil®	Alkohol	Verminderte Phenytoin-Wirkung.	Enzyminduktion (chron. Alkoholismus).
	Antihistaminika	Antagonisierung der Phenytoin-Wirkung.	
	Antihypertonika	Potenzierung der hypotonen Wirkung.	
	Carbamazepin	Verminderte Phenytoin-Serumspiegel	
	Chloramphenicol, Chinidin, Cimetidin	Potenzierung der Phenytoin-Wirkung.	Verzögerter Abbau von Phenytoin (Chloramphenicol).
	Co-trimoxazol	Erhöhtes Risiko hämatologischer Komplikationen	
	Cumarin-Antikoagulanzien	Erhöhte oder verminderte Antikoagulanzienwirkung, Potenzierung der Phenytoin-Wirkung.	Hemmung des Phenytoin-Metabolismus durch die Antikoagulanzien.
	Disulfiram	Potentiell toxische Phenytoin-Spiegel.	

Medikament 1	Medikament 2	Folgen der Wechselwirkung	Wirkungsmechanismus Anmerkungen
	Diazepam	Verminderte Diazepam-Plasmaspiegel, verminderte oder erhöhte Phenytoin-Plasmaspiegel.	
	Digitalis	Verstärkung der Digitaliswirkung, potentielle Digitalisintoxikation, Bradykardie.	
	Inhalationsanästhetika	Verlängerung der AV-Überleitung, Depression des Sinusknotens.	
	Insulin	Abschwächung der Digitaliswirkung.	
	Kontrazeptiva, Kortikosteroide	Wirkungsverlust beider Substanzen. Wasserretention; bei Epileptikern Provozieren von Anfällen durch Kontrazeptiva!	Unsicherer Empfängnisschutz! Dosisanpassung bei Kortikosteroiden erforderlich!
	Phenobarbital	Toxische Phenytoin-Spiegel.	Enzyminduktion.
	Propranolol	Potenzierung der Beta-Rezeptorenblockade.	
	Schilddrüsenpräparate	Plasmaspiegel des freien aktiven Thyroxin erhöht (Arrhythmiegefahr bei athyreoten Pat.).	Verdrängung der aktiven Metabolite der Schilddrüsenpräparate von Plasmaproteinbindungsstellen.
	Sulfonylharnstoffe	Abschwächung der Wirkung oraler Antidiabetika (Hyperglykämie).	Dosisanpassung erforderlich.
	Triamcinolon	Antagonisierung der Triamcinolon-Wirkung.	
	Trizykl. Antidepressiva	Auslösen von epileptischen Anfällen möglich. Überwachung der mit Phenytoin behandelten Pat. erschwert.	
Physostigmin (Anticholium®, Antilirium®) (s. auch Tab. 9.2 und Lit. (2, 3, 34)	Antiarrhythmika	Chinidin u. Procainamid können dem Physostigmin entgegenwirken.	Anticholinerge Wirkung von Antiarrhythmika.
	Anticholinergika (Atropin, Glycopyrrolat, Scopolamin)	Physostigmin kann eine zentrale anticholinerge Krise u. Delir (d. Anticholinergika) aufheben! Antidot!	Physostigmin als tertiäres Amin permeiert schnell durch die Blut-Hirn-Schranke. Wichtig für Glaukompatienten!
	Antihistaminika	Abschwächung der Physostigmin-Wirkung.	

Medikament 1	Medikament 2	Folgen der Wechselwirkung	Wirkungsmechanismus Anmerkungen
	Benzodiazepine	Antagonisierung der benzodiazepininduzierten Sedierung, Hypnose u. Atemdepression (z. B. Diazepam, Lorazepam).	Wichtig nach Ataralgesie (bei verzögertem Erwachen nach Benzodiazepin-Kombinationsanästhesie).
	Ketamin (Lit. (2, 3))	Physostigmin kann die Nachschlafzeit nach Ketamin abkürzen (4-Aminopyridin ist jedoch hierfür geeigneter (2)).	Wirkungsmechanismus unklar: Hemmung der Cholinesterase-Aktivität im ZNS durch Physostigmin?).
	Opiate	Antagonisierung der opiatinduzierten Somnolenz und Atemdepression (unsicher).	Opiatanalgesie wird weniger beeinflußt (El-Nagger, M. et al.: Anesthesiology Rev. 5 (1978) 49).
	Opiatantagonisten	Antagonisierung der Wirkung von Opiatantagonisten.	Wirkungsmechanismus unklar.
	Reserpin	Potenzierung der Physostigmin-Wirkung!	Vorgabe von Atropin vor Physostigmin!
	Trizykl. Antidepressiva	Aufhebung der zentr. anticholinergen Krise (d. Antidepressiva) möglich.	

Propranolol s. Beta-Rezeptorenblocker

Medikament 1	Medikament 2	Folgen der Wechselwirkung	Wirkungsmechanismus Anmerkungen
Ranitidin (Sostril®, Zantic®) s. auch Lit. (19)	Antazida	Verminderte Ranitidin-Verfügbarkeit.	
	Ketoconazol	Verminderte Ketoconazol-Absorption.	Ketoconazol 2stdl. verabreichen!
	Lidocain	Keine Wechselwirkung (s. Cimetidin!).	s. Feely, J. et al.: Brit. J. clin. Pharmac. 15 (1983) 378.
	Warfarin	Verminderte Warfarin-Clearance.	Dosisanpassung erforderlich!
Reserpin (Serpasil®, Reserpin®), s. auch Tab. 13.2	Adrenalin	Verstärkter vasopressorischer Effekt (paradoxe Wirkung)!	Denervations-Hypersensitivität durch Katecholamin-Entspeicherung bei Reserpin-Vorbehandlung.
	Alkohol	Potenzierung der Somnolenz.	
	Alpha-Methyldopa	Wirkungspotenzierung von bd. Pharmaka. MAC-Wert für Inhalationsanästhetika stark vermindert!	Abnahme der zentr. Noradrenalin-Konz. im ZNS (Entspeicherung durch Reserpin und Alpha-Methyldopa).
	Antihistaminika	Verstärkte ZNS-dämpfende Wirkung.	Noradrenalin-Entspeicherung im ZNS.

Medikament 1	Medikament 2	Folgen der Wechselwirkung	Wirkungsmechanismus Anmerkungen
	Antikoagulanzien	Wirkungspotenzierung (bei Langzeittherapie).	
	Atropin	Wirkungsabschwächung durch die parasympathomimetische Wirkung von Reserpin.	Wichtig für die Prämedikation mit Atropin nach Reserpin-Vorbehandlung.
	Barbiturate (s. auch Tab. 13.2)	Verstärkte Somnolenz, verlängerte Nachschlafzeit.	Bei der abendlichen Prämedikation Barbiturate meiden!
	Beta-Rezeptorenblocker	Bradykardie!	Noradrenalin-Entspeicherung im ZNS.
	Butyrophenone	Provozieren von extrapyramidalen Symptomen!	Aktivierung der zentr. cholinomimetischen Rezeptoren?
	Cholinergika	Potenzierung der W. von Neostigmin und Physostigmin. (Höhere Atropin/Glycopyrrolat-Dosis erforderlich.)	Stimulierung der cholinomimetischen Rezeptoren im ZNS d. Reserpin.
	Diazepam	Abschwächung der antikonvulsiven Wirkung von Diazepam!	
	Digitalis	Verstärkte Digitalistoxizität, Bradykardie, Arrhythmie. Abschwächung der pos. Inotropie.	Zentr. parasympathomimetische W. von Reserpin.
	Diuretika (Thiazide)	Potenzierung der hypotensiven Wirkung! (Bei Kombination bd. Med.: Dosisanpassung!)	Vor Einleitung der Anästhesie Zufuhr von Plasmaexpandern empfohlen!
	Enfluran	Potenzierung der evtl. prokonvulsiven W.	Kombination bei Epileptikern meiden!
	Guanethidin	Verstärkte orthostatische Hypotonie und Bradykardie (s. Lit. (36)).	
	Inhalationsnarkotika (Halothan); s. Tab. 13.2	Starke Reduktion der MAC-Werte und die Potenzierung der neg. Inotropie beachten!	Prämedikation: Glycopyrrolat (Robinul®). Prophylaktische Volumenzufuhr!
	Ketamin	Potentielle prokonvulsive W. bd. Pharmaka beachten!	Kombination bei Epileptikern meiden!
	Levodopa	Provozieren von extrapyr. Symptomen möglich.	
	Muskelrelaxanzien (kompetitive)	Antagonisierung der W. von nichtdepolarisierenden Muskelrelaxantien (s. Tab. 13.2).	Bisher nur im Tierexperiment nachgewiesen (zentr. cholinomimetische Wirkung von Reserpin?).

Medikament 1	Medikament 2	Folgen der Wechselwirkung	Wirkungsmechanismus Anmerkungen
	Opiate	Potenzierung oder Antagonisierung der Analgesie (von d. Tierspezies abhängig).	Klinische Wirkung der Interaktion noch unklar.
	Phenothiazine	Verstärkte Sedierung und Hypotension.	Abnahme des zentr. adrenergen Gefäßtonus durch Katecholamin-Verarmung (Entspeicherung im ZNS d. Serpasil).
	Salicylate	Antagonisierung der analgetischen Wirkung!	
	Sympathikomimetika (direkt wirkende)	Paradox starker vasopressorischer Effekt bei Dopamin, Noradrenalin u. Phenylephrin.	Denervations-Überempfindlichkeit d. Katecholamin-Verarmung im ZNS.
	Vasopressoren (indirekt wirkende)	Starke Antagonisierung des vasopressorischen Effekts von Metaraminol, Ephedrin, Amphetamin, Mephentermin, Phenylpropanolamin und Methylphenidat.	Ausbleiben der Katecholamin-Freisetzung nach Reserpin-Vorbehandlung (Verarmung an Katecholaminen). Intraoperativ nur direkt wirkende Sympathikomimetika in sehr vorsichtiger Dosis anwenden!
Salicylate (ASS)	Alkohol	Erhöhtes Risiko von Magenblutungen.	
	Antazida	Verminderte Resorption der Salicylate.	
	Antidiabetika (orale)	Hypoglykämie (Wirkungsverstärkung der oralen Sulfonylharnstoffe).	Dosisanpassung kann erforderlich werden!
	Antikoagulanzien	Verstärkung der Gerinnungshemmung.	Dosisanpassung erforderlich.
	Cimetidin	Erhöhte ASS-Plasmaspiegel.	Steigerung der Resorption der ASS.
	Colestyramin	Verminderte Salicylat-Resorption.	
	Furosemid	Erhöhte Salicylat-Toxizität.	
	Glukokortikoide	a) Erhöhte Blutungsgefahr im Gastrointestinaltrakt. b) Verminderte ASS-Spiegel.	Beachte: Gefahr einer Salicylat-Intoxikation bei plötzlichem Absetzen von Glukokortikoiden!

Medikament 1	Medikament 2	Folgen der Wechselwirkung	Wirkungsmechanismus Anmerkungen
	Harnsäuretreibende Medikamente	a) Erhöhte ASS-Plasmaspiegel. b) Blockierung der harnsäuretreibenden Wirkung (schon durch kleine Dosis Salicylate).	a) Gesteigerte tubuläre Reabsorption. b) Kombination von ASS und harnsäuretreibenden Medikamenten meiden!
	Heparin	a) Verstärkung der Antikoagulanzienwirkung. b) Verstärkung des Blutungsrisikos.	a) Irreversible Thrombozytenaggregation durch ASS. b) Ulzerogene NW der ASS.
	Imipramin	Kombination unbedingt meiden (Todesfälle bei Kombination Imipramin u. ASS bekannt)!	
	Indometacin	a) Antagonisierung der Indometacin-Wirkung. b) Potenzierung der ulzerogenen Wirkung.	Kombination meiden!
	Insulin	Verstärkte Insulinwirkung.	Dosisreduzierung von Insulin erforderlich.
	Methotrexat	Erhöhte Methotrexat-Toxizität, erhöhte Methotrexat-Plasmaspiegel.	a) Verdrängung von Methotrexat aus der Eiweißbindung. b) Blockierung der tubulären Sekretion von Methotrexat d. Salicylate.
	Neuroleptika	Hypothermieneigung erhöht.	
	Penicillin G	Verlängerte Penicillin-Halbwertszeit.	
	Phenobarbital	Verminderte analgetische Wirkung der ASS.	Enzyminduktion.
	Phenylbutazon	Stark erhöhte ulzerogene Wirkung bd. Substanzen.	
	Phenytoin	Variabler Einfluß auf die Phenytoin-W. (Potenzierung oder Antagonisierung).	
	Reserpin	Verringerte analgetische Wirkung der ASS!	
	Spironolacton	Abschwächung der Spironolacton-Wirkung.	Verdrängung von Spironolacton von der Rezeptorbindung.
	Sulfonamide	Verstärkte oder verkürzte Sulfonamid-W.	
	Urinsäuernde Med.	Höhere (toxische) ASS-Plasmaspiegel.	Verstärkung der tubulären Reabsorption von Salicylaten.

Medikament 1	Medikament 2	Folgen der Wechselwirkung	Wirkungsmechanismus Anmerkungen
Spironolacton (Acelat®, Aldace®, Aldactone®, Aldopur®, Aquareduct®, Euteberol®, Sagisal®, Osyrol®, Sincomen®, Spironolacton®, Spiro-Tablinen®, Supra-Puren®)	Antidiabetika (orale)	Abschwächung der Wirkung von Antidiabetika möglich.	
	Antikoagulanzien (orale)	Verminderte Antikoagulanzienwirkung	
	Antirheumatika	Antagonisierung der Spironolacton-Wirkung bei: Fenoprofen, Flufenaminsäure, Indometacin, Ketoprofen, Oxyphenbutazon, Phenylbutazon.	
	Digitalis	Erhöhter Digitalisspiegel (Dosisanpassung!).	Durch Hyperkaliämie verminderte Digitalistoxizität!
	Insulin	Antagonisierung der Insulin-Wirkung möglich.	
	Kalium-Salze, kaliumsparende Diuretika (Triamteren, Amilorid)	Schwere Hyperkaliämie.	Besonders bei eingeschränkter Nierenfunktion!
	Lithium-Salze	Erhöhte Lithium-Toxizität.	
	Salicylate	Abschwächung der Spironolacton-Wirkung.	Verdrängung von Spironolacton von der Rezeptorbindung durch Salicylate.
	Tetracycline	Azotämiegefahr!	Nur bei eingeschränkter Nierenfunktion.

Succinylcholin s. Muskelrelaxanzien; s. auch Kap. 18

Sympathikomimetika s. Dobutrex, Katecholamine und Vasopressoren

Thiazid-Diuretika	Alkohol	Orthostatische Hypotonie.	
	Allopurinol	Antagonisierung der Allopurinol-Wirkung.	
	Antidiabetika (orale)	Verminderte blutzuckersenkende Wirkung.	Dosisanpassung erforderlich!
	Antihypertonika	Potenzierung der antihypertonen Wirkung.	
	Antikoagulanzien (oral)	Abschwächung der Gerinnungshemmung.	Unklar: Hämokonzentration und Abnahme der Leberstauung (erhöhte Plasmaspiegel von Gerinnungsfaktoren)?
	Barbiturate	Gefahr von orthostatischer Hypotonie.	Vermindertes Plasmavolumen!
	Calcium-Salze	Hyperkalzämie!	

Medikament 1	Medikament 2	Folgen der Wechselwirkung	Wirkungsmechanismus Anmerkungen
	Colestyramin	Abschwächung der Thiazid-Wirkung (nur bei gleichzeitiger Verabreichung).	Bindung von Thiaziden im Darm durch Colestyramin.
	Diazoxid	Potenzierung der diabetogenen Wirkung beider Pharmaka!	
	Doxycyclin	Azotämiegefahr bei Niereninsuffizienz.	
	Glukokortikoide	Verstärkte Kalium-Ausscheidung.	Kalium-Substitution erforderlich!
	Herzglykoside	Potenzierung der Digitalistoxizität.	Durch Kalium- und Magnesium-Mangel.
	Insulin	Abschwächung der blutzuckersenkenden Wirkung von Insulin	Dosisanpassung kann erforderlich werden.
	Lithium	Verstärkte kardio- und neurotoxische Nebenwirkungen von Lithium.	
	Phenothiazine	Gefahr von orthostatischer Hypotonie.	

Thiopental-Natrium s. Barbiturate; s. auch Kap. 14

Thyreostatika	Benzodiazepine	Vermehrte thyreostatische Wirkung!	
	Kumarin-Derivate	Potenzierung der Gerinnungshemmung!	S. auch Lit. (15).

Trizyklische Antidepressiva (s. auch Kap. 13 und Lit. (9, 24, 26, 29); s. auch Tab. 13.3)	Alkohol	1. Potenzierung der Sedierung; 2. Gefahr von paralytischem Ileus erhöht.	Zentrale additive Wirkung.
	Antiarrhythmika	Gefahr von AV-Blockierung und Herzstillstand (bes. bei Chinidin, Disopyramid und Procainamid!).	Trizykl Antidepressiva sind, mit Ausnahme von Doxepin (Aponal®), kardiotoxische Medikamente, da sie ans Myokard gebunden werden.
	Anticholinergika/ Atropin	Potenzierung der Atropin-Wirkung, Provozieren von zentr. anticholinerger Krise möglich.	Anticholinerge Eigenaktivität von trizykl. Antidepressiva. Verzicht auf Atropin-Prämedikation oder Dosisreduzierung!
	Antihistaminika	Potenzierung der anticholinergen Wirkung.	

Medikament 1	Medikament 2	Folgen der Wechselwirkung	Wirkungsmechanismus Anmerkungen
	Antihypertonika	Verminderte antihypertensive Wirkung bei → Clonidin, → Guanethidin, Alpha-Methyldopa und Reserpin («Rauwolfia-Umkehr») Bei Absetzen des Antidepressivums: Hypotonie-Gefahr! Dosisanpassung erforderlich!	Wirkungsmechanismus: Blockade der Wiederaufnahme («reuptake») und Speicherung von Noradrenalin, Dopamin und Serotonin in die präsynaptischen adrenergen Nervenendigungen im ZNS. Volle Wirkung in ca. 2–5 Wochen erreicht.
	Antikoagulanzien, Acetylsalicylsäure	Wirkungsverstärkung (Blutungsgefahr!). Erhöhte Amitriptylin-Toxizität!	Dosisanpassung kann erforderlich werden.
	Barbiturate	S. Barbiturate.	
	Benzodiazepine	S. Benzodiazepine. Potenzierung der sedierenden u. anticholinergen Wirkung von Benzodiazepinen.	Provozieren von zentr. anticholinerger Krise möglich.
	Butyrophenone (DHB, Haloperidol)	S. Butyrophenone. Provozieren von extrapyramidalen Dyskinesien und Tremor.	Besonders bei Imipramin.
	Cocain	S. Cocain.	
	Inhalationsanästhetika	1. MAC-Werte erniedrigt oder erhöht; bei Vorbehandlung mit trizykl. Antidepressiva berücksichtigen! (Beeinflussung der MAC-Werte ist vom Katecholamingehalt im ZNS abhängig). Verzögertes Erwachen (selten). 2. Ausgeprägtere Kreislaufdepression. 3. Provozieren von Arrhythmien. (Kontin. EKG-Überwachung in der perioperativen Phase nach Vorbehandlung mit trizykl. Antidepressiva unerläßlich!).	Ausgeprägte negative Inotropie bei Kombination mit halogenierten Inhalationsnarkotika (Potenzierung der kardiodepressiven Wirkung beider Pharmakagruppen). Bei Wahleingriffen Antidepressiva mind. 2 Wochen vor Operation absetzen! Besonders bei Kombination mit Atropin, Ketamin und/oder Pancuronium! Beachte: Konvulsionen können bei der Kombination Enfluran u. Amitryptilin auftreten (29)!
	Katecholamine, adrenalinhaltige Lokalanästhetika, Ketamin	Provozieren von schweren Rhythmusstörungen, parox. Tachykardie, Angina pectoris u. hypertoner Krise!	Wegen der unberechenbar starken paradoxen Reaktion nach gleichzeitiger Gabe von direkt wirkenden

Medikament 1	Medikament 2	Folgen der Wechselwirkung	Wirkungsmechanismus Anmerkungen
			Katecholaminen und Sympathikomimetika: Dosisreduzierung bzw. POR-8 als Ersatz für Adrenalin-Zusatz bei Lokalanästhetika.
	Lokalanästhetika	Verstärkung des lokalanästhetischen Effekts (bisher am Menschen nicht erwiesen).	
	MAO-Hemmer	Kombination unbedingt meiden! Psychomotorische Unruhe, Delir, Konvulsionen und Hyperthermie sind bei der Kombination MAO-Hemmer und trizykl. Antidepressiva bekannt.	Verstärkung des zentr. und peripheren adrenergen Tonus durch Blockade von Wiederaufnahme und Abbau von Katecholaminen.
	Muskelrelaxanzien (s. auch dort)	Provozieren von Kammerarrhythmien und -flimmern nach Gabe von Gallamin und Pancuronium möglich (9)).	Kombination bei mit Antidepressiva vorbehandelten Pat. unbedingt meiden!
	Opiate	Potenzierung der Opiatanalgesie und Somnolenz.	Längere Überwachung im Aufwachraum erforderlich. Cave: Opiat-PDA! Überwachung der AF unbedingt notwendig).
	Oxyphenbutazon/ Phenylbutazon	Verminderte enterale Resorption von Antirheumatika bei gleichzeitiger Einnahme.	
	Propranolol	Abschwächung der Beta-Rezeptoren-Blockade? (Existenz dieser Interaktion ist nur tierexperimentell belegt).	Sinnvolle Interaktion: Propranolol mildert die kardiotoxischen NW. von trizyklischen Antidepressiva!
	Sympathikomimetika/Vasopressoren	Unberechenbarer Blutdruckanstieg bei direkt wirksamen Sympathikomimetika und indirekt wirkenden → Vasopressoren.	Nach Imipramin u. Desipramin-Vorbehandlung ist eine ca. 2 bis 10fach stärkere Vasopressorenwirkung (hypertone Krise, profuses Schwitzen, Hyperthermie, spontane Gefäßrupturen!) zu erwarten, wenn Noradrenalin, Adrenalin oder Phenylephrin in gewöhnlicher Dosis verabreicht werden!

Medikament 1	Medikament 2	Folgen der Wechselwirkung	Wirkungsmechanismus Anmerkungen
Ulkusmittel s. Antazida, Cimetidin und Ranitidin			
Vasodilatanzien	S. auch Calcium-Antagonisten, Hydralazin, Phenothiazine (Chlorpromazin).		
Capropril (Lopirin®)	Allopurinol, Glukokortikoide, Immunsupressiva, Zytostatika	Kombination meiden (Gefahr von Granulozytopenie und Agranulozytose)!	
	Antihypertonika	Die Kombination verstärkt nicht immer die Blutdrucksenkung, aber die Nebenwirkungen (Knochenmarksdepression, Nierenfunktionsstörung).	Captopril ist mit Beta-Blockern und Diuretika kombinierbar; die Diuretika sollten jedoch 3 Tage vor Lopirin-Behandlung abgesetzt werden.
Labetalol (Trandate®)	Antiarrhythmika, Antihypertonika, Calcium-Antagonisten, Inhalationsnarkotika	Gegenseitiger additiver Synergismus, dadurch ausgeprägtere Kreislaufdepression, Hypotonie, Orthostase. Verstärkung der Wirkung von Antiarrhythmika.	Labetalol braucht vor Allgemeinanästhesie nicht abgesetzt zu werden (Prämedikation mit Atropin wird jedoch empfohlen).
Minoxidil (Lonolox®)	Alpha-Rezeptorenblocker	Orthostatische Hypotonie.	
	Guanethidin	Schwere orthostatische Hypotonie.	Kombination vermeiden.
Natriumnitroprussid (nipruss®, Nipride®)	Antihypertonika	Schwere orthostatische Hypotonie.	Die Blutdrucksenkung ist stark lageabhängig (kann bei vorsichtiger Dosierung und kontin. Überwachung von MAD bei der kontr. Hypotonie ausgenützt werden).
	Carboanhydrase-Hemmer Ganglionblocker Inhalationsanästhetika	Kombination meiden!	
Nitroglycerin (39 Handelspräparate, z.B. Nitrangin®, Nitrolingual®, Nitro Mack®, perlinganit®, Trinitrosan®)	Alkohol, Antihypertonika	Orthostatische Hypotonie.	Gegenseitige Verstärkung der Vasodilatation. Dosisanpassung bei der Kombination erforderlich.
	Beta-Blocker	Verstärkte hypotone Wirkung der Nitrate.	
	Trizyklische Antidepressiva	Verstärkte hypotone Wirkung der Nitrate.	
Phentolamin (Regitin®)	Adrenalin	Wirkungsumkehr (Blutdrucksenkung).	
	Antihypertonika, Vasodilatatoren	Verstärkte blutdrucksenkende Wirkung.	

Medikament 1	Medikament 2	Folgen der Wechselwirkung	Wirkungsmechanismus Anmerkungen
Prazosin (Minipress®)	Antihypertonika Diuretika, Nitroglycerin	Schwere orthostatische Hypotonie, Kollaps, Benommenheit.	
Urapidil (Ebrantil®)	Antihypertonika, Nitroglycerin	Verstärkte blutdrucksenkende Wirkung.	
Vasopressoren		S. auch Adrenalin, Amphetamin, Dopamin, Guanethidin, Katecholamine, Methyldopa und trizyklische Antidepressiva	
Indirekt wirkende Sympathikomimetika: Ephedrinum HCl Mephentermin Metaraminol (Araminum®)	Antihypertonika	Gegenseitige Wirkungsabschwächung.	
	Atropin	Schwere parox. Tachykardie (auch bei Norfenefrin/Novadral®, Octopamin/Norphen®).	Bei Vorbehandlung mit Vasopressoren Atropin-Prämedikation vermeiden.
	Beta-Blocker	Schwere Bradykardie (besonders bei Metaraminol, Methoxamin u. Angiotensin (Hypertensin®), weniger bei Etilefrin (Circupon RR®, Effortil®, Eti-Puren®).	1. Reflexbradykardie durch Vasopressoren, 2. Beta-Rezeptor-Blockade. Kombination vermeiden.
	Cyclopropan	Ventrikuläre Tachykardien, Kammerflimmern.	
	Guanethidin	1. Antagonisierung des Vasopressoreffekts. 2. Denervations-Überempfindlichkeit gegenüber exogen verabreichten Katecholaminen.	Entspeicherung der Katecholamindepots durch Guanethidin.
	Halogenierte Narkotika	Provozieren von Kammerarrhythmien (besonders bei Ephedrin).	Sensibilisierung des Myokards gegenüber Katecholaminen.
	MAO-Hemmer	S. Monoaminoxidase-Hemmer. (auch bei Octopamin/Norphen®).	Bei mit MAO-Hemmern vorbehandelten Pat. keine indirekt wirkenden Vasopressoren verwenden! Sowohl bei direkt als auch bei indirekt wirkenden Sympathomimetika.
	Methyldopa	Gefahr von Tachykardie, Arrhythmie und hypertoner Krise.	
	Reserpin	S. Reserpin.	
	Theophyllin-Derivate	Erhöhte Toxizität: Arrhythmiegefahr.	Aminophyllin setzt ebenfalls Katecholamine frei (6, 31).
	Trizyklische Antidepressiva	S. trizyklische Antidepressiva.	

Medikament 1	Medikament 2	Folgen der Wechselwirkung	Wirkungsmechanismus Anmerkungen
Zytostatika	S. auch Kap. 18		
Alkylanzien: Cyclophosphamid (Endoxan®)	Antidiabetika (oral)	Verstärkte Blutzuckersenkung.	Dosisanpassung erforderlich.
Ifosfamid (Holoxan®) Trofosfamid (Ixoten®)	Halothan	Im Tierexperiment 100% Mortalität bei der Kombination Cyclophosphamid und Halothan (9)!	
	Succinylcholin	Gelegentlich verlängerte SCC-Apnoe.	Unklar: Alkylierung der Plasma-Pseudocholinesterase?
Antimetaboliten: Methotrexat	Barbiturate, Chloramphenicol, Diphenylhydantoin, Sulfonamide, Salicylate, Tetracycline	Erhöhte Methotrexat-Toxizität.	

Anmerkungen zu Tab. 22.1

[1] Klinische Symptome der Disulfiram-Vergiftung: Hautröte, Kopfschmerzen, Brechreiz, Erbrechen, Atemnot und Tachykardie.

[2] Alpha-Methyldopa ist ein falscher Neurotransmitter; sein Abbauprodukt Methylnoradrenalin wird in den Nervenendigungen gespeichert und hat nur einen Bruchteil der Wirksamkeit der natürlichen Katecholamine. Zu beachten: Die vermehrte Katecholamin-Ausscheidung im Urin während der Behandlung mit Alpha-Methyldopa kann zur Fehldiagnose Phäochromozytom führen, wenn nur die Gesamt-Katecholaminausscheidung, und nicht auch die Vanillinmandelsäure-Menge im Urin bestimmt wird!

[3] Nach Verabreichung von Barbituraten tritt eine mikrosomale Enzyminduktion in den Leberzellen gewöhnlich in 2–7 Tagen auf. Nach Absetzen der Barbituratbehandlung kann sie allerdings bis zu 1 Monat andauern!

[4] In der Aufwachphase sind in der Regel höhere Ketamin-Plasmaspiegel bei mit Diazepam prämedizierten Patienten zu erwarten!

[5] Liste der reversiblen und irreversiblen Cholinesterase-Hemmer s. Tab. 22.5.

[6] Neostigmin kann jedoch gelegentlich den neuromuskulären Block nach kompetitiven Muskelrelaxantien und Trimetaphan verstärken!

[7] Reserpin, Alpha-Methyldopa, Guanethidin rufen hauptsächlich eine orthostatische Hypotonie hervor. Diese negative Beeinflussung der Kreislaufregulation durch Dtosselung des venösen Rückstromes und arterielle Vasodilation kann während der Narkose durch niedrigere Beatmungsdrucke (langsameren Flow, höhere Atemfrequenz), vorsichtige Lagerung und prophylaktische Zufuhr von kristalloiden oder kolloidalen Plasmaersatzmitteln weitgehend vermieden werden, so daß die Antihypertonika *nicht mehr* vor Wahleingriffen abgesetzt werden sollten. Der Wert der präoperativen Einstellung des arteriellen Druckes und der Normalisierung des verminderten Plasmavolumens (bei nichtbehandelten Hypertoniekranken) ist unbestritten und bleibt der wichtigste Gesichtspunkt der Anästhesieführung bei Hochdruckpatienten.

[8] Werden Barbiturate, Benzodiazepine und/oder Ketamin *und* Alkohol *gleichzeitig* in Form einer Akutmedikation eingenommen, so führt die Konkurrenz um das Enzymsystem (Cytochrom P-450 bzw. die mikrosomalen Enzyme der Leber) zu einer Hemmung des Abbaus und zur Verstärkung der hypnotischen Wirkung mit Verlängerung der Nachschlafzeit. Andererseits beschleu-

nigt eine chronische Vorbehandlung mit Phenobarbital, die bekanntlich eine Enzyminduktion herbeiführt (s. Tab. 22.4), die Verstoffwechselung und Elimination von Ketamin, ohne daß dies die Nachschlafcharakteristik desselben Pharmakons merkbar beeinflussen würde.

[9]) Zu beachten: Diuretika können die Ausscheidung von nichtdepolarisierenden Muskelrelaxanzien nicht beschleunigen, da die renale Clearance von Muskelrelaxanzien vom Curae-Typ der glomerulären Filtration und nicht der Tubulussekretion unterliegt (s. auch Tab. 22.1: Furosemid-Muskelrelaxanzien)!

Literatur

1. Adams, A. P.: Enflurane in clinical practice. Brit. J. Anaesth. 53 (1981) 27 S
2. Antagonism of ketamine by 4-aminopyridine and physostigmine (editorial). Brit. J. Anaesth. 53 (1981) 191
3. Antagonism of ketamine by 4-aminopyridine and physostigmine (editorial). Brit. J. Anaesth. 54 (1982) 110
4. Azarnoff, D. L., Hurwitz, A.: Drug interactions. Pharmacology for Physicians 4 (1970) 1
5. Baraka, A., Wakid, N., Mausour, R., et al.: Effect of neostigmine and physostigmine on the plasma cholinesterase activity. Brit. J. Anaesth. 53 (1981) 849
6. Belani, K. G., Anderson, W. W., Buckley, J. J.: Adverse drug interaction involving pancuronium and aminophylline. Anesth. Analg. 61 (1982) 473
7. Bloor, B. C., Flacke, W. E.: Clonidine increases cardiovascular margin of safety for halothane in dogs. Anesth. Analg. 61 (1982) 173
8. Bowman, W. C.: Non-relaxant properties of neuromuscular blocking drugs. Brit. J. Anaesth. 54 (1982) 147
9. Cullen, B. F., Miller, M. G.: Drug interactions and anesthesia: a review. Anesth. Analg. 58 (1979) 413 (73 Ref.)
10. David, L. B.: Alcoholism and anesthesia. Anesth. Analg. 62 (1983) 84
11. Delisle, S., Bevan, D. R.: Impaired neostigmine antagonism of pancuronium during enflurane anaesthesia in man. Brit. J. Anaesth. 54 (1982) 441
12. Dunnil, R. P. H., Colvin, M. P., Crawley, B. E.: Daten zur klinischen Notfallbehandlung und Reanimation. Gustav Fischer Verlag, Stuttgart–New York 1983
13. Erdmann, E.: Pharmakodynamische Aspekte medikamentöser Wechselwirkungen – Rezeptorbesetzung und pharmakologische Interaktionen. Internist 20 (1979) 229
14. Gross, R., Spechtmeyer, H.: Nutzen und Schaden durch Arzneimittel. Kurzmonographien Sandoz AG, Nürnberg 1977
15. Gugler, R.: Arzneimittelwechselwirkungen in der Therapie mit Cumarin-Derivaten. Internist 20 (1979) 239
16. Heilmann, E.: Orale Kontrazeptiva und Vitamine. Dtsch. Med. Wschr. 104 (1979) 144
17. James, J. D., Braunstein, M. L., Karig, A. W., et al.: Arzneimittelwechselwirkungen. Gustav Fischer Verlag, Stuttgart–New York 1981
18. Kielholz, P., Hobi, V.: Alkohol und Psychopharmaka. Internist 20 (1979) 244
19. Klotz, K., Reinmann, I. W., Ohnhaus, E. E.: Effect of ranitidine on the steady-state pharmacokinetics of diazepam. Europ. J. Clin. Pharmacol. 24 (1983) 357
20. Kurz, H.: Interaktionen von Arzneimitteln und Alkohol. Dtsch. Ärztebl. 79 (1982) 33
21. Lippmann, M., Yang, E., Au, E., et al.: Neuromuscular blocking effects of tobramycin, gentamycin and cefazolin. Anesth. Analg. 61 (1982) 767
22. Manchikanti, L., Kraus, J. W., Edds, S. P.: Cimetidine and related drugs in anesthesia. Anesth. Analg. 61 (1982) 595

23. McNamara, P. J., Slaughter, R. L., Pieper, J. A., et al.: Factors influencing serum protein binding of lidocaine in humans. Anesth. Analg. **60** (1981) 395
24. Meyer, U. A.: Welche Arzneimittelwechselwirkungen sind klinisch relevant? Internist **20** (1979) 251
25. Ohnhaus, E. E.: Arzneimittelwechselwirkungen durch Plasmaeiweißbindung. Internist **20** (1979) 224
26. Rote Liste 1983. Editio Cantor Aulendorf/Württ., 1983
27. Schulte am Esch, J.: Dauerbehandlung mit Psychopharmaka und Antiepileptika: anästhesiologische Probleme. diagnostik & intensivtherapie **4** (1979) 132
28. Singh, Y. N., Marshall, I. G., Harvey, A. L.: Pre- and postjunctional blocking effects of aminoglycoside, polymyxin, tetracycline, and lincosamine antibiotics. Brit. J. Anaesth. **54** (1982) 1295
29. Sprague, D. H., Wolf, St.: Enflurane seizures in patients taking aminotriptyline. Anesth. Analg. **61** (1982) 67
30. Stirt, J. A.: Aminophylline is a diazepam antagonist. Anesth. Analg. **60** (1981) 767
31. Stirt, J. A., Berger, J. M., Roe, St. D., et al.: Halothane-induced cardiac arrythmias following administration of aminophylline in experimental animals. Anesth. Analg. **60** (1981) 517
32. transparenz-telegramm. Fakten und Vergleiche für die rationale Therapie 1983/1984. A. T. I. Arzneimittelinformation Berlin GmbH, Berlin (West) 1983
33. Waud, B. E., Farrel, L., Waud, D. R., et al.: Lithium and neuromuscular transmission. Anesth. Analg. **61** (1982) 399
34. Weinstock, M., Davidson, J. T., Rosin, A. J., et al.: Effect of physostigmine on morphine-induced postoperative pain and somnolence. Brit. J. Anaesth. **54** (1982) 429
35. Whittaker, M., Britten, J. J., Wicks, R. J.: Inhibition of the plasma cholinesterase variants by propranolol. Brit. J. Anaesth. **53** (1981) 511
36. Wiechmann, H. W., Sturm, A.: Interaktionen bei Anwendung von Antihypertensiva. Intensivmedizin **20** (1983) 56

Weiterführende Literatur

37. Griffin, J. P., D'Arcy, P. F.: Arzneimittelinteraktionen. Handbuch für Ärzte und Apotheker. R. Oldenbourg Verlag, München–Wien 1981
38. Hansten, P. D.: Arzneimittelinteraktionen. 2. Auflage, Hippokrates-Verlag, Stuttgart 1981
39. Kuemmerle, H. P., Goossens, N.: Klinik und Therapie der Nebenwirkungen. 3. Auflage. G. Thieme Verlag, Stuttgart–New York 1984
40. Lerman, F., Weibert, R. T., Oradell, N. J., eds.: Drug Interactions Index. Medical Economics Booka. 1982

Zur Schnellorientierung (durch die Krankenhaus-Apotheke):

Mikropharm I: Arzneimittel-Interaktions-Mikrofilm und -Kartei. Zusammengestellt von der Wissenschaftlichen Zentralstelle des Schweizerischen Apothekervereins Zürich (H. P. Jaspersen, U. Junod-Busch, K. Hartmann-Weniger u. Mitarb.), herausgeb. und aktualisiert vom Arzneibüro der Deutschen Apotheker, Frankfurt a. M. (Tel.: 06 11/7 54 41).

Tab. 22.2 A: Wechselwirkungen und Nebenwirkungen von Antibiotika und Chemotherapeutika (s. auch: Symbole und Kodeschlüssel zur Tab. 22.2)

Antibiotikum	Interaktion mit	Folgen der Wechselwirkung (s. Kodeschlüssel)	Nebenwirkungen (s. Kodeschlüssel)
Aminoglykosid-Antibiotika: Amikacin (A) Dibekacin (D) Gentamycin (G) Kanamycin (K) Netilmycin (N) Sisomycin (S) Tobramycin (T) (s. auch Tab. 18.1 und Neomycin)	Amphotericin, Cephalosporine, Clindamycin, Polymyxine	Verstärkte Nephrotoxizität (bei Plasmaspiegel > 12 µg/ml).	Schädigung des N. statoacusticus bei ototoxischem Plasma-Peak nach Bolusinjektionen! Daher: Kurzinfusion ü. 20–40 Min.! Frühsymptome: Vertigo, Tinnitus. Ototox. Nebenwirkungen treten meist nach Entwicklung einer Niereninsuffizienz auf.
	Carbenicillin, Ticarcillin	Inaktivierung des Aminoglykosids!	Sonstige NW: 10, 21, 23, 30, 33, 40, 44 und 46.
	Heparin	Inaktivierung von Gentamycin bei gleichzeitiger Infusion hoher Heparin-Dosen!	
	Herzglykoside	Verminderte Glykosidresorption bei gleichzeitiger peroraler Anwendung von Neomycin (s. auch Lit. 10)).	
	Inhalationsanästhetika (Cyclopropan, Halothan, Methoxyfluran), Nichtdepolarisierende Muskelrelaxanzien, Antiarrhythmika	16: Verstärkung der neuromuskulären Blockade. Gefahr einer Recurarisation. Überwachung der Muskelrelaxation mittels Relaxometrie erforderlich! Atemstillstand durch präsynaptischen Block, bes. bei intraperitonealer Gabe! (S. auch Lit. (11, 15, 19 und 28)!)	
	Methotrexat	Verminderte Methotrexat-Wirkung durch verminderte Absorption.	
	Plasmaexpander Schleifendiuretika (Furosemid, Ethacrynsäure)	Erhöhte Nephrotoxizität. Erhöhte Oto- und Nephrotoxizität! (Prophylaxe: Überwachung des Aminoglykosid-Plasmaspiegels. Erhöhte renale Magnesium- und Amino-Alaninpeptidase (AAP)-Ausscheidung ist ein früher Marker für beginnende Nephrotoxizität)[4]).	Besonders bei Gentamycin und bei Plasmaspiegel > 12 µg/ml. Weniger bei Tobramycin (T. ist dialysabel).

Antibiotikum	Interaktion mit	Folgen der Wechselwirkung (s. Kodeschlüssel)	Nebenwirkungen (s. Kodeschlüssel)
	Sulfadiazin	Ausfällung bei Mischung in Infusionslösungen.	
	Vitamin B_{12}	Verminderte Resorption (rel. Vit. B_{12}-Mangel; Schilling-Test gestört).	
Amphotericin B	Aminoglykosid-Antibiotika	Additive Nephrotoxizität.	27, 30, 33, 37, 46, 55 (renale tubuläre Azidose, Senkung der GFR um 40%!)
	Nichtdepolarisierende Relaxanzien	Verstärkung der neuromuskulären Blockade (Hypokaliämie).	Cave: Bei zu schneller Gabe: Anaphylaktischer Schock, Hypotonie, Arrhythmien und Konvulsionen sind beobachtet worden!
	Herzglykoside	Erhöhte Digitalis-Toxizität durch Hypokaliämie.	Amphotericin B ist mit Ausnahme von 5%iger Glucose-Lösung und Heparin mit allen anderen Medikamenten und Infusionslösungen inkompatibel!
	Ketoconazol	14: Antagonistische Wirkung!	
	Miconazol	14: Antagonistische Wirkung!	
	Flucytosin	6: Erhöhte Toxizität.	
Cephalosporine s. auch Tab. 22.2C Cefamandol Cefoperazon Cefotiam Cefsulodin Lamoxactam	Acetazolamid, Na.-Bicarbonat Alkohol, Disulfiram	3 (durch Alkalisierung des Urins) 50 (durch Alkoholkonsum während der Cephalosporin-Therapie kommt es zu einer Acetaldehyd-Akkumulation als Folge der Hemmung der Acetaldehyd-Dehydrogenase. Diese disulfiramähnliche Reaktion äußert sich in Rötung im Kopf- und Halsbereich, Übelkeit, Erbrechen, Tachykardie, Tachyarrhythmie, Blutdruckabfall und profusem Schwitzen. Sie kann bis zu 48 Std. nach der letzten Dosis Cephalosporin auftreten.	55: *Azotämie, Nephrotoxizität*[3]) (bes. bei Cefalotin, Cefamandol, Cefotiam, Cefoxitin, Cefsulodin. 31: *Verstärkte Blutungsneigung* (Cefamandol, Cefoperazon, Cefmenoxim, Lamoxactam, Cefazedon). 30: *Verstärkte Lebertoxizität* (Cefamandol, Cefoperazon, Cefmenoxim, Lamoxactam, Ceftriaxon, Cefotiam, Cefoxitin, Cefsulodin, Ceftizoxim). 27: *Thrombophlebitis*

Antibiotikum	Interaktion mit	Folgen der Wechselwirkung (s. Kodeschlüssel)	Nebenwirkungen (s. Kodeschlüssel)
	Aminoglykosid-Antibiotika, Colistin, Ethacrynsäure, Furosemid[2]), Polymyxin B	Erhöhte Nephrotoxizität[3]). Zur Frühdiagnose wurde die Messung der Alanin-Aminopeptidase-Ausscheidung[4]) und die Überwachung der Plasmaspiegel der Aminoglykosid-Antibiotika durchgeführt (s. Mondorf (17)). In der klinischen Praxis konnten sich bisher beide Methoden nicht durchsetzen[5]).	(Cephalotin, Cefoxitin, Cefazolin, Cefamandol, Ceftizoxim), oft durch Thrombozytose! 40: *Allergisches Hautexanthem* in ca. 1 bis 1,5% der behandelten Fälle (Allergodermatose, Eosinophilie, anaphylaktischer Schock, Serumkrankheit)
	Erythromycin	14! Kombination meiden!	41: *Kreuzallergie* mit Penicillinen: In 5 bis 10% (bei Lamoxactam extrem selten!).
Cefmenoxim Cefoperazon Lamoxactam	Kumarin-Derivate (orale Antikoagulanzien)	Gefährliche Wirkungspotenzierung von Kumarin-Derivaten durch aminoglykosidinduzierten Prothrombin-Mangel[6]). Regelmäßige Kontrolle des Prothrombin-Spiegels und Gabe von 10 mg Vit. K (Konakion®) zur Prophylaxe empfohlen (25)[7]); s. auch Lit. (1, 2, 4, 7, 24, 25)	43: *Hämolytische Anämie*: Bes. bei Cephalotin. 46: *Leuko- u. Thrombozytopenie*: Bei Cephalotin, Cefalexin, Cefradin, Cefamandol, Cefoxitin, Cefotaxim, Lamoxactam, Ceftriaxon.
Cefmetazol Cefoperazon Lamoxactam	Acetylsalicylsäure, Furosemid, trizyklische Antidepressiva, Ticarcillin	Vermehrte Blutungsneigung durch stärkere Thrombozyten-Funktionsstörung.	33: *Magen-Darm-Störungen*: Cefaclor, Cefadroxil, Cefalexin, Cefalotin, Cefazedon, Cefazolin, Cefotiam, Cefoxitin, Cefradin.
Cefalotin	Methotrexat	Verminderte Methotrexat-Wirkung.	35: *Pseudomembranöse Enterokolitis* (Cefalexin, Cefalotin, Cefazolin, Cefradin).
	Probenecid (Benemid®), Phenylbutazon	Hemmung der aktiven tubulären Sekretion, dadurch Erhöhung des Plasmaspiegels und der Toxizität von Aminoglykosid-Antibiotika.	*Enzephalopathie*: Cefacetril, Cefaloridin.
Cefamandol Cefmenoxim Cefoperazon Ceftriaxon Lamoxactam	Potentiell lebertoxische Medikamente (s. 22.6)	Gefahr von Leberzellschädigung und Ikterus[9]), bei jenen Cephalosporin-Antibiotika, welche am 3. C-Atom einen Methyltetrazol-Ring tragen.	*Falsch pos. direkter Coombs-Test*. Falsch pos. Werte für Harnzucker. Zu hohe Kreatinin-Werte (Jaffé-Reaktion bei Cefoxitin).
	In vitro Inkompatibilitäten s. Anmerkung[11])!		

Antibiotikum	Interaktion mit	Folgen der Wechselwirkung (s. Kodeschlüssel)	Nebenwirkungen (s. Kodeschlüssel)
Chloramphenicol	Ampicillin, Rifampicin	Verstärkte Ototoxizität.	24, 46, 51.
	Barbiturate, Eisen, Folsäure, Vit. B-Komplex, Phenytoin	Beschleunigter Abbau von Chloramphenicol.	
	Cephalosporine	15: Verminderte bakterizide Wirkung.	
	Cyclophosphamid	7: Verlängerte Cyclophosphamid-Wirkung.	
	Digitoxin, Kumarin-Derivate, Phenytoin	6: (Digitoxin), 7 + 12 (Kumarin-Derivate und Phenytoin.	
	Penicilline	15.	
	Sulfonylharnstoffe	Hypoglykämie-Gefahr! Hemmung des Metabolismus von oralen Antidiabetika!	
	Methotrexat	Erhöhte Methotrexat-Toxizität.	
	Trizyklische Antidepressiva	Erhöhte Toxizität von Antidepressiva.	
Clindamycin	Aluminiumsilikat	4: Verminderte Resorption von Clindamycin.	27, 30, 33, 35, 40, 46.
	Aminoglykosid-Antibiotika	Erhöhte Nephrotoxizität!	
	Erythromycin	14!	
	Kaolinpectin	4: (Clindamycin).	Beachte: Bei Gabe als Bolus Herzstillstand möglich!
	Nichtdepolarisierende Muskelrelaxanzien	16!	
Colistin	Cephalosporine, Muskelrelaxanzien	Erhöhte Neprotoxizität. Verstärkung der neuromusk. Blockade.	21, 23, 27, 46, 55
Co-trimoxazol	p-Aminobenzoesäure	14: Verminderte Sulfonamid-Wirkung.	18, 19, 20, 23, 27, 30, 33, 34, 35, 40, 44, 46, 55.
	Ammoniumchlorid und harnsäuernde Mittel	2.	
	Antidiabetika	12: (Sulfonylharnstoffe): Hypoglykämiegefahr!	
	Antikoagulanzien	8: Verstärkte Antikoagulanzien-Wirkung!	
	Acetazolamid, Lokalanästhetika	2. 2.	

Antibiotikum	Interaktion mit	Folgen der Wechselwirkung (s. Kodeschlüssel)	Nebenwirkungen (s. Kodeschlüssel)
	Methotrexat	9: (verzögerte Ausscheidung von Methotrexat).	
	Phenytoin	46! 7! (Erhöhte Phenytoin-Toxizität).	
	Thiazid-Diuretika	46: Thrombozytopenische Purpura (bes. bei alten Patienten.)	
Erythromycin	Acetazolamid	3 (durch Alkalisierung des Urins).	27, 30 (Cholestase), 35, 40.
	Clindamycin	14 (gegenseitige Wirkungsminderung).	
	Lincomycin	14.	
	Natriumbicarbonat	3 (durch Alkalisierung des Urins).	Beachte: Erhöhte oder falsch positive Werte für alkalische Phosphatase, Katecholamine im Harn, SGOT, SGPT, Serum-Bilirubin!
	Penicilline	14.	
	Probenecid	7 (Co-trimoxazol) durch verzögerte Ausscheidung.	
	Theophyllin	Verstärkte Theophyllin-Wirkung. (Toxische Theophyllin-Konzentration).	
Flucytosin	Amphotericin B	6: Erhöhte Toxizität für beide Antimykotika.	18 (Halluzinationen, Vertigo). 30 (Anstieg von Transaminasen, selten: Lebernekrose!). 33, 40, 46 (Agranulozytose, Thrombozytopenie).
Fosfomycin	Kortikosteroide, Thiazid-Diuretika	37 (Gefahr von Hypernatriämie und Hypokaliämie).	21 (Kopfschmerzen, Geschmacksirritation). 27, 33, 40.
Kanamycin	S. Aminoglykosid-Antibiotika!		
Ketoconazol	Amphotericin B Antazida, Anticholinergika, Cimetidin, Ranitidin	Antagonistische Wirkung. Verminderte Resorption (zur Vermeidung der Interaktion mit H$_2$-Blockern oder Antazida, diese frühestens 2 Std. nach der Ketoconazol-Gabe verabreichen!).	21, 30 (Ikterus, Leberzellnekrosen!), 33 (Übelkeit, Diarrhoe, seltener auch Obstipation); 40, 44. Dösigkeit, Benommenheit, Photophobie, Blutdruckanstieg. Hemmung der Testosteron-Synthese, Gynäkomastie, Potenzverlust.

Antibiotikum	Interaktion mit	Folgen der Wechselwirkung (s. Kodeschlüssel)	Nebenwirkungen (s. Kodeschlüssel)
Lincomycin s. Clindamycin	Zyklamate	Verminderte Lincomycin-Absorption. Kreuzresistenz zwischen Lincomycin und anderen Makrolid-Antibiotika (Clindamycin, Oleandomycin, Spiramycin u. Erythromycin) beachten!	21 (Ohrenklingen, Vertigo), 30 (Anstieg von Transaminasen), 33 (Diarrhoe in 10–20% der Pat.), seltener: 35 (durch Selektion von Clostridium difficile; in 0,01–10% der behandelten Fälle). 40 (morbilliformes Exanthem).
Metronidazol	Alkohol	Flush, Kephalgie, disulfiramähnliche Reaktion.	19, 21 (Vertigo, Ataxie, Dösigkeit), 27, 33, 35 (sehr selten), 46 (reversible Leukopenie).
	Disulfiram	Verwirrtheitszustände, akute Psychose (Symptome sind in 1–2 Wo. nach Absetzen beider Medikamente reversibel).	
	Phenytoin	Herabsetzung des Metronidazol-Plasmaspiegels durch Enzyminduktion.	
	Warfarin	Gefährliche Wirkungspotenzierung, dadurch Blutungsgefahr.	
Miconazol	Amphotericin B Warfarin	Antagonistische Wirkung! Potenzierung der Warfarin-Wirkung, dadurch Blutungsneigung. Dosisanpassung erforderlich!	Wie bei Amphotericin B, jedoch geringer ausgeprägt. Hyponatriämie, Hyperlipidämie, akute Psychose und schwere Kreislaufdepression bei zu schneller Gabe von Miconazol.
Nalidixinsäure	Antazida Antikoagulanzien Harnalkalisierende Pharmaka, Na-Hydrogencarbonat, Na-Lactat	4 (Nalidixinsäure). 31. Erhöhte Nalidixinsäure-Ausscheidung.	18, 19, 21, 25, 30, 33, 43, 46. Erhöhte oder falsch positive Werte für: SGOT, Harnstoff im Blut, Ketosteroide im Harn!
	Harnansäuernde Pharmaka	Verminderte Nalidixinsäure-Ausscheidung, erhöhte Toxizität.	
	Nitrofurantoin	Gegenseitige Wirkungsminderung?	

Antibiotikum	Interaktion mit	Folgen der Wechselwirkung (s. Kodeschlüssel)	Nebenwirkungen (s. Kodeschlüssel)
Neomycin (s. auch Aminoglykosid-Antibiotika)	Aminoglykosid-Antibiotika, Ethacrynsäure	Potenzierung von Oto- und Nephrotoxizität beider Pharmaka.	S. Aminoglykosid-Antibiotika.
	Furosemid	Verstärkte Oto- und Nephrotoxizität (weniger ausgeprägt als bei Etacrynsäure!).	
	Herzglykoside	4 (dadurch verminderte Digoxin-Plasmaspiegel).	
	Kumarin-Derivate	31 (durch Senkung der Vitamin K-Produktion).	
	Muskelrelaxanzien (nichtdepolarisierende)	Gefahr von Recurarisation u. Atemstillstand (durch präsynaptischen Block bei intraperitonealer Gabe).	
Nitrofurantoin	Acetylsalicylsäure	9 (dadurch verminderte Nitrofurantoin-Spiegel im Harn).	20, 22, 30 (Cholestase, «Nitrofurantoin-Hepatitis»), 33 (in 15% bei Dosis von mehr als 7 mg/kg; seltener bei Retardform), 40, 42, 43, 45 (allergische Lungeninfiltration, «Nitrofurantoin-Pneumonie», Pleuritis exsudativa, Asthmaanfälle), 46. Seltener: Nystagmus, visuelle und akustische Halluzinationen, Haarausfall, LED-Syndrom, erhöhte oder falsch positive Werte für Serum-Bilirubin und Harnstoff-N im Blut.
	Ammoniumchlorid	3 (durch Ansäuerung des Urins).	
	Ascorbinsäure (Vit. C)	3 (durch Ansäuerung des Urins).	
	Mg-Trisilikat und andere Antazida	11 (durch verzögerte Resorption).	
	Na-Hydrogencarbonat, Na-Lactat und harnalkalisierende Substanzen	Verminderte Reabsorption und erhöhte Ausscheidung von Nitrofurantoin.	
	Nalidixinsäure	14, 15 (bisher nur in vitro bestätigt).	
Penicilline s. auch Tab. 22.2 C			
Amoxicillin	Clavulansäure (Augmentan®: Amoxicillin + Clavulansäure)	Positive, klinische wertvolle Interaktion (Clavulansäure ist ein irreversibler Beta-Laktamase-Hemmer).	55: Akutes Nierenversagen! 46: Anämie. 26: Anaphylaktischer Schock.
	Diuretika, Kortikosteroide	Erhöhte Natrium-Retention und Kaliurese (Gefahr von Hypokaliämie).	44: Arzneimittelfieber. 18: Depressive Reaktion. 42: Eosinophilie.
	Erythromycin	14.	53.
	Lidocain	Inaktivierung bei Mischung für i.m. Injektion.	54. 31: Hemmung der

Antibiotikum	Interaktion mit	Folgen der Wechselwirkung (s. Kodeschlüssel)	Nebenwirkungen (s. Kodeschlüssel)
	Neomycin Tetracycline	4 (Amoxicillin). 14 (Unterdrückung der bakteriziden Wirkung von Amoxicillin durch Tetracycline!).	Thrombozytenaggregation (bes. bei Carbenicillin und Ticarcillin). 40: Makulopapulöses oder morbilliformes Exanthem.
Ampicillin	S. auch Amoxicillin! Allopurinol Kontrazeptiva (orale)	40 (Hauterythem). Unsicherer Empfängnisschutz.	44: Herxheimersche Reaktion (Temperaturanstieg u. Schüttelfrost).
Apalcillin	S. Amoxicillin! Muskelrelaxanzien (nichtdepolarisierende)	Vertiefung der kompetitiven neuromuskulären Blockade (bisher nur tierexperimentell nachgewiesen).	37: Hypokaliämie. 33: Bauchkoliken, Brechreiz (bei oraler Gabe), Flatulenz und Diarrhoe (dosisabhängig) und selten: Gastrointestinale Blutungen!
Azlocillin	Cephalosporine	14 (mit Kombination von Cefotaxim/Cefoxitin).	
Carbenicillin	Acetylsalicylsäure und Phenylbutazon	Verstärkte Blutungsneigung (synergistische Thrombozytenaggregationshemmung wie bei Ticarcillin).	19: Konvulsionen (bei sehr hohen Dosen)! 21: Kopfschmerzen. 27: Thrombophlebitis (bei häufiger Gabe höherer Dosen). 35: Pseudomembranöse Enterokolitis (Ampicillin). 34: Schädigung der Darmflora. 30: Anstieg von alkalischer Phosphatase und SGOT, z.B. bei Piperacillin und Apalcillin.
	Chloramphenicol, Erythromycin und Tetracycline	2 (Herabsetzung der ther. Wirksamkeit von Penicillin!).	
	Gentamycin, Tobramycin	2 (verminderte Wirkung von Aminoglykosiden bei herabgesetzter renaler Clearance).	
	Glucose +Insulin, Kortikosteroide, Schleifendiuretika	Erhöhter renaler Kalium-Verlust!	
Flucloxacillin	S. Amoxicillin!		
Mezlocillin	S. auch Amoxicillin! Oxacillin (in Optocillin®)	Klinisch wertvolle additive Interaktion! (Mezlocillin allein ist nicht Beta-Laktamase-stabil!).	54: Pseudoproteinurie (bes. bei Penicillin G, Oxacillin und Mezlocillin).
	Probenecid	Erhöhte und verlängerte Penicillin-Plasmaspiegel durch Hemmung der tubulären Sekretion.	46: Thrombozytopenie und reversible Leukopenie (Neutropenie).
Oxacillin	S. Amoxicillin!		31: Thrombozytenaggregationshemmung.
Penicillin G/V	Chloramphenicol, Erythromycin, Tetracycline	14 +15 (Herabsetzung der ther. Wirksamkeit der Penicilline!).	8: Verdrängung des nichtkonjugierten Bilirubin aus der Albuminbindung, somit

Antibiotikum	Interaktion mit	Folgen der Wechselwirkung (s. Kodeschlüssel)	Nebenwirkungen (s. Kodeschlüssel)
	Indometacin, Phenylbutazon, Sulfinpyrazon	7 (Penicilline).	Kernikterusgefahr bei Neugeborenen (nur bei penicillinasefesten Isoxazolyl-Penicillinen).
	Antazida, Neomycin	4 (bei gleichzeitiger Gabe).	
	Probenecid	6 (durch Hemmung der tubulären Sekretion).	Zu beachten: In vitro Inkompatibilität zwischen Penicillinen, Fett, Na.-Hydrogencarbonat und Aminogylkosid-Antibiotika (Folge: Inaktivierung der Aminoglykoside durch andere Beta-Laktam-Antibiotika!).
Piperacillin	Fehlende Daten!	Synergismus mit Aminoglykosid-Antibiotika.	
Pivampicillin	S. Ampicillin!		
Ticarcillin	Acetylsalicylsäure, Antikoagulanzien	Blutungsneigung durch stärkere Hemmung der Thrombozytenaggregation	
	Diuretika, Kortikosteroide	Erhöhter Kalium-Verlust, Gefahr von Hypokaliämie.	
Polymyxin B	Aminoglykoside, Cephalosporine	Erhöhte Oto- und Nephrotoxizität!	Beeinträchtigung des Reaktionsvermögens!
	Muskelrelaxanzien	Vertiefung der neuromuskulären Blockade! (Atemstillstandsgefahr! Überwachung der neuromuskulären Blockade mittels Relaxometrie erforderlich!).	20: Parästhesie, Kopfschmerzen, Lethargie, Ataxie, Seh- und Sprachstörungen! 31, 40, 55 (bes. bei Vorschädigung der Nieren).
Tetracycline s. auch Tab. 22.2C	Ammoniumchlorid	3 (durch Ansäuerung des Urins).	18: Depressionen.
	Antazida (Al, Mg, Ca-haltig)	4 +13.	20: N.-statoacusticus-Läsion (nur bei Minocyclin).
	Antidiabetika	S. Sulfonylharnstoffe.	25 (bei Neugeborenen).
	Ascorbinsäure (Vit. C)	3 (durch Ansäuerung des Urins).	30: «Tetracyclin-Fettleber».
	Biguanid-Präparate	Erhöhtes Risiko einer Lactat-Azidose.	32: Photodermatosen (am häufigsten nach Demeclocyclin, fast nie nach Doxycyclin und Minocyclin).
	Cimetidin, Colestyramin	2 (durch Störung der Resorption).	
	Diuretika	Erhöhtes Risiko der Nephrotoxizität, Azotämie.	
	Eisenpräparate	2 +13 (Tetrazykline).	33: Speiseröhrengeschwüre, Pankreatitis, Proktitis.
Doxycyclin	Barbiturate, Alkohol, Carbamazepin, Phenytoin S. auch Tetracycline!	2.	35. 40. 48.

Antibiotikum	Interaktion mit	Folgen der Wechselwirkung (s. Kodeschlüssel)	Nebenwirkungen (s. Kodeschlüssel)
Oxatetracyclin	Insulin	Hypoglykämiegefahr verstärkt.	55: Azotämie (nicht bei Doxycyclin und Minocyclin). Selten: Fanconi-Syndrom (durch Abbauprodukte). Zu beachten: Vaginale Mykosen sind während der Tetracyclin-Therapie häufiger zu beobachten.
	Kumarin-Derivate	Blutungsneigung (Prothrombin-Mangel durch Schädigung der Darmflora).	
	Lithium-Salze	6? (Lithium).	
	Milchprodukte	4.	
	Methotrexat	6 (Methotrexat-Toxizität erhöht!).	
	Methoxyfluran	55: Nephrotoxische NW beider Pharmaka erhöht (nicht bei Oxytetracyclin).	
	Natriumhydrogencarbonat (oral)	4 (Tetracycline).	
	Penicilline und andere Beta-Laktam-Antibiotika	14 + 15.	
	Sulfonylharnstoffe	Verstärkte Blutzuckersenkung. Dosisanpassung kann erforderlich werden.	
	Wismutpräparate	11.	
Thiamphenicol	S. Chloramphenicol!		
Vancomycin	Aminoglykoside, Cephalosporine	Erhöhte Oto- und Nephrotoxizität (bes. bei Nierenvorschädigung und Plasmaspiegel von mehr als 80 µg/ml). Ther. Plasmaspiegel zwischen 25–40 µg/ml. Dosis bei anephrischen Pat.: 1 g alle 10–14 Tage.	20 (ototoxischer Effekt). 27. 44. 55 (früher, durch verunreinigte Präparate).

Anmerkungen zur Tab. 22.2 A:
[1]) Ob und wie die antibiotikabedingte neuromuskuläre Blockade durch Neostigmin oder Pyridostigmin aufgehoben werden kann, ist *nicht* voraussagbar (s. auch Tab. 18.1). Auch Calcium entfaltet nicht immer einen andauernden antagonistischen Effekt. Dagegen ist 4-Aminopyridin (Pymadine®) als Antagonist meist wirksam. Die Erklärungen für die antibiotikabedingten präsynaptischen Blockademechanismen sind bislang nicht befriedigend. Soweit keine Hypokalzämie besteht, soll kein Calcium zur Antagonisierung gegeben werden: Calcium ist ein unbeständiger Antagonist und kann unerwünscht die antibakterielle Wirkung von Antibiotika aufheben! (Giesecke, A.H.: Pers. Mitteilung, zit. R.D. Miller: Neuromuscular blocking agents, Kap. 18). Leider ist es dem Anästhesisten unmöglich, den Anteil des auf der Endplatte befindlichen Antibiotikums in Gegenüberstellung mit demjenigen des kompetitiven Muskelrelaxans einzuschätzen. Aus diesen praktischen Gründen muß man sich zur Antagonisierung einer derartigen

gemischten neuromuskulären Blockade auf die Maximaldosis von 5 mg Prostigmin oder 15 mg Pyridostigmin pro 70 kg KG beschränken, stets unter Zuhilfenahme der Relaxometrie.

[2]) Nach neueren Untersuchungen (25) steigert Furosemid nicht die nephrotoxische Potenz von Aminoglykosid-Antibiotika (zumindest nicht die Ausscheidung der Alanin-Aminopeptidase).

[3]) Andere Ursachen wie Nierenhypoperfusion bei Volumenmangel und Hypotonie, toxisch resp. toxisch-allergisch wirkende Analgetika, Antiphlogistika, Narkotika und andere Antibiotika (z.B. Penicillin in sehr hohen Dosen) u. Diuretika erschweren die Beurteilung der aminoglykosid-induzierten Nephrotoxizität. Eine solche nephrotoxische Wirkung von Antibiotika wird allerdings angenommen, wenn der Kreatinin-Wert um mehr als 0,5 mg/dl/die (bei einem Ausgangswert von < 3 mg/dl) bzw. um mehr als 1 mg/dl/die (bei einem Kreatinin-Wert von mehr als 3 mg/dl) ansteigt (Smith und Lietman, 1979, zit. (25)).

[4]) Im Gegensatz zur Induktion der Tubulusschädigung (Anstieg der Alanin-Aminopeptidase, des Leitenzyms der tubulären Bürstensaummembran) bei Cephalosporinen, die sofort nach der Gabe einsetzt, zeigt sich bei Aminoglykosiden ein langsamer, aber kontinuierlicher Anstieg der Enzymaktivitäten der AAP im Harn, der noch, abhängig von der Dosis, über den Zeitraum der letzten Gabe weit hinausgeht. Dieser kumulative Anstieg entspricht der Akkumulation der Aminoglykoside in der Tubuluszelle, die dort 50fach höher ist als in den anderen parenchymatösen Organen! Funktionelle Schäden treten erst später auf und sind offensichtlich auch von der Vorschädigung der Nieren abhängig (17).

[5]) Bei der Kombination mehrerer Antibiotika sind stets auch der Synergismus und die Wirkungspotenzierung zu beachten. Eine Dosis von 3 × 40 mg Tobramycin reicht bei normaler Nierenfunktion in Kombination mit einem Cephalosporin aus. Plasmaspiegelbestimmungen schützen auch nicht vor Überdosierung und sind in den meisten Krankenhäusern nicht durchführbar. Eine rigorose Anpassung der Aminoglykosid-Dosen an die jeweilige Nierenfunktion und die Vermeidung anderer nephrotoxischer Medikamente (s. Tab. 22.7) sind entscheidend.

[6]) Ein Prothrombin-Mangel unter Breitspektrumantibiotika-Behandlung kann entweder durch die Schädigung der Darmflora (B. bulgaricus liefert ca. 80% des Vitamin K) oder durch Resorptionsstörungen hervorgerufen werden. Der tägliche Vitamin K-Bedarf beträgt ca. 0,7–1,7 mg.

[7]) Gestörte Prothrombin-Synthese ist zwischen dem 3. und 7. Tag der Behandlung mit Lamoxactam, Cefoperazon oder Cefmenoxim bereits nachweisbar (25).

[8]) Störungen der Thrombozytenfunktion sind auch bei Carboxylpenicillen und Ureidopenicillinen nachweisbar; bei Lamoxactam-Behandlung (> 4g/die) kann ab 4. Tag mit Thrombasthenie oder Thrombozytopenie gerechnet werden.

[9]) Überdruckbeatmung mit PEEP, Rechtsherzinsuffizienz, opiatinduzierte Cholestase und leberzellschädigende Medikamente (Tab. 22.6) bzw. Enzyminduktoren (Tab. 22.4 A) erschweren während der Intensivtherapie die richtige Zuordnung der antibiotikabedingten Lebertoxizität.

[10]) Beachte: Bei dem neu entwickelten gallengängigen Antibiotikum Ceftriaxon (Rocephin®) konnten bisher keine Alkoholintoleranz, keine disulfiramähnliche Reaktion und auch keine Zunahme der Nephrotoxizität in Kombination mit Tobramycin und/oder Furosemid beobachtet werden. Die ungewöhnlich starke und hohe Eiweißbindung von Ceftriaxon (84–96%) kann allerdings die Pharmakokinetik anderer Pharmaka verändern (s. Tab. 22.8, Anmerkung [3]).

[11]) In vitro Inkompatibilitäten von Cephalosporinen mit anderen Pharmaka:
Alle Cephalosporine mit Na.-Hydrogencarbonat und Aminoglykosid-Antibiotika (in einer Spritze verabreicht oder in der gleichen Lösung infundiert). Cefsulodin ist mit Tobramycin und Ampicillin chemisch inkompatibel. Ausnahmen: Mefoxitin mit Amikacin, Gentamycin, Kanamycin und Tobramycin kompatibel. Beachte: Die wäßrigen Lösungen von Cefsulodin und Ceftriaxon haben eine leichte gelbliche Farbe; diese Gelbfärbung ist jedoch ohne jegliche Bedeutung für die Wirksamkeit.

Symbole und Kodeschlüssel zur Tab. 22.2 A

1. In vitro Inkompatibilität (Inaktivierung bei Mischung, Ausfällung)
2. Herabsetzung der ther. Wirksamkeit des betroffenen Antibiotikums
3. Potenzierung der ther. Wirksamkeit des betroffenen Antibiotikums
4. Verminderte Resorption des Medikaments 1 resp. 2
5. Verminderung des Serumspiegels
6. Erhöhung des Serumspiegels/Toxizitätsgefahr
7. Verlängerte Halbwertszeit und/oder ther. Wirksamkeit
8. Konkurrenz um die Eiweißbindung (Verdrängung aus der EW-Bindung)
9. Konkurrenz um die tubuläre Sekretion/verzögerte Ausscheidung
10. Kumulationsgefahr bei herabgesetzter Nierenfunktion
11. Verminderte Bioverfügbarkeit
12. Verzögerter Metabolismus/Abbau des Medikaments 1 resp. 2
13. Chelatbildung
14. Ungeeignete Antibiotikakombination (Antagonismus)
15. Beeinträchtigung der bakteriziden Wirkung des Antibiotikums
16. Verstärkte muskelrelaxierende Wirkung
17. Postnarkotische Nachschlafzeit verlängert/exzessive Sedierung
18. Psychotische Reaktionen und sonstige Inkompatibilitätsreaktionen (Schlaflosigkeit, Halluzinationen, Verwirrtheit)
19. Konvulsionen
20. Toxische Nervenschädigung/Polyneuritis
21. Kopfschmerzen, Vertigo, Geschmacksirritationen, Benommenheit
22. Verstärkte Alkoholwirkung (z.B. Sopor, Tachykardie, Hitzewallungen)
23. Myalgien, Adynamie
24. Optikusläsion
25. Intrakranielle Drucksteigerung
26. Kardiovaskuläre Nebenwirkungen
27. Thrombophlebitisgefahr
28. Enzymhemmung (z.B. Plasma-Cholinesterase, Histaminase)
29. Induktion mikrosomaler Enzyme
30. Verstärkte Lebertoxizität/Cholestase
31. Verstärkte Blutungsneigung/Störung der Prothrombinsynthese/Verstärkte Wirkung von Antikoagulanzien
32. Photosensibilisierung
33. Gastrointestinale Nebenwirkungen/Störungen (z.B. Diarrhö, Inappetenz, Übelkeit, Erbrechen)
34. Schädigung der Darmflora
35. Gefahr von pseudomembranöser Enterokolitis
36. Verminderte Vit. B_{12}-Resorption
37. Gefahr von Hypokaliämie
38. Hypoglykämieneigung/Potenzierung der Wirkung von Antidiabetika
39. Ulzerogener Effekt des Medikaments 1 resp. 2 verstärkt
40. Allergisches Hautexanthem/Urtikaria/Juckreiz
41. Kreuzallergie
42. Eosinophilie
43. Hämolytische Anämie
44. Arzneimittelfieber
45. Gefahr von interstitieller Lungenfibrose
46. Tox./allergische Knochenmarkschädigung (Leukopenie, Thrombozytopenie, Anämie)
47. Thrombozytose
48. Störung der Odontogenese/Gelbfärbung der Zähne

49 Reversible Knochenwachstumsverzögerung
50 Disulfiramähnliche Reaktion
51 Grey-Syndrom bei Früh- und Neugeborenen
52 Falsch positiver Coombs-Test
53 Falsch positive Ninhydrin-Reaktion im Harn
54 «Pseudoproteinurie»
55 Nephrotoxizität

Tab. 22.2B: Klassifizierung und Handelspräparate von Antibiotika und Chemotherapeutika

Antibiotikagruppe	Internationaler Freiname	Handelsname®
1. **Aminoglykosid-Antibiotika**	Amikacin	Biklin, Fabianol
	Dibekacin	Orbicin
	Gentamicin	Gentamicin, Refobacin, Sulmycin
	Netilmycin	Certomycin
	Sisomycin	Extramycin, Pathomycin
	Tobramycin	Gernebcin
2. **Beta-Lactam-Antibiotika:**		
a) *Penicilline*		
α/Penicillinasefest (Beta-Laktamase-stabil)	Cloxacillin	
	Dicloxacillin	Dichlor-Stapenor
	Flucloxacillin	Staphylex
	Methicillin	
	Oxacillin	Stapenor, Cryptocillin
β/Beta-Laktamase-labil	Amoxycillin	Amoxicillin, Amoxypen, AX-500, Clamoxyl, Infectomycin, Zamocillin, AX-750, Amoxicillin-ratiopharm, AX-1000, Uro-Clamoxyl
	Ampicillin	Binotal, Duraampicillin, Cymbi, Penbrock, Suractin, Amblosin, Ampensaar, Ampicillin, Ampi-Tablinen, Pen-Bristol
	Apalcillin	Lumota
	Azlocillin	Securopen
	Bacampicillin	Penglobe, Ambacamp
	Carbenicillin	Anabactyl
	Mezlocillin	Baypen
	Penicillin	Penicillin Besch/Grünenthal/Heyl/Göttingen
	Penicillin V (Phen-oxymethylpenicillin)	Antibiocin, Arcasin, Beromycin, DuraPenicillin, Isocillin, Ispenoral, Megacillin, Ospen, Pencompren, Penicillin-Heyl oral, Penicillin-V-K 1 Mio I.E.-Sanorania, Penicillin V-ratiopharm, Penicillin V Stada, P-Mega-Tablinen

Antibiotikagruppe	Internationaler Freiname	Handelsname®
	Piperacillin	Pipril
	Pivampicillin	Maxifen
	Ticarcillin	Aerugipen
b) *Cephalosporine*		
α/Beta-Laktamase-stabil	Cefotaxim	Claforan
	Cefuroxim	Zinazef
	Cefamandol	Mandokef
	Cefoxitin	Mefoxitin
	Ceftriaxon	Rocephin
	Latamoxef (Lamoxactam)	Fasamoxin, Moxalactam
	Cefmenoxim	Tacef
	Cefoperazon	Cefobis
	Cefsulodin	Pseudocef, Pseudomonil
β/Beta-Laktamase-labil	Cephalotin	Cephalotin, Cepovenin
	Cefapirin	Bristocef
	Cefacetril	Celospor
	Cephaloridin	Cepaloridin, Kefspor
	Cefazolin	Elzogram, Gramaxin, Zolicef
	Cefazedon	Refosporin
	Cefotiam	Halospor, Spizef
	Cefalexin	Ceporexin, Oracef
	Cefradin	Forticef, Sefril
	Cefadroxil	Bidocef
	Cefaclor	Panoral
3. Polypeptid-Antibiotika:	Colistin	Colistin
	Polymyxin B	Polymyxin B
4. Klassische Breitband-Antibiotika:	Chloramphenicol	Chloramphenicol, Amindan Chloramsaar, Duraphenicol Paraxin, Fenbiotic Kamaver, Nevimycin
	Thiamphenicol	Urfamycine
Tetracycline	Demeclocyclin	Ledermycin
	Doxycyclin	Azudoxat, Doxitard, Doxy 100, Doxy, Doxycyclin, Doxyhexal, Doxy-Puren, Doxyremed, Doxy-Tablinen, Investin, Mespafin, Sigadoxin, Vibramycin
	Minocyclin	Klinomycin
	Oxytetracyclin	Dura-Tetracyclin, Macocyn, Terramycin, Tetra-Tablinen, Toxinal
	Tetracyclin	Achromycin, Hostacyclin, Reverin, Supramycin, Teflin, Tetrablet, Tetra-Citros, Tetramycin, Tetralution, Tetrabakat, Steclin

Antibiotikagruppe	Internationaler Freiname	Handelsname®
5. Schmalspektrum-Antibiotika:		
a) Makrolid-Antibiotika	Erythromycin	Anamycin, Erycinum, Erythrocin, Dura-erythromycin, Erythromycin, Togiren, Paediathrocin, Ery-Toxinal
	Olandomycin	
	Spiramycin	Rovamycine
b) Lincomycine	Clindamycin	Sobelin
	Lincomycin	Albiotic, Cillimycin
c) Steroid-Antibiotika	Fusidinsäure	Fucidine
6. Andere Antibiotika:	Fosfomycin	Fosfocin
	Metronidazol	Clont, Flagyl
	Ornidazol	Tiberal
	Spectinomycin	Stanilo
	Vancomycin	Vancomycin HCl
7. Tuberkulostatika:	Capreomycin	Ogostal
	Cycloserin	D-Cycloserin
	Ethambutol	Myambutol, Emb-Fatol
	Isoniazid	Isozid, Tb-Phlogin, Gluronatid, Neoteben, Tebesium, Isozidoron
	PAS	PAS-Heyl, PAS-Fatol
	Protionamid	Ektebin, Peteha
	Pyrazinamid	Pezetamid, Pyrafat
	Rifampicin	Rifa, Rimactan, Rifa parenteral
	Terizidon	Terizidon
	Streptomycin	Solvo-Strept, Streptomycin, Streptothenat
8. Chemotherapeutika:		
a) *Sulfonamide*	Sulfadiazin	Sulfadiacin
	Sulfisomidin	Aristamid, Elkosin
	Sulfamoxol	Sulfuno
	Sulfadimethoxin	Madribon
	Sulfalen	Longum
	Sulfamethoxydiazin	Durenat
	Sulfamethoxypyridazin	Lederkyn
	Sulfaperin	Pallidin
b) *Diaminopyrimidin-Sulfonamid-Kombinationen* (Folsäure-Antagonisten)	Trimethoprim + Sulfamethoxazol (= Co-trimoxazol)	Bactrim, Co-Trim-Tablinen, Co-Trimoxazol, Cotrim Puren, Drylin, Duobiocin, Duratrimet, Eltrianyl, Eusaprim, Kepinol, Linaris, Micotrim, Omsat, Sigaprim, Sulfacet, Sulfotrimin, Thiocuran, TMS 480, Trigonyl, Trimethoprim, TMS forte, TRIM comp.

Antibiotikagruppe	Internationaler Freiname	Handelsname®
	Trimethoprim + Sulfadiazin	Triglobe
c) Nalidixinsäure	Nalidixinsäure	Nogram, Nogacit
d) Nitrofurantoine	Nitrofurantoin	Fua-Med, Furadantin, Ituran, Nierofu, Nitrofurantoin, Phenurin, Uro-Tablinen, Furophen-T-Caps, Urolong, Urodil forte, Cystit
	Nifurtoinol	Urfadyne
e) Nitroxolin	Nitroxolin	Nicene forte
f) Pipemidsäure	Pipemidsäure	Deblaston
g) Norfloxacin	Norfloxacin	Barazam
9. Antimykotika:		
a) Amphotericin B	Amphotericin B	Ampho-Moronal
b) Sonstige Antimykotika	Clotrimazol	Canesten, Eparol
	Flucytosin	Ancotil
	Griseofulvin	Fulcin S, Likuden M, Polygris, Fulcin S 500
	Ketoconazol	Nizoral
	Miconazol	Daktar
	Nitroxolin	Nicene forte, Mykotral
	Nystatin 3 Mio.I.E.	Biofanal, Candiohermal, Moronal, Nystatin
	Pimaricin	Pimafucin
	Sulbentin	Fungiplex
	Tolciclat	Fungifos
	Tolnaftat	Tonoftal, Sorgoa

Literatur

1. Adam, D.: Editorial: Blutgerinnungsstörungen unter Breitbandantibiotika. diagnostik & intensivtherapie 7 (1982) 228
2. Andrassy, K., Weisschadel, E., Höffler, D., Ritz, E.: Führen Ureido-Penicilline zu Hämostasestörungen und hämorrhagischer Colitis? Therapiewoche 30 (1980) 2777
3. Basisinformation von Fa. Bayer, Fa. Beecham-Wülfing, Fa. Boehringer-Mannheim, Glaxo Pharmazeutika GmbH, Grünenthal GmbH, Hoechst Aktiengesellschaft, E. Lilly GmbH, Fa. E. Merck/Darmstadt, MSD Sharp & Dohme GmbH, Fa. Parke Davis, F. Pfizer und Dr. K. Thomae GmbH
4. Bartels, F., Ackermann, W., Timmler, R.: Untersuchungen zur Beeinflussung der Hämostase durch Ceftizoxim. diagnostik & intensivtherapie 16 (1983) 31

5. Bartmann, K.: Antimikrobielle Chemotherapie. Springer-Verlag, Berlin–Heidelberg–New York 1974
6. Bauernfeind, A., Petermüller, Ch., Delhourne, C.: Beeinflußt Cefoxitin die Cefsulodinwirkung bei Pseudomonas aeruginosa? (In: W. Stille, R. Elsser, Hrsg.: Kombination von Betalaktam-Antibiotika. W. Zuckschwerdt Verlag, München 1981)
7. Brogden, R. N., Heel, R. C., Speight, T. M., Avery, G. S.: Metronidazol bei anaeroben Infektionen: Eine Übersicht über seine Wirksamkeit, Pharmakokinetik und therapeutische Anwendung. Drugs 16 (1978) 387
8. Cohen, J.: Antifungal chemotherapy. Lancet ii (1982) 532
9. Editorial: Anwendungsbeschränkungen und Warnhinweise für bestimmte Cephalosporine. diagnostik & intensivmedizin 9 (1984) 11
10. Griffin, J. P., D'Arcy, P. F.: Arzneimittelinteraktionen. Handbuch für Ärzte und Apotheker. R. Oldenbourg Verlag, München–Wien 1981
11. James, J. D., Braunstein, M. L., Karig, A. W., Hartshorn, E. A.: Arzneimittel-Wechselwirkungen. Gustav Fischer Verlag, Stuttgart 1981
12. Johnston, R. R., Miller, R. D., Way, W. L.: The interaction of ketamin with neuromuscular blocking drugs. Anesth. Analg. 53 (1974) 496
13. Kucers, A.: Chloramphenicol, erythromycin, vancomycin and tetracyclines. Lancet ii (1982) 425
14. Lang, E.: Antibiotika-Therapie. Ein praktischer Leitfaden. Werk-Verlag Dr. E. Banaschewski, München-Gräfelfing 1975
15. Lippmann, M., Yang, E., Au, E., Lee, C.: Neuromuscular blocking effects of tobramycin, gentamycin, and cefazolin. 56th Congress of the International Anesthesia Research Society, San Francisco, California March 14–18, 1982 (abstracts)
16. Lindenbaum, J., Runel, D. G., Butler, V. P. jr., Tse-Eng, D., Saha, J. R.: Inactivation of digoxin by the gut flora: reversal by antibiotic therapy. N. Eng. J. Med. 305 (1981) 789
17. Mondorf, A. W., Burk, P., Stefanescu, T.: Effects of cefotaxime on the proximal tubules of the human kidney. J. antimicrob. Chemother. 6 (1980) Suppl. A, p. 155
18. Neu, H. C.: Clinical use of cephalosporines. Lancet ii (1982) 252
19. Phillips, I.: Aminoglykosides. Lancet ii (1982) 311
20. Pittinger, C. B., Adamson, R.: Antibiotic blockade of neuromuscular function. Am. Rev. Pharmacol. 12 (1972) 169 (120 Ref.)
21. Reeves, D.: Sulphonamides and trimethoprim. Lancet ii (1982) 370
22. Rote Liste 1983. Editio Cantor, Aulendorf/Württ. 1983
23. Simon, C., Stille, W.: Antibiotika-Therapie in Klinik und Praxis. F. K. Schattauer Verlag, Stuttgart–New York 1982
24. Schwygon, C.-D., Barckow, D.: Blutgerinnungsstörungen unter Cefoperazon und Lamoxactam. diagnostik & intensivtherapie 7 (1982) 221
25. Schwygon, C.-D.: Aktuelle Aspekte der Chemotherapie auf der Intensivstation (In: «Antibiotika in der Intensivmedizin». Tagung am 28. 1. 84, Fa. Hoechst, München, Vortrag)
26. Weiße Liste. transparenz-telegramm. Fakten und Vergleiche für die rationale Therapie, 1983/1984. A. T. I. Arzneimittelinformation Berlin GmbH, Berlin (West) 1983
27. Wise, R.: Penicillins and cephalosporins: Antimicrobial and pharmacological properties. Lancet ii (1982) 140
28. Wood-Smith, F. G., Vickers, M. D., Stewart, H. C.: Drugs in anaesthetic practice. Butterworths, London–Boston, 4th ed., 1975
29. Young, J.-P. W., Husson, J. M., Bruch, K., Blomer, R., Savopoulos, C.: The evaluation of efficacy and safety of cefotaxime: a review of 2500 cases. J. antimicrob. Chemother. 6 (1980) Suppl. A, p. 293

Tab. 22.3: Absetzen von Medikamenten in der präoperativen Phase (s. auch Tab. 22.1, 22.5)

Wirksubstanz	Absetzen vor Operation empfohlen
Acetylsalicylsäure	2–3 Tage (irreversibler Thrombozytenaggregationshemmer! Bestimmung der subaqualen Blutungszeit vor Wahleingriffen erforderlich!
Alpha-Methyldopa	Nicht absetzen!
Antibiotika (Streptomycin, Kanamycin, Colistin, Polymyxin B, Gentamycin)	Nicht resorbierbare orale Präparate nicht absetzen. Bei parenteraler Gabe: Überwachung der Muskelrelaxation durch Relaxometrie! (s. auch Tab. 22.2).
Antidiabetika (orale)	Umstellung auf Insulin erwägen.
Antikonvulsiva	Nicht absetzen! Enzyminduktion beachten.
Beta-Rezeptorenblocker	Bei ischämischer Herzkrankheit und Hypertonie nicht absetzen! (S. Tab. 22.1).
Clonidin	Nicht absetzen (HWZ: 12 Std.). Bei abruptem Absetzen: Schwere hypertone Krise («rebound»)!
Digitalisglykoside	Evtl. 36–48 Std. vor Wahleingriffen absetzen, wenn Vollsättigung und Kompensation erreicht sind (besser: Präoperative Bestimmung des Digoxin-Spiegels).
Disulfiram	2 Wochen (bis zur vollständigen Elimination erforderlich).
Ethylalkohol	2 Monate (langanhaltende Enzyminduktion!).
Glukokortikoide	Nicht absetzen. Vielmehr ist eine perioperative Substitution bei Langzeittherapie innerhalb von 6–9 Monaten erforderlich.
Guanethidin	Nicht absetzen (Gefahr von «rebound»-Hypertonie!).
Levodopa	Bis Vorabend der Operation verabreichen (HWZ: < 4 Std.).
Lithium-Salze	Mind. 1 Tag vor Operation absetzen (HWZ: 22 Std.).
MAO-Hemmer	2–3 Wochen (s. Tab. 22.1).
Miotika (langwirkende) (D.F.P. Oel, Phospholine, Florophyl-Humorsol)	Immer absetzen! 2–3 Wochen (irreversible Cholinesterasehemmer). (Ansonsten verlängerte Succinylcholin-Apnoe!).
Orale Kontrazeptiva (Ovulationshemmer)	Einige Wochen vor Operation absetzen! (Stark erhöhte Thromboemboliegefährdung. Intra- und postoperative zerebrovaskuläre Katastrophen sind möglich!).
Reserpin	Nicht absetzen (beachte: Reserpin sollte nur 2 Wochen vor Elektrokonvulsionstherapie abgesetzt werden, da sonst schwere Hypotonie, Arrhythmiegefahr und Herzstillstand möglich!).
Trizyklische Antidepressiva	Möglichst 2 Wochen vor Wahleingriffen absetzen (s. Tab. 22.1). Schwere Reaktionen sind selten, wenn die trizyklischen Antidepressiva mind. 3 Tage vor der Anästhesie abgesetzt werden)[1].

[1] Bei dringlicher Indikation (z.B. endogene Depression, chronische Schmerzsyndrome) müssen die trizykl. Antidepressiva bei vorsichtiger Narkoseführung nicht mehr abgesetzt werden (Vorsichtsmaßnahmen: Verzicht auf Anticholinergika, Droperidol, Cyclopropan, Chlorpromazin, Ketamin und Pancuronium, Beachtung der stark verminderten MAC-Werte von Inhalationsanästhetika, ausreichende Volumenzufuhr, vorsichtige Lagerung; bei therapierefraktärer Hypotonie nur direkt wirksame Katecholamine, z.B. Noradrenalin in Tropfinfusion, bei Hochdruckkrisen: Phentolamin, bei zentraler anticholinerger Krise: Physostigmin verabreichen. Keine Decurarisation wegen erhöhter Arrhythmiegefahr). Literatur: S.N. Glisson et al.: Anesth. Analg 57 (1978) 77; Williams, R.B., Sherter, C.: Ann. Intern. Med. 74 (1971) 395 und Jenkins, L.C., Graves, H.B.: Can. Anaesth. Soc. J. 12 (1965) 121.

Tab. 22.4 A: Medikamente und Substanzen, welche eine mikrosomale Enzyminduktion bewirken nach Gross et al. (1):

Enzyminduktoren:	Aminophenazon
	Antidiabetika
	Antihistaminika
	Antikonvulsiva
	Barbiturate (besonders: Phenobarbital) in 2–7 Tagen[1])
	Bemegrid
	Carbromal
	Chloralhydrat
	Chlordiazepoxid
	Chlorpromazin
	Diphenhydramin
	Ethylalkohol (2 Monate nach Absetzen!)[1])
	Fructose! (Zuckeraustauschstoff bei parenteraler Ernährung, Gefahr von Leberzellschädigung)!
	Glukokortikoide
	Glutethimid
	Griseofulvin
	Haloperidol
	Imipramin
	Lachgas?
	Marihuana (Delta-9-Tetrahydrocannabinol)
	Meprobamat
	Methoxyfluran
	Methyprylon
	Nikethamid
	Orphenadrin
	Phenacetin
	Phenylbutazon
	Phenytoin
	Prednisolon
	Primidon
	Promethazin
	Pyrithyldion
	Stilböstrol-Derivate
	Testosteron-Derivate
	Triflupromazin

[1]) S. Tab. 22.1, Anmerkung[8]).

Tab. 22.4 B: Medikamente und Substanzen, welche den Arzneimittelmetabolismus hemmen[1] (nach R. Gross et al. (1)):

Allopurinol
Anabolika
Androgene
Antidiabetika (Sulfonylharnstoffderivate)

Antikoagulanzien (Kumarin-Derivate)
Chloramphenicol
Chlordiazepoxid
Chlorpromazin
Clofibrat
Disulfiram
Isoniazid
MAO-Hemmer
Methylphenidat
Metronidazol
Nitrofurantoin
Östrogene
Procarbazin
d-Thyroxin
Tranylcypromin

[1]) Enzyminduktoren können den Abbau anderer Pharmaka auch verlangsamen, wenn sie durch das gleiche Enzym (z. B. Cytochrom P-450) abgebaut werden (s. Tab. 22.1, Anmerkung [8]).

Literatur

1. Gross, R., Spechtmeyer, H.: Nutzen und Schaden durch Arzneimittel. Sandoz AG Nürnberg, 1977, S. 39 (Tab. 10)

Tab. 22.5: Medikamente und Substanzen, welche die Plasma-Cholinesterase hemmen

Cholinesterasehemmer:	Alkylanzien (z. B. Cyclophosphamid)
	Anticholinesterase-Mittel (z. B. Neostigmin, Pyridostigmin)
	Diisopropylfluorphosphat
	Ecothiopatjodid
	Glukokortikoide
	Hexafluorenium
	Isofluorophat (in der Bundesrepublik Deutschland nicht im Handel)
	Ketamin
	Organophosphate (Insektizide, z. B. E 605)
	Pancuronium (s. Tab. 22.1)
	Phenelzin
	Promethazin
	Propanidid
	Tetrahydroaminoacridin (Tacrin®)
	Trimetaphancamphorsulfonat
	Zytostatika (durch Alkylierung der Plasma-Cholinesterase): Stickstoff-Mutagene und Cyclophosphamid

Zu beachten: Eine Herabsetzung der Plasma-Cholinesterase-Aktivität von mindestens 20% führt schon zu klinisch merkbarer Verlängerung der Succinylcholin-Wirkung!

Tab. 22.6: Potentiell lebertoxische Medikamente, die einen Ikterus verursachen können

Anabole Steroide
Antiarrhythmika
Antidepressiva
Antidiabetika
Arsen-Verbindungen
Carbutamid[4]
Cephalosporine
Chinin[1][4]
Chlorambucil
Chloramphenicol[4]
Chlorpromazin[3]
Chlorpropamid[4]
Chlortetracyclin[2]
Diethylstilböstrol[4]
Erythromycin[4]
Etacrynsäure[4]
Furosemid
Goldpräparate[4]
Halothan[2]
6-Mercaptopurin[4]
Metandienon[3]
Methotrexat[2]
Methyldopa[4]
Methyltestosteron[3]
Norethisteron[3]
Östrogene[3]
Ovulationshemmer[3]
Oxyphenbutazon[2]
Penicillamin[1][4]
Penicillin[2]
Perphenazin[2]
Phenobarbital
Phenothiazine[3]
Phenylbutazon[1]
Phenytoin[2][4]
Polythiazid[1]
Probenecid[3]
Promazin[4]
Propylthiouracil[4]
Sulfonamide[4]
Tetracycline[2]
Thiouracil[3]
Tranylcypromin[4]
Trimethadion[2][4]
Tuberkulostatika
Thyreostatika

Tab. 22.7: Potentiell nephrotoxische Medikamente

Acetazolamid
Aminoglykosid-Antibiotika
Amitryptilin
Amphotericin B
Bacitracin
Capreomycin
Cephalosporine (mit Aminoglykosid-Antibiotika)
Colchicin
Colistin
Diuretika
Etacrynsäure
Ether
Furosemid
Gentamycin
Glukokortikoide
Goldpräparate
Hydroxychlorothiazide
Kanamycin
Methoxyfluran
Neomycin
Nierenkontrastmittel
Nitrofurantoin
Penicilline
Phenacetin
Phenylbutazon
Polymyxin B
Probenecid
Salicylate
Schilddrüsenpräparate
Spironolacton
Streptomycin
Sulfonamide
Tetracycline
Triamteren
Trimethadion
Zytostatika

[1] hämolytischer Ikterus
[2] hepatozellulärer Ikterus
[3] cholestatischer Ikterus
[4] Mischformen

Literatur: Gross, R., Spechtmeyer, H.: Nutzen und Schaden durch Arzneimittel. Sandoz AG, Nürnberg 1977, S. 29–30

Tab. 22.8: Medikamente mit hoher (90% und höher) Proteinbindung (nach E. E. Ohnhaus, ergänzt)

Medikament	Bindung %	Medikament	Bindung %	Medikament	Bindung %
Antikoagulanzien		*Antirheumatika*		*Zentralnervensystem*	
Bishydroxycoumarin	95	Ibuprofen	99	Chlordiazepoxid	95
Ethylbiscoumacetat	90	Indomethacin	99	Diazepam	98
Phenprocoumon	99	Naproxen	99	Phenytoin	91
Warfarin	97	Oxyphenbutazon	99	Amitriptylin	96
		Phenylbutazon	99	Desipramin	92
Antibiotika u. Sulfonamide		*Diuretika*		Imipramin	95
Ceftriaxon	84–96	Acetazolamid	95	Nortriptylin	94
Clindamycin	94	Bumetanid	97	Chlorpromazin	96
Fucidin	97	Etacrynsäure	90	Haloperidol	92
Nalidixinsäure	97	Furosemid	97	Pimozid	97
Cloxacillin	95	Spironolacton	98	Thiopental	90
Dicloxacillin	98	Thrichlormethazid	92		
Flucloxacillin	95	Probenecid	94	*Sonstiges*	
Nafcillin	90	Sulfinpyrazon	99	Carbenoxolon	99
Oxacillin	94			Chinin	90
Rifampicin	91	*Herz und Kreislauf*		Clofibrat	98
Sulfadimethoxin	97	Chinidin	96	Meclastin	96
Sulfamethizol	90	Diazoxid	93	Mepacrin	90
Sulfaphenazol	99	Digitoxin	97	Methotrexat	94
Demethylchlortetracyclin	91	Propranolol	96	Pizotifen	90
Doxycyclin	93	*Orale Antidiabetika*		Prednisolon	90
Methacyclin	90	Chlorpropamid	96	Sulfasalazin	99
		Glibenclamid	99	Thyroxin	99
		Glibornurid	97	Trijodthyronin	99
		Glipizid	99		
		Tolazamid	94		
		Tolbutamid	97		

Zu beachten:
1. Besteht eine zu niedrige Albuminkonzentration, so kann durch eine abnorm niedrige Bindung der freie (an Eiweiß nicht gebundene) Anteil eines Pharmakons so stark vermehrt sein, daß eine Verstärkung der pharmakologischen Wirkung resultiert.
2. Andererseits kann diese Erhöhung des freien Anteils eine schnelle renale Elimination oder schnellere Gewebsdiffusion (höhere Plasmaspiegel), somit eine kürzere Plasma-Halbwertszeit bewirken.
3. Medikamente mit einer Eiweißbindung über 90% können zu echten klinisch relevanten Interaktionen führen. Dies wird durch kleines Verteilungsvolumen (Vd_{SS}) und eine relativ enge therapeutische Breite noch weiter verstärkt.
Medikamente mit hoher Eiweißbindung verändern die Pharmakokinetik und Pharmakodynamik anderer Pharmaka (Verdrängung aus der Plasmaproteinbindung), besonders wenn sie eine starke Eiweißbindung eingehen!

4. Der freie Anteil und die Eiweißbindung lassen sich durch die Injektionsgeschwindigkeit auch beeinflussen. Bestimmte Medikamente, z.B. Diazoxid und Thiopental, müssen schnell verabreicht werden, damit der freie Anteil seine pharmakologische Wirkung entfalten kann.

Literatur: Ohnhaus, E.E.: Arzneimittelwechselwirkungen durch Plasmaeiweißbindung. Der Internist 20 (1979) 226

Tab. 22.9: Medikamente, die zur Neurotransmitter-Imbalance führen können

---

1. Medikamente, welche eine Entspeicherung von Katecholamindepots bewirken:
Im ZNS: Alpha-Methyldopa
　　　　　Alpha-Methyltyrosin (AMT)
　　　　　Amphetamin (bei chron. Abusus)[1])
　　　　　Levodopa (in hohen Dosen, durch Verdrängung von Noradrenalin von den zentr. Nervenendigungen)
　　　　　Phenothiazine
　　　　　Reserpin (chron. Behandlung)

In der Peripherie: Guanethidin (nur an den postganglionären sympathischen Fasern. Guanethidin permeiert nicht die Blut-Hirn-Schranke!).

Hemmung der Wiederaufnahme («re-uptake») von Katecholaminen im ZNS: Cocain[1])
　　　　　MAO-Hemmer[2])

Beachte: Medikamente, die die Speicher biogener Amine im ZNS entleeren, verstärken die Wirkung von Opiaten!

2. Blockade der dopaminergen Rezeptoren im ZNS:
Alpha-Methyldopa
Butyrophenone
Phenothiazine

3. Aktivierung von zentralen cholinomimetischen Rezeptoren:
Reserpin (Verstärkung des zentr. Vagustonus)

4. Imitationsantagonismus mit den GABA-Rezeptoren:
Butyrophenone

5. Abnahme des zentr. Acetylcholin-Gehalts:
Barbiturate?

6. Bindung an die zentr. GABA-Rezeptoren:
Benzodiazepine
Etomidate?
Gamma-Hydroxybuttersäure?
Ketamin?

7. Antagonisierung der Serotonin-Wirkung:
Neuroleptika

8. **Antagonisierung von zentralen Opiatrezeptoren:**
   Naloxon

Exzitatorische Neurotransmitter:
　Acetylcholin (vegetatives Nervensystem)
　Dopamin (extrapyramidales System)
　Noradrenalin (Cortex)

Inhibitorische Neurotransmitter:
　Endogene Opioid-Liganden
　GABA
　Glycin
　Serotonin

---

[1]) Akuter Amphetamin- oder Cocain-Abusus führt hingegen zum Anstieg des zentralen Noradrenalin-Gehalts.
[2]) Gleichzeitig erhöhter Serotonin-Gehalt im ZNS.

Sachregister

AB-132 346
Acetaldehyd 258
Acetaminophen 41
Acetazolamid 188, 190
Acetylcholin, Analoge, Interaktion mit pharmakologischen Rezeptoren 23
– als cholinomimetisches Mittel 142
– – Neurotransmitter 139, 150
–, Empfindlichkeit für 139
–, freies, Definition 140
–, Freisetzung von 139
–, Interaktion des mit Ketamin 324
–, – – – Magnesiumsulfat 324
–, – – – Pancuronium 330ff.
–, Kardiale Effekte 205
–, Speicherung 139
–, Synthese 139, 239
–, Toxizität 139
Acetylcholin-Esterase 327
Acetylsalicylsäure 194
Addition 4, 44
Adenosintriphosphatase 161
Adenylcyclase-System 103
Adjuvanzien, anästhetische 14
Adrenalektomie 320
Adrenalin, Azidose und (siehe auch Katecholamine) 88
– als sympathikomimetisches Amin 86
–, anästhesiegerechte Lösungen 341
–, Aufnahme 68
–, Biosynthese 72
–, kardiale Effekte 78f., 88, 205
–, kardiopulmonale Wiederbelebung 88
–, Fallberichte 83, 342
–, Freisetzung 67, 72
–, Hypotonie und Schock 83
–, Indikationen 79
–, Interaktion bei ausgewogener Anästhesie 93
– – mit Chloroform 1
– – – Chlorpromazin 223
– – – Cocain 79
– – – –, Inhalationsanästhetika und 340
– – – Cyclopropan 304

– – – Desipramin 230
– – – Digitalis 172
– – – Enfluran 305
– – – Ephedrin 90
– – – Fluroxen 305
– – – halogenierten Ethern 304
– – – Halothan 80, 305
– – – –, Enfluran oder Pancuronium mit Lachgas und 82
– – – Histamin 27
– – – Hypokaliämie 93
– – – Imipramin 230
– – – Inhalationsanästhetika 305f., 341
– – – Isofluran 304
– – – Ketamin 82, 268
– – – –, Halothan, Lachgas und 82
– – – Lachgas 68
– – – –, d-Tubocurarin oder Gallamin und 82
– – – Lidocain 4, 305, 340
– – – Lokalanalgetika 19, 133, 340
– – – –, Inhalationsanästhetika und 3
– – – Methoxyfluran 305
– – – Monoaminoxidase-Hemmern 76
– – – Opiaten, Pancuronium und Lachgas 82
– – – Propranolol 115
– – – Reserpin 228
– – – Trichlorethylen 304
Adrenalin intravenös 304f.
– –, Ketamin, Halothan, Interaktion und 269
– –, Potenzierung 28
– –, Schicksal von 70
– –, Überdosierung 20
– –, Vasokonstriktion durch 3
– –, Wirkungen 3, 86, 88
– –, Lidocain-Lösung 80
adrenerge Amine 86
– Mechanismen 72
– Mittel 87
– Nervenendigungen 68
– Rezeptoren, Bindung von 86, 103ff.
adrenerges Nervensystem 68f.
adrenokortikotropes Hormon, Interaktion mit Opiatantagonisten 288

– –, neuromuskuläre Funktion und 320
– –, Verhütung von Arzneimittel-Interaktionen 226
Agonisten des Beta-adrenergen Nervensystems 104
–, Dosis-Effekt-Kurven von 26
–, Interaktion mit pharmakologischen Rezeptoren 23
Akineton (Biperiden) 151f.
aktiver Transport von Chlorid 182
– – – Katecholaminen 69
– – – Natrium 181ff.
– – – Sympathikomimetika 69
– – – Tyrosin 126
Aktionspotentiale, Kardiale 163, 204f.
Albumin 151
Aldacton, siehe Spironolacton
Aldomet, siehe Alpha-Methyldopa
Aldosteron 184
Alfathesin, siehe auch Alphadion 272
Alkalisierung 62ff.
Alkalose durch Diuretika 186
–, Hypokaliämie und 93
–, metabolische, durch Ammoniumchlorid 186
– – längerdauernde neuromuskuläre Blockade bei 333
– – durch Schleifen-Diuretika 187
– –, d-Tubocurarin-Prostigmin-Interaktion und 334
–, respiratorische 160
Allgemeinanästhetika, Effekte der 28, 30, 32
– im Schock 93
–, Interaktion mit Amphetamin 370
– – – Atropin 378
– – – Barbituraten 28
– – – Benzodiazepinen 28
– – – Katecholaminen des ZNS 370
– – – Chlorpromazin 76
– – – Clonidin 74
– – – Digitalis 191
– – – Ethylalkohol 254
– – – Hypernatriämie 372f.
– – – Hypokapnie 382
– – – Mannitol 372
– – – Monoaminoxidase-Hemmern 84
– – – Noradrenalin 370
– – – Opiaten 28, 281, 370
– – – Oxytocin 387
– – – Parachlophenylalanin 370
– – – Phenothiazinen 76
–, Interaktionen mit Scopolamin 378
– – – Sedativa 371

– – – Sympathikomimetika 93
–, Ketamin versus 266
–, maligne Hyperthermie und 31
–, Toxizität der 14
Alkohol (Ethyl) als sedativ hypnotisches Mittel 28
– – – Stimulans des ZNS 28
– Anwendung in der Medizin 252
– bei Dringlichkeitsoperationen 252
– Effekte 252, 306
–, Enzyminduktion durch 252
–, Interaktionen mit Allgemeinanästhetika 254
–, – – Antikoagulanzien 252
–, – – Barbituraten 251
–, – – Chlorpropamid 254
–, – – Gammahydroxybuttersäure 274
–, – – Gluthetimid 253
–, – – Guanethidin 253
–, – – Halothan 298
–, – – Hypoglykämie erzeugenden Mitteln 254
–, – – Insulin 254
–, – – Inhalationsanästhetika 298
–, – – Isofluran 298
–, – – Meprobamat 258
–, – – Methadon 281
–, – – Monoaminoxidase-Hemmern 77
–, – – Morphin 281
–, – – Phenformin 254
–, – – Phenobarbital 252
–, – – sedativ-hypnotischen Mitteln 248, 253
–, – – Sulfonyl-Harnstoff-Derivaten 253
– Marihuana und, Interaktion mit Anästhetika 258
– postoperativ 254
– sedativ-hypnotische Mittel als Ersatz für 31
– Stoffwechsel 252
Alkoholiker, Allgemeinanästhesie beim 254
–, Barbiturattoleranz beim 253
–, Einleitung der Anästhesie beim 298
–, Ethylalkoholstoffwechsel beim 252
–, Gammahydroxybuttersäure als Kontraindikation beim 274
–, Halothankonzentration beim 254
Allgemeinanästhesie, Antagonismus der 370, 374
–, Definition der 363
– nach Lokalanalgesie 33
– durch Flunitrazepam, Diazepam und Procain 269
–, Potenzierung der 374
Alpha-adrenerg blockierende Mittel, siehe

474

auch die einzelnen Mittel: Phenoxybenzamin; Phentolamin 125 ff.
– – –, Effekte 132 f.
– – –, Indikationen zur Anwendung 77
– – –, Interaktion mit Antipsychotika 225
– – –, – – Guanethidin 132
– – –, – – Morphin 282
– – –, – – Noradrenalin 88
– – –, – – Wirkungsmechanismus 291
Alpha-adrenerge Rezeptoren 86
– Stimulation 70, 223
Alphadion 272 f.
Alpha-Methyldopa, Effekte 73, 130
–, Enzymhemmung durch 72
–, Erhaltungsdosis 125 f.
–, Fallberichte 290, 313
–, Guanethidin versus 132
–, Herabsetzung der sympathischen Aktivität durch 73
–, Indikationen zur Anwendung 73, 130
–, Interaktion mit Haloperidol 132
–, Interaktionen mit Halothan 294, 371
–, – – Inhalationsanästhetika 291 f., 374
–, – – Noradrenalin 69
–, – – Propranolol 130 f.
–, – – Thiazid-Diuretika 193
–, – – Reserpin und, Interaktion beider mit Inhalationsanästhetika 374
–, Umwandlung aus, in Alpha-Methyldopamin 130
–, Wirkungsmechanismus 130, 291
Alpha-Methyldopamin 130
Alpha-Methylnoradrenalin 130
Alpha-Methyl-p-Tyrosin 72
Alpha-Methyl-para-Tyrosin 370
Alphaxalon 272
– Alphadolonacetat 239
Alter, Digitalistoxizität 171
Althesin (Alphadion) 272 f.
Aluminiumsilikat 18
Alveolargas 19
American Medical Association 8
– Pharmaceutical Association 8
Amilorid 187 f.
Amine, sympathische, siehe auch unter den einzelnen Substanzen 234 f.
Aminoglykoside 31
Aminophyllin, Fallbericht 138
–, Toxizität des Lithiumcarbonats und 240
–, Unverträglichkeit mit Cephalothin 18 f.
–, – – Chloramphenicol 18 f.
–, – – Erythromycingluceptat 18 f.

Amitryptilin als Anticholinergikum, siehe auch trizyklische Antidepressiva 152 f.
– als trizyklisches Antidepressivum 230
–, Interaktion mit Lidocain 232
–, – – Meperidin 231
–, – – Monoaminoxidase-Hemmer 77
–, – – Morphin 231
–, – – Procain 232
–, Steigerung der sympathischen Aktivität durch 77
Amphetamin als sympathikomimetisches Amin 86
–, Ausscheidungsgeschwindigkeit 63
–, Dissoziation 58 f.
–, Interaktion mit Allgemeinanästhetika 375
–, – – Barbituraten 251
–, – – Halothan 370 f.
–, – – Monoaminoxidase-Hemmern 77, 234
–, – – Noradrenalin 69, 370
–, – – Phenobarbital und Meperidin 53
–, – – Reserpin 228
–, Ionisation von 61
–, metabolische Azidose und 63
–, Steigerung der sympathischen Aktivität durch 78 f.
–, Überdosierung 78
Amphotericin, B. 18
Analgesie 14, 388
Analgetika, stark wirksame (Opiate), siehe auch die einzelnen Mittel 28, 281, 377
– als Arzneimittel, die am ZNS eingreifen 28
–, Anästhesie und 31
–, Anästhesietiefe 360 ff.
–, Arzneimittel-Interaktionen mit 280
–, Barbiturate, Lachgas und, Interaktion mit neuromuskulär blockierenden Mitteln 321
–, Biotransformation 43
–, Effekte 3, 18, 279
–, gastrointestinale Motilität 18
–, Indikationen zur Anwendung 279
–, Interaktionen mit anderen das ZNS dämpfenden Mitteln 281
–, – – Barbituraten 282
–, – – Beta-adrenerg blockierenden Mitteln 116, 120
–, – – Butyrophenonen 222
–, – – Chlorpromazin 76
–, – – Gammahydroxybuttersäure 274
–, – – Inhalationsanästhetika 281
–, – – Meperidin 360 ff.
–, – – Monoaminoxidase-Hemmer 232 f., 236, 282

-, - - Naloxon 5
-, - - Pentobarbital 282
-, - - Pentothal 282
-, - - Phenobarbital 282
-, - - Phenothiazinen 76, 222 f.
-, - - Physostigmin 152
-, - - Propranolol 75
-, - - Psychopharmaka 222
-, - - Reserpin 228
-, - - Sympathikomimetika 282
-, - - trizyklischen Antidepressiva 230 f.
-, Katecholamin-Freisetzung 116
-, Potenzierung durch Monoaminoxidase-Hemmer 77
-, Sucht 30, 279
Anästhesie, allgemeine
-, Bedingungen unter der 14
-, dissoziative 266
-, durch ein einziges Mittel 266
-, Einleitung der, bei Alkoholikern 298
-, - -, kardiale Effekte 32, 68
-, Geburtshilfe 90
-, Hyperkaliämie 197
-, Hypokaliämie 93
-, Hypertonie 126 f., 197, 281, 388
-, Hypotonie 86, 91
- im Schock 91
-, - Arrhythmogenität 67, 78, 148
-, - -, Behandlung der 70 f.
-, - Bedarf 370 f.
-, - Digitalis und Interaktion mit Antiarrhythmika 232
-, - - - - - Lidocain 209 f.
-, - - - - - Propranolol 209 f.
-, - Dosierung 364 f.
Anästhetika, -, Interaktion mit Alpha-Methyldopa 130
- -, - - Amphetamin 77 f.
- -, - - antiarrhythmischen Mitteln 217
- -, - - anticholinergen Mitteln 76 f., 151
- -, - - Antihypertonika 125, 126 ff., 135
- -, - - Butyrophenonen 222 f.
- -, - - Chinidin 215
- -, - - Cortison 320
- -, - - Digitalis 158 ff., 169, 172
- -, - - Diuretika 191 f.
- -, - - Ethanol 298
- -, - - Lithiumcarbonat 238 f., 240
- -, - - Lokalanalgetika 351
- -, - - Magnesiumsulfat 389
- -, - - Marihuana 258 f.
- -, - - -, Ethylalkohol und 258

- -, - - Monoaminoxidase-Hemmern 77, 232, 237
- -, - - Nitroprussid 137
- -, - - Oxytozin-Derivaten 387
- -, - - Phenothiazinen 222
- -, - - Prämedikationsmitteln 248
-, - Katecholamin-Freisetzung 116
-, - Konzentration 369
Anästhetika, -, Mechanismus 28
-, -, multiple Mittel 10, 14
-, Neurolept, siehe Neuroleptanalgesie
-, Prämedikation, siehe Prämedikationsmittel
-, präoperative Beurteilung und 50
-, parasympathisches Nervensystem und 145
-, Steroide als 272
-, Sympathikomimetika und 87
-, Vasodilatierende 133
-, Verabreichung 367
-, verdampfbare 45
Anästhesierungsvermögen 28
Anästhesisten, Aufgabe der 10, 15 f., 50
-, Arzneimittel-Interaktionen und 8, 10
-, präoperative Beurteilung durch 49 f., 174
Anästhesietiefe 360 ff.
-, Beurteilung der 367 ff.
-, Dosierung des Anästhetikums 363 f.
-, Fallbericht 360 ff.
-, Hautschnitt 364
-, Hypotonie und 329
-, Interaktion der, bei pathophysiologischen Veränderungen 380
-, - bei Schwangerschaft 382
-, Mindestalveolarkonzentration und 363 f.
-, Mittel und 370 f.
-, neuromuskuläre Blockade und 303
-, Prämedikationsmittel und 249
-, Quantifizierung 363 ff.
-, Zeichen der 360 f., 368
-, Zentralnervensystem und 366 f.
Anderton, J. M., Nassar, W. Y., und Mitarb. 78
Aneurysma, intrakranielles 387
Angina pectoris, Behandlung von 112, 120, 122
-, - -, in Fallberichten 33 f., 209
Angiographie 185
Angiotensin 184
Anorexie 165, 254
Ansolysen, siehe Pentolinium
Antabus, siehe Disulfiram
Antazida, Digitalistoxizität und 169
-, Interaktion der, mit Tetracyclinen 18
Antagonismus, Definition 2 ff., 24

– der Allgemeinanästhesie 370
– des Bethanidins gegen trizyklische Antidepressiva 28
– Guanethidins gegen trizyklische Antidepressiva 28
– – Reserpine gegen trizyklische Antidepressiva 28
– der trizyklischen Antidepressiva gegen Antihypertonika 28
Antagonisten, Alpha-adrenerge 23, 26 f.
–, Beta-adrenerge 15, 19, 23, 104
–, Frequenzgangskurven 26
–, Interaktion der, mit pharmakologischen Rezeptoren 23
–, nicht reversible 24 f.
–, reversible 24 f.
Antiarrhythmika, siehe auch die einzelnen Mittel 203
–, Durchführung der Anästhesie mit 203
–, Effekte der, kardial 32, 209 ff., 217
–, – –, extrakardiale 213 f.
–, – –, zentralvenöse 30
–, Einteilung 167 f., 207 f.
– Gruppe 1A, siehe auch Chinidin, Procainamid 207 f.
– Gruppe 1B, siehe auch Lidocain, Phenytoin 207 f.
– Gruppe 2, siehe auch Propranolol 207 f.
– Gruppe 3, siehe auch Bretyliumtosylat 208
– Gruppe 4, siehe auch Verapamil 208
–, Interaktionen mit Anästhetika 203 f., 217
–, – – Digitalis 158 ff., 209
–, – – neuromuskulär blockierenden Mitteln 213, 323
–, – – d-Tubocurarin 323
–, – – Lokalanalgetika und, Interaktion der, mit neuromuskulär blockierenden Mitteln 322
Antibiotika, siehe auch unter den einzelnen Mitteln
–, Aminoglykosid, Interaktion der, mit Etacrynsäure 194
– – – – Diuretika 197
–, Interaktionen untereinander 18
–, – von, mit 4-Aminopyridin 321
–, – – – Calcium 316 T, 321, 334
–, – – – neuromuskulärblockierenden Mitteln 315 f., 316, 317, 333
–, – – – Niereninsuffizienz, Furosemid und d-Tubocurarin 321
–, – – – Prostigmin 315, 316, 333
–, – – – Pyridostigmin 315 f., 333

–, – – – Succinylcholin, d-Tubocurarin 316
–, Substitutionen mit 10
–, Toxizität der 31
–, d-Tubocurarin und, Interaktion der, mit Calcium 316
– – – – – Prostigmin 316
–, d-Tubocurarin versus 315
–, Wirkungen der 315
anticholinerges Syndrom, zentrales 150 ff.
Anticholinesterase 27
– Mittel als Pestizide 143
– –, Indikationen zur Anwendung der 143
– –, Interaktionen der, mit Anticholinergika 148
– – – – neuromuskulär blockierenden Mitteln 20, 143, 321
– – – – Succinylcholin 252
– –, neuromuskuläre Übertragung und 148
– –, neuronale Übertragung und 152
– –, quaternäres Ammonium 151
– –, Wirkungen der 143
Anticholinergika, siehe auch spezifische Mittel 113–153
–, antimuskarinartige 145 ff., 151
– als Anästhesie-Prämedikation 146 ff.
–, Auswirkungen auf die Anästhesie 15, 228 f.
–, Biochemie der 139 ff.
–, Effektor-Systeme und 145
–, Effekte der 152, 228 f.
–, – –, kardial 147 f.
–, gastrointestinale Motilität und 18
–, Indikationen zur Anwendung der 147, 228
–, Interaktionen zwischen Reserpin und Allgemeinanästhetika, verhindert durch 227 f.
–, – der, mit Anästhetika 151
– – – – Anticholinesterasen 148 f.
– – – – Antipsychotika 223
– – – – Atropin 230
– – – – Barbituraten 230
– – – – Butyrophenonen 222
– – – – Chlorpromazin 223
– – – – Lokalanalgetika 345
– – – – Meperidin 230
– – – – Methylphenidat 230
– – – – Monoaminoxidase-Hemmern 232
– – – – muskarinartig-cholinomimetisch wirkendes Mittel 143
– – – – Phenothiazinen 234
– – – – Physostigmin 255
– – – – Procainamid 230
– – – – Scopolamin 230
– – – – Sympathikomimetika 230

– – – – Thioridazine 223
– – – – trizyklischen Antidepressiva 230f.
–, quaternäre 151f.
–, Wirkungsmechanismus 228
Antidepressiva als am Zentralnervensystem angreifende Mittel, siehe auch unter den einzelnen Mitteln 30
–, Interaktion der, mit Gallamin 333
–, sympathische Aktivität, Erhöhung der durch die, siehe auch Monoaminoxidase-Hemmer 76
–, trizyklische, siehe trizyklische Antidepressiva 230ff.
Antidiurese 185
antidiuretisches Hormon 184, 386
Antiemetika 225
Antiepileptika 28
Antihistamine 86
Antihistaminika als Anticholinergika, siehe auch die einzelnen Mittel 151, 152T
– – – als sedierende Hypnotika 248
– – –, Interaktion von, mit Antikoagulanzien 258
– – – Barbituraten 258
– – – pharmakologischen Rezeptoren 24
Antihypertonika, siehe auch die einzelnen Mittel 125–136
Arzneimittelinteraktionen der 8
–, Anästhesie und 15, 52, 76, 125
– als problematische Arzneimittel 10
–, autonomes Nervensystem und 126
–, kardiovaskuläre Effekte der 125ff.
–, Interaktionen mit Anästhetika 126ff.
– – – Diuretika 196
– – – Ephedrin 126ff.
– – – Halothan und 293
– – – Halothan 129
– – – Inhalationsanästhetika 129, 291
– – – Lachgas-Sauerstoff-Anästhesie
– – – Sympathomimetika 127
– – – trizyklischen Antidepressiva 28, 296
– – – Wirkung der 125
Antikoagulanzien, Anästhesieprobleme bei, siehe auch die einzelnen Mittel
–, Interaktionen mit Antihistaminika
– – – Barbituraten 251
– – – Chloralhydrat 256
– – – Diazepam 251
– – – Diuretika 197
– – – Etchlorvynol 258
– – – Ethylalkohol 252
– – – Flurazepam 251, 256

– – – Meprobamat 258
– – – Sedativa und Hypnotika 260
Antikonvulsiva als problematische Mittel 10
–, Interaktion der, mit Diuretika, siehe auch Phenytoin, Phenobarbital 198, 197
– – – – Lokalanalgetika 351
Antiöstrogene 23
Antiparkinson-Mittel 52, 223
Antipsychotika, siehe auch die einzelnen Mittel 221f.
– als Anticholinergika 152f.
– – Antiemetika 225
– – als problematische Mittel 11
–, Arzneimittelinteraktionen mit, Arten der 16
– in der Anästhesie 52, 222
–, Interaktionen mit Alpha-adrenerg blockierenden Mitteln 225
– – – – stimulierenden Mitteln 223
– – – Antiparkinson-Mitteln 223
– – – Atropin 223
– – – Barbituraten 223
– – – dämpfenden Mitteln für das ZNS 223
– – – Inhalationsanästhetika 223f.
– – – Leitungsanästhetika 225
– – – Noradrenalin 223
– – – Opiatanalgetika 223
– – – Phentolamin 225
– – – Promethazin 225
– – – Propranolol 223
– – – Scopolamin 223
– – – sedierenden Hypnotika 223
– – – Sympathikomimetika 223
–, Wirkungen der 222
–, präoperatives Absetzen der, Gründe für das 226
Antipyrin 348
Aphasie 168
Apnoe 227
Apresolin, siehe Hydralazin
Aramin, siehe Metaraminol
Arfonad, siehe Trimethaphan
Arrhythmien, kardiale, siehe kardiale Arrhythmien
Artane, siehe Trihexyphenidyl
Arthritis 194
Aspirin 193
Atemdepression 20, 280, 299
Atemfrequenz 366ff.
Atmung, Anregung der 143
ausgewogene (balanced) Anästhesie
– –, Anwendungen 93
– –, kardiovaskuläre Effekte der 82

– –, Grundlage der 1, 2
– –, Interaktionen mit Monoaminoxidase-Hemmern 77
– – – – Reserpin 74
– –, Komponenten der 96
Automatie, kardiale, siehe kardiale Automatie 204
autonome Ganglien blockierende Mittel, siehe auch Pentolinium, Trimethaphan 238
autonomes Nervensystem, Arrhythmien und 78
– Ganglienblocker und 144
– parasympathisches, siehe parasympathisches Nervensystem 125, 140f., 145f.
– sympathisches, siehe sympathisches Nervensystem 67f.
– Transmittersubstanzen und 125
– Wirkungen des 125ff.
Avant, G.R. u. Mitarb. 256
Azathioprin 313f., 321
Arzneimittel, siehe auch unter den einzelnen Mitteln
–, Abhängigkeit von 31
–, Adjuvanzien 14
–, adrenerge Mechanismen und 72ff.
–, Anästhesietiefe und 369, 371
– als Stimulanzien des sympathischen Nervensystems 67
–, Biotransformation 20, 39ff.
–, bronchodilatierende 19
–, enzyminduzierende 45
–, fixe 10, 43
–, genetische 16
– in der Anästhesie 7, 9, 14, 280
–, Konzentration von 58
–, Lipidlöslichkeit von 63
–, Lipophilie 40
–, Mimetika 104
–, Nichtverschreibung 139, 151
–, pH und 53ff.
–, pharmakologische Rezeptoren und 26ff.
–, physiologischer Antagonismus und 27
–, polare 21
–, problematische 10
–, Proteinbindung 20, 62
–, Reaktionen auf 7, 15
–, Schicksal beim Neugeborenen 393
– der Straße 151
–, Stoffwechsel 20ff., 40f., 63f.
–, sympathische Aktivität, Herabsetzung durch
–, Toleranz 43
–, Toxizität 28, 60, 62, 64

–, Wirksamkeit 43
–, Zentralnervensystem und 28ff., 52
Arzneimittel-Interaktionen, additive, siehe auch unter den einzelnen Mitteln 26f.
– –, Arten 16ff.
– – bei Anästhetika 45f.
– –, Einleitung der 8f.
– –, Erkennung durch Computer 9
– –, Erkrankungen und 10
– –, Fehlalarme bei 8
– –, Gefahren und Ursachen 1–11
– –, generische Arzneimittel und 16
– –, genetische Faktoren und 10
– –, Häufigkeit des Auftretens 7
– – in der Geburtshilfe 385–395
– – in vitro 16
– –, Leberfunktion und 39–46
– –, Mechanismen der 14–34
– –, mehrfache 7
– –, minimierte 9
– –, mögliche 20, 32, 50
– –, Pharmakodynamik 16, 23–33
– –, Pharmakokinetik 16–23
– –, pharmakologische Rezeptoren und 23, 28f.
– –, Potenzierung und 27
– –, Proteinbindung und 20
– –, qualitative 7
– –, Quantierung von 55
– –, Quellen für 8
– –, Rolle des Anästhesisten bei 15f.
– –, Terminologie der 4–5
– –, Umsetzungen 10
– –, unbestimmbare 31
– –, vielseitige 16
– –, Wahrscheinlichkeit und 11
– –, zeitliche Folge und 30f.
– –, Zusammenhang mit 9
– –, Zustand des Patienten und 7
– –, zweckdienliche 2
Asthma, Arzneimittel angewendete bei 51, 147, 293
–, Durchführung der Anästhesie bei 50f.
–, Kontraindikation bei 51, 75, 115
Asthma-Dor 151
Atrioventrikularknoten, Fasern des 204f.
Atropa belladonna, siehe auch Belladonna 151 T
Atemzugvolumen 366ff.
Atropin als anästhetische Prämedikation 146
– – Anticholinergikum 151
– – Cholinolytikum 144

–, kardiale Effekte des 27, 112, 144 f., 147 f.
–, Cocain und Procain versus 82
–, Dosierung von 148
–, Indikationen zu seiner Anwendung 72, 115, 151, 279, 295
–, Interaktion von, mit Acetylcholin 130
Atropin, Interaktion mit Anticholinergika 230
– – – Allgemeinanästhetika 379
– – – Antiparkinson-Mitteln 223
– – – Antipsychotika 223
– – – Beta-adrenergen Blockern 27
– – – Chloroform 146
– – – Cyclopropan 147, 371
– – – Diethylether 146 f.
– – – Dopamin 86
– – – Halothan 147, 333
– – – Meperidin und Phenelzin 282
– – – Monoaminoxidase-Hemmern 237
– – – Noradrenalin 28
– – – Opiat-Antagonisten 288
– – – Opiaten 282
– – – Pancuronium 331
– – – pharmakologischen Rezeptoren 23 f.
– – – Physostigmin 151 f., 255
– – – Propranolol 27
– – – Prostigmin 288
– – – der Reserpin-Allgemeinanästhetika-Interaktion 227
– – – Succinylcholin 147
–, Ketamin und, Interaktion des, mit Diazepam 267
– – Hydroxyzin 267
– – Secobarbital 267
–, moderne Chirurgie und 22
–, Nerven-Effektor-Block durch 26
–, Prostigmin und, Interaktion des, mit Kurare 148
– – – – – mit Cyclopropan 148
–, Pyridostigmin und, längerdauernde neuromuskuläre Blockade durch 315 ff.
–, Scopolamin versus 150 f.
– Rötung 24
Augen, Anästhesietiefe und 366 ff.
Augentropfen, Organophosphat 144
Azidämie 53
Azidose, Effekt der auf Adrenalin 88
–, – – – Lidocain 351
–, Korrektur der, Verschiebung des pH 254
–, metabolische durch Acetazolamid 188
– – zwischen d-Tubocurarin und Prostigmin 333
–, Interaktion der mit der Anästhesietiefe 380

–, Plasma-Halbwertzeit des Amphetamins 63
–, respiratorische 333
–, Verhütung der 49

Bacitracin 313 ff.
Bamforth, B. J. 80
Banthine, siehe Methanteline 151 f.
Barbiturate, siehe auch unter den einzelnen Mitteln
– als sedierende Hypnotika 248
–, Biotransformation der 41 ff., 251
–, Effekte der 248, 251
–, Enzyminduktion 43, 306
–, Interaktionen mit Allgemeinanästhetika 28
– – – alkalisierenden Mitteln 252
– – – Amphetamin 251
– – – Anticholinergika 230
–, – – Antikoagulanzien 251
–, – – Antihistaminika 258
–, – – Antipsychotika 223
–, – – Butyrophenonen 222
–, – – Cephalotin 18
–, – – Chloramphenicol 18
–, – – Chlorpromazin 223
–, – – dämpfenden Mitteln auf das ZNS 252
–, – – Dicumarol 247
–, – – Digitalis 169 f., 251
–, – – Erythromycinluceptat 18
–, – – Ethanol 251 ff.
–, – – Inhalationsanästhetika 298
–, – – Kanamycinsulfat 18
–, – – Kumarin 251
–, – – Lidocain 255
–, – – Lithiumcarbonat 238, 239 f.
–, – – Lokalanalgetika 351
–, – – Monoaminoxidase-Hemmern 77, 133, 232, 236, 296
–, – – Morphinsulfat und Ethylalkohol 281
–, – – Opiaten 251, 282
–, – – oralen Kontrazeptiva 251
–, – – Phenothiazinen 222, 252
–, – – Phenytoin 252
–, – – Reserpin 226 f.
–, – – trizyklischen Antidepressiva 230 f.
–, – – Trifluoperazin 223
–, Ionisierung der 249 f.
–, Lachgas, Opiate und Interaktion der, mit neuromuskulär blockierenden Mitteln 320
–, Lipidlöslichkeit 249
–, nichtionisiertes 58 f.
–, Probleme der 249
–, Proteinbindung 63, 250

–, Resorption der 250
–, Verabreichung der 250
–, Wirkungsdauer der 250
Barorezeptoren 164f.
Base, schwache 60f.
Belladonna 360
–, Alkaloide der 150, 150T.
Benadryl, siehe Diphenhydramin
Benzocain 62
Benzodiazepine, Biotransformation der, siehe auch die einzelnen Mittel 41
–, Flunitrazepam als 269
– – Interaktion mit Alphadion 272
– – – – Allgemeinanästhetika 28
– – – – Inhalationsanästhetika 298
– – – – pharmakologischen Rezeptoren 24
– – – – Physostigmin 255
Benzothiadiazid 160, 171
Benztropin 151
Benztropinmesylat 228
Benzylcholin 345
Beta-adrenerg blockierende Mittel, siehe auch unter den einzelnen Mitteln 104–123
– – –, Absetzen der 104, 120ff.
– – –, Beta-adrenerge Rezeptoren und 104
– – –, Effekte der 106, 109a., 122, 148, 293
– – –, Eigenschaften 106
– – – in der Anästhesie 52, 103, 109ff.
– – –, Indikationen zur Anwendung der 107f., 112f., 122, 293f.
– – –, Interaktionen der, mit Anästhetika 116ff.
– – – – Anticholinesterase 27
– – – – Cyclopropan 116, 120
– – – – Diethylether 116, 120
– – – – Digitalis 172
– – – – Dopamin 86
– – – – endotrachealer Intubation 293f.
– – – – Enfluran 120
– – – – Halothan 116, 120
– – – – Inhalationsanästhetika 240f.
– – – – Isofluran 120
– – – – Isoproterenol 117
– – – – Ketamin 116
– – – – Lidocain 350
– – – – Methoxyfluran 120, 240f.
– – – – Morphin 280
– – – – Opiaten 116, 120
– – – – Trichlorethylen 120
– – –, Katecholamin-Empfindlichkeit durch 104
– – –, Kontraindikationen zur Anwendung der 115

– – –, Verabreichung der 112
– – –, Verfügbarkeit der 106
– – –, Wirkungsmechanismus der 106f.
– – –, Beta-adrenerge Rezeptoren 86, 104ff., 291
– Stimulation 70, 105
Beta-adrênerges Nervensystem 104f.
Beta-Hydroxylase 72
Bethanechol 143
Bethanidine 28
Bezold-Jarisch-Reflex 291
Bicarbonat, Hypokaliämie durch, siehe auch Natriumhydrogencarbonat 196
–, Natriumhydrogencarbonat 63, 183, 333f.
–, pH und 60
–, Phenobarbital und 61f., 64
–, Rückresorption von 183
– zur Alkalisierung des Urins 62
Bilirubin 393ff.
Biotransformation von Arzneimitteln 20f., 45
– – – beim Neugeborenen 393
– – –, Hemmung der 42f.
– – –, in der Leber 39ff.
– – –, Oxidative 41f.
Biperiden 151
Bishydroxykumarin 256
Bittersweet 151
Blut 525
Blutdruck, Einschätzung der Anästhesietiefe mit Hilfe des 366ff.
–, Reaktion des auf Anästhetika 126f., 368
– – – – Diazepam 270
– – – – Flunitrazepam 270
– – – – Ketamin 270
– – – – Pentothal 270
– – – – Propanidid 270
Propranolol 113
– – – Succinylcholin 113
– – –, sympathische Aktivität 67
Bluttransfusion 186
Blutung 91, 295, 342
Blutvolumen 76, 194f.
Bowmansche Kapsel 181
Bradykardie, Behandlung der 72, 274
–, Interaktion während, von Atropin, Prostigmin und Cyclopropan 148
– nach Alpha-Methyldopa 130
– – Atropin 144
– –, Prostigmin und 138
– – Guanethidin 132
– – Homatropin 144f.
– – Methylatropin 145

481

– – Nikotin 143
– – Propranolol 115, 122
– – –, Diethylether und 110
– – Reserpin 130
– – Scopolamin 144
– – Veratrum-Alkaloiden 135
Bretyliumtosylat, Eigenschaften 208
–, Indikationen zur Anwendung 208
–, Interaktion mit Noradrenalin 69
–, Verabreichung 114
Brechreiz 143, 168, 280
bronchodilatierende Mittel 19
Bupivacain, im Fallbericht 237
–, Interaktion mit Chinidin 345
– – – Chlorprocain 354
– – – Desipramin 345
– – – Dextran 50, 342
– – – Kochsalzlösungen 342
– – – Meperidin 321
– – – Nortoxiferin 321
– – – Oxytozin 388
– – – Phenytoin 345
–, neuromuskuläre Blockade durch 354
–, pKa-Wert von 62
–, Proteinbindung 343f.
Butaperazin 222
Butoxamin als Beta-adrenerg blockierendes Mittel 106
–, Interaktion mit Noradrenalin 69
Butylcholinesterase 345f.
Butyrophenone als Antipsychotika, siehe auch die einzelnen Mittel 106
– als Dopamin-blockierende Mittel 222
–, Arzneimittel-Interaktionen mit 16
–, Indikationen zur Anwendung 221
–, Interaktionen mit Anästhetika 222
– – – Anticholinergika 222
– – – Barbituraten 222
– – – Dopamin 223, 296
– – – Enfluran 222
– – – Halothan 222
– – – Inhalationsanästhetika 222, 298
– – – Opiaten 222
– – – Sympathikomimetika 222
–, tardive Dyskinesie durch 226

Cade 238
Calcium, kardiale Effekte 163, 295
–, Digitalis-Toxizität und 164
–, Injektion von 31
–, Interaktion mit Antibiotika 315, 317
– – – d-Tubocurarin und 317

– – – Procain 345
–, maligne Hyperthermie und 31
–, Transport von 163
Calciumchlorid, im Fallbericht durch 315ff.
–, Interaktion des, bei durch Propranolol bedingter Kreislaufdepression 115f.
Calciumgluconat, im Fallbericht 390
–, Interaktion mit Kanamycinsulfat 18
– – – Magnesiumsulfat, experimentelle 391
Calciumsalze 18
Cannabis, siehe auch Tetrahydrocannabinol; Marijuana 248, 258ff.
Carbachol als Cholinomimetikum 143
–, Interaktion mit Pancuronium 331
– – – pharmakologischen Rezeptoren 23
Carbaminsäure-Ester 143
Carboanhydrase 183, 184
Carboanhydrase-Hemmer, siehe auch Azetazolamid 186
Cephalosporin 194
Cephalothin 16
Chelat-Calcium 315
Chemotherapeutika 347
Chloralhydrat, Enzyminduktion durch 43, 256
–, Indikationen 256
–, Interaktionen mit Antikoagulanzien 256
– als sedierendes Hypnotikum 237
–, Stoffwechsel 20, 256
–, Wirkung 256
Chinidin, Anästhesieprobleme bei 52
–, «chinidinähnliche» Aktivität 106
–, Effekte von 30, 207f., 215, 328
–, Indikationen 159f., 215f.
–, Interaktion mit Bupivacain 345
– – – Digitalis 159ff., 171
– – – Digoxin 159ff.
– – – Edrophonium 328
– – – Enfluran 215
– – – Halothan 215
– – – Pentothal und Succinylcholin 328
– – – Phenothiazinen 225
– – – Propranolol 215
– – – Thioridazin 225
– – – d-Tubocurarin im Fallbericht 213f., 328
– Procainamid versus 217
– Propranolol versus 217
–, Proteinbindung und 20
Chloralose 350
Chloramphenicol 16
Chlordiazepoxid, Antagonismus durch Physostigmin 152

–, Enzyminduktion durch 43, 306
– als sedierendes Hypnotikum 248
Chlorid 183
Chlorisondamin 144
Chloroform, Interaktion des, mit Adrenalin 1
– – – – Atropin 146
– – – – Lokalanalgetika 353
– – – – Nebennierenextrakt 79
– – – – Phenobarbital 45
– – – – Procain 353
Chlorprocain in der Schwangerschaft 347
–, Interaktion mit Bupivacain 354
– – – Etidocain 354
– – – Tetracain 353
Chlorpheniramin als Anticholinergikum 152
–, Interaktion mit Penizillin G 16
Chlorpromazin 234
Chlorpromazin als Anticholinergikum 152, 230
– – Antipsychotikum 222
– – Prototyp der Phenothiazin-Derivate 75
–, Enzyminduktion durch 306
– im Fallbericht 386
– im «lytischen Cocktail» 222
–, Indikationen 75, 231, 387
–, Interaktionen mit Adrenalin 223
– – – Allgemeinanästhetika 76
– – – Amphetamin 78
– – – Anticholinergika 223
– – – Barbituraten 223
– – – Enfluran 223f.
– – – Inhalationsanästhetika 223
– – – Isofluran 223
– – – Ketamin 225
– – – Leitungsanalgesie 225
– – – Meperidin 284
– – – Monoaminoxidase-Hemmern 77
– – – Noradrenalin 69, 223
– – – Penicillin G 16
– – – Pentothal 223
– – – sedierenden Hypnotika 76, 223
– – – starkwirksamen Analgetika 76
– – – Sympathikomimetika 223
–, sympathische Aktivität, Herabsetzung durch 75
–, Wirkungen 75f., 222
Chlorpropamid, Interaktion mit Ethylalkohol 254
– – – Thiazid-Diuretika 194
Cholestyramin, Interaktion mit Digitalis 16, 171
– – – Schilddrüsenpräparaten 16

– – – Thiazid-Diuretika 16
– – – Warfarin 16
Cholinacetylase 139
cholinerge Systeme 140
Cholinergika, siehe auch unter den einzelnen Mitteln 138–153
Cholinesterasen, Carcinom und 347
–, Hemmung der 20, 140, 143ff.
–, Hydrolyse durch 139
–, Lidocain und 353
–, Monoaminoxidase-Hemmer und 237
–, Pancuronium und 327
–, Procain und 353
–, Propanidid und 270
–, Prostigmin und 327
–, Pyridostigmin und 347
–, Tetracain und 353
Cholinolytika 141ff.
Cholinomimetika 141f.
Churchill-Davidson, H.G. 236
Clindamycin 316
Clonidin, Erhaltungsdosis von 74, 133
–, Interaktion mit Allgemeinanästhetika 74
– – – Thiazid-Diuretika 193
– – – trizyklischen Antidepressiva 28
–, Tolazolin versus 74
–, Wirkungen 74, 133
–, Wirkungsmechanismus 291
Cocain, Einführung des 79
–, Halothan und Interaktion mit Noradrenalin 31
–, Indikationen 79
–, Interaktion mit Adrenalin 79
– – – Diethylaminoethanol 356
– – – Guanethidin 132
– – – Halothan 30f., 369, 365
– – – Katecholaminen 68
– – –, Lachgas und 79
– – – –, Pentothal, Succinylcholin und 67
– – – –, Schmerz und 33
– – – Inhalationsanästhetika und 340
– – – Noradrenalin 27, 33, 69
– – – Succinylcholin 353
– – – sympathikomimetischen Aminen 341
– – – trizyklischen Antidepressiva 354
–, Ketamin versus 82
–, Procain und Atropin versus 79
–, Resorption 341
–, Stoffwechsel 342
–, Wirkungen 28, 79, 126, 231, 341, 369
Coenzym A 139
Cogentin, siehe Benztropin 4

Colistimethat 16
Colistin 316
Colitis ulcerosa 360
Columbia-Gruppe 80
Compoz 151
Computer 9
Coumadin, siehe Warfarin
Creatinin-Clearance 167
–, Interaktion von, mit Atropin und Prostigmin 148
– – – – Diethylether 2
– – – – Lachgas 350
– – – – Lokalanalgetika 321
–, sichere Anwendung von 2
Cyclazozin 62
Cyclopentolat 151
Cyclophosphamid, Biotransformation von 20
–, Interaktion mit Succinylcholin 328f.
Cyclopropan, Katecholamin-Freisetzung und 116
–, Effekte des 291, 341, 366f.
– im Fallbericht 213
–, Interaktion mit Adrenalin 80
– – – Atropin 82, 304f.
– – – –, Prostigmin und 147
– – – Beta-adrenerg blockierenden Mitteln 116, 120
– – – Diethylaminoethanol 356
– – – Digitalis 164, 169
– – – Iproniazid 369, 371
– – – Lidocain 374
– – – Lokalanalgetika 3
– – – Naloxon 286, 371
– – – neuromuskulär blockierenden Mitteln 320
– – – Propranolol 294
– – – Reserpin 129f., 227
– – – Scopolamin 374
– – – Tetrahydrocannabinol 258, 371, 379
Cytochrom P-450 41ff., 251

Datura stramonium 151
Dealkylierung 40
Decamethonium, Depolarisationsblock durch 141
–, Interaktion mit Gallamin 325
– – – Lithiumcarbonat 76, 238f.
– – – Magnesiumsulfat 391
– – – Niereninsuffizienz 317
– – – Pancuronium 325
– – – d-Tubocurarin 325
Decarboxylase 117

Delirium 151, 168, 223
Depressionen 21
Desipramin als Anticholinergikum 152
– – trizyklisches Antidepressivum 230
– – – Adrenalin 230
–, Interaktion mit Bupivacain 345
– – – Noradrenalin 230
– – – Phenylephrin 230
–, Steigerung der sympathischen Aktivität durch 77
Deslanosid 160, 171
Desmethylimipramin 354
Dexamethason 16, 347
Dexoxadrol, siehe Mioxolan
Dextran 50, 342
Dextroamphetamin 369
Dextromethorphan 236
Diabetes insipidus 240
Diazepam, Allgemeinanästhesie mit 269
– als sedierendes Hypnotikum 234
–, Antikoagulanzien mit 251
–, Definition 254
–, Dosierung 254
–, Effekte, kardiovaskuläre 270, 299
–, – beim Neugeborenen 394
–, Flunitrazepam versus 269
– in Fallberichten 19, 33, 83, 159, 237, 360
– – der Geburtshilfe 394
– – – Schockbehandlung 83
–, Interaktion mit Alphadion 272
– – – Etomidate 272
– – – Gallamin 256
– – – Gammahydroxybuttersäure 274
– – – Halothan 249, 360, 371
– – – Inhalationsanästhetika 299
– – – Ketamin 251, 254, 266
– – – –, Atropin und 267
– – – Lidocain 254, 351
– – – Lithiumchlorid 239
– – – Lokalanalgetika 255
– – – Mepivacain 350
– – – Morphin 282
– – – Naloxon 286
– – – nur neuromuskulär blockierenden Mitteln 256
– – – Phenobarbital 394
– – – Physostigmin 125, 255f.
– – – Reserpin 227
– – – Succinylcholin 256
–, Pentothal versus 255, 270
Diazoxid 135f.
Dibenamin 26

Dibenzilin, siehe Phenoxybenzamin
Dibucain-Zahlen, Antagonismus des Succinylcholin-Blockes und 328
– in Fallberichten 321 ff., 345
Dicholin-Ester 143
Dicumarol 240, 251
Diethylaminoethanol 356
3,4-Dihydroxymandelsäure 70
Dihydroxyphenylalanin, siehe DOPA
Diisopropylfluorphosphat (DFP) 345
Dioxolan 82
Diphenhydramin als Anticholinergikum 152
–, Enzyminduktion durch 43, 306
–, Inkompatibilität mit Amphotericin B 16
– – – Chloramphenicol 16
–, präanästhetische Anwendung 258
Digitalis, siehe auch Digitoxin, Digoxin 158 ff.
–, Anästhetika und, Interaktion mit antiarrhythmischen Mitteln 209 f.
– – – – – Lidocain 209 f.
– – – – – Propranolol 209 f.
– als problematisches Arzneimittel 10, 52
–, Arzneimittelempfindlichkeit durch 158
–, Dosierung 165
–, Hypokaliämie und 93, 159 f.
– in Fallberichten 159 f., 198 f., 209 ff.
–, Hemmung der Natriumpumpe 163
–, Interaktion mit Anästhetika 159 f., 169
– – Barbituraten 251
– – beta-adrenerg blockierenden Mitteln 295
– – Chinidin 159
– – Cyclopropan 164
– – Diethylether 164
– – Diuretika 198
– – Enfluran 164
– – Fentanyl-Droperidol 164
– – Fluroxen 164
– – Halothan 164
– – Isofluran 164
– – Ketamin 164
– – Mephentermin 90
– – Methoxyfluran 164
– – Pentobarbital 164
– – Phenytoin 162, 216
– – Propranolol 75, 106, 115 f., 217
– – Spironolacton 194
–, Kaliumspeicherung und, Pharmakologie 157
–, kardiale Effekte 32, 158, 162
– Präparate 158
–, Sensibilisierung der Barorezeptoren 164 f.
–, Serumspiegel 165, 168

–, Stoffwechsel 162 f.
– Toxizität, siehe Digitalistoxizität
–, Toxikologie 168 f.
–, Überdosierung 158, 168
Digitalisglykoside, Interaktion mit Reserpin 228
–, kurzwirkende 160 f.
–, positiv ionotroper Effekt 163
–, therapeutische Indizes 158
Digitalisierung 169, 172
Digitoxin als längerwirkendes Digitalispräparat 160
– Dodierung 171
– Indikationen 158
– Interaktion mit Barbituraten 251
– – – Phenobarbital 171
– – – Spironolacton 194
– Plasma-Halbwertszeit 158
– Resorption von 16
– Serumspiegel von 165
– Stoffwechsel 160, 171 f.
Digitalistoxizität, Arrhythmien durch 164, 191
–, Anästhesie und 158
–, Behandlung der 109, 159 ff.
–, Diagnose der 174
–, Dosierung und 165
– durch Chinidin 162
–, Fallberichte 159 f.
– –, Diuretika 160
– –, gestörte Nierenfunktion 159 ff.
– –, Hypokaliämie 162, 171
– –, Hypomagnesämie 169
– –, Manifestationen 168 f., 174
– –, Mechanismus der 207
– –, Prozentsatz der Patienten mit 158
– –, Tod durch 168
– –, Ursachen der 158, 160
Digoxin, Akkumulation von 165
– als kurzwirkendes Digitalisglykosid 160
– Dosierung 165 f.
– Halbwertszeit 167
– in Fallberichten 33, 159 f., 179, 209 f., 247
–, Interaktion mit Chinidin 159 ff.
– – – Dyazid 191
– – – Furosemid 179, 194
– – – Halothan 210
– – – Spironolacton 198 f., 194
– – – Störungen der Schilddrüse 172
–, Plasma-Halbwertszeit 158
–, Serum-Spiegel 165, 169
–, Speicherung 168, 171
–, Steady state-Spiegel 165

485

–, Stoffwechsel 160, 165f., 171f.
–, Toleranz, Alter und 168f.
–, Verabreichung 167
–, Vorteile 158
Disipal, siehe Orphenidrin
Dissoziation 54f., 58
Disulfiram bei der Biosynthese der Katecholamine 72
–, Enzymhemmung durch 72
– Indikationen 73
–, Interaktion mit Acetaldehyd 256
– – – Paraldehyd 256
–, Wirkungen von 73
Disulfiram-ähnliche Reaktion 254
Diurese, aktive 62
–, osmotische 185
Diuretika, siehe auch unter den einzelnen Mitteln 179ff.
–, Arzneimittel-Interaktionen mit 198ff.
–, Durchführung der Anästhesie mit 52, 193ff.
–, Hypokaliämie durch 32, 93, 159f., 179
–, Indikationen 180
–, Interaktionen mit Anästhetika 191f.
– – – Antibiotika 197
– – – Antikonvulsiva 193, 197
– – – Antihypertonika 193
– – – Digitalis 160, 171, 198f.
– – – entzündungshemmenden Mitteln 197
– – – Lithiumcarbonat 194, 239
– – – neuromuskulär blockierenden Mitteln 193, 197, 314
– – – Prostigmin 333
– – – d-Tubocurarin 193, 314
–, kaliumsparende 187
–, kaliumvergeudende 160
–, Orte der Wirkung 187ff.
–, quecksilberhaltige 186, 198
–, Schleifen-, Diuretika, siehe auch Ethacrynsäure und Furosemid 187
–, Thiazid, siehe Thiazid-Diuretika
DOPA, Biosynthese der 70
–, Decarboxylierung 126
–, Umwandlung des Tyrosins in 126
L-DOPA, siehe auch Levodopa
–, Interaktion mit Halothan 374
– – – Inhalationsanästhetika 295
– – – Monoaminoxidase-Hemmern 234
– – – Narkotikaantagonisten 288
DOPA-Decarboxylase 130
Dopamin als dopaminerger Rezeptor, siehe auch Katecholamine 86
– als sympathikomimetisches Amin 86

– Betaoxidase 126, 130
–, Biosynthese von 72
–, blockierende Antipsychotika, siehe auch Phenothiazine, Thioxanthine, Butyrophenone
–, andere Katecholamine versus 89
–, Decarboxylierung aus DOPA 126
–, Effekte von 86, 88
–, Hypotonie oder Schock, Behandlung mit 83, 87, 93
– im Fallbericht 83
–, Interaktionen mit Antihistaminika 86
– – – Atropin 86
– – – beta-adrenerg blockierenden Mitteln 86
– – – Butyrophenonen 223, 295
– – – Droperidol 295
– – – Halothan 373
– – – Inhalationsanästhetika 305
– – – Ketamin 82
– – – Levodopa 374
– – – Monoaminoxidase 232
– – – Monoaminoxidase-Hemmern 21, 76, 232
– – – Noradrenalin 126
– – – Phenothiazinen 223
– – – Reserpin 130, 226, 228
– – – trizyklischen Antidepressiva 230
– – – Vasopressoren 234
–, Levodopa als Präcursor 295
–, Nervenaktionspotential von 69
Dopaminrezeptoren
–, Umwandlung in Dopamin, Betaoxidase 69
–, Wirkungsmechanismus 126
Doriden, siehe Glutethimid
Dosis-Addition 5
– Anpassung 10
– Effekt-Kurven 20, 104
– Synergismus 5
Doxepin 152
Drogensucht 30f.
Droperidol als Anticholinergikum 152
– – Butyrophenon 132
–, Fentanyl-Interaktion mit Inhalationsanästhetika 299
– – – – Lachgas 299
– in der Neuroleptanalgesie 222
–, Interaktion mit Dopamin 295
– – – Gammahydroxybuttersäure 274
– – – Halothan 225
– – – Inhalationsanästhetika 298
– – – Monoaminoxidase-Hemmern 237
–, Zusammensetzung von 234

Druck, hydrostatischer 180, 182
–, onkotischer 184 f.
–, osmotischer 180 f.
d-Tubocurarin, Antibiotika und, Interaktion beider mit Calcium 316
– – – – – Prostigmin 316
–, Antibiotika versus 315
–, Ausscheidung von 317 f.
–, Dosierung von 319, 330, 391
–, Effekte von, kardiale 193, 330 ff.
– – –, neuromuskuläre 144, 321
–, Gallamin oder Lachgas, und, Interaktion beider mit Adrenalin 82
–, Interaktion von mit Antiarrhythmika 323
– – – – Antibiotika 316
– – – – –, Furosemid und Nierenversagen und 345
– – – – Chinidin 213, 323
– – – – Colistin 316
– – – – Decamethonium 325
– – – – Digitalis 172
– – – – Diuretika 193, 314
– – – – Enfluran 304
– – – – Ephedrin 330
– – – – Furosemid 193, 314
– – – –, Mannitol und 313 f.
– – – – Gentamycin 313, 316
– – – – Halothan 304, 320, 330
– – – – Kanamycin 316
– – – – Ketamin 323
– – – – Lachgas 303
– – – – Lidocain 323, 353
– – – – Lincomycin 316
– – – – Lithiumcarbonat 238
– – – – Magnesiumsulfat 323 f., 391
– – – – Monoaminoxidase-Hemmern 237
– – – – Neomycin 316
– – – – Nierenversagen 317 f.
– – – – Paromomycin 316
– – – – Polymyxin A 316
– – – – Polymyxin B 316
– – – – Propranolol 215
– – – – Prostigmin 334
– – – –, andere Mittel und 333 f.
– – – – Streptomycin 316
– – – – Succinylcholin 215, 325 ff.
– – – –, Lidocain und 321 f.
– – – –, Magnesiumsulfat und 388
– – – – Tetracyclin 316
– – – – Viomycin 316
–, Pancuronium versus 317
Durchfall 138, 143

Dyazid 191, 290
Dyskinesie, tardive 226
Dysphorie 280
Dysrhythmien, sie Kardiale Arrhythmien

Ecothiopatjodid als Anticholinesterase-Organophosphat 26
–, Enzymhemmung durch 143
–, Indikationen 143, 345
–, Interaktion mit Lokalanalgetika 345
– – – Succinylcholin 328, 345
Eklampsie 136, 256, 390
Edrophonium, diagnostische Anwendung 328
– in Fallberichten 209 ff., 315 ff.
–, Indikationen 212
–, Interaktion mit Chinidin 323
Effekt-Addition 5
effektive Dosis 296, 365
Effektorsysteme 145
Elavil, siehe Amitryptilin
Elektrokrampf-Behandlung 227, 239
Elektrolyte-Bestimmung der 194
–, renale Regelung ihres Haushalts 181
endotracheale Intubation, Hypertonie durch 68, 215
– – im Fallbericht 179
– –, Interaktion mit Anticholinergika und 146 f.
– – – – beta-adrenerg blockierenden Mitteln 294 f.
– –, Myokardischämie, während der
– –, Tachykardie nach
– –, ungünstige Effekte der 293
Enfluran, Arrhythmien durch 210
–, Enzyminduktion durch Halothan oder Pancuronium und Lachgas, Interaktion der, mit Adrenalin 82
–, Interaktion mit Antihypertonika 291
– – – beta-adrenerg blockierenden Mitteln
– – – Adrenalin 80, 120
– – –, Lokalanalgetika und 4
– – – Atropin 149
– – – Butyrophenonen 222
– – – Chinidin 215
– – – Chlorpromazin 223 f.
– – – Digitalis 164, 169
– – – Ketamin 299
– – – Lachgas 68, 299 ff.
– — Lidocain 216, 353
– – – Naloxon 287, 365, 369
– – – neuromuskulär blockierenden Mitteln 2, 304, 320

487

– – – Phenothiazinen 234
– – – Propranolol 75, 117, 217, 294
– – – Reserpin 74
– – – Succinylcholin 304
– – – d-Tubocurarin 304
–, Isofluran als Isomer von 294
–, Katecholamin-Freisetzung und 116
–, Lachgas und Interaktion mit Propranolol 294
– und Sauerstoff im Fallbericht 261
entzündungshemmende Mittel 197
Enzyme, Genuß von Ethylalkohol und 306
– in den Lebermikrosomen 41, 43, 249, 251
– – der oxidativen Biotransformation 40f.
–, pH-Verschiebung und 64
Enzyminduktion, Anästhetika und 306
– durch Barbiturate 249f., 394
– – Marihuana 258
–, Interaktion mit Lokalanalgetika 347
–, mikrosomale 256
–, Nachschlafzeit und 272
Enzymhemmung, Biosynthese und 72
– durch Monoaminoxidase-Hemmer 232
–, extrahepatische 20f.
– – Organophosphate 143
Epithel der Sammelröhren 184
Ergonovin 386ff.
Ergonovinmaleat 386
Ergotalkaloide 386f.
Ergotrat, siehe Ergonovinmaleat
Erythromycin 16
Erythromycingluceptat 16
Esterase 393
Ephedrin als sympathikomimetisches Amin 86
– – – Mittel 127, 213
–, Ausscheidungsgeschwindigkeit von 63
–, Effekte von 89
– in der Geburtshilfe 90
–, Geschichte von 89
–, Halothan und, Interaktion mit Guanethidin 129
– – – – – Methyldopa 129
– – – – – Reserpin 129
– im Falle von Hypotonie oder Schock 213, 330
– in nicht verordneten Arzneimitteln 132
–, Interaktion mit Adrenalin 90
– – – Antihypertonika 126
– – – Ergotalkaloiden 387
– – – Guanethidin 132
– – – Halothan 90, 305, 330
– – – Inhalationsanästhetika 304

– – – Isofluran 304
– – – Lidocain 343
– – – Methoxyfluran 90
– – – Methylergonovinmaleat und Oxytozin 386
– – – Monoaminoxidasehemmern 77, 133, 234
– – – Noradrenalin 69
– – – Oxytozin 387
– – – Penicillin G 16
– – – Propranolol und Morphin 33
– – – Reserpin 130, 228
– – – d-Tubocurarin 330
–, Mephentermin versus 87
–, Noradrenalin versus 88
Epilepsie 274, 351
Erbrechen 143, 168, 225
Ergotalkaloide 386f.
Ethacrynsäure, Furosemid versus 187
–, Hypokaliämie durch 160
–, Interaktion mit Aminoglykosid-Antibiotika 194
– – – Digitalis 171
– – – Indomethacin 189
– – – Lithiumcarbonat 194f., 240
– – – Warfarin 194
–, Ort der Wirkung 190
–, Wirkung der 189
Ether, Diethyl-Alveolarkonzentrationen des 365f.
– – Katecholamin-Freisetzung und 116
– –, am ZNS 366
– –, –, Kardiovaskuläre 80f., 196, 368
– –, Enzyminduktion durch 306
–, halogenierte, Interaktion mit Adrenalin 304f.
–, Halothan oder Lachgas und Muskelrelaxanzien und, Interaktion dieser mit Phenothiazinen 226
–, Interaktion mit Atropin 146
– – – Beta-adrenerg blockierenden Mitteln 116, 120
– – – Cyclopropan 75
– – – Kurare 2
Ethyl-N-(Bis/2,2-Diethylenimido/Phosphoro) Carbonat 347
Etidocain 353f.
Etomidate 272
Euphorie 279
Eutonyl, siehe Pargylin
Excerpta Medica Services 8
Exzitation, Wiedereintritt der 205

Extoxadrol, siehe Dioxalan
Extrasystolen 72, 168

Fallberichte, betreffend Arzneimittel-Interaktionen und 15
– – Alkoholmißbrauch 179
– – Asthma in 50f.
– – Hyperkaliämie 198f.
– – Hypokaliämie 159f., 179
– über Anästhesietiefe 360ff.
– – Arrhythmien kardiale 209ff.
– – Digitalistoxizität 159f.
– – genetische Anfälligkeit 345
– – Interaktion von Amphetamin mit Phenobarbital und Meperidin 53
– – – – Anästhetika mit Monoaminoxidase-Hemmern, mögliche 237
– – – – rhythmusstabilisierenden Mitteln, Digitalis und 209
– – – – Antibiotika mit neuromuskulär blockierenden Mitteln 315ff.
– – – – Atropin mit Prostigmin 138
– – – – Barbituraten, Morphin und Alkohol 281
– – – – Chinidin mit Digitalis 159
– – – – – d-Tubocurarin 213
– – – – Chloroform mit Adrenalin 1
– – – – Cocain mit Adrenalin und Inhalationsanästhetika 340
– – – – Halothan und Schmerz 33
– – – – –, Pentothal, Lachgas und Succinylcholin 68
– – – – Diazepam mit Dopamin, Adrenalin und Pancuronium 83
– – – – – Mepivacain 350f.
– – – – Digoxin mit Dyazid 191
– – – – –, Spironolacton 198
– – – – Ephedrin mit Propranolol und Morphin 33
– – – – Furosemid mit Digoxin 179
– – – – Heparin mit Protamin und Propranolol 33f.
– – – – Hypokaliämie mit Digitalis 159f.
– – – – Inhalationsanästhetika mit zuvor durchgeführter Arzneimittel-Therapie 290f.
– – – – Ketamin mit Halothan und Atropin 269
– – – – Lidocain mit neuromuskulär blockierenden Mitteln 321
– – – – Lithiumcarbonat mit Succinylcholin 325f.

– – – – Lokalanästhetika mit neuromuskulär blockierenden Mitteln 321f.
– – – – Magnesiumsulfat mit d-Tubocurarin und Succinylcholin 390
– – – – Methylergonovin mit Maleat-Oxytocin und Ephedrin 386
– – – – Monoaminoxidase-Hemmern mit Opiaten 282
– – – – Morphin mit Naloxon 282f.
– – – – –, Noradrenalin und 33
– – – – Narkotikaantagonisten mit Opiaten 282f.
– – – – Phenelzin mit Meperidin und Atropin 282f.
– – – – Phenobarbital mit Dikumarol 247
– – – – Niereninsuffizienz mit Antibiotika, Furosemid und d-Tubocurarin 321
– – – – Lithiumcarbonat, Durchführung der Anästhesie im Fall einer 240
– – Mepivacain-Überdosierung 350f.
– – neuromuskuläre Blockade, längerbestehende 313ff., 321f.
– – präoperative Beurteilung 50f., 125f.
– – Sympathikomimetika im Schock 83
– – d-Tubocurarin, längerdauernder Effekt von 312
Felypressin 231
Fentanyl, Droperidol 164, 196
Fentanyl, Droperidol und, Interaktion mit Inhalationsanästhetika 299
– – – – Lachgas 299
– im Fallbericht 360ff.
–, Interaktion mit Etomidate 272
–, Lachgas und, Interaktion mit Naloxon 285
Fentanylcitrat 222
Fetus, Arzneimittel-Interaktionen beim 391ff.
–, Arzneimittelüberempfindlichkeit beim 386
Fieber 77
Finster, M. 347
Fiorinal 360
fixe Substanzen 43
Flunitrazepam
Fluor 305
Fluoromar, siehe Fluroxen
Fluothan, siehe Halothan
Fluphenazin 222
Flurazepam 234
Fluroxen, Alveolarkonzentration von 364f.
–, Anästhesietiefe mit 366f.
– im Fallbericht 321f.
–, Interaktion mit Adrenalin 80, 304
– – – Digitalis 164, 168

489

– – – Lachgas 68, 299f., 371f.
– – – Lokalanalgetika 353
– – – Morphin 371
– – – Morphinsulfat 375, 378f.
– – – neuromuskulär blockierenden Mitteln 320
–, kardiovaskuläre Depression durch 291
Fogdall, R.P. 317
Folia digitalis 160
Foran, siehe Isofluran
Frequenzgang-Kurven 26
Forschung 4
Furosemid als Carboanhydrase-Hemmer 187
–, Ethacrynsäure versus 187
–, Hypokaliämie durch 160
– in Fallberichten 179, 191, 321
–, Interaktion mit Cephalosporin 194
– – – Digitalis 171
– – – Digoxin 194
– – – –, Zirrhose und 180
– – – Indomethacin 187, 193
– – – Lithiumcarbonat 193f., 239
– – – neuromuskulärblockierenden Mitteln 314
– – – Niereninsuffizienz, Antibiotika und d-Tubocurarin 321
– – – Phenobarbital 193
– – – Phenytoin 193
– – – d-Tubocurarin 193, 314
–, Mannitol und, Interaktion mit d-Tubocurarin 313f.
–, Ort der Wirkung 93
–, Vorbehandlung 198
–, Wirkungen von 187

Gallamin, Ausscheidung 317
–, Halothan, Lachgas und, Interaktion mit Lidocain 354
– im Fallbericht 240
–, Interaktion mit Beta-adrenerg blockierenden Mitteln 112
– – – Decamethonium 325
– – – Diazepam 256
– – – Lidocain 354
– – – Lithiumcarbonat 238
– – – Niereninsuffizienz 317
– – – pharmakologischen Rezeptoren 24
– – – Succinylcholin 325f.
– – – trizyklischen Antidepressiva 333
–, Lachgas und, Interaktion mit Lidocain 350
–, d-Tubocurarin oder, und Lachgas, Interaktion mit Adrenalin 82

Gallenkolik 280
Gammahydroxybuttersäure (GHBA) 274
Ganglienblocker, Eigenschaften der 144
–, Indikationen 144
–, Interaktionen mit Monoaminoxidase-Hemmern 77
–, – – neuromuskulär blockierenden Mitteln 329f.
–, Wirkungsmechanismus 291
Ganglienstimulation 141
Gantrisin, siehe Sulfisoxazol 392f.
gastrointestinale Arzneimitteleffekte 18, 168, 280, 287
genetische Faktoren 10
Gentamycin 313, 316
Gesichtsödem 272
Glaukom 143, 145
Glees, P., Acheson, F., Bull, A.B., u. Mitarb. 354
Glomerulus-Filtrationsrate 21, 167, 184, 186f., 319
Glucose 171, 185, 196
Glucuronyltransferase 394
Glukagon 295
Glukokortikoide 93, 345
Glutethimid, Enzyminduktion durch 43
–, Interaktion mit Ethylalkohol 253
– – – Physostigmin 152
Glycerol 185
Glycinxylidid 354f.
Glycopyrrolat als Anticholinergikum 146
–, Interaktion mit Physostigmin 152
–, präoperativ 223, 230
«Goldilocksche» Beurteilung 368
Greener, Hannah 1
Guanethidin, Alpha-Methyldopa versus 132
–, Effekte 74, 132
–, Entzug 74
–, Erhaltungsdosis 125
–, Interaktion mit Alpha-adrenerg blockierenden Mitteln 132
– – – Cocain 132
– – – Diazoxid 136
– – – Ephedrin 132
– – – –, Halothan und 129
– – – Ethylalkohol 253f.
– – – Halothan 293, 371, 374
– – – Hydralazin 133
– – – Imipramin 77
– – – Inhalationsanästhetika 291f.
– – – Ketamin 132
– – – Monoaminoxidase-Hemmern 234

– – – Noradrenalin 69, 126
– – – Pancuronium 132
– – – Pargylin 135
– – – Thiazid-Diuretika 193
– – – trizyklischen Antidepressiva 28
–, Phäochromozytom als Kontraindikation 132
–, Reserpin versus 132

Halbwertszeit, biologische, von Arzneimitteln 41
–, effektive, von Arzneimitteln 42
Halluzinationen 76
Haloperidol als Anticholinergikum 152
– – Antipsychotikum 222
– – Butyrophenon 132
– – Droperidol als Butyrophenon-Derivat von, 222
– – Interaktion mit alpha-Methyldopa 132
–, Nebenwirkungen von 222
Halothan, Alveolarkonzentration 364f.
–, Anästhesie mit, Interaktion von Pancuronium und Atropin während der 331
–, Anästhesietiefe mit 366f.
– als lipophile Substanz 42
–, Asthma und 51
–, Cocain und, Interaktion mit Noradrenalin 31
–, Dextroamphetamin und, Interaktion mit Alpha-Methyl-Para-Tyrosin 369
– – – – – Reserpin 369
–, Dosis-Effekt-Kurve von 360f.
–, Effekte von, kardiale 68, 205, 210, 333, 341
– – – auf die glomeruläre Filtrationsrate 319
– – – – Temperatur 15
– – – – das Zentralnervensystem 366
–, Enfluran oder Pancuronium und Lachgas und Interaktion mit Adrenalin 82
–, Enzyminduktion durch 306
–, Ephedrin und Interaktion beider mit Guanethidin 129
– – – – Methyldopa 129
– – – – Reserpin 129
–, Ether oder Lachgas und Muskelrelaxanzien und Interaktion beider mit Phenothiazinen 226
–, Gallamin, Lachgas und Interaktion beider mit Lidocain 350
–, Hepatotoxizität durch 45
–, Hyperkapnie und 371
–, Hyperthermie und 373
–, Hypokapnie und 371
–, Hypotonie und 371

–, Hypoxie und 371, 379ff.
–, Interaktion mit der abnormen Variante des Cytochroms P-450 und enzyminduzierendes Mittel 46
– – – Adrenalin 80, 304f.
– – – – Lokalanästhetika und 4
– – – Alpha-Methyldopa 293, 317
– – – Amphetamin 371
– – – Antihypertonika 129, 291f.
– – – Atropin 147, 333
– – – Beta-adrenerg blockierenden Mitteln 116, 120
– – – Butyrophenonen 222
– – – Chinidin 215
– – – Cocain 30f., 369f.
– – – –, Lachgas und 79
– – – –, Pentothal und Succinylcholin und 68
– – – –, Schmerz und 33
– – – Dextroamphetamin 369
– – – Diazepam 371
– – – Digitalis 164
– – – Digoxin 210
– – – L-Dopa 374
– – – Droperidol 225
– – – Ephedrin 90, 305, 330
– – – Ethylalkohol 254, 298
– – – Guanethidin 293, 371, 374
– – – Hexobarbital 42
– – – Imipramin 333
– – – Iproniazid 296
– – – Isoproterenol 371, 374
– – – Ketamin 267f., 268, 299, 371, 374f.
– – – –, Adrenalin und 269
– – – –, Atropin und 269
– – – –, d-Tubocurarin und 269
– – – Kohlendioxid 380
– – – Lachgas 28, 68, 290ff., 379
– – – Levodopa, bei Hunden 371, 375
– – – Lidocain 42, 208, 216, 350, 371, 375f.
– – – Lokalanästhetika 353
– – – Mephentermin 90
– – – Metaraminol 305
– – – Monoaminoxidase-Hemmern 232, 237, 296
– – – Morphin 249, 299, 371, 375, 378
– – – Naloxon 287, 369, 371
– – – neuromuskulär blockierenden Mitteln 304, 320f.
– – – Nialamid 237
– – – Oxytozin 387
– – – Pancuronium 210, 304, 333

– – – –, Imipramin und 330
– – – Pentazocin 42
– – – Pentobarbital 42
– – – Pheniprazin 237
– – – Phenobarbital 371
– – – Phenothiazine 222
– – – Phenylephrin 89, 305
– – – Phenytoin 208
– – – Propranolol 75, 217, 294f., 371, 374
– – – Reserpin 74, 130, 226, 227, 293, 371
– – – Succinylcholin 304
– – – Tetrahydrocannabinol 258, 371, 379
– – – trizyklischen Antidepressiva 333
– – – d-Tubocurarin 304, 320, 330
– – – Vasopressoren 333
–, Katecholamin-Freisetzung und 116
–, Ketamin und, Interaktion beider mit Adrenalin 82
–, Lachgas und Anästhesietiefe bei 368
–, –, Interaktion mit Propranolol 294
–, Morphin oder Interaktion beider mit Isoproterenol und Propranolol 117
–, Pancuronium und Interaktion beider mit Imipramin 231
–, – – – – trizyklischen Antidepressiva 296
–, – – – –, Schwangerschaft 371, 382
–, oxidative Biotransformation 45
–, Pentothal und, Interaktion mit Cocain und Adrenalin 340f.
–, Sauerstoff und Interaktion mit Morphinsulfat 378
–, sympathische Aktivität und 31
Halothan-Hepatitis 45f.
Hämoglobinopathie 15
Hemiplegie 387
Henderson-Hasselbalchsche Gleichung 55
Henlesche Schleife 183, 185, 187
Heparin, Interaktion mit Cephalothin 16
– – – Digitalis 171
– – – Erythromycingluceptat 16
– – – Kanamycinsulfat 16
– – – Penicillin G 16
– – – Protamin und Propranolol 33
Hepatitis 130
Hepatotoxizität 45
Hexafluorenium, Anticholinesterase-Aktivität von 354
–, Interaktion mit Succinylcholin 328
Hasselbalchsche Gleichung 55
Harnsäure 194
Harnstoff 194
Herz-Automatie, Adrenalin und 205

– als Eigenschaft, spezialisierter Muskelfasern 204
–, Digitalis und 164
– rhythmusstabilisierender Mittel 207f.
Herzblock 115, 168
Herzerkrankungen, Fallberichte von 159, 198
–, hypertone 112f.
–, ischämische 109ff., 117, 193
–, Mittel, verwendete 75, 82, 114
–, Tod durch 294
Herzfrequenz, Einschätzung der Anästhesietiefe durch 366ff.
–, Reaktion der, auf Anästhetika 368
– – – – Atropin 27
– – – – Propranolol 27, 113
– – – – Succinylcholin 113
–, sympathische Stimulation und 67
Herzglykoside 162
Herzkatheterismus 282
Herzminutenvolumen 19
Herzrhythmus 68, 72
Herzinsuffizienz, Beta-adrenerge Blockade und 110
– durch Hyperkaliämie 198f.
– mit Stauung verbundene, im Fallbericht 33f., 159f., 179, 191, 282f., 342
–, Stoffwechsel des Lidocains bei 342
–, Erhöhung der sympathischen Aktivität bei 72
Herzschrittmacher 191, 205, 216, 321f.
Herzstillstand 272
Hexamethonium 23, 139, 144
Hexobarbital, Interaktion mit Halothan 42
– – – Imipramin 231
His-Purkinje-System 204
Histamin 27
Homatropin 144f., 151, 230
Homöostase 194
Hormone, adrenokortikotrope, siehe Adrenokortikotropes Hormon
–, antidiuretisches 184, 386
–, Änderungen in der Schwangerschaft 385
–, Besserung der neuromuskulären Funktion 320
–, Rezeptoren für 23
–, Sexualhormone 23
Hydralazin, Effekte von, Erhaltungsdosis 133
–, Indikationen 133, 390
–, Interaktionen mit Guanethidin 130
–, – – Propranolol 133
–, Wirkungsmechanismus 291
Hydrochlorothiazid 159f., 191

–, Hydrocortison 18
Hydrolyse 20, 40, 152, 345f.
4-Hydrophenylessigsäure 70
hydrostatischer Druck 180
Hydroxylase 72
Hydroxylierung 40
5-Hydroxytryptamin 76
5-Hydroxytryptophan 354f.
Hydroxyzin als Anästhesie-Prämedikation 146
–, Interaktion mit Ketamin 267
–, – – Atropin und 267
Hyperbilirubinämie 388
Hyperkapnie 72, 80, 148, 371
Hyperkaliämie, Behandlung 94, 197
–, Effekte 93f., 197
–, im Fallbericht 198f.
–, neuromuskulär blockierende Mittel und 193
–, Niereninsuffizienz und 197
–, Succinylcholin und 94, 193
–, Ursachen der 94, 187, 196
Hypermagnesiämie 391
Hypernaträmie 369ff.
Hyperpyrexie durch Anticholinerika 228
– – Monoaminoxidase-Hemmer 76
– – Meperidin 77
–, maligne 15, 31
Hyperreflexie 77
Hyperstat, siehe Diazoxid
Hypertone Krise 133ff., 234f.
Hyperthermie als Anästhesiekomplikation 31
– durch Interaktion mit Monoaminoxidase-Hemmern 43
– – – mit Meperidin 43
– – – – trizyklischen Antidepressiva 77
–, Halothanbedarf und 371, 373
–, maligne 31
Hyperthyreose 68, 80, 172
hyperthyreote Krise 114
Hyperurikämie 187
Hyperventilation 60, 93, 160
Hypnose 272
Hypnotika und Sedativa, siehe auch unter den einzelnen Mitteln 247ff.
–, Abhängigkeit von 30f.
– und Sedativa, Anästhesieprobleme durch 52
– als am ZNS angreifende Arzneimittel 28
–, Beispiele 248
–, Definition 247
–, Effekte der 248f.
–, Ersatz der 31
–, Indikationen 247f.
–, Interaktionen mit Antikoagulanzien 260

– – – Allgemeinanästhetika 369
– – – Antipsychotika 247
– – – Chlorpromazin 76, 223
– – – Ethylalkohol 248, 253
– – – Monoaminoxidase-Hemmern 236
– – – trizyklischen Antidepressiva 231f.
– – – Trifluoperazin 223
–, präanästhetische 248
–, pharmakologische Mechanismen 248f.
Hypertonie, Anästhesieleitung bei 68, 126f., 197, 293
–, Behandlung der 125T., 144, 215
– durch Alpha-adrenerg blockierende Mittel 133
– – Amphetamin 77
– – Clonidin 74
– – endotracheale Intubation 68, 215
– – Guanethidin 74
– – Interaktion von Monoaminoxidase-Hemmern mit Meperidin 43
– – – – – – Tyramin 133
– – – von neuromuskulär blockierenden Mitteln mit rhythmusstabilisierenden Arzneimitteln 215
– – – Oxytozinen mit Vasopressoren 387
– – – trizyklischen Antidepressiva 230f.
– – Monoaminoxidase-Hemmern 76, 296
– – Nikotin 143
– – Noradrenalin 88
– – Propranolol 122
– – Succinylcholin 143
– in Fallberichten 125f., 159f., 290
– – der Geburtshilfe 387
–, intraoperative 135
–, postoperative 135
–, Propranolol 107f., 113
– Rebound 74, 139
Hypoglykämie 254
Hypoglykämika, siehe auch unter den einzelnen Mitteln 254
Hypokaliämie, Anästhesieführung bei 93, 196
–, Adrenalin und 93
–, Behandlung der 93, 196
–, Digitalistoxizität und 159ff., 171, 210
– durch Alkalose 160
– – Digitalis 93
– – Diuretika 32, 93, 160, 179
– – Glucose, Insulin und Hydrogencarbonat 196
– – Hyperventilation und 160
– im Schock 93
– durch Leberzirrhose 179

493

– – Pancuronium und 210
– – Sympathikomimetika und 93
Hypomagnesiämie 160
Hypophysektomie 319f.
Hypokalzämie 391
Hypokapnie, Effekte der, im Schock 86, 210, 254f., 254, 373
Hypothermie 93, 333
Hypothyreose 172
Hypotonie, Anästhesieführung bei 91 ff.
–, Behandlung der 76, 89, 91 ff., 279, 305, 387
– durch Adrenalin 4
– – Alphadion 216f.
– – Alpha-Methyldopa 73
– – Antihypertonika 126
– – Chlorpromazin 222
– – Disulfiram 73
– – Guanethidin 74
– – –, Ethylalkohol und 253f.
– – Hydralazin 133
– – Interaktion mit Antipsychotika mit Leitungsanästhesie 225
– – – – – – Inhalationsanästhetika 225
– – – – – – Opiaten 222
– – – – Ketamin mit Halothan 268f.
– – – – Reserpin mit Elektrokrampfbehandlung 227
– – Leitungsanästhesie 89
– – Levodopa 295
– – Metaraminol 90
– – Monoaminoxidase-Hemmer 76
– – Nikotin 143
– – Nitroprussidnatrium 89
– – Phenothiazine 76, 298
– – Prazosin 133
– – Propanidid 270
– – Propranolol 75, 122
– – –, Anästhetika und 74
– – –, Diethylether und 110
– – Reserpin 73
– – –, Anästhetika und 74
– – Thioridazin 222
– – Trimethaphan 89
– – d-Tubocurarin 193, 330
–, Halothanbedarf und 371
– in der Geburtshilfe 387
–, orthostatische, durch Chlorpromazin 76
– – – Guanethidin 132
– – – Monoaminoxidase-Hemmer 76
– – – Opiate 280
– – – Hemmung des sympathischen Nervensystems 127

– – – trizyklische Antidepressiva 77
–, Verhütung der 49
Hypoxie, Arrhythmien kardiale, und 148
–, Digitalistoxizität und 171
–, Halothanbedarf und 373, 379f.

Ileus, paralytischer 223, 228
Imidazol 272
Imipramin als Anticholinergikum 151
– – trizyklisches Antidepressivum 230
–, Interaktion mit Adrenalin
– – – Guanethidin 77
– – – Halothan 333
– – – –, Pancuronium und 231, 330
– – – Hexobarbital 231
– – – Lidocain 232
– – – Meperidin 231
– – – Monoaminoxidase-Hemmer 77
– – – Morphin 231
– – – Noradrenalin 69
– – – Pentothal 231
– – – Phenylephrin 230
– – – Procain 232
–, Kardiale Effekte von 333
–, Steigerung der sympathischen Aktivität durch Inderal, siehe Propranolol 77
Indomethacin 193, 203
Inhalationsanästhetika, siehe auch unter den einzelnen Mitteln 290 ff., 353
–, Alveolarkonzentrationen von 299, 364 ff.
–, Arzneimittelinteraktionen an der Leber 42
–, Aufnahmegeschwindigkeit 19
– ausgewogene (balanced) Anästhesie 2
– bei Bauchoperationen 303 f.
–, Ersatz durch 10
–, Interaktionen mit Adrenalin 304, 341
– – – –, Lokalanalgetika und 4
– – – Alpha-Methyldopa 374
– – – anderen Inhalationsanästhetika 299 ff.
– – – Anästhetika 298 ff.
– – – Antihypertonika 128, 298
– – – Antipsychotika 223 f.
– – – Barbituraten 42, 298
– – – Benzodiazepinen 298
– – – Beta-adrenerg blockierenden Mitteln 294
– – – Butyrophenonen 222, 294
– – – Chlorpromazin 223, 294
– – – Cocain und Adrenalin 340
– – – Diazepam 299
– – – L-DOPA 295
– – – Droperidol 298

– – – Ethanol 46
– – – Guanethidin 291f.
– – – intravenösen Einleitungsmitteln 298f.
– – – Ketamin 299
– – – Lachgas 28, 303
– – – Levodopa 374
– – – Lokalanalgetika 341ff.
– – – Meperidin 299
– – – Methoxamin 293
– – – Monoaminoxidase-Hemmern 232, 296
– – – Morphin 299
– – – Naloxon 287
– – – Opiaten 281
– – – neuromuskulär blockierenden Mitteln 312f., 320
– – – Pentothal als Einleitungsmittel 298f.
– – – Phenothiazinen 222, 296
– – – Phenylephrin 293
– – – präanästhetischer Medikation 296
– – – Propranolol 294f.
– – – Reserpin 226f., 290, 374
– – – –, Alpha-Methyldopa und 374
– – – sedierenden Hypnotika 249
– – – sympathikomimetischen Aminen 304ff.
– – – trizyklischen Antidepressiva 295f.
–, Stoffwechsel 40, 305f.
–, verdampfbare 45, 288ff.
–, vorangegangene Arzneimitteltherapie 290ff.
Injektionsgeschwindigkeit 19
Innovar, Bestandteile des 132, 234
– im Fallbericht 360ff.
–, Synergismus 222
inotrope Blockade 105
Inotropie 162f.
Insektizide 26
Insulin, Hypokaliämie durch 196
–, Interaktion mit Diazoxid 136
– – – Ethylalkohol 254
Insult, apoplektischer 76
intravenöse Anästhetika, siehe auch unter den einzelnen Mitteln 266
– –, akute Toleranz und 30
– –, äquipotente Dosen 274
– –, Interaktionen mit Inhalationsanästhetika 298
– –, Wirkungsmechanismus 19
Intropin, siehe Dopamin
Ionenfallen-Mechanismus 63
Ionisierung, wäßriges System und 59f.
–, Grad der 59, 249
– von Barbituraten 59f., 58, 249f.

– – Lokalanalgetika 60
– – schwache Basen 61
– – – Säuren 59f., 60ff.
Iproniazid, Interaktion mit Cyclopropan 369f.
– – – Halothan 296
Ischämie des Myokards 109ff., 117, 186
Ismelin, siehe Guanethidin
Isofluran als Enfluran-Isomer 294
–, Anästhesietiefe mit 369
–, Katecholamin-Freisetzung und 116
–, Interaktion mit Adrenalin 80, 305
– – – Beta-adrenerg blockierenden Mitteln 120
– – – Chlorpromazin 223
– – – Digitalis 164, 169
– – – Ephedrin 305
– – – Ethanol 298
– – – Lachgas 299ff., 279
– – – Metaraminol 305
– – – neuromuskulär blockierenden Mitteln 304, 320
– – – Phenylephrin 305
– – – Propranolol 118, 294
– – – Succinylcholin 304
–, Schwangerschaft und 371, 382
Isoflurophat 26, 143
Isoproterenol, adrenerger Neuronen 28
– als Beta-adrenerger Agonist 104, 106
– – sympathomimetisches Amin 86
–, Effekte auf die Leber 342
–, –, bronchialerweiternder 88
– –, Kardiovaskuläre 88f.
– im Fallbericht 33
–, Interaktion mit Beta-adrenerg blockierenden Mitteln 117
– – – Digitalis 172
– – – Halothan 372f.
– – – Ketamin 82
– – – Lidocain 342f.
– – – Noradrenalin 69
– – – Propranolol 105, 115ff., 295
– – – –, Morphin oder Halothan und 117
Isotonie 183
Isuprel, siehe Isoproterenol

Kaliumhaushalt, siehe auch Hyperkaliämie, Hypokaliämie 197
–, Ausfuhr 184
–, Bestimmung 196
Kalium, Digitalis und 164, 171, 191
–, Diuretika und 187ff.
–, Glucoseinfusionen 171

495

–, hohe Einfuhr von 198 f.
–, Hypokapnie und 210
–, Injektion 31
Kaliumchlorid 159 f., 168
kaliumsparende Diuretika 187
kaliumverschwendende Diuretika 160
Kammerflimmern 78, 141
Kampf oder Flucht 140
Kanamycin, Interaktion mit Calcium 316
– – – Cephalotin 16
– – – Prostigmin 316
– – – Succinylcholin 316
– – – d-Tubocurarin 316
–, neuromuskuläre Blockade durch 315
Kanamycinsulfat 16
Kaolin 16
Karzinom 347
kardiale Arrhythmien, anästhesiebedingte; siehe auch unter den einzelnen kardialen Störungen und den einzelnen Mitteln 32, 203, 205, 217
– –, Behandlung der 70 f., 109, 148, 203, 207, 213 f.
– –, Fallberichte 209 f.
– – nach Adrenalin 79 ff., 88, 90, 93
– – – Amphetamin 77
– – – rhythmusstabilisierenden Mitteln 217
– – – Atropin 147 f.
– – – Beta-adrenergen Mitteln 93
– – – Cocain, Halothan und 30 f.
– – – Digitalis 162, 134, 168
– – – –, Behandlung der 90, 162, 168, 191, 215
– – – Diuretika 186
– – – Enfluran 210
– – – Halothan 210
– – – –, Pancuronium und 210
– – – Inhalationsanästhetika 93
– – –, sympathicomimetische Amine und 304
– – – trizyklischen Antidepressiva 77
– –, Mechanismen der 204
– –, Prädisposition 148
– –, tödliche 1, 33
– –, Ursachen 32, 204 ff.
– – während des Schlafs 141
kardiopulmonale Wiederbelebung 88
kardiopulmonaler Bypass 114, 118
kardiovaskuläre Funktion 19 f.
kardiovaskuläres System, Mittel mit Wirksamkeit auf das 52
Kardioversion 171
Katarakt-Extraktion 240

Katecholamine, aktiver Transport der, siehe auch unter den einzelnen Mitteln 69
–, Arrhythmogenität der 72 ff., 93 f.
– als sympathikomimetische Amine 86
–, Aufnahme der 68 f.
–, Biosynthese der 72
–, Freisetzung 72, 116
–, Indikationen zur Anwendung 87
–, Interaktion mit Allgemeinanästhetika 369
– – – Beta-adrenerg blockierenden Mitteln 104, 122
– – – Cocain 68, 79, 341, 369
– – – Halothan 68, 333
– – – Inhalationsanästhetika 291, 373
– – – Reserpin 226
– – – trizyklischen Antidepressiva 295 f.
–, pharmakologische Wirkungen 86, 88 f.
–, positiv inotroper Effekt der 163
– im Schock 83, 87
–, Schicksal der 68 ff.
–, Stoffwechsel der 72
Katechol-O-Methyltransferase (CMT) 69, 70, 72, 126
Keflin, siehe Cephalotin 18
Kemadrin, siehe Procyclidin 151
Ketaject, siehe Ketamin 266
Ketalar, siehe Ketamin 266
Ketamin, Allgemeinanästhetika versus 266
– als Phencyclidinderivat 266
– – sympathicomimetisches Anästhetikum 82
–, Atropin und Interaktion mit Diazepam 267
– – – – Hydroxyzin 267
– – – – Secobarbital 267
–, Cocain versus 82
–, Diethylether versus 116
–, Dioxolan versus 82
–, Effekte des 266
– – –, kardiovaskuläre 82, 269 f.
–, Halothan und Lachgas und Interaktion mit Adrenalin 82
–, Interaktion mit Acetylcholin 323
– – – Adrenalin 82, 269
– – – Beta-adrenerg blockierenden Mitteln 116
– – – Chlorpromazin 223
– – – Diazepam 251, 254, 266 f.
– – – Digitalis 160, 164
– – – Dopamin 82
– – – Enfluran 299
– – – Guanethidin 132
– – – Halothan 267 f., 299, 371, 374 f.
– – – –, Adrenalin und 269

– – – –, Atropin und 269
– – – –, d-Tubocurarin und 269
– – – Hydroxyzin 251, 267
– – – Inhalationsanästhetika 299
– – – Isoproterenol 82
– – – Lachgas 299
– – – Lithiumchlorid 239
– – – neuromuskulär blockierenden Mitteln 323
– – – Noradrenalin 69, 82
– – – Pentothal 266
– – – Phenobarbital 267
– – – Secobarbital 251
– – – d-Tubocurarin 266
– – – Tyramin 82
–, Katecholamin-Freisetzung und 116
–, Lipidlöslichkeit des 268
–, Nachschlafzeit mit 267
–, Stoffwechsel des 267
Kochsalzlösungen 342
Koffein 321
Koffeinnatriumbenzoicum 394
Kohlendioxid, anästhesierende Eigenschaften 380
–, Effekte 342
–, Interaktion mit der Anästhesietiefe 380f.
– – – Halothan 380
– – – Lidocain 351
– – – Lokalanalgetika 341 f., 351
–, sympathische Aktivität und 72
Kohlensäure 54, 183
Konjugation 40, 42
Kontrazeptiva, orale, Interaktion mit Barbituraten 251
– –, Wahl des Anästhesieverfahrens 51
Konzentrationsgefälle 180
Koronararterien-Erkrankung 120 ff., 150
Kortikosteroide, Analoga der 23
–, Interaktion mit neuromuskulär blockierenden Mitteln 320
Kortison, Enzyminduktion durch 43
–, Interaktion mit Narkotikaantagonisten 288
– – – Pancuronium 320
–, Langzeitbehandlung mit 320
Krämpfe, Behandlung 254 ff., 351
– durch Digitalis 168
– – Lidocain 216, 254, 356
– – Lithiumcarbonat 239
– – Lokalanalgetika 351
– – Mepivacain-Überdosierung 350
– – Monaminoxidase-Hemmer 76
– – mit Meperidin 43

– – – – trizyklischen Antidepressiva 77
– – – Propanidid 272
Krankengeschichte des Patienten 9 f.
Kumarin, Antikoagulanzien als problematische Arzneimittel
–, Ersatz für 10
–, Interaktion mit Barbituraten 10, 251
Kurare in Fallberichten 33, 360
Kurareähnliche Mittel 23

Lachgas, Aufnahme von 299 f.
–, Barbiturate, Opiate und, Interaktion mit neuromuskulär blockierenden Mitteln 320
–, Enfluran und, Interaktion mit Propranolol 294
–, Fentanyl und, Interaktion mit Naloxon 285
–, Gallamin und, Interaktion mit Lidocain 350
–, Halothan und, Anästhesietiefe mit 368
– – – – –, Interaktion während, von Atropin und Succinylcholin 147
– – – – –, Interaktion mit Atropin 147 f.
– – – – –, – – dem zur Blutstillung dienenden Adrenalin 80
– – – – –, – – Propranolol 294
–, Ketamin und, Interaktion mit Adrenalin, Sauerstoff und Interaktion mit Morphin 82
–, Pentothal und, Interaktion mit Cocain und Adrenalin 340
–, Indikationen 159, 274
–, – mit Adrenalin 68
–, Interaktion mit Cocain, Halothan, Pentothal und Succinylcholin 68
– – – Diethylether 68, 303
– – – Enfluran 68, 299, 303
– – – Fentanyl und Droperidol 299
– – – Fluroxen 68, 299, 303, 378 f.
– – – Halothan 28, 299 ff., 373
– – – –, Cocain und 79
– – – Isofluran 299 ff., 368, 379
– – – Ketamin 299
– – – Kurare 350
– – – Lidocain 353, 374 f.
– – – Methoxyfluran 68, 299
– – – Morphin 68, 299
– – – neuromuskulär blockierenden Mitteln 309
– – – anderen Inhalationsanästhetika 28, 299 ff.
– – – Pentothal 300
– – – –, Gammahydroxybuttersäure und 274
– – – Procain 353
– – – Tetracain 353

497

–, Opiate und, Interaktion mit Naloxon 285
–, neuromuskulär blockierende Mittel und Halothan oder Ether, Interaktion mit Phenothiazinen 226
–, Pancuronium und Halothan oder Enfluran und, Interaktion mit Adrenalin 82
–, Opiate und, Interaktion mit Adrenalin 82
–, Sauerstoff und, Interaktion mit Antihypertonika 293
–, Scopolamin, Morphin, Pentothal, Halothan, Pancuronium, Edrophonium und, Interaktion mit Digoxin und 210
–, Pentothal und, Interaktionen mit Anticholinergika 146
–, – – – – Atropin 148
–, d-Tubocurarin oder Gallamin und, Interaktion mit Adrenalin 82
– Zweitgas-Effekt 299
Lactatazidose 254
–, Toxizität von Lokalanalgetika 345
Lanoxin, siehe Propranthelin
Laryngoskopie 112 f.
Levallorphan 256, 284
Levodopa als Vorstufe des Dopamins 295
–, Effekte des 295
–, Interaktion von, mit Dopamin 374
–, – –, – Halothan 371, 375
–, – –, – Inhalationsanästhetika 374
–, Wirkungsmechanismus 295
Leber, bei Arzneimittel-Interaktionen 39
–, Biotransformation von Arzneimitteln in der 20 ff., 39 ff., 63 f.
–, Erkrankungen der, Barbiturate und 249
–, Digitalistoxizität und 171
–, Lidocain-Stoffwechsel und 348
Leberzirrhose 179 f.
Leitungsanalgesie, Interaktion mit Antipsychotika 225 f.
– – – Chlorpromazin 225 f.
– – – Methoxamin 89
– – – Monoaminoxidase-Hemmern 77
– – – Phenylephrin 89
Levophed, siehe Noradrenalin
Levorphanol 284
Levy, Goodman 1
Librium, siehe Chlordiazepoxid
Lidocain, Azidose und 351
– als Adjuvans der Anästhesie 374
– bei Blutungen 342
–, carboniertes 341 f.
–, Dosierung 162, 216
–, Halbwertszeit 348

–, Indikationen 212, 216, 321 f.
–, Interaktion mit Adrenalin 4, 304, 341
– – – Amitryptilin 232
– – – Ammoniumbenzoat 356
– – – Anästhetika, Digitalis und 209
– – – Beta-adrenerg blockierenden Mitteln 350
– – – Cyclopropan 374
– – – Diazepam 254 f., 351
– – – Diethylether 353
– – – Digitalis 159, 162, 168, 171
– – – Enfluran 216, 353
– – – Ephedrin 343
– – – Etidocain 353
– – – Gallamin 354
– – – Halothan 42, 208, 216, 350, 371, 375 f.
– – – –, Adrenalin und 341
– – – –, Gallamin, Lachgas und 350
– – – 5-Hydroxytryptophan 354
– – – Imipramin 232
– – – Inhalationsanästhetika 353
– – – Isoproterenol 342
– – – Kohlendioxid 351
– – – Lachgas 353, 374 f.
– – – –, Gallamin und 350
– – – Natriumbenzoat 356
– – – neuromuskulär blockierenden Mitteln 321 f.
– – – Noradrenalin 342 f.
– – – Nortoxiferin 321
– – – Pancuronium 322
– – – Para-Aminobenzoesäure 356
– – – Phenobarbital 347 f., 351
– – – Procainamid 354
– – – Propranolol 343, 350
– – – Protryptilin 232
– – – Strophanthin G 356 f.
– – – Succinylcholin 323, 354
– – – Sympathikomimetika 342 f.
– – – Tetracain 353
– – – d-Tubocurarin 323, 354
– – – –, Succinylcholin und 321 f.
– – – Vasopressoren 342 ff.
–, kardiovaskuläre Effekte 27, 88, 162, 208, 212
–, Krampfanfälle durch 216, 254 f., 354 ff.
–, Metabolite von 354 f.
–, neuromuskuläre Blockade durch 354
–, Noradrenalin enthaltendes, Interaktion mit Protryptilin 355
–, Phenytoin versus 216
–, pKa-Wert von 62

–, Plasma-pH und 345
–, Proteinbindung von 343
–, Serum-Cholinesterase und 354
–, Stoffwechsel von 342, 347 ff.
–, Überdosierung von 342
–, zirkadianer Rhythmus und 356
– Adrenalin-Lösung 80
Lincomycin, Interaktion mit Calcium 316
– – – Penicillin G 16
– – – Prostigmin 316
– – – Succinylcholin 316
– – – d-Tubocurarin 316
Lindan 43
Lipidlöslichkeit, Biotransformation und 40
–, Leberstoffwechsel und 63
– von Barbituraten 54
–, pH-Verschiebung und 54
Lithiumcarbonat, Acetylcholin-Synthese 239
–, Anästhesieleitung bei 240
– als Antipsychotikum 221
–, Ausscheidung des 238 f.
–, Indikationen 76, 238
–, Interaktionen mit Anästhetika 238
– – – Barbituraten 238 ff.
– – – Decamethonium 76, 238 f.
– – – Diuretika 193 f., 239
– – – Ethacrynsäure 193 f., 239
– – – Furosemid 193 f., 239
– – – Gallamin 238
– – – neuromuskulär blockierenden Mitteln 238 f., 325
– – – Noradrenalin 238
– – – Pancuronium 76, 238 f.
– – – –, Prostigmin und 239
– – – –, Succinylcholin und 238
– – – Serotonin 238
– – – Spironolacton 239
– – – Succinylcholin 76, 238 f., 325
– – – Thiazid-Diuretika 239
– – – Triamteren 239
– – – d-Tubocurarin 238 f.
–, intrazellulärer Transport von 238
–, Natriumverarmung und 239
–, toxische Effekte des 239 f.
–, Wirkungen des 75 f., 238 f.
Lokalanästhetika, siehe auch unter den einzelnen Mitteln 340
–, Arzneimittel-Interaktionen mit 340 ff., 350 ff.
–, Amid-Typ 354
–, Blutgase und 351

–, Blut-pH und 345
–, carboniertes 341 f.
–, Cocain als 79
–, enzymatische Hydrolyse von 345 f.
–, Epilepsie und 351
–, Ester-Typ 345, 353
–, Interaktionen mit Adrenalin 19, 133, 341
– – – –, Inhalationsanästhetika und 4
– – – Anästhetika 33, 351
– – – Anticholinergika 345
– – – Antikonvulsiva 351
– – – Barbiturate 351
– – – Chemotherapeutika 347
– – – Chloroform 353
– – – Dextran 40 343
– – – Diazepam 255, 351
– – – Diethylether 353
– – – Diisopropylfluorphosphat 345
– – – Ecothiopatiodid 345
– – – Enzyminduktion 345
– – – Fluroxen 353
– – – Glukokortikoide 345
– – – Halothan 353
– – – Krampfanfälle durch Behandlung 352
– – – Inhalationsanästhetika 348 ff.
– – – –, Adrenalin und 4
– – – Kohlendioxid 351
– – – Kurare 321
– – – Methoxyfluran 353
– – – Prostigmin 345
– – – neuromuskulär blockierenden Mitteln 321 f., 354
– – – Pentobarbital 255
– – – Pentothal 353
– – – Pyridostigmin 345
– – – Sauerstoff 352
– – – Succinylcholin 345
– – – Sympathikomimetika 342 f.
– – – trizyklischen Antidepressiva 232, 354 f.
– – – Vasopressoren 342 f.
– – – Wasserstoffionenkonzentration 352
–, Metaboliten von 354 f.
–, Muskelmembranen und 321
–, Nierenerkrankungen und 350
–, Noradenalin und Interaktion von, mit trizyklischen Antidepressiva 230
–, Proteinbindung und 343 f.
–, Säure-Basen-Störungen 352
–, Schwangerschaft und 347
–, Stoffwechsel des 63, 343, 345 f.
–, Toxizität 4, 60, 62, 345, 353
–, Überempfindlichkeit gegen 347

–, Verteilung der 341 f.
–, Wirkungen der 30, 323 f.
Lorazepam 152, 255
Lugolsche Lösung 313
Lungenödem 186
Lytisch 40
«Lytischer Cocktail» 222

MAC, siehe Mindestalveolarkonzentration 299, 363
Magnesium 171, 390
Magnesiumsulfat, Effekte von 323, 390 f.
–, Indikationen 323, 390
–, Interaktion mit Acetylcholin 32
– – – Anästhetika 322 ff.
– – – Calciumgluconat 391
– – – Decamethonium 391
– – – neuromuskulär blockierenden Mitteln 323 f., 389 ff.
– – – Succinylcholin 323 f., 390 f.
– – – d-Tubocurarin 323 f., 391
– – – –, Succinylcholin und 390
Mandelsäure 69
Mannitol als osmotisches Diuretikum 184
–, Effekte von 184 ff.
–, Furosemid und, Interaktion mit d-Tubocurarin 313 ff.
–, hypertones 185
– in Fallberichten 313 f., 321
–, Interaktion mit Allgemeinanästhetika 373
– – – neuromuskulär blockierenden Mitteln 315
–, osmotischer Druck 181
–, Rückresorption von Natrium und Wasser bei 185
–, Verteilung von 184
–, Wirkungsort 190
Marihuana, siehe auch Tetrahydrocannabinol 248, 258 f.
Mark des Nephrons 182 f.
Medikation präanästhetische, siehe präanästhetische Mittel
MEDIPHOR-System 8 f.
Medisc 8
Meggison, Hannah Greener und 1
Mellaril, siehe Thioridazin
Membranpotential 205
Meperidin, Biotransformation von 41, 45
–, Demethylierung 64
–, Dissoziation von 58 f.
– in der Geburtshilfe 394
– im lytischen Cocktail 234

–, Ionisierung von 61
–, Interaktion mit Amitryptilin 231
– – – Anticholinergika 232
– – – Atropin und Phenelzin 282
– – – Bupivacain 345
– – – Chlorpromazin 282
– – – Imipramin 231
– – – Inhalationsanästhetika 299
– – – Monoaminoxidase-Hemmern 21, 43 f., 79, 133, 232, 236, 282, 296
– – – Nortoxiferin 321
– – – Opiaten 360 ff.
– – – pharmakologischen Rezeptoren 24
– – – Phenobarbital 394
– – – –, Amphetamin und 53
– – – Phenothiazinen 222
– – – Promethazin 222
–, Resorption von 58
–, Toxizität 64
–, Verteilungskoeffizient 62
Mephentermin als sympathikomimetisches Amin 86
–, Effekte von 90
–, Ephedrin versus 90
– in Hypotonie oder Schock 87, 90
–, Interaktion mit Digitalis 90
– – – Halothan 90
– – – Inhalationsanästhetika 305
– – – Monoaminoxidase-Hemmern 234
– – – Reserpin 228
–, Metaraminol versus
Mepivacain, Interaktion mit Diazepam 350 f.
–, neuromuskuläre Blockade durch 354
–, noradrenalinhaltiges, Interaktion mit Protryptilin 356
–, pKa-Wert von 62
–, Proteinbindung von 345 f.
–, Überdosierung von 350 f.
Meprobamat, als sedierendes Hypnotikum 248
–, Enzyminduktion durch 43, 306
–, Interaktion mit Antikogulanzien 258
– – – Ethylalkohol 258
–, Resorption von 258
–, Wirkungen von 258
Merkaptopurin 313
Metabolismus
–, Arzneimittel-Interaktion und Stoffwechsel 20
–, Enzyminduktion und 44
–, Leberstoffwechsel 20, 63
–, Stoffwechsel während der Anästhesie 20
Metanephrin 72

Metaraminol als «starkwirkendes Ephedrin» 90
– – sympathikomimetisches Amin 86
–, Effekte von 90, 306
– im Fallbericht 213
– in Hypotonie oder Schock 87
–, Interaktionen mit Halothan 306
– – – Isofluran 306
– – – Monoaminoxidase-Hemmern 234
– – – Penicillin G 16
– – – Reserpin 228
–, Mephentermin versus 90f.
–, Noradrenalin versus 90
Methacholin 141f.
Methadon 31, 281
Methamphetamin 234
Methanthelin 151f.
Methergin, siehe Methylergonovinmaleat
Methicillin 16
Methohexital 239
Methoxamin als Alpha-adrenerge Verbindung 104
– – sympathikomimetisches A–in 86
–, Effekte von 89
–, Indikationen 87, 89, 293
–, Interaktion mit Inhalationsanästhetika 293, 306
– – – Nitroprussidnatrium oder Trimethaphan 89
– – – Oxytozin 387
– – – Phenothiazinen 76
–, Noradrenalin versus 88
3-Methoxy-4-Hydroxymandelsäure 70
Methoxyfluran, Alveolarkonzentrationen von 364f.
–, Biotransformation von 45
–, Effekte von 11, 364
–, Enzyminduktion durch 306
– – – Adrenalin 80, 305
–, Katecholaminfreisetzung und 116
–, Interaktion mit Beta-adrenerg blockierenden Mitteln 130, 294f.
– – – Digitalis 164, 169
– – – Lachgas 68, 290
– – – Lokalanalgetika 353
– – – neuromuskulär blockierenden Mitteln 304
– – – Phenobarbital 51
– – – Practolol 118
– – – Propranolol 75, 294
– – – Reserpin 74, 227
– – – Tetracyclin 306

– – – Schwangerschaft und 373, 382
Methscopolamin 223, 231
Methylatropin 145
Methyldopa, siehe auch Alpha-Methyldopa 125, 129
Methylergonovin 386ff.
Methylergonovinmaleat 386
Methylparaben 394
Methylphenidat, Interaktionen mit Anticholinergika 230
– – – Monoaminoxidase-Hemmern 234
– – – Reserpin 228
Methylprednisolon 347
Methylscopolamin 223, 230
«Mickey Finn» 248
Mikrozirkulation 118
Mimetikum 141
Mimetika 104
Mineralkortikoide 185
Mindestalveolarkonzentrationen (MAC) als Messung 363f.
– der Anästhesietiefe und 249
–, Dosis-Effekt-Kurve und 364
– von Inhalationsanästhetika 364, 371f.
–, Schmerz und 249
– im Wachzustand 249, 364
Minipres, siehe Prazosin
Minoxidil 191
Mitralstenose 150
Monoamine 70
Monoaminoxidase (MAO) und Abbau der Monoamine 70
–, Biosynthese der Katecholamine 71
–, Interaktion mit Noradrenalin 69f., 126
–, Wirkung der 69f., 232
Monoaminoxidase-Hemmer (MAO), siehe auch unter den einzelnen Mitteln 232ff.
– –, Absetzen, präoperatives 77, 234, 282, 296
– –, Allgemeinanästhesie mit 77
– –, Arzneimittel-Interaktionen mit 296
– – als Antidepressiva
– – als irreversible Antagonisten 26
– –, Beispiele von 282
– –, Biotransformation der 21
– –, «Denvervierungs-Überempfindlichkeit» durch 234
– –, Effekte der 70, 76f., 133f., 237
– –, Enzymhemmung durch 71
– –, Indikationen 21, 76f., 233
– –, Interaktionen mit Amphetamin 77, 234
– – – – Anästhetika 232, 237ff.
– – – – Anticholinergika 232

501

– – – – Atropin 237
– – – – ausgewogener Anästhesie 77
– – – – Barbituraten 133, 232, 236 f., 296
– – – – Dextromethorphan 236
– – – – L-Dopa 234
– – – – Dopamin 21
– – – – Droperidol 237
– – – – Ephedrin 77, 133 f., 248
– – – – Guanethidin 234
– – – – Halothan 232, 237, 296
– – – – Inhalationsanästhetika 232, 296
– – – – Käse, Wein und mariniertem Hering 77
– – – – Meperidin 21, 43 f., 77, 133, 232, 236, 282, 296
– – – – Mephentermin 234
– – – – Metaraminol 234
– – – – Methamphetamin 234
– – – – Methylphenidat 234
– – – – Morphin 77, 236, 282
– – – – neuromuskulär blockierenden Mitteln 232, 236 f.
– – – – Noradrenalin 21, 70 f., 234
– – – – Opiaten 232 T., 236, 282, 296
– – – – Pentazocin 236
– – – – Phenelzin 236 f.
– – – – Phenylephrin 21
– – – – Phenylpropolamin 235
– – – – Propranolol 237
– – – – Reserpin 233
– – – – sedierenden Hypnotika 236
– – – – Succinylcholin 232
– – – – Sympathikomimetika 21, 232
– – – – sympathikomimetischen Aminen 9, 76, 296
– – – – sympathischen Aminen 235 f.
– – – – Thiazid-Diuretika 237
– – – – trizyklischen Antidepressiva 77
– – – – d-Tubocurarin bei Tieren 237
– – – – Tyramin 21, 77, 133, 234
– – – – zentralnervösen Depressiva 77
– –, Leitungsanalgesie mit 77
– –, Plasma-Cholinesterase und 237
– –, Steigerung der sympathischen Aktivität 76 f.
– –, Überdosierung 76
– –, Wirkungsmechanismus 113 f., 232 f., 296
Monoethylglycinxylidid 354
Morphin als Arzneimittel des ZNS 30
–, Arzneimittel-Interaktionen mit 378
–, Atemdepression nach 20
–, Chloralose und, Anästhesie mit, Interaktion während der, mit Lidocain und Propranolol 350
–, Halothan oder, Interaktion von, mit Isoproterenol und Propranolol 117
– im Fallbericht 159
–, Interaktion mit adrenerg blockierenden Mitteln 282
– – – Amitryptilin 231
– – – Anästhetika 375, 379
– – – Diazepam 282
– – – Ephedrin und Propranolol 33
– – – Ethylalkohol 281
– – – –, Barbituraten und 281
– – – Fluroxen 371, 375, 378 f.
– – – Halothan 249, 299, 371, 375, 378
– – – –, Sauerstoff und 378
– – – –, Lachgas und 378
– – – Imipramin 231
– – – Inhalationsanästhetika 299
– – – Lachgas 68, 299
– – – Monoaminoxidase-Hemmer 77
– – – Naloxon 284
– – – Noradrenalin und 33 f.
– – – pharmakologischen Rezeptoren 23
– – – Phenothiazinen 223
– – – Physostigmin 282
– – – Propranolol 75
– – – Reserpin 228
–, Lachgas und, Interaktion bei der, mit Naloxon 285
–, Nalorphin versus 284
Muskarin 139
muskarinartige Mittel 141
muskarinartiges cholinerges System 139
muskarinartige cholinolytische Mittel 141, 144 f.
– cholinomimetische Mittel 141 f.
Muskelfaser 204
Muskelerschlaffung 14
Muskelrelaxanzien, siehe neuromuskulär blockierende Mittel
Muskeltonus, abdominaler 366 ff.
Myasthenia gravis 143, 320
Mydriasis 228
Myokarddepression 30, 118, 217
Myokardinfarkt 163
Myokardischämie 112 f., 186
Myokardkontraktion 163
Myoklonie 272 f.
Myosin 163
Muskulatur, glatte, der Gefäße 133
– – – Luftwege 139

–, quergestreifte, des Skeletts 168
–, synzytiale der Ventrikel 204

Nach-Potentiale, oszillatorische 205f.
Nachtschatten; Tollkirsche, siehe Belladonna
N-Alkylnorcodein 284
N-Allylnormorphin, siehe Nalorphin
Nalorphin als Narkotika-Antagonist 284
–, Morphin versus 284
–, pKa-Wert von 62
Naloxon als Narkotika-Antagonist 5, 285
–, Geschichte 284
–, Indikationen 144, 284
–, Interaktion mit Cyclopropan 286, 371
– – – Diazepam 286
– – – Enfluran 286, 369f.
– – – Halothan 286, 369f.
– – – Inhalationsanästhetika 286
– – – Lachgas, Fentanyl und 285
– – – –, Morphin und 285
– – – –, Opiaten und 285
– – – Morphin 285
– – – –, Noradrenalin und 33
– – – pharmakologischen Rezeptoren 23
– – – Propoxyphen 287
–, Kontraindikationen 287f.
–, Narkotikasucht und 285
–, Nebenwirkungen 287
–, Oxymorphon versus 284
–, Wirkungsdauer 285f.
Narkotikaantagonisten, siehe auch unter den einzelnen Mitteln 279ff.
–, Effekte 279, 285ff.
–, Einteilung 284
–, Geschichte 284
–, Indikationen 279
–, Interaktionen der, mit adrenokortikotropem Hormon 288
– – – Atropin 288
– – – Kortison 288
– – – L-Dopa 288
– – – Nichtopiaten 287
– – – Opiaten 284
– – – Physostigmin 288
– – – Propranolol 288
–, Kriterien für 2f.
–, Opiatsucht und 31, 279
–, Opiate und 279ff.
–, Pharmakologie der 284ff.
–, Struktur der 284ff.
National Institutes of Health 8
Natriumhydrogencarbonat 63, 183, 333f.

Natriumbisulfit 341f.
Natriumchlorid 181
Natriumnitroprussid 181
Natrium-Warfarin 181
Natriurese 183
Neomycin 313ff.
Nebennierenextrakt 79
Nebennierenrinde 184
Neo-Synephrin, siehe Phenylephrin
Nephritis glomeruläre 342
Nephron 181ff.
Nephrotoxizität 31
Nerven 26f., 126
Nervenendigungen 68f.
Nervensystem adrenerges 68ff.
–, autonomes, siehe autonomes Nervensystem, beta-adrenerges 104f.
–, parasympathisches 125, 140f., 145f.
–, sympathisches, siehe sympathisches Nervensystem 67f.
Neugeborenes, Abbau von Arzneimitteln 392f.
–, Arzneimittel-Interaktionen beim 392ff.
–, Arzneimittel-Überempfindlichkeit 386
Neuroeffektor-Synapsen 103
Neuroleptanalgesie 148, 222
Neuroleptika 16
Neuromuskuläre Blockade, Anästhesietiefe und 304
– – – – Antagonismus der 334
– – durch Antiarrhythmika 213
– – – Anästhetika und 204
– – – Antibiotika 315
– – – Anticholinesterase 329
– – – Inhalationsanästhetika 304
– – – Lokalanalgetika 354
– – – d-Tubocurarin 213f.
–, Aufhebung der 143
–, Längerdauernde 315, 317, 333
Nervus vagus 70, 141
neuromuskulär blockierende Mittel, siehe auch unter den einzelnen Mitteln 312f.
– – – als problematische Arzneimittel 11
– – –, Ausscheidung von 319
– – –, Beta-adrenerge, siehe Beta-adrenerg blockierende Mittel
– – –, depolarisierende 325f.
– – –, Ersatz 10
– – , Hyperkaliämie und 193
– – – in der «ausgewogenen» Anästhesie 2
– – –, Indikationen 391
– – –, Interaktionen mit Antiarrhythmika 215
– – – – –, Anästhetika 2

503

– – – – –, Antibiotika 315 ff.
– – – – –, Anticholinesterasen 20
– – – – –, Atropin 27
– – – – –, Azathioprin 313 f.
– – – – –, blutdrucksenkenden Mitteln 329 f.
– – – – –, Cyclopropan 320
– – – – –, Diazepam 256
– – – – –, Diethylether 2, 304
– – – – –, Diuretika 193, 197, 315
– – – – –, Enfluran 2, 304, 320
– – – – – Fluroxen 320
– – – – – Furosemid 314
– – – – – Ganglienblockern 329 f.
– – – – – Halothan 304, 320 f.
– – – – – Inhalationsanästhetika 303 f., 320 f.
– – – – – Isofluran 304, 320
– – – – – Ketamin 323
– – – – – Kortikosteroiden 320
– – – – – Lachgas 304
– – – – – –, Barbiturate und Opiate und 320
– – – – – Lidocain 321 f.
– – – – – Lithiumcarbonat 238 f., 325
– – – – – Lokalanalgetika 321 f., 354
– – – – – Magnesiumsulfat 236 f., 323 f.
– – – – – Mannitol 314
– – – – – Methoxyfluran 304
– – – – – Monoaminoxidase-Hemmer 232, 236 f.
– – – – – Niereninsuffizienz 197, 317 f.
– – – – – Prednison 319 f.
– – – – – Prostigmin 314
– – – – – Reserpin 226 T.
– – – – – Spironolacton 193
– – – – – Succinylcholin 325
– – – – – Triamteren 193
– – – – – Trimethaphan 134, 329 f.
– – –, Lachgas und, und Halothan oder Ether, Interaktionen von, mit Phenothiazinen 226
– – –, maligne Hyperthermie und 31
– – –, nichtdepolarisierende 144, 146, 240, 325 f.
– – –, Proteinbindung der, pH und toxische Effekte von 141
neuromuskuläre Funktion 313 f.
– Synapse 140, 320, 329
– Übertragung 141, 148, 313
Neuronen 28
neuronale Übertragung 152
Neurotransmitter 23
Nialamid, Interaktion des, mit Halothan 237
– – – – Noradrenalin 69

–, Wirkung von 70
Nierenbiopsie 350 f.
Nierenerkrankungen 10, 130, 133, 330
Nierenfunktion, Arzneimittelabbau beim Neugeborenen und 392
–, Arzneimittel-Stoffwechsel und 63 f. 334
–, beeinträchtigte, Ursachen der 162
–, Digitalis-Toxizität durch 160 f., 171
– durch Biotransformation von Methoxyfluran 45
–, Gammahydroxybuttersäure bei 274
Nierenkanälchen 181, 183 f.
Nierenperfusion 183 f.
Nierenversagen durch Methoxyfluran, Tetracyclin und 306
–, Hyperkaliämie und 197
– in Fallberichten 303 ff., 321
–, Interaktion mit Decamethonium 317
– – – Gallamin 317
– – – neuromuskulär blockierenden Mitteln 317 ff.
– – – Pancuronium 317 f.
– – – d-Tubocurarin 317 f.
– – – –, Furosemid und Antibiotika und 321
Nikotin 139, 143
nikotinartiges cholinerges System 139
nikotinargie cholinolytische Mittel 141 ff.
– cholinomimetische Mittel 141 f.
Niprid, siehe Nitroprussidnatrium
Nitrazepam 388
Nitroglycerin 209 f.
– im Fallbericht 209
Nitroprussidnatrium 134, 330
–, Diazoxid versus 135
–, Dosierung von 134
–, Effekte von 329
–, Indikationen 134, 231, 234, 387
–, Interaktionen mit Methoxamin 5
– – – Monoaminoxidase-Hemmern 77
– – – Phenylephrin oder 89
–, Kontraindikationen 134
–, Wirkungen 134, 330
N-Methyltransferase 72
Noradrenalin, siehe auch unter Katecholamine
–, Alpha- und Beta-adrenerge Eigenschaften von 104
– als sympathikomimetische Amine 86
–, Aufnahme von 68 f., 230
–, Biosynthese des 67, 126
–, Durchblutung der Leber und 342 f.
–, Freisetzung 27 f., 67 f., 69, 125, 141, 234
–, Indikationen 87 f., 93, 225, 298

– in Lokalanalgetika, Interaktion mit tri-
  zyklischen Antidepressiva 354
– im Monoamin-Abbau 70
–, Interaktion mit Allgemeinanästhetika 369
– – – Alpha-adrenerg blockierenden Mitteln 88
– – – Alpha-Methyldopa 69
– – – Amphetamin 69, 369
– Kardiovaskuläre Effekte 87ff., 141
– – – Antihypertonika 291
– – – Antipsychotika 223
– – – Atropin 28
– – – Bretylium 69
– – – Butoxamin 69
– – – Cephalothin 18
– – – Chlorpromazin 69, 223
– – – Cocain 27, 33, 69, 126
– – – –, Halothan und 31
– – – Desipramin 230
– – – Desmethylimipramin 354
– – – Digitalis 172
– – – Dopamin 126
– – – Ephedrin 126
– – – Guanethidin 69, 126
– – – Halothan 373f.
– – – Imipramin 69, 230
– – – Inhalationsanästhetika 304
– – – Isoproterenol 69
– – – Ketamin 69
– – – Lidocain 304f.
– – – Lithiumcarbonat 238
– – – Metaraminol 90
– – – Monoaminoxidase 69f., 126, 232
– – – Monoaminoxidase-Hemmern 21, 69f., 76
– – – Morphin und Naloxon 33f.
– – – muskarinartigen Mitteln 141
– – – Nialamid 69
– – – Pargylin 69
– – – Phenoxybenzamin 69
– – – Phentolamin 88
– – – Phenylephrin 69
– – – Practolol 69
– – – Pyrogallol 69
– – – Reserpin 69, 130, 226, 228
– – – Strophanthin G 69
– – – Tranylcypromin 69
– – – trizyklischen Antidepressiva 77
– – – Tyramin 69
– – – Tyrosin 69, 126
–, intravenös 305
–, Vanillinmandelsäure als Produkt 126
–, Wiederaufnahme von 126

–, Wirkung von 69, 88
Normeperidin 45, 64
Norpramin, siehe Desipramin
Nortoxiferin 329
Nortryptilin 230

onkotischer Druck 182
Operationen, abdominale 303f.
– am Herzen 34, 254
–, dringliche 196f., 237f., 260, 282
–, geplante 196f.
–, intrakranielle 272
–, otorhinolaryngologische 79
–, potentielle Arzneimittel-Interaktionen und 50
Opiate, Effekte der 279
–, Indikationen 279
–, Interaktion mit Atropin 282
– – – Barbituraten 251
– – – Narkotikaantagonisten 62
–, Lachgas und, Interaktion beider mit
  Naloxon 285
–, Narkotikaantagonisten 279ff.
–, Pancuronium und Lachgas und, Interaktion
  mit Adrenalin 82
–, Pharmakologie der 280
–, Quantifizierung der Analgesie mit 280
–, Struktur der 284
–, synthetische 222
–, therapeutischer Index und 28
–, Toleranz gegen 360ff.
–, Überdosierung von 279
Opiatrezeptoren 285
Opiumtinktur 360
Organophosphat-Anticholinesterase 26
Organophosphate 20
Orphenidrin 152
oszillatorische Nachpotentiale 205f.
Osmol 180
Osmolarität 183ff.
osmotische Diurese 240
osmotischer Druck 180
ototoxische Mittel 386
Oxidation 40
Oxymorphon, Interaktion mit $\Delta 9$-Tetra-
  hydrocannabinol 258
–, Naloxon versus 256
Oxytozin 136, 378
oxytozische Mittel 386

Pancuronium, Ausscheidung 319
–, Halothan und, Interaktion mit trizyklischen
  Antidepressiva 296

–, Hemmung der Plasma-Cholinesterase durch 327
–, Hypokaliämie und 210
– in der Schockbehandlung 83
–, Interaktion mit Acetylcholin 331
– – – Atropin 331
– – – Beta-adrenerg blockierenden Mitteln 112
– – – Carbachol 331
– – – Decamethonium 325
– – – Guanethidin 132
– – – Halothan 210, 304
– – – –, Imipramin und 231, 330
– – – Kortison 320
– – – Lidocain 323
– – – Lithiumcarbonat 76, 238 f.
– – – –, Prostigmin und 239
– – – Natriumbicarbonat und Prostigmin 333 f.
– – – Niereninsuffizienz 317 f.
– – – pharmakologischen Rezeptoren 24
– – – Polymyxin B und Bacitracin 315, 317
– – – Propranolol 215
– – – Succinylcholin 215, 325 f.
– – – Thio-TEPA 329
– – – trizyklischen Antidepressiva 333
–, kardiale Effekte 330 ff.
–, Lachgas und, Halothan oder Enfluran und, Interaktion mit Adrenalin 82
–, Opiate und, Interaktion mit Adrenalin 82
–, Scopolamin, Morphin, Halothan, Pentothal, Lachgas, Edrophonium und, Interaktion mit Digoxin und Nitroglycerin 209 f.
–, Succinylcholin und, Interaktion mit Lithiumcarbonat 238
–, d-Tubocurarin versus 317 f.
–, Wirkungen von 141, 329, 354
Paraaminobenzoesäure 356
Paracetamol 348
Paraldehyd 248, 256
Parasympathikotonus 129
parasympathisches Nervensystem 125, 140 f., 145 f.
Parathion 20
Pargylin als Antihypertonikum 232
– – Monoaminoxidase-Hemmer 134, 232
–, Erhaltungsdosis 125
–, Interaktion mit Guanethidin 134
– – – Noradrenalin 69
– – – Reserpin 134
–, Steigerung der sympathischen Aktivität 76 f.
Parkinsonismus 151

Paromomycin 316
Parsidol, siehe Ethopropazin
passiver Transport 182 f.
Patienten, ältere 168, 223, 231
–, Anamnese 9 f., 50
–, Anästhesietiefe 366
–, Aufklärung 10
–, Landwirtschaftliche Arbeiter als 26
–, präoperative Beurteilung 49 f.
PCO_2 60 f.
Pectin 18
Penicillin G 18
Pentazocin, Interaktion mit Halothan 42
– – – Monoaminoxidase-Hemmern 236
Pentrane, siehe Methoxyfluran
Pentobarbital als Austauschpräparat 31
–, Biotransformation von 40
– in Fallberichten 340, 350
–, Interaktion mit Digitalis 164, 169
– – – Halothan 42
– – – Lidocain 351
– – – Lokalanalgetika 255
– – – Opiaten 282
– – – Phenobarbital 394
– – – -9-Tetrahydrocannabinol 258
Pentolinium als nikotinartiges cholinolytisches Mittel 144
–, Effekte 132
–, Interaktionen mit Monoaminoxidase-Hemmern 77
Perfusion 19
Perphenazin 222
Perlofranc, siehe Desipramin 77, 152 T., 230
Pestizide 20, 143
Pentothal, Alphadion versus 272 f.
– als intravenöses Einleitungsmittel 19
– – nichtverdampfbares Mittel 40
–, Diazepam versus 255, 270
–, Effekte hypnotische von 272
– – – kardiovaskuläre 19, 117, 159, 270, 298 f.
–, Flunitrazepam versus 269 f.
–, Indikationen 117, 272
–, Interaktion mit Chlorpromazin 223
– – – Etomidate 272
– – – Imipramin 231
– – – Inhalationsanästhetika 298 f.
– – – Ketamin 266
– – – Lachgas 299
– – – –, Cocain, Halothan und Succinylcholin 68
– – – –, Gammahydroxybuttersäure und 274
– – – Lithiumchlorid 239

– – – Phenobarbital 394
–, Lipidlöslichkeit von 54
–, Lachgas und, Interaktion beider mit Cocain und Adrenalin 340
–, Propranidid versus 270
–, Succinylcholin und, Interaktion beider mit Chinidin 323
– pH des Blutes 345
– – Urins 63, 350
–, Bicarbonat/PCO_2-Verhältnis und 60
–, Effekt des, auf Arzneimittel 53 ff., 251
–, Ionisierung von Arzneimitteln und 59
–, Lipidlöslichkeit und 54
–, Lokalanästhetika und 60, 351
–, pharmakologische Wirksamkeit und 53 ff.
–, Phenobarbital und 54 f., 59
–, Verschiebungen, Ursachen von, Arzneimittel-Stoffwechsel 64
– – – – Arzneimittel-Verteilung 60
–, Wasserstoff-Ionenkonzentrationen 54
Phaeochromozytom, Katecholaminfreisetzung durch 72
–, Interaktion mit Alpha-Methyldopa 130
– – – Beta-adrenerg blockierenden Mitteln 112, 114
– – – Diaoxid 137
– – – Guanethidin 132
– – – Trimethaphan 135
–, Kardiovaskuläre Effekte von 22
Phänomene des Erwachens aus der Anästhesie 266
Pharmakodynamik 18, 39
Pharmakokinetik 18
pharmakologischer Antagonismus, siehe Antagonismus
pharmakologische Rezeptoren 23 ff., 28 f.
Phenazocin 236
Phencyklidin, siehe auch Ketamin 266
Phenelzin, Absetzen von, siehe auch Monoaminoxidase-Hemmer (MAOI)
–, Interaktion mit Meperidin und Atropin im Fallbericht 282
– – – anderen Monoaminoxidase-Hemmern 236
– – – Succinylcholin 236 f., 328 f.
–, Steigerung der sympathischen Aktivität durch 76 f.
Phenergan, siehe Promethazin
Phenformin 254
Pheniprazin 237
Phenobarbital, Absetzen von 247 f.
–, Biotransformation von 41

–, Enzyminduktion durch 249, 394
–, Hepatotoxizität und 45
–, Interaktion mit alkalisierenden Mitteln 252
– – – Alphadion 272
– – – Amphetamin und Meperidin 53
– – – Barbituraten 252
– – – Cytochrom P 450 251
– – – Diazepam 394
– – – Digitoxin 169 f.
– – – Dikumarol 247 f., 251
– – – Ethylalkohol 252 f.
– – – Furosemid 193 f.
– – – Halothan 45, 371
– – – Ketamin 267
– – – Kumarin-Antikoagulanzien 9
– – – Lidocain 347 f.
– – – Meperidin 394
– – – Methoxyfluran 51
– – – Opiaten 282
– – – Pentobarbital 394
– – – Pentothal 394
– – – Reserpin 227
– – – Warfarin-Natrium 43
–, Ionisierung von 54 f., 61 f.
–, pH-Verschiebung und 54 f.
–, renale Ausscheidung von 62, 64
–, Schlüsselwort-System und 51
–, Schwangerschaft und 51
Phenothiazine als Antipsychotika 221
– Arzneimittel-Interaktion mit 16
– Biotransformation von 41
–, Derivate der 75
–, Indikationen 221, 296
–, Interaktionen mit Allgemeinanästhetika 76, 222
– – – Anticholinergika 222
– – – Barbituraten 222
– – – Cephalotin 18
– – – Chinidin 225
– – – Chlorpromazin 225
– – – Dopamin 222
– – – Enfluran 222
– – – Halothan 222
– – – –, Ether oder Lachgas und neuromuskuläre blockierenden Mitteln und 226
– – – Inhalationsanästhetika 222, 296 f.
– – – Ketamin 225
– – – Meperidin 222
– – – Morphin 222
– – – Opiaten 76, 222
– – – pharmakologischen Rezeptoren 24

507

– – Physostigmin 225
– – – Sympathikomimetika 222
– – – postoperative Mortalitätsziffer bei 225f.
–, präanästhetische 269f.
–, tardive Dyskinesie nach 226
–, trizyklische Antidepressiva versus 230
Phenoxybenzamin als irreversibler Antagonist, siehe auch Alpha-adrenerg blockierende Substanzen 26
–, Interaktion mit Noradrenalin 69
–, Wirkungen von 132f.
Phentolamin, Effekte von, siehe auch Alpha-adrenerg blockierende Substanzen 132f.
–, Indikationen 231, 234
–, Interaktion mit Antipsychotika 225
– – – Monoaminoxidase-Hemmern 77
– – – Noradrenalin 88
Phenylalanin 76
Phenylbutazon 20, 43, 171
Phenylephrin als sympathikomimetisches Amin 86
–, Indikationen 87, 225, 293
–, Interaktion mit Desipramin 230
– – – Ergot-Alkaloiden 387
– – – Halothan 89, 305
– – – Imipramin 230
– – – Inhalationsanästhetika 293, 305
– – – Isofluran 305
– – – Monoaminoxidase-Hemmern 21
– – – Nitroprussidnatrium 89
– – – Noradrenalin 69
– – – Penicillin G 18
– – – Phenothiazinen 76
– – – Reserpin 228
– – – Trimethaphan 89
–, kardiovaskuläre Effekte 89
–, pharmakologische Wirkungen 89
Phenylpropanolamin, Interaktion mit Monoaminoxidase-Hemmern 234
– – – Reserpin 228
Phenytoin, Dosierung von 162, 217
–, Enzyminduktion durch 43, 306
–, Indikationen 216f.
–, Interaktion mit Barbituraten 252
– – – Bupivacain 345
– – – Cephalothin 18
– – – Chloramphenicol 18
– – – Digitalis 159ff., 168, 171, 216
– – – Erythromycingluceptat 18
– – – Furosemid 193
– – – Halothan 208
– – – Kanamycinsulfat 18

– – – Lidocain 347
– – – Penicillin G 18
–, Kontraindikationen 216
–, Lidocain versus 216
–, Proteinbindung und 20
Phosphate 183
Phosphaturie 183, 186
physiologischer Antagonismus, siehe Antagonismus
Physostigmin, Antagonismus durch 152
– als Analeptikum 152
– – tertiäres Amin 151
–, Dosierung 152
–, Effekte 151, 255f.
–, Gefahren 152
–, Indikationen 152
–, Interaktionen mit Anticholinergika 255
– – – Atropin 151, 255
– – – Benzodiazepinen 255
– – – Diazepam 351, 255
– – – Glycopyrrolat 151
– – – Lorazepam 255
– – – Methanthelin 152
– – – Methylscopolamin 152
– – – Morphin 151
– – – Narkotikaantagonisten 288
– – – Opiaten 152
– – – Phenothiazinen 255
– – – Propanthelin 152
– – – quaternäre Ammonium-Anticholinergika 152
– – – Reserpin 228
– – – Scopolamin 151, 255
– – – trizyklische Antidepressiva 255
–, Kontraindikationen 152
–, Wirkungsdauer 152
Pilocarpin 143
Pitochin, siehe Oxytocin
pKa-Werte 62
Plazentarschranke 239, 391
Plasma-Cholinesterase 20
Polarisation, kardiale 204
Polychlorobiphenyle 43f.
Polymyxin A 316
Polymyxin B, Bacitracin und, Interaktion mit Pancuronium 315, 317
–, Interaktion mit Calcium 316
– – – Cephalothin 18
– – – Chloramphenicol 18
– – – Prostigmin 315f.
– – – Succinylcholin 316
– – – d-Tubocurarin 316

– – – neuromuskulären Effekten 315
– – – Toxizität von 31
Porphyrie 15
Potenzierung, Definition 4f., 27
–, Hemmung der Biotransformation und 43
Practolol als Beta-adrenerg blockierendes Mittel 83
–, Interaktion mit Methoxyfluran 118
– – – Noradrenalin 69
–, kardiale Effekte 83, 293
–, Verfügbarkeit 293
Prazosin 133
präanästhetische Mittel, additive Effekte der 28
– –, Anästhesietiefe und 249
– –, Anticholinergika als 249
– –, Antihistaminika als 258
– –, Diphenhydramin als 258
– –, Dosierung 248
– –, Interaktion der mit Anästhetika 248f.
– – – – Inhalationsanästhetika 298
– –, Phenothiazine 296f.
– –, Untersuchung der 146ff.
– –, Zeitpunkt der Verabreichung 30
Präeklampsie 390
präoperative anästhesiologische Beurteilung 49ff.
Prednisolonhemisuccinat 236
Prednison, Steigerung der Butylcholinesterase-Aktivität durch 345f.
– in Fallberichten 313, 321, 360
–, Interaktionen mit neuromuskulär blockierenden Mitteln 319f.
Prilocain, Ausscheidung 350
–, carbonisiertes 341
–, Interaktion mit Nortoxiferin 321
–, neuromuskuläre Blockade durch 354
–, pKa-Wert von 62
Priscolin, siehe Tolazolin 74
Probenecid 187, 194
Procain, Ausscheidung, renale 350
–, Cocain und Atropin versus 79
–, Hydrolyse von 347
– im Fallbericht 342
–, Interaktion mit Amitryptilin 232
– – – Ammoniumbenzoat 356
– – – Chloroform 353
– – – Diethylether 353
– – – Imipramin 232
– – – Lachgas 353
– – – Natriumbenzoat 356
– – – Para-Aminobenzoesäure 356

– – – Protriptylin 232
– – – Tetracain 353
–, Paraaminobenzoesäure als Metabolit von 356
–, pKa-Wert von 62
–, Serumcholinesterase und 353
–, Überempfindlichkeit gegen 345
Procainamid, Ausscheidungsgeschwindigkeit von 63
–, Chinidin versus 215f.
–, Effekte von 30, 207f., 216
–, Indikationen 114, 216
–, Interaktion mit Anästhetika 216
– – – Anticholinergika 230
– – – Lidocain 354
–, intravenös 216
–, Kontraindikationen 216
Prochlorperazin 222
Procyclidin 151
Promazin 225
Promethazin, antianalgetischer Effekt von 222
– als Anticholinergikum 152
– im «lytischen Cocktail» 222
–, Interaktion mit Antipsychotika 225
– – – Meperidin 222
Propanidid, Effekte von 270
–, Interaktion mit Lithiumchlorid 239
– – – Succinylcholin 270f.
– – – Pentothal versus 270f.
–, Stoffwechsel 270
Propranolol, Absetzen von 75, 105, 120ff., 293f.
– als Beta-adrenerg blockierendes Mittel 106, 208, 217
– Ausscheidung von 75
– Dosierung von 107, 114, 215
– Effekte, ungünstige 110, 115f., 217
– – –, Antirenin 106f.
– – –, kardiale 19, 27, 68, 74f., 107ff., 115, 117, 122, 208, 293ff.
–, Halbwertszeit 107, 295
–, Indikationen 72, 75, 105, 107f., 193, 209f., 212ff., 217, 293, 295
–, Interaktion mit Alpha-Methyldopa 130f.
– – – Anästhetika 217
– – – Digitalis und 209f.
– – – Antipsychotika 225
– – – Atropin 27, 115
– – – Chinidin 215
– – – Cyclopropan 294
– – – Diazoxid 136
– – – Diethylether 75, 110, 294

– – – Digitalis 75, 106, 109, 168, 171, 217
– – – Enfluran 75, 117, 217, 294f.
– – –, Lachgas und 294f.
– – – Ephedrin und Morphin 33
– – – Halothan 75, 217, 294f., 371, 374
– – – –, Lachgas und 294
– – – Heparin und Protamin 33
– – – Hydralazin 133
– – – Inhalationsanästhetika 19, 294
– – – Isofluran 118
– – – Isoproterenol 105, 117
– – – –, Morphin oder Halothan und 117
– – – Lidocain 343
– – – –, Morphin und Chloralose und 350
– – – Methoxyfluran 75, 294
– – – Monoaminoxidase-Hemmern 237
– – – Morphin 75
– – – Noradrenalin 69
– – – Opiate 75
– – – Pancuronium 215
– – – Trichlorethylen 114, 294
– – – trizyklischen Antidepressiva 232
– – – d-Tubocurarin 216
–, Herabsetzung der sympathischen Aktivität 74f.
–, Kontraindikationen 75, 217
–, Nerven-Effektor-Block 24f.
–, Proteinbindung und 20
–, Reizleitung und
–, Wirkungen 74f., 106ff., 212f., 230
– –, Folgerungen für die Anästhesie 75, 117, 294
Prostaglandine 184, 187
Protamin 33f.
Proteinbindung, Anästhesie und 20
– Arzneimittel-Interaktionen und 20
–, Arzneimittelabbau beim Neugeborenen 392
–, Rangfolge der Lokalanalgetika gemäß ihrer 343
–, pH und 62
Protriptylin als trizyklisches Antidepressivum 230
–, Interaktionen mit Lidocain 232, 354
– – – Mepivacain 354
– – – Procain 232
Prostigmin, Acetylcholinesterase-Hemmung 327
–, Cholinesterase-Aktivität nach 347
–, Dosierung von 333f.
–, Effekte von 2, 151, 334
–, Interaktionen mit Antibiotika 315f., 333
– – – –, d-Tubocurarin 316

– – – Atropin 138f., 148
– – – –, Kurare und 148
– – – Clindamycin 316
– – – Colistin 316
– – – Cyclopropan und Atropin 148
– – – Diuretika 333
– – – Gentamycin 316
– – – Kanamycin 316
– – – Lincomycin 316
– – – Lokalanalgetika 345
– – – Neomycin 316
– – – neuromuskulär blockierenden Mitteln 314f., 317
– – – Opiaten 333
– – – Pancuronium, Lithiumcarbonat und 239
– – – –, Natriumbicarbonat und 333
– – – Paromomycin 316
– – – Polymyxin A 316
– – – Polymyxin B 315f.
– – – Reserpin 228
– – – Streptomycin 316
– – – Succinylcholin 327f., 345
– – – Tetracyclin 316
– – – Trimethaphan 329
– – – d-Tubocurarin 333f.
– – – Viomycin 316
–, Kontraindikationen 51, 212
–, Plasma-Cholinesterase-Hemmung durch 327
–, Pyridostigmin-Äquivalent von 315
–, Wirkungsdauer von 327f.
Pseudocholinesterase, Interaktion mit Dexamethason 347
– – – Methylprednisolon 347
– – – Succinylcholin 10, 15, 328f.
– – – Trimethaphan 329
Psychose 76, 240
psychotrope Mittel, siehe auch die einzelnen Mittel
Pupillendurchmesser 366, 368
Purkinjesche Faser 204
Pyridostigmin, Cholinesterase-Aktivität bei 347
–, Dosierungen 333f.
–, Interaktionen mit Antibiotika 315f., 333
– – – Atropin 315, 317
– – – Lokalanalgetika 345
– – – Succinylcholin 345
– – – Trimethaphan 329
–, Prostigmin-Äquivalent 315
Pyrogallol in der Biosynthese der Katecholamine 72
–, Interaktion mit Noradrenalin 69

Quecksilbervergiftung 186

Rauwolfia-Alkaloide, siehe auch Reserpin 172, 226
Rauwolfia serpentina, siehe auch Reserpin 73
Regitin, siehe Phentolamin
renale Ausscheidung von Arzneimitteln 21 f., 40, 350
– –, Arzneimittel-Interaktionen und 53
– –, pH-Verschiebung und 62 f.
Renin 184
– Angiotensin-System 184
Repolarisation, kardiale 204
Reizleitung 27
– der kardialen Impulse 205 ff.
Reserpin, Alpha-Methyldopa und, Interaktion mit Inhalationsanästhetika 374
–, anästhesiologische Folgerungen 226 ff.
– als Antipsychotikum 221, 226
– – Rauwolfia-Alkaloid 226
– – Sympathikolytikum 129 ff.
–, Erhaltungsdosis 125
–, Guanethidin versus 132
–, Indikationen 73 f., 226
–, Interaktionen mit Adrenalin 228
– – – Amphetamin 228
– – – Anästhetika 130, 226 ff.
– – – ausgewogener Anästhesie 74
– – – Barbituraten 226 f.
– – – Cyclopropan 129
– – – Diazepam 227
– – – Diethylether 227
– – – Digitalis 172
–, parenterales 130
–, präoperatives Absetzen 73, 171 f.
–, sympathische Aktivität, herabgesetzt durch 73, 129 f.
–, Wirkungen 73, 129 f.
–, Wirkungsdauer 73
–, Wirkungsmechanismus 226, 291
Resorption von Arzneimitteln 19 f.
– über den Magen 53, 55, 58 f.
Retikulum, sarkoplasmatisches 163
Riordan u. Mitarb. 320
«Robin Hood»-Effekt 112
Rohypnol, siehe Flunitrazepam
Rückresorption, renale 182 ff.
Rezeptoren, adrenerge 86, 103 ff.
–, pharmakologische 23 ff., 28 f.

Schilddrüsenfunktion 172
Schilddrüsenpräparate 18

Schizophrenie 297
Schlüsselwort-System 50 ff.
Schmerz, Anästhesietiefe und 374
–, Arzneimittel-Interaktion und 33
– durch Digitalistoxizität 168
– – Etomidate 272
–, Perzeption 280
– – – Glykosiden 228
– – – Dopamin 130, 228
– – – Elektrokrampfbehandlung 227
– – – Enfluran 74
– – – Ephedrin 130, 228
– – –, Halothan und 129
– – – Halothan 74, 130, 226 f., 293, 371
– – –, Dextroamphetamin und 369
– – – Inhalationsanästhetika 226 f., 290, 374
– – – Mephentermin 228
– – – Metaraminol 228
– – – Methoxyfluran 74, 227 f.
– – – Methylphenidat 228
– – – Monoaminoxidase-Hemmer 234
– – – Morphin 228
– – – Narkotikaantagonisten 228
– – – neuromuskulär blockierenden Mitteln 226
– – – Noradrenalin 69
– – – Pargylin 135
– – – Phenobarbital 227
– – – Phenylephrin 228
– – – Phenylpropanolamin 228
– – – Physostigmin 228
– – – Sympathikomimetika 130, 226, 228
– – – Thiazid-Diuretika 193, 226
– – – Trichlorethylen 227
– – – trizyklischen Antidepressiva 28
– – – d-Tubocurarin 226, 228
– – – Tyramin 228
Schnittentbindung 325
schwache Säure 54 f., 58
Schwangerschaft, Arzneimittel, eingenommene 385
–, Interaktion mit der Anästhesietiefe 382
– – – Halothan 373, 382
– – – Isofluran 373, 382
– – – Lithiumcarbonat 239
– – – Lokalanalgetika 347
– – – Methoxyfluran 374, 382
– – – Phenobarbital 51
– – – Salicylaten 385
–, hypertone Störungen 388
–, renale Effekte 385
Schwellenwertpotential, kardiales 205

Salicylat 385
Salze, säurebildende 186
–, Regelung 184, 198 ff.
–, Rückresorption 182
–, Stoffwechsel 181
Sarkolemm 163
sarkoplasmatisches Retikulum 163
Sauerstoff, Bedarf des Myokards 110 f.
–, Interaktion mit Lokalanalgetika 351
Scopolamin, als präanästhetische Medikation 146 f.
– als Anticholinergikum 151
– – Antisialagogum 145
– – Cholinolytikum 144
–, Atropin versus 150
–, Effekte von 144, 150 f.
–, Interaktion mit Alphadion 272
– – – Anästhetika und Allgemeinanästhesien 151
– – – Anticholinergika 230
– – – Anti-Parkinson-Mitteln 223
– – – Antipsychotika 223
– – – Cyclopropan 371
– – – Physostigmin 151 f., 255
–, zentrales anticholinerges Syndrom durch 150
Secobarbital 267
Sekretion, tubuläre 21
–, übermäßige 146
– von Kalium 184
– – Wasserstoff-Ionen 183
Sedierung, Dosis-Anpassung bei 129
– durch Alpha-Methyldopa 130
– – Chlorpromazin 222
– – Clonidin 133
– – Scopolamin 150
– – Thioridazin 222
selektiver Antagonismus 2
Serotonin, Interaktion mit Halothan 373
– – – Lithiumcarbonat 238
– – – Monoaminoxidase 232
– – – Reserpin 226
– – – trizyklischen Antidepressiva 230
Serpasil, siehe Reserpin 73, 129 ff., 221 ff.
Schock, Anästhesieeinleitung im 83, 87, 90 ff., 110
–, Arten 84
–, Definition 83 f.
–, Mikrozirkulation 84 f.
–, Pathogenese 83 f.
–, Sympathikomimetika im 83 ff.
Sinequan, siehe Doxepin 152, 230
Sinusknotenfasern 204

SK-Pramin, siehe Imipramin 152 ff., 230 ff., 333
Sleep Eze (Schlafmittel) 151
Solanum dulcamara 151
– tuberosum 151
Sominex 151
Spinalanalgesie, siehe Leitungsanalgesie
Spironolacton als Aldosteron-Antagonist 187
– – kaliumsparendes Mittel 160, 187
–, Interaktion mit Acetylsalicylsäure 193
– – – Digitalis 194
– – –, hoher Kaliumzufuhr und 190
– – – Lithiumcarbonat 239
– – – neuromuskulär blockierenden Mitteln 193
–, Ort der Wirkung 190
Spasmolytika 151
Speichelfluß 140 f., 168
Succinylcholin, Effekte, kardiovaskuläre 32, 113, 143
– in der Schwangerschaft 347
– –, neuromuskuläre 141, 327 ff.
–, Hydrolyse von 20, 347
–, Hyperkaliämie und 94, 193
–, Indikatoren 72, 117, 213, 325, 391
–, Interaktionen mit alkylierenden Mitteln 328
– – – Antibiotika 316
– – – Anticholinesterase-Mitteln 328
– – – Atropin 147
– – – Chemotherapeutika 347
– – – Clindamycin 316
– – – Cocain 354
– – –, Halothan, Pentothal, Lachgas und 68
– – – Colistin 316
– – – Cyclophosphamid 328 f.
– – – Diazepam 256
– – – Digitalis 172
– – – Ecothiopatiodid 328, 345
– – – Enfluran 304
– – – Gallamin 325 f.
– – – Gentamycin 316
– – – Halothan 312
– – – Hexafluorenium 328
– – – Isofluran 304
– – – Kanamycin 316
– – – Lidocain 323, 354
– – – Lincomycin 316
– – – Lithiumcarbonat 76, 238 f., 325
– – – –, Pancuronium und 238
– – – Lokalanalgetika 345
– – – Magnesiumsulfat 328, 390 f.
– – – Monoaminoxidase-Hemmern 232
– – – Neomycin 316

- - - neuromuskulär blockierenden Mitteln 325
- - - Organophosphaten 144
- - - Oxytozin 388
- - - Pancuronium 215, 325f.
- - - -, Lithiumcarbonat und 238
- - - Paromomycin 316
- - - Pentothal, Chinidin und 323
- - - pharmakologischen Rezeptoren 23
- - - Phenelzin 236f., 328f.
- - - Polymyxin A 316
- - - Polymyxin B 316
- - - Promazin 225
- - - Propanidid 270
- - - Prostigmin 345
- - - Pseudocholinesterase 10, 15
- - - Pyridostigmin 345
- - - Stickstoff-Lost 328
- - - Streptomycin 316
- - - Takrin 328
- - - Tetrazyklin 316
- - - Trimethaphan 329
- - - d-Tubocurarin 215, 325
- - - -, Lidocain und 321f.
- - - -, Magnesiumsulfat und 390
- - - Viomycin 316
- - - Zytostatika 328f.
-, Überempfindlichkeit gegen 345
-, Wirkungsdauer von 327
Sulfadiazin 360
Sulfamylon 186
Sulfisoxazol 392f.
Sulfonyl-Harnstoffe als problematische Arzneimittel 10
- -, Interaktion mit Ethylalkohol 254
Suxamethonium, siehe Succinylcholin
Sympathektomie 72
Sympathikomimetika, siehe auch unter den einzelnen Mitteln 67ff.
-, aktiver Transport 69
- als Anästhetika 82
-, Einteilung 82
-, Indikationen 87ff.
-, Interaktionen mit Allgemeinanästhetika 67–94
- - - Anticholinergika 230
- - - Antihypertonika 127
- - - Antipsychotika 223
- - - Butyrophenonen 222
- - - Chlorpromazin 223
- - - Cocain 79
- - - Digitalis 172

- - - Hypokaliämie 93
- - - Lidocain 342f.
- - - Lokalanalgetika 342f.
- - - Monoaminoxidase-Hemmern 21, 232
- - - Opiaten 282
- - - pharmakologischen Rezeptoren 23
- - - Phenothiazinen 222
- - - Reserpin 130, 226, 228
- - - Thioridazin 223
- - - trizyklischen Antidepressiva 230
-, Verabreichung der 93
-, Wirkungen 86
-, Wirkungsmechanismus 126
sympathikomimetische Amine, Interaktionen mit Cocain 341
- - - - Inhalationsanästhetika
- - - - Monoaminoxidase-Hemmern 9, 76, 296
- - - - trizyklischen Antidepressiva 77
-, Wirkungen von 86
Synapsenspalt 140
Synergismus 2, 43
-, Definition 4f.
sympathisches Nervensystem, Anästhetika und 67f.
- -, Anticholinergika und 145
- -, Antihypertonika und 125
- -, Beeinträchtigung des 73ff., 127ff.
- -, Digitalis und 165
- -, Rolle von 140
- -, Schema von 125
- -, Stimulation des 67, 72, 76ff., 84f., 141
sympathisches/parasympathisches Gleichgewicht 141
sympathoadrenale Freisetzung 110
Standaert, F.G. u. Mitarb. 314
Stanford-MEDIPHOR-System 8f.
Starlingsche Kräfte 182
Status epilepticus 256
Steroide, siehe auch die einzelnen Mittel 272, 306
Stickstoff-Lost 328
Stramonium 151
Streptomycin 315f.
Strophanthin G als Herzglykosid 160
-, Ausscheidung 160, 171f.
-, Erhaltungsdosis 167
-, Interaktion mit Glyzinxylidid 354f.
- - - Hyperthyreose 172
- - - Lidocain 354f.
- - - Monoethylglyzinxylidid 354f.
- - - Noradrenalin 69

– – – Störungen der Schilddrüse 172
Struma 240
Synapsenspalt 140

Tachykardie, Behandlung der 112, 114, 141, 212
– nach Einleitung der Anästhesie 68
– durch Adrenalin 82
– – Amphetamin 77
– – Atropin 112, 147
– – Chlorpromazin 76
– – Cocain 79
– – Digitalis 168
– – Gallamin 112
– – Nikotin 143
– – – Pancuronium 112, 331
– – – Phentolamin 28
– – – Propranolol 122
– – – Succinylcholin 143
– – – trizyklische Antidepressiva 77
– – – Trimethaphan 135
–, Verhütung der 82, 193
Tacrin 328
tardive Dyskinesie 226
Taubheit 187, 194
Tetracain, Hydrolyse von 347
– in Fallberichten 190, 386
–, Interaktion mit Chloropropan 353
– – – Lachgas 353
– – – Lidocain 353
– – – Procain 353
–, Serum-Cholinesterase und 353
Tetracycline, Interaktion mit Amphotericin B 18
– – – Antazida 18
– – – Calcium 316
– – – Cephalothin 18
– – – Chloramphenicol 18
– – – Erythromycingluceptat 18
– – – Methoxyfluran 306
– – – Prostigmin 316
– – – Succinylcholin 316
– – – d-Tubocurarin 316
Tetrahydroaminacrin 328
Tetrahydrocannabinol, siehe auch Marihuana
–, Interaktion mit Cyclopropan 371, 378
– – – Halothan 371, 379
therapeutischer Index 28, 158
Thiamylal 19
Thiazid-Diuretika, Effekte der 186f., 194
–, Interaktion mit Alpha-Methyldopa 193
– – – Carboanhydrase-Hemmung 187

– – – Chlorpropamid 194
– – – Clonidin 193
– – – Guanethidin 193
– – – Lithiumcarbonat 239
– – – Minoxidil 196
– – – Monoaminoxidase-Hemmern 237
– – – Probenecid 187
– – – Reserpin 193, 228
–, Ort der Wirkung 187
–, Resorption von 18
–, Wirkungsmechanismus 291
Thioridazin als Anticholinergikum 152
– – Antipsychotikum 222
–, Interaktion mit Anticholinergika 223
– – – Chinidin 225
– – – Sympathikomimetika 223
–, Wirkungen von 222
Thio-TEPA 329
Thioxanthene 221, 226
Thyreotoxikose 75, 109
Titration 16
Tod durch Absetzen von Propranolol 120, 122
– – Alphadion 272
– – Digitalis 168
– – Interaktion von Barbituraten mit Ethylalkohol 253
– – – – Chloroform mit Adrenalin 1
– – – – Cocain mit Adrenalin und Inhalationsanästhetika 340
– – – – – – Halothan und Schmerzen 33
– – – – Insulin mit Ethylalkohol 254
– – – – Reserpin mit Elektrokrampftherapie 227
– – – – trizyklischen Antidepressiva mit Vasopressoren 230
– – – – Lithiumcarbonat 238
– – – – Opiaten 280
– – – – Phenothiazinen 225
Tofranyl, siehe Imipramin
Tolazolin 74
Toleranz für Arzneimittel 43, 51
Toxämie 388
Toxizität von Arzneimitteln 28, 60, 62, 64
Tranquilizer, siehe auch unter den einzelnen Mitteln 28f., 43
transmembranäres Potential 204
Transmission, neuromuskuläre 141, 148, 313
–, neuronale 152
Transport, passiver 182
Tranylcypromin als Antidepressivum, siehe auch Monoaminoxidase-Hemmer (MAOI) 232

– als Monoaminoxidase-Hemmer 232
– im Fallbericht 237
–, Interaktion mit Noradrenalin 69
–, sympathische Aktivität, Steigerung durch 76
–, Wirkung von 70
Treppe 163
Treppenphänomen 163
Triamteren, Hydrochlorothazid und, Interaktion beider mit Digoxin 191
–, Interaktion mit Lithiumcarbonat 239
– – – neuromuskulär blockierenden Mitteln 193
–, Wirkungen 160, 187
–, Wirkungsort 190
Trichloressigsäure 256
Trichlorethanol 256
Trichlorethylen, Interaktionen mit Betaadrenerg blockierenden Mitteln 120
– – – Adrenalin 306
– – – Propranolol 117, 294
– – – Reserpin 227
–, Katecholamin-Freisetzung und 116
Triethylenthiophosphoramid 328
Trifluoperazin 228 f.
Trihexaphenidyl 151
Trimethaphan als nikotinartiges Cholinolytikum 144
–, Effekte von 77, 132, 135, 354
–, Interaktionen mit Methoxamin 89
– – – Monoaminoxidase-Hemmern 77
– – – neuromuskulär blockierenden Mitteln 135, 329 f.
– – – Penylephrin 89
– – – Prostigmin 329
– – – Pyridostigmin 329
– – – Succinylcholin 329
–, Kontraindikationen 135
–, Pseudocholinesterase-Aktivität, Hemmung durch 329
–, Verabreichung 135
trizyklische Antidepressiva 230 ff.
– –, Absetzen, präoperatives 231
– – als Anticholinergika 151 f., 169
– –, Beispiele von 230
– –, Indikationen 21, 77, 230
– – – – Felypressin 231
– – – – Guanethidin 9, 28, 74, 132
– – – – Halothan 333
– – – –, Pancuronium und 296, 330
– – – – Inhalationsanästhetika 316 f.
– – – –, Lokalanalgetika 236, 354 f.
– – – –, Noradrenalin und 230 f.

– – – – Monoaminoxidase-Hemmern 77
– – – – Noradrenalin 230 f.
– – – – Opiaten 230 f.
– – – – Pancuronium 333
– – – – pharmakologischen Rezeptoren 24
– – – – Physostigmin 255
– – – – Propranolol 232
– – – – Reserpin 28
– – – – sedierenden Hypnotika 231
– – – – Sympathikomimetika 230
– – – – sympathikomimetischen Aminen 77
– – – – Vasopressoren 230 f.
– – – – zentral nervös dämpfenden Mitteln 77
– –, kardiovaskuläre Effekte 28, 77, 296, 333
– –, Phenothiazine versus 230
– –, präanästhetisch 296
– –, präoperatives Absetzen 231
– –, Wirkungsdauer 77
– –, Wirkungsmechanismus 295 f.
Tropolon 72
Troponin 163
Tyramin als sympathikomimetisches Amin 86
–, «Käsereaktion» von 21
–, decarboxyliertes Tyrosin und 70
–, Interaktion mit Ketamin 82
– –, Interaktionen mit Adrenalin 230 f.
– – – – Anästhetika 230
– – – – Anticholinergika 230 f.
– – – – Antihypertonika 28, 296
– – – – Barbituraten 230 ff., 252
– – – – Bethanidin 28
– – – – Clonidin 28
– – – – Cocain 354
– – – – Monoaminoxidase-Hemmern 21, 77, 133, 234
– – – Noradrenalin 69
– – – Reserpin 228
–, Quellen von 133
Tyrosin, aktiver Transport von 126
–, Biosynthese von 72
–, Decarboxylierung von 70
–, Interaktion mit Noradrenalin 69, 126
–, Umwandlung von, in DOPA 126
–, Tyrosin-Hydroxylase 126

Überdosierung, siehe auch unter den einzelnen Mitteln 249, 279
Übersicht systematischer Lösungsansätze 51 f.
Urin, Alkalisieren des 62, 240, 252
–, Ansäuern des 236
–, Bildung 181, 183

–, Glucose im 185
–, Verhaltung 223, 228, 280

Valium, siehe Diazepam
Valsalvascher Versuch 127
Vancomycin 18
Vanillinmandelsäure 72, 126
Vaponefrin 138
Vasodilatation 24, 27, 77, 133
Vasokonstriktion 27, 70, 79, 88
Vasomotion 84
Vasopressin 184, 386
Vasopressoren, Indikationen 295, 298
–, indirekt wirkende 234
–, Interaktionen mit Antihypertonika 127
– – – Halothan 333
– – – Lidocain 342 f.
– – – Lokalanalgetika 342 f.
– – – Monoaminoxidase-Hemmern 237 f.
– – – oxytozischen Mitteln 386 ff.
– – – trizyklischen Antidepressiva 230 f.
–, Kontraindikationen 212
Vasoxyl, siehe Methoxamin 86 ff., 106 ff.
Verapamil 208 f.
Veratrum-Alkaloide 135, 291
Verbrennungen 186
Verdrängungsreaktion 20
– von Arzneimitteln 7, 15
Verstopfung 228
Veterans Administration 11, 125
Viomycin 356
Viszerotoxizität 45 f.
Vitamin B 18

Warfarin, Interaktion mit Chloralhydrat 256
– – – Ethacrynsäure 194
– – – Phenylbutazon 20
– – – Trichloressigsäure 256
–, Natrium, Interaktion mit Phenobarbital 43

–, Resorption von 18
Wasserhaushalt, Regelung durch die Niere 190 ff.
Wasserstoffionen-Konzentrationen 54 ff., 351
– –, Ausscheidung 183
Wiedereintritt der Exzitation 205
Wyamin, siehe Mephentermin 86 ff., 228 ff.

Xanthine 163
Xenobiotika 40
Xylocain, siehe Lidocain 4 ff., 72 ff., 88 ff., 159 ff., 208 ff.

Zentralnervensystem (ZNS), Anästhesietiefe und 366 f.
–, Antiarrhythmika und 30
–, Anticholinesterase-Mittel und 143
–, Arzneimittel mit Wirkung auf das 29 ff., 53, 133
–, Cocain und 79
–, Dämpfung des, durch Barbiturate 251
– – – – sedierende Hypnotika 248
–, Digitalis-Toxizität und 168 f.
–, Lokalanalgetika und 30
–, Narkotikaantagonisten und 285
–, Opiate und 280
ZNS-dämpfende Mittel, Interaktionen der mit Antipsychotika 223
– – – – – Barbituraten 252
– – – – – Ethylalkohol 252
– – – – – Monoaminoxidase-Hemmern 77
– – – – – Opiaten 281
– – – – – trizyklischen Antidepressiva 77
zirkadiane Rhythmen (zyklische Rhythmen) 15, 356
Zyanid-Toxizität 135
Zyanose 272
zytotoxische Mittel 328

Anästhesie in Klinik und Praxis

Stevens	**Vorbereitung zur Anästhesie** 1983. XII, 435 S., 23 Abb., 34 Tab., Kst. DM 88,–
Shnider / Levinson	**Anästhesie in der Geburtshilfe** 1984. XVI, 510 S., 176 Abb., 96 Tab., Kst. DM 138,–
Creutzfeldt / Heidenreich	**Heilmeyers Rezepttaschenbuch** Kompendium der Therapie 14., völlig neubearb. Aufl. 1981. XXIV, 834 S., Kst. DM 89,–
James / Braunstein / Karig / Hartshorn	**Arzneimittel-Wechselwirkungen** 1981. XVIII, 440 S., Kst. DM 62,–
Weber	**Taschenbuch der unerwünschten Arzneiwirkungen** Ein Nachschlagewerk für die tägliche Praxis 1983. VIII, 729 S., Kst. DM 78,–
Hackenthal / Wörz	**Medikamentöse Schmerzbehandlung** in der Praxis 1985. VI, 384 S., 36 Abb., 59 Tab., Kst. DM 42,–
Junge / Kimbel	**Betäubungsmittel** Pharmakologie und Verordnung 3., neubearb. Aufl. 1985. VI, 105 S., 5 Abb., kart. DM 22,–
Liedtke	**Wörterbuch der Arzneimitteltherapie** Klinische Pharmakologie für Mediziner und Pharmazeuten 2., erw. Aufl. 1985. X, 285 S., 60 Abb., Kst. DM 38,–
Pöldinger / Wider	**Tranquilizer und Hypnotika** 1985. VIII, 93 S., 8 Abb., 16 Tab., kart. DM 48,–
Dunnill / Colvin / Crawley	**Daten zur klinischen Notfallbehandlung und Reanimation** 1983. XIV, 194 S., zahlr. Abb. u. Tab., Kst. DM 38,–
Frey / Stosseck	**Der Schock und seine Behandlung** 1982. XIV, 383 S., 185 Abb., 50 Tab., kart. DM 78,–

Preisänderungen vorbehalten.

Gustav Fischer Verlag · Stuttgart · New York

Anästhesie in Klinik und Praxis

Nemes / Niemer / Noack	**Datenbuch Anästhesiologie und Intensivmedizin** Band 1 · Datenbuch Anästhesiologie Grundlagen · Empfehlungen · Techniken · Übersichten · Grenzgebiete · Bibliographie 3., vollständig rew. u. erw. Aufl. 1985. Etwa 576 S., 86 Abb., 199 Tab., Kst. etwa DM 178,– Band 2 · Datenbuch Intensivmedizin 3. Aufl. erscheint 1986
Gravenstein / Paulus	**Praxis der Patientenüberwachung** (Monitoring) 1985. VIII, 379 S., 164 Abb., 28 Tab., Kst. DM 128,–
Zenz / Panhans / Niesel / Kreuscher	**Regionalanästhesie** Operativer Bereich, Geburtshilfe, Schmerztherapie 2., neubearb. u. erw. Aufl. 1985. 235 S., 190 Abb., Kst. DM 110,–
Brown / Fisk	**Kinderanästhesie** mit Aspekten der Intensivbehandlung 1985. Etwa 450 S., 176 Abb., etwa 31 Tab., Kst. etwa DM 148,–
Yao / Artusio	**Anästhesiologie** Problemorientierte Patientenbehandlung 1985. Etwa 512 S., etwa 9 Abb., etwa 30 Tab., Kst. etwa DM 128,–
Meyer / Schädlich	**Allgemeine Anästhesie** 1983. 239 S., 75 Abb., 21 Tab., Gzl. DM 42,–
Lee / Atkinson	**Synopsis der Anästhesie** 1978. 988 S., 30 Abb., 13 Tab., Gzl. DM 88,–
Lee / Atkinson	**Lumbalpunktion, intradurale und extradurale Spinalanalgesie** 1982. 226 S., 107 Abb., 2 Tab., Gzl. DM 48,–
Grabow	**Lehrbuch der Anaesthesie und Intensivpflege** 1979. X, 309 S., 72 Abb., 28 Tab., kart. DM 44,–
Grabow	**Postoperative Intensivtherapie** 1983. XVIII, 615 S., 63 Abb., 119 Tab., Kst. DM 158,–
Grabow	**Hirnfunktionen unter dem Einfluß der Allgemeinen Anästhesie** 1981. VIII, 224 S., 39 Abb., kart. DM 64,–

Preisänderungen vorbehalten.

Gustav Fischer Verlag · Stuttgart · New York